“世界日”里话健康

疾病与合理用药

（上册）

主编 张 玉

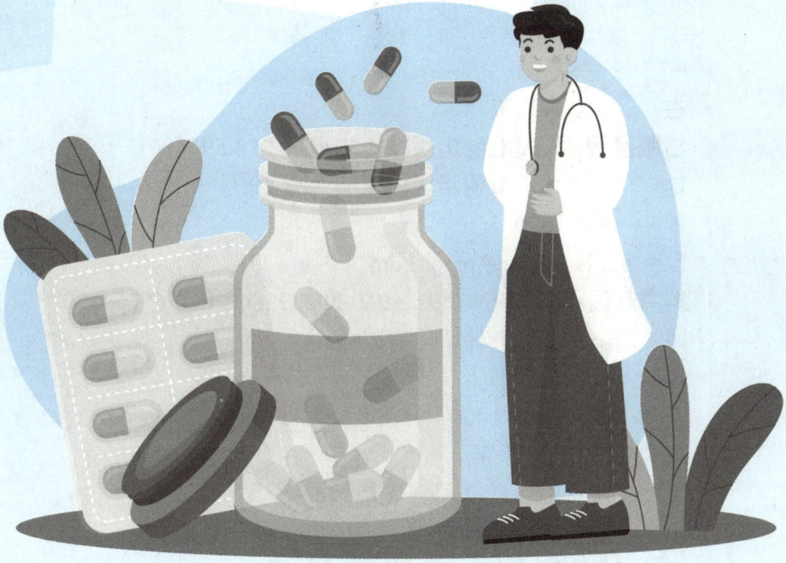

人民卫生出版社
·北 京·

图书在版编目（CIP）数据

“世界日”里话健康 ：疾病与合理用药 ：全二册 / 张玉主编. -- 北京 ：人民卫生出版社，2025. 3.
ISBN 978-7-117-37682-2

Ⅰ. R4-49

中国国家版本馆 CIP 数据核字第 20258XU663 号

人卫智网	www.ipmph.com	医学教育、学术、考试、健康，购书智慧智能综合服务平台
人卫官网	www.pmph.com	人卫官方资讯发布平台

“世界日”里话健康——疾病与合理用药
“Shijieri” li Huajiankang——Jibing yu Heli Yongyao
（上、下册）

主　　编：张　玉
出版发行：人民卫生出版社（中继线 010-59780011）
地　　址：北京市朝阳区潘家园南里 19 号
邮　　编：100021
E - mail：pmph @ pmph.com
购书热线：010-59787592　010-59787584　010-65264830
印　　刷：北京汇林印务有限公司
经　　销：新华书店
开　　本：710 × 1000　1/16　　总印张：50.5
总 字 数：750 千字
版　　次：2025 年 3 月第 1 版
印　　次：2025 年 4 月第 1 次印刷
标准书号：ISBN 978-7-117-37682-2
定价（上、下册）：148.00 元
打击盗版举报电话：010-59787491　E-mail：WQ @ pmph.com
质量问题联系电话：010-59787234　E-mail：zhiliang @ pmph.com
数字融合服务电话：4001118166　E-mail：zengzhi @ pmph.com

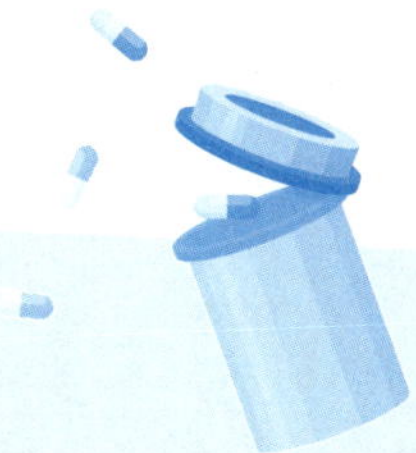

主　编

张　玉

编　委（以姓氏笔画为序）

王延东　王婧雯　卞晓岚　方　罗　卢晓阳　史　琛　冯　欣
刘继勇　李亦蕾　李志玲　李国辉　李朋梅　李晋奇　李晓宇
李智平　何金汗　沈爱宗　张　玉　张　兰　张　波　张　健
张毕奎　张志清　陈　孝　陈孟莉　金鹏飞　周　颖　周本宏
赵志刚　赵荣生　黄　欣　董亚琳　董得时　肇丽梅　缪丽燕
戴海斌　魏　理

编写人员（以姓氏笔画为序）

丁海樱　马源源　王丹音　田　丹　冯英楠　朱　琳　朱志翔
刘　爽　刘妍妁　刘晓东　孙雪林　杜博冉　李　佳　李　琳
李文渊　李嘉欣　杨小璇　肖桂荣　吴文玉　汪　柳　张珞妃
陈　芬　陈　晨　周　双　周　佳　赵博欣　赵蕾蕾　胡君蕊
秦琰杰　莫立乾　徐　臻　徐佳强　郭冬杰　陶旭锋　黄诗颖
龚　慧　常莹莹　崔学艳　程宗琦　舒　冰　路　明　管滢芸
樊婷婷　黎春彤　滕萌萌

序

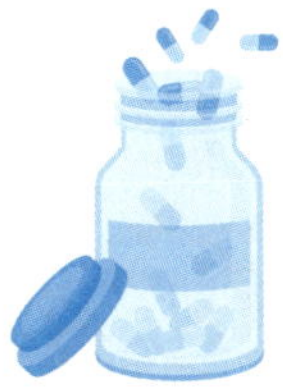

近年来，人类健康问题越来越受到社会关注。与健康相关的各种“世界日”的设立，正是为了提高公众对各种疾病的认识和预防意识，从而有力推动全球健康事业的发展。作为一名长期致力于医学与健康科普的医者，我深感世界日设立后给大众带来的重要性。这些世界日设立以来，各国政府、医学组织及民间团体纷纷响应，以各种形式举办活动，为共同提升人类健康水平贡献重要力量。

然而，尽管世界各地都在积极推动健康宣教，人们的健康意识和健康素养也有了显著提升，但目前仍存在一些问题和误区。以药物为例，作为防治疾病的重要环节，用药知识的科普工作却相对滞后，市面上也鲜有相关书籍着墨于此，尤其是对用药细节问题缺乏关注。已出版的科普类书籍中亦存在医学术语过多、晦涩难懂的现象。因此，编写一本通俗易懂、精辟实用的药物治疗科普书籍，显得迫在眉睫、意义重大。

由中国药学会医院药学专业委员会主任委员张玉教授牵头编写的《“世界日”里话健康——疾病与合理用药》，旨在弥补这一空白，对此我深感欣慰。本书以“健康科普、医者先行”为理念，以世界日为切入点，向读者介绍每个世界日的起源及相关疾病治疗方案。尤其值得一提的是，该书尽量避开过多的专业术语，而是以深入浅出的语言、图文并茂的编排，介绍了药物治疗的各个方面，包括药物的选择、用药的剂量和频率、药物的不良反应以及药物之间的相互作用等，使读者既能直观感受药物治疗的全过程，也能轻松理解合理用药的专业知识。

在此，谨向张玉教授及全体编写专家表示诚挚的感谢。你们的辛勤付出不仅体现了专业精神，更体现了对医学事业的执着追求。我相信，《“世界日”里话健康——疾病与合理用药》这本科普书籍将为广大人民群众和医学从业者提供丰富的合理用药相关知识。对普及药物治疗知识、提升公众健康素养和健康水平具有重要意义。

中国科学院院士

2024 年 10 月

前言

世界上有诸多与人类健康、疾病相关的重要日期，这些日期统称为世界疾病日（或世界健康日）。这些特殊的“世界日”关注的疾病、亚健康状态等往往与药物治疗息息相关。目前，社会上有许多相关书籍出版，但它们所涉及的疾病较为单一，通常集中于某一个“世界日”，且往往关注于疾病本身，较少关注药物治疗相关的细节问题；或存在医学术语较多、晦涩难懂的情况，无法在用药方面为更多的读者提供相应的帮助。因此，急需一本对与健康相关的“世界日”所涉及的疾病及其用药知识进行系统总结的科普图书。

因此，由中国药学会医院药学专业委员会、《中国药学杂志》社有限公司牵头编写的《“世界日”里话健康——疾病与合理用药》，拟弥补此块空白，为人民群众、医务工作者提供疾病相关的科普教育及合理用药的指导。本部书籍从与健康相关的“世界日”出发，结合每个“世界日”的特点，为读者介绍了每个“世界日”的来历及相关疾病治疗，并侧重于药物治疗方面的相关问题与重点难点，以期为读者提供通俗易懂的合理用药相关知识，为大众及医学相关工作者提供一部翔实、可靠、全面的科普读物。

2024 年 10 月

目录

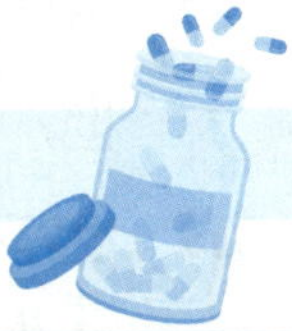

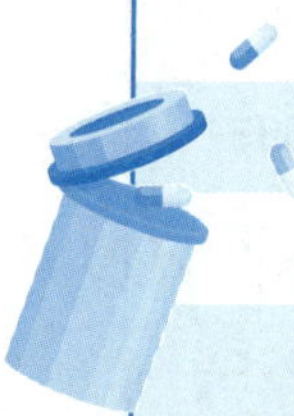

1月

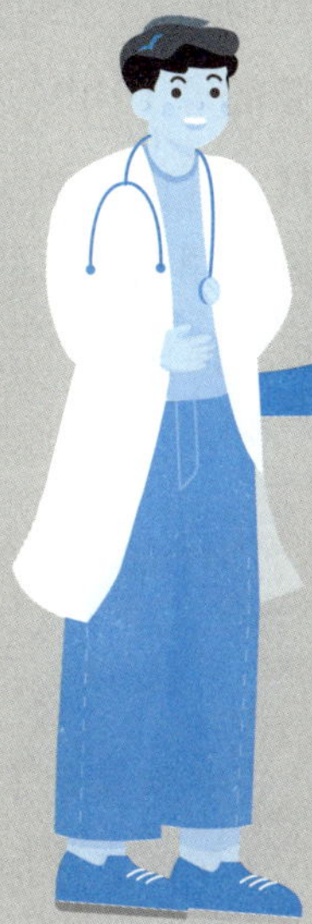

01/01—01/31

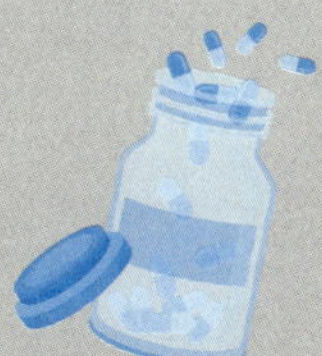

01 宫颈癌宣传月

一 宫颈癌宣传月的由来

每年的1月是宫颈癌宣传月，是由美国国家宫颈癌联盟（National Cervical Cancer Coalition，NCCC）发起的。NCCC成立于1996年，是一家非营利组织，致力于为患有宫颈癌或有人乳头瘤病毒（HPV）感染风险的女性提供帮助。宫颈癌宣传月的目的是通过教育、宣传和倡导活动，向公众传达关于宫颈癌和HPV的信息，包括风险因素、早期筛查的重要性、如何预防以及如何治疗等，使公众可以更好地了解如何保护自己和家人免受宫颈癌的侵害。

二 宫颈癌知多少

子宫颈位于子宫的下部，与阴道相连，此处的细胞发生了癌变，就形成了宫颈癌。宫颈癌是常见的妇科恶性肿瘤，2023年西班牙加泰罗尼亚肿瘤研究所和国际癌症研究机构（ICO/IARC）的报告显示，2020年在中国15～44岁女性中，宫颈癌发病率和死亡率均居女性肿瘤第三位。2024年3月国家癌症中心发布的报告显示2022年我国宫颈癌新发病例15.07万，死亡病例5.57万。我国宫颈癌常见于两个年龄段，以40～50岁为最多，60～70岁又出现一个高峰。20岁前的年轻人少见。

1. 宫颈癌的病因是什么？

可以说，这个问题对于认识宫颈癌是最重要的，因为涉及我们如何预防宫颈癌。宫颈癌是目前唯一病因明确的恶性肿瘤，已经明确高危型人乳头瘤病毒（human papilloma virus，HPV）持续感染是宫颈癌发生的最主要因素。HPV喜欢攻击人体的皮肤和黏膜，它有两百多个不同的亚型，其中最危险的（即高危型）是16型和18型，这两种病毒导致了约70%宫颈癌的发生，可谓是罪大恶极。

2. 哪些情况会增加罹患宫颈癌风险？

首先是HPV感染，常见的增加HPV感染风险的情况包括：过早性生活、过多性伴侣等。其他增加宫颈癌发生风险的因素包括早婚早育、多孕多产、经常吸烟、其他类型生殖系统感染、免疫力低下（比如需要长期服用免疫抑制药物或者营养状况不良）等。

3. 宫颈癌有哪些临床症状？

宫颈癌在早期多半没有症状，它悄无声息，就像一个训练有素的杀手，在黑暗里给予女性致命一击。有些人在同房或妇科检查后，会有阴道出血，这称为接触性出血。这需要重视，因为这很可能是身体在向你发出求救信号，宫颈癌早期最典型的症状就是接触性出血。其他的常见症状包括白带异常、不规则阴道出血、绝经后阴道出血等，如果出现需要尽快去妇科进行检查。

如果到了晚期，肿瘤侵犯周围器官，可能出现相应的症状。比如侵犯膀胱可能导致血尿；侵犯直肠导致血便；侵犯输尿管可能导致肾脏积水，表现为腰疼。

4. 感染了HPV，一定会得宫颈癌吗？

虽然绝大多数宫颈癌与HPV有关，但并不是所有HPV感染都会导致宫颈癌。别忘了，咱们自身还有抵抗力，多数HPV感染是一过性的，身体的免疫力可以将其清除。同时，癌变是一个长期的过程，长期持续感染会先导致子宫颈的癌前病变，再发展成宫颈癌，这个过程一般需要10～20年之久。

三 如何预防宫颈癌

宫颈癌的预防可以分为一级预防、二级预防和三级预防。一级预防指对适龄人群进行HPV疫苗接种，以及进行性健康教育。自2016年来，我国依次有二价、四价和九价HPV疫苗上市。这里不同的价数代表了可以预防的 HPV 亚型数量。详细内容请参照本书"国际 HPV 知晓日"中的内容。

宫颈癌是唯一可以早期发现的妇科肿瘤，女性应该增强自身健康意识，主动筛查。一般建议，无论是否接种过疫苗，35～64 周岁妇女每隔 3～5 年接受筛查，并在发生癌前病变时及时治疗，这样就可以阻断病情向宫颈癌发展。对于 65 岁以上女性，如既往有充分的阴性筛查记录，可终止筛查。

四 宫颈癌的治疗与用药

宫颈癌治疗包括手术、放疗和药物治疗。

手术治疗包括几种不同的术式，比如宫颈锥切术、子宫颈根治性切除术、子宫根治性切除术以及非根治性手术等。选择哪种术式，取决于疾病分期、是否需要保留生育功能、患者身体状况等因素，外科医生会和患者沟通。

放疗是另一个治疗宫颈癌的重要方式，包括远距离体外照射和近距离放疗（内照射）。外照射主要针对宫颈癌原发灶和转移区域，内照射主要针对原发病灶区域。放疗应有足够剂量以保证疗效，同时也需最大限度保护邻近正常组织，减少放疗并发症。放疗方案的选择，一般需要根据患者状况、肿瘤范围（分期）及治疗单位放疗设备条件、患者意愿选择。

药物治疗包括化疗、靶向治疗和免疫治疗等。在介绍具体药物治疗之前，需要了解几个常见的概念。

1. 什么叫一线治疗?

首先，我们需要明确一线、二线或者三线治疗的对象是谁。当谈到线数的时候，一般针对的是晚期恶性肿瘤或者早中期恶性肿瘤的复发转移。一线治疗是对晚期或复发转移以后的首轮全身治疗，这时的治疗方案效果最好，不良反应最小，也称为基本治疗或疗法。一线治疗的目的是在可能的情况下控制肿瘤。需要注意的是，以下几种情况不算线数。比如针对早期肿瘤的手术切除治疗；如果第一次根治手术后复发，再次进行切除手术或者局部的放疗。只有在根治手术或其他根治手段后间隔 3 个月以上，出现了复发，已经无法通过手术或局部放疗解决，开始全身抗肿瘤治疗才算一线治疗的开始。

2. 一线、二线或者三线治疗有什么区别?

顾名思义，一线治疗指的是针对目标患者的首轮全身治疗，这时的治疗方案一般是证据最为充分，疗效最有保障，不良反应较小的。二线治疗指在一线治疗后，患者的病情出现进展，对一线方案耐药，更换的其他作用机制的方案。二线治疗一般来讲，疗效较一线差，或者不良反应更大。同理，三线治疗指的是二线治疗失败后，再次换用的其他方案。一般来讲，随着线数的增加，可选择的有效药物或方案越来越少了。

3. 新辅助治疗、辅助治疗指的是什么?

辅助治疗指的是手术后给予的治疗，目的是杀灭手术后体内可能残存的肿瘤细胞，降低肿瘤复发的可能。新辅助治疗指的是在主要治疗手段（例如手术）之前做的治疗。新辅助治疗的主要目的包括让肿瘤缩小以及杀死看不见的转移细胞，同时让本来不能手术的患者可以手术，或者让本来需要切除器官的患者不用切除器官。

需要特别指出的是，新辅助治疗、辅助治疗都不纳入线数的计算。

4. 同步放化疗指的是什么?

放疗和化疗相当于打击肿瘤的两架“战车”，同时使用时被称为同步放化疗，也就是让“两架战车”并驾齐驱同时作用于肿瘤细胞，这种强强联合的方案常用于宫颈癌的治疗。具体的实施方式，举个例子来说：每个疗程需要进行放疗 20 ~ 30 次，每周 4 ~ 5 次，差不多需要一个半月左右的时间，在这个时间段中再加上 2 个周期左右的化疗，就被称为同步放化疗。

5. 化疗的周期是什么?

通俗地讲，化疗的一个周期指的是完成一次化疗的时间（天数），包括用药时间和休息时间。比如这个方案：第一天 A 药，第二天 B 药，每 21 天一个周期。指的是在整个 21 天中，第一天和第二天分别给予 A 药和 B 药，剩下的 19 天休息，等待身体恢复。然后在第 22 天，重复进行。为什么一个周期一般是 21 天？这是基于对化疗药物毒副作用的持续时间、人体恢复时间以及肿瘤倍增时间来制订的。一般来讲，化疗药物会使患者身体状况大幅度地下降，多数情况下在第 21 天后可以恢复，这样保障患者可以耐受下一次化疗药物的打击。不同方案的毒副作用强弱不同，也有 14 天为一个周期的情况。

下面介绍宫颈癌治疗中常用的几类药物。

1. 化疗药物 化疗是一种利用化学物质杀死体内快速生长细胞（包括癌细胞）的治疗方法。化疗药物可以比喻成一种无差别的大规模杀伤性武器，对体内的各种细胞都有杀伤能力，无论是正常的细胞，还是癌细胞，都会受到伤害。但是，因为癌细胞处于快速繁殖阶段，更容易受到化疗药物的伤害，所以化疗药物可以起到治疗作用。

治疗宫颈癌，化疗主要和放疗同步进行，即同步放化疗。另外，还用于术后辅助治疗、术前新辅助治疗，以及晚期、复发患者的姑息治疗。常用的化疗药物包括铂类（顺铂、卡铂）、紫杉醇、氟尿嘧啶、托泊替康、长春新碱、博来霉素等。药物的剂量一般根据患者体表面积（与身高和体重相关）或者体重计算而来。

2. 靶向治疗药物 肿瘤靶向治疗就像是为癌细胞设计的“智能导弹”。普通的化疗有点像是在一个花园里用强力喷雾器除草，它可以杀死杂草（癌细胞），但同时也可能伤害到周围的花朵（正常细胞）。这样做虽然有效，但会带来很多不希望产生的不良反应。相比之下，靶向治疗更精准。科学家们首先研究癌细胞的特征，找到它们的“软肋”——这可能是癌细胞上的特定蛋白或者它们进行信号传递的特殊通道。然后，他们设计出特殊的分子或药物，这些就像是配备着“智能芯片”的导弹，能够直接飞向目标（癌细胞），准确地将其摧毁，而不会对其他健康细胞造成太大伤害。针对宫颈癌常用的靶向药物是贝伐珠单抗。

3. 免疫治疗药物 免疫治疗利用免疫系统来对抗癌症。正常情况下，人体免疫系统可以识别肿瘤细胞，去追杀肿瘤细胞，这是人体的自我保护机制。但是在某些情况下，肿瘤细胞可以将自己伪装成正常细胞，于是逃脱了免疫系统的围追堵截。免疫治疗药物就是通过去除肿瘤细胞的伪装，让其无处遁形，让免疫系统重新发挥杀伤肿瘤细胞的作用。宫颈癌的免疫治疗常用的是免疫检查点抑制剂，通常和其他治疗联合应用，例如与卡铂+

贝伐珠单抗联合使用，用于晚期或复发性宫颈癌患者的一线治疗。

五 常见不良反应和注意事项

患者和家属应该掌握各种药物的常见不良反应以及注意事项（表 1-1）。

表 1-1 治疗宫颈癌药物的常见不良反应和注意事项

常见不良反应	注意事项
骨髓抑制	1. 化疗导致的骨髓抑制常在用药后 1 周左右出现。 2. 骨髓抑制表现为粒细胞、血小板等血细胞数量降低，或者贫血(血红蛋白降低)。 3. 定期监测血常规，医生会根据情况给予升白细胞 / 血小板 / 红细胞治疗。 4. 在血象较低的时候应该注意保暖，减少到人群聚集场所活动，尽可能降低感染的风险。 5. 注意消化道出血状况，比如口腔出血、便血等，如有异常及时告知医务人员；避免因血小板过低引起出血等严重不良反应
恶心呕吐	1. 按照医生要求，服用预防性止吐药物。 2. 清淡饮食
腹泻和便秘	1. 轻、中度腹泻可通过补充水分、调整饮食来缓解症状，严重腹泻时应服用止泻药物(如洛哌丁胺)，并及时补充电解质。 2. 轻、中度便秘可使用乳果糖或开塞露等改善症状，对于直肠完全梗阻或粪便嵌塞，可通过栓剂和 / 或灌肠治疗
神经毒性	紫杉醇、铂类药物常见，表现为手脚麻木、感觉异常、耳鸣等，随着化疗的继续，多数患者可以耐受，如果持续加重或者出现感觉消失等严重症状，请尽快告知医护人员
肾毒性	1. 铂类和贝伐珠单抗可引起肾毒性；贝伐珠单抗常导致蛋白尿。 2. 使用顺铂时应保证充足的饮水，目的是减少肾毒性。 3. 定期监测血肌酐、尿蛋白等肾功能指标
肺毒性	博来霉素、托泊替康可引起肺毒性，用药期间密切关注肺部症状，例如呼吸困难、咳嗽、胸痛等，如有异常立即告知医护人员
过敏反应	主要由紫杉醇、铂类引起，输注药品期间警惕任何不适，如有皮肤瘙痒、心慌、呼吸困难等症状立即告知医护人员

续表

常见不良反应	注意事项
心血管毒性(血压升高和心悸)	1. 贝伐珠单抗可导致血压升高。 2. 保持健康的生活方式,低盐饮食,少吃腌制、烟熏食品,定期监测血压和心率。 3. 专科就诊,考虑使用抗高血压药
外渗和组织损伤	托泊替康可能发生外渗,会引起局部刺激、组织红肿等症状,如发现应立即告知医护人员处理
免疫相关的不良反应	1. 免疫检查点抑制剂常见不良反应主要表现为免疫系统异常激活导致的器官自身免疫性炎症,常见的有皮肤毒性、肺炎、肝炎以及甲状腺功能减退等。 2. 免疫检查点抑制剂不良反应可出现在治疗开始时、治疗期间、治疗结束后的任何时间,但大多发生在开始免疫检查点抑制剂治疗的3个月内。 3. 定期监测和评估,按照医生要求定期进行各项复查

患者日常服用慢性疾病相关的药物，比如高血压、糖尿病、高脂血症的治疗用药，也要提前告知医护人员，以便有针对性地调整用药，避免药物相互作用。

我国《加速消除宫颈癌行动计划（2023—2030年）》提出，普及宫颈癌防治知识，加强宫颈癌筛查服务，规范宫颈癌治疗，完善宫颈癌综合防治体系。此计划的目标是在2030年达到“90-70-90”阶段目标：90%的女孩在15岁之前完成HPV疫苗接种；70%的女性至少在35岁和45岁时分别接受一次规范筛查；90%的宫颈癌及癌前病变患者得到治疗。

作为一个明确病因的肿瘤，相信我们携起手来，共同努力，未来一定可以战胜宫颈癌。

参考文献

[1] ICO/IARC HPV Information Centre. Human papillomavirus and related diseases report. [2024-07-08]. https://hpvcentre.net/statistics/reports/XWX.pdf.

[2] 郑荣寿，陈茹，韩冰峰，等. 2022年中国恶性肿瘤流行情况分析. 中华肿瘤杂志，

2024, 46(03): 221-231.

[3] 国家卫生健康委员会 . 宫颈癌诊疗指南 (2022 年版). [2024-07-08]. https://caivd-org.cn/webfile/file/20220508/20220508153583608360.pdf.

[4] 中国临床肿瘤学会指南工作委员会 . 中国临床肿瘤学会 (CSCO) 宫颈癌诊疗指南 2023. 北京 : 人民卫生出版社 , 2023.

[5] NCCN. NCCN 临床实践指南 : 宫颈癌 (2022.V1). [2024-07-08]. https://medfind.link/wp-content/uploads/2023/07/%E5%AE%AB%E9%A2%88%E7%99%8C_2022.V1_CN.pdf.

[6] 国家卫生健康委办公厅 . 国家卫生健康委办公厅关于印发宫颈癌筛查工作方案和乳腺癌筛查工作方案的通知 . [2024-07-08]. http://www.nhc.gov.cn/fys/s3581/202201/cad44d88acca4ae49e12dab9176ae21c.shtml.

02 世界麻风病日

一 世界麻风病日的由来

世界麻风病日（World Leprosy Day）是每年 1 月的最后一个星期日。1954 年，法国慈善家佛勒豪（Raoul Follerean，1903—1977）律师，为唤起人们宽容地对待麻风病患者，尊重他们的人格和自由，鼓励和帮助他们得到与其他病人一样的治疗和生活，在巴黎发起设立“国际麻风节”，世界卫生组织（WHO）确立了这一日期作为世界麻风病日。世界麻风病日的设立目的在于唤起人们对麻风病的关注，促进对这一疾病的认识，减少与麻风病相关的社会歧视，支持患者的康复，并推动全球对这一公共卫生问题的合作与努力。

尽管 2000 年在全球消除了麻风病这一公共卫生问题（其定义是达到每 10 000 人口低于 1 人的流行程度），但麻风病例仍在持续出现。2020 年报告的新发麻风病例超过 20 万例，主要分布在印度、东南亚、拉丁美洲等国家和地区。近年来我国每年的新发麻风病例也均在 600 例以上，总体呈现持续下降趋势，但是分布在全国各地且不均衡，主要集中在西南和中南地区，相关的防治工作依然不容懈怠。

中华人民共和国成立以来，在党和政府的高度重视下，经过各级党委、政府和广大专业人员的不懈努力，我国麻风病防治工作取得举世瞩目的成绩。为及时全面地在农村麻风病流行地区控制传染源，保护人民健康，在全国范围内各级政府逐步建立和健全了覆盖麻风病流行区的麻风村隔离控制体系，为治疗传染性麻风病患者、控制麻风病疫情起到了积极作用。

二 麻风病知多少

麻风病（leprosy）又名大风、汉森病等，是一种由麻风分枝杆菌感染导致，主要侵犯皮肤、黏膜和外周神经的慢性传染性疾病，其具有病程长、畸形率高等特点，可出现“声音嘶哑”“眉毛脱落”“兔眼”“狮面”等症状，易出现因歧视而导致的生活质量低下、幸福指数低等社会问题。

麻风病分为少杆菌（paucibacillary，PB）型或多杆菌（multibacillary，MB）型，根据皮肤病变的数量、神经受累的情况和裂隙皮肤涂片上细菌的识别而定。

1. 麻风病的症状有哪些?

麻风病可导致多种症状，而其表现因个体差异和病程阶段而异。主要临床症状或表现包括以下几种：

（1）皮肤症状

1）神经损害：麻风病最显著的特征之一是神经受损，导致感觉丧失。患者可能无法感觉到触摸、热度或疼痛。这可能导致意外伤害和损伤。

2）皮损：麻风病可以导致皮肤上的斑块（红斑）或结节。这些病变可能无痛或轻微麻木。

3）溃疡：皮肤上的溃疡可能是麻风病的表现，这些溃疡往往不易愈合。

（2）神经系统症状

1）周围神经损害：神经受损可能会导致肌肉萎缩和无力。

2）手足畸形：由于神经和肌肉受损，可能出现手指和脚趾的变形，如指（趾）端吸附、收缩或缺失。

（3）眼部症状：角膜受损。麻风病可能导致角膜感染或溃疡，进而影响视力。

2. 需要监测的可疑麻风病表现有哪些？

目前虽然麻风病例较为少见，但是我们依然应该保持警惕，特别是当出现以下表现，且长时间不能好转，甚至恶化时，要及时就医，排除麻风病的可能。

（1）感觉丧失：持续的感觉丧失，特别是在皮肤病变区域，这是麻风病的一个重要特征。

（2）皮肤损害：不规则的皮损，如无痛斑块（红斑）或结节，特别是在患者所居住地区流行麻风病时。

（3）神经肌肉损害：肌肉萎缩无力、神经受损的迹象或症状，如手指和脚趾的畸形。

（4）视力问题：突然或持续的视力下降、眼睛疼痛、角膜溃疡等症状。

3. 麻风病的传播途径有哪些？

麻风病主要通过呼吸道传播、皮肤密切接触传播和间接传播。传染源主要是未经治疗的麻风病患者。麻风分枝杆菌是引起麻风病的病原体，但它的传播性和传染性相对较弱。其主要传播途径包括：

（1）呼吸道传播：主要是通过鼻咽部分泌物和呼吸道飞沫传播。患者在咳嗽、打喷嚏或说话时，释放的飞沫中可能含有麻风分枝杆菌，但并非所有暴露于这些飞沫的人都会得麻风病。

（2）皮肤密切接触传播：麻风病患者破损的皮肤与健康人破损的皮肤接触后，会发生麻风病的接触性传播。

（3）间接传播：健康人使用麻风病患者的衣物、被褥、毛巾等时，也可能被传染麻风病，但概率较低。

麻风分枝杆菌虽然可通过飞沫和鼻咽部分泌物传播，但传播性相对较低，大多数人与麻风病患者短暂接触后并不会感染。同时，现代医学已经有了有效的治疗方法，及早诊断和治疗可以有效阻止疾病的传播和进展。因此，早诊断、早治疗是控制麻风病传播的关键。

三 麻风病可防可控，暴露预防要及时

（一）麻风病的治疗

麻风病的治疗通常包括药物治疗、手术治疗和康复治疗，早期的诊断和治疗对于预防严重的神经和组织损伤至关重要。

1. 药物治疗 麻风病的主要治疗方案是多药联合疗法（MDT），这是一种同时使用多种药物的治疗方法，以有效地杀灭或抑制麻风分枝杆菌。世界卫生组织推荐的标准多药联合方案包括三种主要药物：利福平（rifampicin）、氨苯砜（dapsone）、氯法齐明（clofazimine）。详细的治疗方案见表 2-1。

表 2-1 世界卫生组织推荐的治疗方案

分类	治疗方案
麻风病	所有麻风病患者均可采用利福平、氨苯砜和氯法齐明三联用药方案，PB 麻风病疗程为 6 个月，MB 麻风病疗程为 12 个月
耐药麻风病	对利福平耐药的麻风病患者可以至少使用以下两种二线药物：克拉霉素、米诺环素或喹诺酮类（氧氟沙星、左氧氟沙星或莫西沙星），加用氯法齐明，治疗 6 个月，然后再用氯法齐明加二线药物之一，治疗 18 个月。对利福平和氧氟沙星均耐药的麻风病患者可用克拉霉素、米诺环素和氯法齐明治疗 6 个月，然后再用克拉霉素或米诺环素加氯法齐明治疗 18 个月

（1）利福平

类型：广谱抗菌药物。

作用机制：它作用于细菌的 RNA 聚合酶，阻断了 RNA 的合成过程，

从而抑制了细菌的生长和繁殖。它对多种细菌有广谱杀菌作用。

不良反应：①肝功能异常，表现为黄疸、转氨酶升高等；②胃肠道反应，例如恶心、呕吐、腹泻等；③过敏反应，例如皮疹、荨麻疹、呼吸困难等；④影响生理功能，有时会导致红色尿液，但这是正常的药物代谢现象，对身体无害。

用药注意事项：①肝功能监测，在使用利福平期间，需要定期监测肝功能，因为该药物可能引起转氨酶升高。②药物相互作用，利福平与其他药物有很强的相互作用，特别是与抗逆转录病毒药、抗凝血药和口服避孕药等。在使用利福平之前，应告知医生所有正在使用的药物。③红色尿液，利福平可能导致尿液呈现橙红色，这是正常的药物反应，但患者应该被告知，以免引起不必要的担忧。④利福平应于餐前 1 小时或餐后 2 小时服用，清晨空腹一次服用吸收最好，避免进食影响本品吸收。

（2）氨苯砜

类型：磺胺类抗菌药物。

作用机制：它抑制了细菌的二氢叶酸合成，阻断了细菌的 DNA 合成，从而抑制了细菌的生长和繁殖。

不良反应：①贫血，可能导致红细胞数量减少而引起贫血；②皮肤反应，可能引起皮疹、瘙痒、光敏感等皮肤反应；③神经系统反应，可能会引起头痛、眩晕等神经系统不适；④消化道反应，例如恶心、呕吐、腹泻等。

用药注意事项：①逐渐减量，氨苯砜不能突然停药，必须通过逐渐减量的方式，以避免肾上腺皮质功能不足。②胃溃疡的风险，使用氨苯砜可能增加胃溃疡和出血的风险，因此在用药期间应该注意饮食，并可能需要使用胃药进行保护。③免疫系统抑制，氨苯砜会抑制免疫系统，因此患者在使用期间更容易感染。避免与有传染性的病原体接触，保持良好的卫生习惯。④氨苯砜建议在空腹时顿服。

（3）氯法齐明

类型：苯胺类抗菌药物。

作用机制：它作用于细胞膜，干扰了细菌的脂质代谢，破坏了细菌的细胞膜结构，导致细菌死亡。

不良反应：①皮肤色素沉着，可能导致皮肤颜色变化，出现深棕色或紫色的皮肤色素沉着；②胃肠道反应，例如恶心、呕吐、腹泻等；③视觉反应，可能会引起视力问题，如调节困难或其他眼部不适。

用药注意事项：①氯法齐明可能导致皮肤、眼睛和其他组织的颜色变化，呈现粉红色或紫色。这一不良反应通常是可逆的。②氯法齐明可引起眼睛干涩、灼热感，因此在用药期间应该注意眼部保护，并在必要时向医生报告任何视觉问题。③氯法齐明最好在餐后服用，因为与高脂食物一起摄入可提高其吸收率。

2. 手术治疗 在一些情况下，可能需要手术干预来修复因神经和组织损伤导致的畸形，如手指或脚趾的变形。

3. 康复治疗

（1）物理治疗：物理治疗可以帮助康复患者的肌肉功能，减缓或防止畸形的进展。

（2）康复训练：康复训练包括功能性锻炼，旨在帮助患者重新获得或改善日常生活活动的能力。

（3）心理社会支持：由于麻风病可导致患者面临社会隔离和歧视，心理社会支持也是治疗的重要组成部分。心理健康专业人员和社会工作者的介入有助于患者适应疾病，提高他们的生活质量。

总体而言，综合性的治疗方案是麻风病管理的关键。药物治疗可以有效控制感染，而康复治疗则有助于患者最大限度地恢复生活功能。此外，社会支持和心理健康的关注也是非常重要的，以帮助患者面对疾病所带来的挑战。治疗麻风病通常需要长期合作，需要专业医疗团队的协同工作。

（二）与麻风病患者接触后的预防

短暂地与麻风病患者接触相对来说是安全的，勤洗手等接触隔离的措施均能有效预防麻风病传染。单剂利福平（SDR）可用于与麻风病患者有接触者（成人和 2 岁以上的儿童），在排除麻风病和结核病（TB）后，以及在没有其他禁忌证的情况下，作为麻风病预防治疗。这种干预只能通过：①对接触者进行适当管理；②征得指示病例（在一起暴发疫情中符合病例定义，最早发现和报告的病例）同意披露其疾病的治疗方案来实施。

四 得了麻风病不必惊慌，做到以下六条很重要

现在科学的预防和治疗已经使麻风病不再成为一种绝症，如果一旦不幸感染上也大可不必惊慌，做好个人的防护，建立良好的心态，坚持科学的治疗，树立战胜疾病的信心。

1. 不要中断药物治疗 早期发现和诊断的麻风病患者，尽早进行治疗，是防止疾病传播的关键。现代医学已经有了有效的治疗方法，通过多药联合治疗可以治愈绝大多数的麻风病患者。患者应该按照医生的建议规律服药，不要随意中断治疗。

2. 保持良好的个人卫生 麻风病患者应该保持良好的个人卫生，包括经常洗澡，清洁受影响的皮肤，修剪指甲以避免伤害皮肤。

3. 有效隔离预防传播 在治疗过程中，患者可能需要在感染期进行隔离，以防止传播病原体给他人。但需要注意的是，麻风病已经可以通过多药治疗得到有效控制，只有急性感染期的麻风病患者才会对其本人采取隔离治疗措施。

4. 定期随访监测病情变化 定期接受医生的随访和检查，以监测病情的变化，及时调整治疗方案。

5. 康复训练促进恢复 对于疾病影响日常行动和生活的患者，应积极进行康复训练，因为良好的康复训练可以重新获得肌肉力量和日常生活能力。

6. 保持心理健康 长期患病可能对患者的心理健康产生影响。患者可主动寻求政府或医生的帮助，心理咨询或者药物干预均能减轻自身的精神负担。

参考文献

[1] 国家卫生健康委员会 . 中华人民共和国卫生行业标准 - 麻风病诊断 : WS 291—2018. [2024-07-08]. http://www.nhc.gov.cn/fzs/s7852d/201803/f78712f30cd04c08b53acfd

cc1998562.shtml.

[2] WHO. Guidelines for the diagnosis, treatment and prevention of leprosy [2024-07-08]. https://iris.who.int/handle/10665/274127.

[3] 程家国，高延团，张露平，等．麻风病相关情况研究现状及进展．医学动物防制，2022, 38(8): 783-786.

[4] 黎雯，朱考考，符惠冰，等．麻风病研究进展与海南省防治现状．中国热带医学，2023, 23(8): 807-810.

2月

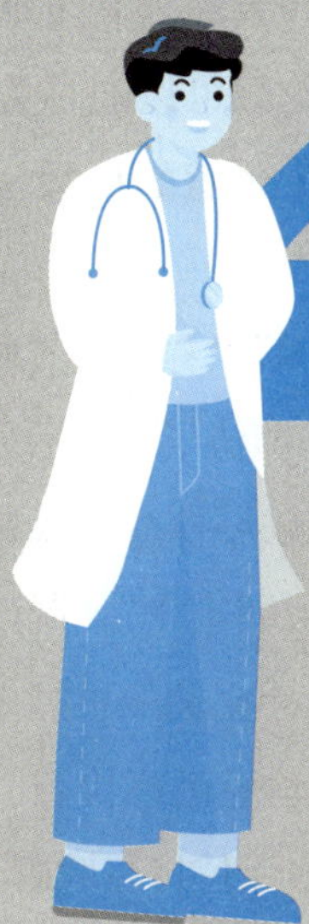

02/01—02/28

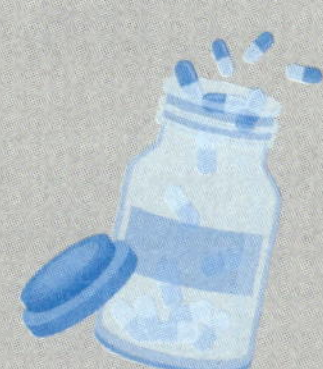

03 世界牙痛日

一 世界牙痛日的由来

2004年的2月9日，是第一个世界牙痛日（National Toothache Day）。世界牙痛日是由国际疼痛学会发起的特别日子，旨在提高全球人类对牙痛的关注，造福千千万万牙痛患者。在这一天，我们可以通过关注牙齿和口腔健康来迎接没有牙痛的日子。这个节日是一个善意的提醒，提醒人们关注口腔健康，预防牙痛。

牙齿护理是保持口腔健康的关键。古人用"漱""剔"和"刷"的方式护理牙齿，《礼记·内则》记载"鸡初鸣，咸盥漱"，即清早起床后用盐水漱口；唐代孙思邈《备急千金要方》一书中描述"每旦以一捻盐内入口中，以温水含，揩齿及扣齿百遍，为止不觉，不过五日，口齿即牢密"，揩齿即为剔牙；王惠民在《敦煌壁画刷牙图考论》中研究了与刷牙相关的敦煌壁画。如今，我们的生活条件越来越好，可以通过去牙科进行口腔健康检查、认真地清洁牙齿、避免食用对口腔健康有害的食物等方式，来保持口腔健康，远离牙痛。

二 导致牙痛的常见原因有哪些

牙痛是指由于各种原因导致的牙齿疼痛，一般分为牙源性和非牙源性疼痛。

1. 牙源性疼痛

（1）牙齿敏感：牙齿在受到外界刺激如冷、热、酸、甜等，引起的酸痛症状，其发作迅速、疼痛尖锐、时间短暂。

（2）龋齿：大家俗称的"虫牙"，表现为牙齿变黑，牙齿有洞，食物掉进去引起疼痛不适，冷热刺激引起敏感不适。

（3）牙髓炎：牙齿黑点不治疗，继续往里会坏到牙髓组织。炎性疼痛表现为自发痛、放射痛、夜间痛，晚上睡不好，但又难以准确定位牙痛位置。

（4）根尖周炎：牙根尖周组织肿胀发炎，表现为牙齿不敢咬物，一咬就疼，患牙有松动感。

除了上面这些因素外，牙隐裂、牙周炎症、智齿冠周炎、牙龈感染等也可能造成牙源性疼痛。

2. 非牙源性疼痛

（1）面部疾病：面部关节紊乱，出现咀嚼肌及相应区域牙齿疼痛等症状。

（2）神经性疼痛：常表现在刷牙洗脸、吹冷风时，一侧面部突发剧烈疼痛，持续数秒到数分钟后症状消失。

（3）心源性牙痛：心绞痛、心肌梗死等心源性疾病，也可能引起牙痛，所以这类患者牙痛时应及时就医。

三 治疗牙痛的药物有哪些

1. 止痛药 常用的缓解牙痛的药物有布洛芬、对乙酰氨基酚、美洛昔康等，成人的用法用量见表 3-1。

表 3-1 牙痛常用止痛药

药名	用法用量（成人）	备注
布洛芬缓释胶囊	口服，300mg/ 次，每 12 小时 1 次	按需服用
对乙酰氨基酚片 / 缓释片 / 颗粒	口服，普通片和颗粒：500 ~ 1 000mg/ 次，每 6 小时 1 次；缓释片：665mg（常见规格），每 8 小时服用一次	按需服用
美洛昔康片 / 胶囊	口服，7.5 ~ 15mg/ 次，每日 1 次	按需服用

注意：如果老年人因患有冠心病、心肌梗死、脑梗死，正在用阿司匹林，发生牙痛时建议选用对乙酰氨基酚止痛，因为布洛芬会降低阿司匹林的作用。

2. 抗菌药物 牙痛大多由牙髓炎、牙周炎等引起，通常与厌氧菌感染有关，应口服硝基咪唑类抗菌药物（如甲硝唑、替硝唑、奥硝唑）来治疗牙痛和牙龈肿痛，替代药物包括阿莫西林、头孢呋辛、头孢克肟、克拉霉素等。常用的三种硝基咪唑类抗菌药物的对比见表 3-2。

表 3-2 牙痛常用硝基咪唑类抗菌药物

药品分类	用法用量（成人）	备注
甲硝唑片	400mg/次，每日 3 次，餐后或者与食物同服	用药期间和停药后 7 日内，禁酒，禁用含乙醇饮品或药品
替硝唑片	500mg/次，每日 2 次，餐后或者与食物同服	用药期间和停药后 7 日内，禁酒，禁用含乙醇饮品或药品
奥硝唑片	500mg/次，每日 2 次，餐后或者与食物同服	和乙醇、含乙醇饮品或药品不冲突

注意：牙疼并不完全是由于细菌感染所引起的，发生牙痛时不可盲目使用抗菌药物，需要及时就医确定牙痛的原因，选择对应的治疗手段。过度使用抗菌药物，会干扰口腔正常菌群。

3. 含漱液 含漱液根据不同的成分具有清洁口腔、抗菌消炎、防止蛀牙等不同的功效。例如，含有氯己定和甲硝唑成分的漱口水具有抗菌消炎的作用，能辅助治疗智齿冠周炎、牙周脓肿和某些口腔黏膜疾病。使用含氟的漱口水，在牙齿表面形成一层保护膜从而预防蛀牙。含有硝酸钾成分的漱口水，可封闭牙本质内的细微管道，降低牙齿敏感性。

注意：使用漱口水时应在医生指导下使用，在口腔内症状消除后需及时停用，不宜经常使用。

四 如何让牙痛远离我们

1. 保持口腔卫生，定期检查口腔健康 刷牙是保持口腔清洁的主要方法，而且有按摩牙龈的作用，减少口腔环境中致病因素，刷牙对于预防各种口腔疾病都具有重要的作用。

《中国居民口腔健康行为指南》针对我国居民的特点，提出了对各个年龄阶段人群的口腔健康行为建议（表 3-3）。

表 3-3 居民口腔健康行为建议

年龄阶段	口腔健康行为建议
0 至 3 岁	每半年进行一次口腔检查,不含奶嘴睡觉,父母帮助进行口腔清洁
3 至 6 岁	学习刷牙,预防龋齿,防止牙外伤
6 至 18 岁	关注换牙,接受窝沟封闭,每年进行口腔检查
成年人群	18 至 60 岁每年进行口腔检查,每天使用牙线

目前国际公认有效的刷牙方法是巴氏刷牙法，又称贝式法或水平颤动法，是由美国牙科协会推荐的一种有效去除龈缘附近及龈沟内菌斑的方法。具体的刷牙方法见图 3-1。

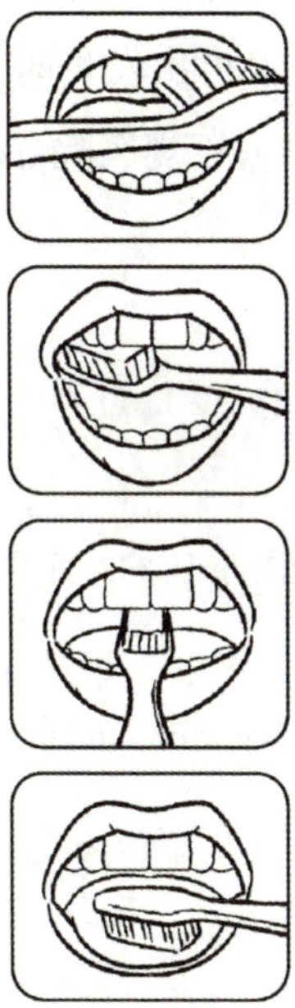

- 将牙刷与牙龈呈45°角，同时轻压刷毛略呈圆弧增大接触面。
- 短距离水平运动，2~3颗牙前后来回约刷10次。
- 要刷所有牙齿的外表面、内表面和咀嚼面。后牙舌侧面不易刷到，咀嚼面上的天然窝沟不易刷干净，都要仔细刷。
- 刷门牙的时候有点特殊，要将牙刷垂直倾斜并上下来回刷。
- 刷完牙齿后，轻轻的刷舌头表面，去除细菌，保持呼吸清新。

图 3-1 巴氏刷牙法

（1）将牙刷对准牙齿与牙龈交接的地方。刷毛与牙齿大致呈45°，同时将刷毛向牙齿轻压，使刷毛略呈圆弧，牙刷侧边与牙齿有相当大的接触。

（2）牙刷定位后，开始短距离水平运动，2～3颗牙前后来回约刷10次。

（3）上面后牙的舌侧部分是较不易刷的地方，刷毛仍对准牙齿与牙龈的交接处，刷柄要贴近大门牙。

（4）刷咬合面时，也是每两颗牙来回刷。咬合面上的天然窝沟不容易刷干净，要用力些刷。

（5）刷门牙的时候有点特殊，要把牙刷竖起来，一颗一颗地上下来回刷，内外都要刷到。

（6）只要循序地刷便不会有遗漏，每个区域刷30秒左右。刷完所有牙齿后，轻轻地刷舌头表面，清水漱口就大功告成啦。为了控制牙菌斑，至少每天早晚刷牙一次。

2. 养成健康饮食习惯 糖是引起龋病发生的危险因素之一，应减少每天吃糖的次数，少喝碳酸饮料，进食后用清水漱口。

3. 别轻易尝试"偏方" 对于牙痛有许多民间"偏方"，例如花椒塞牙洞、生姜止痛、味精止痛等。有的时候这些方法可能会使牙痛减轻，但其实是牙神经发炎后慢慢坏死所致疼痛消失，当牙根再次发炎时又会出现牙痛。所以，牙痛的时候别轻易尝试"偏方"，尽早去正规医院寻求牙医的帮助，越早治疗效果往往越好。

参考文献

[1] 中国牙病防治基金会组织．《中国居民口腔健康行为指南》医护人员手册．口腔护理用品工业，2016, 26(5): 55-61.

[2] BARUAH K, THUMPALA V K, KHETANI P, et al. A review on toothbrushes and tooth brushing methods. Int J Pharm Sci Invent, 2017, 6(5): 29-38.

04 世界癫痫日

一 世界癫痫日的由来

世界癫痫日（International Epilepsy Day）是每年2月的第二个星期一，旨在提高公众对癫痫的认识，减少社会对癫痫患者的歧视，促进癫痫研究和改善患者的生活质量。由国际癫痫署和国际抗癫痫联盟共同发起。2015年的2月9日是第一个世界癫痫日。

世界癫痫日的标志是一个紫色丝带。紫色丝带是国际上关于癫痫意识和支持的象征。人们戴着紫色丝带，举行各种活动，以展示对癫痫患者的支持，同时也是为了提醒大家关注癫痫问题。这一象征性的标志有助于传播关于癫痫的信息，促进社会对这一疾病的理解和支持。

癫痫一词来源于希腊动词epilambanein，意为被突然"抓住"或"俘获"，这很形象地展示了癫痫患者发作时的状态。癫痫有个家喻户晓的俗名，叫作"羊癫疯"。"口吐白沫、浑身抽搐"可谓是大众对"羊癫疯"的固有印象了。虽然，癫痫俗称"羊癫疯"，但癫痫患者在癫痫发作外的时间大多神志清楚，并不是真的"疯"。历史上，很多名人也遭受了癫痫带来的困扰，如荷兰后印象派画家梵高、俄国现代主义作家陀思妥耶夫斯基和英国批判现实主义小说家狄更斯等。有人这么形容癫痫："我和死亡的区别，只是醒着"，可知癫痫发作时患者需要承受巨大的痛苦。所幸，我们能够享受医疗发展的福利，通过药物治疗等方式实现癫痫少发作，甚至不发作。"正确认识"和"积极规律治疗"是癫痫患者对抗癫痫的两大法宝。

二 揭开癫痫的神秘面纱——正确认识癫痫

给大家讲一个真实事件来体会一下错误认识癫痫的可怕：某小男孩在

癫痫发作抽搐时被"神婆"进行泼"神水"和鞭打的"驱鬼治疗"。在"神婆"操作下，男孩抽搐1分钟左右就停止了，这让家长误认为驱鬼有效，对"神婆"深信不疑。往后孩子癫痫发作就请"神婆"来驱鬼而不去医院治疗，最终造成了男孩癫痫持续发作不能缓解，危及生命。这令人疑惑，为什么"神婆"开始的治疗有效，后来就不管用了呢？其实，初期的"有效"是因为单次癫痫发作本身短暂。而后来，未得到及时治疗，病情加剧，最终出现了"癫痫持续状态"。癫痫持续状态是癫痫连续发作之间意识未完全恢复又频繁再发，或发作持续30分钟以上。长时间癫痫发作，若不及时治疗，可因高热、循环衰竭或神经元兴奋毒性损伤导致不可逆的脑损伤，致残率和病死率很高。战胜癫痫的第一步，是正确认识癫痫！

1. 癫痫到底是什么？

癫痫，是大脑神经元突发性异常放电，导致短暂的大脑功能障碍的一种慢性疾病。根据癫痫发作的初始表现将癫痫发作类型分为局灶性发作、全面性发作或未知起源发作（如果癫痫发作的起源无法确定或被掩盖）三类。

（1）局灶性发作：是指发作起始症状及脑电图改变提示"大脑半球某部分神经元首先被激活"的发作。包括单纯部分性发作和复杂部分性发作。

（2）全面性发作：是指发作起始症状及脑电图改变提示"双侧大脑半球同时受累"的发作。包括失神发作、肌阵挛发作、强直发作、阵挛发作、强直阵挛发作、失张力发作。

（3）未知起源发作：由于资料不充足或不完整而不能分类，或在目前分类标准中无法归类的发作。

2. 癫痫发作有哪些症状？

（1）局灶性发作的症状

1）单纯部分性发作：可能经历局部感觉异常，有的人可能感觉手或脸麻木，像电击一样；还有些人可能突然视觉、听觉、嗅觉失常。

2）复杂部分性发作：患者可能出现意识障碍、异常行为，如走动、摸索、咀嚼动作，这些行为可能看起来怪异或目的不明。

（2）全面性发作的症状

1）失神发作：也称为小发作，表现为突然短暂地意识丧失，患者可能停止正在进行的活动，目光呆滞，持续几秒钟后恢复正常。

2）肌阵挛发作：表现为身体某部位或全身快速、短暂地肌肉收缩，可能导致跌倒或物品掉落。

3）强直发作：表现为肌肉持续性地强直收缩，可能导致姿势异常或呼吸困难。

4）阵挛发作：表现为肌肉快速、节律性地收缩和松弛，可能导致身体抖动或抽搐。

5）强直阵挛发作：也称为大发作，表现为全身肌肉强直收缩，随后出现阵性抽搐。患者可能失去意识，摔倒在地，并可能出现口吐白沫、呼吸暂停等症状。

（3）癫痫持续状态：指癫痫发作之间意识未完全恢复，或频繁再发，或一个发作持续时间长达30分钟以上。这是一种紧急情况，可能导致严重的脑损伤，需要紧急医疗干预。

（4）伴随症状：在癫痫发作期间，患者可能有自主神经系统的异常表现，如心跳加快、呼吸急促，以及感觉到异常的味道或发出异常噪音。

（5）后发性症状：一些患者在癫痫发作后可能经历疲劳、头痛、混乱、注意力不集中等症状，这被称为癫痫后遗症。

药师特别提醒：癫痫的症状因患者个体差异和病情不同而有所变化，因此确切的症状表现需要由专业医生进行综合评估。如果怀疑患有癫痫，及时就医和接受专业评估是至关重要的！

3. 可能诱发癫痫的因素有哪些？

癫痫是一种慢性神经系统疾病，其发作的原因至今仍是科学家们探讨的难题。尽管如此，我们可以了解一些可能的早期诱因和风险因素，具体如下。

（1）遗传因素：家族中有癫痫病史，个体患上癫痫的风险可能会增加。

（2）出生时的损伤：婴儿期经历的一些损伤，如窒息、颅内出血，可能增加患癫痫的可能性。

（3）脑部感染：早期的脑炎或脑膜炎可能成为癫痫的诱因，因此需要注意保护大脑免受感染。

（4）神经系统结构异常：先天性或外伤导致的大脑结构异常可能引起神经元的异常兴奋，从而导致癫痫。

（5）代谢障碍：一些内分泌问题，如低血糖、电解质紊乱，可能诱发癫痫发作。

（6）脑部肿瘤：良性或恶性的脑部肿瘤也可能与癫痫发作相关，它们可能通过压迫或损害周围神经组织来诱发癫痫。

需要注意的是，尽管这些因素与癫痫发作相关，但并非每个患者都会经历相同的早期诱因。因此，如果怀疑患有癫痫，请及时咨询医生以获取详细的诊断和治疗建议。

4. 癫痫能够治愈吗？

通过规律的治疗，大多数癫痫患者可以得到有效控制。药物治疗通常在 2 ~ 3 年内可以显著减轻或消除异常放电现象，使癫痫症状得以消失。对于某些顽固的病例，可能需要手术干预，在脑部进行局部切除。另外，一些患者可能需要终身药物治疗，以确保脑部神经细胞的稳定状态，以预防癫痫发作的再次出现。

超过 60% 的癫痫患者可以达到临床上的完全治愈！对于那些难治性癫痫的少数患者，手术治疗、药物疗法以及特殊的膳食调节都具有重要意义，可以有效减少发作频率，预防病情进一步恶化。

因此，癫痫患者应当积极治疗，不应沉浸在悲观情绪中。规范的治疗方案不是儿戏，朝着康复的方向努力是非常重要的。

三 癫痫不可怕，积极规律治疗是上策

1. 您知道癫痫的治疗方式有哪些吗？

癫痫的治疗方式多样，主要包括药物治疗、手术治疗和其他辅助疗法。以下是一些常见的癫痫治疗方式。

（1）药物治疗：药物治疗是癫痫的首选治疗方法，适用于大多数患者。抗癫痫药能够减少癫痫发作的频率和严重程度，提高生活质量。常用的抗癫痫药包括苯妥英钠、卡马西平、丙戊酸钠等。

（2）手术治疗：对于难治性癫痫或药物治疗无效的患者，可以考虑手术治疗。手术的方式包括部分脑叶切除、癫痫灶切除、神经调节装置植入等，旨在减少癫痫发作频率和改善患者的生活质量。

（3）神经调控治疗：神经调控治疗是一种新兴的治疗方式，包括深部脑刺激术和经皮神经电刺激。这些方法通过电刺激或调节神经系统的活动，改善癫痫的症状和发作频率。

（4）膳食治疗：对于某些特殊类型的癫痫，如癫痫性痉挛 - 癫痫综合征，临床研究表明，采用特定的饮食结构，如严格控制碳水化合物摄入的生酮饮食，可能对控制癫痫发作有一定效果。

（5）生活方式管理：保持规律的生活作息，避免诱发癫痫发作的因素（如缺觉、过度疲劳、饮酒等），遵循医嘱进行药物治疗等，都是辅助管理癫痫的重要措施。

（6）心理支持：治疗癫痫除了身体上的干预外，心理上的支持同样至关重要。心理医生会提供心理疏导，帮助患者在治疗过程中获得心灵上的支持和安慰。

总体而言，癫痫的治疗需要综合考虑，因为不同的治疗方式可能适合不同的个体。就像治理一片神经系统的大森林，需要有序地进行。患者应该保持耐心和乐观的态度，逐步找到适合自己的治疗组合，有效控制癫痫症状。

2. 癫痫治疗药物有哪些?

如上所述药物治疗、手术治疗、神经调控治疗等是目前癫痫可行的治疗措施。其中药物治疗是国内的主要治疗方式，经过正规的抗癫痫药治疗，约 70% 患者的癫痫发作能够得到控制，其中 50% ~ 60% 的患者经过 2 ~ 5 年的治疗是可以痊愈的，患者可以和正常人一样工作和生活。因此，合理、正规的抗癫痫药治疗是关键。

抗癫痫药均为处方药，了解药物相关知识能更好合理规范使用，以下（表 4-1）是一些常见的抗癫痫药的用药知识。

表 4-1　常见抗癫痫药

药物	适用症状	注意事项
苯妥英钠	部分性和全身性癫痫发作	需要定期监测血药浓度，避免突然停药，可能引起皮肤过敏反应，可影响骨密度
卡马西平	部分性和全身性癫痫发作	需要监测白细胞计数，可能与其他药物相互作用，患者需要定期监测血药浓度
丙戊酸钠	多种类型的癫痫，包括部分性、全身性和特发性癫痫	可能引起肝功能异常，需要定期检查；女性患者在怀孕前需要仔细评估风险
拉莫三嗪	部分性和全身性癫痫发作	可能引起皮疹，需要密切监测；在使用过程中要逐渐增加剂量以降低皮疹风险
苯巴比妥	全身性癫痫发作	长期使用可能导致药物依赖，需要慎用；可能引起嗜睡，患者需要注意驾驶和操作机械时的安全
奥卡西平	部分性癫痫发作	需要定期检查肝功能；可能引起皮疹，需要监测
乙琥胺	主要用于小发作的治疗	服用时应定期监测白细胞计数，因为可能导致白细胞减少；需要定期检查肝功能，因为乙琥胺可能引起肝功能异常
托吡酯	用于部分性发作和全身性强直阵挛性癫痫的治疗，也可用于预防偏头痛发作	使用过程中需要监测肾功能，因为药物的排泄主要通过肾脏；可能引起代谢性酸中毒，尤其是在同时使用碳酸酐酶抑制剂（例如乙酰唑胺）的情况下

3. 服用抗癫痫药时应注意哪些药物或食物的影响?

药物相互作用就像是一个复杂的社交圈，有些药可能是好兄弟，一起工作时效果更佳，但有时候它们之间也可能有点小嫌隙，吃错了可能会引发"社交风暴"。食物同样如此，如果搭配不当，有可能会影响用药效果。那么，大家知道在服用抗癫痫药时，需要注意哪些药物或食物的影响吗（表 4-2）？

表 4-2　抗癫痫药的药物相互作用及食物的影响

药物	药物相互作用	食物影响
苯妥英钠	可能与其他药物如华法林相互作用，影响抗凝血作用	可能影响维生素 D 和钙的代谢，应避免与高蛋白饮食同用
卡马西平	可能与其他药物如华法林相互作用，影响抗凝血作用	需要注意与葡萄柚汁的相互作用，可能增加药物浓度
丙戊酸钠	可能与其他抗癫痫药相互作用，也可能增加华法林等的血药浓度	可能导致体重增加，需要关注饮食
拉莫三嗪	可能与其他抗癫痫药相互作用	不受食物影响，可以随餐或空腹服用
苯巴比妥	与其他抗癫痫药可能相互作用，同时可能影响华法林等的血药代谢	可能导致食欲增加或减少
奥卡西平	可能与其他抗癫痫药相互作用	不受食物影响，可以随餐或空腹服用
乙琥胺	与其他抗癫痫药如苯妥英钠和卡马西平可能有相互作用；可能与肝药酶诱导剂（如异烟肼）相互作用，影响血药浓度	不受食物影响，可以随餐或空腹服用
托吡酯	与碳酸酐酶抑制剂合用可能增加代谢性酸中毒的风险；与其他抗癫痫药如卡马西平、苯妥英钠可能相互作用	不受食物影响，可以随餐或空腹服用

4. 服用抗癫痫药的注意事项有哪些？

癫痫的药物治疗方案是由专业医生根据患者的具体情况进行制订的。抗癫痫药是癫痫治疗的关键组成部分。以下是使用抗癫痫药治疗癫痫时需要注意的一些事项。

（1）定期医学随访：定期进行随访是非常重要的。医生会监测患者的血药浓度、癫痫发作的频率以及可能的不良反应。

（2）按处方用药：遵循医生开具的处方用药，按时按量服用。不要自行增减药物剂量或突然停药，这可能导致癫痫发作的反弹。

（3）不良反应的监测：注意可能的药物不良反应，如皮疹、肝功能异常、精神状态改变等。及时告知医生，以便调整治疗方案。

（4）定期实验室检查：一些抗癫痫药可能会影响血液、肝脏、肾脏等的功能，因此需要进行定期的实验室检查，以确保药物安全使用。

（5）注意药物相互作用：在使用其他药物、补充剂（包括营养补充剂、草药制品等）之前，一定要咨询医生。某些药物可能会与抗癫痫药发生相互作用，影响药物的疗效或增加不良反应。

（6）注意避孕：对于女性患者，一些抗癫痫药可能对孕妇和胎儿产生影响。在怀孕前需要咨询医生，有可能需要调整治疗方案。

（7）避免驾驶和操作机械：一些抗癫痫药可能对注意力和反应时间产生影响。在开始治疗时，患者需要避免驾驶和操作机械，确保安全。

（8）避免过量饮酒和滥用药物：乙醇和某些药物可能影响抗癫痫药的效果。要避免过量饮酒和滥用药物，以维持稳定的治疗效果。

（9）注意生活方式：良好的生活习惯，包括规律的作息、健康饮食和适度的运动，有助于维持身体的整体健康，可能对癫痫的管理有积极的影响。

总体而言，患者在接受抗癫痫药治疗期间应密切与医生沟通，及时报告任何症状或不适，以确保安全有效的治疗。

四 癫痫发作预防知多少，规避误区很重要

1. 日常生活中如何预防癫痫发作？

（1）定期用药是关键：对于已被诊断为癫痫的患者，按照医生开具的处方定期服用抗癫痫药是预防发作的关键。确保按照医嘱的剂量和时间进行用药，不要自行减量或停药。

（2）规律生活是上策：维持规律的生活作息有助于稳定身体的生理状态，减小癫痫发作的可能性。包括固定的睡眠时间、饮食习惯和运动。

（3）积极避免诱发因素：癫痫患者通常有一些可以诱发癫痫发作的因素，如缺觉、饮酒、过度疲劳、情绪波动等。尽量避免这些可能触发发作的情况。

（4）保持合理的饮食：保持健康的饮食对于维护身体状态很重要。有

些患者可能会受到特定食物的影响，因此在饮食方面可能需要更谨慎，特别是对于可能引发过敏或不适的食物。

（5）定期医学随访：定期向医生报告病情、接受检查，以确保癫痫的管理处于良好状态。医生可能会调整药物剂量或选择更合适的治疗方案。

（6）避免危险环境：对于某些人而言，一些特殊环境可能增加受伤的风险。在可能发生癫痫发作的情况下，应尽量避免独自处于高处、水域附近等危险环境。

（7）保持心理健康：管理情绪和减轻压力对于癫痫患者是重要的。学会放松技巧，寻求心理咨询或支持，有助于降低情绪波动对癫痫的影响。

总体而言，癫痫的预防需要个体化的方法，患者应该与医生密切合作，制订适合自己情况的预防措施。

2. 癫痫有哪些常见误区？

癫痫是一种复杂的神经系统疾病，由于对这一领域的认知存在一些误区，以下是一些常见的关于癫痫的误区及其正确解答。

✧ 误区一：癫痫只是一种心理问题

癫痫是一种生理性疾病，是由大脑异常放电引起的。与心理问题不同，它通常与神经系统的异常有关。

✧ 误区二：癫痫只会影响智商低的人

癫痫不分智商高低，可以影响任何人，无论其智商水平如何。智商高的人同样可能患有癫痫。

✧ 误区三：癫痫是一种传染病

癫痫不是传染病，无法通过接触、空气或其他传染途径传播给他人。它主要与个体的神经系统异常有关。

✧ 误区四：癫痫患者都会失去意识

癫痫有多种类型，不同类型的发作症状各异。虽然有些发作伴随意识丧失，但不是所有类型的癫痫都会导致失去意识。

✧ 误区五：癫痫患者不能正常工作和生活

大多数癫痫患者通过适当的治疗和管理可以正常工作和生活。合理的药物治疗和生活方式管理可以很好地控制症状。

✧ 误区六：癫痫患者需要长期住院治疗

大部分癫痫患者可以在家中通过药物治疗和定期随访来管理病情。只有在极端情况下或需要进行手术治疗时才会考虑住院治疗。

✧ 误区七：所有发作都需要立即给予急救

不是所有的癫痫发作都需要急救。只有在癫痫持续状态、严重受伤或其他紧急情况下才需要急救。

了解这些误区有助于更好地理解癫痫，并帮助社会更加包容和支持患有癫痫的个体。

参考文献

[1] FISHER R S, CROSS J H, FRENCH J A, et al. Operational classification of seizure types by the International League Against Epilepsy: position paper of the ILAE Commission for Classification and Terminology. Epilepsia, 2017, 58(4): 522-530.

[2] THIJS R D, SURGES R, O'BRIEN T J, et al. Epilepsy in adults. Lancet, 2019, 393(10172): 689-701.

[3] JOHANNESSEN L C, JOHANNESSEN S I, PATSALOS P N. Therapeutic drug monitoring of antiepileptic drugs: current status and future prospects. Expert Opin Drug Metab Toxicol, 2020, 16(3): 227-238.

[4] FALCO-WALTER J. Epilepsy-definition, classification, pathophysiology, and epidemiology. Semin Neurol, 2020, 40(6): 617-623.

[5] PONG A W, XU K J, KLEIN P. Recent advances in pharmacotherapy for epilepsy. Curr Opin Neurol, 2023, 36(2): 77-85.

3月

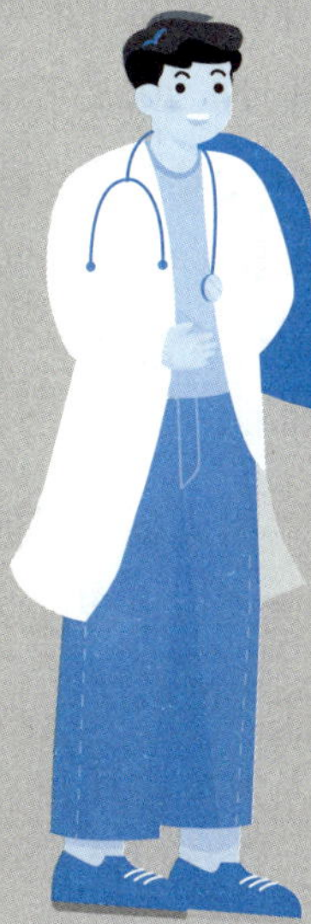

03/01—03/31

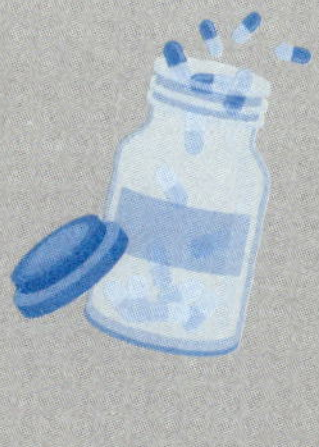

05 国际爱耳日

一 国际爱耳日的由来

国际爱耳日，实际上起源于中国。我国耳聋发生率高、数量多、危害大，1998 年，为了增强全民爱耳意识，减少耳聋的发生，推动大家养成健康用耳习惯，我国把每年的 3 月 3 日确定为爱耳日。2013 年 3 月世界卫生组织（WHO）又将"中国爱耳日"确定为"国际爱耳日"。国际爱耳日日期的确定，是因为数字 3 与耳朵的形状类似，3 月 3 日象征两只耳朵（图 5-1）。2007 年，中国聋儿康复研究中心、中国残疾人联合会与世界卫生组织在北京联合举办了第一届听力障碍预防与康复大会。

2021 年 WHO 发布的《世界听力报告》指出，听力损失目前影响着全球超过 15 亿人，其中 4.3 亿人听力较好的耳朵有中度或以上程度的听力损失。WHO 估计，到 2050 年，将近 25 亿人将患有某种程度的听力损失，其中至少 7 亿人将需要康复服务。WHO 呼吁各国将以人为本的耳和听力保健纳入覆盖全民健康的国家卫生计划，让所有人都能得到耳部和听力保健服务。

患有听力损失及面临听力损失风险的人逐年增多。控制噪声是保护听力的关键干预措施之一，减少高音量环境暴露对保护听力有重要作用。听力损失的许多常见原因是可以预防的，要通过"安全用耳"来降低听力损失的风险。

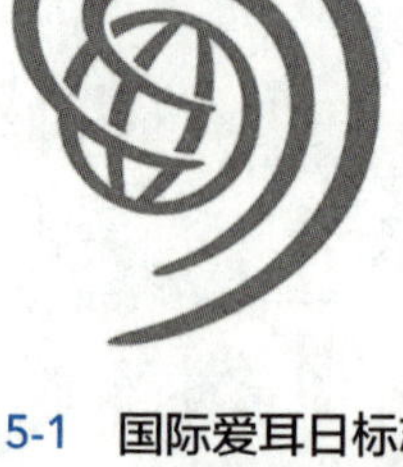

图 5-1 国际爱耳日标志

二 突发性聋

近年来，有一种越来越常见的耳部疾病出现在我们身边，常见的表述是“突然一下就什么都听不到了”，或者“一觉醒来感觉听不清，耳朵闷闷的、嗡嗡响，结果到医院一检查发现听力受损”，有的还有“头晕目眩、无法睁眼”的表现。那这可能就是突发性聋了。

1. 突发性聋有什么症状？

突发性聋是指72小时内突然发生的、原因不明的感音神经性听力损失，通常在数分钟、数小时或一天内患者听力下降至最低点（少部分第3天降至最低点），且至少在相邻的两个频率上听力下降≥20dB。突发性聋的主要症状，除了不同程度的听力下降以外，还常伴有耳鸣、耳闷胀感、头晕目眩、恶心、呕吐等。

2. 突发性聋是什么原因导致的？

局部因素和全身因素均可能引起突发性聋，常见的病因包括最近有感染（例如发病前一周感冒过）、长期处于嘈杂的环境、受到头部创伤、疲劳、精神紧张等。一般认为，精神紧张、压力大、情绪波动、生活不规律、睡眠障碍等可能是突发性聋的主要诱因。目前较公认的可能发病机制包括内耳血管痉挛、血管栓塞或血栓形成、膜迷路积水以及毛细胞损伤等。

3. 突发性聋怎么治疗？

如果发现突然的听力下降，需要尽快到医院去治疗，发病至干预的时间越短，其预后越好，及时的治疗可以防止不可逆的听觉病变。根据听力损失累及的频率和程度，突发性聋分为高频下降型、低频下降型、平坦下降型和全聋型（含极重度聋）。医生会根据不同分型，推荐不同的治疗方案。大家可以了解一下治疗方案，对医生的治疗更能理解，心里能有个底。

常用的治疗药物如下。

（1）糖皮质激素：全身给药治疗是突发性聋的一线治疗方案，鼓室内注射或耳后注射可作为补救性治疗，具体见表5-1。

表 5-1 糖皮质激素治疗突发性聋的方案

药物种类	药物治疗要点	疗程	备注
糖皮质激素(口服或静脉注射)	每天使用泼尼松 1mg/kg、甲泼尼龙 40mg 或地塞米松 10mg,连用 3 天,如有效,继续用 2 天后停药,不必逐渐减量,无效可以直接停药	5 天	一线治疗方案
鼓室内注射糖皮质激素	甲泼尼龙 20mg 或地塞米松 5mg,隔日 1 次	连用 4 ~ 5 次	补救性治疗
耳后注射糖皮质激素	甲泼尼龙 20 ~ 40mg 或者地塞米松 5 ~ 10mg,隔日 1 次,连用 4 ~ 5 次;复方倍他米松 2mg,耳后注射 1 次即可	连用 4 ~ 5 次	补救性治疗

（2）改善微循环药物：如银杏叶提取物等可调节血管功能，改善脏器血液循环及末梢微循环，改善耳内局部微循环，缓解缺氧及供血不足导致的听力受损。

（3）降低纤维蛋白原药物：可改善末梢及微循环障碍，常用药物有巴曲酶、蝮蛇抗栓酶等。应用降低纤维蛋白原药物时应注意监测纤维蛋白原，并根据检查调整用药；对于出血性疾病，严重肝、肾功能不全或高血压患者禁用。

（4）离子通道阻滞剂：利多卡因可缓解或消除耳蜗及前庭的病埋刺激，使耳鸣和眩晕症状减轻或消失。

（5）甲磺酸倍他司汀：对内耳循环有改善作用，增加耳蜗血流量，以减轻内耳积水。有消化性溃疡史，患有活动期消化性溃疡、支气管哮喘的患者慎用。

（6）营养神经类药物：如甲钴胺、神经营养因子等。

三 怎样预防听力损失

除了先天性遗传性耳聋外，后天对耳朵的保养爱护也很重要。但是，很多人对耳朵的爱护和保健都存在不足。及时行动可以预防和应对听力损失，积极的干预措施将使听力损失者受益。我们的耳朵很重要，也很脆弱，为了听力健康，请爱护好自己的耳朵。

1. 提高对耳朵的关注度，早预防、早治疗。

（1）宝宝在出生后 2 ~ 5 天都将进行第一次听力学检测，称为初筛。未通过初筛的宝宝会在出生 42 天内再次进行听力学检测，称为复筛。如果还未通过，需要在 3 个月内进行听力学检测，以进一步明确原因，并进行早期的干预。

（2）体检时应检查听力。

（3）老年性耳聋呈渐进性发展，随着病情加重，会产生交流障碍，对老年人的生活质量、认知功能、情绪、行为及社交活动都有不利影响，长此以往，更会造成老年人心理上的障碍，诸如心情郁闷、沉默寡言、离群独处、多疑猜忌、烦躁易怒等。

如果老年人突然出现耳聋加重或听力下降发展迅速，则要警惕是不是出现突发性聋、听神经瘤等病变，此时必须及时就医，进行详细检查，接受治疗。耳聋程度严重者可考虑配助听器，改善生活质量。

（4）如果家族中有成员被诊断为遗传性耳聋，那么该家族内所有成员在婚育前最好进行遗传咨询和致聋基因检测，以避免后代出现耳聋。

2. 远离噪声 如果长时间处于机器轰鸣声、车辆喧闹声、人群喧哗声以及 KTV 等背景噪声高达 110dB 的环境中，会出现听觉疲劳、听力减退，甚至发生噪声性聋。尽量避免长期处于高分贝环境，远离嘈杂的工作或生活环境，如果实在没有办法，在噪声环境中工作、生活，应该佩戴隔音用耳塞、耳罩，合理安排工作时间和休息时间。

3. 避免长时间使用耳机 高频声压进入耳内，集中传到耳膜上，很容易引起耳闷胀感、耳鸣、头痛等症状。如果不及时改正，听力就会渐进性减退，严重的还可能导致神经性聋。为了避免耳朵受到损伤，尽量使用耳罩式耳机代替嵌入式耳机。使用耳机遵循“60-60-60”原则，即使用时间要短，不超过 60 分钟为宜；音量宜低，不要超过最大音量的 60%；如果外界环境噪声超过 60dB，则不要使用耳机。

4. 避免长时间高负荷工作 长时间高负荷工作可能引发突发性聋。刚开始可能会出现耳鸣、耳闷胀感等症状，而长期精神压力过大则会引起耳聋等诸多问题。工作压力大，休息时间无法保证，会对全身血管造成不良影响，可能造成听力突然下降或者严重的眩晕。

5. 耳朵莫多掏 耳屎，医学上称“耵聍”，是由耳道皮肤腺体自行分泌出来的物质混合灰尘、皮屑形成的，它能防止异物直接损伤鼓膜，对鼓膜起到保护作用。一般情况下，人们进行咀嚼动作时，耵聍会自己排出，不需要主动清理。

在特殊情况下，才需要我们前往医院“主动出击”：第一是出现了堵塞，影响听力；第二是在耳朵出现流脓、流水时，需要先清理再进行治疗。

6. 擤鼻涕时要掌握正确方法 应左右鼻腔交替擤，切勿将左右鼻孔同时捏闭擤鼻，因为鼻腔后部与中耳腔有一管腔（咽鼓管）相通，擤鼻不当可将鼻腔分泌物驱入中耳腔，引起中耳炎。过于用力吸鼻涕，部分鼻涕会被挤入咽鼓管，易引发分泌性中耳炎或胆脂瘤型化脓性中耳炎。正确的方法是用手指按住一侧鼻孔，分次运气，压力不宜过大，一侧擤完了，再擤另一侧。

7. 注意耳部卫生，保持耳部清洁和干燥 避免耳朵进水，洗头、洗澡时防止水流入耳内，如鼓膜被水浸泡，易引起外耳炎。

8. 谨慎用药，防止药物性耳聋 听觉的产生和耳内有一个叫耳蜗的结构密切相关。耳蜗结构中有一种毛细胞，它们起到将声波转化为生物电信号的作用，这些毛细胞非常娇弱，许多药物会对它们造成伤害，像氨基糖苷类抗菌药物（庆大霉素、卡那霉素等）会损害毛细胞，这些药物引起的耳聋被称为药物性耳聋。常见的可能引起听力受损的药物见表 5-2。儿童的神经系统发育不健全，血脑屏障通透性强，对这些药物可能更为敏感，即使用上一点点这些药物，也会引起药物性耳聋。因此，在医生和药师指导下用药，也是对耳朵的一种保护方式。

9. 防控慢性疾病 对于老年人来说，虽然听力受损大多是由听觉器官退化所致，但年龄并非决定病情进展的唯一因素，老年人常见的高血压、糖尿病、高脂血症、冠心病等都与听力损失有关，注重防控慢性疾病可延缓听力老化进程。

10. 保持良好生活方式 作息规律，避免熬夜，饮食营养均衡，增强体育锻炼；缓解工作压力，保持心情舒畅，避免忧郁、焦虑及恼怒等不良情绪刺激。

11. 加强体育锻炼 坚持体育锻炼，增强体质，可以减少急性上呼吸道感染、鼻部及咽部慢性疾病等呼吸道疾病，从而减少对耳朵的风险因素。

12. 如果耳朵感到不适，及时就诊 如果感觉疼痛、耳鸣、耳闷、耳痒或者听力下降等现象，请不要盲从“偏方”或者自行处理，要及时到医院就诊。

表 5-2 常见的可能引起听力受损的药物

药物种类	代表药物	注意事项
氨基糖苷类抗菌药物	庆大霉素、妥布霉素、阿米卡星、新霉素	肾脏损害可增加耳毒性的概率。存在某些线粒体基因突变的个体有遗传易感性，即使在接受低剂量氨基糖苷类药物时也会发生耳毒性
大环内酯类抗菌药物	红霉素、克拉霉素和阿奇霉素	肾功能受损的患者可能有更显著的耳毒性作用
利尿药	呋塞米、托拉塞米	大剂量应用可能出现暂时性听力损失和耳鸣，如果同时使用其他耳毒性药物（如氨基糖苷类药物），则风险增加
解热镇痛抗炎药	阿司匹林、对乙酰氨基酚、布洛芬	可导致听力损失，但停药后可逆转。目前认为其病因是酶抑制，仅发生在使用极高剂量时
化疗药物	顺铂、氟尿嘧啶、博来霉素和氮芥	顺铂引起临床显著的听力损失的风险最大
抗疟药	奎宁、氯喹	影响通常可逆
备注	1. 药物相关的听力损伤，与药物的剂量及作用时间密切相关，不要滥用药物，应在医生、药师的指导下合理用药，严格控制药物的服用剂量和疗程。 2. 联合用药时，应密切重视药物的相互作用。尽量避免同时服用多种可能出现耳毒性的药物，如必须使用，一定要严格控制剂量、疗程。 3. 既往服用药物出现过药物耳毒性或有药物耳毒性家族史的患者，在就医时一定要向医生说明，谨慎使用耳毒性药物。 4. 用药过程中如果有出现耳鸣、眩晕、听力下降、口唇麻木、平衡功能受影响等症状，请及时就医，早发现、早治疗极其重要。 5. 家庭用药需要注意正确储存，以避免儿童误服、误用	

参考文献

[1] 中华耳鼻咽喉头颈外科杂志编辑委员会，中华医学会耳鼻咽喉头颈外科学分会．突发性聋诊断和治疗指南(2015). 中华耳鼻咽喉头颈外科杂志，2015, 50(6): 443-447.

[2] 李姝娜，李越．突发性聋治疗的国际共识．听力学及言语疾病杂志，2018, 26(4): 451-452.

06 国际 HPV 知晓日

一 国际 HPV 知晓日的由来

每年的 3 月 4 日是国际 HPV 知晓日（HPV Awareness Day），意在提高公众对人乳头瘤病毒（HPV）的防控意识，保护女性健康。

宫颈癌是女性最为常见的恶性肿瘤之一，90% 以上的宫颈癌与高危型 HPV 持续感染有关。2022 年全球宫颈癌新发病例数为 66.2 万例，死亡病例 34.9 万例，分别约占该年度全球发病和死亡总数的 6.8% 和 8.1%。2023 年 1 月，国家卫生健康委员会、教育部、民政部等十个部门联合发布了《加速消除宫颈癌行动计划（2023—2030 年）》，明确了通过接种 HPV 疫苗、筛查、治疗等三级预防措施有效防控并最终实现消除宫颈癌。多部门联动的宫颈癌综合防控工作机制，加快推进了我国宫颈癌消除进程，保护了广大妇女的身体健康。

HPV 感染相关疾病在世界范围内造成了巨大的卫生和经济负担，严重威胁女性健康。感染 HPV 究竟会得什么疾病？在日常生活中我们需要注意哪些？如何有效预防？在治疗方面又需要注意哪些问题？

二 HPV 知多少

1. 什么是 HPV?

HPV 是一种无包膜的双链 DNA 病毒，可存活于皮肤和黏膜上。传播途径主要通过接触感染，可以通过性行为传播、母婴传播以及皮肤黏膜接触感染。目前已发现 HPV 有 200 多种型别，其中 40 种会引起生殖道感染。根据其致癌性将 HPV 分为高危型和低危型。高危型 HPV 主要引起宫颈癌、肛门癌、生殖器癌，低危型 HPV 可致生殖器疣和其他良性病变。

2. 哪些人群更容易感染 HPV?

（1）性行为及分娩次数：多个性伴侣、初次性生活 < 16 岁、早年分娩、多产等。

（2）免疫抑制状态：接受器官移植后使用免疫抑制剂、感染人类免疫缺陷病毒（human immunodeficiency virus，HIV）的人群等。

（3）其他：与高危男子有性接触的女性、吸烟女性可增加感染 HPV 概率。

3. 哪些症状应引起警惕?

（1）经期异味：正常情况下，月经会有一定的血腥味。但是，如果月经有腐臭味或月经周期不规律，可能是子宫颈组织出现病变的信号，需要提高警惕。子宫颈有异味可能与炎症、宫颈癌等疾病有关，建议及时就医进行检查和诊断。

（2）接触性出血：接触性出血是指在性行为或妇科检查后出现阴道异常流血的情况。如出血量较多特别是伴随其他不寻常症状，如疼痛、不规律月经等，可能是感染 HPV 导致子宫颈病变的征兆，建议尽快就医治疗。

（3）白带异常：正常情况下，白带的颜色应该是透明无色或略带白色。然而，宫颈癌前期，患者可出现血性白带，同时伴有腥臭味或呈水样。出现以上症状应及时到医院作检查。

三 HPV 疫苗应"尽早接种"

目前，我国国家药品监督管理局已批准上市 4 种 HPV 疫苗：国产二价 HPV 疫苗（大肠埃希菌）、二价 HPV 吸附疫苗、四价 HPV 疫苗和九价 HPV 疫苗，具体特点和接种方案见表 6-1。

表 6-1 我国国家药品监督管理局批准上市的 HPV 疫苗特点和接种方案

	二价 HPV 疫苗	二价 HPV 吸附疫苗	四价 HPV 疫苗	九价 HPV 疫苗
预防 HPV 型别	16/18	16/18	6/11/16/18	6/11/16/18/31/33/45/52/58
中国女性适宜接种年龄	9 ~ 45 岁	9 ~ 45 岁	9 ~ 45 岁	9 ~ 45 岁
预防 HPV 感染相关疾病（中国批准）	宫颈癌、CIN 1 级、CIN 2/3 级、AIS、HPV16/18 持续性感染	宫颈癌、CIN 1 级、CIN 2/3 级、AIS	宫颈癌、CIN 1 级、CIN 2/3 级、AIS	宫颈癌、CIN 1 级、CIN 2/3 级、AIS、9 种 HPV 相关亚型感染
免疫量	共接种 3 剂，每剂 0.5ml	共接种 3 剂，每剂 0.5ml	共接种 3 剂，每剂 0.5ml	共接种 3 剂，每剂 0.5ml
接种方法和部位	肌内注射，首选上臂三角肌	肌内注射，首选上臂三角肌	肌内注射，首选上臂三角肌	肌内注射，首选上臂三角肌
接种方案*	第 0、1、6 个月，9 ~ 14 岁接种 2 剂	第 0、1、6 个月	第 0、2、6 个月	第 0、2、6 个月

注：CIN 为子宫颈上皮内瘤变；AIS 为原位腺癌；*1 年内接种 3 剂为完成免疫接种。

1. 几种 HPV 疫苗有何异同？

HPV 疫苗现有二价、四价、九价，不同价数覆盖的 HPV 亚型不同。覆盖 HPV16、18 亚型的二价疫苗，可预防约 70% 宫颈癌的发生。覆盖 HPV6、11、16、18 亚型的四价疫苗，可预防 70% 宫颈癌的发生。覆盖 HPV6、11、16、18、31、33、45、52、58 亚型的九价疫苗，可预防约 90% 宫颈癌的发生。

2. 哪些人群适合接种 HPV 疫苗?

世界卫生组织推荐 9 ~ 45 岁女性接种 HPV 疫苗，在首次性行为前接种 HPV 疫苗效果最好。国际指南也同时建议不论有无性行为均推荐接种 HPV 疫苗，都可以从中获益。国家卫生健康委员会根据我国国情，将 9 ~ 26 岁女性纳入 HPV 疫苗接种的重点人群，但 27 ~ 45 岁女性有条件接种者也可从中获益。需注意的是，越早接种疫苗，保护效果越好。

3. 怀孕还能接种 HPV 疫苗吗?

基于妊娠期 HPV 疫苗接种数据有限，不推荐孕妇预防性接种 HPV 疫苗，近期计划妊娠者不推荐接种 HPV 疫苗，接种后 2 个月内应尽量避免受孕。接种 HPV 疫苗前无须妊娠检测。若疫苗接种后发现已妊娠，不需要因为接种疫苗而终止妊娠，而是应将未完成接种剂次推迟至分娩后再行补充接种。

4. 感染了 HPV 还可以注射 HPV 疫苗吗?

对于已经感染 HPV 的女性，仍建议接种 HPV 疫苗。由于 HPV 疫苗覆盖多种型别的病毒，不论是否感染 HPV，均建议有条件的女性（≤ 45 岁）接种 HPV 疫苗。虽然对已经感染了的型别无相关作用，但是可以免疫其他未感染的 HPV 型别。因此，接种疫苗之前也无须进行细胞学及 HPV 检测。但值得注意的是，疫苗只能起到预防作用，一般没有治疗效果。

5. 男性是否可以接种 HPV 疫苗?

男性也可携带 HPV，也可因 HPV 感染引发生殖器癌、肛门癌等。对于 HPV 暴露高危人群的男性，可接种四价或九价疫苗。

6. 接种 HPV 疫苗后可以不作宫颈癌筛查吗?

接种 HPV 疫苗是宫颈癌最有效的一级预防措施，但并不能百分之百预防宫颈癌，更不能取代宫颈癌筛查在宫颈癌防控中早发现、早治疗的地位。因此，即便接种了 HPV 疫苗，还是建议定期进行宫颈癌筛查，将 HPV 疫苗接种和宫颈癌筛查两者结合，才能确保达到宫颈癌最佳的预防效果。

7. 接种 HPV 疫苗后会有不良反应吗?

个别人接种后可出现疲乏，肌痛，头痛，发热（> 37℃），注射部位疼痛、发红、肿胀，关节痛，胃肠道症状（包括恶心、呕吐、腹泻和腹痛），荨麻疹和皮疹等。以上大部分不良反应程度为轻至中度，一般不需要特殊处理，可自行缓解。必要时应及时与接种单位联系给予处置指导。

四 HPV 感染应早诊早治

HPV 感染后，机体产生的免疫机制可清除 HPV，故绝大多数生殖道 HPV 感染是一过性的且无临床症状；约 90% 的 HPV 感染在 2 年内消退。其消退时间主要由 HPV 型别决定，低危型 HPV 需要 5 ~ 6 个月，高危型 HPV 需要 8 ~ 24 个月；只有极少数 HPV 感染者发生临床可见的下生殖道尖锐湿疣、鳞状上皮内病变和癌等。

1. HPV 感染的治疗药物有哪些?

治疗 HPV 感染的药物主要包括免疫增强剂、抗代谢药、乳杆菌制剂以及中药制剂等，见表 6-2。

表 6-2　治疗 HPV 感染的药物类型及代表药物

药物类型	作用原理	代表药物
免疫增强剂	可以通过调节体内免疫机制起到抗 HPV 感染的作用	静注人免疫球蛋白、重组人干扰素 α2b 阴道泡腾胶囊、咪喹莫特乳膏
抗代谢药	能与体内代谢物发生特异性结合，从而影响或拮抗人体的代谢功能	氟尿嘧啶乳膏
乳杆菌制剂	阴道乳杆菌是寄生在阴道内的益生菌之一，它可在阴道壁形成一层生物膜，能够抑制致病菌，对维持阴道正常的微生态起保护性作用	阴道用乳杆菌活菌胶囊
中药制剂	中药内治多运用清热解毒化瘀、补益脾肾、疏肝解郁之法提高机体免疫力，从而达到治疗目的。中药外治可以通过改变阴道微环境、提高子宫颈局部免疫力进而达到清除 HPV 感染和修复子宫颈上皮的作用	苦参凝胶、保妇康栓

2. 用药期间有哪些注意事项？

（1）有生育能力的妇女及男性在用药期间，请采取有效的避孕措施（如安全套）。

（2）请避免药物接触眼睛，以免引起不适。

（3）用药后可能出现轻度瘙痒、灼痛，可自行缓解，不需要停药。

（4）注意保存条件：如氟尿嘧啶乳膏，0～20℃条件下，避光保存。阴道用乳杆菌活菌胶囊，2～8℃条件下，密封、避光保存。

3. HPV 清除后还会再感染吗？

子宫颈 HPV 感染一般都是通过性行为传染，但子宫颈 HPV 清除后依然有可能再次感染同一型别或者不同型别的 HPV，因此建议女性积极接种 HPV 疫苗来预防 HPV 感染，从而预防子宫颈癌前病变 / 宫颈癌，同时也建议定期进行宫颈癌筛查，做到“早诊早治”。

五 哪些方式可以抵御 HPV 的侵害？

1. 提高免疫力 尽管 HPV 可导致宫颈癌，但感染了 HPV 并不意味着一定会得宫颈癌。感染了 HPV 不必过于焦虑，因为短期内、一过性感染且没有炎症，可依靠自身免疫力在数月到 1 年内清除，越年轻、免疫力越好者清除速度越快。充足的睡眠可以帮助维持健康，有助于免疫功能的恢复和提高。营养均衡的饮食对维持免疫功能、提升免疫力至关重要。运动过少会使免疫力降低。长期久坐、不运动，会导致心脏功能减退，影响血液循环、新陈代谢和内分泌功能。有研究表明，每天运动 30～45 分钟，每周 5 次，持续 12 周以后，免疫细胞数量就会得到增长，免疫细胞活性会得到增强，机体免疫力增强效果明显。

2. 消除恐惧心理，健康生活，提升身体素质 许多患者恐惧、忧虑、精神负担过重，这种心理失调，可扰乱机体正常免疫功能，使机体免疫功能和抗病毒能力降低，易于病毒繁殖，且常成为复发、治疗困难的原因。

3. 同房时全程戴避孕套 避孕套可部分预防 HPV 再感染。对于 HPV 阳性女性，如果短期内无妊娠意愿，建议性生活时全程佩戴避孕套，这样可以减少交叉感染的机会。

4. 积极戒烟 长期吸烟与子宫颈 HPV 感染具有协同作用，使宫颈癌的患病风险增加。因此对于 HPV 持续感染的女性，建议积极戒烟。

5. 治疗下生殖道感染 近年研究发现，阴道微生态状况的改变及下生殖道感染是高危型 HPV 持续感染及子宫颈癌前病变的重要因素。患者有可能伴有某些局部感染，如真菌感染、滴虫感染、细菌感染等，出现阴道分泌物异常、异味、外阴瘙痒等不适，及时到医院就诊，治疗子宫颈或阴道炎症，营造一个良好的生殖道环境，也更有利于机体"打败"HPV。

六 "三个要点"要记牢

1. 接种 HPV 疫苗 接种 HPV 疫苗可以减少感染 HPV 的风险，有效预防宫颈癌。尽管不能百分百杜绝感染，但 HPV 疫苗仍然能有效预防大部分宫颈癌的发生，建议适龄女性尽早接种 HPV 疫苗。

2. 保持健康生活方式 日常生活中，合理膳食，保证营养物质摄入充足，保持良好的睡眠习惯，减少不良情绪，坚持适量运动，有助于提高机体免疫力。

3. 定期健康体检 包括妇科检查和宫颈细胞学筛查（宫颈脱落细胞学检查），有利于早期发现癌前病变，尽早治疗，降低癌前病变转变为宫颈癌的可能。

参考文献

[1] GIULIANO A R, NYITRAY A G, KREIMER A R, et al. EUROGIN 2014 roadmap: differences in human papillomavirus infection natural history, transmission and human papillomavirus-related cancer incidence by gender and anatomic site of infection. Int J Cancer, 2015, 136(12): 2752-2760.

[2] MEITES E, SZILAGYI P G, CHESSON H W, et al. Human papillomavirus vaccination for adults: updated recommendations of the Advisory Committee on Immunization

Practices. MMWR Morb Mortal Wkly Rep, 2019, 68(32): 698-702.

[3] Centers for Disease Control and Prevention. Vaccines at 11 to 12 years. [2023-11-25]. https://www.cdc.gov/vaccines/parents/by-age/years-11-12.html.

[4] Committee on Adolescent Health Care Immumization Expert Work Group. Committee opinion No. 704: human papillomavirus vaccination. Obstet Gynecol, 2017, 129(6): 1.

[5] Govemment of canada. Human papillomavirus vaccine: Canadian immunization guide. [2024-07-10]. https://www.canada.ca/en/public-health/services/publications/healthy-living/canadian-immunization-guide-part-4-active-vaccines/page-9-human-papillomavirus-vaccine.html.

[6] 中华医学会妇科肿瘤学分会，中国优生科学协会阴道镜和宫颈病理学分会．人乳头瘤病毒疫苗临床应用中国专家共识．协和医学杂志，2021, 12(2): 189-201.

[7] 李双，孔北华．人乳头瘤病毒疫苗临床应用中国专家共识 (2021 年版) 解读．实用妇产科杂志，2022, 38(11): 827-831.

[8] 唐宇星，王敏．子宫颈人乳头瘤病毒感染药物治疗研究进展．中国实用妇科与产科杂志，2020, 36(12): 1219-1221.

[9] 吕江涛．人乳头瘤病毒及其相关宫颈上皮内瘤变的药物治疗进展．现代妇产科进展，2016, 25(5): 390-392.

07 世界肥胖日

一 世界肥胖日的由来

在人类历史的大部分时间里，超重被认为是健康、财富的标志，人们对肥胖产生的危害一无所知。当然在那些生产力并不发达的时代，肥胖也无法流行。随着时代的发展，肥胖率急剧上升，研究人员开始深入研究肥胖对健康的影响。1969 年出现了首例利用胃旁路手术治疗肥胖的案例，减重手术进入了人们的视野。

肥胖已成为一种全球性问题，与艾滋病、吸烟一起被 WHO 列为三大人体健康杀手，可导致高血压、糖尿病、冠心病、动脉粥样硬化等并发症。重视肥胖，科学减肥，不仅关系到个人健康，还关系到社会的经济发展和稳定，对于维护公众健康具有重要意义。

2015 年世界肥胖联盟（World Obesity Federation）倡议设立世界肥胖日（World Obesity Day），并于 2016 年、2017 年联合各国肥胖治疗学术组织，共同发起对抗儿童、青少年与成人肥胖的活动。2020 年，“世界肥胖日”被定为每年的 3 月 4 日。

二 肥胖知多少

肥胖是困扰我们的“世纪难题”，医学上是指由遗传、环境等多种因素相互作用而引起的慢性代谢性疾病，表现为一定程度脂肪过多或异常堆积，脂肪量超过理想体重 20% 以上的状态。为了控制肥胖，人类采取各种手段来对抗祖先基因里“偏爱”高能量食物的“天性”。要控制肥胖，我们首先要了解肥胖。从指南来看，肥胖和肥胖症实际并未作定义上的区分，目前把肥胖症（或肥胖）的诊断标准通过体重指数（body mass index，BMI）来进行确定，即体重除以身高的平方 [BMI ＝体重（kg）/ 身高（m^2）]。肥胖分类标准见表 7-1。

表 7-1 国内外肥胖分类标准

欧美肥胖分类标准		中国肥胖分类标准	
分类	BMI/（kg/m^2）	分类	BMI/（kg/m^2）
低于正常体重	＜ 18.5	体重过低	＜ 18.5
正常体重	18.5 ≤～＜ 25	正常体重	18.5 ≤～＜ 24
超重	25 ≤～＜ 30	超重	24 ≤～＜ 28
一级肥胖	30 ≤～＜ 35		

续表

欧美肥胖分类标准		中国肥胖分类标准	
分类	BMI/(kg/m^2)	分类	BMI/(kg/m^2)
二级肥胖	35 ≤ ~ < 40	肥胖	≥ 28
三级肥胖	≥ 40		

1. 肥胖各不同，如何分类?

（1）按照脂肪分布分类

1）全身性肥胖：脂肪在全身范围内均匀分布，表现为皮下脂肪增厚，没有明显的局部肥胖。多见于女性，脂肪堆积在大腿及臀部周围，梨形身材。

2）腹型肥胖：又名中心型肥胖。表现为细胳膊、细腿，肚子较大，腰粗，呈苹果形身材。多见于男性，这是由于内脏脂肪的堆积，往往对人体健康危害更大。

（2）按照病因分类

1）原发性肥胖：又称单纯性肥胖。无明确内分泌异常，主要由于自身体内物质代谢较慢，物质合成的速度大于分解的速度或饮食过量引起。

2）继发性肥胖：由明确内分泌代谢性疾病导致。

2. 什么是易胖体质?

众所周知，大部分疾病的发生都是基因和后天环境双重因素的共同作用的结果。肥胖被认为是多基因性疾病，这是基于大样本中的全基因组筛查。目前已经鉴定出 300 多个位点基因多态性与肥胖有关。同时也有 11 种罕见单基因突变性肥胖被确认，这需要专业机构的专业鉴定。

然而，即使 DNA 序列没有改变，环境因素仍然可影响基因的转录和翻译，改变肥胖的结局。对多数人来说，后天环境的影响对肥胖的发生起着至关重要的作用。社会环境、经济地位、饮食习惯、个人行为甚至孕期母体状况都会影响个体的食物摄入、营养物质代谢和利用、脂肪分布及氧化消耗、产热等的差异。以下因素都可导致肥胖风险的升高。

（1）低体力活动（久坐不动的生活方式）。

（2）过度进食高能量食物（碳水化合物摄入过多，饱和脂肪酸摄入增加）：含糖饮料、薯片、红肉和加工肉、烘焙食品、精制谷物、添加糖、反式脂肪酸等。

（3）缺乏睡眠、夜班工作。

（4）肠道菌群等微生物群失调。

（5）母体营养不良、蛋白质缺乏或出生低体重。

（6）高强度、高压力工作，情绪紧张。

（7）内分泌系统、神经系统紊乱，药物因素等。

3. 肥胖的病理生理学特征有哪些？

（1）能量平衡失调：能量摄入和能量消耗之间不平衡导致脂肪沉积。

（2）脂肪组织代谢紊乱：白色脂肪组织是主要的能量储存库，是导致肥胖的直接因素。棕色脂肪组织分解脂肪提供热能，表达解偶联蛋白，与脂肪分解产能关系密切。这两类组织与其他细胞因子（如白介素、肿瘤坏死因子等）功能紊乱可引起肥胖的发生。

4. 肥胖有哪些危害？

（1）肥胖可伴随或并发高血压、糖尿病、阻塞性睡眠呼吸暂停综合征、胆囊疾病、高尿酸血症、痛风、骨关节病、静脉血栓、生育功能受损，以及某些肿瘤发病率增高等。

（2）肥胖患者麻醉或手术并发症会增多。

（3）女性肥胖可能引发月经失调、不孕、乳腺癌、子宫内膜癌等。

（4）严重的肥胖患者还会出现自卑、抑郁、社会适应能力差等精神问题。

三 科学减肥好处多

肥胖引发的“审美”问题以及健康危害，使“减肥”成为很多人的“奋斗”目标。目前市面上的减肥药品层出不穷，哪些药品或手段经过了科学验证，而哪些只是商家为了牟取暴利欺骗消费者的伎俩呢？让我们为大家奉上科学减肥的良方。

1. 饮食调节 健康膳食的原则是：多吃谷物、蔬菜、水果、大豆、奶类、鱼肉、坚果，饮水不能少，少吃烟熏、高盐、高糖、高脂食品，尽可能控制摄入畜肉，避开酒、含糖饮料。具体常见饮食调节方案如表 7-2 所示。

表 7-2 不同人群的饮食调节方案

膳食种类	适用人群	定义	作用
按能量摄入			
限能量平衡饮食	各类人群	是一类在限制能量摄入的同时保证基本营养需求的膳食模式，其营养素的供能比例应符合平衡膳食的要求	(1)显著降低体脂率、脂肪量及动脉粥样硬化发生的风险。 (2)改善血脂及胰岛素抵抗。 (3)延长寿命，延迟衰老
低能量膳食	需要减轻体重者，如单纯性肥胖；为控制病情减少机体代谢负担的患者，如糖尿病患者、心血管疾病患者等	适量减少脂肪和碳水化合物的摄入，将正常自由进食的能量减去 30% ~ 50% 的膳食模式。通常需要在医生指导下进行	短期内有效降低体重，改善糖脂代谢
极低能量膳食	重度肥胖患者术前快速减重治疗或逆转肥胖的初发 2 型糖尿病	通常指每日只摄入 400 ~ 800kcal(1kcal = 4.184kJ)能量，主要来自蛋白质，而脂肪和碳水化合物的摄入受到严格限制	短期内有效降低体重，改善糖脂代谢
轻断食模式	超重人群	也称间歇式断食，采用 5 + 2 模式，即 1 周中 5 天相对正常进食，其他 2 天(非连续)则摄取平常的 1/4 能量(约女性 500kcal/d，男性 600kcal/d)	(1)减肥减重。 (2)调节血糖血脂。 (3)改善胰岛素敏感性。 (4)延缓衰老。 (5)改善肠道微生物群环境。 (6)减少患癌风险

续表

膳食种类	适用人群	定义	作用
按饮食结构			
高蛋白饮食	伴有高甘油三酯血症、高低密度脂蛋白胆固醇血症或因肥胖导致并发症需要短期内快速减肥的人群	每日蛋白质摄入量超过每日总能量的20%或1.5g/(kg·d),但一般不超过每日总能量的30%(或2.0g/(kg·d)	有助于降低体重,减重后的维持,防止体重反弹
低碳水化合物饮食	肥胖人群、超重人群、有代谢性疾病的风险人群,如2型糖尿病患者和非酒精性脂肪肝患者	目前国内外尚无其供能比的统一标准,一般是在20% ~ 40%	在快速降低体重方面,优于其他饮食方法。短期应用效果确切,卫生经济学效益显著,节省医疗费用
低脂饮食	BMI ≥ 24kg/m^2 的超重或肥胖人群	目前尚无统一的定义,但通常指每日膳食总脂肪占膳食总热量的30%以下或者全天脂肪摄入量小于50g	(1)摄入热量少。 (2)低热量饮食下易动员脂肪。 (3)短时间体重有效下降
素食饮食	糖尿病患者、肥胖人群	指食物中不包含肉类、家禽和鱼类的膳食模式。根据是否进食蛋类及奶制品,素食人群可进一步区分为严格素食者、奶素、蛋素和蛋奶素	有助于降低肥胖、糖尿病、骨质疏松等代谢性疾病的发病风险,对延缓病程进展大有助益
代餐	超重人群、肥胖人群	是指一种市场上可以买到的以液体、粉末或小吃等形式来代替一天当中一至两餐,但至少有一餐食用正常食物,用来限制能量摄入的富含矿物质和维生素的非处方产品	不仅能有效降低超重/肥胖人群的食欲,控制能量密度,还能防止饮食摄入控制过程中必需营养素的缺乏。代餐有助于维持长期减重效果,甚至改变饮食行为习惯

2. 适当运动 适当运动不仅能减轻肥胖，调节血脂、改善血压和胰岛素抵抗，还可以提高肌肉质量和骨密度，减轻焦虑和抑郁，改善心理健康

和提高睡眠质量等。健康成人（90kg，BMI 29.4kg/m^2）的运动处方，以1周减0.5kg为例（参考《基于临床的肥胖症多学科诊疗共识》），见表7-3。

表7-3 健康成人运动处方举例

运动处方	内容
减重需求	每周0.5kg
运动计划	每周消耗2 800kcal + 饮食少摄入700kcal = 3 500kcal
运动项目	以有氧运动游泳、快走和跳操为主，合并抗阻训练
运动强度	中等运动强度
运动时间	早晨7:00—9:00
运动频率与时间	1周5次有氧运动 + 2次抗阻训练 有氧运动：每次40分钟游泳或55分钟快走 抗阻运动：哑铃等器械的抗阻训练（每次2组，每组重复8 ~ 12次）
运动注意事项	出现胸痛、胸闷、心慌等不适要降低运动强度或停止运动；运动前进行准备活动，运动后进行整理活动；穿合适的鞋，不要在雾霾天运动，运动后要保暖等
运动方案的调整	经一段时间运动后，可检查减重效果，适时作出调整

3. 心理意识调节 通过调整超重和肥胖人群的心理状态，可作出积极的行为改变。比如，自我监控、控制进食、认知重建和放松技巧等。

4. 药物治疗 当通过生活方式干预无法达到减重目标时，可采用药物治疗。目前，我们国内获得批准的减肥药有奥利司他、替尔泊肽、贝那鲁肽、司美格鲁肽和国产利拉鲁肽。美国食品药品管理局（Food and Drug Administration，FDA）批准的减肥药有奥利司他、利拉鲁肽、司美格鲁肽、替尔泊肽、芬特明/托吡酯、纳曲酮/安非他酮等。

5. 手术治疗 手术是快速、有效、持久地减轻体重与治疗肥胖相关代谢性疾病的有效手段，目前国内最常用的手术方式是腹腔镜袖状胃切除术，占95%以上，其他手术方式包括腹腔镜胃旁路术及各种胃肠转流手术。

四 减肥药知多少

药物治疗是被大家认可有效的减肥措施，但市面上各种“减肥药”鱼龙混杂，部分“减肥药”甚至添加国家禁用物质或对女性有害的添加剂。我们需要擦亮眼睛，科学合理地使用减肥药。

目前国内外上市批准的用于肥胖或超重（合并至少有一种体重相关疾病，如高血压、糖尿病、COPD或血脂异常等）的减肥药，包括替尔泊肽、贝那鲁肽、司美格鲁肽、利拉鲁肽、奥利司他、芬特明/托吡酯、美曲普汀、纳曲酮/安非他酮。各种减肥药的临床特点、用法用量、注意事项等内容归纳如表7-4所示。

五 肥胖预防与治疗的常见问题

肥胖的发生是多因素的结果，肥胖的预防与治疗需要运用多种手段，包括饮食、运动、生活方式、教育及心理的干预。对于肥胖人群应该进行个体化的预防，以达到改善代谢紊乱和预防肥胖并发症的最终目的。下面罗列了减肥过程中的常见问题。

1. 少吃少睡可减少摄入、增加能量消耗从而达到减肥效果吗？

少吃和少睡确实可以在一定程度上帮助减肥，但并不完全科学。

减少食物（能量）摄入是减肥的基本原理之一。当你摄入的能量少于消耗的能量时，身体就会开始利用存储的能量（即脂肪），以满足能量需求。睡眠对新陈代谢有重要影响。睡眠不足可能导致新陈代谢减缓，使得身体更难燃烧脂肪。充足的睡眠有助于维持健康的新陈代谢水平。

总体来说，虽然少吃和少睡可以在短期内帮助减轻体重，但这并不是一个可持续的健康减肥方法。长期来看，建议采用合理膳食、科学运动的方法，并且应该保持充足的睡眠。

2. 代餐饮食是否可以减肥？

营养代餐是以多维营养素粉或能量棒等非正常的餐饮形式代替一餐的膳食，作为能量平衡膳食的一餐，可有效降低体重和减少体脂。虽然代餐

表 7-4 目前批准上市的减肥药特点比较

	司美格鲁肽	利拉鲁肽	替尔泊肽	贝那鲁肽	奥利司他	芬特明 / 托吡酯	美曲普汀	纳曲酮 / 安非他酮
国内是否获批减重适应证	是	是（仅国产利拉鲁肽）	是	是	是	否	否	否
类别	GLP-1 受体激动剂	GLP-1 受体激动剂	GLP-1/GIP 双受体激动剂	GLP-1 受体激动剂	脂肪酶抑制剂	拟交感性作用药物	瘦素类似物	阿片受体拮抗剂 / 多巴胺去甲肾上腺素再摄取抑制剂
适应证	BMI ≥ $30kg/m^2$ 的肥胖人群或 BMI 在 $27kg/m^2$ 至 $30kg/m^2$ 之间，且存在至少一种体重相关合并症的人群	BMI ≥ $30kg/m^2$ 的肥胖人群或 BMI 在 $27kg/m^2$ 至 $30kg/m^2$ 之间，且存在至少一种体重相关合并症的人群	BMI ≥ $28kg/m^2$ 的肥胖人群或 BMI 在 $24kg/m^2$ 至 $28kg/m^2$ 之间，且存在至少一种体重相关合并症的人群	BMI ≥ $28kg/m^2$ 的肥胖人群或 BMI 在 $24kg/m^2$ 至 $28kg/m^2$ 之间，且存在至少一种体重相关合并症的人群	BMI ≥ $24kg/m^2$ 的超重或肥胖人群（国产奥利司他）	BMI ≥ $30kg/m^2$ 的肥胖人群或 BMI 在 $28kg/m^2$ 至 $30kg/m^2$ 之间，且存在至少一种体重相关合并症	仅限脂肪代谢障碍的肥胖人群	BMI ≥ $30kg/m^2$ 的肥胖人群或 BMI 在 $28kg/m^2$ 至 $30kg/m^2$ 之间，且存在至少一种体重相关合并症
减重效果	15% ~ 18%	5% ~ 6%	15% ~ 20.9%	约 6%	3.9% ~ 6.2%	3%	不明	4% ~ 6%
机制	减少食欲，延迟胃排空	减少食欲，延迟胃排空	减少食欲，延迟胃排空	抑制胃排空和摄食冲动	减少脂肪吸收	减少食欲	改善脂肪代谢障碍	食欲下降
给药方式	皮下注射	皮下注射	皮下注射	皮下注射	口服	口服	皮下注射	口服

续表

	司美格鲁肽	利拉鲁肽	替尔泊肽	贝那鲁肽	奥利司他	芬特明 / 托吡酯	美曲普汀	纳曲酮 / 安非他酮
起始剂量	每周 0.25mg	每天 0.6mg	每周 2.5mg	0.1mg，每天 3 次	120mg，每天 3 次	每天 3.75mg/23mg	每天 5mg	每天 8mg/90mg
治疗剂量	每周 2.4mg	每天 3mg	最大剂量每周 15mg	0.2mg，每天 3 次	120mg，每天 3 次	每天 7.5mg/46mg	最大剂量每天 10mg	每天 16mg/180mg，每天 2 次
常见不良反应	恶心、呕吐、腹泻、便秘、头痛、疲劳	恶心、呕吐、腹泻、便秘、头痛、疲劳	恶心、呕吐、腹泻、便秘、消化不良	恶心、呕吐、厌食、食欲下降、腹泻、便秘、腹胀	脂肪性维生素吸收不良、油性大便、肠胀气、大便失禁	感觉异常、味觉异常、便秘、口干、失眠、头晕	恶心、呕吐、头痛、低血糖、体重下降、腹痛	恶心、呕吐、腹泻、便秘、头痛、疲劳、口干、视物模糊
禁忌证	甲状腺髓样癌、2 型多发性内分泌肿瘤、心动过速、胰腺炎、胆囊疾病、糖尿病视网膜病变	甲状腺髓样癌、2 型多发性内分泌肿瘤、胰腺炎、胆囊疾病	甲状腺髓样癌、2 型多发性内分泌肿瘤	甲状腺髓样癌既往史及家族史患者、2 型多发性内分泌肿瘤	器官移植、器质性肥胖、胆汁淤积	青光眼、甲状腺功能亢进	非先天性瘦素缺乏的一般肥胖人群、淋巴瘤	癫痫发作、未控制的高血压、药物或酒精戒断治疗中

饮食是营养素补充和减少能量的一种方式，但非可持续的饮食方式，长期食用的安全性仍待进一步研究。

3. 减肥用药物治疗就可以了，不用改变生活方式?

药物治疗是减肥的重要手段之一。但生活方式干预仍然是首要并且贯穿肥胖治疗始终的方式。当达到指征时（BMI ≥ 28kg/m^2，或 BMI ≥ 24kg/m^2 合并一项慢性疾病如糖尿病、高血压时）可考虑用药。虽然药物治疗可以在特定状况下起到一定的作用，但它不应成为独立的、长期的解决方案。维持健康的生活方式，包括均衡的饮食和适度的运动、积极向上的心态等才是实现长期减肥和维持健康体重的关键。

4. 市面上火爆的减肥药，是否真的可以减肥?

由于减肥市场的火爆，各种标榜“减肥药”的产品层出不穷，鱼龙混杂。我们要擦亮眼睛，选择有临床研究证据，国家批准的减肥药物。奥利司他是目前国内批准用于减肥的药物，也是唯一非处方药，在药店可以购买。国产利拉鲁肽和司美格鲁肽、替尔泊肽、贝那鲁肽目前也批准用于肥胖人群，但需要医生开具处方，在医生或药师的指导下方可使用，勿擅自用药。其他非官方途径购买或未被国家批准的“减肥药”，风险不明，请务必避免使用！需要注意的是，国家批准的药物也都有不同程度的不良反应，如奥利司他的脂肪泻，司美格鲁肽、利拉鲁肽的胃肠道反应，包括腹胀、恶心、呕吐、腹泻等，严重者可能导致胰腺炎、增加胰腺癌风险，且这些药物需配合运动，严格控制饮食，否则很容易反弹。肥胖治疗需要综合考虑饮食、运动、生活方式等多个因素，避免陷入片面或夸大某一方面的误区，确保治疗方案的科学性和全面性。

参考文献

[1] 潘浩 . 肥胖症的诊断和治疗进展 . 继续医学教育 , 2020, 34(12): 82-84.

[2] WHO. Obesity: preventing and managing the global epidemic. Report of a WHO consultation. World Health Organ Tech Rep Ser, 2000(894)i-xii:1-253.

[3] NCD Risk Factor Collaboration (NCD-RisC). Trends in adult body-mass index in 200

countries from 1975 to 2014: a pooled analysis of 1 698 population-based measurement studies with 19.2 million participants. Lancet, 2016, 387(10026): 1377-1396.

[4] MOON J, KOH G. Clinical evidence and mechanisms of high-protein diet-Induced weight loss. J Obes Metab Syndr, 2020, 29(3) :166-173.

[5] EVANGELISTA L S, JOSE M M, SALLAM H, et al. High-protein vs. standard-protein diets in overweight and obese patients with heart failure and diabetes mellitus: findings of the Pro-HEART trial. ESC Heart Fail, 2021, 8(2): 1342-1348.

[6] MAGKOS F. Protein-rich diets for weight loss maintenance. Curr Obes Rep, 2020, 9(3): 213-218.

[7] YANG Z, SCOTT C A, MAO C, et al. Resistance exercise versus aerobic exercise for type 2 diabetes: a systematic review and meta-analysis. Sports Med, 2014, 44(4): 487-499.

[8] SHAMMA M. Behavioural interventions for preventing and treating obesity in adults. Obes Rev, 2007, 8(5): 441-449.

[9] KALARCHIAN M A, LEVINE M D, ARSLANIAN S A, et al. Family-based treatment of severe pediatric obesity: randomized, controlled trial. Pediatrics, 2009, 124(4): 1060-1068.

[10] APOVIAN C M, ARONNE I J, BESSESEN D H, et al. Pharmacological management of obesity: an endocrine Society clinical practice guideline. J Clin Endocrinol Metab, 2015, 100(2): 342-362.

[11] MARSO S P, DANIELS G H, BROWN-FRANDSEN K, et al. Liraglutide and cardiovascular outcomes in type 2 diabetes. N Engl I Med, 2016, 375(4): 311-322.

[12] JENSEN M D, RYAN D H, APOVIAN C M, et al. 2013 AHA/ACC/TOS guideline for the management of overweight and obesity in adults: a report of the American College of Cardiology/American Heart Association Task Force on Practice Guidelines and The Obesity Society. Circulation, 2014, 129(25 Suppl 2): S102-S138.

[13] BHASKARAN K, DOS-SANTOS-SILVA I, LEON D A, et al. Association of BMI with overall and cause-specific mortality: a population-based cohort study of 3.6 million adults in the UK. Lancet Diabetes Endocrinol, 2018, 6(12): 944-953.

[14] WHITLOCK G, LEWINGTON S, SHERLIKER P, et al. Body-mass index and cause-specific mortality in 900000 adults: collaborative analyses of 57 prospective studies.

Lancet, 2009, 373(9669): 1083-1096.

[15] AFSHIN A, FOROUZANFAR M H, REITSMA M B, et al. Health effects of overweight and obesity in 195 countries over 25 years. N Engl J Med, 2017, 377(1): 13-27.

[16] WARD Z J, BLEICH S N, CRADOCK A L, et al. Projected U.S. state-level prevalence of adult obesity and severe obesity. N Engl J Med, 2019, 381(25): 2440-2450.

[17] CHAKHTOURA M, HABER R, GHEZZAWI M, et al. Pharmacotherapy of obesity: an update on the available medications and drugs under investigation. EClinicalMedicine, 2023, 58(1): 101882.

[18] 周围, 马鹏, 许天姝, 等. 美国 FDA 上市减肥药不良反应研究进展与安全性思考. 中国新药杂志, 2023, 32(20): 2113-2120.

[19] 中华医学会内分泌学分会. 肥胖患者的长期体重管理及药物临床应用指南 (2024 年版). 中华内分泌代谢杂志, 2024, 40(7): 545-564.

[20] 曲伸, 陆灏, 宋勇峰. 基于临床的肥胖症多学科诊疗共识 (2021 年版). 中华肥胖与代谢病电子杂志, 2021, 7(4): 211-226.

08 世界淋巴水肿日

一 世界淋巴水肿日的由来

每年的 3 月 6 日是世界淋巴水肿日（World Lymphedema Day），旨在号召世界各国组织在这一天举办相关活动，宣传和普及淋巴水肿以及象皮病等所有淋巴系统疾病的相关知识，提高人们对淋巴水肿的认识，改善淋巴水肿患者的生活质量，减少与该疾病相关的社会歧视和误解，并让更多人了解早期发现和管理这种疾病的重要性（图 8-1）。

World Lymphedema Day® March 6

图 8-1 世界淋巴水肿日标志

二 淋巴水肿知多少

淋巴水肿是指由富含蛋白质的淋巴液积聚引起的组织肿胀。淋巴液通过日常活动中人体肌肉的收缩以及淋巴管腔内的瓣膜共同构成的“淋巴管泵”在淋巴管内流动，当淋巴管无法充分排出淋巴液时，会发生淋巴水肿（通常是手臂或腿部）。淋巴水肿可能由于癌症治疗切除或损伤淋巴结而引起，任何一种阻碍淋巴液充分排出的因素都可能导致淋巴水肿。

1. 淋巴水肿有哪些临床症状和体征?

（1）手臂或腿（包括手指或脚趾）部分或全部肿胀（图 8-2）。

（2）沉重或紧绷感。

（3）关节活动度受限。

（4）反复感染。

（5）皮肤变得硬而厚（纤维化）。

（6）小水疱渗出透明液体。

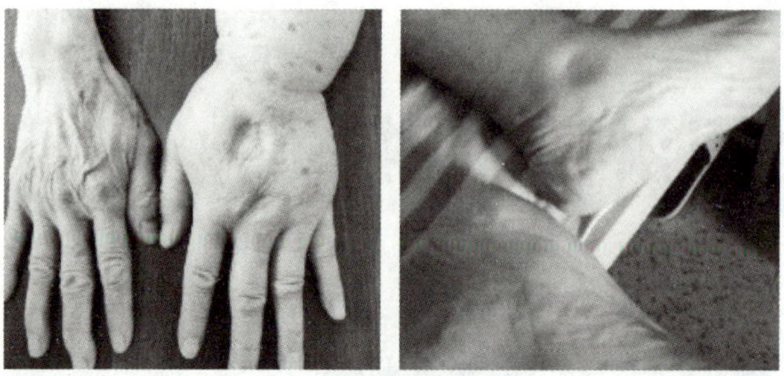

图 8-2　手和脚肿胀图

这些症状在数周至数月内逐渐出现，甚至可能在癌症治疗数年后发生。与淋巴水肿相关的不适可能会干扰日常活动，淋巴水肿患者在该区域感染的风险增加。

2. 淋巴水肿的分类及主要病因是什么?

淋巴水肿可分为两类，即由于淋巴系统发育不良而引起的原发性淋巴水肿，以及由于淋巴系统阻塞而引起的继发性淋巴水肿。淋巴水肿的主要原因如下。

（1）肿瘤：如果肿瘤细胞阻塞淋巴管，则可能导致淋巴水肿。例如，在淋巴结或淋巴管附近生长的肿瘤可能会扩大到足以阻塞淋巴液的流动。

（2）癌症放射治疗：辐射可能导致淋巴结或淋巴管瘢痕形成和发炎，淋巴液回流受阻，淋巴液会滞留在组织中，导致淋巴水肿。

（3）外科手术：在癌症手术中，可能会切除或损伤淋巴结，而导致淋巴水肿。

（4）淋巴丝虫病：也称象皮肿。象皮肿是一种由蚊虫叮咬传播至人类的寄生虫疾病，会损害淋巴系统，造成严重的四肢和生殖器淋巴水肿。截至 2018 年，感染人数较 2000 年世界卫生组织全球消除象皮肿计划开始实施以来下降了 74%。

（5）丹毒会引起淋巴管炎，导致淋巴管受损或阻塞，进而引发继发性淋巴水肿。

（6）足癣或毛囊炎及出现皮肤裂伤的人群可能出现继发性淋巴水肿。

（7）某些可能使得淋巴系统发育不正常的遗传性疾病也会导致淋巴水肿。

三 如果出现淋巴水肿怎么办

淋巴水肿通常无法治愈。联合减充血疗法（combined decongestive therapy，CDT）是一种多模式的淋巴水肿治疗方法。该方法主要包括加压疗法、手动淋巴引流（MLD）、运动和皮肤护理。治疗的目标是控制肿胀，改善功能并预防感染等并发症。

1. 保守治疗

（1）运动：轻微手臂或腿部锻炼有助于将液体从肿胀的肢体排出。

（2）手法淋巴引流：通过按摩施加很轻的压力，使肿胀肢体中的滞留液体移向淋巴管工作区域。如果患肢处有皮肤感染、血凝块或癌变，则不得进行手法淋巴引流。

（3）加压绷带：用低弹力绷带包住整个肢体可以促使淋巴液流回身体

躯干。

（4）紧身衣：贴身的弹性袖套或长袜可以给手臂或腿部加压，以促进淋巴液回流。

（5）序贯气动压缩：套在患臂或患腿上的袖套与泵相连，泵会间歇性地给袖套充气，对肢体施加压力，以将淋巴液排出。

2. 手术治疗

（1）淋巴结移植：从患者身体的其他部位获取淋巴结，然后连接在患肢的淋巴管网络上。许多早期淋巴水肿患者可获得良好的疗效，还可减少所需的加压量。

（2）建立新的引流途径：这种手术是治疗早期淋巴水肿的另一选择，可在淋巴管网络和血管之间建立起新的连接，患肢中多余的淋巴液可通过血管排出。

（3）切除纤维组织：若为严重的淋巴水肿，患肢的软组织会纤维化并变硬。通常通过吸脂去除部分硬化组织，可改善患肢功能。如果病情非常严重，可以用手术刀去除硬化的组织和皮肤。

3. 生活方式干预

（1）避免将手臂长时间垂在身侧；坐下或躺下时，用枕头抬高手臂或腿。

（2）每天用温和的肥皂清洗，保持皮肤清洁。

（3）使用乳霜或化妆水防止皮肤开裂。

（4）在户外涂抹防晒霜防止晒伤。

（5）保持健康的体重。肥胖会增加淋巴水肿的风险，使其更难治疗。

（6）修剪指甲和剃须时要小心；不要抠指甲周围的皮肤；使用电动剃须刀代替刀片。

（7）手臂受到影响时，请在进行园艺活动和烹饪时戴上手套；避免在患臂抽血和注射。

（8）患处割伤或刮擦后，请用肥皂和水清洁。

（9）避免桑拿和热水缸浴。

4. 激光治疗 激光照射水肿区域，低强度波长激光可刺激淋巴管生成，有助于淋巴液的排出，刺激免疫系统，降低感染的风险，还可以软化纤维组织和手术瘢痕，减轻疼痛。

5. 药物治疗 药物主要用于预防感染。与未受影响的肢体相比，淋巴水肿肢体更容易发生复发性软组织感染。研究表明，近30%的淋巴水肿患者在12个月内发生软组织感染，其中蜂窝织炎是淋巴水肿患者最常见的感染类型。选用抗菌药物、保持足趾干燥是预防和控制感染最为有效的方法。足趾甲床下细菌感染也较为多见，应勤剪指（趾）甲，清除污垢，减少细菌入侵途径。此外，丹毒和淋巴管炎也时有发生。大多数蜂窝织炎病例是由链球菌和金黄色葡萄球菌引起的。对于急性非化脓性蜂窝织炎，口服阿莫西林克拉维酸钾（500mg/250mg，口服，每8小时1次）是首选治疗。对于复发性蜂窝织炎，建议预防性使用青霉素V（250～500mg，口服，每日2次）。如果患者对青霉素过敏，可使用红霉素（250～500mg，口服，每日1次或2次）。足癣和趾蹼通常是反复感染的门户，因此，趾间隙的裂缝都应局部应用抗真菌乳膏，如特比萘芬（每日1次，持续2周），随后可以在夜间使用酒精湿巾进行日常维护治疗。晚期淋巴水肿并发趾皮肤皲裂可采用油膏外敷保护并润滑皮肤。常用药物及用法用量见表8-1。

表8-1 淋巴水肿患者预防感染常用药物及用法用量

感染类型	药物	用法用量
急性非化脓性蜂窝织炎	阿莫西林克拉维酸钾	500mg/250mg，口服，每日3次
复发性蜂窝织炎	青霉素V	250～500mg，口服，每日2次
	红霉素	250～500mg，口服，每日1～2次
趾间隙的裂缝	特比萘芬	每日1次
皮肤皲裂	油膏	外敷

四 淋巴水肿管理学问多

1. 淋巴水肿管理要点

（1）早期治疗对于获得更好的治疗效果是必要的。

（2）加压是治疗的主要手段。

（3）细致的皮肤护理可以预防不必要的并发症，如蜂窝织炎和溃疡。

（4）应针对每位患者个体化联合减充血治疗，并需要密切随访。

（5）气动加压是传统治疗方式较好的替代方案或辅助手段。

（6）只有在保守治疗不成功时才考虑手术干预。

（7）有效沟通可提高患者依从性。

淋巴水肿治疗的目标是降低发病率和提高整体生活质量。这可以通过控制肿胀、恢复患肢的功能和预防潜在的并发症来实现，早期治疗通常会带来更好的结果。在大多数情况下，淋巴水肿应采用保守方法治疗。加压疗法是治疗的主要手段，加压疗法即可使肢体体积最多减少 60%，当保守方法无法达到效果时，这时才需要手术干预。

2. 皮肤护理 应定期清洁和擦干患处的皮肤，并保护皮肤免受创伤。每次淋浴或者沐浴后，应仔细擦干脚趾，以避免因水分过多而感染真菌。角质层溶解药物，如水杨酸，可用于改善继发性表皮变化；皮肤保湿霜可以改善皮肤开裂。

3. 患者教育和社会心理支持 患者的依从性与治疗结果直接相关。由于该病的慢性性质，许多患者可能会失去动力并放弃治疗。为了提高患者的依从性，必须与患者进行有效沟通，并提供有关治疗策略的明确说明。鼓励患者遵从医嘱，提高治疗的效果。

五 预防措施要记牢

原发性淋巴水肿尚无有效的预防方法，而继发性淋巴水肿可以通过预防和治疗原发病进行预防，具体方法包括保持足部卫生，预防和治疗丝虫病，预防和治疗丹毒，癌症手术时少切除淋巴组织等。

1. 保持足部卫生 对患有足癣或毛囊炎及出现皮肤裂伤的人群来说，保持足部卫生是预防继发性淋巴水肿的有效方法。这是因为上述疾病可能伴发淋巴管炎，如果足部卫生较差，致使淋巴管炎反复发作，就可能引起继发性淋巴水肿。

2. 预防和治疗丝虫病 蚊虫叮咬可导致人体感染丝虫病，而这种疾病可继发淋巴水肿。因此，为预防继发性淋巴水肿，应注意防蚊灭蚊；若已经感染丝虫病，应及时治疗，以免出现继发性淋巴水肿。

3. 预防和治疗丹毒 丹毒是链球菌感染导致的疾病之一，这种疾病会侵犯淋巴管网，可能导致淋巴水肿。因此，为预防继发性淋巴水肿，应注意皮肤清洁，若已经感染，应及时应用抗菌药物。

总之，淋巴水肿是一种慢性疾病，对生活质量有严重影响。淋巴水肿威胁着每一个人和每一个家庭，积极预防和治疗淋巴水肿是全社会的责任。

参考文献

[1] GRADA A A, PHILLIPS T J. Lymphedema: diagnostic workup and management. J Am Acad Dermatol, 2017, 77(6): 995-1006.

[2] GUPTA A, MOORE J A. Lymphedema. JAMA Oncol, 2018, 4(5): 755.

09 世界青光眼日

一 世界青光眼日的由来

世界青光眼日是由世界青光眼联合会（World Glaucoma Association，WGA）和世界青光眼患者联合会（World Glaucoma Patient Association，WGPA）共同发起的一项全球性行动，2008 年开始，将 3 月 6 日定为世界青光眼日。每年一次的“世界青光眼日（World Glaucoma Day）”，旨在提高青光眼的知晓率。从 2013 年起，“世界青光眼日”扩展为“世界青光眼周”，为每年 3 月份的第二周。

青光眼是全球第二位致盲眼病，仅次于白内障，也是全球第一位不可逆性致盲眼病。但其具有隐匿性，在发达国家有一半的青光眼患者不知道自己患有青光眼，发展中国家中则有超90%的青光眼患者对自己的疾病一无所知，甚至从未听说过青光眼。

二 青光眼知多少

青光眼是一种慢性疾病，通常是由于眼睛内部的压力过高导致视神经受到压迫而引起视力下降、视野缺损。青光眼是一种不可逆的致盲性眼病，其发病隐蔽，早期难以被察觉，故被称作"视力窃贼"或"眼睛的隐形杀手"。

1. 什么人比较容易得青光眼？青光眼能治愈吗？

青光眼有很多的危险因素：年龄、青光眼家族史、糖尿病、高血压、高度远视及近视、有过眼外伤或者有其他眼病、长期使用激素，这些都是青光眼的风险因素，具有这些风险因素的人群患病率相对较高。

青光眼就好比一辆没有倒挡的车，虽然不能倒车，无法治愈，但可以减速、可以刹车，绝大多数青光眼患者都可以通过积极的药物和手术治疗，把眼内压降到正常范围，保护视神经，保留良好的视力和视野。

2. 得了青光眼会有什么症状？

青光眼分为很多种类型，不同的类型其表现也不完全相同，常见的临床症状如下。

（1）眼内压升高：正常眼内压范围是10～21mmHg，用手指触按眼球富有弹性如鼻尖，当眼内压升高时，触按眼球会觉得变硬。

（2）视物模糊：出现一时性的视物模糊，就好像在雾中看外界景色一样。如果症状轻微，睡上一觉后，症状即可消失。

（3）虹视症状：特别是看圆形灯泡时，可看到灯的四周有五颜六色的光环，就像雨后的彩虹一样。有的患者称灯泡像一个大火球。

（4）眼睛胀痛、偏头痛：往往和视物模糊同时发生，也有单独出现的。急性闭角型青光眼早期仅有轻度眼部酸胀、头痛，急性大发作时期，由于房角关闭，眼内压急剧上升，出现明显的眼胀痛，不能耐受，伴有同侧头痛。但有些开角型青光眼可能没有任何胀痛不适。

（5）呕吐：急性发作时则有剧烈的眼疼、头疼、恶心呕吐，视力严重下降。

更准确地说，青光眼是一种视神经病变，而非高眼内压疾病。有一些青光眼患者有着正常范围的眼内压，只有专科医生检查才能被发现，所以需要早检查、早治疗。

3. 青光眼有什么治疗方法?

目前，青光眼的治疗方式主要有药物、激光和手术等。降低眼内压、保存视功能是青光眼的治疗目标。通过使用降眼内压药物，并定期到眼科复诊，可以有效地控制青光眼的进一步发展。

青光眼的治疗基础是降低眼内压。我们的眼睛前房内有一些给眼睛提供营养以及运走代谢物的液体叫房水，房水在眼睛内部是会新陈代谢的，也会流动。房水在后房产生，从后房流经瞳孔，再流到前房，然后从前房与瞳孔交接处的边边角角（房角）流出去。可以简单理解为房水从进水口进入，从出水口流出。我们的治疗药物一般是两个思路：一个是减少房水的生成，一个是促进房水的流出，从而减少房水量，降低眼内压。青光眼的主要治疗药物如表 9-1 所示。

表 9-1　青光眼的主要治疗药物

药物分类	作用机制	主要品种
拟胆碱药	激动 M 受体，使瞳孔括约肌收缩，促进房水流出	硝酸毛果芸香碱滴眼液
β 受体拮抗剂	减少房水生成	噻吗洛尔滴眼液、盐酸卡替洛尔滴眼液、盐酸倍他洛尔滴眼液
α 受体激动剂	选择性激动 α_2 肾上腺素受体，既减少房水的生成又促进房水的流出	酒石酸溴莫尼定滴眼液
碳酸酐酶抑制剂	通过抑制碳酸酐酶减少房水生成	布林佐胺滴眼液 口服：醋甲唑胺、乙酰唑胺

续表

药物分类	作用机制	主要品种
前列腺素衍生物	促进房水流出	曲伏前列素滴眼液、拉坦前列素滴眼液、贝美前列素滴眼液、他氟前列素滴眼液
Rock 酶抑制剂	增加房水从小梁网排出	奈舒地尔滴眼液
复方制剂		拉坦噻吗滴眼液、贝美噻吗滴眼液、他氟噻吗滴眼液、溴莫尼定噻吗洛尔滴眼液、布林佐胺噻吗洛尔滴眼液、布林佐胺溴莫尼定滴眼液、奈舒地尔拉坦前列素滴眼液
脱水剂	提高血浆渗透压，导致组织脱水	注射剂：甘露醇 口服制剂：异山梨醇、甘油合剂

药师小贴士

（1）青光眼一旦确诊，就要长期坚持规范治疗，不能擅自减药或停药，无论基线眼内压是多少，降低眼内压都能减少视神经的损害。即使经药物治疗或已经手术、病情稳定的青光眼患者也应该至少 3 个月到医院复查一次，医生会根据患者的具体情况调整治疗药物或者治疗方法，避免视神经进一步损害。

（2）按医嘱使用滴眼液，不自行增加滴眼次数。有些滴眼液增加次数不能增加疗效，但是会增加不良反应的风险。如非选择性的 β 受体拮抗剂噻吗洛尔可使心率减慢、支气管平滑肌收缩，故一般每日只需滴 1 ~ 2 次。

（3）前列腺素（prostaglandin，PG）衍生物类药物有虹膜颜色加深、睫毛变粗变长等眼局部不良反应，停药可消失。眼科医生一般会避免给孕妇使用该类药物，因为可能会有早产的风险。

（4）溴莫尼定可以通过血脑屏障，并可导致婴儿呼吸暂停，建议哺乳期不要使用。在2岁以下的儿童中避免使用，因为有过猝死的报道。

（5）如果使用两种以上的抗青光眼药，两种滴眼液间隔5分钟以上；可以选择复方制剂减少使用次数从而减少防腐剂的累积。

（6）注意药品的不良反应有一定的发生率，但是对于每个个体，不一定都会发生，不要因为惧怕药品不良反应而自行停止用药或者减少用量。

（7）就医的过程中不可隐瞒患有青光眼的病史，平时用药要在专业医生和药师的指导下进行，不可乱用药物，用药之前要详细阅读药品说明书，注意有无青光眼禁忌。

三 青光眼高危人群如何有效预防青光眼？

1. 定期检查眼睛

（1）从婴儿到老年人都可能患青光眼，青光眼不是老年人的“专利”，越来越多的年轻人也开始患上这种眼病，青光眼的防治不容忽视。定期作眼部检查，包括测量眼内压和评估视神经的状况，可以有效地识别和追踪青光眼的病程。可以帮助我们发现早期青光眼，特别是前面提到的有青光眼风险因素的人。

（2）原发性青光眼是双眼性眼病，但双眼发病可有先后。因此，在一只眼得了青光眼后不可忽视另一只眼的眼内压、视野变化，应定期检查，必要时可进行预防性治疗。

2. 少在黑暗环境中工作和娱乐 黑暗环境下，瞳孔会扩大，眼房角变窄，使房水流出受阻，易导致眼内压升高，平时不要关灯看手机，在暗室工作的人，要定时走出暗室或适当开灯照明。

3. 避免长时间低头 因为重力的原因，长时间低头会导致眼前房的空间被压缩、变小，从而影响房水的流出。

4. 避免一次性大量饮水 房角比较狭窄的人群，一次性大量饮水（500ml以上）就容易导致血液的稀释，血液渗透压就会降低，这样房水的产生就会增加，但是房水又无法正常排出，这样眼内房水就会越来越多，眼内的压力就会越来越高，导致青光眼急性发作。

5. 适度锻炼 WHO建议，每周至少进行150～300分钟的中等强度有氧运动或至少75～150分钟的高强度有氧运动，或者相当的中等强度和高强度运动结合。《中国居民膳食指南（2022）》建议，每周至少进行5天中等强度身体活动，累计150分钟以上，主动身体活动最好每天6 000步；这个运动量可以一次完成，也可以分2～3次完成。可以选择适合自己的运动，比如慢跑、游泳等，循序渐进，量力而行，通过适度的锻炼来降低高眼内压风险。

6. 注意保护眼睛 注意保护眼睛不要受伤，避免眼外伤继发青光眼。

7. 保持心情愉快 注意休息和睡眠，保持稳定的情绪，避免精神紧张和过度兴奋，这些情感变化都会使交感神经兴奋而引起瞳孔散大，虹膜堆积，使得房水难以有效排出。易使眼内压升高，引起青光眼，所以要保持心情舒畅。

8. 均衡、清淡饮食 均衡饮食可以增强体质，清淡（少油少盐）饮食可以减少高血糖、高血压的发生率，同时也就降低了青光眼的风险。多摄入蔬菜等含纤维素的食物可以减少便秘的发生，因便秘人群排便时常用力屏气，会使眼内压升高，诱发青光眼。

9. 如在夜间出现头部疼痛、视物模糊等症状，须立即就诊，千万别忍到次日，防止造成不可逆转的视功能受损。

参考文献

[1] 中华医学会眼科学分会青光眼学组，中国医师协会眼科医师分会青光眼学组．中国青光眼指南(2020年)．中华眼科杂志，2020, 56(8): 573-586.

[2] GEDDE S J, VINOD K, WRIGHT M M, et al. Primary open-angle glaucoma preferred practice pattern. Ophthalmology, 2021, 128(1): 71-150.

[3] 中华医学会眼科学分会青光眼学组．中国抗青光眼药物复方制剂使用的专家共识（2019 年）. 中华眼科杂志，2019, 55(8): 569-571.

10 世界肾脏日

一 世界肾脏日的由来

慢性肾脏病（chronic kidney disease，CKD）是危害人类健康的重大公共卫生问题。为了提高公众对慢性肾脏病的认识和关注程度，让公众认识到早期检测和预防慢性肾脏病是全球急需解决的问题，2006 年，国际肾脏病学会（International Society of Nephrology，ISN）与国际肾脏基金联合会（International Federation of Kidney Foundations–World Kidney Alliance，IFKF-WKA）共同倡议，将每年 3 月的第二个星期四确定为世界肾脏日。

从 2006 年设立之初到 2024 年，世界肾脏日已连续举办了 19 届系列主题活动，每年都会围绕一个特定的宣传主题展开，2024 年的主题是"人人享有肾脏健康——促进医疗平等，优化用药实践"。世界肾脏日的科普宣传活动，旨在提高大众对慢性肾脏病的认识和重视程度，降低肾脏病及相关健康问题所带来的风险。

旧的世界肾脏日标志，是由两个肾脏和三条颜色鲜艳的色带组成，红色代表血液，蓝色代表多余的水分，黄色代表尿液，即肾脏滤过血液，生成尿液排出代谢废物，并清除多余的水分。新的世界肾脏日标志在保持红、黄、蓝配色方案的基础上，加入了绿色，强调肾脏病学界的可持续发展理念（图 10-1）。新设计的标志具有多重象征意义，既代表肾脏，也象征世界的两个半球，向公众、患者、医疗保健专业人员和政策制定者，表达世界肾脏日宣传肾脏健康的核心使命。

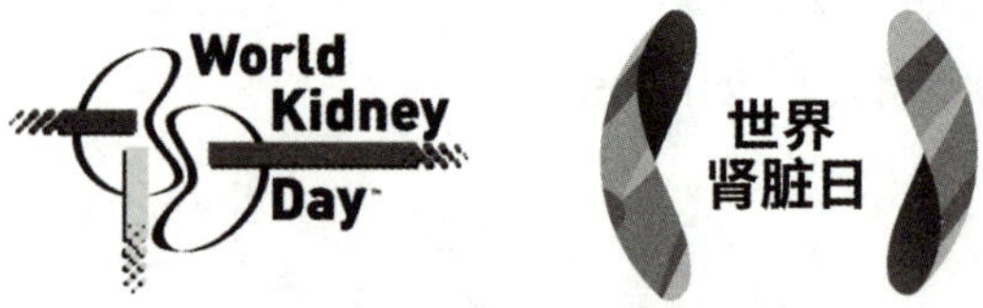

图 10-1　世界肾脏日标志

（左：老标志，右：新标志）

二　肾脏病知多少

1. 肾脏有哪些功能?

肾脏位于腹部深处，在腰部脊柱两侧，左右各有一个，形状像蚕豆。通常来说，正常人的肾脏和自己的拳头大小差不多，每个肾脏长 9 ~ 12cm，宽 5 ~ 6cm，厚 3 ~ 4cm。肾脏和肾单位的结构见图 10-2。

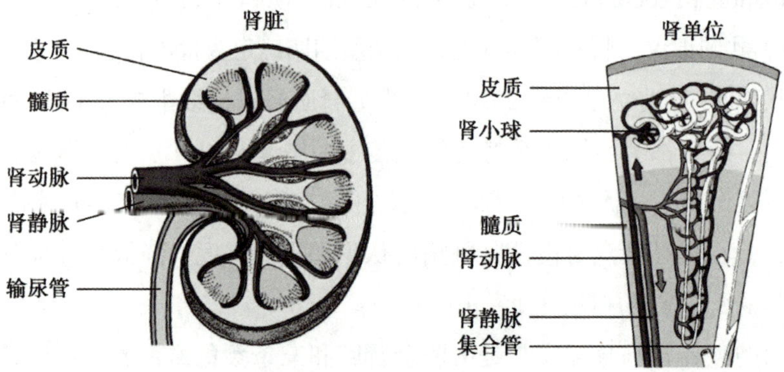

图 10-2　肾脏和肾单位的结构

肾脏虽然个头不大，但它却是人体最重要的泌尿系统器官。肾脏可以过滤血液循环中的代谢废物和多余水分，并将其排出体外，还能重吸收各种营养物质。肾脏就像一个调节器，通过生成尿液，帮助我们排出体内的代谢产物（如尿素、肌酐、尿酸等）和进入机体的有害物质，从而维持身体的水、电解质和酸碱平衡。肾脏还有很多内分泌功能，比如肾脏分泌肾素、前列腺素来调节血压，分泌促红细胞生成素促进红细胞生成，参与维生素 D 的活化促进钙和磷的吸收。此外，肾脏还能降解一些内分泌激素，如胰岛素、甲状旁腺激素等。

2. 什么是慢性肾脏病?

简单来说，慢性肾脏病是一种肾功能在几个月甚至数年内逐渐丧失的疾病。每个肾脏大约有一百万个微小的过滤器，这些微小的过滤器被称为肾单位。如果肾单位受损，它们就会无法完成原本的过滤工作。当“因病罢工”的肾单位较少时，其他健康的肾单位还可以多干点活，维持肾功能正常，但如果损害持续下去，受损的肾单位就会越来越多。当受损的肾单位达到一定程度后，剩余的肾单位就无法有效地过滤血液，身体也就会出现问题了。

临床中，慢性肾脏病是指出现任何原因所致的肾损伤（肾脏结构或功能异常）在3个月以上，包括蛋白尿、尿沉渣异常、肾小管相关病变、组织学异常、影像学所见结构异常等，或肾小球滤过率下降 [eGFR < 60ml/（min·1.73m^2）] 中任何一项指标，持续时间超过 3 个月，均可诊断为慢性肾脏病。根据肾小球滤过率可将慢性肾脏病分为 5 期（表 10-1）尽管慢性肾脏病的患病率较高，但我国民众的知晓率却较低，仅为 12.3% 左右。那么，出现什么情况时需要警惕自己可能出现肾脏问题了呢？

表 10-1　慢性肾脏病分期

CKD 分期	eGFR[ml/(min·1.73m^2)]	描述
G1	≥ 90	正常肾功能
G2	60 ～ 89	肾功能轻度下降
G3a	45 ～ 59	肾功能轻至中度下降
G3b	30 ～ 44	肾功能中至重度下降
G4	15 ～ 29	肾功能重度下降
G5	< 15	肾衰竭

3. 慢性肾脏病有哪些征兆和表现?

慢性肾脏病被称为"沉默的杀手",因为许多慢性肾脏病患者在早期可能感觉不到任何症状,或者只有一点点不舒服,往往容易被忽略,甚至可能出现漏诊。随着病情进展,症状会逐渐显现。

慢性肾脏病早期可表现为易疲劳、乏力,局部水肿,如眼睑、颜面、下肢和踝关节水肿等。如果尿中出现很多泡沫,且长时间不消失,这可能是尿液中蛋白质含量较高的信号;尿液颜色的异常,如果呈浓茶色、洗肉水样、酱油色或混浊如淘米水,则说明尿液中可能有红细胞或白细胞等;夜间排尿次数增多、无明确原因的腰背酸痛、血压升高等也可能是身体发出的信号,需要我们留心观察是否存在肾脏问题并加以重视。

出现肾功能不全时,慢性肾脏病的各种症状就会越来越明显,如出现疲倦、乏力、食欲减退、恶心、呕吐、腰痛(钝痛或剧烈绞痛)、夜尿增多、全身水肿(严重的出现胸腔积液及腹水)、高血压、呼气带味、骨痛、皮肤瘙痒、肌肉震颤、手脚麻木、嗜睡、反应迟钝等。检查检验结果可能会显示双肾缩小,贫血,甲状旁腺激素、血清肌酐和尿素氮水平升高等。

进入晚期(尿毒症期),上述症状会加重,心脏、肝、肺等多脏器也可能会出现功能衰竭。

4. 哪些是导致慢性肾脏病发生的高危因素?

慢性肾脏病的高危因素多种多样,包括肾脏病家族遗传史、糖尿病、高血压、肥胖、高尿酸血症、心血管疾病、感染(肾盂肾炎等)、长期服用可能造成肾损害的药物(如化疗药物、质子泵抑制剂、非甾体抗炎药、抗菌药物等)以及不健康的生活方式等,这些都是导致慢性肾脏病的高危因素。及早认识和管理这些高危因素,有利于我们预防慢性肾脏病的发生和发展。如果有一个或多个高危因素,应定期检查尿常规和肾功能。

5. 针对高危人群如何进行预警监测?

由于大多数人慢性肾脏病早期没有症状或症状很轻,因此早期检查检验非常重要。肌酐是身体的废物,由肌肉产生并由肾脏排泄,如果肾功能下降,肌酐会在血液中积聚,导致血液检查时肌酐水平升高,因此可以通过检测血液中的肌酐水平了解肾功能的情况。

尿常规是一种简单的检验方法，可以有效评估泌尿系统是否存在病变以及病变的程度。因此，即使没有症状，一般也需要每年筛查一次尿常规、肾功能、肾脏超声等。对于已有高血压、糖尿病等疾病的高风险人群，建议根据病情定期检查尿常规、肾功能等，每年两次或两次以上。如果已出现某些症状，应及时去医院作更全面的检查。

三 防治并行，远离肾脏病

1. 如何预防慢性肾脏病？

预防慢性肾脏病主要涉及一级预防和二级预防两个方面。一级预防的目的是减少慢性肾脏病的发生，这包括去除引发肾脏病的原因，具体措施包括避免使用肾毒性药物，控制感染性疾病（如艾滋病、疟疾和链球菌感染），预防肥胖，健康饮食，通过减少高盐和高蛋白质食物的摄入减轻肾脏的负担。二级预防的目的是控制影响慢性肾脏病进展的风险因素，以延缓疾病的进展，包括严格控制血压、血糖在目标范围之内，控制胆固醇、尿酸水平等，以及早期诊断，积极有效治疗等。

保持肾脏健康的八大黄金法则：

（1）保持健康，合理运动。

（2）控制血糖。

（3）控制血压。

（4）健康饮食，保持体重。

（5）保持充分的水分摄入。

（6）戒烟。

（7）不随意服用非处方药，不随意服用成分不明的中草药。

（8）有一个或多个高危因素需定期检查尿常规和肾功能。

2. 得了慢性肾脏病该如何治疗？

慢性肾脏病与高血压、糖尿病一样都很难根治，但通过治疗可以减缓或阻止疾病的进展，并可以防止其他严重并发症的发展。主要的治疗方法包括控制饮食和药物治疗，对于终末期肾病的患者，需要长期透析或肾移植。

（1）在慢性肾脏病早期，通过低蛋白饮食、药物治疗，去除引起肾脏受损的因素，减缓慢性肾脏病进展。使用血管紧张素转化酶抑制剂（ACEI）或血管紧张素Ⅱ受体阻滞剂（ARB），可以降低肾小球滤过率和肾小球滤过压，还能减少蛋白尿。改变生活方式，如控制蛋白质的摄入量、控制体重，也可以降低超滤，减轻肾脏负担。

（2）控制慢性肾脏病并发症：慢性肾脏病可能引起多种并发症，例如贫血、心血管疾病、肾性骨病、酸中毒、高钾血症、感染等，其中心血管疾病是导致患者死亡率增加最主要的因素，因此需要根据患者的具体病情合理使用药物，控制好血压、血脂、血糖，改善贫血，调节钙磷代谢、酸碱平衡，加强对血钾的管理等。

（3）肾脏替代治疗：当肾衰竭时，废物和液体会积聚在体内，这时就需要透析治疗以清除血液中的废物和多余的液体。可以通过机器进行血液透析，或者利用人体自身的腹膜作为过滤器进行腹膜透析。在合适的患者中，肾移植配合使用抗排异药物和健康饮食可以恢复正常的肾功能。透析和肾移植被称为肾脏替代治疗。

（4）保守治疗和姑息治疗：对于高龄或伴有其他并发症的终末期肾病患者，如果肾脏替代治疗既不能延长寿命，也无法改善生活质量，则宜选取保守治疗，缓解尿毒症症状，提高生活质量。

四 慢性肾脏病合理用药学问多

1. 糖皮质激素 很多肾脏病属于免疫性疾病，糖皮质激素（以下简称激素）由于其强大的抗炎和免疫抑制作用，被广泛用于治疗原发性肾病综合征等由免疫因素引起的肾脏病患者。常用药物有甲泼尼龙、泼尼松等，但由于治疗肾脏病所用的激素剂量大、疗程长（通常使用时间≥6个月），因此不良反应也相对较多，使用需谨慎。

（1）长期使用糖皮质激素治疗可能会出现哪些不良反应？

1）库欣综合征，表现为面部满月状、水牛背、多毛、糖代谢异常、皮肤变薄等。

2）抵抗力下降，诱发或加重感染。

3）诱发和加重溃疡，有消化性溃疡的患者需注意。

4）诱发高血压、高血糖或动脉硬化。

5）肌肉萎缩、伤口愈合延缓、皮肤红斑、多毛、口周皮炎、痤疮、紫纹和毛细血管扩张。

6）精神兴奋，诱发精神病和癫痫。

7）抑制儿童生长发育。

8）骨质疏松、股骨头坏死。

9）青光眼、白内障。

（2）激素有这么多不良反应，使用时应该注意哪些问题？

1）预防和监测不良反应：激素的大多数不良反应是可以预防和治疗的，随着激素剂量的逐渐减少到停药，不良反应大多也会消失。

预防感染是关键，应避免去人多的地方、戴口罩、勤洗手、接种疫苗等。

预防骨质疏松，需要进行适度的运动，晒太阳，补充钙剂和维生素 D。对于严重骨质疏松的患者，可使用双膦酸盐类药物。

预防消化性溃疡，使用大剂量激素时，应注意观察是否有消化道症状，可以根据具体情况使用胃黏膜保护剂。

2）注意服药时间：通常建议早晨 7—8 点一次性服用，有助于减轻激素的不良反应。可空腹或用牛奶送服。

3）不要随意减药或停药：必须严格按照医生的指导用药。减药过程中，需逐渐减少剂量，缓慢停药，避免突然停药引起疾病复发或出现其他不良反应。

2. 免疫抑制剂 免疫抑制剂是一类对机体的免疫反应具有抑制作用的药物，作用机制为抑制与免疫反应有关的细胞，如抑制 T 细胞、B 细胞等的活性，降低免疫反应，从而减轻肾损伤和炎症反应。免疫抑制剂主要用于自身免疫性疾病和器官移植抗排异反应。免疫抑制剂的种类繁多，常用药物有他克莫司、环孢素、环磷酰胺、吗替麦考酚酯、来氟米特、硫唑嘌呤等，这些药物通常与糖皮质激素联合使用，或在某些情况下单独使用进行治疗。

长期使用免疫抑制剂可降低抵抗力，因此不管使用哪种免疫抑制剂均需要注意预防感染。各类免疫抑制剂的不良反应具有不同特点，如环磷酰胺引起骨髓抑制较常见，还可能导致出血性膀胱炎。吗替麦考酚酯的胃肠道反应较常见，也可能出现骨髓抑制。环孢素可能引起肾损伤、牙龈增生、痤疮和多毛，他克莫司可能导致肾损伤、糖尿病等。在临床使用中，医生会根据患者的具体情况选择合适的免疫抑制剂，并针对不同药物的特点，防范药品不良反应，有条件时可以监测血药浓度，进行个体化给药，确保治疗的安全性和有效性。

3. 肾素 - 血管紧张素 - 醛固酮系统抑制剂（普利、沙坦类药物） 肾素 - 血管紧张素 - 醛固酮系统抑制剂（以下简称 RAS 抑制剂）是常用的一线抗高血压药，包括血管紧张素转化酶抑制剂（ACEI）和血管紧张素Ⅱ受体阻滞剂（ARB）。此类药物名字中带有“普利”或“沙坦”，如贝那普利、依那普利、氯沙坦、缬沙坦、厄贝沙坦等。

与其他抗高血压药相比，RAS 抑制剂除了降血压，还可通过减轻肾小球内高压、降低高滤过率及抗纤维化等作用，减少蛋白尿，保护肾脏和心血管功能，延缓肾功能减退。因此 RAS 抑制剂在肾脏病治疗中应用广泛，有时临床中对于没有高血压的慢性肾脏病患者，经评估后也可能会使用 RAS 抑制剂。

（1）使用 RAS 抑制剂可能会出现哪些不良反应?

整体而言，RAS 抑制剂安全性良好，长期应用不良反应较小，但仍可能出现以下不良反应：①干咳（主要见于普利类药物，沙坦类一般不会出现）；②高钾血症，在肾功能不全患者中更容易出现；③低血压；④血肌酐升高（血肌酐升高不超过原来基线水平的 30% 是可以接受的，通常无须停药）。

（2）使用 RAS 抑制剂时应该注意哪些问题?

服药期间患者必须定期随访，监测血压、血钾、血肌酐；建议收缩压不低于 100mmHg，舒张压不低于 60mmHg，如有头晕、眼前发黑的情况，提示血压偏低，需要调整剂量；该药用药初期可能升高血肌酐，不要惊慌，这是正常现象，只要血肌酐升高幅度不超过初始的 30%，通常无须停药。RAS 抑制剂可能导致胎儿畸形，因此这类药物禁用于孕妇。用药期间，女性应作好避孕。

4. 钠 - 葡萄糖协同转运蛋白 2 抑制剂（列净类药物） 钠 - 葡萄糖协同转运蛋白 2 抑制剂（SGLT2 抑制剂）是一类降血糖药，其名字中带有“列净”，常见的药物包括达格列净、恩格列净、卡格列净等。虽然 SGLT2 抑制剂主要用于降低血糖，但其通过降低肾小球内的高压、降低高滤过率，降低尿蛋白水平，具有延缓肾功能减退的作用，并且能降低心血管事件风险。因此，临床中对于没有糖尿病的慢性肾脏病患者，经评估后使用 SGLT2 抑制剂也是合理的。

SGLT2 抑制剂一般安全性良好，长期应用不良反应较小，但仍可能出现脱水、尿路感染、酮症酸中毒等情况。因此使用时应注意预防尿路感染，服药期间注意个人外阴部卫生，适量饮水，保持小便通畅，以预防和减少尿路感染的发生。在使用过程中，如果发生感染，应暂停用药。该药同样在用药初期可能升高血肌酐，这是正常现象，血肌酐升高 30% 以内，通常无须停药。

5. 非奈利酮 非奈利酮是一种新型非甾体类、高选择性的盐皮质激素受体拮抗剂，可以帮助减轻肾脏负担，减少体内的水分潴留。它的作用原理是通过阻断盐皮质激素的受体，减少肾脏对钠的吸收，增加排尿量，从而减少体内水分。这样一来，就可以减缓慢性肾脏病的进展，降低尿蛋白的水平，对肾脏的压力也会减轻。另外，非奈利酮还可以保护心脏，降低心血管事件风险。该药适用于与 2 型糖尿病相关的慢性肾脏病成人患者 [肾小球滤过率 eGFR ≥ 25 至 < 75ml/（min · 1.73m^2），伴白蛋白尿]，可降低 eGFR 持续下降、终末期肾病的风险。

非奈利酮的主要不良反应是高钾血症，高钾血症的风险随着肾功能的下降而增加，因此使用中必须定期监测血钾和肾功能。开始非奈利酮治疗前需要测量血钾水平和 eGFR，如果血钾 > 5mmol/L 或 eGFR < 25ml/（min · 1.73m^2）则不建议使用非奈利酮。在开始、调整剂量或重启治疗后 4 周，均应重新监测血钾水平。与可能会升高血钾的药物联用时，会增加高钾血症

的风险，用药需谨慎。

6. 警惕药物对肾脏的损伤 俗话说"是药三分毒"，有很多药物需要经过肾脏的过滤或肾小管浓缩和分泌，所以肾脏是一个容易受药物伤害的高危器官。据文献报道，有数百种药物可导致肾损伤。导致肾损伤最常见的药物是抗生素，其他常见的药物包括造影剂、非甾体抗炎药、部分中药、抗病毒药等（表 10-2）。

说到中药，我们不能不提一句，虽然中药的疗效得到了广大人民群众的认可，但其引发的毒副作用也逐渐受到人们的关注。实际上，对肾脏有损伤的中药并不少见，因此要切记中药也有毒副作用，应按疗程辨证施治。

药物性肾损害可表现为血尿、蛋白尿、排尿量异常、肾小管功能障碍、肾炎综合征、肾病综合征以及急性或慢性肾衰竭等。使用药物时应注意监测有无相关不良反应，如有异常及时就诊。

表 10-2 常见的可能引起肾损伤的药物

类型	名称
抗生素	氨基糖苷类，如庆大霉素、阿米卡星
造影剂	泛影葡胺
非甾体抗炎药	如吲哚美辛、双氯芬酸钠、布洛芬、安乃近等
中药和中成药	主要是含马兜铃酸成分的品种，如关木通、防己、细辛、厚朴等中药，排石颗粒、安宫牛黄丸、跌打丸、止咳化痰丸等中成药
抗病毒药	阿昔洛韦、阿德福韦

7. 老年患者需要关注肾脏不适当用药问题 肾脏不适当用药是指没有根据患者的肾功能水平调整适当的给药剂量或使用了禁忌药物，可能导致患者面临严重药物不良事件的风险。随着年龄的增长，老年患者身体功能逐渐衰退，肾功能也会随之下降，药物的代谢和排泄能力下降，一些药物在老年人体内的作用可能会增强或延长，导致不良反应的发生。此外，老年患者常常同时患有多种疾病，需要同时服用多种药物，这增加了肾脏受

损的风险。因此，老年患者需要特别关注不适当用药问题，在用药前应充分了解药物的不良反应和相互作用，遵循医生和药师的建议，避免自行盲目用药，用药时应注意根据肾功能调整服药剂量，定期进行肾功能检查，以便及时发现问题进行处理。

参考文献

[1] 谢院生 , 国文凯 , 纪鹏程 . 慢性肾脏病和世界肾脏日的来龙去脉及发展历程 . 中国中西医结合肾病杂志 , 2022, 23(4): 283-285.

[2] National Kidney Foundation. K/DOQI clinical practice guidelines for chronic kidney disease: evaluation, classification, and stratification. Am J Kidney Dis, 2002, 39(2 Suppl 1):S1-S266.

[3] Kidney Disease: Improving Global Outcomes (KDIGO) CKD Work Group. KDIGO 2012 clinical practice guideline for the evaluation and management of chronic kidney disease. Kidney Int, 2013, 1 (Suppl 3): S1-S150.

[4] ROMAGNANI P, REMUZZI G, GLASSOCK R, et al. Chronic kidney disease. Nat Rev Dis Primers, 2017, 11(23): 246-250.

[5] GBD Chronic Kidney Disease Collaboration. Global, regional, and national burden of chronic kidney disease, 1990-2017: a systematic analysis for the global burden of disease study 2017. Lancet, 2020, 395(10225): 709-733.

[6] 高翔 , 梅长林 .《慢性肾脏病早期筛查、诊断及防治指南 (2022 年版)》解读 . 中国实用内科杂志 , 2022, 42(9): 735-739.

[7] 陈香美 , 魏日胞 , 蔡广研 . 301 健康科普丛书 : 慢性肾脏病 . 北京 : 军事医学科学出版社 , 2014.

[8] 俞雨生 . 护肾有方 . 南京 : 江苏凤凰科学技术出版社 , 2022.

[9] 边学燕 , 马建伟 , 鲍玲玲 . 肾脏病科普 100 问 . 杭州 : 浙江大学出版社 , 2023.

[10] 李超 , 李晨 , 单青 , 等 . 老年慢性肾脏病患者肾脏不适当用药评价 . 中国医院药学杂志 , 2022, 42(12): 1267-1270.

11 世界睡眠日

一 世界睡眠日的由来

为唤起全民对睡眠重要性的认识，2001 年，国际精神卫生和神经科学基金会主办的全球睡眠和健康计划发起了一项全球性的活动，此项活动的重点在于引起人们对睡眠重要性和睡眠质量的关注。之后，将每年的 3 月 21 日定为世界睡眠日（World Sleep Day）。2003 年中国睡眠研究会把"世界睡眠日"正式引入中国。

睡眠是人体的一种主动过程，可以恢复精神和解除疲劳。充足的睡眠、均衡的饮食和适当的运动，是国际社会公认的三项健康标准。然而，《健康中国行动（2019—2030 年）》显示，我国成人每日平均睡眠时间为 6.5 小时；《中国睡眠研究报告 2022》中数据表明，我国约 60% 的居民每天实际睡眠时长不足 8 个小时，50% 的学生存在睡眠不足；超过 3 亿人存在睡眠障碍；我国成人失眠发生率高达 38.2%。

古有"日出而作，日落而息"的养生之道，然而在快节奏的现代社会中，社会生活压力逐渐增大，越来越多的人存在睡眠问题。不少人失眠后会想到服用安眠药，那么，失眠该不该吃安眠药？吃安眠药会不会上瘾？如何能够拥有更好的睡眠？本文将一一解惑。

二 睡眠知多少

1. 睡眠是如何进行的？

正常成人的睡眠呈周期性。睡眠结构由非快速眼动（NREM）睡眠和快速眼动（REM）睡眠组成。NREM 睡眠包括 NREM1（N1）期、NREM2（N2）期、NREM（N3）期，其中 N3 期是深睡眠。睡眠是从觉醒状态首先进入 NREM 睡眠，从 N1 期开始，持续 3 ~ 7 分钟，然后进入 N2 期，持续 10 ~ 25 分钟，接着进入深睡眠期，这个时期从几分钟到 1 小时不等。深睡眠期结束后，睡眠又回到 N2 期或 N1 期（浅睡眠期）。然后，转入第一次 REM 睡眠，REM 时期大脑活动增加，开始做梦，完成第一个睡眠周期。第一个睡眠周期的 REM 睡眠通常持续时间短暂，为 5 ~ 10 分钟。随后又顺序地从 NREM 睡眠开始，从浅睡眠到深睡眠再回到浅睡眠，进入第二次 REM 睡眠。通常每个睡眠周期为 90 ~ 100 分钟。我们每晚的睡眠通常有 4 ~ 6 个这样深睡和浅睡交替进行的睡眠周期。夜间睡眠的后半程，深度 NREM 睡眠逐渐减少，REM 睡眠时间逐渐延长。

2. 怎样才算睡得好?

我们可以通过以下好睡眠的标准检查一下自己的睡眠状况。

好睡眠的标准：入睡快、不易醒、睡得足、精神佳。

入睡快：指上床后可较快入睡，入睡时间不超过半个小时。

不易醒：指睡着后不容易醒来，或偶尔醒来又能很快入睡。如果夜间频繁苏醒，超过两次，每次醒来时间超过半个小时，这样的睡眠连续性就较差。

睡得足：对于睡眠的时长，不同的人有不同的需求，4 ~ 10 个小时都属于正常范围。比如，青少年的睡眠时间长一点，老年人睡眠时间短一些。只要睡醒之后，能感到精力充沛即可。有些人每天睡 4 ~ 5 个小时也可以醒来后精力充沛。

精神佳：就是早晨睡醒后精力充沛，不会感觉头昏脑涨、疲乏。白天精力充沛，情绪稳定，精神状态好。

三 使用安眠药的学问多

如果遇到长期失眠，首先应该去咨询医生，医生根据具体情况决定是否使用安眠药。这是个非常复杂和专业的问题，医生需要综合考虑，一方面长期失眠对身体和精神健康产生消极影响，降低生活质量，安眠药可以改善睡眠；另一方面，安眠药存在不良反应，并且也并不是常常有效，因此，不能盲目服用安眠药，切记一定要在医生的指导下服用。

目前，治疗失眠的处方药主要包括苯二氮䓬类药物、新型非苯二氮䓬类药物、褪黑素类药物、有镇静作用的抗抑郁药等（表 11-1）。不同类型的安眠药作用方式不一样，我们以下面几个关键的因素对安眠药进行简要概述。

表 11-1 治疗失眠的处方药

药物种类	药物名称
苯二氮䓬类药物	地西泮、阿普唑仑
新型非苯二氮䓬类药物	佐匹克隆、唑吡坦、扎来普隆
褪黑素类药物	雷美替胺、阿戈美拉汀
有镇静作用的抗抑郁药	曲唑酮、米氮平、氟伏沙明

（1）效果：有些药物起效时间短，10 分钟内就能产生效果，有些药物则需要更长的时间；有些药物的作用时间短，一般持续 1 ~ 5 小时，其他药物可持续 6 ~ 8 小时或更久。那么，起效快的药物，如佐匹克隆、唑吡坦、扎来普隆、奥沙西泮、咪达唑仑等，适合入睡有困难的患者；而持续时间长的药物，如艾司唑仑、阿普唑仑、劳拉西泮等，则更适合睡眠持续有障碍的患者。

（2）对睡眠质量的影响：安眠药可以减少入睡时间或夜里醒来的次数，还可以延长睡眠时间。但是，药物可以改变睡眠结构，最常见的是增加 N1 和 N2 期的睡眠时间，减少深度睡眠和 REM 的时间。只要总睡眠时间增加产生的积极影响大于深睡眠减少的不良影响，就可以让我们感觉良好。

（3）耐药性：随着使用时间的增加，有些药物的作用会减弱，需要加大用药量才能达到之前的用药效果，这种现象被称为耐药性。安眠药易发生耐药性，发生的时间可能从一两周到几个月不等。在一些情况下，即使增大服用量也得不到改善。

（4）停药反应：长期服用安眠药的患者，突然停药，可能导致失眠恶化，可能伴随肌肉紧张、坐立不安、烦躁易怒等症状，通常只会持续几天。缓慢而逐渐地减少用药量，可以让患者避免这种反作用。

（5）依赖性：安眠药产生的依赖性多为心理性的。部分患者会认为，没有药物的帮助，肯定会睡不好，这种不愿意停止用药的意愿就是依赖性。

（6）不良反应：安眠药最常见的不良反应是醒来时昏昏沉沉，这是由于药物在体内停留的时间超过了起床时间，其他不良反应还包括口干、胃部不适、头晕眼花等，同时也要注意安眠药和其他药物的相互作用，比如抗过敏药等，需要告知医生在用的其他药物。

四 健康生活，找回丢失的睡眠

1. 保持规律的生活 保持固定的时间上床，固定时间起床，不要轻易破坏作息节律，养成规律的作息时间有助于调节睡眠周期，就算周末时，也不要长时间赖床。另外，对于睡眠不好的人，午睡的时间不要太长，尽量保持白天清醒。如果一定需要午睡，建议时间不要超过半个小时。这样既能让大脑休息，也不影响夜间睡眠。

2. 优化睡眠环境 保持适宜的温湿度，室内空气流通，安静无噪声，色彩淡雅，关闭照明，不要开灯或开电视睡觉。床上玩手机会让人过度兴奋，这很容易导致失眠。因此，如果没有紧急事情，最好晚上关掉手机或将手机放在客厅。结合自身的体征，选择适合的寝具、柔软的被褥、舒适的枕头，经常晾晒，保持被褥干净清洁、干燥，抑制细菌滋生，提高睡眠的舒适度。

3. 保证睡前放松 睡前要保持安静、放松的状态，避免过度兴奋。可以尝试做深呼吸，用 5 秒吸气，然后屏住呼吸 5 秒，最后吐气，重复 3 次。此动作可以产生令人放松的物质——内啡肽，让大脑尽快平静下来。或者听听催眠歌曲或阅读书籍，让自己慢慢平静放松下来。远离电子产品，手机、平板电脑等发出的蓝光，这种蓝光会抑制褪黑激素分泌，影响睡眠质量。

睡眠对健康很重要，愿我们每个人都能睡好觉。

参考文献

[1] BERRY R B. 睡眠医学基础 . 高和，王莞尔，段莹，等译 . 北京：人民军医出版社，2014.

[2] EPSTEIN L J, MARDON S. 如何睡个好觉：哈佛医学院睡眠指导书 . 杜芯宁，译 . 北京：机械工业出版社，2019.

12 世界唐氏综合征日

一 世界唐氏综合征日的由来

唐氏综合征（Down Syndrome）学名为 21- 三体综合征，世界唐氏综合征日是每年的 3 月 21 日，之所以定在这一天，是由于唐氏综合征患者的第 21 对染色体比一般人多了 1 条，为三体型。2011 年 12 月，联合国大会邀请所有会员国、联合国系统相关组织和其他国际组织以及包括非政府组织和私营部门在内的民间社会组织，从 2012 年起每年以适当方式举办世界唐氏综合征日活动，以提高公众对唐氏综合征的认识和关注。

早在 1959 年，法国遗传学家杰罗姆·勒琼（Jerome LeJeune）发现该病是由人体的第 21 对染色体的三体变异造成的，这也是人类首次发现的染色体缺陷造成的疾病。1961 年，"唐氏综合征"一词由 *Lancet* 的编辑首先使用。1965 年，WHO 将这一病症正式定名为"唐氏综合征"，它包含一系列的遗传病，会导致包括学习障碍、智能障碍和残疾等高度畸形。如何预防唐氏综合征？在治疗方面又需要注意哪些问题？

二 唐氏综合征知多少

1. 什么是唐氏综合征?

唐氏综合征又称21-三体综合征，俗称先天愚型，是由于多了一条21号染色体而引起的一种先天性疾病，是人类最常见的，也是人类第一个被确认的染色体疾病，多为偶然发生，也可有遗传因素。在全球活产新生儿中，唐氏综合征的发病率大约为1∶1 000。在我国，唐氏综合征在活产新生儿中的发生率为1∶1 000～1∶600，占儿童染色体病的70%～80%。

2. 唐氏综合征的主要病因是什么?

唐氏综合征发生的主要原因是由于父亲或者母亲的生殖细胞在减数分裂形成精子和卵子时，或者受精卵在有丝分裂时，21号染色体没有分离导致胚胎体细胞内多了一条21号染色体。此外，母亲高龄、接触致畸物质（放射线、化学药物等）、疾病（妊娠期病毒感染、自身免疫性疾病等）、遗传因素（父母染色体异常）等也可以诱发该病的发生。

3. 唐氏综合征的分类

根据患者的染色体核型组成不同，唐氏综合征被分为三种遗传学类型：标准型、易位型、嵌合型。

（1）标准型（21-三体型）：占临床的95%，染色体总数为47条，由于精子细胞或卵细胞发育过程中细胞分裂异常，产生一条额外的21号染色体，核型为47，XX（或XY），+21。

（2）易位型：占2.5%～5%，染色体总数为46条，其中一条是易位染色体，常见是21号和14号易位，核型为46，XX（或XY），−14，+t（14q 21q）。

（3）嵌合型：占2%～4%，受精卵早期分裂过程中发生21号染色体不分离，使患儿体内有一部分正常细胞，一部分为21-三体细胞，两种核型：46，XY（或XX）/47，XY（或XX），+21。

4. 唐氏综合征的易发人群是哪些?

（1）母亲年龄>35岁，发病率明显上升。高龄母亲的卵子老化是发生21号染色体减数分裂时不分离的重要原因。

（2）孕期接触致畸物质的孕妇所生新生儿：环境中致畸物质如农药、苯、放射线。

（3）孕期发生病毒感染如乙型肝炎病毒感染，服用致畸药物如磺胺类，导致胎儿染色体畸变。

（4）在对正常二倍体父母多次生育唐氏综合征患儿的家族研究中发现，父母生殖细胞存在的嵌合21-三体细胞系及母源21号染色体存在单亲二体，也是发生唐氏综合征的原因。

（5）遗传因素：少数有生育能力的女性患者，其子代发病率为50%，唐氏综合征患儿的父母再生育患儿的发病概率也很高。

5. 唐氏综合征的临床表现有哪些?

唐氏综合征存在于全球所有地区，通常会导致患者终身智力残疾和发育迟缓，此外还经常引起心脏和胃肠道疾病等。唐氏综合征患儿主要表现为特殊面容、智力低下、生长发育迟缓和多发畸形等。

（1）特殊面容：出生时即具明显的特殊面容，表情呆滞、眼裂小、眼距宽、眼外侧上斜，可有内眦赘皮、眼球突出、鼻梁低平、外耳小，舌胖，常伸出口外，流涎多。头围偏小，形圆，前囟大且关闭延迟，颈短而宽，颈周皮肤松弛。

（2）智力低下：这是儿童唐氏综合征最突出、最严重的症状，绝大部分患儿都有不同程度的智力低下，随年龄的增长日益明显。语言、记忆、抽象思维等均会受损。

（3）生长发育迟缓：患儿出生的身长和体重均较正常儿低，生后体格发育、动作发育均迟缓，身材矮小，骨龄常落后于实际年龄，出牙迟且顺序异常。

（4）多发畸形：部分男孩可有隐睾，成年后大多无生育能力。女孩无月经，仅少数可有生育能力。四肢短、韧带松弛，关节可过度弯曲，肌张力低下、腹膨隆，可伴有脐疝。手宽、手指粗短，小指尤短，中间指骨宽，且向内弯曲。

（5）皮纹特点：手掌出现猿线（俗称通贯手），即仅一条横贯手掌的纹路。

（6）并发症：一是约50%的唐氏综合征患儿可并发先天性心脏病，以室间隔缺损、房间隔缺损、动脉导管未闭多见。二是部分唐氏综合征患儿可出现眼部异常，如斜视、眼震、白内障等。三是唐氏综合征患儿在婴幼儿时期体弱。其次还有消化道畸形、听力差，先天性甲状腺功能减退症和急性淋巴细胞白血病的发生率明显高于正常人群，免疫功能低下，易患感染性疾病。如存活至成人期，则常至30岁以后出现类似老年期痴呆的症状。

三 如何预防唐氏综合征

1. 唐氏综合征的预防检测有哪些？

（1）血清标志物筛查：孕早期取孕妇外周血测HCG、妊娠相关蛋白A（PAPPA）进行初筛，孕中期测定孕妇血清中β-绒毛膜促性腺激素（β-HCG）、甲胎蛋白（AFP）、游离雌三醇（FE_3）浓度，进行唐氏综合征筛查。

根据孕妇此三项结果并结合其年龄，计算出本病的危险度，将孕妇区分为高危和低危两类，对于高危孕妇进一步进行羊水穿刺作最终诊断。

（2）羊水细胞染色体检查：羊水细胞染色体检查是唐氏综合征产前诊断的确诊方法，对怀孕中期（18～22+6周）的高危孕妇进行羊水穿刺获取羊水后，分离羊水中的胎儿细胞，进行进一步诊断。

（3）超声测量胎儿颈项透明层厚度（NT）：该项指标是唐氏综合征的重要筛查指标之一，通常在孕期第11～14周进行。

2. 唐氏综合征的预防措施有哪些？

（1）避免高龄生育。

（2）孕期预防肝炎病毒感染，避免接触放射线及化学药物等。

（3）有家族史的孕妇在孕期进行早期筛查，优生优育。

四 唐氏综合征治疗学问多

儿童唐氏综合征主要的临床特点是智能障碍、发育迟缓、特殊面容，并可伴有多发畸形，通过染色体核型分析可以确诊。虽然唐氏综合征目前尚无有效的治疗方法，育龄母亲可通过孕前及孕期的定时检查来预防，但我们应对其进行康复治疗。

1. 唐氏综合征患儿的康复治疗

（1）运动疗法：主要包括培养患儿运动技能、增加四肢肌肉力量、肢体平衡练习。根据不同年龄阶段，为唐氏综合征患儿制订一个行走模式，维持肌肉张力并获得持续改善。

（2）言语语言训练：唐氏综合征患儿早期的言语语言训练可以帮助他们发展交流沟通所需的基本技能；还可以通过吞咽锻炼口腔的其他发音功能。

（3）情感和行为训练：对唐氏综合征患儿来说，行为治疗可以帮助他们学会理解情绪，控制情感，学会以健康的方式排解负面情绪。

（4）内分泌评估管理：由于唐氏综合征患者甲状腺功能异常、肥胖、心血管疾病等的风险增加，因此每年应定期进行内分泌疾病相关监测。必要时进行对症治疗。

2. 唐氏综合征患儿的健康保健

（1）密切监测生长发育及体重，监测钙、维生素 D 摄入量。

（2）定期接受发育行为评估和医学评估，及时转诊接受早期干预 / 儿童期早期服务。

（3）1 岁开始筛查乳糜泻。

（4）至少 6 月龄前首次进行眼科评估，并至少每 1 ~ 2 年筛查一次。

（5）新生儿期首次筛查听力，并且每半年（< 4 ~ 5 岁）至 1 年评估一次。

（6）新生儿期首次筛查甲状腺功能，6 月龄、12 月龄复查，之后每年复查。

（7）出生完善血常规，每年监测血红蛋白评估有无缺铁性贫血；有一过性骨髓增生性疾病每 3 个月（< 3 岁）~ 6 个月（< 6 岁）随访。

（8）每 6 个月进行齿科就诊。

（9）1 岁开始评估是否有睡眠呼吸暂停，4 岁前进行多导睡眠图或睡眠时脉搏血氧测定。

（10）至少每年 1 次神经系统评估以预测是否存在寰枢椎不稳和脱位。

（11）监测有无先天性畸形及其他系统疾病，并及时转诊。

总之，对于唐氏综合征的防治，我们建议有条件的孕妇都应该参加产前筛查，有高危因素的孕妇在孕期应进行产前诊断，以减少唐氏综合征患儿的出生。对已确诊的唐氏综合征患者，家庭和社会应该多给予关心和帮助，提高他们的生活质量。

参考文献

[1] 江载芳 , 申昆玲 , 沈颖 . 诸福棠实用儿科学 . 8 版 . 北京 : 人民卫生出版社 , 2015.

[2] OSTER-GRANITE M L, PARISI M A, ABBEDUTO L, et al. Down syndrome: national conference on patient registries, research databases, and biobanks. Mol Genet Metab, 2011, 104(1-2): 13-22.

[3] 吴刚 , 伦玉兰 . 中国优生科学 . 北京 : 科学技术文献出版社 , 2000.

[4] 湖南省出生缺陷早期治疗技术研究课题组 . 唐氏综合征儿童健康管理指南 . 实用预防医学 , 2022, 29(8): 1011-1014.

[5] HOOK E B.Population Cytogenetics in Humans.New York:Academic Press, 1997.

[6] BULL MJ. Down Syndrome. N Engl J Med, 2020, 382(24): 2344-2352.

[7] AGARWAL G N, KABRA M. Diagnosis and management of Down syndrome. Indian J Pediatr, 2014, 81(6): 560-567.

13 世界防治结核病日

一 世界防治结核病日的由来

1882 年 3 月 24 日，德国微生物学家罗伯特 · 科霍向一群德国柏林医生发表了他对结核病病原菌的发现。1995 年底世界卫生组织将每年 3 月 24 日作为世界防治结核病日（World Tuberculosis Day），以此提醒公众加深对结核病的认识（图 13-1）。

根据世界卫生组织资料，2021 年共有 160 万人死于结核病（其中包括 18.7 万 HIV 感染者）。2021 年，全世界估计有 1 060 万人感染结核病，其中包括 600 万名男性、340 万名女性和 120 万名儿童。所有国家和所有年龄组都有结核病感染。结核病的发病存在着一定的地域差异，大部分结核病的患者集中于东南亚（43%）、非洲（25%）和西太平洋（18%）地区。在全球范围内的 30 个结核病高负担国家中，其结核病患者数量约占全球估算结核病患者总数的 86%。而印度、中国、印度尼西亚、菲律宾、巴基斯坦、尼日利亚、孟加拉国和南非 8 个国家的结核病患者数约占全球患者总数的 2/3。结核病的全球发病形势严峻，是威胁人类健康的重大公共卫生问题。但结核病是可以预防和治愈的，2000—2021 年，估计有 7 400 万结核病患者由于及时诊断和治疗而挽救了生命。同时，耐多药结核病仍是一种公共卫生危机和卫生安全威胁。2021 年，只有约三分之一的耐药结核病患者获得治疗。结核病究竟是什么样的疾病？在日常生活中我们需要怎么预防？在治疗方面又需要注意哪些问题？

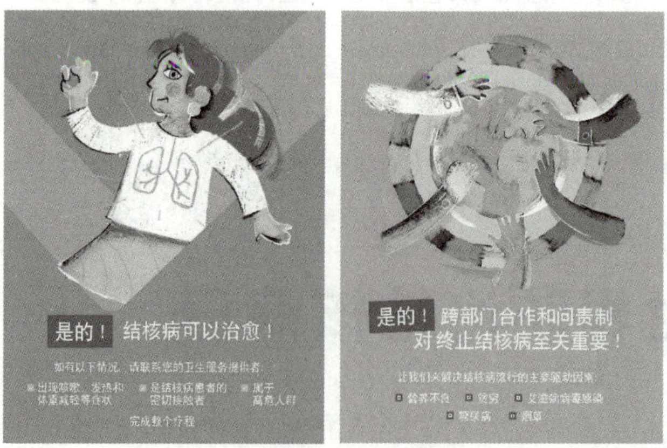
是的！结核病可以治愈！
是的！跨部门合作和问责制
对终止结核病至关重要！

图 13-1　世界防治结核病日宣传画

二 结核病是如何感染、发病和传染的

结核病是一种传染病，大多影响肺部，俗称“肺痨”，并由一种名为结核分枝杆菌（*M. tuberculosis*）的细菌引起，俗称结核杆菌（tubercle bacillus）。结核分枝杆菌主要通过飞沫传播，肺结核患者咳嗽、大声说话、打喷嚏时喷出的飞沫中含有结核分枝杆菌，因此有咳嗽症状的排菌患者是最主要的结核病传染源。

结核病可以分为潜伏性结核和活动性结核。潜伏性结核是指患者体内存在结核分枝杆菌，但由于机体的免疫屏障作用能够阻止结核分枝杆菌感染进展为活动性结核病。处于潜伏期的结核病感染者不会感到不适，也不会传染。只有一小部分结核病感染者会患上结核病和出现症状。婴儿和儿童，以及罹患糖尿病、免疫系统减弱（例如 HIV 感染或艾滋病）、长期营养不良和长期吸烟的人群患结核病的风险更高。

结核病的症状取决于结核分枝杆菌在体内的哪个部位活跃。虽然结核病通常影响肺部，但它也会影响肾脏、大脑、脊柱和皮肤，即肺结核和肺外结核。肺外结核多是由于结核分枝杆菌感染后，通过血液循环或淋巴系统循环播散形成，或是由于邻近器官、部位的结核病灶直接蔓延所致。一般情况下，肺外结核是不具有传染性的。但需要注意的是，大部分肺外结核病的患者常会合并肺结核。因此，判断结核病患者是否具有传染性还需要进行相应的实验室检查。

三 肺结核的主要症状有哪些

1. 全身症状 主要包括：①全身不适、倦怠、乏力；②发热，患者多表现为低热或午后潮热；③盗汗，多发生在半夜及清晨，患者不知不觉醒来，内衣已浸湿；④食欲减退、消瘦、体重减轻。

2. 呼吸系统症状 主要包括：①咳嗽、咳痰，是肺结核最常见的早期症状，开始为轻微或短促的干咳，可伴有少量黏液痰，常不引起患者的注意，常误认为感冒，气管炎随着病情的进展，痰量渐增多，多为黄白色或

黄灰色黏痰；②咯血及血痰；③胸闷、胸痛；④气急。

结核病是一种顽固的慢性疾病，一旦感染发病，若不及时、不规范、不彻底治疗，最终导致复发、恶化、产生耐药，形成难治性肺结核，形成慢性传染源，危害家庭、社会，最终因反复发作引发多种并发症而死亡。

《中华人民共和国传染病防治法》将肺结核列为乙类传染病，必须归口治疗。所谓"归口"，就是所有肺结核患者都要到结核病防治专业机构进行诊断、治疗和管理。因为专业机构具有先进的检测手段，结核病只有系统管理、系统治疗，才是得以根治、得以控制的最佳手段。

结核病流行之广，遍及全球，化疗药物的相继问世，使结核病基本得到治愈，但由于结核病有传染性、潜伏性、耐药性、顽固易发等特点，加之各种原因，结核病仍严重威胁着广大人群的健康，因此，结核病仍是一个严峻的社会公共问题。

四 结核病是可以预防和治愈的

1. 如何预防结核病？

（1）要预防结核病的传播，首要任务是控制传染源，即及时发现和彻底治愈传染性肺结核患者。应遵循早发现、早隔离、早诊断和早治疗的"四早"原则。健康人群要做到生活规律、合理膳食，加强锻炼，以此提高自身免疫力。

（2）要养成勤洗手、多开窗通风等良好的卫生习惯，平时应尽量减少在人群密集的场所活动，在人群密集的场所活动时应戴好口罩，要避免与已知的确诊传染性结核病患者密切接触，降低传染风险。

（3）有可疑症状或怀疑得了结核病时要尽早到当地结核病定点医院就诊，对于筛查出的符合预防性治疗条件的结核病潜伏感染者要在医生指导下积极进行预防性治疗，预防结核病的发生。

（4）对于学生、老年人、糖尿病患者及HIV病毒感染者/艾滋病（AIDS，获得性免疫缺陷综合征）患者等结核病高危人群，应定期进行结核病筛查。

（5）使用疫苗保护易感人群：预防结核病的疫苗是卡介苗，这是一种减毒活疫苗，属于我国免疫规划第一类疫苗，即免费疫苗，对预防结核病有一定作用。卡介苗的接种对象为出生 3 个月以内的婴儿，未能及时接种的 3 岁以内儿童经结核菌素试验（PPD 试验）检测为阴性后可补种卡介苗。卡介苗接种可显著降低儿童结核性脑膜炎及血型播散性肺结核等严重结核病的发病率，但这种保护随着年龄的增长而逐渐下降，10 ~ 15 年以后几乎无保护力，因此，成人不需要接种卡介苗。

2. 接种卡介苗后就不会得结核病了吗?

接种卡介苗后，人体对结核分枝杆菌产生了特异性免疫力，当自然感染结核分枝杆菌时，可使体内多数结核分枝杆菌被杀死而起到预防作用，但仍有少数结核分枝杆菌可在体内长期潜伏。有研究显示，卡介苗的保护作用会随着时间延长而逐渐降低，原来残留在体内的结核分枝杆菌，或再次感染的结核分枝杆菌数量和毒力较大，人体免疫力低下时可随时发生结核病。卡介苗主要用于预防结核性脑膜炎和血型播散性结核病等重症结核病的发生。因此，接种卡介苗后并针对性预防肺结核，也不能保证终身不患结核病。但是根据 2022 年世界卫生组织估算，我国结核病发病率为 55/10 万，儿童结核病报告发病率为 3.1/10 万，仍属于结核病疫情较高发的国家，故近期内不可能终止卡介苗接种工作，还需加强卡介苗接种工作。

3. 如何治疗结核病?

结核病可使用抗生素治疗。要想有效治疗，需每天用药，疗程 4 ~ 6 个月。过早停药或在没有医生建议的情况下停药是危险的，可能导致结核分枝杆菌没有根除并对药物产生耐药性。

对标准药物没有反应的结核病被称为耐药结核病，需要使用不同的药物进行更多的治疗。

4. 什么是耐多药结核病?

当抗结核药由于处方药物不正确、药品质量低劣或患者过早中断治疗而得不到正确使用时，结核分枝杆菌则会出现耐药性。

耐多药结核病是一种由对异烟肼和利福平这两种最有效的一线抗结核药均无反应的细菌导致的结核病。耐多药结核病可使用二线药物进行治疗，并可治愈。不过，二线治疗方案需要大量昂贵且有一定不良反应的药物。在某些情况下，可能出现更广泛的耐药性。由对最有效的二线抗结核药没有反应的细菌引起的结核病可能让患者可以选择的治疗方案非常有限。

耐多药结核病仍是一种公共卫生危机和卫生安全威胁。2021 年，只有约三分之一的耐多药结核病患者获得治疗。根据世界卫生组织指南，为发现耐多药 / 耐利福平结核病需要对结核病进行细菌学确认，并使用快速分子检测或培养方法进行耐药性检测。通过使用新的快速诊断测试和更短、更便宜的方案来加快发现并改善耐多药结核病的治疗结果。

五 正确用药是关键

1. 结核病在抗结核用药上要遵循的用药“十字方针”是：早期、联合、适量、规律、全程！

如何理解“十字方针”？

（1）早期：一旦确诊立即用药，特别是没有任何症状的患者。治疗越早，恢复越好。

（2）联合：无论是初治还是复治患者均要联合用药，必须要杀菌药、抑菌药联合应用，合理制订方案，这样可以避免或延缓因不规律服药产生的耐药性，提高治疗效果。

（3）适量：由于抗结核药的肝、肾损害毒副作用大，因此需要根据患者的公斤体重、基础疾病、高危因素等制定适宜的用药剂量。

（4）规律：用药一定要遵照医嘱规律服药。“一丝不苟，一顿不漏，不自行擅自停药”。

（5）全程：目前主要采用短期强化治疗，疗程一般在 6 ~ 8 个月。切不可因为没有任何不舒服或者治疗后症状好转甚至消失了就提前停药。

2. 常见的抗结核药 目前临床上应用抗结核药的品种较多，主要分为一线抗结核药和二线抗结核药两大类，见表 13-1。

表 13-1 常见抗结核药

类别	代表药
一线抗结核药	异烟肼、利福平、乙胺丁醇、吡嗪酰胺、利福布汀、利福喷丁、帕司烟肼
二线抗结核药	左氧氟沙星、莫西沙星、链霉素、阿米卡星、卷曲霉素、环丝氨酸、丙硫异烟胺/乙硫异烟胺、特立齐酮、对氨基水杨酸、氯法齐明、利奈唑胺、普瑞马尼、贝达喹啉、德拉马尼

抗结核病主要是四联用药，目前在临床上最常用的抗结核病的药物主要有4种：异烟肼、利福平、吡嗪酰胺、乙胺丁醇。让我们看一下这些药物有什么特点。

（1）异烟肼：具有强杀菌、不良反应少、价廉等优点，口服易吸收，是各类结核病预防和治疗的首选药物。异烟肼对胞内外代谢活跃、持续繁殖和近乎静止的结核分枝杆菌均有杀菌作用，小分子的异烟肼能渗入全身各组织中，可以透过血脑屏障。

（2）利福平：对结核分枝杆菌有快速杀菌作用，对胞内和胞外代谢旺盛和偶尔繁殖的结核分枝杆菌同样有效，属于利福霉素的半合成衍生物，通过抑制RNA聚合酶，阻止RNA合成发挥抗菌作用。

（3）吡嗪酰胺：有独特的杀菌作用，能够杀灭巨噬细胞内尤其是酸性环境中的结核分枝杆菌。在6个月标准短程化疗中，吡嗪酰胺与异烟肼、利福平联合用药，是第三个不可缺的重要药物。

（4）乙胺丁醇：通过抑制结核分枝杆菌RNA发挥抑菌作用，只对生长繁殖期的结核分枝杆菌有效，耐药速度较慢，但不易透过血脑屏障。

3. 抗结核药用药小贴士

（1）抗结核药可能会造成肝损伤，用药期间需定期检测肝功能，必要时可以加用护肝药物。

（2）服用利福平期间，汗水、尿液、泪液等会变成深红色，这是正常现象，无须太过紧张。

（3）必须遵医嘱服药，不可擅自停药。否则可能会导致治疗不彻底，引起结核分枝杆菌的耐药性。

结核病可防可治，规范化与个体化抗结核治疗相结合，方能提高治疗成功率，最终战胜结核病。

值得注意的是，结核病是 HIV 感染者最常见的机会感染之一，临床治疗中部分抗结核药和抗 HIV 药可以在推荐剂量下合用，部分应谨慎合用，部分不推荐合用，部分不可合用，需要注意抗病毒药和抗结核药之间的相互作用。比如，抗结核药利福平与抗 HIV 的所有蛋白酶抑制剂不可合用，利福平与依曲韦林不推荐合用，利福布汀与利匹韦林不建议合用等。另外，抗结核治疗过程中不良反应常见，由于同时服用抗 HIV 药，通常很难明确引起不良反应的具体药物，医生会在对症处理后密切观察患者状态，再根据情况调整用药，患者不应自行停药。

4. 耐药肺结核的产生与危害 耐药肺结核和普通肺结核相比，传染性更强、危害更大，有“传染性癌症”之称，通常分为原发耐药和获得性耐药。原发耐药即患者感染的结核分枝杆菌就是耐药菌，而获得性耐药为普通结核病患者在服用抗结核药的治疗过程中不遵医嘱、不规范治疗导致病情反复，结核分枝杆菌发生了变异而造成耐药肺结核。由于耐药肺结核存在治疗周期更长、治疗费用更高、不良反应更严重、治愈率又比较低等问题，如果不及时治疗，将会传染给更多的人，也会给社会带来很大的危害。

耐药肺结核患者治疗，需要联合使用 4 ~ 5 种确定有效的抗结核药，药物剂量根据患者的体重确定，治疗全疗程需要 18 ~ 24 个月，分为强化期和巩固期 2 个阶段，其中强化期一般为 6 个月，巩固期为 12 ~ 18 个月。目前，我国建议，疗程的前 2 个月住院治疗，以观察药物不良反应，出院后在社区医生督导下继续完成余下的疗程。

近几年来，随着抗结核新药的研发与临床研究的新进展，世界卫生组织每隔 2 年更新耐药结核病的治疗指南。随着具有全新抗结核机制的抗结核新药（如贝达喹啉、德拉马尼、普瑞马尼）在国内外的广泛应用，国内耐药结核病的治疗方案及研究将可能给患者带来更多治愈的希望。但仍需警惕无药可医的情况，重视耐药结核病的预防和控制。

总之，结核病可防可治，全社会应正确认识，积极行动起来，携手终结结核病的流行，共同捍卫人民群众的健康！

参考文献

[1] 世界卫生组织 . 世界防治结核病日 .[2024-07-09].https://www.who.int/zh/campaigns/world-tb-day.

[2] 国家卫生健康委员会 . 中国结核病预防控制工作技术规范 (2020 版). [2024-07-09]. https://tb.chinacdc.cn/ggl/202004/P020200414515703939844.pdf.

[3] 中国防痨协会. 耐药结核病化学治疗指南 (2019 年简版). 中国防痨杂志 , 2019, 41(10): 1025-1073.

[4] 中华医学会结核病学分会. 中国耐多药结核病和利福平耐药结核病治疗专家共识 (2019 年版). 中华结核和呼吸杂志 , 2019, 42(10): 733-749.

[5] 中华医学会感染病学分会艾滋病学组, 中华医学会热带病与寄生虫学分会艾滋病学组 . HIV 合并结核分枝杆菌感染诊治专家共识 . 中华临床感染病杂志 , 2017, 10(2): 81-90.

14 世界便秘日

一 世界便秘日的由来

随着我国人口老龄化趋势日益严重，以及饮食结构改变、生活节奏加快、社会心理因素影响等，便秘患病率呈明显上升趋势。我国成人慢性便秘患病率为 4% ~ 6%，60 岁以上人群慢性便秘患病率可高达 22%。慢性便秘严重影响人们日常生活，频繁就医导致花费过度，滥用泻药导致药物依赖，甚至诱发结肠黑变病等，从而造成严重后果。

为了更深入地宣传便秘的防治，每年 3 月 28 日被确定为“世界便秘日”。2014 年，中国医师协会提倡将这一天设立为“中国便秘日”，并发起了"绿丝带行动"。

二 关于便秘的那些事儿

1. 什么是便秘?

排便虽然是一件小事，但其实大便的次数和形态都是身体健康状况的信号，很多人都深受便秘的困扰。医学上便秘是一组临床症状，表现为排便困难，排便次数减少，每周少于3次，粪便干结、量少。持续时间超过6个月为慢性便秘。

2. 如何判断是否有便秘?

根据布里斯托大便分类法，单看大便的形状，是区分腹泻和便秘最直观的方法，也就是说，对于大多数人来讲，如果排出的大便属于1型或2型，则提示便秘，5型、6型或7型，则提示腹泻，3型和4型可视为正常（图14-1）。

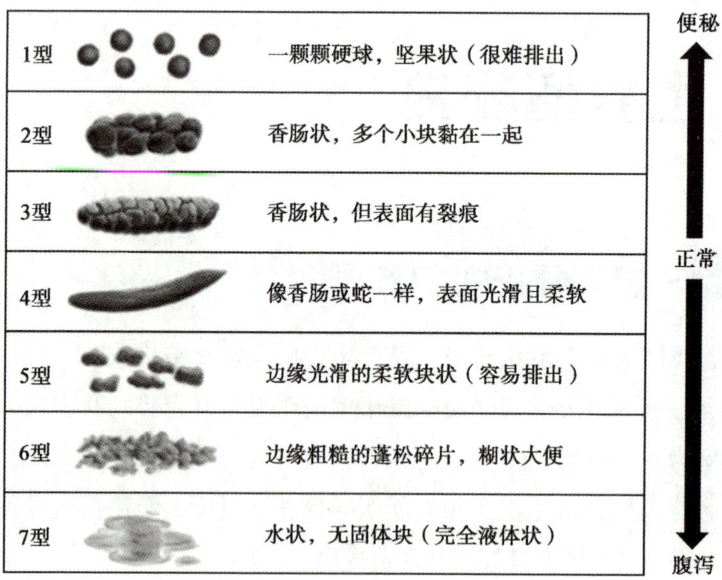

图14-1 布里斯托大便分类法

3. 便秘的危害有哪些？

如果只是偶尔便秘，不会对身体造成太大危害，但如果经常便秘，就一定要引起重视。下面我们来了解一下长期便秘的危害。

（1）消化功能紊乱：大便长时间停留在肠道内，大便中有毒有害物质会引起胃肠神经功能紊乱，导致食欲减退、腹胀、嗳气、口臭等。

（2）腹痛：便秘时，大便在肠道内停留时间过长，可能会导致肠道蠕动异常，从而引发腹痛。成人和儿童都可能因便秘出现腹痛，特别是儿童肠道功能较弱时，更容易因便秘导致不适。

（3）肛肠疾病：长期的排便费力会引起肛肠疾病，如痔疮、肛裂、便血、肛门疼痛、肛周炎等。

（4）泌尿系统疾病：便秘可导致儿童遗尿；可导致男性出现性欲减退、性冷淡等；可导致女性发生痛经、阴道痉挛、尿路感染等。

（5）精神心理障碍：长期便秘患者易产生精神紧张、焦虑、抑郁、失眠等精神心理障碍。

（6）心脑血管风险：高血压等心脑血管疾病患者，容易因为便秘而用力排便诱发心脑血管意外。

4. 哪些人更容易便秘？

（1）老年人：老年人由于年龄增长、咀嚼功能减退、肠道蠕动变慢、摄入膳食纤维减少、缺乏运动、合并多种疾病和多重用药等，容易发生便秘。60 岁以上人群慢性便秘患病率可高达 22%，80 岁后达 20% ~ 34%，长期行动不便需要护理的老年人患病率甚至高达 80%。

（2）儿童：儿童往往因为饮食习惯、排便习惯等问题造成便秘。比如有些儿童不喜欢吃蔬菜，喜欢吃油炸食品，有些儿童吃得过于精细，有些儿童不喜欢在学校排便等，久而久之就会出现便秘。

（3）女性：女性因为生理构造与男性不同，盆底肌肉比较薄弱，加上妊娠期孕激素变化、胎儿压迫等，导致便秘的患病率比男性高，孕妇便秘发生率高达 40%。

（4）久坐不动者：许多脑力劳动者、公司白领、司机等长期久坐不动，缺乏运动，导致肠道蠕动缓慢，会更容易便秘。

（5）不良饮食习惯者：摄入膳食纤维含量过少、饮水不足，会增加便秘风险。

（6）排便习惯不佳者：很多人因为时间紧迫、工作忙碌等原因，即使有便意也不能及时排便，习惯性忍着，久而久之导致直肠感觉神经迟钝，出现习惯性便秘。

三 长期便秘不要拖，及时治疗是关键

1. 得了便秘该怎么治疗？

因为便秘在短时间内看不到危害，所以很多人并没有把它当回事，但其实一旦判定为便秘，就应及时积极干预。

（1）调整生活方式助力排便：便秘患者首先应该通过合理饮食、多饮水、适当运动、建立良好排便习惯等手段来缓解便秘症状。每天需要从食物中摄取25～35g纤维素，相当于1斤（500g）蔬菜，每天喝1.5～2.0L水，运动少的老年人还应适当增加运动量，同时建立良好的排便习惯，通过调整生活方式促进排便。

（2）补充肠道益生菌缓解便秘症状：慢性便秘患者存在肠道菌群失调情况。补充肠道益生菌，调节肠道菌群，促进肠蠕动和胃肠动力恢复，可以改善便秘症状。目前可以选择的缓解便秘的益生菌有双歧杆菌四联活菌、枯草杆菌二联活菌。

（3）适当使用通便药改善排便困难：当经过4～8周合理饮食、适当运动等生活方式调整后，便秘没有得到明显改善，可以选择药物治疗。医生会结合患者的大便次数和形态、便秘严重程度、便秘类型及合并疾病来选择，不建议患者自行购药治疗。

2. 便秘可以使用哪些通便药？

大多数缓解便秘的药物都是处方药，需要在医生和药师的指导下，根据个人具体情况使用。表14-1中这些通便药的用药知识需了解。

表 14-1　常见通便药

药品	适用症状	注意事项
聚乙二醇 4000 散	成人及≥ 8 岁儿童便秘症状	可用于糖尿病或需要无糖饮食的患者；禁用于不明原因腹痛、肠梗阻患者
乳果糖口服溶液	用于慢性或习惯性便秘	禁用于糖尿病、乳糖不耐受、果糖不耐受、不明原因腹痛、肠梗阻患者
比沙可啶肠溶片	急、慢性便秘和习惯性便秘	禁用于 6 岁以下儿童、孕妇、急腹症患者；必须整片吞服，不得碾碎或溶解后服用
普芦卡必利片	成年女性患者中通过轻泻剂难以充分缓解的慢性便秘症状	不推荐 18 岁以下儿童及青少年使用
利那洛肽胶囊	便秘型肠易激综合征	禁用于 6 岁以下儿童；不推荐 6 ～ 18 岁儿童及青少年使用
开塞露	小儿及年老体弱者便秘	缓慢塞入肛门内 5 ～ 10cm，给药后平卧 5 ～ 10 分钟
甘油栓	小儿及年老体弱者便秘	禁用于肠穿孔、痔疮伴出血患者。在肛门内停留 15 ～ 30 分钟以上
比沙可啶栓	急、慢性便秘和习惯性便秘	禁用于 6 岁以下儿童、孕妇、急腹症患者。在肛门内停留 15 ～ 30 分钟以上

3. 服用通便药时应注意哪些药物或食物的影响？

大家知道在服用通便药时，需要注意哪些药物或食物的影响吗？具体可参见表 14-2。

表 14-2　药物及食物对通便药的影响

药物名称	药物相互作用	食物影响
聚乙二醇 4000	与其他药物的给药时间至少间隔 2 小时	口服后不吸收，不受食物影响
乳果糖	可能加重氢氯噻嗪所致钾流失；可能使美沙拉秦失去活性	口服后不吸收，不受食物影响

续表

药物名称	药物相互作用	食物影响
比沙可啶	与阿片类药物合用，可能引起腹痛、腹泻；服用肠溶片前后2小时内不能服用抗酸药	服用肠溶片前后2小时内不能喝牛奶
普芦卡必利	与阿片类药物合用，可能减弱本药的作用	不受食物影响；餐前或餐后服用均可
利那洛肽	可能减弱左甲状腺素钠的疗效；可能减弱口服避孕药的疗效	进食高脂早餐后立即服药，可导致稀便和排便频率增加；首次进餐前至少30分钟服用

4. 老年人、儿童、孕妇便秘，怎么办？

老年人、儿童和孕妇相比普通人来说，更加容易发生便秘，如果一旦发生便秘，该怎么办呢？首先，推荐通过调整生活方式等来改善便秘；如果便秘症状仍未改善，可选用安全性好的乳果糖、聚乙二醇4 000；如果便秘症状持续加重，老年人和儿童可临时选用开塞露或甘油栓，并及时去医院治疗（表14-3）。

表14-3 特殊人群如何改善便秘

患者	调整生活方式	首选药物	注意事项
老年人	合理饮食、多饮水、适当运动、尽量停用导致便秘的药物	乳果糖、聚乙二醇4 000	糖尿病患者禁用乳果糖
儿童	家庭教育、合理饮食、训练排便习惯		儿童必须在成人监护下用药
孕妇	增加膳食纤维摄入量、多饮水、适当运动		切记不要自行乱用药

注意：必须在医生和药师的指导下用药！

四 预防便秘知多少，规避误区很重要

1. 日常生活中如何预防便秘？

便秘影响人们日常生活。便秘，既要治疗，更要预防，而且预防比治疗更重要。下面推荐一些日常生活中预防便秘的小妙招，可以让我们更好地远离便秘。

（1）合理饮食：每天需要从食物中摄取 25 ~ 35g 纤维素，相当于 1 斤蔬菜，适量摄入富含膳食纤维的蔬菜、水果和粗粮，如芹菜、竹笋、萝卜、火龙果、猕猴桃、荞麦、燕麦、玉米等；避免进食过少或食物过于精细，忌辛辣刺激的食物。

（2）多饮水：每天清晨喝一杯温开水或蜂蜜水，配合腹部按摩或转腰，促进肠蠕动；每天喝 1.5 ~ 2.0L 水，夏季出汗多，要适当增加饮水量。

（3）适当运动：坚持适当锻炼，参加户外运动，如散步、跑步、跳绳、打球、做体操等；避免久坐、久卧、久站，有利于排便。

（4）建立良好排便习惯：规律作息，建议晨起后或餐后尝试排便；排便时集中注意力，避免玩手机、看杂志等，减少外界因素干扰，每次排便时间不宜超过 10 分钟，建立良好排便习惯。

（5）不要忽视便意：当外出旅行、生活节奏发生变化时，不要忽视便意或强忍不便，一有便意时，及时如厕。

（6）保持心情愉悦：过度紧张、精神压抑、心情不舒畅都会导致便秘发生；良好的心情有助于排便，出现负面情绪时，及时调整心理状态，严重时可咨询心理或精神疾病相关专家。

2. 如何避免便秘常见误区？

一说到便秘，可能很多人会不自觉地想到吃香蕉有助于缓解便秘，但事实真是如此吗？下面列举几个关于便秘的误区，调理便秘时一定要避开这些误区。

✧ 误区一：一天不排便就是便秘

有些人一天没有大便，就怀疑自己是不是便秘了。医学上对便秘有明确的定义，对于排便困难，排便次数减少，每周少于 3 次，粪便干结、量

少的，才考虑便秘。

✧ 误区二：便秘是小事，不必太在意

便秘并非小事，而可能是身体某些问题的表现。吃喝拉撒是人们生活的基本组成部分，“进出平衡”是身体健康的标志。便秘不是一种独立的疾病，许多疾病都可能引起便秘，便秘也可能是某些疾病早期的症状或者伴随症状。长期便秘会严重影响生活质量，甚至引发焦虑等心理问题。因此，应将便秘视为警示信号，及时就医，寻找原因，尽快治疗。

✧ 误区三：多吃香蕉可改善便秘

虽然香蕉具有促进肠胃蠕动、润肠通便的作用，但只有熟透的香蕉才具有较好的缓解便秘作用。没有熟透的香蕉含有大量鞣酸，具有很强的收敛作用，吃了反而会加重便秘。因此，选择外皮上有黑斑、内部果肉没有变质的熟透的香蕉，才能发挥较好的通便作用。

✧ 误区四：大量喝茶能缓解便秘

茶叶中含有鞣酸成分，对胃肠道具有收敛作用，浓茶中鞣酸成分更多，大量饮用后反而会加重便秘。确保每天摄入足够的水分，有助于保持肠道湿润，有助缓解便秘。

✧ 误区五：摄入膳食纤维越多越好

膳食纤维的确可以缓解便秘，但过多摄入膳食纤维可能对胃肠道产生刺激，加重不适感，尤其是对于胃肠道功能较差的人。适量摄入膳食纤维有助于缓解便秘，尤其是平时膳食纤维摄入较少的人。

✧ 误区六：少油少肉可远离便秘

有些人便秘后就开始“吃素”，不吃肉类及油脂类，却适得其反。肉类和油脂类富含蛋白质、脂肪酸，是机体必需的营养物质，对于维持正常的胃肠道功能有重要的作用，且油脂类还能润滑肠道。便秘患者应适量进食肉类及油脂类食物，如香油、橄榄油等，能帮助改善便秘。

✧ 误区七：慢性便秘可长期使用泻药

大多数慢性便秘患者因为“自疗”无效或便秘反复发生，经常使用起效快、效果好的泻药，如大黄、番泻叶、比沙可啶、蓖麻油等。长期使用这类刺激性泻药，会影响水电解质平衡和维生素吸收，产生严重药物依赖性，甚至导致大肠肌无力、结肠黑变病等。

结语：便秘危害大，不可忽视。得了便秘，应及时干预。日常生活中可以通过一些预防便秘的小妙招来缓解便秘症状，如果便秘严重，应及时就医，在医生和药师的指导下，可适当使用一些通便药改善排便困难问题。愿我们远离便秘困扰，拥有畅快人生！

参考文献

[1] 中华医学会，中华医学会杂志社，中华医学会消化病学分会，等 . 慢性便秘基层诊疗指南 (2019 年). 中华全科医师杂志，2020, 19(12): 1100-1107.

[2] BLAKE M R, RAKER J M, WHELAN K. Validity and reliability of the Bristol Stool Form Scale in healthy adults and patients with diarrhoea-predominant irritable bowel syndrome. Aliment Pharmacol Ther, 2016, 44(7): 693-703.

[3] 中国医师协会肛肠医师分会，中华医学会外科学分会结直肠外科学组 . 便秘经肛给药治疗中国专家共识 (2022 版). 中华胃肠外科杂志，2022, 25(12): 1058-1064.

[4] RAO S C, BRENNER D M. Evidence-based treatment recommendations for OTC management of chronic constipation. J Am Assoc Nurse Pract, 2022, 34(9): 1041-1044.

[5] CHANG L, CHEY W D, IMDAD A, et al. American Gastroenterological Association-American College of Gastroenterology Clinical Practice Guideline: Pharmacological Management of Chronic Idiopathic Constipation. Gastroenterology, 2023, 164(7): 1086-1106.

[6] SERRA J, POHL D, AZPIROZ F, et al. European society of neurogastroenterology and motility guidelines on functional constipation in adults. Neurogastroenterol Motil, 2020, 32(2):e13762.

15 世界双相障碍日

一 世界双相障碍日的由来

每年的 3 月 30 日是世界双相障碍日（World Bipolar Day），它是继世界自闭症日、世界阿尔茨海默病日的第三个国际性精神障碍纪念日。这一天也是著名画家文特森·梵高的生日，他因患有双相障碍于 37 岁自杀离世。为了提升公众对这一精神疾病的认识，2015 年由世界双相障碍协会和国际双相障碍基金会发起，将梵高的生日即 3 月 30 日定为“世界双相障碍日”，旨在让更多人认识双相障碍这种疾病，提升广大民众的防治意识。

双相障碍具有高患病率、高复发率、高致残率、高死亡率的特点，已成为严重威胁人民健康的“杀手”。据世界卫生组织调查显示，疾病造成的破坏性最大排名前 10 位疾病中，有 5 类是精神疾病，其中，双相障碍排名第 3。面对如此严重的精神障碍疾病，我们一方面要提高医疗水平，加强对疾病危险因素的控制。同时，也应在广大人民群众中开展健康知识普及，使“每个人是自己健康第一责任人”的理念深入人心。在日常生活中我们需要注意哪些方面尽可能避免它？在治疗方面又需要注意哪些问题？

二 双相障碍知多少

双相障碍（bipolar disorder）是指既有躁狂或轻躁狂发作，又有抑郁发作的一类心境障碍，也称作躁郁症。它的核心是情绪不稳定，之所以被称作“双相”，是因为患者的心境会在“躁狂的高峰”与“抑郁的低谷”这两极之间来回波动。双相障碍首次发病者可于任何年龄段出现，平均发病年龄在 20 岁左右，发病的高峰年龄段集中在 15～19 岁，发病越早的患者往往预后更差。双相障碍的病因目前尚不明确，已有研究显示，遗传因素、神经内分泌、心理社会因素、环境压力及季节变化等均在发病过程中起到较为显著的作用。

1. 双相障碍有哪些类型？

根据美国精神医学学会的《美国精神障碍诊断与统计手册》（第 5 版）（DSM-5），双相障碍有三种亚型。

（1）双相Ⅰ型障碍：这是最为公众所知的一种亚型，患者有典型的躁狂发作，且发作持续至少 1 周或达到需要住院的严重程度。一些双相Ⅰ型障碍患者会出现与重性抑郁一样严重的抑郁症状，而另一些患者的抑郁症状相对较轻甚至没有抑郁症状。抑郁发作不是诊断双相Ⅰ型障碍的必要条件。

（2）双相Ⅱ型障碍：双相Ⅱ型障碍是一种表现出更为温和躁狂症状的亚型，临床上称作轻躁狂。诊断条件包括轻躁狂和抑郁发作。轻躁狂与躁狂的主要区别在于症状持续时间和严重程度：轻躁狂的症状持续至少 4 天，且其不会导致日常生活和社会功能上的问题。

（3）环性心境障碍：环性心境障碍也被称为周期性情绪障碍，患者频繁交替地出现心境高涨和低落，循环性的周期至少持续两年。与双相Ⅰ、Ⅱ型障碍不同，环性心境障碍患者的情绪波动两极都更为温和，发作时的严重程度不足以达到躁狂和抑郁发作的标准。环型心境障碍可能会发展为双相Ⅰ或Ⅱ型障碍。

2. 患双相障碍的人多吗？可以治愈吗？

全球范围内双相障碍的 12 个月患病率为 0.3% ~ 0.4%，终身患病率为 0.4% ~ 0.6%。中国 12 个月患病率为 0.17%，终身患病率为 0.11%，普遍低于西方国家。男女患病率差异不大。

到目前为止，双相障碍尚不能被治愈，但它是可控的，患者大多需要终身治疗。

3. 双相障碍有哪些典型的临床症状？

（1）躁狂：在躁狂阶段，患者通常会体验到更充沛的精力、创造力及更强烈的欣快感，认为自己“无所不能”，常见的症状包括：

1）情绪异常高涨，极其乐观，或者极度愤怒。

2）思维奔逸跳跃，比平时更健谈，像放机关枪似地用言语表达一个又一个想法，不理会其他人能否跟上或理解，某些患者会产生幻觉和错觉。

3）活动量和精力水平增加。

4）睡得很少。

5）容易分心，难以集中注意力。

6）自尊心膨胀或夸大，判断力下降，冲动行事，不顾后果，容易过度参与一些高风险活动。

（2）轻躁狂：轻躁狂是一种较轻的躁狂表现。轻躁狂发作时，患者可能会感到情绪异常高涨、相当愉快、精力充沛。患者仍然能够继续自己的日常生活而不与现实脱节。然而，轻躁狂依然可能让人作出很糟糕的决定。此外，轻躁狂可能会升级为躁狂，或者是在轻躁狂发作后，出现重度抑郁发作。因此，虽然它看上去不像躁狂那么严重，但仍然需要重视。

（3）抑郁：在抑郁发作时，患者可能感觉自己"一无是处"，常见的症状包括：

1）心境低落，感到无望、难过或极度沮丧。

2）对所有或者几乎所有的活动丧失兴趣。

3）言语减少或感到疲劳、精力不足。

4）食欲或体重出现变化。

5）出现睡眠问题，睡眠明显减少或嗜睡。

6）思考能力减退，注意力不能集中，记忆力下降。

7）感到自己毫无价值，反复出现死亡的想法。

不同的患者躁狂与抑郁发作所持续的时间长短不一，躁狂与抑郁的严重程度也因人而异。一些患者感到极其兴奋、精力充沛，而一些患者则会感到头脑混乱、严重焦虑，也有些患者并未交替地体验躁狂与抑郁的心境，而是同时体验到它们。

4. 双相障碍的危险因素有哪些?

（1）遗传因素：遗传是双相障碍最主要的危险因素，双相障碍具有明显的家族聚集性。研究显示，同卵双生子的一方患双相障碍，另一方患病风险比一般人群高 45 ~ 75 倍。双相障碍患者一级亲属（父母、兄弟姐妹、子女）中，双相障碍的发病率与正常人一级亲属双相障碍的发病率相比高

8～18 倍。

（2）社会心理因素：应激、负性生活事件、社会经济状况等导致的巨大精神压力可能促发双相障碍，如丧偶、离婚、严重躯体疾病、考试失败等。大多数研究者认为单凭环境因素可能无法导致双相障碍，但对于双相障碍患者来说，生活的重大变化（积极或消极）都可能增加疾病复发的可能。

（3）不良生活作息：躁狂发作还与日常生理节律的打乱有关，尤其是睡眠周期。研究发现，不断变换工作时间或者仅入睡时间被一个小事件扰乱，都有可能诱发躁狂症状的发作，而随着睡眠周期的恢复，躁狂症状便能够逐渐平息下来。对于双相障碍患者来说，保持生活日常的惯例是保持稳定心境的有效方法之一。

此外，虽然酗酒或者酒精成瘾不会直接导致躁狂发作，但它无疑会让双相障碍患者的症状更加糟糕。

5. 患有双相障碍时容易自杀吗？

双相障碍共患其他躯体和精神疾病风险更高。双相障碍患者的自杀风险比抑郁症患者更高。据估计，双相障碍患者自杀风险是普通人群的 105 倍，25%～50% 的患者有过自杀行为，11%～19% 自杀身亡，年轻患者诊断后第一年尤其容易发生自杀。调查显示，双相障碍患者中大多数自杀发生在抑郁期，这或许是因为，从极度欣喜的躁狂期骤然转到抑郁期，给一个人带来的痛苦体验是加倍的。

三 双相障碍可治可控，急性发作要及时住院治疗

双相障碍治疗原则为综合治疗、长期治疗、患者和家属共同参与。治疗方法包括药物治疗、心理治疗、物理治疗等。需注意，没有两个完全一样的双相障碍患者，医生会根据患者的具体情况制订个体化治疗方案。若进入躁狂 / 抑郁的急性发作期，需进行住院治疗。

1. 可以用哪些药物治疗？

药物治疗是双相障碍患者首选的治疗方式，以心境稳定剂为基础，根据病情需要及时联合用药。临床上通常将双相障碍治疗分为三个阶段，即急性

治疗期、巩固治疗期、维持治疗期。不同药物治疗阶段所服用的药物可能不同。急性治疗期应注意治疗充分，并达到完全缓解，以免症状复燃或恶化。维持治疗期，根据患者病情可能会对原治疗措施在密切监测下进行适当调整，如减去联合治疗中的非心境稳定剂或相应减少剂量，但大多数患者须长期服药。此外，维持治疗并不能完全防止双相障碍病情复发，因此，维持治疗期应密切监测并定期复查。不同药物治疗阶段的特点详见表15-1。

表15-1 不同药物治疗阶段的特点

药物治疗阶段	治疗目的	治疗药物	治疗时间
急性治疗期	控制症状，缩短病程	多联合用药。动态监测疗效和不良反应，调整至可耐受剂量	通常6～8周
巩固治疗期	防止已消除的症状复燃，促使恢复社会功能	药物种类和剂量与急性治疗期大抵相同	多按照发作的自然病程：躁狂或混合性发作2～3个月，抑郁发作4～6个月
维持治疗期	防止复发，维持良好社会功能，提高生活质量	根据病情可能会对原治疗方案进行适当调整	持续多久尚无定论，因个体差异而有所不同，但大多需要长期服药

总的来说，双相障碍病情复杂，药物个体反应差异较大，药物治疗往往需要医生权衡利弊后进行个体化治疗。遵医嘱服药、不私自停药将会大大减少双相障碍的复发率，也会大大降低患者自杀的概率。

2. 心理治疗方法有哪些?

目前来说，仅依靠药物来预防双相障碍循环发作很有可能是不够的。临床上多采用药物结合心理治疗。心理治疗主要是一种维持性治疗，而非一种急性发作时的治疗手段。心理治疗方法包括心理教育干预、认知行为治疗（cognitive-behavioral therapy，CBT）、家庭焦点治疗、人际和社会节奏治疗等。对双相障碍患者施以心理治疗可以帮助患者了解疾病，提升治疗依从性，改善患者不良情绪，加强应激性生活事件的应对策略及识别复发的征象，从而有效预防疾病复发，促使恢复社会功能和提高生活质量。

3. 物理治疗有帮助吗?

经其他治疗方法充分治疗后，仍未有效控制疾病发展，或患者存在潜在的严重危机，可考虑使用物理治疗。物理治疗的方法包括改良电休克疗法（modified electroconvulsive therapy，MECT）、重复经颅磁刺激（repetitive transcranial magnetic stimulation，rTMS）、迷走神经刺激（vagus nerve stimulation，VNS）、脑深部电刺激（deep brain stimulation，DBS）等。

四 双相障碍用药学问多

双相障碍的治疗药物主要发挥维持心境稳定、保持精神状态平静的作用。那么这些药物在使用过程中需要注意哪些问题?

1. 心境稳定剂

（1）心境稳定剂的种类、临床定位、特殊人群使用及注意事项：心境稳定剂（mood stabilizer，MS）是指对躁狂或抑郁发作具有治疗和预防复发的作用，且不会引起躁狂与抑郁转相，或导致发作变频的药物。目前公认经典的心境稳定剂包括锂盐，抗惊厥药丙戊酸盐、卡马西平、拉莫三嗪等（表 15-2）。

表 15-2 常用心境稳定剂的临床特点

药物名称	适应证及临床定位	特殊人群使用	注意事项
锂盐（碳酸锂）	控制急性躁狂发作，预防躁狂复发，用于双相障碍的治疗和预防，及心境障碍患者自杀行为的预防。治疗躁狂发作的首选药物	妊娠期前 3 个月禁用；哺乳期妇女用药期间停止哺乳；12 岁以下儿童禁用；肾功能不全者禁用	起效慢，持续用药 2 ~ 3 周才显效；对快速循环发作、混合发作的治疗效果相对较差；使用过程中需定期监测血药浓度（急性期 0.6 ~ 1.2mmol/L；维持治疗期 0.4 ~ 0.8mmol/L）
丙戊酸盐（丙戊酸钠）	控制急性躁狂发作，其疗效与碳酸锂相当；对混合发作和快速循环发作的疗效优于碳酸锂；预防双相障碍复发	急慢性肝炎、严重肝炎病史者禁用	使用过程中需定期监测血药浓度（丙戊酸钠 50 ~ 100μg/ml）

续表

药物名称	适应证及临床定位	特殊人群使用	注意事项
卡马西平、奥卡西平	治疗急性躁狂发作，适用于碳酸锂治疗无效或混合发作和快速循环发作	严重肝功能不全者禁用	突然停药可诱发癫痫，应逐渐减量停用；使用过程中需定期监测血药浓度（卡马西平 4 ~ 12μg/ml，奥卡西平 10 ~ 35μg/ml）
拉莫三嗪	可用于双相抑郁的急性期和维持期治疗，有效治疗急性双相抑郁，并能有效预防抑郁复发	不推荐用于 2 岁以下儿童；孕妇、哺乳期妇女慎用；严重肝功能不全者慎用	过敏发生率较高，使用时需低剂量缓慢加量

（2）心境稳定剂的饮食影响、药物相互作用、常见不良反应：详见表 15-3。

表 15-3　常用心境稳定剂的饮食影响、药物相互作用、常见不良反应

药物名称	饮食影响	药物相互作用	常见不良反应
锂盐（碳酸锂）	服药期间不可低盐饮食	与氨茶碱、碳酸氢钠合用，可增加本品的尿排出量，降低血药浓度和药效；与氯丙嗪及其他吩噻嗪衍生物合用时，可使氯丙嗪的血药浓度降低；与碘化物合用，可促发甲状腺功能减退；与去甲肾上腺素合用，降低去甲肾上腺素的升压效应；与肌松药合用，肌松作用增强，作用时效延长；与吡罗昔康合用，可导致血锂浓度过高而中毒；与选择性 5- 羟色胺再摄取抑制剂（SSRI）合用，增加 5- 羟色胺综合征风险	恶心、呕吐、腹泻、多尿、多饮、手抖、乏力、心电图改变等
丙戊酸盐（丙戊酸钠）	尚不清楚	乙醇可加重丙戊酸钠的中枢抑制作用；麻醉药或其他中枢抑制剂与本品合用，中枢抑制作用增强；与碳青霉烯类合用，癫痫失控风险增加；与拉莫三嗪合用，可导致拉莫三嗪的消除半衰期延长，增加不良反应的风险；与华法林或肝素等抗凝血药、溶栓药合用，可引起出血；与阿司匹林或双嘧达莫合用，可由于抑制血小板聚集而使出血时间延长	胃肠道症状、震颤、体重增加、脱发等

续表

药物名称	饮食影响	药物相互作用	常见不良反应
卡马西平、奥卡西平	食物不影响卡马西平吸收；葡萄柚汁增加其生物利用度；用药期间避免饮酒、茶、碳酸饮料	卡马西平与对乙酰氨基酚合用使肝毒性增加，并使对乙酰氨基酚的疗效降低；与香豆素类抗凝血药合用，抗凝作用减弱；与锂盐合用可引起严重的神经毒性，同时锂盐可降低卡马西平的抗利尿作用；与单胺氧化酶抑制剂合用可引起高热或高血压危象、严重惊厥甚至死亡，两药应用至少间隔 14 日。奥卡西平药物相互作用少	头晕、乏力、恶心、视物模糊、皮疹、再生障碍性贫血、肝功能异常等
拉莫三嗪	不明显	某些诱导肝药酶的抗癫痫药如苯妥英钠、卡马西平、苯巴比妥等增强拉莫三嗪的代谢；丙戊酸钠可降低拉莫三嗪的代谢，增加不良反应的风险；拉莫三嗪可影响含有孕激素的口服避孕药如左炔诺孕酮等的水平，导致避孕失败	镇静、头痛、共济能力受损、皮疹、恶心、呕吐、便秘等

2. 非典型抗精神病药

非典型抗精神病药可能具有抗躁狂与抗抑郁的心境稳定作用，在双相障碍躁狂发作的急性期，可作为补充或辅助治疗措施，与常规心境稳定剂合用。

（1）非典型抗精神病药的种类、临床定位、特殊人群使用及注意事项：详见表 15-4。

表 15-4 常用非典型抗精神病药的临床特点

药物名称	适应证及临床定位	特殊人群使用	注意事项
氯氮平	控制神经兴奋，对双相障碍的躁狂症状治疗效果较好	妊娠期禁用；哺乳期妇女使用本品期间停止哺乳；12 岁以下儿童不宜使用	可能会导致白细胞减少，服药期间需复查血常规；使用过程中需定期监测血药浓度(350 ~ 600ng/ml)
奥氮平	双相障碍急性躁狂发作的治疗，预防双相障碍复发	不推荐用于 18 岁以下儿童	缓慢减量、停药；使用过程中需定期监测血药浓度(20 ~ 80ng/ml)

续表

药物名称	适应证及临床定位	特殊人群使用	注意事项
利培酮	治疗双相障碍的躁狂发作	妊娠期禁用;哺乳期妇女使用本品期间停止哺乳	用药初期可能会引起患者焦虑症状;加药速度过快易发生直立性低血压
喹硫平	治疗双相障碍的躁狂发作、抑郁发作	不推荐用于18岁以下儿童和青少年	缓释片用于双相障碍的抑郁发作,普通片剂用于双相障碍的躁狂发作;与可引起QT间期延长的药物合用时需慎重

(2)非典型抗精神病药的饮食影响、药物相互作用、常见不良反应:详见表15-5。

表15-5　常用非典型抗精神病药的饮食影响、药物相互作用、常见不良反应

药物名称	饮食影响	药物相互作用	常见不良反应
氯氮平	无明显影响	与乙醇或其他中枢神经系统抑制剂合用可增加中枢抑制作用;与抗高血压药合用有增加直立性低血压的危险;与抗胆碱药合用可增加抗胆碱作用;与地高辛、肝素、苯妥英钠、华法林合用,可加重骨髓抑制作用;与碳酸锂合用,有增加惊厥、精神错乱与肌张力障碍的危险;与大环内酯类抗生素合用可使本品浓度显著升高,并有诱发癫痫发作的报道	头晕、乏力、嗜睡、多汗、体重增加、诱发癫痫、粒细胞缺乏症、2型糖尿病等
奥氮平	食物无明显影响;吸烟导致本品药效降低	吸烟、与卡马西平合用降低本品浓度;环丙沙星、氟伏沙明可显著增高本品浓度	头晕、嗜睡、体重增加、2型糖尿病、血脂异常等

续表

药物名称	饮食影响	药物相互作用	常见不良反应
利培酮	无明显影响	与中枢神经系统抑制剂合用,可增强其中枢抑制作用导致过度嗜睡;可加重单胺氧化酶抑制剂的不良反应;能拮抗左旋多巴和其他多巴胺促效药的作用;与左啡诺、美沙酮等合用,可加速后者的代谢降低其药效;与双丙戊酸钠合用可能引起水肿伴体重增加;与锂剂合用会引起锥体外系症状和运动障碍;与帕罗西汀合用,可出现5-羟色胺综合征	血催乳素水平增高、镇静、头晕、失眠、激越等
喹硫平	无明显影响	与苯妥英钠合用降低本品浓度;与硫利达嗪合用使后者清除率增加,需调整剂量	镇静、嗜睡、乏力、头晕、直立性低血压

3. 增效剂 对于难治性双相障碍患者，特别是难治性双相快速循环发作患者，钙通道阻滞剂、甲状腺激素、5-HT_{1A}受体拮抗剂等可考虑作为增效剂与心境稳定剂合用。常用增效剂的种类及临床特点详见表 15-6。

表 15-6 常用增效剂的种类及临床特点

药物类别	代表药物	适应范围	注意事项	常见不良反应
钙通道阻滞剂	尼莫地平、氟桂利嗪	对躁狂症状和抑郁症状均有一定疗效,与心境稳定剂联合治疗难治性双相障碍	避免与其他钙通道阻滞剂联用	一过性头晕头痛、面色潮红、恶心、呕吐等
甲状腺激素类	三碘甲状腺原氨酸(T_3)、甲状腺素(T_4)	与心境稳定剂联合治疗难治性快速循环发作,也可作为抗抑郁药的增效剂治疗双相Ⅱ型难治性抑郁患者	不可长期使用,不论是否有效,均应在4～6周后停药(甲状腺功能减退者除外)	心动过速、血压升高、面色潮红

4. 抗抑郁药 抗抑郁药用于治疗双相抑郁可能易导致不良效应，如加剧心境不稳定，恶化患者症状。因此，抗抑郁药在治疗双相障碍抑郁发作中的作用颇受争议，加拿大心境和焦虑指导组（CANMAT）对抗抑郁药的使用提出以下几点建议：①在与心境稳定剂联用的情况下，选择性5-羟色胺再摄取抑制剂（帕罗西汀除外）和安非他酮可以作为首选用于治疗双相抑郁的急性发作，抑郁症状完全缓解6～8周后可逐渐减少和停用抗抑郁药；②文拉法辛和三环类抗抑郁药因存在较高的转躁风险应避免使用；③抗抑郁药不适用于混合发作或有快速循环发作病史的患者；④双相抑郁不推荐抗抑郁药单药治疗。

药师小贴士

（1）遵医嘱按时按量正确服药，不可随意停药。

（2）避免漏服误服：可能导致耐药性或中毒反应。

（3）注意饮食健康：避免过度饮酒和吸烟。

（4）定期进行药物监测：需要定期监测评估药物疗效和不良反应，及时调整用药方案。

（5）坚持用药，预防复发。

五 预防措施要记牢

除了寻求积极的治疗措施，在日常生活中还可以采取哪些措施来改善自己的心境状态，降低发病/复发风险呢？

1. 培养广泛的兴趣爱好。

2. 保持良好的生活作息和生活节奏，改善生活质量。

3. 保持良好的社交，培养良好的社会适应能力、应激能力、解决和处理问题的能力。

4. 适当倾诉压力，请家人或朋友支持。

5. 塑造健康的人格以及积极乐观的人生态度，培养良好的情绪调控能力。

6. 了解自己的情绪变化，监控情绪状态等。

总之，对于双相障碍，广大群众应提高防治意识，合理用药，科学预防。同时，应平等理性地看待身边双相障碍患者，给予关爱和倾听，为其营造轻松的工作与生活环境。

参考文献

[1] YATHAML N, KENNEDY S H, PARIKH S V, 等 . 2018 加拿大心境障碍与焦虑障碍治疗协作组 / 国际双相障碍学会指南 : 双相障碍的管理 . 中华精神科杂志 , 2019, 52(1): 5-49.

[2] MERIKANGAS K R, AKISKAL H S, ANGST J, et al. Lifetime and 12-month prevalence of bipolar spectrum disorder in the national comorbidity survey replication. Arch Gen Psychiatry, 2007, 64(5): 543-552.

[3] ZHANG L, CAO X L, WANG S B, et al. The prevalence of bipolar disorder in China: A meta-analysis. J Affect Disord, 2017, 207(1): 413-421.

[4] 美国精神医学学会 . 精神障碍诊断与统计手册 (案头参考书). 5 版 . 张道龙 , 肖茜 , 邓慧琼 , 等译 . 北京 : 北京大学出版社 , 2014.

[5] 王来海 , 吕路线 . 临床精神药物学 . 北京 : 人民卫生出版社 , 2009.

4月

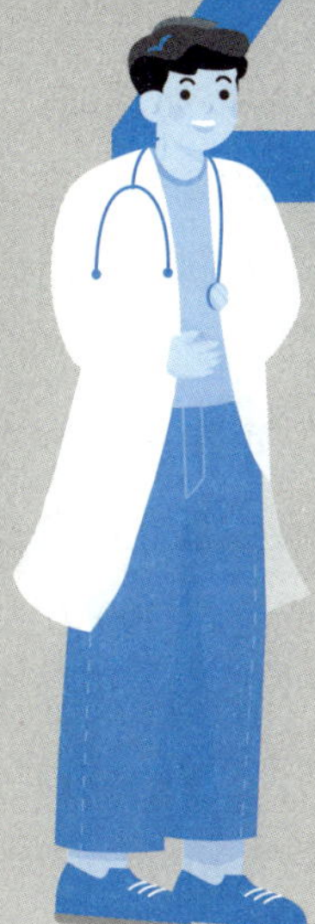

04/01—04/30

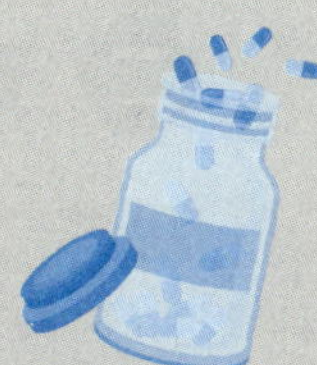

16 世界自闭症日

一 世界自闭症日的由来

有这样一群人，他们不聋，却对声响不闻不问；不盲，却对周围视而不见；不哑，却不愿开口说话，虽被浪漫地冠以"星星的孩子"，却从未像星星一般闪耀，他们就是自闭症患者。自闭症，又称孤独症，在 1943 年由美国专家 Leo Kanner 提出。于 2007 年 12 月由联合国大会通过决议，将每年的 4 月 2 日定为"世界自闭症日"，以此来提高人们对自闭症的相关研究与诊断及对自闭症患者的关注。

据统计，世界自闭症患者约有 3 500 万，大约每 20 分钟就有 1 个自闭症儿童诞生。根据 2021 年《中国自闭症教育康复行业发展状况蓝皮书》显示，中国自闭症患者已超过 1 000 万，0 ~ 14 岁患者或超过 200 万，并以每年近 20 万的速度增长。75% 以上的自闭症患者在 6 岁前未能及时确诊，90% 以上的自闭症患者无法接受正常教育。除少数自闭症患者能够独立生活，大多数有残疾，需要终身护理和支持，导致严重的疾病负担。

随着社会对自闭症关注度的提高，大家对"自闭症"不再陌生，但对疾病本身的认识仍存在很多误解，很多家长谈"自闭症"色变。其实自闭症≠性格孤僻，自闭症≠天才，自闭症≠弱智，自闭症≠精神病。它究竟是什么样的疾病？有什么样的表现？在治疗用药方面又需要注意哪些问题？

二 自闭症知多少

自闭症，又称孤独症谱系障碍（autism spectrum disorder，ASD），是一种常见的神经系统发育障碍性疾病。该疾病多起病于婴幼儿时期（3 岁内），以社会交往障碍、沟通交流障碍、重复局限的兴趣行为为核心特征，并伴有攻击性、强迫性、易激惹和睡眠障碍等症状。自闭症以男性更易罹患，通常为慢性终身性病程。

1. 自闭症有哪些临床症状?

（1）社会交往障碍：①自闭症患者难以与他人建立正常的人际关系，缺乏交往兴趣，表情贫乏，在早期就有回避他人眼光的表现；②呼唤反应少，比如对父母的呼唤声充耳不闻，好像听不见一样。

（2）沟通交流障碍：①交流障碍是自闭症的重要症状。多数患者言语发育迟缓，1 岁时不会跟周围人互动，2 岁时不会说 2 ~ 3 个字的短语，3 岁时听不懂指令，更不会用说话的方式表达自己的感觉和需求。②言语形式及内容异常，可能存在模仿言语、刻板重复言语、答非所问，或说一些唐突的、与当时情景无关的内容。③缺少恰当的肢体动作，到懂事阶段不会用手指指东西，不会用点头、摇头等动作进行交流。

（3）兴趣范围狭窄和刻板的行为模式：①兴趣范围狭窄，会非常专注于某些物品，或是对特定物品特别感兴趣；②行为方式刻板重复，在日常生活中拒绝改变习惯，固执地要求保持日常活动程序不变，如只想走固定路线、吃固定食物等，若这些活动被制止或行为模式被改变，患者会表示出不愉快和焦虑情绪；③出现刻板重复的动作和奇特怪异的行为，如反复开关水龙头、门等；④对于各种感觉刺激可能反应过度或不足，如过分关注物体的气味、质感、产生的振动等。

（4）其他共患病相关症状：①许多患者存在不属于该病范畴的精神疾病症状，如精神发育迟滞、注意障碍、过度活动倾向等；②部分患者存在躯体症状或躯体共病，包括胃肠功能紊乱、癫痫、脑瘫等。

2. 为什么会得自闭症?

早期在不了解自闭症时，“冰箱妈妈”的说法曾盛行一时，将自闭症归咎于父母冷漠的教养方式。事实上，自闭症的产生与家庭教育并无直接的联系。遗传因素、免疫系统异常、神经内分泌和神经递质功能失调、孕产期不利因素（包括父母生育年龄大、母孕期有先兆流产、病毒感染、吸烟、出生时缺氧或窒息）等因素可能才是导致自闭症的病因。另外，在患儿大脑发育的关键期接触不良的环境因素也会导致发病可能性增加。但要提醒的是，父母的养育方式和态度对疾病的过程及表现的严重程度会产生不小的影响。

3. 自闭症患者智力异于普通人吗?

在一些影视作品中，自闭症是“天才”的代名词，其实自闭症患者智力水平表现很不一致。研究发现，只有小部分自闭症患者表现出“孤岛智慧”，在绘画、乐器、计算、机械记忆、方位辨别等方面有特别突出的表现，而50%左右的患者为中度以上的智力缺陷（智商 < 50），15%为轻度智力缺陷（智商为50～69），25%智力在正常范围（智商 > 70）。

4. 出现什么表现需要就医?

自闭症是严重影响患者社会功能的慢性疾病，早期干预对提高患者治疗效果具有非常重要的意义。大部分自闭症患者在3岁前就可出现相应症状，6岁前是自闭症的黄金治疗时期。对于病情不是很严重、智力常规的患者来说，及时、恰当的干预可以使患者的智力接近正常水平。因此，若发现有疑似自闭症的表现，如对父母呼声不敏感、缺乏恰当的肢体动作、语言发育延迟等，需及时去精神科就诊。

三 自闭症不要拖，早期治疗很重要

针对自闭症虽还没有完全治愈的方法，但可以通过科学干预、合理治疗来有效改善症状。目前主要采用综合性治疗，包括行为矫正、教育训练和药物治疗等。行为矫正、教育训练是最有效、最主要的治疗方法，而如果患儿出现多动症症状、冲动行为等，也可采用相应的药物进行对症治疗。患儿2岁前可在专业人员指导下进行家庭干预，2岁后可进行医院、专业机构、家庭共同参与的综合系统干预。

1. 行为矫正

（1）应用行为分析（applied behavior analysis，ABA）：ABA是当前证据最为充分的可有效改善自闭症患者社会适应和生活能力的方法。该方法将目标任务分解成多个小步骤，通过强化和反复训练每个步骤，使患者掌握学习和生活技能。ABA在操作过程中特别注重强化和反复练习。那什么是强化呢？在日常生活中经常可以看到许多小孩子为了得到好吃的、好玩的，主动完成家长、老师的要求，这就是强化。孩子在得到强化的过程中满足了自身的需求，从而得到了与人交往的乐趣。自闭症患者往往沉迷于自己的世界中，他们很少会与别人接触。对自闭症患者进行强化，让他们体会到与人交往的快乐，他们才有可能走出自我封闭的世界。

（2）认知行为疗法（cognitive-behavioral therapy，CBT）：自闭症患者多伴有不同程度的情绪障碍，尤以焦虑、强迫和抑郁为主，不仅影响康复效果，甚至引发患者拒绝配合训练。CBT 是针对自闭症个体情绪问题的一线治疗方法，其通过改变患者对人和事的看法和态度，从而改善其问题行为。CBT 的一个核心概念就是：所有的行为都是对应的情绪指导的，而这些情绪，又来自你对客观情境的解读。例如，同样是一瓶洒掉一半的水，有的人会觉得真倒霉，水洒了一半；有的人会认为真幸运，水还有一半。这两种不同的解释产生不同的情绪，进而影响行为。CBT 的治疗关键就是改变患者不正确的认知，从而缓解相关症状。

2. 教育训练

（1）音乐疗法：音乐能与自闭症患者的大脑功能相互作用，产生认知、心理和行为益处。许多自闭症患者对音乐反应敏感，拥有良好的短期和长期音高记忆。研究发现，大多数基于音乐的干预措施有利于改善自闭症患者社会、情感和行为问题。

（2）游戏疗法：游戏疗法广泛地用于自闭症儿童的教育训练，其主要包含沙盘游戏、剧本游戏、角色扮演等。与一般儿童相比，自闭症儿童想要口头表达自己的想法并不是一件容易的事情。在游戏疗法中，孩子通过游戏来表达他们的情绪感受，孩子在游戏中的行为能翻译成他们沟通的“游戏语言”。长时间高强度的游戏治疗有利于降低疾病的严重程度，改善互动、沟通和重复行为。

3. 药物治疗 目前虽还没有针对自闭症的特异性药物，然而药物治疗能有效改善患者存在的情绪行为异常，如情绪不稳、注意缺陷、攻击行为、自伤行为、抽动和强迫症状等。需注意的是，此类药物都是处方药，需在医生和药师的指导下，根据个人具体情况使用，不建议患者自行购药治疗。

（1）抗精神病药：相对于一般人群，自闭症患者更容易出现易怒和攻击性行为，这严重影响患者的身体健康，并导致患者生活质量下降和自杀死亡率增加。非典型抗精神病药利培酮和阿立哌唑，是目前治疗自闭症患者易怒行为证据最充足和使用最广泛的药物。

（2）抗抑郁药：抗抑郁药，尤其是选择性5-羟色胺再摄取抑制剂（selective serotonin reuptake inhibitor，SSRI）能减轻患者的焦虑抑郁、刻板行为。目前临床上常用的SSRI主要有舍曲林等。

（3）中枢兴奋药物：对于合并有注意缺陷多动障碍症状的患者，可以使用注意缺陷多动障碍的常用药物，如哌甲酯和托莫西汀等，可有效改善注意力缺陷、多动及易激惹等症状。

四 自闭症用药学问多

自闭症病因和发病机制尚未完全阐明，药物治疗常用于改善患者的情绪和行为问题。在进行药物治疗时选择合适的治疗目标非常关键，明确是控制自闭症还是共患病相关症状，需根据患者的实际情况选择。

1. 代表药物 常用药物的临床特点详见表16-1。

表16-1 自闭症患者常用药物的临床特点

药物	适应证	常见不良反应	注意事项
利培酮	易怒、攻击性	嗜睡、食欲增加、锥体外系症状	服药期间不应驾驶汽车。心血管疾病患者、帕金森综合征患者、癫痫患者慎用
阿立哌唑	与自闭症相关的易激惹症状	嗜睡、食欲增加、锥体外系症状	儿童、心肌梗死患者、缺血性心脏病患者、心力衰竭患者、易发生低血压者慎用
舍曲林	焦虑、抑郁	失眠、食欲减退	肝肾功能不全患者禁用
哌甲酯	注意缺陷多动障碍	失眠、头晕、头痛、厌食等	本品可引起头晕，当驾驶、操作机械或从事其他具有潜在危险性的活动时应慎用本品。癫痫患者、高血压患者慎用
托莫西汀	注意缺陷多动障碍	恶心、呕吐、食欲减退、腹痛等	服药期间不应驾驶汽车或操作危险机械。禁用于闭角型青光眼患者、严重心血管疾病患者

药师小贴士

（1）权衡利弊，治疗药物需根据患者的年龄、症状、身体情况合理选择。一般情况下，学龄前儿童不建议使用精神科药物。

（2）低剂量起始，根据疗效和药物不良反应逐渐增加药物剂量。达到理想疗效后，可连续服用6个月，然后逐渐减量，并视情况决定是否停药。如停药症状反复，则需继续服药。

（3）密切监测并及时处理药物的不良反应。

2. 药物相互作用及饮食影响 许多治疗自闭症相关症状的药物容易与其他药物发生相互作用，并受食物影响。在使用药物前一定要注意遵医嘱，正确用药，并记得仔细阅读药品说明书。如有不适，及时就诊！常用药物的药物相互作用及食物影响见表16-2。

表16-2 自闭症患者常用药物的药物相互作用及食物影响

药物	药物相互作用	食物影响
利培酮	肝药酶诱导剂会降低利培酮血浆浓度	不受食物影响，餐前/后服用均可
阿立哌唑	CYP3A4强效诱导剂可使阿立哌唑清除率升高和血药浓度降低	不受食物影响，餐前/后服用均可
哌甲酯	与抗癫痫药、抗凝血药合用可使血药浓度升高，出现毒性反应	不受食物影响，餐前/后服用均可
托莫西汀	禁止与单胺氧化酶抑制剂合用	受食物影响小，餐前/后服用均可
舍曲林	禁止与单胺氧化酶抑制剂合用。与降血糖药合用可增加不良反应发生风险	不受食物影响，建议在餐后服用以减轻对胃肠道的刺激

自闭症是严重影响患者社会功能的慢性疾病，早诊断、早干预可显著改善患者的生活质量，出现症状应及时去医院就诊。家庭支持也是自闭症患者康复的关键因素，家人应坚定信念，积极参与治疗过程。

参考文献

[1] 中华医学会儿科学分会发育行为学组，中国医师协会儿科分会儿童保健专业委员会，儿童孤独症诊断与防治技术和标准研究项目专家组．孤独症谱系障碍儿童早期识别筛查和早期干预专家共识．中华儿科杂志，2017, 55(12): 890-897.

[2] FUENTES J, HERVÁS A, HOWLIN P. ESCAP practice guidance for autism: a summary of evidence-based recommendations for diagnosis and treatment. Eur Child Adolesc Psychiatry, 2021, 30(6): 961-984.

[3] HYMAN S L, LEVY S E, MYERS S M. Identification, evaluation, and management of children with autism spectrum disorder. Pediatrics, 2020, 145(1):e20193447.

[4] HOWES O D, ROGDAKI M, FINDON J L, et al. Autism spectrum disorder: Consensus guidelines on assessment, treatment and research from the British Association for Psychopharmacology. J Psychopharmacol, 2018, 32(1): 3-29.

17 国际护胃日

一 国际护胃日的由来

胃是人体的消化器官，上接食管，下通小肠，承担着储存、消化食物，为身体提供营养和能量的重任。胃健康关系到全身营养的供应，但实际生活中，人们又经常忽视胃病，有的甚至发展成胃癌仍浑然不知。

早在 2005 年，世界卫生组织报道，胃病在人群中发病率高达 80%，并且正以每年 17.43% 的速度增长。为了呼吁大家关注胃健康，好好爱护我们的胃，国际自然医学和养生工程研究会、世界健康管理联盟将 2006 年 4 月 9 日定为第一个“国际护胃日”。

二 胃病，没那么简单

胃病是临床常见病、多发病。老百姓所谓的“胃病”其实不是一种疾病，它是胃部疾病的统称，临床常见的有慢性胃炎、功能性消化不良、胃食管反流病、消化性溃疡等。不同胃病的形成过程虽有所不同，但最终都会损伤胃壁黏膜的正常结构和功能，临床表现具有一定的相似性，如上腹痛、上腹胀、反酸、烧心，甚至恶心、呕吐，严重者可有柏油便、黑便或血便，对我们的生活质量和身体健康会造成不同程度的影响。

1. 哪些人容易得胃病?

胃每天都要接受我们吃进肚子里的各种食物，虽说酸甜苦辣都是营养，但是对于冰的、烫的、酸的、辣的，处理这些食物胃要承受不小的压力。引起胃病的原因有很多，常见的引起胃病的原因如图 17-1 所示。

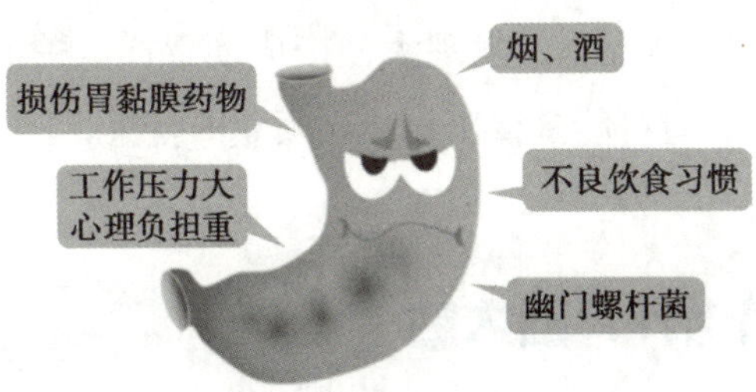

图 17-1 引起胃病的常见原因

（1）吸烟饮酒：乙醇能够穿透胃黏膜，造成急性损伤，导致胃黏膜糜烂出血。长时间吸烟，会造成胃部血管收缩，进一步加重胃黏膜损伤。

（2）不良饮食习惯：经常吃夜宵、麻辣烫、火锅、烧烤、油炸食品等，或者经常不吃早餐，这些都是导致胃病发生的重要原因。

（3）幽门螺杆菌感染：幽门螺杆菌（Hp）是一种寄生在胃内的细菌，

进入人体后特异性地定植于胃造成感染，幽门螺杆菌感染可导致不同疾病，如无症状的慢性活动性胃炎、消化不良、消化性溃疡甚至胃恶性肿瘤。

（4）服用损伤胃黏膜的药物：经常服用对胃黏膜有损害和有刺激性的药物，如阿司匹林、布洛芬、氯吡格雷、糖皮质激素、抗肿瘤药等。

（5）长时间工作压力、心理负担过大：科学家将胃称作“人体的第二大脑”，胃肠容易受情绪影响。长时间处于工作压力、心理负担过大的状态，导致自主神经紊乱，进而导致胃液分泌失调、胃黏膜血供减少等，轻者表现为胃痛、胃口差，严重者可导致胃溃疡。

2. 如何判断得的是哪种胃病?

几乎每个人一生之中都可能在某个时间出现过胃胀、胃痛、反酸、烧心等胃部不适，但症状不同，可能得的胃病也不同。

（1）没胃口，正常饭量就出现饱胀感，或肚子饿但吃几口就有饱感，有可能是单纯的功能性消化不良或者普通的胃炎。

（2）出现反酸、烧心，常发生在餐后1小时，卧位、弯腰可加重，有可能是胃食管反流病。

（3）如果饿了就胃痛，吃饭会舒服点，还有半夜疼或者餐后痛，则可能是与溃疡有关的疼痛，有这种疼痛的情况可能需要去医院作胃镜检查。

（4）如果胃痛的情况下，发现大便变成沥青样、柏油样黑便，甚至呕吐咖啡渣样的东西，有可能是胃出血，必须立即就医。

三 胃病治疗，别大意

1. 得了胃病怎么办?

胃部反反复复不舒服，或用药后症状没有缓解，千万不能每次都是忍一忍、熬一熬，长此以往，小病就会变成大病。

（1）改变不良习惯：俗话说胃病“三分治、七分养”，人体的消化道黏膜每天都要与食物摩擦，容易受到损伤。有胃病的人，不能仅靠药物治疗，更重要的是养成合理的作息和饮食习惯，消除紧张心理，戒烟戒酒，尽量避免饮用咖啡和浓茶等，避免使用对胃有刺激的药物。

（2）重视药物治疗：胃药种类繁多，胃病的药物治疗主要是对症治疗。如果出现上腹饱满、食欲减退等胃动力减弱症状时，可以使用促胃动力药，如多潘立酮、莫沙必利、伊托必利等；如果消化不良，可以使用消化酶制剂促进消化，如胃蛋白酶、多酶片、复方消化酶等；如果发生了胃炎或胃溃疡，则需要使用抑制胃酸药，如质子泵抑制剂（奥美拉唑、兰索拉唑、泮托拉唑等）、H_2受体拮抗剂（西咪替丁、雷尼替丁、法莫替丁等）来抑制胃酸的分泌；胃病大都会造成不同程度的胃黏膜损伤，可使用黏膜保护药（枸橼酸铋钾、胶体果胶铋、硫糖铝等）；如果胃病合并幽门螺杆菌感染还要及时根除幽门螺杆菌。

2. 肚子胀、不消化，该吃哪些药？

如果出现了食欲差、肚子饿，但吃一点就饱了，或正常餐量即出现饱胀感，那可能是因为消化不良了，可以考虑使用以下助消化药物（表 17-1）。

表 17-1 常用助消化的药物及注意事项

药物	适应证	注意事项
多酶片	多种消化酶缺乏的消化不良症	不宜与铝碳酸镁、氢氧化铝、硫糖铝合用
复方消化酶	食欲缺乏、消化不良；也可用于胆囊炎和胆石症以及胆囊切除患者的消化不良	不宜与铝碳酸镁、氢氧化铝、硫糖铝合用
胰酶	各种原因引起的胰腺外分泌功能不足的替代治疗，以缓解消化不良或食欲减退等症状	急性胰腺炎早期禁用；服时不可咀嚼
多潘立酮	消化不良、腹胀、嗳气、恶心、呕吐、腹部胀痛	孕妇禁用；不宜与克拉霉素、伊曲康唑、红霉素等合用
甲氧氯普胺	恶心、呕吐、嗳气、消化不良、胃部胀满、胃酸过多等症状	肠梗阻、胃肠道出血患者禁用；2 岁以下儿童禁用
莫沙必利	功能性消化不良伴有烧心、嗳气、恶心、呕吐、早饱、上腹胀等消化道症状；也可用于胃食管反流性疾病	肠梗阻、胃肠道出血患者禁用

3. 反酸、烧心吃什么药?

反酸、烧心其实是胃酸惹的祸。胃酸既能帮助消化食物，也能在某些情况下损伤消化道健康，引起胃食管反流病等疾病。一般来说，偶尔出现一两次反酸、烧心，特别是过饱、吃甜食和刺激性食物后，属于正常现象。如果是长期、频繁出现，那就要及时就医了，根据病情可选择下面这些药物（表 17-2）来抑制胃酸。

表 17-2 常用抑制胃酸的药物及注意事项

药物	适应证	注意事项
奥美拉唑	消化性溃疡、应激性溃疡、胃食管反流病	长期使用可能导致维生素 B_{12} 缺乏；严重肝功能不全者慎用
兰索拉唑	消化性溃疡、胃食管反流病	肝功能障碍及老龄患者慎用；孕妇及哺乳期妇女不宜服用；儿童用药经验有限
泮托拉唑	消化性溃疡、胃食管反流病	妊娠前 3 个月者和哺乳期妇女禁用；儿童不推荐使用；肝功能不全患者慎用
雷贝拉唑	消化性溃疡、胃食管反流病	孕妇和哺乳期妇女禁用；儿童不推荐使用；重症肝炎患者应慎用
西咪替丁	胃、十二指肠溃疡，胃食管反流病，应激性溃疡等	与氢氧化铝、氧化铝合用应间隔至少 1 小时；与阿司匹林、华法林合用，可导致出血倾向；老年人、幼儿或肝肾功能不全患者慎用
法莫替丁	胃、十二指肠溃疡，急性胃黏膜病变，胃食管反流病等	肾衰竭或肝病患者慎用；孕妇慎用

4. 吃什么药可以修复胃黏膜?

胃病的发生和发展几乎都源于胃黏膜的受损。胃黏膜是胃内很薄的一层黏膜，在一定程度上可使胃隔绝伤害，保护胃正常运作，但是，如果胃负担过重或刺激过强，胃黏膜就会遭到破坏。胃痛就是胃黏膜受损最直观的表现，以下这些胃黏膜“修复器”（表 17-3），可在胃黏膜上形成一层保护膜，减少胃酸和胃蛋白酶对溃疡面的腐蚀和消化作用，并缓解胃痛。

表 17-3 常用修复胃黏膜的药物及注意事项

药物	适应证	注意事项
枸橼酸铋钾	消化性溃疡、根除幽门螺杆菌治疗	严重肾病患者及孕妇禁用；不能与牛奶、铝碳酸镁、氢氧化铝等同时服用；服用期间大便可呈黑褐色
胶体果胶铋	消化性溃疡、慢性浅表性胃炎、慢性萎缩性胃炎、消化道出血、根除幽门螺杆菌治疗	
硫糖铝	消化性溃疡、胃炎	习惯性便秘患者禁用；可降低多酶片疗效；服药后 1 ~ 2 小时内应避免服用其他药物

5. 如何根除幽门螺杆菌感染?

幽门螺杆菌感染是胃黏膜损伤的“一大杀手”，首先要明确意识到，胃病合并幽门螺杆菌感染，应在医生指导下及时根除幽门螺杆菌，否则幽门螺杆菌会对胃黏膜持续损害，导致溃疡加重，甚至日积月累形成肿瘤。表 17-4 中就是常用的根除幽门螺杆菌的药物，但单独应用任何一种药物均不能有效根除幽门螺杆菌。目前倡导根除 Hp 的方案为含有铋剂的四联方案，即 1 种 PPI + 2 种抗生素 + 1 种铋剂。

表 17-4 常用根除幽门螺杆菌的药物

类别	药物
抗生素	克拉霉素、阿莫西林、甲硝唑、替硝唑、喹诺酮类抗生素、四环素等
PPI	奥美拉唑、兰索拉唑、泮托拉唑、雷贝拉唑等
铋剂	枸橼酸铋钾、胶体果胶铋等

注意：根除幽门螺杆菌需要严格按照医嘱用药，疗程 14 天，停药后 4 周复查幽门螺杆菌的根除效果。

四 如何预防胃病的发生?

（1）预防幽门螺杆菌感染：幽门螺杆菌传染途径主要是通过口-口、粪-口等方式传播。如果家庭成员中有人感染了幽门螺杆菌，建议分餐，使用公筷、公勺；不要“口对口”喂孩子；餐前便后要洗手。

（2）改善生活方式：戒烟戒酒；避免偏食或暴饮暴食；避免过于粗糙、辛辣、刺激性食物；不吃霉变食物，不吃半生不熟的肉类，不喝生冷水；少吃熏制、腌制食物；规律饮食，避免临睡前进餐，防止夜间胃酸分泌过多而诱发溃疡。

（3）避免服用损伤胃黏膜的药物：胃病患者应尽量避免服用阿司匹林、氯吡格雷、布洛芬、双氯芬酸、泼尼松等对胃黏膜有一定损伤的药物，如需服用，必须在医生指导下用药，必要时可以同时服用胃黏膜保护药。

（4）保持情绪稳定：人在焦虑、抑郁时，会“茶饭不思”，愤怒时，会“气到胃痛”，这都是情绪影响消化功能最直观的表现。因此，应增强心理抗应激能力，及时排解不良情绪，避免“情绪垃圾”堆积。

五 避免这些养胃误区

✧ 误区一：喝粥可以养胃

软烂的粥，好消化，从短期看，的确可以让胃得到短暂的休息。但长此以往，胃部肌肉长期不运动，就会导致胃动力不足。此外，不是所有的胃病都适合喝粥，如果是消化不良，可以适当喝粥，如果是胃食管反流病，则不宜喝太多粥。

✧ 误区二：吃苏打饼干养胃

苏打饼干中含有碳酸氢钠，碳酸氢钠能够中和胃酸，所以胃酸分泌过多吃苏打饼干的确有些作用，但是并没有谣传的那样能够养胃。苏打饼干的油脂和钠含量高，如果大量食用，会增加胃的负担，加重胃部不适，且摄入过多钠元素，对高血压患者不利。

✧ 误区三：喝牛奶可以保护胃黏膜

牛奶喝到胃里可以稀释胃酸，临时缓解反酸症状，但胃酸很快会让牛奶中的蛋白质变性，起不到保护胃黏膜的作用。而且牛奶稀释胃酸的作用也只是暂时的，过不了多久，它就会反过来促进胃酸分泌，加剧胃溃疡的症状。

✧ 误区四：喝酸奶可以助消化

酸奶中含有的益生菌包括双歧杆菌、乳酸菌等有助于肠道健康，但并没有消化酶，不能直接分解我们吃进去的食物。另外，酸奶中蛋白质和脂肪含量很高，饱餐过后再喝酸奶还会增加肠胃的消化负担。

✧ 误区五：胃病应该少食多餐

有消化性溃疡的人，“少食多餐”可以减轻溃疡的疼痛。但不要过分地强调多餐，因为食物进入胃中，本身就是一种刺激，会促进胃蠕动，增加胃酸和胃蛋白酶分泌，每次进食后胃酸的分泌会持续 2 ~ 3 小时，不利于溃疡的愈合。

对于胃病，首先要规范治疗已有胃病；其次，保持良好的情绪，养成健康的生活方式；最后，定期体检，做到早诊早治。

参考文献

[1] 中华医学会消化病学分会胃肠动力学组，中华医学会消化病学分会胃肠功能性疾病协作组 . 2022 中国功能性消化不良诊治专家共识 . 中华消化杂志 , 2023, 43(7): 433-446.

[2] 葛均波 , 徐永健 , 王辰 . 内科学 . 9 版 . 北京 : 人民卫生出版社 , 2018.

[3] 中华消化杂志编辑委员会 . 消化性溃疡诊断与治疗共识意见 . 中华消化杂志 , 2023, 43(3): 176-192.

[4] 中华医学会消化病学分会 , 中华医学会消化病学分会消化系统肿瘤协作组 . 中国慢性胃炎诊治指南 . 胃肠病学 , 2023, 28(3): 149-180.

18 世界帕金森病日

一 世界帕金森病日的由来

谈起世界帕金森病日，要回溯到詹姆斯·帕金森的时代，他是这个疾病的“发现者”。在18世纪的伦敦，詹姆斯·帕金森注意到一些人出现了一些奇怪的症状，如颤抖、肌肉僵硬和动作迟缓。鉴于他对这一现象的准确描述，医学界以他的名字命名这种疾病为帕金森病。为了纪念这位医生的发现，欧洲帕金森病联合会于1997年开始，将詹姆斯·帕金森的生日即每年的4月11日定为世界帕金森病日。在这一天，人们会用各种方式传播帕金森病的相关知识。通过这个特殊的日子，我们可以更加关心患有帕金森病的人，同时也能够推动医学知识的不断拓展并促进学术交流。

帕金森病在人群中的发病率一直在增加，估计在未来50年内将增加两倍。在过去的几十年里，中国的人口增长速度可谓飞快，尤其是老年人群的增加更是迅猛。这个现象给我们带来了挑战：老年人口的迅速增加可能意味着更多的帕金森病患者。一份全球疾病负担研究报告的数据显示，中国的帕金森病患者居然占了全球帕金森病患者的23%。相当于在全球范围内，有四分之一的帕金森病患者是中国人！根据估算，到2030年，全球一半的帕金森病患者将是中国人。这提醒我们，随着时间的推移，越来越多的个人和家庭将会面临帕金森病的威胁。

二 帕金森病：不容忽视的健康警示

1. 帕金森病到底是什么？早期症状有哪些？

帕金森病是中老年人多发的一种渐进性神经退行性疾病，最主要的病理改变是中脑黑质多巴胺能神经元的变性死亡，由此而引起纹状体多巴胺含量显著性减少而致病。

帕金森病的早期症状可以逐渐出现，有时候人们会和正常的老化过程相混淆。正常老化的症状主要有以下五个方面：①运动变慢，老年人可能会感觉运动速度减缓，但不像帕金森病患者那样极为明显；②肌肉强度减弱，老年人可能会感觉到一些肌肉弱化，但不同于帕金森病的肌肉僵硬；③平衡能力下降，年老者的平衡能力可能下降，但不会像帕金森病患者那样经常出现严重的平衡问题；④颤抖，老年人可能会有些微的震颤，但通常不是静止性震颤，也不会如帕金森病患者那样持续；⑤面部表情减少，老年人可能会在面部表情上稍显减少，但不同于帕金森病患者的面部僵硬。

以下是帕金森病早期常见的症状。

（1）震颤（颤抖）：静止性震颤是帕金森病最典型的早期症状。通常在手指、手掌或手腕发生，特别是在休息时更为明显。

（2）肌肉僵硬：帕金森病患者的肌肉可能感到僵硬，这导致了运动的不流畅感，有时也被描述为关节不灵活。

（3）运动缓慢：运动变得缓慢和困难，患者可能会感到动作变得迟缓，如起床、行走、穿衣等。

（4）平衡和协调问题：早期帕金森病患者可能感到平衡不稳定，步态变得不规律，容易摔倒。

（5）姿势不正：患者的姿势可能发生变化，如弯曲、倾斜，姿势的控制不如以前灵活。

（6）面部表情减少：表情变得呆板，缺乏面部表情变化，被称为“面部面具”。

（7）手写变化：手写可能变得更小，有时被称为“微型字体”。

（8）呼吸问题：一些患者可能在早期感到呼吸不畅，特别是在运动时。

这些症状通常是渐进性的，而且在不同的患者中表现程度也可能有所不同。如果发现自己或者家人出现这些症状，特别是多个症状同时存在的话，建议尽早就医。早期诊断和治疗有助于更好地管理病情和提高帕金森病患者的生活质量。

2. 帕金森病晚期症状有哪些?

帕金森病的晚期症状在疾病的发展过程中逐渐显现，影响患者的日常生活和整体功能。以下是帕金森病晚期可能出现的一些症状。

（1）运动功能障碍：运动问题在晚期变得更为突出，包括步态困难、冻结（难以启动步态）、肌肉僵硬等，导致患者在日常活动中遇到更多的困难。

（2）认知障碍：随着病情的发展，一些患者可能经历认知障碍，包括记忆问题、思维速度减缓、执行功能障碍等。

（3）抑郁和焦虑：晚期帕金森病患者更容易出现情绪问题，包括抑郁和焦虑，这可能进一步影响其生活质量。

（4）睡眠障碍：夜间睡眠问题变得更为常见，包括失眠、多梦和其他睡眠障碍。

（5）姿势不稳：患者可能在站立或行走时经历更多的平衡问题，容易摔倒。

（6）交感性障碍：包括手脚发麻、冷汗、皮肤色泽改变等症状，这与自主神经系统的功能障碍有关。

（7）吞咽困难：部分患者可能在晚期经历吞咽困难，增加了进食和饮水的困难。

这些晚期症状的出现可能会对患者的生活质量产生较大的影响，为了提高患者的生活质量，我们需要联合多学科力量，进行综合治疗、康复计划和心理社会支持。此外，及早的医疗干预和有效的管理策略有助于减缓病情发展，并提高患者的整体生活质量。

3. 什么年龄段容易得帕金森病?

一般来说，帕金森病的典型发病年龄大多在中老年阶段。

（1）中年至老年：大多数患者在中年或老年时才会出现帕金森病的症状。典型的发病年龄在60岁以上，随着年龄的增加，患病的风险也逐渐升高。

（2）年轻发病：尽管较为罕见，但有一小部分患者在40岁以下就出现了帕金森病的症状，甚至有些在20多岁就开始了。这种称为早发型帕金森病的情况相对不太常见。

4. 帕金森病的危险因素有哪些?

帕金森病的发生与多种因素相关，尽管并没有确定性的单一原因，但有一些危险因素可能增加患病的风险。

（1）年龄：帕金森病的发病风险随着年龄的增加而增加，尤其是60岁以上的中老年人。

（2）遗传因素：有家族史的人群可能更容易患上帕金森病，暗示遗传因素在疾病发生中的一定作用。

（3）性别：一些研究表明，男性相对于女性更容易患上帕金森病，但具体的性别差异仍需进一步研究明确。

（4）环境暴露：暴露于某些环境因素可能增加帕金森病的风险，例如接触农药、有机溶剂、重金属等。

（5）头部外伤：曾经遭受过头部外伤的人可能更容易患上帕金森病，尤其是中年时期的头部外伤。

（6）农村居住：一些研究发现，居住在农村地区的人群患上帕金森病的风险较高，这可能与环境暴露有关。

（7）药物暴露：长期使用某些药物，如抗精神病药和某些抗高血压药，可能与帕金森病的发病有一定关联。

（8）其他慢性疾病：一些慢性疾病，如炎症性肠病、糖尿病等，与帕金森病的发病可能存在一定的关联。

5. 常见的帕金森病预防手段有哪些?

目前尚无明确的方法可以完全预防帕金森病，因为该病的确切原因仍未完全明确。然而，有一些生活方式和健康习惯可能与减少患帕金森病的风险有关。以下是一些建议，尽管并不能保证预防，但可能有助于维护整体健康。

（1）保持健康的生活方式：采取健康的饮食、适度的运动和足够的休息是维护神经系统健康的重要因素。

（2）避免有毒物质：尽量减少接触有毒物质，如农药、有机溶剂等。一些研究表明，某些职业中的有毒物质暴露可能与帕金森病的发病有关。

（3）保护头部：避免重复性头部受伤，因为头部受伤可能与帕金森病的患病风险有关。

（4）监测潜在的危险因素：对于有家族史的人，或者有其他潜在危险因素的人，定期进行健康检查和监测可能有助于早期发现潜在问题。

（5）维持健康体重：保持适当的体重有助于维护整体健康，可能对神经系统健康有积极影响。

（6）社交参与：保持积极的社交生活和认知活动可能有助于维护大脑的健康。

需要强调的是，这些建议并不能保证预防帕金森病，因为疾病的发病机制十分复杂，可能受到多种因素的影响。在任何健康问题上，最好在医生的指导下制订合适的健康计划。如果存在潜在的风险因素或症状，及早咨询医生以获取专业建议和评估是至关重要的。

6. 帕金森病能治愈吗？

帕金森病通常不会直接威胁患者生命，但如果没有得到及时合理的治疗，帕金森病可能会导致身体功能下降，甚至影响患者生活自理能力，引发一些可能威胁生命的并发症，如肺炎和泌尿系统感染。

目前，还没有发现可以完全治愈帕金森病的方法。治疗的主要方式是使用药物来缓解症状，当药物疗效不佳时，可能会考虑手术治疗。虽然帕金森病不能被彻底治愈，但如果在早期得到规范的治疗，可以有效地改善症状，使患者能够保持较长时间的生活自理能力。因此，早期规范的治疗对于控制病情、维持患者的生活质量至关重要。

三 帕金森病用药学问多

1. 治疗原则要知道 帕金森病的用药原则主要围绕着缓解症状，提高生活质量，并尽量减少药物不良反应。以下是帕金森病用药的一些建议。

（1）早诊断、早用药：延缓疾病进展。

（2）逐步治疗：通常采用逐步治疗的方式，从较低剂量开始，然后逐渐调整。这有助于减少药物引起的不良反应，并确保最佳的治疗效果。

（3）个体化治疗：每位患者的症状、年龄、健康状况和生活方式等都是独特的，因此治疗方案应该是个体化的。应该根据患者的症状、年龄、健康状况和生活方式制订相应的用药计划。

（4）不能突然停药：以免发生撤药恶性综合征，表现为严重的肌肉僵硬、发热、意识模糊。

（5）避免与食物相互作用：一些药物，尤其是左旋多巴，可能受到食物的干扰，特别是富含蛋白质的食物。患者通常会被建议在餐前或餐后一段时间内服用药物，以确保最佳吸收效果。

（6）定期监测和调整：帕金森病是一个进行性的疾病，药物治疗需要定期监测和调整。定期评估患者的症状、药物的效果和潜在的不良反应，并相应地调整治疗方案。

总体而言，帕金森病的药物治疗是一个动态过程，需要医务人员和患者之间的密切合作，以便调整治疗方案以适应病情的变化。

2. 常见药物心底记

（1）帕金森病常见药物有哪些？

帕金森病的药物治疗主要旨在缓解症状，特别是与运动控制相关的症状。表 18-1 所列出的是一些常用的抗帕金森病药物。

表 18-1　常用抗帕金森病的药物

药物	适用症状	注意事项
左旋多巴	主要用于帕金森病的症状缓解,尤其是运动障碍	可能导致恶心、呕吐,长期使用可能出现运动波动和其他不良反应
多巴胺受体激动剂(如普拉克索和罗匹尼罗)	用于缓解帕金森病的运动症状,常用于辅助左旋多巴,以减少其用量并减轻不良反应	可能引起嗜睡、视觉问题和其他不良反应,长期使用需要监测患者的健康状况
单胺氧化酶 B 抑制剂(如司来吉兰和雷沙吉兰)	帕金森病辅助治疗,用于延缓多巴胺的降解,提高药效持久性	可能与其他药物发生相互作用,患者需告知医生使用的所有药物

续表

药物	适用症状	注意事项
儿茶酚-*O*-甲基转移酶抑制剂(如恩他卡朋、托卡朋)	帕金森病辅助治疗,通常与左旋多巴合并使用,以增加多巴胺在脑中的浓度,提高治疗效果	可能导致恶心、呕吐、腹泻等消化系统不适
抗胆碱药(如苯海索)	主要适用于有震颤的患者,而对无震颤的患者不推荐应用	可能出现的不良反应包括头晕、意识模糊、口干、视物模糊、恶心、排尿困难或排便困难。需告知长期应用可能会导致认知功能下降,所以要定期筛查认知功能,一旦发现认知功能下降则应停用
金刚烷胺	对少动、强直、震颤均有改善作用,对改善异动症有效	使用金刚烷胺可能导致头痛、恶心、关节痛等不适感

（2）医生如何判断何时开始对帕金森病患者进行药物治疗?

帕金森病的药物治疗时机因个体差异和多种因素而异。通常，是否开始对症药物治疗取决于症状对患者功能和生活质量的影响程度。以下是一些影响治疗时机的因素。

1）症状对优势手的影响：如果帕金森病症状对患者的优势手功能产生明显影响，可能需要考虑开始治疗。

2）疾病对生活活动的干扰：确定疾病是否干扰了患者的工作、日常生活或社交休闲功能，这是判断治疗时机的重要依据。

3）运动迟缓或步态障碍：明显的运动迟缓或步态障碍可能是开始治疗的指示之一。

4）患者对用药的看法和意愿：患者的态度和意愿也是制订治疗决策的重要考虑因素。

对于轻度症状和体征的患者，如果这些症状不影响生活质量，且患者希望避免药物不良反应，可能不需要立即开始抗帕金森病治疗。有些患者可能因为担心左旋多巴与运动波动和异动症有关而犹豫使用。对于这些患者，医生应在治疗开始时就告知运动波动的相关知识，以避免可能出现的残疾或生活质量降低。

总的来说，治疗时机应由医生与患者充分讨论决定，并根据患者的具体情况和偏好制订个体化的治疗计划。

（3）医生基于哪些因素给帕金森病患者选择治疗药物？

1）对于大多数希望控制运动症状的早期帕金森病患者：建议使用左旋多巴作为初始治疗。

2）轻度症状，倾向于一日给药 1 次：对于倾向于一日给药 1 次且只需轻微获益的任何年龄段患者，单胺氧化酶 B 抑制剂（如司来吉兰和雷沙吉兰）可以替代左旋多巴。

3）异动症风险高的较年轻患者：异动症的危险因素包括发病年龄较小、体重较轻以及女性。对于 50 岁以下且异动症风险高的患者，可考虑使用多巴胺进行初始单药治疗。也可考虑金刚烷胺单药治疗，尤其是震颤突出时。

4）以震颤为主的帕金森病患者：偶有帕金森病患者出现相对孤立的、有症状的震颤，而没有明显的运动迟缓和步态障碍。虽然左旋多巴仍是首选的初始药物，但大幅度震颤往往需要更大剂量的左旋多巴。震颤较轻的患者可以考虑金刚烷胺单药治疗。对于有震颤困扰的患者，抗胆碱药有时是有效的单药治疗药物，但由于存在认知障碍、便秘和前列腺疾病的风险，较年长患者的耐受性较差。

5）使用左旋多巴的时机：若初始治疗采用其他药物未发挥充分疗效或经过最佳剂量调整后病情仍持续进展，则应开始使用左旋多巴。

（4）药物治疗过程中出现以下情况请及时就医：在帕金森病药物治疗过程中，患者可能会经历不同的症状和反应。一些症状可能是正常的药物反应，但有些症状可能表明需要及时就医。以下是一些可能需要关注并及时咨询医生的症状。

1）运动症状恶化：如果患者的震颤、肌肉僵硬、动作迟缓等运动症状明显恶化，可能需要调整药物剂量或考虑其他治疗选项。

2）药物不良反应：一些常见的药物不良反应包括恶心、呕吐、头晕、嗜睡等。如果这些不良反应较为严重或持续，应该及时告知医生。

3）运动波动：患者在药物效应达到高峰或减退时可能出现运动波动，包括剧烈的运动（运动“on”）和运动困难（运动“off”），需要医生评估并调整治疗。

4）精神症状：出现焦虑、抑郁、幻觉等精神症状时，应该及时向医生报告，以便寻求适当的支持和干预。

5）认知功能下降：如果患者在治疗过程中出现明显的记忆力减退、认知功能下降等情况，这可能需要进一步的评估和管理。

6）不明原因的体重减轻：如果患者在治疗期间出现不明原因的体重减轻，可能涉及药物不良反应或其他健康问题，需要医生的关注。

7）不规律心跳或其他心血管问题：某些药物可能有心血管系统不良反应，因此，出现不规律心跳、胸痛等症状需要立即就医。

8）突发性精神状态变化：如果患者出现突然的情绪波动、激动、冲动行为等不寻常的精神状态变化，应该及时与医生沟通。

总体而言，任何与帕金森病药物治疗相关的症状变化，特别是那些影响生活质量或明显不寻常的症状，都应该及时向医生报告，以便进行适当的评估和干预。医生可以调整药物剂量，更改治疗方案或采取其他措施来帮助患者更好地管理症状。

3. 注意事项不能忘

（1）及时规范用药：严格按照医生的建议和处方用药，不要自行调整药量。

（2）注意饮食影响：避免与食物一同服用左旋多巴，因为蛋白质可能影响其吸收。

（3）定期检查：以监测药物疗效和调整治疗方案。

（4）注意不良反应：注意药物可能引起的不良反应，如嗜睡、眩晕等，及时告知医生以进行调整。

（5）注意药物相互作用：告知医生正在使用的其他药物，以避免不良的药物相互作用。

（6）持续沟通：与医生保持密切联系，随时分享症状变化和用药反应。

帕金森病的药物治疗需要个性化和持续的调整，因此，患者应在医生的指导下，充分理解药物的使用方法和注意事项，确保治疗的最佳效果。

四 帕金森病管理小妙招，常见误区要知道

1. 疾病管理小妙招 当家庭中存在帕金森病患者时，需要采取一系列管理措施来提高患者的生活质量和健康状况。以下是一些可供参考的管理小妙招。

（1）定期制订个性化护理计划：根据患者的病情和特殊需求，制订个性化的护理计划，包括定时用药、规律的运动和休息时间等，以确保患者生活的有序性和稳定性。

（2）提供安全和适宜的生活环境：在家庭环境中采取必要的安全措施，如安装扶手，减少跌倒风险的家具布置，使用防滑地板等，以预防意外伤害并提供舒适的居住环境。

（3）监测药物疗效和不良反应：定期监测患者的药物疗效和不良反应，确保按时、规范地服用药物，并及时调整治疗方案以维持最佳的治疗效果。

（4）鼓励适度的运动和康复训练：根据患者的身体状况和医生建议，鼓励患者进行适度的运动和康复训练，如物理治疗、言语治疗等，以维持肌肉功能，提高运动灵活性和促进康复进程。

（5）提供营养均衡的饮食：合理设计饮食计划，包括高纤维、低脂肪、富含抗氧化剂的饮食，以维持患者的营养平衡和健康状态。

（6）心理支持和社会支持网络：提供心理咨询和心理支持，帮助患者和家庭成员应对情绪变化和应对压力，同时鼓励加入社会支持网络或患者互助团体，分享经验和获取支持。

（7）定期医疗随访和检查：确保患者定期进行医疗随访和检查，及时调整治疗计划并关注病情变化，以提高治疗效果和生活质量。

（8）家庭成员的教育和培训：家庭成员需要接受相关的教育和培训，了解帕金森病的特点、护理技巧和应对策略，以更好地支持和照顾患者。

这些管理小妙招有助于提供全面而有效的帕金森病患者管理，促进患

者的康复和生活质量的提高。同时，建议家庭成员与专业医疗团队密切合作，共同制订和执行个性化的管理计划。

2. 常见误区要知道

✧ 误区一：帕金森病只是一种运动障碍

帕金森病除了运动障碍外，还可能导致认知问题、抑郁、睡眠障碍等多种症状。

✧ 误区二：帕金森病无法治愈，不需要治疗

尽管无法根治，但药物和其他治疗手段可以有效缓解症状，提高生活质量。

✧ 误区三：帕金森病患者应完全休息，不适合进行体育锻炼

适度的体育锻炼对帕金森病患者有益，有助于改善肌肉强度、平衡和运动能力。

✧ 误区四：所有帕金森病患者的症状都相同

帕金森病的症状因个体差异而异，每个患者可能表现出不同的运动和非运动症状。

✧ 误区五：帕金森病治疗只是吃药，没有其他选择

药物治疗是主要手段，但还有其他治疗方法，如物理治疗、运动疗法、手术干预等。

✧ 误区六：帕金森病患者一定会失去独立生活能力

通过合理的治疗和康复计划，很多患者能够维持相对独立的生活能力。

✧ 误区七：帕金森病患者一定会患上认知障碍

不是所有患者都会患上认知障碍，而且认知问题的发展程度因人而异。

帕金森病是一种常见的神经变性疾病，这一病症通常在中老年人中发生，其典型症状包括静止性震颤、肌肉僵硬、动作迟缓和不稳定的步态。多巴胺替代疗法是主要的药物治疗方式，而深部脑刺激则是一种手术治疗选择。帕金森病患者需要综合治疗，包括药物管理、康复治疗和心理支持。早期诊断和治疗是提高患者生活质量、减缓病程进展的关键。

清楚知帕心不慌，用药抗帕学问多。
知帕抗帕莫要怕，药师为您来支招。
治疗原则要知道，常见药物心底记。
注意事项不能忘，疾病管理有妙招。

参考文献

[1] CAMERUCCI E, MULLAN A F, TURCANO P, et al. 40-year incidence of early-onset Parkinson's disease in Southeast Minnesota. J Parkinsons Dis, 2023, 13(6): 893-898.

[2] DORSEY E R, SHERER T, OKUN M S, et al. The emerging evidence of the Parkinson pandemic. J Parkinsons Dis, 2018, 8(s1):S3-S8.

[3] GBD 2016 Neurology Collaborators. Global, regional, and national burden of neurological disorders, 1990-2016: a systematic analysis for the Global Burden of Disease Study 2016. Lancet Neurol, 2019, 18(5): 459-480.

[4] CERRI S, MUS L, BLANDINI F. Parkinson's disease in women and men: what's the difference. J Parkinsons Dis, 2019, 9(3): 501-515.

[5] BALESTRINO R, SCHAPIRA A H V. Parkinson disease. Eur J Neurol, 2020, 27(1): 27-42.

[6] BLAUWENDRAAT C, NALLS M A, SINGLETON A B. The genetic architecture of Parkinson's disease. Lancet Neurol, 2020, 19(2): 170-178.

19 世界噪音日

一 世界噪音日的由来

世界噪音日是美国耳鼻咽喉科 - 头颈外科学会于 2003 年正式命名的纪

念日，设在每年的4月16日，旨在加强人们对嗓音健康的了解与重视。设立该纪念日是因为随着生活节奏的加快，社会交流日益频繁以及环境污染持续加重，嗓音疾病逐年增多，严重影响了人们的生活质量和健康。

嗓音是每个人独一无二的标识，能反映出一个人的个性、情绪及健康情况。在经济发展的推动下，更高的工作强度、紊乱的生活作息等因素增加了嗓音疾病的风险。嗓音疾病不仅会影响工作质量，同时也会对生活及心理造成负面影响。

二 嗓音疾病知多少

嗓音是指声带振动时声波通过共鸣腔所产生的声音。在我们正常的说话过程中，声带黏膜波呈现出规律性的波浪摆动，两侧声带轻轻接触，从而发出柔和动听的声音。当嗓音的音量、音调、音质、发音持续时间以及发音的轻松程度等出现异常，无法满足日常生活和工作需要时，即称为嗓音疾病。嗓音疾病多以不良的发音方式为基础，在感染、炎症、用声疲劳等诱发因素的作用下发展而来，由最初的可逆性构音障碍逐渐发展为部分可逆或不可逆的发音系统器质性病变。

1. 嗓音疾病有哪些表现?

嗓音疾病主要表现在音调、音质和响度等方面。大部分的患者会出现嘶哑声、粗糙声、气息声、音调过高、音调过低、发声易疲劳等症状。嗓音疾病伴随症状可能有咽喉疼痛、咽干喉痒、咳嗽清嗓、喉中黏痰、咽喉部异物感等；严重者或伴不同程度的呼吸困难、吞咽困难、言语不清；少见症状有痰中带血和咯血，主要见于喉癌患者。

2. 嗓音疾病常见原因有哪些?

①过度用声：教师、演员、歌唱家等职业用声者，长期持续大声讲话；②嗓音使用方法不当；③咽喉反流：胃内容物反流刺激喉部黏膜引起的慢性炎症可能也是引起声带疾病的原因之一；④环境影响：如饮食辛辣物刺激、烟酒刺激，还有气候、空气污染等；⑤其他疾病的影响：如感冒，急、慢性喉炎，鼻炎，鼻窦炎，咽炎等疾病也可能会影响嗓音；⑥心理性格因素。

三 护嗓有妙招

1. 嗓音疾病怎么治疗

（1）急性的嗓音问题：大都有自愈的过程，一般 1～2 周，除了针对原有病因进行治疗（如针对感冒进行的对症治疗；反流性喉炎应用奥美拉唑、艾司奥美拉唑等抗酸药进行治疗）外，最重要的是要让嗓音休息，最好是禁声。

（2）慢性的嗓音问题：往往很难自愈，常常需要医生的帮助，比如声带结节需要配合医生进行嗓音训练，对于久治不愈较大的声带小结或声带息肉，必要时采取手术治疗。

当嗓音出现问题时，可通过减少进食酸性食物、戒烟限酒、少说话等方式，来让嗓音自行恢复，如果持续 1～2 周仍不能恢复，应及时寻求医生帮助。

2. 嗓音疾病预防胜于治疗

除了嗓音有异常时及时就诊以外，日常也要养成良好的生活习惯来保护嗓子。

（1）学会正常的说话方式：控制音量，保持合适的音调、响度及说话的时间；避免高声叫喊、用力咳嗽和频繁清嗓，防止用嗓过度；不要说悄悄话和不要大声喊叫一样重要，刻意压低音量反而更伤声带，因为声带的用力方式不对，注意：可以小声说话但不要讲悄悄话。

（2）清淡饮食：勿吃刺激性食物，减少食用烧烤等辛辣刺激食物，保持膳食均衡，少油少盐的清淡饮食对整个身体状态都会有帮助，同时也可以减少对声带的刺激，少饮酒。

（3）充足饮水："多喝热水"总是没错的，每日保持饮水量的充足有利于声带表面形成正常的黏液保护层，干燥天气时也可在家中常备空气加湿器。

（4）用鼻呼吸：人体鼻腔具有加湿和加温进入空气的作用，若习惯用嘴呼吸易导致未经鼻腔过滤和湿化的空气直接到达咽喉，会刺激声带。

（5）加强体育锻炼，增强体质，减少呼吸道感染，从而减少对嗓音的伤害，同时也可以改善肺活量，为发音奠定良好基础。

（6）良好体态：注意说话姿势，说话抬头、舒肩，保持颈部、喉部、下颌的放松状态，以减少发声疲劳，同时会使姿态更好。

（7）加强劳动保护：对生产过程中的有害气体和粉尘应尽量避免或妥善处理。

（8）不要吸烟，尽量避免空气刺激（粉尘、新家具或装修气味）。

（9）如果您是一个职业用嗓者，如教师、律师等，平时说话比较多，有时候还需要大声说，就要特别关注自己的嗓子。可以进行科学用嗓的训练，因为经过专业的嗓音训练的人员即使大量地用嗓也不会对嗓子有太大影响。感冒期间尤其注意，不可发声过度，注意声带适当休息，减少发声，避免大声叫喊。

常说“未见其人，先闻其声”，每个人独特的声线都是他们在日常交往中的“第二名片”，嗓音是交流的重要工具，说话和唱歌都离不开它。我们需要好好保护它，平时注意养成护嗓习惯，如果感觉到不适，并且让嗓音休息 2 周后仍然得不到缓解应及时到医院耳鼻喉科就医，早发现、早治疗。

参考文献

[1] 韩德民 , SATALOFF R T, 徐文 . 嗓音医学 . 北京 : 人民卫生出版社 , 2007.

[2] 黄永望 . 实用临床嗓音医学 . 天津 : 天津科技翻译出版公司 , 2012.

[3] 中华耳鼻咽喉头颈外科杂志编辑委员会咽喉组 , 中华医学会耳鼻咽喉头颈外科学分会咽喉学组 , 中华医学会耳鼻咽喉头颈外科学分会嗓音学组 . 咽喉反流性疾病诊断与治疗专家共识 (2022 年 , 修订版). 中华耳鼻咽喉头颈外科杂志 , 2022, 57(10): 1149-1172.

20 世界血友病日

一 世界血友病日的由来

每年的4月17日是世界血友病日，于1989年由世界血友病联合会（WFH）首次设立，以纪念世界血友病联合会创始人Frank Schnabel的生日。Schnabel是一名血友病患者，他不知疲倦地努力提高人们对血友病的认识，并为受这种疾病困扰的患者改善治疗方案。1990年4月17日，人们庆祝了第一个世界血友病日，从那以后，世界血友病日就成了一年一度的国际活动日。

世界血友病日是提高人们对血友病和其他出血性疾病认识的重要活动平台，它为出血性疾病患者及其家人提供了一个机会，让他们走到一起，分享他们的经历，并提高人们对这种疾病的认识，同时使出血性疾病患者获得更规范、更科学的治疗和护理。在这一天，全球会组织各种各样的活动，包括教育项目、献血活动、筹款活动和社交媒体活动。这些活动旨在提高人们对该病的认识，为研究和治疗筹集资金，并为出血性疾病患者及其家庭提供支持。

二 什么是血友病？

血友病是一种X染色体连锁的隐性遗传性出血性疾病，可分为血友病A和血友病B两类。前者表现为凝血因子Ⅷ（FⅧ）缺乏，后者表现为凝血因子Ⅸ（FⅨ）缺乏，两者均由相应的凝血因子基因突变引起。其中血友病A占80%～85%，血友病B占15%～20%，女性血友病患者极其罕见，但有些血友病女性携带者也会有出血表现。作为一种遗传性疾病，血友病患者自出生时即可发病，伴随终身。

常见临床表现：

1. 血友病患儿出现首次出血的年龄一般为1～2岁，主要表现为坐立和爬行后在臀部、膝盖处容易出现皮肤瘀斑。随年龄增长，关节、肌肉或深部组织出血概率上升，可伴有胃肠道或中枢神经系统出血。

2. **关节损伤** 反复出血累积性损伤、关节畸形或假肿瘤。反复出血累积性损伤是指由于反复的关节出血，关节结构逐渐受损，导致软骨和骨骼的退化。关节畸形是指长期的关节损伤和炎症引起关节变形，影响正常的运动功能。假肿瘤是指血友病患者因出血反复堆积形成血肿，血液在组织中囤积后逐渐钙化，类似于肿瘤的外观。

三 血友病的综合管理

血友病目前还无法治愈，患者的全生命周期都必须得到规范化管理，其综合管理的核心要素包括出血的防治、并发症的处理、抑制物的筛查与处理、口腔护理、遗传咨询、家庭治疗和日常生活管理等。

1. 出血的防治

（1）血友病的药物治疗：改善血友病患者健康和生活质量的关键是治疗、管理和预防出血。识别出血后迅速采取一些简单措施有助于快速止血和预防远期损害。需要注意的是，及早地使用凝血因子进行替代治疗是全部治疗是否有效的关键！现在常用的凝血因子分为血源性（如病毒灭活的血浆源性FⅧ浓缩物）和基因重组制品（如基因重组凝血因子Ⅷ），两种均可有效止血。

（2）血友病的预防治疗：血友病的预防治疗是指为了防止出血而定期给予的规律性凝血因子替代治疗，目标在于维持正常关节和肌肉的功能。目前推荐对以下人群进行预防治疗：①所有重型血友病患者及有严重出血表型的中间型患者；②重型血友病患儿应在3岁之前、第一次关节出血发生后开始初级预防治疗；③有关节损伤证据但未进行预防治疗的血友病成人患者；④既往发生过危及生命的出血（如颅内出血）的患者等。

迄今为止，国际上仍没有统一的标准预防治疗方案，临床实践中通常按照剂量大小分为大剂量方案、中剂量方案、小剂量方案，虽然剂量越高预防出血效果越好，但经济负担也较为沉重。随着我国经济和医疗条件的改善，建议在经济条件允许的血友病患儿中开始实施中剂量预防治疗方案，或根据年龄、出血表型、关节状态、凝血因子药代动力学参数、医保条件、经济状况以及药物可及性等情况，制订个体化预防治疗方案。

2. 并发症的处理

（1）疼痛管理：研究显示，50% 的成人血友病患者会发生疼痛，其中 89% 患者的疼痛已经影响正常生活。造成疼痛最常见的病因是关节出血，常受累的关节是膝关节，其次是肘、踝关节，这也是血友病患者急性疼痛、慢性疼痛和致残的主要原因。在急性出血后，如果出血不能吸收，继续压迫神经、血管、周围组织引起病变和坏死，以及出血释放炎症因子造成的组织、骨骼侵蚀变性，关节脱位等并发症，这时就会引起慢性持久的疼痛。

血友病急性疼痛的治疗目的是迅速缓解疼痛，最重要和有效的治疗方法是止痛治疗。在止痛药物的选择上，使用非甾体抗炎药（NSAID）类如塞来昔布的效果优于对乙酰氨基酚。除药物干预外，在患处冰敷可以控制肿胀和减轻疼痛，也可以用支具或夹板来固定关节以保持静止，同时给予患者合理的心理护理能够增加其治疗依从性，从而保证治疗效果。

（2）骨骼、肌肉并发症的管理：血友病患者骨骼肌肉系统是最常见的出血部位，占总出血事件的 80% ~ 90%。骨关节系统反复出血后造成的功能障碍是血友病患者致残的主要原因。因此，以功能恢复和功能维持为目的的康复治疗，在血友病患者的综合管理中发挥着重要作用。

1）急性关节 / 肌肉出血后的康复治疗

治疗目标：控制症状、预防再出血、预防关节病变、重建功能和活动性。

治疗原则：早期处理原则为 PRICE 原则（图 20-1），即保护（protection）、休息（rest）、冰敷（ice）、压迫（compression）、抬高（elevation）。

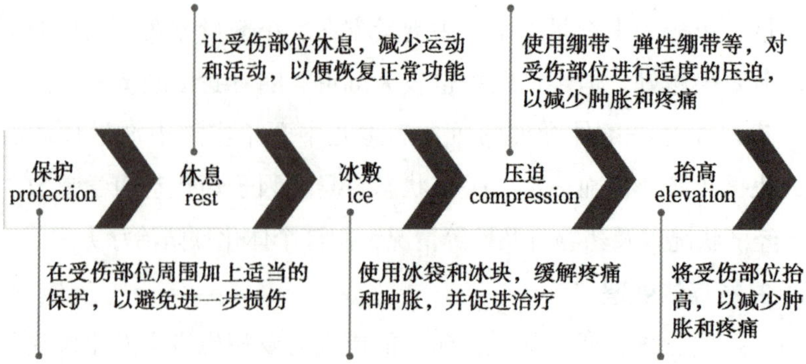

图 20-1　急性关节 / 肌肉出血后康复治疗的治疗原则示意图

2）慢性滑膜炎的康复治疗

治疗目标：抑制滑膜毛细血管化和减少炎症，从而减少出血，保持关节的完整性和功能。

治疗原则：建议给予患者预防替代治疗或至少短期预防替代治疗 6 ~ 8 周，同时辅以物理治疗以改善肌肉力量，增强本体感觉和关节稳定性。酌情选择 COX-2 抑制剂以减轻疼痛和炎症。

3）关节病的康复治疗

治疗目标：减少关节出血，改善关节功能，减轻疼痛。

治疗原则：建议给予患者替代治疗以减少出血频率，同时联合物理治疗保持肌肉力量和功能。

3. 抑制物的筛查和处理　抑制物是血友病患者体内产生的针对外源性凝血因子Ⅷ或Ⅸ的同种抗体，产生后可使替代治疗疗效降低或无效，常规预防治疗难以继续，导致出血相关骨关节病变的发生率增加，进而导致机体活动受限，并且治疗出血难度增加。重型血友病 A 患者中抑制物的产生率较高，通常在 20% ~ 30%，高滴度患者甚至达到 60%。

由于血友病抑制物无法进行预防，只能在筛查中发现。尽早发现抑制物，及时干预抑制物是十分必要的。一般来说，血友病患者存在以下几种情况时，需要进行抑制物筛查：①凝血因子替代治疗效果不如既往；②在规范预防治疗情况下，出血频率增加或者仍有靶关节出血；③高强度输注凝血因子后，如连续输注 5 日；④接受手术前；⑤术后凝血因子替代治疗疗效不佳；

⑥重型未经治疗的患者；⑦对凝血因子Ⅹ制品过敏的血友病B患者；⑧轻型或中型血友病患者出血表现加重（如出现严重的自发关节和肌肉出血）。

（1）血友病合并抑制物的治疗：血友病合并抑制物的治疗策略主要包括两部分，即急性期止血治疗和清除抑制物治疗，治疗的主要目的是帮助患者恢复或维持独立或正常的生活。急性期止血治疗包括旁路抑制剂和凝血因子Ⅷ制剂治疗，具体治疗的选择取决于患者入院时的临床表现和抑制物的滴度水平以及患者的经济条件。

（2）清除抑制物的治疗：免疫耐受诱导治疗（ITI）是目前唯一证实有效的清除抑制物疗法。免疫耐受诱导治疗通过频繁地高剂量输注凝血因子Ⅷ，从而诱导抗原特异性耐受。免疫耐受诱导治疗的治疗目标是恢复用于急性出血、手术和预防治疗的凝血因子Ⅷ替代治疗的有效性。国内外指南均推荐所有持续产生抑制物的患者应该接受免疫耐受诱导治疗。

4. 口腔护理 世界血友病联盟（WFH）指南提出，对血友病患者来说，良好的口腔卫生可预防易引起牙龈出血的牙周疾病和龋齿。牙科治疗后长时间出血可引起严重甚至危及生命的并发症，如口底、咽旁出血阻塞呼吸道，因此血友病患者应重视口腔健康。

（1）口腔保养莫大意

1）血友病患儿自第一颗乳牙长出来时或者1岁前即应开始在有血友病管理经验的口腔科/口腔中心定期随访；6岁以前应由父母或者看护者对刷牙进行监督；乳牙期需定期涂布含氟剂，恒牙萌出后及时进行窝沟封闭，早期预防龋齿形成。

2）血友病成人患者应每3～6个月定期接受口腔检查。

3）血友病患者应采取以下日常措施，预防口腔科并发症：①应用软毛或者硬度适中的牙刷；②每天进食后应用含氟牙膏刷牙，去除牙菌斑，刷牙后吐出含氟牙膏，不必漱口，以确保含氟牙膏最大程度发挥氟化物的作用；③应用牙线及牙间隙刷清洁口腔，以确保尽可能彻底地清除牙菌斑。

（2）口腔出血时及时就医

1）口腔出血首先要确定出血部位并进行按压，有条件者可以进行缝合。

2）应给予抗纤溶药并按照合理的剂量使用。

3）持续口腔出血的患者应尽早到血友病团队内的口腔科医生或者口腔颌面外科医生处检查出血来源，并判断出血严重程度。

4）有口腔出血的患者，术前要有较好的止血计划。在有创性操作之后若出血量仍超出预期，建议复查实验室检查，尤其需排除出现抑制物或者由药物引起的血小板功能方面的缺陷。

5. 遗传咨询 作为一种遗传性疾病，人们还无法完全预防血友病的发生。但是，对于已经有过血友病患者的家系，可以通过产前遗传咨询和基因检测减少血友病患儿的出生。遗传咨询可以让患者获得以下支持。

（1）医生会根据每个患者的家族史和病史进行分析和解释。

（2）可以了解血友病是如何遗传、诊断、管理和预防的。

（3）可以获得相关信息并帮助患者作出明智的选择，尽可能地管理他们的健康。

（4）了解导致血友病的X连锁基因突变的携带者如何进行基因和产前检测。

（5）使患者对自己的处境保持更好的控制感，并减轻伴随遗传疾病诊断而来的心理和情感上的痛苦。

血友病的遗传方式见图 20-2 所示。

6. 家庭治疗 血友病是要伴随患者一生的疾病，及时科学的家庭治疗可使血友病患者出血后立即获得凝血因子，实现最佳早期治疗，减少疼痛、功能障碍和远期残疾，进而拥有接近正常人的生活质量。

家庭治疗中最核心的技能为自我注射或输注凝血因子，实施者必须在血友病护士全程指导下学会相关方法和技巧，直至其能独立完成。家庭治疗重要的因素包括以下方面。

（1）冰箱：保证冻干凝血因子Ⅷ和凝血酶原复合物的有效保存（凝血因子制品和艾美赛珠单抗注射液一般应于 2 ~ 8℃冷藏并避光保存，包括运输和外带途中，禁止冷冻）。

（2）医护人员需要为每个患者家庭发放治疗手册和出血记录本，并定期进行教育和培训，告知患者或家属需要进行日常行为的观察，记录出血情况。

（3）患者本人或家属需要完成凝血因子替代制品的注射。

（4）有任何不懂的地方应该向医护人员进行咨询，以及时对家庭护理

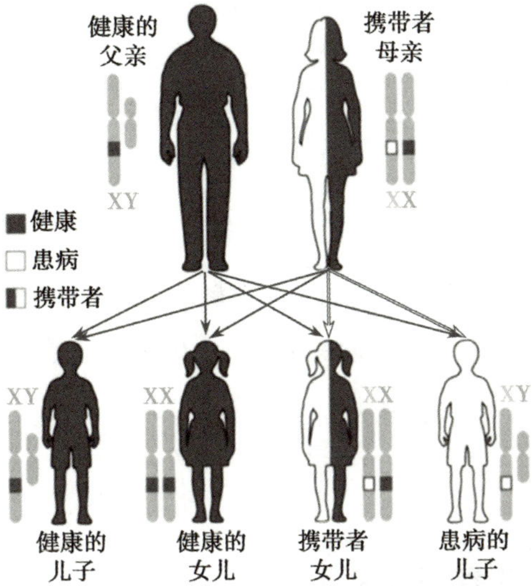

图 20-2 血友病遗传方式示意图

中存在的问题进行纠正。

7. 日常生活管理

（1）血友病患者要注意居家及周围环境安全，尤其患儿家长更要关注患儿的生活空间，减少受伤隐患。

（2）血友病患者保持良好的口腔卫生习惯是至关重要的生活保健之一，从而避免牙周病和龋齿导致经常性牙龈出血。

（3）鼓励患者进行适当体力活动和康复锻炼，有利于肌力强化和协调性提高而改善关节功能障碍，促进身心健康。

（4）血友病患者虽然没有饮食禁忌，但保持健康膳食防止肥胖，有助于避免关节负担加重、凝血因子剂量增加而造成的经济负担。

（5）禁用或慎用影响血小板功能等而增加出血风险的药物。用药前应咨询医生，并告知血友病病史。

（6）血友病患者可以进行预防接种，只是肌内注射时需要给予凝血因子保护。

（7）患者可以享有正常的两性生活，婚育前最好进行遗传咨询。

（8）患者的职业选择需考虑疾病的严重程度。

（9）抑制物阳性患者的日常生活管理需要更加避免出血诱因，也更需要规范管理和及时治疗。

参考文献

[1] 杨仁池 . 中国血友病管理指南 (2021 版). 北京 : 中国协和医科大学出版社 , 2021.

[2] 王健琨 , 黄锦雄 . 血友病诊治现状与进展 . 中外医学研究 , 2021, 19(9): 191-194.

21 世界痛风日

一 世界痛风日的由来

随着人们生活水平的提高以及饮食结构的改变，高尿酸血症和痛风的发病人群日益增多，这严重威胁着人们的生命健康。目前我国高尿酸血症的患病率为 14%，痛风的患病率为 1% ~ 3%，患病年龄日趋年轻化。因此，世界痛风联盟（WCA）于 2007 年设立了“世界痛风日”，又被称为“全民关注痛风日”。该纪念日定在每年的 4 月 20 日，其设立的初衷和目标是使全民掌握正确的、科学的调养知识；了解规范的治疗方法；试图让每个人可以通过科学的健康管理，远离高尿酸血症和痛风对身体造成的侵害。

为什么世界痛风日设立在每年的 4 月 20 日呢？这是因为血尿酸水平的正常上限是 420μmol/L，如果血尿酸测量值高于 420μmol/L 就被称为高尿酸血症。高尿酸血症容易导致尿酸结晶沉积，引发痛风性关节炎，也就是我们日常生活中常提到的痛风。说到痛风大家会联想到该病是吃出来的。的确，痛风与长期大量的高嘌呤饮食密切相关。但是有一部分患者即使严格按照标准进食，还是没能逃过痛风的魔掌。痛风究竟是什么样的疾病？在日常生活中我们需要怎样预防？在治疗方面又需要注意哪些问题？

二 痛风知多少

1. 什么是高尿酸血症和痛风?

日常生活中我们经常把高尿酸血症和痛风混为一谈，其实它们是同一种疾病的不同状态。高尿酸血症是指在正常饮食状态下患者的血尿酸水平高于标准值，通常我们以绝经前女性 > 360μmol/L、绝经后女性及男性 > 420μmol/L 为评价标准，并以不同时间的两次空腹检测值进行综合评估。而痛风是一种代谢性疾病，是高尿酸血症患者出现单钠尿酸盐（MSU）沉积在关节所致的晶体相关性关节病，简单来说就是尿酸本来是溶解在血液里的，但是当尿酸在血液中的积累达到一定程度以后就会变成尿酸晶体，这种铁钉一般的晶体喜欢躲藏在关节里，损害关节。另外，痛风患者亦可伴发肾脏病变及其他代谢综合征，如高脂血症、高血压、糖尿病、冠心病等。

2. 高尿酸血症和痛风会遗传吗？引起高尿酸血症的危险因素有哪些?

相关研究发现，高尿酸血症和痛风是遗传和环境因素共同作用的复杂疾病，具有一定家族聚集患病现象。

痛风及高尿酸血症是一类以嘌呤代谢紊乱为基础的疾病，引起高尿酸血症的危险因素主要包括以下几类。

（1）饮食因素：高嘌呤饮食（肉类、海鲜、动物内脏、浓的肉汤等）、高碳酸 / 果糖饮料、饮酒等均可使血尿酸水平升高。

（2）疾病因素：引起血尿酸水平升高的疾病分为两类。一是先天遗传病（如糖原累积症、次黄嘌呤 - 鸟嘌呤磷酸核糖转移酶缺乏等）、慢性肾脏病（CKD）、血液系统疾病（如骨髓增生性疾病、溶血性贫血等）、恶性肿瘤等明确继发性高尿酸血症的疾病；二是肥胖、高血压、缺血性心脏病、心力衰竭、糖尿病、高脂血症等伴发疾病。

（3）药物因素：噻嗪类及袢利尿药、小剂量阿司匹林、环孢素、他克莫司、抗肿瘤药、抗结核药等。

3. 痛风有哪些临床症状?

痛风自然病程分为四个阶段，包括无症状高尿酸血症、急性发作期、发作间歇期和慢性痛风石病变期（表 21-1）。

表 21-1 痛风自然病程四个阶段的临床表现

分期	临床表现
无症状高尿酸血症	痛风的无症状高尿酸血症时期仅有波动性或持续性高尿酸血症，但是没有疼痛、关节炎等临床症状
急性发作期	痛风的急性发作期常于夜间发作，起病急，疼痛进行性加剧，12 小时左右达高峰。受累关节及周围软组织红肿，皮温升高，触痛明显，同时可伴有头痛、发热、乏力等全身症状。首次发作通常是在单一关节，以第一跖趾关节最常见（第一跖趾关节是指大脚趾头根部与脚掌连接的地方），其他常见的受累部位为足背、足跟、脚踝、膝关节、指、肘和腕关节，严重的多关节痛风也可以是其首发表现。随着病程进展，反复发作的患者受累关节逐渐增多，发作频率增加，持续时间更长。值得注意的是，痛风的急性发作期发作前多有饮酒、高嘌呤饮食等诱发因素
发作间歇期	痛风的发作间歇期指两次痛风发作的间隔期，急性关节炎发作缓解后一般无明显后遗症状，多数在初次发作后 1 ~ 2 年内复发，随着病情进展，发作频率增加，发作持续时间延长，无症状间歇期缩短
慢性痛风石病变期	慢性痛风石病变期是指痛风患者因未长期坚持控制高尿酸血症导致的多关节受累，痛风发作频繁。在此疾病阶段，痛风持续时间更长，并逐渐进展为慢性、双侧受累、多发性关节炎，最终出现关节畸形，并在关节附近肌腱腱鞘及皮肤结缔组织中形成痛风结节或痛风石

三 痛风可防可控，预防和治疗有标准

1. 降尿酸非药物治疗 痛风非药物治疗的总体原则是对患者生活方式的管理。

（1）痛风患者的饮食不仅应该以低嘌呤食物为主，而且需要在一定程度上限制高嘌呤食物的摄取。常见的高嘌呤食物有动物内脏、贝壳和沙丁鱼等。关于饮食的详细介绍见表 21-2。值得注意的是，无论疾病活动与否，均不推荐痛风患者补充维生素 C 制剂。而且，饮食控制也是绝对不能代替降尿酸药物治疗的。

（2）多饮水，戒烟限酒。痛风患者应多饮水，确保自身每日排尿量在 1 500ml 以上（2 000ml 以上更佳）。提倡戒烟，严格拒绝饮用啤酒和白酒，可以喝适量红酒。当然除了酒类，含果糖和蔗糖的饮食也会导致痛风患者

的血尿酸升高，同样应该限量。

（3）坚持运动，控制体重。建议每日坚持中等强度运动 30 分钟以上。肥胖者应减重，使体重控制在正常范围。

表 21-2 高尿酸血症和痛风患者的饮食建议

饮食建议内容
避免摄入
动物内脏
甲壳类
浓肉汤和肉汁
酒（急性发作期和慢性痛风石病变期患者）
限制摄入
红肉、鱼
含果糖和蔗糖的饮食
酒（尤其是啤酒和烈性酒），酒精总量男性 < 28g/d，女性 < 14g/d
鼓励摄入
脱脂或低脂奶制品（300ml/d）
鸡蛋 1 个 /d
新鲜蔬菜 500g/d
低升糖指数谷物（粗粮、豆类）
饮水 > 2 000ml/d（包括茶和咖啡）

2. 降尿酸药物治疗

（1）药物治疗的几种常见临床情况分类

1）临床对于有痛风石或正处于痛风发作的患者，建议其把尿酸控制在 300μmol/L 以下。这是因为尿酸在该浓度以下，有助于痛风石的自行溶解，从而缓解患者的临床症状，改善病情。

2）对于没有痛风石的痛风患者，临床医生往往建议该类型患者把尿酸降到 360μmol/L 以下。这是因为该浓度的尿酸值处于尿酸盐晶体的溶解度以下，有助于已经存在或可能存在的尿酸盐晶体溶解。

3）对于经非药物治疗 3 ~ 6 个月后血尿酸水平仍然 > 420μmol/L 的患者，临床医生则会对患者进行相应的降尿酸药物治疗。

4）对于无症状高尿酸血症合并心血管危险因素或心血管疾病的患者，如果患者的血尿酸值 > 480μmol/L 时，则需给予相应的降尿酸药物治疗。

5）对于血尿酸值 > 540μmol/L 的患者，都需要启动药物降尿酸治疗。

6）痛风患者在进行降尿酸治疗时，用药应参考发生高尿酸血症的机制，采用个体化用药方案。如抑制尿酸生成推荐使用别嘌醇或非布司他；促进尿酸排泄推荐使用苯溴马隆、丙磺舒。

值得注意的是，尿酸在人体中有着非常重要的生理功能。因此，血尿酸值不仅升高会出现问题，血尿酸过低也同样不行。如血尿酸值低于正常水平可能会增加阿尔茨海默病、帕金森病等神经退行性疾病的发生风险。因此，在进行降尿酸治疗时，也会确保患者的血尿酸值不低于 180μmol/L。

（2）降尿酸药物治疗的时机：因血尿酸数值的波动可导致患者痛风急性发作，因此，临床医生往往不建议患者在处于痛风急性发作期就开始使用降尿酸药物，须在抗炎、镇痛治疗 2 周后再酌情使用。而若患者处于稳定的降尿酸治疗过程中突然出现痛风急性发作，此时患者无须停用降尿酸药物，可同时进行抗炎、镇痛治疗。

3. 痛风急性发作期治疗 痛风急性发作期的治疗原则是快速控制患者的关节炎症和疼痛。处于痛风急性发作期的患者应卧床休息，抬高患肢，最好在发作 24 小时内开始服用控制急性炎症的药物。一线治疗药物有秋水仙碱和非甾体抗炎药，当存在治疗禁忌或治疗效果不佳时，亦可考虑短期应用糖皮质激素抗炎治疗。

4. 痛风急性发作预防治疗 对患者进行降尿酸治疗期间，患者容易反复出现急性发作症状，此类症状是可以给予预防性治疗的。在初始降尿酸治疗的 3 ~ 6 个月中，患者可口服小剂量秋水仙碱（0.5mg，1 ~ 2 次 /d）。当秋水仙碱出现治疗无效或存在用药禁忌时，临床医生则会考虑使用低剂量的非甾体抗炎药对患者进行预防性治疗。若以上两种药物的使用均存在用药禁忌或疗效不佳时，此时，临床医生多应用小剂量的泼尼松（5 ~ 10mg/d）来预防患者痛风急性发作。

5. 手术治疗 对于严重痛风患者，临床医生的治疗方式在必要时会选择剔除痛风石，并对患者变形的关节进行矫形等手术治疗。痛风石的手术适应证主要涉及以下几个方面：①痛风石导致肢体畸形并引起功能障碍，极大地影响了患者的日常生活；②出现压迫皮肤的临床表征，此时往往已经形成或即将出现皮肤破溃；③窦道形成，粉笔样物质渗出或伴有不同程度的感染；④关节活动障碍，神经受压出现卡压症状。

四 痛风用药学问多

临床治疗高尿酸血症和痛风的常见药物有：抑制尿酸生成药物（别嘌醇、非布司他等）、促进尿酸排泄药物（苯溴马隆等）、尿酸氧化酶类药物（拉布立海、普瑞凯希、培戈洛酶）、痛风急性发作期用药（非甾体抗炎药、秋水仙碱、糖皮质激素）、碱化尿液药物（碳酸氢钠、枸橼酸盐制剂）。那么这些药物在使用过程中需要注意哪些问题？

1. 抑制尿酸生成药物 别嘌醇具有良好的降尿酸效果，尤其适用于尿酸生成增多型者。非布司他抑酸和降酸作用更强大、更持久，尤其适用于慢性肾功能不全者。

（1）药物（表21-3）

表21-3 抑制尿酸生成药物的适应证和用法用量

代表药物	适应证	用法用量
别嘌醇	①慢性原发性或继发性痛风的治疗；②伴有或不伴有痛风症状的尿酸性肾病；③反复发作尿结石患者；④痛风石	成人初始剂量50～100mg/d，每4周左右监测血尿酸水平1次，未达标者每次可递增50～100mg，最大剂量600mg/d，分3次口服
非布司他	痛风患者高尿酸血症的长期治疗。不推荐用于无临床症状的高尿酸血症	初始剂量20～40mg/d，每4周左右评估血尿酸水平，不达标者可逐渐递增剂量，最大剂量80mg/d。轻中度肾功能不全(肾小球滤过率eGFR ≥ 30ml/min）者无须调整剂量，重度肾功能不全（肾小球滤过率eGFR < 30ml/min）者慎用

药师小贴士

（1）需要定期监测药物剂量、疗效和不良反应，及时调整用药方案。

（2）密切监测别嘌醇的超敏反应，建议使用别嘌醇前进行 *HLA-B*5801* 基因检测。

（3）非布司他可增加合并心血管疾病的痛风患者的死亡风险，对有心血管疾病病史或新发心血管疾病者，需谨慎使用并随访监测，警惕心血管事件的发生。

（2）药物相互作用及饮食影响（表 21-4）

表 21-4　抑制尿酸生成药物的药物相互作用及饮食影响

代表药物	药物相互作用	饮食影响
别嘌醇	①与氨苄西林合用时，别嘌醇引发的皮疹不良反应发生率增加，尤其是在高尿酸血症时；②与环磷酰胺联用时对骨髓的抑制作用会加重；③别嘌醇为黄嘌呤氧化酶抑制剂，而硫唑嘌呤、巯嘌呤依赖黄嘌呤氧化酶代谢解毒，合用别嘌醇会减慢其代谢，增加不良反应，特别是骨髓抑制，应谨慎或避免合用；④别嘌醇阻碍 CYP3A4 的活性，可使环孢素的血药浓度上升，合用时需谨慎；⑤与他莫昔芬合用可致严重的肝毒性；⑥别嘌醇可使铁在组织中过量蓄积，引发相关不良反应，所以不宜与铁剂同用	服用此类药物应避免进食动物内脏、海鲜类食物，以及各种肉汤、含酒精饮料等，这些饮食会增加血尿酸水平，影响疗效
非布司他	①可改变茶碱在体内的代谢，合用需谨慎；②禁与黄嘌呤氧化酶底物如硫唑嘌呤、巯嘌呤同用	

2. 促进尿酸排泄药物　此类药物（代表药物：苯溴马隆、丙磺舒）可抑制尿酸盐在肾小管的主动再吸收，从而达到促进尿酸排泄的目的。相比于丙磺舒，苯溴马隆基本不通过肾脏代谢，因此适用于肾功能不全的患者，且

苯溴马隆不良反应较轻，出现胃部不适、皮肤过敏的情况少。丙磺舒脂溶性大，易被再吸收，故排泄缓慢，药效持久，适用于慢性痛风的治疗。

（1）药物（表 21-5）

表 21-5　促尿酸排泄药物的适应证和用法用量

代表药物	适应证	用法用量
苯溴马隆	原发性和继发性高尿酸血症，痛风性关节炎间歇期及痛风石等。长期使用对肾脏没有显著影响，可用于 Ccr＞20ml/min 的肾功能不全患者	成人起始剂量 25 ~ 50mg/d，每 4 周左右监测血尿酸水平，若不达标，则缓慢递增剂量至 75 ~ 100mg/d。可用于轻中度肾功能异常或肾移植患者，肾小球滤过率 eGFR 为 20 ~ 60ml/min 者推荐剂量不超过 50mg/d；肾小球滤过率 eGFR＜20ml/min 或尿酸性肾结石患者禁用
丙磺舒	只能用于肾功能正常的高尿酸血症患者，禁用于肿瘤和放疗引起的继发性高尿酸血症	成人一次 0.25g，每日 2 次

药师小贴士

（1）患者在使用促尿酸排泄药物期间，应通过多饮水来增加自身的排泄尿量（饮水＞1 500ml/d），从而避免尿液中尿酸盐因浓度过高而形成尿酸结晶。

（2）在患者开始用药的前 2 周可酌情给予碳酸氢钠或枸橼酸合剂，使患者尿液的 pH 稳定在 6.2 ~ 6.9。

（3）对于严重肾功能损害（肾小球滤过率低于 20ml/min）及患有严重肾结石的患者，禁用促尿酸排泄药物。孕妇、有可能怀孕的妇女以及哺乳期妇女也同样禁用促尿酸排泄药物。

（4）痛风急性期患者禁用促尿酸排泄药物。

（2）药物相互作用及饮食影响（表 21-6）

表 21-6 促尿酸排泄药物的药物相互作用及饮食影响

代表药物	药物相互作用	饮食影响
苯溴马隆	①苯溴马隆的促尿酸排泄作用可因磺吡酮而减弱，可被吡嗪酰胺抵消；②苯溴马隆抑制 CYP2C9 的活性，对华法林有增强作用，可导致出血风险增加，合用时应减少苯溴马隆的剂量；③阿司匹林可抑制苯溴马隆排尿酸作用	服用此类药物应避免进食动物内脏、海鲜类食物，以及各种肉汤、含酒精饮料等，这些饮食会增加血尿酸水平，影响疗效
丙磺舒	①与阿司匹林或其他水杨酸盐同用时，可抑制丙磺舒的排尿酸作用；②与吲哚美辛、氨苯砜、萘普生等同用时，后者的血药浓度增高，毒性加大；③与各类青霉素、头孢菌素同用时，后者的血药浓度增高，并维持较长时间，毒性因而加大，尤其是对肾脏的毒性；④与口服降血糖药同用时，后者的效应增强；⑤与呋喃妥因同用时，由于肾小管分泌作用受到抑制，使呋喃妥因在尿中抗感染的疗效减低	

3. 尿酸氧化酶类药物 尿酸氧化酶可将尿酸转化为更易溶解的尿囊素，从而降低血尿酸水平。生物合成的尿酸氧化酶主要有拉布立海、普瑞凯希。拉布立海使用一个疗程后可能会诱导抗体产生，如有过敏反应史的患者要小心慎用；普瑞凯希不易引起过敏反应，半衰期比拉布立海更长，长期用药安全且疗效好，但是随着用药时间的延长，降尿酸效果会下降。

（1）药物（表 21-7）

表 21-7 尿酸氧化酶类药物的适应证和用法用量

代表药物	适应证	用法用量
拉布立海	用于治疗和预防血液恶性肿瘤患者的急性高尿酸血症，尤适用于化疗所致高尿酸血症	推荐剂量为一日 0.20mg/kg，用药时加入 0.9% 氯化钠注射液 50ml 中，于 30 分钟内静脉滴注，一个疗程为 5 ~ 7 日
普瑞凯希	可用于传统降尿酸治疗无效的成年难治性痛风患者	每次 8mg，每 2 周给药 1 次，静脉输注

药师小贴士

（1）拉布立海容易引起超敏反应，如有过敏反应史的患者要小心慎用。

（2）避免将此类药物用于葡萄糖-6-磷酸酶缺陷者，以防增加溶血和高铁血红蛋白症的风险。

（3）避免将普瑞凯希用于伴有心血管疾病的患者，以防加重心力衰竭。

（2）药物相互作用及饮食影响（表 21-8）

表 21-8 尿酸氧化酶类药物的药物相互作用及饮食影响

代表药物	药物相互作用	饮食影响
拉布立海	目前并未有明确的研究显示其与其他药物存在严重的相互作用	不受饮食影响
普瑞凯希	①与甲氨蝶呤同用时，可能会增加本品的血药浓度；②由于抗聚乙二醇酶抗体似乎可以与药物的 PEG 部分结合，因此可能存在与其他聚乙二醇化产品结合的潜力	不受饮食影响

4. 痛风急性发作期用药 抗炎止痛药物如秋水仙碱、非甾体抗炎药（NSAID）、糖皮质激素，可快速控制关节炎症状，应及早（应在24小时内）使用。秋水仙碱可以减少尿酸结晶的沉积，减轻炎性反应，从而起到止痛作用。主要用于急性痛风，对慢性痛风无效。非甾体抗炎药（NSAID）可以减少前列腺素（一种致痛物质）的合成，进而发挥抗炎止痛作用，具有与秋水仙碱同样迅速的疗效，由于其不良反应小且药源充足，故临床上主要用于对秋水仙碱有禁忌、无效或不能忍受或者已经发作数日的痛风患者。糖皮质激素是一种很强的非特异性抗炎药，通过减轻关节腔内渗出、

水肿、充血等来迅速缓解关节红肿热痛等症状，可在急性痛风性关节炎初期使用，但是其不良反应比较多，长期使用可能会出现水、盐、糖、蛋白质以及脂肪代谢紊乱，所以通常在常规治疗效果不好时，才使用小剂量的糖皮质激素来缓解痛风的症状。

（1）药物（表 21-9）

表 21-9　痛风急性发作期用药的适应证和用法用量

药物类型	适应证	用法用量
抗白细胞趋化药物（秋水仙碱）	治疗痛风性关节炎的急性发作，预防复发性痛风性关节炎的急性发作	急性发作期：首剂 1mg，1 小时后增加 0.5mg，12 小时后 0.5mg，1 ~ 3 次 /d 预防发作：0.5mg，1 ~ 2 次 /d
非甾体抗炎药（双氯芬酸、依托考昔等）	治疗痛风发作的首选药物，能显著缓解痛风引起的症状	双氯芬酸：50mg，3 次 /d 依托考昔：60 ~ 120mg，1 次 /d 布洛芬：200mg，3 次 /d
糖皮质激素（泼尼松、甲泼尼龙等）	主要用于急性痛风发作伴有全身症状，或秋水仙碱和非甾体抗炎药无效或使用禁忌，或肾功能不全的患者	一般推荐泼尼松 0.5mg/（kg·d）连续用药 5 ~ 10 日停药，或用药 2 ~ 5 日后逐渐减量，总疗程 7 ~ 10 日，不宜长期使用

药师小贴士

（1）秋水仙碱可导致患者出现肝肾损害及骨髓抑制，应定期监测患者的肝肾功能及血常规。

（2）由于部分非甾体抗炎药特别是选择性 COX-2 抑制剂，如美洛昔康、塞来昔布、罗非昔布等，可能引起心血管事件的危险性增加，因此合并心肌梗死、心功能不全者避免使用。

（3）不推荐两种非甾体抗炎药联用。

（4）若患者出现痛风急性发作并累及大关节时，或口服糖皮质激素治疗效果差，可给予患者的关节腔内或肌内注射糖皮质激素，但需排除患者此时是关节感染，并避免短期内反复注射。

（5）急性心力衰竭、糖尿病、青光眼、高脂蛋白血症、高血压、重症肌无力、严重骨质疏松、消化性溃疡患者慎用糖皮质激素。

（2）药物相互作用及饮食影响（表 21-10）

表 21-10　痛风急性发作期用药的药物相互作用及饮食影响

代表药物	药物相互作用	饮食影响
秋水仙碱	秋水仙碱是 CYP3A4 和 P 糖蛋白的底物，在 CYP3A4 和 P 糖蛋白质抑制剂存在时，血液中秋水仙碱的浓度增加。①克拉霉素抑制 CYP3A4 和 P 糖蛋白，可增加秋水仙碱的生物利用度，减慢其代谢，导致严重毒性如横纹肌溶解症、肾衰竭、急性神经肌病，需谨慎或避免合用；②与 P 糖蛋白抑制剂如维拉帕米、环孢素等合用，会致秋水仙碱肠道的外排减少，显著提高其生物利用度，增加不良反应，应谨慎或避免合用	不受饮食影响
非甾体抗炎药	①与血管紧张素转化酶抑制剂（ACEI）类药物联用，因非甾体抗炎药（NSAID）水钠潴留而减弱后者的降压效果，增加肾损伤风险；②吡罗昔康、氟诺昔康与左氧氟沙星、氧氟沙星合用，可抑制 γ- 氨基丁酸对中枢的抑制作用，使中枢的兴奋性增高，癫痫发作的危险性增加。③ CYP2C9 抑制剂如伏立康唑，会抑制布洛芬、吲哚美辛、塞来昔布等的代谢，致其血药浓度升高；④氟康唑、扎鲁司特、他汀类等 CYP2C9 抑制剂可使塞来昔布代谢减慢而升高血药浓度	在服用非甾体抗炎药期间，进食含酒精、咖啡因、香料的食品，辛辣和酸性食品等会加重对胃肠道的刺激，甚至诱发胃出血、胃穿孔
糖皮质激素	①与排钾利尿药（如噻嗪类或袢利尿药类）合用，可造成过度失钾；②与非甾体抗炎药（NSAID）合用时，消化道出血和溃疡的发生率高，不建议同时服用；③口服避孕药或利托那韦可升高糖皮质激素的血药浓度	不受饮食影响

5. 碱化尿液药物 低 pH 尿（尿 pH < 6）是尿酸性肾结石形成的重要原因。对于已有肾结石的患者，需保持任意时间尿 pH 在 6.2 ~ 6.9。此外，促尿酸排泄药物如苯溴马隆可导致尿液中尿酸浓度明显升高，这会增加尿酸性肾结石形成的风险，因此建议患者的晨尿 pH 保持在 6.0 以下，尤其是对于正服用促尿酸排泄药物的患者，建议同时使用碱化尿液药物（如碳酸氢钠、枸橼酸盐制剂）确保尿液 pH 维持在 6.2 ~ 6.9，这可极大地降低尿酸性肾结石的发生风险。

（1）药物（表 21-11）

表 21-11 碱化尿液药物的适应证和用法用量

药物类型	适应证	用法用量
碳酸氢钠	适用于慢性肾功能不全合并代谢性酸中毒者	剂量 0.5 ~ 1.0g 口服，3 次 /d，与其他药物相隔 1 ~ 2 小时服用
枸橼酸盐制剂	适用于尿酸性肾结石、胱氨酸结石及低枸橼酸尿者	枸橼酸氢钾钠起始剂量 2.5 ~ 5.0g/d，服用期间需监测尿 pH 以调整剂量，一般用量 9 ~ 10g/d，疗程 2 ~ 3 个月，第一次使用前需检查肾功能和电解质

药师小贴士

（1）长期大量服用碳酸氢钠可引起碱血症，并因钠负荷增加诱发充血性心力衰竭和水肿。晨尿酸性时，晚上可加服乙酰唑胺 250mg，以增加尿酸溶解度，避免结石形成。

（2）碳酸氢钠为钠盐，长期应用需警惕血钠升高及高血压，血中碳酸氢根浓度 > 26mmol/L，将增加心力衰竭的风险；血碳酸氢根浓度 < 22mmol/L，则增加肾脏疾病的风险。因此，在使用碳酸氢钠碱化尿液过程中血中碳酸氢根浓度应该维持在 22 ~ 26mmol/L。

（3）枸橼酸盐制剂禁用于急慢性肾衰竭、严重酸碱平衡失调、慢性泌尿道解脲支原体感染及氯化钠绝对禁用患者。

（2）药物相互作用及饮食影响（表 21-12）

表 21-12　碱化尿液药物的药物相互作用及饮食影响

代表药物	药物相互作用	饮食影响
碳酸氢钠	①与酸性药物（如阿司匹林、苯巴比妥）合用会加速碳酸氢钠排泄，导致药效降低；②与肾上腺皮质激素、促肾上腺皮质激素、雄激素（如泼尼松、丙酸睾酮）合用易发生高钠血症和水肿；③可降低胃蛋白酶、维生素 E 的疗效；④与 H_2 受体拮抗剂（如西咪替丁、雷尼替丁）合用会使上述药物的吸收减少，影响药效；⑤与排钾利尿药（如氢氯噻嗪）合用时发生低氯性碱中毒的风险增加	应少吃酸性食物，避免与其作用产生打嗝、嗳气、胃胀、腹痛等胃肠道不良反应
枸橼酸盐制剂	当与保钾利尿药、血管紧张素转化酶抑制剂（ACEI）、非甾体抗炎药联用时，易引起高钾血症，应注意监测	不受饮食影响

五　预防措施要记牢

1. 痛风患者应定期检测血脂　如果血脂浓度高，首先要控制饮食，摄入低脂食物，避免高脂食物，必要时服用降脂药物，使血脂恢复正常，减少心血管并发症，预防痛风发作。

2. 建立良好的饮食习惯　低盐饮食，避免暴饮暴食或一餐内进食大量肉类，海产品、肉类及高嘌呤植物性食物建议煮后弃汤以减少食物中的嘌呤含量。

3. 多饮水　如患者无心肺疾病、无水肿，鼓励其多饮水，饮水量控制在 2 000ml/d 以上，睡前亦应适当饮水，以促进尿酸排出，避免引起肾结石。

4. 适当的运动　适当的运动可以预防痛风的发作，可以根据患者的身体状况指导其选择适合自身的运动方式，提倡有氧运动，如慢跑、骑自行车、游泳等，但应避免过度劳累。痛风急性发作期宜卧床休息，抬高患肢，减少患处受压。

虽然痛风是一种终身性疾病，但是它是可以预防和治疗的，关键在于保持良好的饮食习惯、健康的生活方式，保持乐观开朗的心态，同时进行规范标准的治疗。

参考文献

[1] ZHANG M, ZHU X, WU J, et al. Prevalence of hyperuricemia among Chinese adults: findings from two nationally representative cross-sectional surveys in 2015-16 and 2018-19. Front Immunol, 2022, 12(2): 791983.

[2] 黄叶飞 , 王小琴 , 周宇麒 , 等 . 高尿酸血症 / 痛风患者实践指南 . 中华内科杂志 , 2020, 59(7): 519-527.

[3] GARY S F, RALPH C B, SHERINE E G, et al. Kelley & Firestein's textbook of rheumatology. 10th ed. Philadelphia PA: Elsevier, 2017.

[4] 中国营养学会 . 一般人群膳食指南 // 中国营养学会 . 中国居民膳食指南 . 北京 : 人民卫生出版社 , 2016.

22 世界急性髓系白血病日

一 世界急性髓系白血病日的由来

对于“白血病”这一称呼大家一定都不陌生，人们更习惯称呼它为“血癌”。早在 19 世纪初，一位法国医生韦尔波（Velpeau）接诊了一名 63 岁的患者，这名患者表现为发热、虚弱，并伴有明显的肝脾肿大，患者住院后不久就不幸去世了，通过尸检，韦尔波发现死者的血液如同胶水一般黏稠，并猜测是由过多的白细胞造成的。1845 年，爱丁堡病理学家贝内特

（Bennet）也报道了类似的患者，并用“白细胞过多”来描述该疾病状况。一直到 1856 年，德国病理学家鲁道夫·魏尔肖（Rudolf Virchow）在显微镜下对这一类患者的血液进行观察，发现此类患者血液成分中有很多无色或白色的小球体，并首次用希腊文“白血”（leukemia）来称呼这一类疾病。1889 年，维尔斯塔特（Wilhelm Ebstein）使用了“急性白血病（acute leukemia）”一词，以区分进展迅速且致命的白血病和病程较缓和的慢性白血病。奥托内格利（Otto Naegeli）在 1900 年时发现了骨髓母细胞（即“急性骨髓性白血病”恶性细胞的来源），同时也将白血病区分为骨髓性和淋巴性两个类型。其中，“急性骨髓性白血病”即本文介绍的急性髓系白血病（acute myeloid leukemia，AML）。

急性髓系白血病是成人急性白血病中最常见的类型，目前对于急性髓系白血病治疗的研究和探索已出现了突破性的进展。每年的 4 月 21 日被设立为世界急性髓系白血病日，旨在帮助大众提高对急性髓系白血病的认识。

二 急性髓系白血病知多少

根据白血病细胞的分化程度和自然病程，白血病可分为急性白血病和慢性白血病两大类，根据主要受累的细胞系列又可将急性白血病分为急性淋巴细胞白血病和急性髓系白血病。其中，急性髓系白血病是我国最常见的白血病亚型，发病率约为 1.62/10 万人，占白血病总发病率的 58.7%，并且呈现出逐年升高的趋势。急性髓系白血病的中位发病年龄是 68 岁，超过半数为 65 岁以上的老年患者，75 岁以上老年患者约占 1/3。对于年轻的急性髓系白血病患者，80% 以上可以获得完全缓解，5 年生存率约为 40%。

1. 急性髓系白血病的发生过程 在正常情况下，骨髓中的造血干细胞经过分化，可以发育为各种成熟的血细胞（包括白细胞、红细胞和血小板），从而发挥正常的造血功能。而在急性髓系白血病患者中，造血干细胞的早期分化过程受到了阻碍，从而产生了大量未成熟的原始细胞，也就是白血病细胞。这些白血病细胞无法发挥正常的造血功能，但是会不受控制地快速增殖并堆积在人体的其他组织和器官中（如骨髓、淋巴组织），抢夺了这些组织和器官中正常细胞的营养，导致人体正常的免疫功能和造血功能遭到破坏，从而出现感染、贫血和出血等症状。

2. 急性髓系白血病的发生与哪些因素有关?

急性髓系白血病的病因和发病机制十分复杂，至今并未能完全地被阐明。目前认为，白血病的发生可能是环境因素与遗传因素共同作用所引起的。有研究表明，遗传、生物、物理及化学等因素都可能参与了急性髓系白血病的发病过程，某些血液病也可以进展为急性髓系白血病。

（1）遗传因素：白血病不是遗传病，也不会传染，但是患有其他遗传性疾病的人群发生白血病的风险会增高，如 21- 三体综合征、先天性远端毛细血管扩张型红斑等。

（2）生物因素：主要包括病毒感染和免疫功能异常。目前已知人类嗜 T[淋巴] 细胞病毒 -1（HTLV-1 病毒）与白血病的发生有关。当我们机体的免疫功能发生异常，不能将突变的细胞及时清除掉，这些细胞就会不受控制地快速生长，最终导致白血病的发生。

（3）物理因素：主要包括 α 射线、β 射线、X 射线、γ 射线等电离辐射，已有证据显示，大面积和大剂量的电离辐射可以导致 DNA 的碱基序列发生突变、断裂或重组，增加白血病发生的风险。

X 射线、CT 检查虽然应用到了电离辐射，但只有超过一定阈值剂量的辐射，才会具有致癌的风险，对于必要的检查大家不用过于恐慌。

（4）化学因素：主要包括苯及其衍生物、甲醛、亚硝胺类物质、氯霉素、农药、杀虫剂以及化疗药物等。长期暴露于苯环境中可诱发白血病已被学术界所证实，而在许多室内装修的材料中均含有甲醛、苯及其衍生物，应尽量延长入住新房的间隔时间。

（5）其他血液疾病：存在骨髓增生异常综合征、多发性骨髓瘤以及慢性骨髓增生性肿瘤等血液疾病病史的患者发生白血病的风险会增高。

（6）其他因素：吸烟、不良的饮食习惯、不规律作息等。

值得注意的是，即使存在上述风险因素并不意味着一定会得急性髓系白血病，同样，没有风险因素的人也可能会患上急性髓系白血病。

3. 得了急性髓系白血病有哪些临床表现?

（1）发热：多数患者在发病初期均会出现发热的症状，低热和高热都有可能出现，并伴有畏寒、寒战等。

（2）贫血：少部分患者因病程较短，发病时还没有贫血的症状。多数患者就诊时已出现头晕、乏力、面色苍白、活动后心悸及呼吸急促等症状。

（3）出血：部分患者以出血为早期表现，出血可发生在全身各部位，以皮肤瘀点、瘀斑，鼻出血，牙龈出血，月经过多较为常见，也可出现眼底出血、脏器出血等情况。

（4）淋巴结、肝脾肿大及髓外脏器浸润：多数患者会出现淋巴结肿大的症状，主要分布在颈部、腋下、腹股沟以及腹部等部位。肝脾肿大也是常见的症状之一，尤其是在病情进展的情况下。肝脾肿大的原因主要与白血病细胞的浸润有关。白血病细胞通过血液和淋巴系统扩散，累及肝脏和脾脏，导致器官肿大。当白血病细胞浸润到骨和关节时，则会出现骨痛、关节痛以及胸骨下端压痛等症状；浸润到中枢神经系统则会出现头痛、呕吐、嗜睡等症状；此外，还会出现皮肤、口腔黏膜以及齿龈浸润等情况。

三 急性髓系白血病的治疗：白血病≠宣判死刑

急性髓系白血病的治疗方式主要包括化疗、靶向治疗、免疫治疗以及造血干细胞移植，大多数急性髓系白血病患者的全程治疗通常包括以下几个阶段。

（1）诱导治疗：对于初始诊断为急性髓系白血病的患者一般先进行诱导治疗，其主要目的是快速清除体内的白血病细胞，使患者迅速获得完全缓解。

标准剂量的“7＋3”方案（阿糖胞苷联合伊达比星或柔红霉素）是诱导治疗的首选方案。其他可以选择的化疗药物包括高三尖杉酯碱、蒽环类药物以及米托蒽醌等。此外，也可以酌情考虑在化疗的基础上联合靶向药物进行诱导治疗，靶向药物的选择包括维奈克拉、去甲基化药物（地西他滨或阿扎胞苷）、FLT3 抑制剂以及 IDH 抑制剂等。具体方案的选择需要医生结合患者的年龄、既往病史、肿瘤负荷等方面的因素综合判断。

（2）巩固治疗：经诱导治疗后得到完全缓解的患者可以进入下一步的治疗阶段即巩固治疗，该阶段治疗的主要目的是消除体内残留的白血病细胞，争取长期无病生存，防止疾病复发。

此阶段应综合患者的化疗耐受性、遗传学预后危险度以及可检测残留病等因素进行分层治疗。对于低危组的患者，首选中大剂量阿糖胞苷为基础的化疗方案；对于高危人群，首选异基因造血干细胞移植。目前，随着靶向治疗与免疫治疗的发展，一些抗体偶联药物以及免疫检查点抑制剂等药物在急性髓系白血病患者中也取得了较好疗效。

（3）经过诱导和巩固治疗后，中高危组患者可用去甲基化药物进行维持治疗，直至疾病进展。对于接受异基因造血干细胞移植后的患者，FLT3-ITD 阳性患者可以选择 FLT3 抑制剂维持，其他患者可以选择去甲基化药物维持治疗。

一般在诱导治疗后恢复期（停化疗后第 21～28 天）需要进行骨髓穿刺评价疗效。

在急性髓系白血病的整个治疗过程中应特别关注化疗药物引起的心脏毒性（主要是蒽环类药物）。

随着分子生物学技术的迅猛发展，急性髓系白血病的靶向治疗取得了突破性的进展，相关临床试验也在不断开展中，为延长急性髓系白血病患者的生存期、改善急性髓系白血病患者的生存质量带来了更多的获益，为急性髓系白血病患者带来了新的希望。得了白血病并不等于宣判"死刑"，只要积极接受规范治疗，急性髓系白血病患者也可以获得长期生存，回归社会，恢复正常生活。

四 急性髓系白血病患者的日常管理

1. 化疗间歇期的日常管理 目前，化疗仍然是急性髓系白血病治疗的基石，但是"杀敌一千，自损八百"，化疗药物在杀死肿瘤细胞的同时，也会杀死自身正常的细胞，导致患者在化疗后的一段时间内会比较虚弱。因此，在每次化疗之间会有一段间歇期，让身体能够得到休整，以更好的状态去接受下一次的化疗。在化疗间歇期进行科学、细致的自我管理，是患者安全、平稳地度过这一时期的关键。

（1）保持积极的心态，树立对抗疾病的信心。

（2）保持居住环境的通风与清洁，日常进行消毒，防止出现感染。

（3）加强营养的摄入，多进食高蛋白、高膳食纤维的食物；清淡饮食，禁忌辛辣、刺激性的食物。

（4）多饮水，促进化疗药物的排泄，同时降低因化疗后恶心、呕吐等不适症状引起脱水的风险。

（5）化疗间歇期以卧床休息为主，可在家属的陪伴下进行室内活动，遵医嘱进行适当的户外运动。

（6）减少出入公共场所，避免接触有传染性疾病的人群。

（7）多漱口，保持口腔清洁，预防口腔黏膜炎的发生。

（8）便后用温水清洗肛周及会阴部，保持肛周清洁。

（9）保持全身皮肤的清洁，如出现疖肿或破损的情况应及时就医进行对症处理。

（10）遵医嘱规律用药，定期复查血常规、肝肾功能等。

2. 造血干细胞移植后的日常管理 造血干细胞移植是治疗急性髓系白血病的重要手段，也是目前能够治愈急性髓系白血病的唯一方法。完成移植、顺利出仓只是踏出了这万里长征的第一步，移植是否成功与患者良好的自我管理密不可分。

进行自体移植的患者无须应用免疫抑制剂，对于居家环境、饮食结构等方面的日常管理请参照“化疗间歇期的日常管理”。

进行异基因造血干细胞移植的患者为了预防排异反应，需要长期服用免疫抑制剂，以下居家管理注意事项要牢记：

（1）按时按量地服用抗排异的药物，切勿自行增减剂量。

（2）定期检测免疫抑制剂如环孢素的浓度，遵医嘱调整剂量。

（3）出现发热、腹泻等不适应及时就医，避免延误病情。

遵循医嘱治疗的同时进行科学细致的日常管理，大部分急性髓系白血病患者也可长期存活。

五 急性髓系白血病的预防

对于健康人群而言，如何防范急性髓系白血病的发生？

1. 减少接触可能引起急性髓系白血病的一些风险因素，包括刚装修过的房屋、染发、劣质玩具等。

2. 食用蔬菜、水果前清洗干净，尽量减少农药的残留。

3. 保持良好的生活习惯，包括规律的作息、健康的饮食以及适当的运动。

4. 保持积极乐观的心态，可以帮助提高机体的免疫力。

5. 出现不明原因的反复发热，应及早就诊。

6. 出现贫血的症状一直没有好转，应及早就诊。

7. 发现颈部、腋下、腹股沟以及腹部等部位存在可触及的肿块，应及早就诊。

科学技术的发展为急性髓系白血病患者带来了更多的信心和希望，希望在未来的某一天，白血病可以被彻底治愈，人们不再谈"白"色变！

参考文献

[1] 中华医学会血液学分会白血病淋巴瘤学组，王建祥．成人急性髓系白血病（非急性早幼粒细胞白血病）中国诊疗指南（2023 年版）. 中华血液学杂志，2023, 44(9): 705-712.

[2] 国家卫生健康委员会．成人急性髓系白血病诊疗规范（2018 年版）. [2024-04-03]. http://www.nhc.gov.cn/yzygj/s7659/201812/b21802b199814ab7b1219b87de0cae51.shtml.

[3] SHALLIS R M, WANG R, DAVIDOFF A, et al. Epidemiology of acute myeloid leukemia: Recent progress and enduring challenges. Blood Rev, 2019, 36(1): 70-87.

[4] 文晓玲，黎若祺，杨林花，等．急性髓系白血病靶向治疗进展．中国实验血液学杂志，2023, 31(4): 1252-1256.

23 世界儿童预防接种宣传日

一 世界儿童预防接种宣传日的由来

世界儿童预防接种宣传日又称为计划免疫宣传日。世界儿童预防接种宣传日是每年的 4 月 25 日。该纪念日旨在提高人们对儿童接种疫苗重要性的认识，推动各国加强疫苗接种工作，保障所有儿童能够得到预防传染病的保护。世界儿童预防接种宣传日通常也是世界免疫周（World Immunization Week）的一部分。世界免疫周通常在每年 4 月的最后一周进行，旨在推动全球的免疫工作，并通过宣传和教育活动提高公众对疫苗接种的重视。20 世纪 80 年代，我国政府积极响应世界卫生组织提出的扩大计划免疫规划（Expanded Programme on Immunization），广泛开展儿童预防接种工作。保证免疫接种率和接种质量，可有效防止相应传染病的发生和流行，达到最终消灭疾病的目的。

我国实施国家免疫规划，有效地利用疫苗降低了传染病发病率。通过口服脊髓灰质炎减毒活疫苗糖丸，自 1995 年后，我国阻断了本土脊髓灰质炎病毒的传播，使成千上万孩子避免了肢体残疾；普及新生儿乙型肝炎疫苗接种后，我国 5 岁以下儿童乙型肝炎病毒携带率已从 1992 年的 9.7% 降至 2014 年的 0.3%；20 世纪中期，我国麻疹年发病人数曾高达 900 多万例，至 2020 年，发病人数已不到 1 000 例；普及儿童计划免疫前，白喉每年可导致数以十万计的儿童发病，2006 年后，我国已无白喉病例报告；20 世纪 60 年代，我国流行性脑脊髓膜炎发病人数最高年份曾高达 304 万例，至 2020 年，发病人数已低于 200 例；流行性乙型脑炎发病人数最高年份有近 20 万例，2017 年发病人数仅千余例。国家免疫规划的实施有效地保护了广大儿童的健康和生命安全。不断提高免疫服务质量，维持高水平接种率是全社会的责任。

二 为什么要给孩子接种疫苗?

科学研究表明，当细菌或病毒侵入人体时，身体就会产生一种抵抗这种细菌或病毒的物质，这种物质叫作抗体。不同的细菌或病毒会诱导身体产生不同的抗体，称为特异性抗体。病愈后，这种特异性抗体仍然存留在体内，如再有相应的细菌或病毒侵入体内，这种特异性抗体就能保护身体不受这些细菌或病毒的伤害。预防接种就是人为地将经减毒或灭活等工艺处理的少量细菌或病毒及其代谢产物接种给人，使机体产生特异性抗体或细胞免疫反应，从而产生针对该种病原体的抵抗能力。

疫苗接种是最有效的卫生防护措施之一。自我国免疫规划实施 40 多年来，已根除了天花，麻疹、脊髓灰质炎、百日咳、白喉四种传染病的总发病率下降 99% 以上，乙型肝炎同样得到了有效控制。因为疫苗的普及，上亿人避免发病，减少了百亿住院费用。疫苗接种计划的直接受益者是免疫接种的儿童。免疫接种的儿童通过群体免疫也能使未接种人群间接获益。群体免疫是指对感染免疫的人群比例足够多，从而降低了疾病传播风险。群体免疫可保护因年龄过小而不能免疫接种的儿童和禁忌接种疫苗的个体。这有赖于大部分人群完成常规推荐的免疫接种。

还需要注意的是，一定要按免疫程序进行预防接种。不同的疫苗，有不同的免疫程序，这是根据抗体水平在人体内的变化、疾病感染风险、临床试验和多年科学实践为依据而确定的开始接种年龄和接种间隔。如乙型肝炎疫苗、百白破联合疫苗、脊髓灰质炎疫苗等至少需要完成 3 剂接种才能使儿童身体产生足够的免疫力。随着孩子的长大，身体内原有通过接种疫苗获得的免疫力也会逐渐下降。因此，有些疫苗还要进行加强免疫。

三 什么是免疫规划疫苗和非免疫规划疫苗?

目前，我国将疫苗分为两类，即免疫规划疫苗和非免疫规划疫苗。免疫规划疫苗是指居民应当按照政府的规定接种的疫苗，包括国家免疫规划确定的疫苗，省、自治区、直辖市人民政府在执行国家免疫规划时增加的疫苗，以及县级以上人民政府或者其卫生健康主管部门组织的应急接种或者群体性预防接种所使用的疫苗。居住在中国境内的居民在依法享有接种免疫规划疫苗的权利的同时，应履行接种免疫规划疫苗的义务。免疫规划疫苗由政府支付疫苗费用，实行免费接种，具体详见国家免疫规划疫苗儿童免疫程序表（表 23-1）。

非免疫规划疫苗是指由居民自愿接种的其他疫苗，属于自愿自费接种。居民可根据自身情况自愿选择接种。非免疫规划疫苗对针对传染病同样具有很好的预防效果，儿童家长可以根据孩子的健康需求，自主决定是否接种该类疫苗。非免疫规划疫苗包括水痘疫苗、流感疫苗、b 型流感嗜血杆菌结合疫苗、肺炎球菌疫苗、轮状病毒疫苗等。

四 疫苗接种程序有哪些?

国家免疫规划疫苗儿童免疫程序见表 23-1。

1. 接种部位 疫苗接种途径通常为口服、肌内注射、皮下注射和皮内注射，具体见每种疫苗的使用说明。注射部位通常为上臂外侧三角肌处和大腿前外侧中部。当多种疫苗同时注射接种（包括肌内、皮下和皮内注射）时，可在左右上臂、左右大腿分别接种，卡介苗选择上臂。

2. 同时接种原则

（1）不同疫苗同时接种：两种及以上注射类疫苗应在不同部位接种。严禁将两种或多种疫苗混合吸入同一支注射器内接种。

现阶段的国家免疫规划疫苗均可按照免疫程序或补种原则同时接种。

（2）不同疫苗接种间隔：两种及以上注射类减毒活疫苗如果未同时接种，应间隔不小于 28 天进行接种。国家免疫规划使用的灭活疫苗和口服类减毒活疫苗，如果与其他灭活疫苗、注射或口服类减毒活疫苗未同时接种，对接种间隔不作限制。

3. 补种通用原则 未按照推荐年龄完成国家免疫规划规定剂次接种的小于 18 周岁人群，在补种时掌握以下原则：

（1）应尽早进行补种，尽快完成全程接种，优先保证国家免疫规划疫

表 23-1 国家免疫规划疫苗儿童免疫程序表（2021 年版）

可预防疾病	疫苗种类	接种途径	剂量	英文缩写	接种年龄														
					出生时	1月	2月	3月	4月	5月	6月	8月	9月	18月	2岁	3岁	4岁	5岁	6岁
乙型病毒性肝炎	乙型肝炎疫苗	肌内注射	10 或 20μg	HepB	1	2					3								
结核病[1]	卡介苗	皮内注射	0.1ml	BCG	1														
脊髓灰质炎	脊灰灭活疫苗	肌内注射	0.5ml	IPV			1	2											
	脊灰减毒活疫苗	口服	1 粒或 2 滴	bOPV					3								4		
百日咳、白喉、破伤风	百白破疫苗	肌内注射	0.5ml	DTaP				1	2	3				4					
	白破疫苗	肌内注射	0.5ml	DT															5
麻疹、风疹、流行性腮腺炎	麻腮风疫苗	皮下注射	0.5ml	MMR								1		2					

续表

可预防疾病	疫苗种类	接种途径	剂量	英文缩写	接种年龄														
					出生时	1月	2月	3月	4月	5月	6月	8月	9月	18月	2岁	3岁	4岁	5岁	6岁
流行性乙型脑炎[2]	乙脑减毒活疫苗	皮下注射	0.5ml	JE-L								1			2				
	乙脑灭活疫苗	肌内注射	0.5ml	JE-I								1、2			3				4
流行性脑脊髓炎	A 群流脑多糖疫苗	皮下注射	0.5ml	MPSV-A							1		2						
	A 群 C 群流脑多糖疫苗	皮下注射	0.5ml	MPSV-AC												3			4
甲型病毒性肝炎[3]	甲肝减毒活疫苗	皮下注射	0.5 或 1.0ml	HepA-L										1					
	甲肝灭活疫苗	肌内注射	0.5ml	HepA-I										1	2				

注：1. 主要指结核性脑膜炎、粟粒性肺结核等。

2. 选择乙脑减毒活疫苗接种时，采用两剂次接种程序。选择乙脑灭活疫苗接种时，采用四剂次接种程序；乙脑灭活疫苗第 1、2 剂间隔 7 ~ 10 天。

3. 选择甲肝减毒活疫苗接种时，采用一剂次接种程序。选择甲肝灭活疫苗接种时，采用两剂次接种程序。

苗的全程接种。

（2）只需补种未完成的剂次，无须重新开始全程接种。

（3）当遇到无法使用同一厂家同种疫苗完成接种程序时，可使用不同厂家的同种疫苗完成后续接种。

（4）具体补种建议详见每种疫苗的使用说明中各疫苗的补种原则部分。

4. 流行季节疫苗接种 国家免疫规划使用的疫苗都可以按照免疫程序和预防接种方案的要求，全年（包括流行季节）开展常规接种，或根据需要开展补充免疫和应急接种。

五 接种疫苗有风险吗？疑似疫苗不良反应该如何应对？

由于疫苗是将病毒、细菌等病原体经过灭活或减毒等方法制备而成的，以及疫苗所含的成分和个体的差异，在接种疫苗后有可能会出现接种反应。但发生反应的概率较低，以一般反应为主，严重的异常反应非常罕见。

有少数受种者接种疫苗后可能会发生一过性、轻微的机体反应，如局部压痛、红肿和/或轻度发热等最为常见，这类反应如果是由疫苗本身的生物学特性和人体的个体差异所导致的，即为预防接种一般反应。上述症状一般持续1~2天即可消失，绝大多数无须干预可自愈或仅需要一般处理。受种者要注意适当休息，多喝开水。如果是由感染等其他病因导致的上述不适，则不属于疫苗的一般反应，也可能会继发出现其他症状。因此，如果出现严重反应或继发其他疾病的，应当及时就医诊治。

预防接种异常反应是指合格的疫苗在实施规范接种过程中或者实施规范接种后，造成受种者机体组织器官、功能损害，相关各方均无过错的药品不良反应。异常反应也是由疫苗的生物学特性和人体的个体差异（如健康状况、过敏性体质、免疫功能不全等）所致，较一般反应更为罕见、严重。如出现急性严重过敏性反应等，应当尽快就医诊治。

六 常见特殊健康状态儿童接种

1. 早产儿与低出生体重儿 早产儿（胎龄小于 37 周）和 / 或低出生体重儿（出生体重小于 2 500g）如医学评估稳定并且处于持续恢复状态（无须持续治疗的严重感染、代谢性疾病、急性肾脏疾病、肝脏疾病、心血管疾病、神经和呼吸道疾病），常规免疫接种的程序、剂量、间隔时间和禁忌证 / 注意事项与胎龄≥ 37 周足月出生的婴儿和儿童相同。如果孩子的出生体重小于 2 500g 且母亲乙型肝炎病毒表面抗原阴性，则第 1 剂乙肝疫苗应推迟至出院时或 30 日龄时接种。

2. “过敏性体质”儿童 疫苗引起的全身性过敏反应很罕见，反应常在 30 分钟内出现，但极少数情况下可延迟达数小时。所谓“过敏性体质”不是疫苗接种的禁忌证。对已知疫苗成分严重过敏或既往因接种疫苗发生喉头水肿、过敏性休克及其他全身性严重过敏反应的，禁忌继续接种同种疫苗。

3. 免疫功能受损儿童 除 HIV 感染者外的其他免疫缺陷者（如原发性免疫缺陷、无脾 / 脾功能不全等）或正在接受全身免疫抑制治疗者（如大剂量糖皮质激素、抗肿瘤坏死因子药物等），可以接种灭活疫苗，原则上不予接种减毒活疫苗（补体缺陷患者除外）。但在疫苗接种的时间上，需由医务人员专业评估后，选择合适的时间接种，否则可能导致疫苗接种后无效。

人类免疫缺陷病毒（HIV）感染母亲所生儿童的 HIV 感染状况可分 3 种：① HIV 感染儿童；② HIV 感染状况不详儿童；③ HIV 未感染儿童。由医疗机构出具儿童是否为 HIV 感染、是否出现症状或是否有免疫抑制的诊断。HIV 感染母亲所生小于 18 月龄婴儿在接种前不必进行 HIV 抗体筛查，按 HIV 感染状况不详儿童进行接种。对不同 HIV 感染状况儿童接种国家免疫规划疫苗的建议见表 23-2。

表 23-2　HIV 感染母亲所生儿童接种国家免疫规划疫苗建议

疫苗种类	HIV 感染儿童		HIV 感染状况不详儿童		HIV 未感染儿童
	有症状或有免疫抑制	无症状和无免疫抑制	有症状或有免疫抑制	无症状	
乙型肝炎疫苗	√	√	√	√	√
卡介苗	×	×	暂缓接种	暂缓接种	√
脊灰灭活疫苗	√	√	√	√	√
脊灰减毒活疫苗	×	×	×	×	√
百白破疫苗	√	√	√	√	√
白破疫苗	√	√	√	√	√
麻腮风疫苗	×	√	×	√	√
乙脑灭活疫苗	√	√	√	√	√
乙脑减毒活疫苗	×	×	×	×	√
A 群流脑多糖疫苗	√	√	√	√	√
A 群 C 群流脑多糖疫苗	√	√	√	√	√
甲肝减毒活疫苗	×	×	×	×	√
甲肝灭活疫苗	√	√	√	√	√

注：暂缓接种：当确认儿童 HIV 抗体阴性后再补种，确认 HIV 抗体阳性儿童不予接种；“√”表示“无特殊禁忌”，“×”表示“禁止接种”。

4. 出血风险增加的儿童和青少年　对于肌内注射后出血风险增加的儿童和青少年，建议咨询儿童血液科医生。如果临床医生充分了解患者出血风险且确定能够安全完成接种，则有出血性疾病的儿童或青少年可接受肌内注射。其他建议包括：条件允许的话，应在使用抗凝血药之前或使用凝血因子之后不久安排肌内注射；使用更小口径的针头；注射后紧密按压至少 2 分钟，避免揉搓等。

5. 近期或计划接受免疫球蛋白或血制品治疗的儿童　在给予免疫球蛋

白治疗当日，或在免疫球蛋白或血制品治疗后数月，不应接种风疹疫苗和水痘疫苗。免疫球蛋白和血制品含有抗体，此类抗体会干扰疫苗应答。如果必须在接种风疹疫苗或水痘疫苗后 14 日内使用免疫球蛋白或血制品，则应在建议的间隔时间之后再接种另一剂疫苗。

6. 其他特殊健康状况的儿童 下述常见疾病不作为疫苗接种禁忌：生理性和母乳性黄疸，单纯性热性惊厥史，癫痫控制处于稳定期，病情稳定的脑疾病、肝脏疾病，常见先天性疾病（先天性甲状腺功能减退、苯丙酮尿症、21- 三体综合征、先天性心脏病）和先天性感染（梅毒、巨细胞病毒和风疹病毒）。对于其他特殊健康状况儿童，如无明确证据表明接种疫苗存在安全风险，原则上可按照免疫程序进行疫苗接种。

七 哪些情况需要暂缓接种或避免接种疫苗

1. 暂缓接种的情况

（1）任何原因（感冒、伤口感染、局部炎症）引起的发热（腋下体温 ≥ 37.3℃），暂缓接种。

（2）痛风发作、重感冒、心肌梗死、脑梗死等疾病急性发作期，暂缓接种。

（3）恶性肿瘤患者手术前后，正在进行化疗、放疗期间，暂缓接种。

（4）头痛、头晕、恶心、呕吐、胸闷、胃部不适等，暂缓接种，查明原因再考虑是否接种。

（5）荨麻疹发作期，有皮肤瘙痒症状，暂缓接种。

（6）诺如病毒或其他病毒引起的急性腹泻，暂缓接种。

2. 不能接种的情况

（1）患有未控制的癫痫和其他严重神经系统疾病者（如横贯性脊髓炎、急性炎症性脱髓鞘性多发性神经病、脱髓鞘疾病等），不能接种。

（2）既往接种疫苗出现严重过敏反应者（如急性过敏反应、血管神经性水肿、呼吸困难等），不能接种。

（3）对疫苗成分及辅料过敏者不能接种。

（4）患急性疾病，或慢性疾病的急性发作期，或未控制的严重慢性疾病患者。

（5）孕妇不能接种。

（6）其他经过医学专业评估后不能接种的情形。

总而言之，越来越多的现实数据表明，疫苗接种在降低人群死亡率、提高儿童健康水平、提高期望寿命等方面发挥了极为重要的作用。它是一项重要的公共卫生措施，具有维护个体和社会健康的重要作用。因此，我们应该重视预防接种的重要性，积极参与接种活动，为自己和他人的健康负责。

参考文献

[1] 国家卫生健康委员会．国家免疫规划疫苗儿童免疫程序及说明．「2024-07-10」. http://www.nhc.gov.cn/jkj/s3581/202103/590a8c7915054aa682a8d2ae8199e222.shtml.

[2] 中国疾病预防控制中心．预防接种工作规范(2016 年版).「2024-07-10」. https://www.chinacdc.cn/nip/ywdt/myfw/myjswj/202112/t20211210_253839.html.

24 国际心绞痛周

一 国际心绞痛周的由来

每年的 4 月 24 日至 5 月 2 日是国际心绞痛周，是为了提升专业医生和公众对于心绞痛规范化诊疗的认知而举办的。心绞痛是缺血性心脏病最常见的症状。心绞痛的发生会影响患者的运动耐量和生活质量，增加心肌梗死和猝死的风险。为了提高公众对心绞痛的认识，优化心绞痛的管理，2017 年 10 月，欧洲心脏病学会（ESC）发起了“认识心绞痛”全球行动

（图 24-1），旨在提升专业医生、患者乃至公众对心绞痛的认识，从而改善对心绞痛患者的健康管理水平。该项目于 2018 年 10 月在意大利召开全球启动会，并号召各国每年的 4 月某一周作为“认识心绞痛”项目周。2018 年 11 月，中国心血管健康联盟正式启动“认识心绞痛，从我做起”行动中国区项目，旨在通过心绞痛管理和患者教育提高大家对心绞痛的认知，同时探索中国特色的心绞痛管理模式，并确定从2019年起，每年4月举办“国际心绞痛周”。

心绞痛究竟有什么样的疾病症状？在日常生活中我们应该如何预防？在治疗方面又需要注意哪些问题呢？

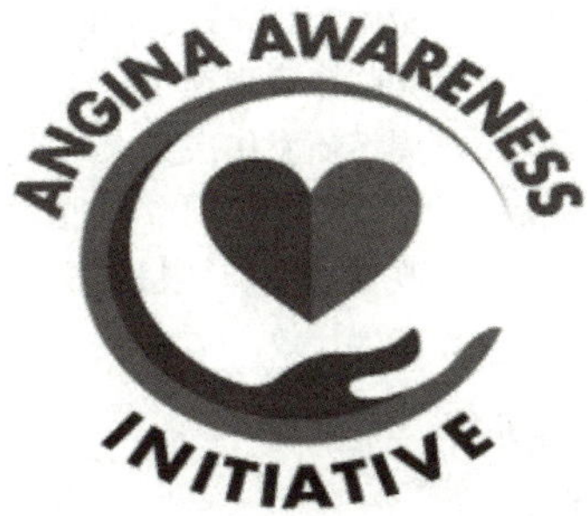

图 24-1　“认识心绞痛”全球行动图标

二　心绞痛知多少

心绞痛是由冠状动脉供血不足，心肌急剧的暂时的缺血缺氧引起的，通常为短暂的胸骨后、心前区压榨性疼痛或憋闷感，可放射到其他部位。心绞痛发作时还可有心率加快、血压升高、表情焦虑、皮肤出汗等。根据心绞痛的发作状况和发病机制，一般可分为两大类型：稳定型心绞痛和不稳定型心绞痛（表 24-1）。

表 24-1　心绞痛的分型

分型	发病机制	症状特点
稳定型心绞痛	冠状动脉内的动脉粥样硬化斑块导致冠状动脉管腔狭窄或闭塞，在心脏负荷增加时冠状动脉血流不能满足心肌代谢需要	部位：通常位于胸骨后，也可在心前区、咽部、下颌等部位，范围有手掌或拳头大小，甚至横贯前胸，界线不是很清楚。 性质：常为压迫、发闷、紧缩或胸口沉重感，有时为颈部扼制或胸骨后烧灼感，可伴有呼吸困难，也可伴有乏力或虚弱感等。 持续时间：通常持续数分钟至十余分钟，大多数情况下 3 ~ 5 分钟，很少超过 15 分钟。 诱因：发作与劳累或情绪激动有关，爬楼梯、运动、寒冷、饱餐常会诱发。停下休息即可缓解，舌下含服硝酸甘油数分钟内（通常 1 ~ 3 分钟）迅速缓解。 其临床表现在 1 ~ 3 个月内相对稳定，即每日和每周疼痛发作次数大致相同，诱发疼痛的劳力和情绪激动程度相同，每次发作疼痛的性质和疼痛部位无改变，疼痛时限相仿，服用药物后也在相近时间内产生疗效
不稳定型心绞痛	冠状动脉内的动脉粥样硬化斑块不稳定，继发病理改变，使局部心肌血流量明显下降，如斑块内出血、斑块破裂、斑块表面有血小板聚集和 / 或冠状动脉痉挛	表现为静息性心绞痛、初发心绞痛、恶化劳力性心绞痛等，疼痛较稳定型心绞痛剧烈，持续时间往往可达 30 分钟，休息和含服硝酸甘油一般仅出现短暂或不完全性缓解

心绞痛的严重程度可根据加拿大心血管病学会（Canadian Cardiovascular Society，CCS）分级方法，分为四级。Ⅰ级：一般体力活动（如步行和登楼）不受限，但在强、快或持续用力时发生心绞痛。Ⅱ级：一般体力活动轻度受限。快步、餐后、寒冷或刮风中、精神应激或醒后数小时内发作心绞痛。一般情况下平地步行 200m 以上或登楼一层以上受限。Ⅲ级：一般体力活动明显受限，一般情况下平地步行 200m 以内，或登楼一层引起心绞痛。Ⅳ级：轻微活动或休息时即可发生心绞痛。

三 心绞痛可防可控，预防和治疗要及时

若心绞痛频繁发作，不及时进行规范的治疗，则会发展为急性心肌梗死、心力衰竭，并发心律失常，甚至引起猝死等。因此应重视心绞痛的预防和规范治疗。

1. 如何做好心绞痛的预防？

（1）应避免各种诱发因素，例如避免进食过饱（尤其是饱餐后运动），戒烟限酒，避免过度劳累，减轻精神负担，保持充足睡眠，避免感染，避免输液量过多或输液速度过快等。

（2）积极控制冠心病危险因素，高龄、男性、高血压、吸烟、血脂异常、糖尿病、早发冠心病家族史（一级亲属男性 < 55 岁、女性 < 65 岁发生冠心病）等是有明确临床研究证据的冠心病危险因素，对于可控的危险因素应积极干预。

（3）进行心脏康复评估，制订心脏康复方案。

2. 谨记心绞痛发作处理方法

当心绞痛急性发作时，应立即休息，舌下含服硝酸甘油或舌下喷硝酸甘油气雾剂。若症状不缓解，建议立即拨打急救电话。不稳定型心绞痛单次用药常不能缓解症状，一般建议每隔 5 分钟 1 次，最多用 3 次，同时应尽快急救治疗和处理。

3. 心绞痛缓解期如何治疗？

对于稳定型心绞痛，使用抗心绞痛药如长效硝酸酯类药物、钙通道阻滞剂、β 受体拮抗剂可以预防心绞痛发作，缓解心绞痛症状，这些药物可单独使用或联合使用，当这些药物有禁忌、不耐受或症状控制不佳时还可使用曲美他嗪、尼可地尔或伊伐布雷定等。心绞痛的药物治疗目标除了缓解心绞痛症状，改善缺血外，还需要预防心血管事件，因此在使用抗心绞痛药的同时，还应联合使用预防心肌梗死和死亡等严重不良事件的药物，主要包括抗血小板药、他汀类等降胆固醇药、β 受体拮抗剂和血管紧张素转化酶抑制剂或血管紧张素 Ⅱ 受体阻滞剂。

不稳定型心绞痛应尽快就医，立即住院规范治疗。缓解期应强调抗血

小板药和调血脂药的治疗，其他长期治疗方案基本同稳定型心绞痛。如果病情严重或药物治疗不能控制，可考虑手术治疗如内科冠状动脉介入术或外科冠状动脉旁路移植术。

四 心绞痛用药学问多

虽然冠心病心绞痛尚无法治愈，但若积极规范用药，预后相对较好。常用抗心绞痛药如下（表 24-2）。

1. 硝酸酯类 硝酸酯类可通过扩张冠状动脉，增加冠状动脉血流量以及增加静脉容量，减少回心血量，降低心室前负荷，减少心肌需氧和改善心肌灌注，从而改善心绞痛症状。短效药物如硝酸甘油、硝酸异山梨酯可快速起效。舌下含服或喷雾用硝酸甘油仅作为心绞痛发作时缓解症状的用药，也可在运动前数分钟预防使用。口服长效硝酸酯类用于降低心绞痛发作的频率和程度，并可能增加运动耐量，但不适宜用于心绞痛急性发作的治疗。

2. β 受体拮抗剂 β 受体拮抗剂可抑制心脏 β 肾上腺素受体，减慢心率，减弱心肌收缩力，降低血压，减少心肌耗氧量及心绞痛发作，提高运动耐量。常用药物有美托洛尔、比索洛尔和卡维地洛。只要无禁忌证，β 受体拮抗剂为慢性稳定型心绞痛的初始治疗首选药物之一。

3. 钙通道阻滞剂 钙通道阻滞剂可通过改善冠状动脉血流和减少心肌耗氧量发挥缓解心绞痛的作用。钙通道阻滞剂分为二氢吡啶类和非二氢吡啶类。二氢吡啶类（硝苯地平、氨氯地平、非洛地平等）对血管的选择性更佳，但治疗心绞痛时需选择长效钙通道阻滞剂如氨氯地平片、硝苯地平缓释片或控释片、非洛地平缓释片。非二氢吡啶类钙通道阻滞剂（如维拉帕米、地尔硫䓬）可降低心率，减弱心肌收缩力，心力衰竭或心脏传导功能障碍的患者应避免使用。

4. 曲美他嗪 曲美他嗪可优化心肌能量代谢，改善心肌缺血及左心功能，缓解心绞痛，可与 β 受体拮抗剂等抗心肌缺血药物联用。

5. 尼可地尔 尼可地尔刺激血管平滑肌上腺嘌呤核苷三磷酸敏感性钾离子通道，同时具有类硝酸酯作用，可扩张冠状动脉。当对 β 受体拮抗剂

表 24-2 常用抗心绞痛药

药物	用法用量	主要不良反应	注意事项
硝酸酯类	(1) 心绞痛发作时：舌下含服硝酸甘油 0.3 ~ 0.6mg，每 5 分钟含服 1 次直至症状缓解或发生低血压暂停，15 分钟内含服最大剂量不超过 1.2mg，也可舌下含服硝酸异山梨酯 5 ~ 10mg (2) 心绞痛缓解期：口服硝酸异山梨酯 5 ~ 20mg/ 次，每日 3 次或单硝酸异山梨酯 20 ~ 40mg/ 次，每日 2 次或单硝酸异山梨酯缓释制剂 30 ~ 60mg/ 次，每日 1 次	头痛、面色潮红、低血压、晕厥和直立性低血压、反射性心动过速等，应用硝酸甘油时最明显	(1) 含服硝酸甘油时，应警惕直立性低血压。 (2) 舌下含服硝酸甘油需使舌下黏膜湿润。 (3) 使用硝酸酯类药物若发生无法耐受的头痛及时就医调整药物。 (4) 缓释制剂不可咀嚼、压碎。 (5) 长期使用长效硝酸酯类药物需预留无硝酸盐或低硝酸盐时间间隔 8 ~ 10 小时，以免耐药发生。 (6) 应用 5 型磷酸二酯酶抑制剂(如西地那非等)者，24 小时内不能应用硝酸酯类药物，以免引起低血压。 (7) 与其他抗高血压药联用需注意监测血压
β 受体拮抗剂	(1) 酒石酸美托洛尔 25 ~ 100mg/ 次，每日 2 次；或琥珀酸美托洛尔缓释片 47.5 ~ 190mg/ 次，每日 1 次。 (2) 比索洛尔 5 ~ 10mg/ 次，每日 1 次。 (3) 卡维地洛 25 ~ 50mg/ 次，每日 1 ~ 2 次	心动过缓、心脏传导阻滞、疲劳、抑郁、支气管痉挛、直立性低血压、阳痿等	(1) 酒石酸美托洛尔应空腹服药，琥珀酸美托洛尔最好早晨服用，可掰开，但不能咀嚼或压碎，食物不影响吸收。比索洛尔早晨用水整片吞服，可与食物同服。 (2) 用药后注意监测血压、心率、心电图等，门诊随访，需根据监测情况及时调整剂量。静息心率目标为降至 55 ~ 60 次 /min，严重心绞痛，若无心动过缓症状，可降至 50 次 /min，若发现心率低于目标心率应及时就诊。 (3) 可能掩盖低血糖症状，糖尿病患者需注意监测血糖。 (4) 慢性阻塞性肺疾病患者需谨慎使用，注意呼吸系统症状
非二氢吡啶类钙通道阻滞剂	(1) 维拉帕米 40 ~ 80mg/ 次，每日 3 次或缓释剂 240mg/ 次，每日 1 次。 (2) 地尔硫䓬 30 ~ 60mg/ 次，每日 3 次或缓释制剂 90mg/ 次，每日 1 次	心动过缓、心脏传导阻滞、肌力下降、便秘、牙龈增生等	(1) 用药期间注意随访监测血压、心率、心电图等。 (2) 若与 β 受体拮抗剂联用时需加强监测

续表

药物	用法用量	主要不良反应	注意事项
二氢吡啶类钙通道阻滞剂	(1)硝苯地平缓释制剂 10 ~ 20mg/ 次，每日 1 ~ 2 次或控释剂 30mg/ 次，每日 1 次。 (2)氨氯地平 5 ~ 10mg/ 次，每日 1 次。 (3)非洛地平 5 ~ 10mg/ 次，每日 1 次	头痛、踝关节肿胀、疲劳、面色潮红、反射性心动过速、牙龈增生等	(1)注意监测血压。 (2)服药期间避免食用葡萄柚 / 葡萄柚汁。 (3)注意口腔卫生，防止牙龈炎和牙周炎的发生
曲美他嗪	常用剂量：20mg/ 次，每日 3 次	运动障碍、胃部不适、恶心、皮疹、瘙痒或荨麻疹、头痛等	(1)餐时服药。 (2)服药期间注意监测肾功能，中度肾功能不全患者需减量，严重肾功能不全禁用。 (3)曲美他嗪可引起或加重帕金森病症状(震颤、运动不能、张力亢进)，应定期检查，尤其是老年患者
尼可地尔	常用剂量：5mg/ 次，每日 3 次	头痛，脸红，头晕，虚弱，恶心，低血压，口腔、肛门或胃肠道溃疡等	(1)5 型磷酸二酯酶抑制剂(西地那非、伐地那非、他达拉非等)禁忌联用。 (2)不建议与非甾体抗炎药联用
伊伐布雷定	常用剂量：5mg/ 次，每日 2 次，2 周后根据心率和不良反应情况调整剂量	视觉障碍(光幻视、视物模糊)、头痛、头晕、心动过缓、心房颤动等	(1)服药期间注意监测心率、心电图等。 (2)本药禁止与唑类抗真菌药(氟康唑、伊曲康唑)、大环内酯类抗生素(克拉霉素、口服红霉素、交沙霉素、泰利霉素)、HIV 蛋白酶抑制剂(奈非那韦、利托那韦)、奈法唑酮、维拉帕米、地尔硫䓬等联用。 (3)服药期间避免摄入西柚汁。 (4)一些药物与伊伐布雷定联用会增加严重心律失常风险，应避免自行增加药物品种

有禁忌，出现不良反应或效果不佳时，可使用尼可地尔缓解症状。尼可地尔还可用于治疗微血管性心绞痛。

6. 伊伐布雷定 伊伐布雷定可选择性抑制窦房结起搏电流，减慢心率，延长心脏舒张期，改善冠状动脉灌注，降低心肌氧耗，且对心肌收缩力和血压无影响。稳定型心绞痛患者对β受体拮抗剂不能耐受或使用β受体拮抗剂后效果不佳，窦性心律且心率仍 > 60 次 /min 时可以选用。

在实际治疗中，根据患者的具体情况，医生会选择合适的抗心绞痛药及组合方案。药师提醒：在就诊时及时告知目前已知的疾病和正在服用的其他药物，以便医生综合评估，用药前一定要注意遵医嘱正确用药，也要记得仔细阅读药品说明书。

药师小贴士

（1）硝酸甘油应避光、避热、避潮湿保存。心绞痛发作时，应立即原地休息，尽快舌下含服或喷雾硝酸甘油。舌下黏膜明显干燥者用水湿润黏膜后再用药。用药后可能会出现头痛、面色潮红、头晕等，这些反应通常为一过性。若舌下含服 3 片（每隔 5 分钟 1 片），仍不能缓解或出现严重不良反应如剧烈头痛、重度头晕、晕厥、低血压等应及时就医。建议在第二次含服的同时拨打急救电话。

（2）长效硝酸酯类药物如单硝酸异山梨酯缓释片等为心绞痛缓解期的预防用药，不适宜用于心绞痛急性发作的治疗。

（3）心绞痛发作频繁者，可在大便或劳动前 5～10 分钟预防性含服硝酸甘油。

（4）心绞痛缓解期应坚持规范服用控制症状和改善预后的药物，必须按时按量服药，避免漏服误服。若发生漏服，只要漏服时间没有超过服药时间间隔的一半，则需立即补服；如超过间隔时间的一半，则无须补服，下次按时按量用药即可，切不可加倍服用药物。若有不适及时就医调整药物，不可随意停药。长期服用硝酸酯类药物、β 受体拮抗剂期间，尤其要注意不可突然停药，以免心绞痛反跳。

（5）注意健康生活方式：清淡饮食，避免吸烟和过度饮酒，适当进行心脏康复运动。

（6）定期随访监测：需要定期监测药物疗效和不良反应，根据情况及时调整用药方案。

五 防治措施要记牢

心绞痛是冠心病的常见症状，心绞痛频繁发作与不良疾病进展和严重后果密切相关。研究发现 80% 以上经治疗的冠心病患者仍存在心绞痛的症状，约 1/3 的患者心绞痛未得到控制。因此积极认识心绞痛，防治心绞痛是全社会的责任。

1. 冠心病是引起心绞痛的主要病因，应积极控制冠心病相关可控的危险因素，如高血压、吸烟、血脂异常、糖尿病、肥胖等。

2. 避免心绞痛的常见诱因，如劳累、情绪激动、饱食、受寒等，保持充足睡眠，忌用力排大便。

3. 注意健康生活方式，清淡饮食，戒烟限酒，适当进行心脏康复运动。

4. 心绞痛急性发作时可使用缓解症状的短效硝酸酯类药物。缓解心绞痛症状的长期治疗药物包括长效硝酸酯类药物、β 受体拮抗剂、钙通道阻滞剂、曲美他嗪、尼可地尔、伊伐布雷定等，可根据心绞痛的发病机制以及个体情况如血压、心率、心功能、合并疾病和状况等选用合适的药物，大多数心绞痛需要不同作用机制的药物联合治疗。

5. 心绞痛的药物治疗目标除了缓解心绞痛症状外，还需要预防心血管事件，应重视必要的抗血小板药，控制血脂、血压、血糖和心率等药物的综合治疗。

6. 坚持长期规范的药物治疗期间，应做好疗效和不良反应监测，需根据个体情况及时调整用药。

7. 需提高公众对心绞痛的认识，加强预防意识。

写在后面

总之，心绞痛作为缺血性心脏病最常见的症状，可防可控。平时注意健康的生活方式，积极干预冠心病可控的危险因素，避免心绞痛的常见诱因，同时根据情况个体化治疗和规范用药，定期随访监测，心绞痛的防治将不再是令人困扰的难题。认识心绞痛，防治心绞痛，从我做起，让我们行动起来！

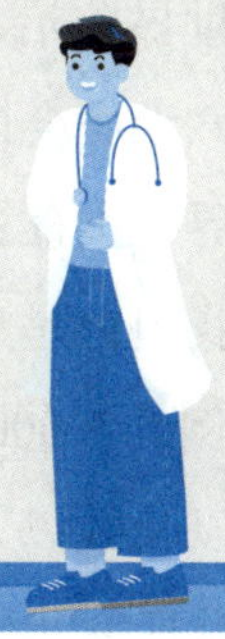

参考文献

[1] 国家卫生计生委合理用药专家委员会，中国药师协会. 冠心病合理用药指南(第2版). 中国医学前沿杂志(电子版), 2018, 10(6): 1-130.

[2] 中华医学会，中华医学会杂志社，中华医学会全科医学分会，等. 稳定性冠心病基层诊疗指南(2020年). 中华全科医师杂志, 2021, 20(3): 265-273.

[3] KNUUTI J, WIJNS W, SARASTE A, et al. 2019 ESC Guidelines for the diagnosis and management of chronic coronary syndromes. Eur Heart J, 2020, 41(3): 407-477.

25 世界防治疟疾日

一 世界防治疟疾日的由来

世界防治疟疾日（World Malaria Day）是由世界卫生大会在2007年5月第六十届会议上设立的，旨在推动全球疟疾防治，2008年4月25日为首个世界疟疾日。我国结合实际情况，将每年4月26日定为"全国疟疾日"。

我国曾是疟疾流行严重的国家之一。20世纪四五十年代，全国每年报告病例约3 000万，病死率超过1%。经过我国几代科研工作者的不懈探索，以及数以万计的医务人员长期深入基层，2017年我国实现了本土零病例的目标。2021年6月30日，我国被世界卫生组织认证为无疟疾国家。

然而在全球范围内，疟疾仍是一项重大公共卫生问题。根据WHO《2023年世界疟疾报告》，2022年全球约发生疟疾病例2.49亿例，死亡人数估计为60.8万。病例主要分布在非洲区域，亚洲和中南美洲的一些国家和地区也有分布，其中尼日利亚、刚果民主共和国、乌干达和莫桑比克是全球疟疾流行最为严重的4个国家。

随着国际交流合作的日益紧密，人员流动频繁，外派务工或者国际旅行入境人员大大增加，我国或将长期面临输入性疟疾的威胁。输入性疟疾的防治也已经成为我国保持消除疟疾状态的工作重点。因此，认识疟疾的特点，识别相关临床症状，了解疟疾防治知识对正在"全球化"背景下劈波逐浪的我们来说，是非常重要的。

二 疟疾知多少

1. 引起疟疾的罪魁祸首是什么？

疟疾是一种由疟原虫寄生于人体引起的传染性寄生虫病，被列为我国乙类传染病。寄生于人类的疟原虫主要有4种，即间日疟原虫、恶性疟原虫、三日疟原虫和卵形疟原虫。此外，还有一种人猴共感染的诺氏疟原虫。对应引起的疟疾又分别称为间日疟、恶性疟、三日疟、卵形疟以及诺氏疟。

2. 疟疾的传播途径有哪些？疟原虫如何“兴风作浪”？

按蚊叮咬传播是最主要的途径，少数通过输血传播，极少数病例是由患疟疾或携带疟原虫的孕妇经胎盘感染胎儿。诺氏疟原虫可通过猴 - 蚊 - 人传播。

疟原虫需要经过人体内和蚊体内两个阶段发育才能成熟。在人体内的发育又分为肝细胞内的红外期和红细胞内的红内期。简而言之，就是具有传染性的按蚊叮咬人体时，疟原虫“搭便车”顺势进入人体内并跟随血流首先去攻占肝细胞的领地，在肝细胞内发展壮大，发育成熟后破细胞而出，转战攻击红细胞，侵入红细胞内继续“茁壮成长”，直到把红细胞撑破、崩解。基于这种特点，贫血和肝脾肿大是疟疾常见的临床症状和体征之一。

3. 感染了疟疾有哪些症状？

疟疾发病的典型症状为经历“冷”（寒战）-“热”（高热）-“汗”（出汗退热）三个阶段，同时可伴有心动过速、气促、乏力、恶心、呕吐、关节痛等症状。抗疟不及时可呈现周期性发作，多次发作后可出现贫血和肝脾肿大。

整个典型发作历时6～10小时，而间歇期一般无症状。不同类型疟疾临床表现不同，如间日疟和卵形疟常见典型的隔天发作现象。三日疟隔两天发作1次，且较规律。恶性疟发热较不规律，发热常达39℃以上，且无明显的间歇发作现象，恶性疟如得不到及时有效治疗，会危及生命！

三 疟疾的防治，选药用药讲究多

1. 抗疟药发展史 在人类抗疟药的研究与开发历程中，奎宁、氯喹和青蒿素是三个具有重要历史意义的药物。奎宁是从金鸡纳树皮中分离得到的单体，由法国药剂师在1820年首先分离并命名。但这种天然来源的抗疟药十分稀有，尽管1945年美国科学家完成了奎宁的人工合成，但直到今天，奎宁的全合成路线也不具备工业价值。在这期间，德国科学家从亚甲蓝结构中得到启发，在1925年成功合成了第一个抗疟药扑疟喹啉，随后科学家们分别于1934年和1950年成功合成了氯喹和伯氨喹。这类人工合成并能大规模生产应用的抗疟药挽救了很多人的生命。但20世纪60年代后，在东南亚及非洲地区发现了耐药性疟原虫，传统的抗疟药奎宁、氯喹等已不再有效，促使各国积极研究新的抗疟药。由屠呦呦团队首先发现，罗泽渊团队首先提取，李国桥团队首先验证临床有效的青蒿素正式登上历史舞台。2006年，WHO宣布改变其治疗疟疾的战略，充分利用青蒿素联合疗法（ACT）作为治疗疟疾的一线疗法。目前，ACT仍然是最有效和最推荐的抗疟疗法。

2. 疟疾的药物治疗 目前我国抗疟药主要有氯喹、哌喹、咯萘啶、伯氨喹及青蒿素类药物等（表25-1）。其中氯喹、哌喹、咯萘啶和青蒿素类属于杀灭红细胞内疟原虫药物，即用于控制临床症状。伯氨喹为杀灭肝内期疟原虫的药物，主要用于控制复发、终止传播。

表25-1 常用抗疟药

药物	杀灭类型	适用疾病	备注
氯喹	红内期（杀灭红细胞内疟原虫）	间日疟、卵形疟	恶性疟原虫对氯喹耐药较高，不用于恶性疟的治疗
哌喹		三日疟、诺氏疟	与氯喹存在交叉耐药
咯萘啶		间日疟（口服） 恶性疟（静脉、口服）	重症疟疾治疗建议选用静脉制剂

续表

药物	杀灭类型	适用疾病	备注
青蒿素类	红内期（杀灭红细胞内疟原虫）	间日疟、卵形疟、三日疟、诺氏疟（口服）；恶性疟（静脉）	口服制剂采用以青蒿素类药物为基础的复方或联合用药。静脉制剂为重症疟疾（恶性疟）的治疗首选
伯氨喹	红外期（杀灭肝细胞内疟原虫）	间日疟、卵形疟	对红内期疟原虫几乎无作用

3. 疟疾是否可以通过服药进行预防?

答案是“可以”。国内外常用的预防性药物有磺胺多辛、乙胺嘧啶、阿托伐醌 - 氯胍、多西环素等。既然有那么多药物可以预防疟疾，是否代表着当有相应需求时，可以随意选择？答案是“万万不可！”

预防用药的原则是安全、有效、个体化，大规模使用时还应考虑到成本效益原则和保护药物敏感性的问题，长期预防还要考虑到用药依从性和药物不良反应问题。对于中国公民来说，目前受疟疾侵扰风险最高的是前往疟疾流行地或发病区短期旅行者（6 个月以内）和长期外派务工、维和部队驻扎人员等。针对上述有药物预防需求的人群，建议前往疾控中心进行专业咨询。

四 使用抗疟药的注意事项

1. 关注药物不良反应和使用禁忌 以“× 喹”命名的这些抗疟药，最常见不良反应为头晕、头痛，以及恶心、呕吐、腹痛等胃肠道症状，通常停药后可恢复。部分药物有“专属”不良反应，服用这些药物时应格外留意。

（1）氯喹：轻度视物模糊，可在停药后可恢复，但大剂量使用可对视神经造成不可逆损害。心脏病患者慎用。

（2）哌喹：哌喹半衰期非常长，1 个月内不要重复使用。由于能在肝内蓄积，肝肾功能不全者慎用。妊娠 3 个月以内孕妇，以及严重肝肾疾病、血液病（如白细胞减少、血小板减少等）患者禁用。

（3）伯氨喹：可导致葡萄糖-6-磷酸脱氢酶（glucose 6-phosphate dehydrogenase，G-6-PD）缺陷者出现严重急性血管内溶血，因此有溶血史或其直系亲属中有溶血史者禁用；孕妇禁用。1岁及以下儿童不推荐使用。如果是G-6-PD缺乏人群，使用时应在医护人员的监护下进行。

2. 警惕药物相互作用 奎宁和氯喹可使QT间期延长，其中奎宁属于高风险药物，氯喹为中等风险药物。这就意味当合并使用一些同样可延长QT间期的药物时，引起心律失常甚至尖端扭转型室性心动过速的风险大大增加。考虑到奎宁已不再为我国指南所推荐，因此我们要重点关注氯喹相关的药物相互作用（表25-2）。接受抗疟治疗之前，医生一定要仔细询问合并用药史，患者朋友也应"知无不言"，避免因合并用药导致的严重风险。

表25-2 与氯喹存在具有临床意义的相互作用的药物

警示级别	合并用药	相互作用
禁止合用	西沙必利	促胃动力药西沙必利与氯喹均可使QT间期延长，合用使QT间期延长作用增加
不推荐合用	胺碘酮、索他洛尔等	可能增加室性心律失常发生风险
	仑伐替尼、达沙替尼等	可能增加室性心律失常发生风险。在确需合用时，需密切监测心电图及心律失常症状（如晕厥、头晕和心悸）
	罗红霉素	两药合用可增加发生心脏毒性反应（QT间期延长、尖端扭转型室性心动过速、心脏停搏）的危险。故除非利大于弊，不推荐氯喹与罗红霉素合用
谨慎合用	阿奇霉素、克拉霉素、红霉素	可能存在相加的QT间期延长作用，增加室性心律失常发生风险。在确需合用时，需密切监测心电图及心律失常症状（如晕厥、头晕和心悸）
	莫西沙星、左氧氟沙星等	可能存在相加的QT间期延长作用，增加室性心律失常发生风险。在确需合用时，需密切监测心电图及心律失常症状（如晕厥、头晕和心悸）
	多潘立酮	两者合用需谨慎，尤其是老年患者、女性患者、潜在心脏病患者、低钾血症患者、心动过缓患者、先天性QT间期延长综合征患者。建议增加心脏监测及对患者的用药教育

五 药师提醒

我们先来看一下治疗间日疟和卵形疟的经典磷酸氯喹 + 磷酸伯氨喹 8 日疗法。

成人：磷酸氯喹第 1 日 600mg（4 片）顿服，或分 2 次口服；第 2 日和第 3 日各口服 1 次，每次 300mg（2 片）。从服用磷酸氯喹的第 1 日起，同时服用磷酸伯氨喹，每次 22.5mg（3 片），每日 1 次，连服 8 日。疗程内磷酸氯喹总剂量 1 200mg（8 片）+ 磷酸伯氨喹 180mg（24 片）

相信大家直观的感受是这个用药方案也太复杂了吧！事实上，非重症疟疾的用药，都存在用药方案复杂（每日口服剂量可能不同）、口服药片数量较多、用药疗程长（最长有 14 日方案）的特点。部分间日疟和卵形疟患者治愈后，第二年的 3—4 月还要进行抗复发治疗，彻底杀灭肝内期疟原虫休眠子。这就导致一些患者容易出现错服、漏服或随意停药的现象。

然而，根治疟疾，规范、全程、足量服药十分关键！

药师建议，患者朋友可以根据医生制订的方案，将每日需要服用的药品名称和数量填写在日历上进行“打卡”，并设定闹铃定时服药，完成当日“打卡”任务则划去这天的日期。家属也应在服药和复诊环节，做好监督提醒工作。

疟疾是一种可治愈的传染病，现在已经有很多高效的抗疟药，只要患者朋友积极配合，做到早就诊、早诊断、早治疗，就可以早康复。否则很容易造成病情延误，导致重症和死亡病例的发生。

随着“一带一路”深入推进，中国和非洲撒哈拉以南国家和地区的交往越来越密切。越来越多的中国人因为外交、商贸、工程等原因需要长期或频繁出入于疟疾高流行地区，疟疾暴露风险非常高。除此之外，东南亚、中南美洲的部分区域也有疟疾流行。

以下是对计划出入疟疾高流行地区人群的有用提示：

（1）提前了解目的地的疟疾流行状况，学习疟疾预防知识，可向疾控部门或国际旅行卫生保健中心咨询预防药物使用方案。

（2）在外做好个人防护，防止蚊虫叮咬。尽量避免在蚊虫活动的高峰期（如黄昏和夜间）在户外活动；外出要穿长袖长裤，并涂抹驱蚊剂；房间内安装纱门、纱窗，减少蚊虫入室；睡觉使用药浸蚊帐，喷洒驱蚊药或点蚊香；保持居住地周边环境卫生，清理垃圾、杂草和积水，以防止按蚊产卵，做好灭蚊工作。

（3）出现不明原因的发热或类似感冒症状，切不可掉以轻心，立即到当地医院就诊，以防止病情恶化。

（4）入境时，如实向海关申报健康状况及疟疾流行区旅居史，配合做好传染病排查工作。

（5）归国后，若出现发热、发冷、乏力、腹泻等疑似疟疾症状时，应立即前往附近正规医院就医，并主动告知医生近期有境外旅行史。

按蚊是疟疾传播的主要媒介，如果能把这个"帮凶"剿灭，也能很好控制疟疾的发生和流行。我国分布最广泛的按蚊叫中华按蚊，越冬时期是它一生中最脆弱的环节，消灭越冬蚊，可以为次年蚊虫的发生发展降低整体基数。其次是消灭早春季节的第一代幼虫。总之，当各地疾控部门开始进行防蚊灭蚊专项行动时，大家都要积极响应并配合。

从年均 3 000 万患者到获得无疟疾认证，中国走过了 70 余年。为了持续巩固这一伟大的成果，我们有必要再好好审视一下这个"熟悉的陌生人"，认识疾病，防治并重，也期待在将来，能有新的药物和技术，让人类免受疟疾的威胁。

最后，再汇总一下疟疾防治的核心要点：

1. 疟疾是一种可防可治的寄生虫病，典型且最主要的临床症状是发冷、发热和出汗。

2. 疟疾可通过按蚊叮咬、输血传播，罕见胎盘传播，预防疟疾最好的办法是防止按蚊叮咬，禁止疟疾患者献血。

3. 非洲是疟疾高度流行区，其次为东南亚、中南美洲等地区。外派务工或长期旅居者务必做好个人防护，并了解如何在当地获得相关医疗资源。

4. 出国前应当了解目的地的疟疾流行状况。去疟疾流行区旅行后出现发冷、发热、出汗等不适症状应及时就医，入境和就医时应主动报告旅行史。

5. 确诊疟疾的患者，应严格遵医嘱规范、全程、足量服药，减少复发和耐药，降低重症及死亡风险。

参考文献

[1] World Health Organization. World Malaria Report 2023. [2024-07-10]. https://www.who.int/publications/i/item/9789240086173.

[2] 尹建海 , 夏志贵 . 巩固消除成果 , 防止再传播——我国消除疟疾后的主要挑战与工作重点 . 热带病与寄生虫学 , 2022, 20(5): 241-244, 299.

[3] World Health Organization. WHO Guidelines for Malaria. [2024-07-10]. https://www.who.int/publications/i/item/guidelines-for-malaria.

[4] 国家传染病医学中心 . 疟疾诊疗指南 . 中华临床感染病杂志 , 2022, 15(4): 243-252.

[5] 国家卫生和计划生育委员会 . 抗疟药使用规范 : WS/T 485-2016. [2023-11-8].http://www.nhc.gov.cn/ewebeditor/uploadfile/2016/05/20160530143429328.pdf.

[6] 张昕 , 张洁利 , 李小溪 , 等 . 疟疾药物预防的现状与进展 . 传染病信息 , 2019, 32(5): 445-451.

[7] CDC. Choosing a drug to prevent malaria.[2024-07-10]. https://www.cdc.gov/malaria/hcp/drug-malaria/?CDC_AAref_Val=https://www.cdc.gov/malaria/travelers/drugs.html.

[8] 康良钰 , 景文展 , 汪亚萍 , 等 . “一带一路”沿线国家疟疾流行现状及变化趋势研究 . 中华流行病学杂志 , 2022, 43(7): 1073-1078.

5月

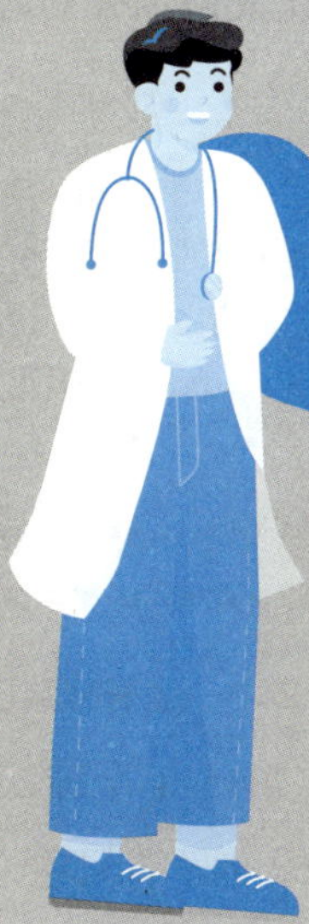

05/01—05/31

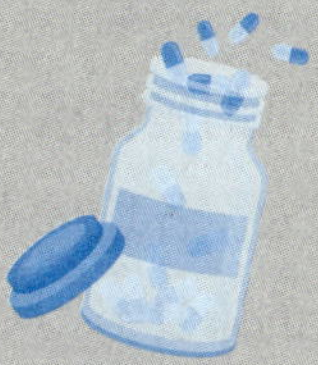

26 世界哮喘日

一 世界哮喘日的由来

世界哮喘日（World Asthma Day），是每年5月的第一个星期二。是由世界卫生组织推出的一个纪念活动，其目的是让人们加强对哮喘病现状的了解，增强患者及公众对该疾病的防治和管理。1998年12月11日，在西班牙巴塞罗那举行的第二届世界哮喘会议的开幕日上，全球哮喘防治倡议委员会与欧洲呼吸学会代表世界卫生组织提出了开展世界哮喘日活动，并将当天作为第一个世界哮喘日（图26-1）。

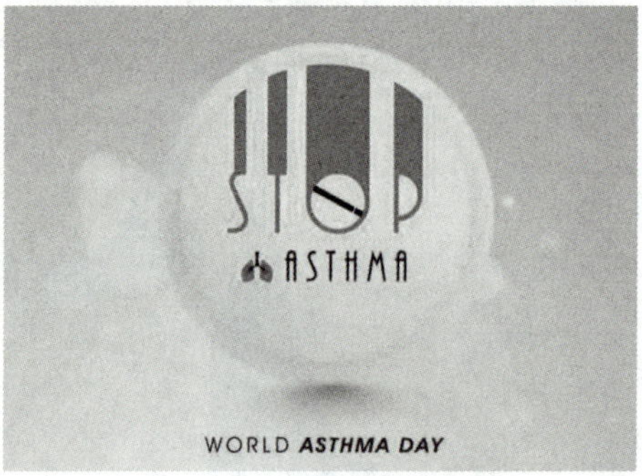

图26-1 世界哮喘日图标

哮喘是全球最常见的慢性疾病之一。根据2015年全球疾病负担研究［Global Burden of Disease（GBD）Study］采用标准哮喘问卷（哮喘定义为受调查者自报曾被医生诊断为哮喘，或调查前12个月有喘息症状）进行的流行病学调查，结果显示，全球哮喘患者达3.58亿，患病率较1990年增加了12.6%。亚洲的成人哮喘患病率为0.7%～11.9%（平均不超过5%），近年来哮喘平均患病率也呈上升趋势。我国20岁以上人群约有4 570万哮喘患者。

哮喘是一直以来十分引人关注的全球公共健康问题，也是儿童期最常见的慢性疾病，如不积极治疗，儿童哮喘患者中1/3～1/2的人可迁延至成人。各地成人及儿科的呼吸及哮喘专家、医务人员一起，正在为哮喘患者的康复努力艰苦地工作，患者只要通过及时正确的诊断，进行以吸入糖皮质激素为主的长期规范化治疗和管理，哮喘是完全可以控制的，哮喘患者完全可以拥有健康和丰富多彩的生活。

二 了解哮喘

哮喘是由多种细胞以及细胞组分参与的慢性气道炎症性疾病，临床表现为反复发作的喘息、气急，伴或不伴胸闷或咳嗽等症状，同时伴有气道高反应性和可变的气流受限，随着病程延长可导致气道结构改变，即气道重塑。哮喘是一种异质性疾病，具有过敏性哮喘、迟发性哮喘等临床表型。

全球哮喘防治倡议（Global Initiative for Asthma，GINA）委员会对哮喘的定义如下：一种通常以慢性气道炎症为特征的异质性疾病，定义为存在呼吸症状史，如哮鸣、呼吸急促、胸闷和咳嗽，其持续时间和严重程度各异，伴有不同程度呼气气流受限。

1. 典型哮喘的临床症状和体征有哪些?

（1）反复发作性喘息、气促，伴或不伴胸闷或咳嗽，夜间及晨间多发，常与接触变应原、冷空气、物理或化学性刺激以及上呼吸道感染、运动等有关。

（2）发作时及部分未控制的慢性持续性哮喘，双肺可闻及散在或弥漫性哮鸣音，呼气相延长。

（3）上述症状和体征可经治疗缓解或自行缓解。

临床上还存在着无喘息症状也无哮鸣音的不典型哮喘，患者仅表现为反复咳嗽、胸闷或其他呼吸道症状。

2. 哮喘分期和分级是怎么回事?

（1）哮喘分期：根据临床表现，哮喘可分为急性发作期、慢性持续期和临床控制期。

1）急性发作期是指喘息、气促、咳嗽、胸闷等症状突然发生，或原有症状加重，并以呼气流量降低为其特征，常因接触变应原、刺激物或呼吸道感染诱发。

2）慢性持续期是指每周均不同频度和 / 或不同程度地出现喘息、气促、胸闷、咳嗽等症状。

3）临床控制期是指患者无喘息、气促、胸闷、咳嗽等症状4周以上，1年内无急性发作，肺功能正常。

（2）哮喘分级

1）可根据白天、夜间哮喘症状出现的频率和肺功能检查结果，将慢性持续期哮喘病情严重程度分为4级：间歇状态、轻度持续、中度持续和重度持续（表26-1）。

2）根据达到哮喘控制所采用的治疗级别来进行分级：①轻度哮喘，经过第1级、第2级治疗能达到完全控制者；②中度哮喘，经过第3级治疗能达到完全控制者；③重度哮喘，需要第4级或第5级治疗才能达到完全控制，或者即使经过第4级或第5级治疗仍不能达到控制者。

表26-1　哮喘病情严重程度分级

分级	临床特点
间歇状态（第1级）	症状＜每周1次 短暂出现 夜间哮喘症状≤每月2次 FEV_1 占预计值%≥80%或PEF≥80%个人最佳值，PEF变异率＜20%
轻度持续（第2级）	症状≥每周1次，但＜每日1次 可能影响活动和睡眠 夜间哮喘症状＞每月2次，但＜每周1次 FEV_1 占预计值%≥80%或PEF≥80%个人最佳值，PEF变异率20%～30%
中度持续（第3级）	每日有症状 影响活动和睡眠 夜间哮喘症状≥每周1次 FEV_1 占预计值%为60%～70%或PEF为60%～70%个人最佳值，PEF变异率＞30%

续表

分级	临床特点
重度持续（第4级）	每日有症状 频繁出现 经常出现夜间哮喘症状 体力活动受限 FEV_1 占预计值 % < 60% 或 PEF < 60% 个人最佳值,PEF 变异率 > 30%

3. PEF 和 FEV_1 是什么意思？

（1）PEF：呼气流量峰值（peak expiratory flow，PEF），指在最大吸气后快速尽力呼气时的最大呼出速率的指标。通常使用峰流速仪来测定 PEF。患者可进行家庭 PEF 监测。

（2）FEV_1：患者在最大程度吸气后用力完全呼气过程中某些特定时间点的呼出气总量称为用力肺活量（forced vital capacity，FVC），在第 1 秒呼出的气体量称为第 1 秒用力呼气容积（forced expiratory volume in one second，FEV_1）。

4. 诱发哮喘的危险因素有哪些？

哮喘的发病是遗传和环境两者共同作用的结果，但很多变应原和触发因素会导致哮喘急性发作。常见的诱发因素包括：呼吸道感染（病毒、细菌、支原体）；室内变应原（尘螨、家养宠物、霉菌、蟑螂等）；室外变应原（花粉、草粉等）；职业性因素（面粉加工、动物饲养、大棚种植及塑料、纤维、橡胶制造等行业）；食物（鱼、虾、蛋类、牛奶等）；药物（阿司匹林、某些抗菌药物等）；非变应原因素（寒冷、运动、精神紧张、焦虑、过劳、香烟、厨房油烟、空气污染、刺激性食物等）。

5. 哮喘是否能彻底治愈？

哮喘的转归和预后因人而异。通过合理治疗与管理，可以控制哮喘症状，避免急性发作，部分可达到临床治愈。而不规范治疗或依从性差，哮喘则会反复发作，病情逐渐加重，气道不可逆性损害和重塑，持续气流受限，可并发慢性阻塞性肺疾病和肺源性心脏病等，预后较差。

三 哮喘的管理

哮喘是一种慢性气道炎症性疾病，需要在医生指导下坚持长期治疗。哮喘患者长期控制水平不佳，除了受哮喘发病机制的复杂性和缺乏规范化治疗的影响外，也与哮喘患者治疗依从性差和自我管理能力有限有关。

一旦确诊哮喘，尽早开始规律的控制治疗对于取得最佳的疗效至关重要。GINA 目前推荐所有成年和青少年哮喘患者接受包含吸入性糖皮质激素（inhaled corticosteroid，ICS）的控制治疗，以降低重度急性发作的风险。整个哮喘治疗过程中需要连续对患者进行评估，调整并观察治疗反应。哮喘控制维持至少 3 个月以上可以考虑降级治疗。

1. 哮喘治疗药物 治疗哮喘的药物可以分为控制类药物、缓解类药物，以及重度哮喘的附加治疗药物。

（1）控制类药物：需要每天使用并长时间维持应用的药物，主要通过抗炎作用使哮喘维持临床控制，包括吸入性糖皮质激素、口服糖皮质激素、白三烯调节剂、长效 β_2 受体激动剂（long-acting beta2-agonist，LABA）、缓释茶碱及其他有助于减少全身激素应用剂量的药物。

（2）缓解类药物：又称急救药物，在哮喘急性发作时可按需使用的药物，主要通过迅速解除支气管痉挛缓解速发的哮喘症状，包括速效吸入和口服短效 β_2 受体激动剂（short-acting beta2-agonist，SABA）、吸入性抗胆碱药、短效茶碱和全身性激素等。

（3）重度哮喘的附加治疗药物：主要为生物靶向药物，如抗 IgE 单克隆抗体、抗 IL-5 单克隆抗体和抗 IL-4 受体单克隆抗体等。

2. 吸入装置及使用 不同的吸入装置有不同的原理及影响因素，其适合的年龄段和适应证也不同。临床上常见的吸入装置有：加压定量吸入剂（pressurized metered dose inhaler，pMDI）、小容量雾化器（small volume nebulizer，SVN）、干粉吸入剂（dry powder inhaler，DPI）、软雾吸入剂（soft mist inhaler，SMI）。轻、中度哮喘可以选择 pMDI、pMDI + 储雾罐、DPI；中、重度哮喘可以选择 DPI、压缩雾化器溶液雾化剂吸入；危重哮喘可选择压缩雾化器或呼吸机（侧孔连接储药罐）将溶液雾化剂吸入。

正确掌握吸入制剂的使用方法非常重要，建议哮喘患者积极参与吸入装置运用技巧的培训，反复练习，及时纠正，提高吸入装置的正确使用率。

3. 如何识别哮喘急性发作的先兆？如何自我处理？

（1）哮喘急性发作先兆的识别：一是依据症状，如咳嗽、胸闷、气促等；二是依据 PEF 监测结果，如果患者的 PEF 在近期内下降至正常预计值或个人最佳值的 60% ~ 80% 或更低，需要警惕近期急性发作的风险。

（2）自我处理方案：①使用 SABA 1 ~ 2 喷，必要时可每隔 4 ~ 8 小时吸入 1 次，但 24 小时内最多不宜超过 8 喷。根据 GINA 推荐，也可使用小剂量糖皮质激素 - 福莫特罗复方吸入剂（如布地奈德 / 福莫特罗，80/4.5μg/ 吸或 160/4.5μg/ 吸），根据哮喘症状按需使用 1 ~ 2 吸。②增加控制药物：当使用缓解药物后仍有症状，PEF 不能恢复至正常预计值或个人最佳值，需要增加控制药物，如增加 ICS 的剂量或增加其他的控制药物。③加用口服激素和就医：当采用以上措施后症状仍继续加重时，可加用口服激素，如泼尼松 0.5 ~ 1.0mg/kg，并及时到医疗机构就医。

四 哮喘治疗相关药物简介

大部分哮喘患者主要采用药物治疗。国内和国际指南建议根据症状的发生频率和严重程度、需要全身性糖皮质激素治疗的发作史以及肺功能检测结果（哮喘严重程度）来启动药物治疗，然后按需逐级升降治疗强度，以实现良好的哮喘控制。

药物的选择基于患者年龄、症状、肺功能、发作的危险因素、患者偏好和现实问题（如使用给药装置的能力，能否获得药物）。

1. 治疗哮喘的常用药物 见表 26-2。

表 26-2　治疗哮喘的常用药物分类

药物类型	分类		适用特点	不良反应	注意事项
糖皮质激素	吸入给药		有效控制气道炎症，降低气道高反应性，减轻哮喘症状，改善肺功能	口咽局部不良反应：声音嘶哑、咽部不适、念珠菌感染等	吸入药物后应及时用清水含漱口咽部
	口服给药		适用于大剂量 ICS + LABA 仍不能控制的慢性重度持续性哮喘	长期使用可引起骨质疏松、高血压、糖尿病、下丘脑 - 垂体 - 肾上腺轴抑制、肥胖症、白内障、青光眼、皮肤变薄、肌无力等	小剂量口服半衰期较短的激素，每日或隔日清晨顿服
β_2 受体激动剂	短效 β_2 受体激动剂（SABA）	吸入给药	迅速缓解支气管痉挛，是缓解轻至中度哮喘急性症状的首选药物，也可预防运动性哮喘	骨骼肌震颤、低钾血症、心律失常	建议按需使用 SABA 时应同时联合吸入低剂量的 ICS
		口服给药	缓释和控释剂型的平喘作用维持时间可达 9 ~ 12 小时	心悸、骨骼肌震颤等不良反应比吸入给药明显	长期应用可产生耐受性，疗效降低
		注射给药	平喘作用迅速	不良反应发生率高	不推荐使用
	长效 β_2 受体激动剂（LABA）		舒张支气管平滑肌，维持时间长，可达 12 小时以上	骨骼肌震颤、低钾血症、心律失常	长期单独使用有增加哮喘死亡的风险，不推荐长期单独使用
白三烯受体拮抗剂			减轻哮喘症状，改善肺功能，减少哮喘恶化，但其抗炎作用不如 ICS	上呼吸道感染、心悸、血小板减少、精神系统紊乱、胃肠道紊乱等	美国 FDA 警示，注意出现精神症状的不良反应

续表

药物类型	分类	适用特点	不良反应	注意事项
茶碱		舒张支气管平滑肌及强心、利尿、兴奋呼吸中枢和呼吸肌等作用，低浓度茶碱具有一定的抗炎作用	恶心、呕吐、心律失常、血压下降、多尿	监测茶碱血药浓度
抗胆碱药	短效抗胆碱药（SAMA） 长效抗胆碱药（LAMA）	具有一定支气管舒张作用，但较 β_2 受体激动剂弱，起效慢	头晕；肠梗阻，包括麻痹性肠梗阻；心悸；心动过速；瘙痒；荨麻疹；咽喉炎；应用部位刺激；吞咽困难；声音嘶哑；眼内压升高；口腔念珠菌病等	慎用于妊娠早期、青光眼、前列腺肥大患者
甲磺司特		选择性 Th2 细胞因子抑制剂，可抑制 IL-4、IL-5 的产生和 IgE 的合成，减少嗜酸性粒细胞浸润，减轻气道高反应性，适用于过敏性哮喘的患者	胃部不适、恶心、转氨酶升高、嗜睡、皮疹等	不可用作哮喘发作时的缓解药物；轻、中度肝功能障碍患者须慎重给药
生物靶向药物		针对参与哮喘炎症的细胞因子级联反应中的某些步骤，以期改善构成慢性哮喘基础的炎症	输液反应、皮肤反应等	
变应原特异性免疫疗法		给予患者敏感的变应原，以调节变应原引起的不利免疫反应，缓解过敏症状	心悸、肌肉疼痛、头晕、头痛、腹泻、呕吐、皮疹、结膜炎等	存在过敏反应的风险，应在医生指导下进行

2. 哮喘患者常见吸入给药 吸入给药是一种以呼吸道和肺为靶器官的直接给药方法，具有起效快、局部药物浓度高、用药量少、应用方便及全身不良反应少等优点。常用药物主要包括吸入性糖皮质激素、β_2受体激动剂、抗胆碱药以及各种不同类型的联合治疗。国内常见吸入用呼吸系统治疗药物成分汇总见表 26-3。

表 26-3 国内常见吸入用呼吸系统治疗药物成分汇总

分类		成分名称	吸入剂类型	是否有雾化剂型
β_2受体激动剂	短效β_2受体激动剂（SABA）	沙丁胺醇	pMDI、DPI	√
		左沙丁胺醇	pMDI	√
		特布他林	pMDI、DPI	√
	长效β_2受体激动剂（LABA）	丙卡特罗	pMDI、DPI	
		奥达特罗	SMI	
		福莫特罗	DPI	
		茚达特罗	DPI	
		沙美特罗	DPI、pMDI	
抗胆碱药	短效抗胆碱药（SAMA）	异丙托溴铵	pMDI	√
	长效抗胆碱药（LAMA）	噻托溴铵	DPI、SMI	
		格隆溴铵	DPI	
吸入性糖皮质激素（ICS）		布地奈德	DPI、pMDI	√
		倍氯米松	pMDI	√
		氟替卡松	pMDI	√
		环索奈德	pMDI	

续表

分类	成分名称	吸入剂类型	是否有雾化剂型
SABA + SAMA	沙丁胺醇 / 异丙托溴铵	pMDI	√
LABA + LAMA	奥达特罗 / 噻托溴铵	SMI	
	福莫特罗 / 格隆溴铵	pMDI	
	维兰特罗 / 乌美溴铵	DPI	
	茚达特罗 / 格隆溴铵	DPI	
ICS + LABA	布地奈德 / 福莫特罗	DPI	
	倍氯米松 / 福莫特罗	pMDI	
	氟替卡松 / 沙美特罗	DPI、pMDI	
	氟替卡松 / 维兰特罗	DPI	
ICS + LABA + LAMA	布地奈德 / 福莫特罗 / 格隆溴铵	pMDI	
	氟替卡松 / 维兰特罗 / 乌美溴铵	DPI	

注：DPI，干粉吸入剂；pMDI，压力定量气雾剂；SMI，软雾吸入剂。

五 认识哮喘、重视哮喘、控制哮喘

哮喘是常见的慢性呼吸道疾病，规范化诊断和治疗，特别是实施有效的管理，对于提高哮喘的控制水平、改善患者生活质量具有重要作用。

哮喘患者要了解哮喘的疾病特征和预后；了解并避免接触哮喘的诱发因素；掌握哮喘病情的自我评估和监测方法；熟悉哮喘常用的药物；掌握吸入装置的正确使用；与主管医生沟通，在医生的监测和帮助下提高治疗的依从性；积极参与哮喘相关健康教育，做到知己知彼。

参考文献

[1] GBD 2015 Chronic Respiratory Disease Collaborators. Global, regional, and national deaths, prevalence, disability-adjusted life years, and years lived with disability for chronic obstructive pulmonary disease and asthma, 1990-2015: a systematic analysis for the Global Burden of Disease Study 2015. Lancet Respir Med, 2017, 5(9): 691-706.

[2] SONG W J, KANG M G, CHANG Y S, et al. Epidemiology of adult asthma in Asia: toward a better understanding. Asia Pac Allergy, 2014, 4(2): 75-85.

[3] HUANG K, YANG T, XU J, et al. Prevalence, risk factors, and management of asthma in China: a national cross-sectional study. Lancet, 2019, 394(10196): 407-418.

[4] 中华医学会呼吸病学分会哮喘学组 . 支气管哮喘防治指南 (2020 年版). 中华结核和呼吸杂志 , 2020, 43(12): 1023-1048.

[5] LEVY M L, BACHARIER L B, BATEMAN E, et al. Key recommendations for primary care from the 2022 Global Initiative for Asthma (GINA) update. NPJ Prim Care Respir Med, 2023, 33(1): 7.

[6] 中华医学会呼吸病学分会哮喘学组 . 支气管哮喘患者自我管理中国专家共识 . 中华结核和呼吸杂志 , 2018, 41(3): 171-178.

27 世界强直性脊柱炎日

一 世界强直性脊柱炎日的由来

世界强直性脊柱炎日（world AS day）是由强直性脊柱炎国际联盟（ASIF）倡议设立的纪念日，在每年 5 月的第一个星期六举行。在这个特殊的日子里，ASIF 的会员和支持者在世界各地组织各种活动，以提高公众对强直性脊柱炎这种疾病的认识。这些活动不仅增强了社会对强直性脊柱炎患者的理解和支持，还为患者提供了互相交流、分享经验的机会。

世界强直性脊柱炎日的标志和主题每年都不同，2023 年使用与前一年相同的圆点样式来支持该活动。2024 年的圆点是霓虹绿色，主题则是“让中轴型强直性脊柱炎患者动起来”。运动锻炼对强直性脊柱炎患者来说和药物治疗同样重要。运动能够改善强直性脊柱炎患者的身心健康，减轻僵硬和疼痛，改善睡眠质量，提高精力。

强直性脊柱炎主要发生在青壮年时期，患者中男性居多，他们通常是家庭的“顶梁柱”。在我国，大约有 500 多万强直性脊柱炎患者。然而，这种疾病的早期表现并不具有特异性，通常为逐渐出现的腰背部或臀部的疼痛或僵硬，很多患者在初次就诊时已经处于疾病的晚期。由于未能及时接受规范化的治疗，疾病的进展往往更快，病情也更严重，更容易致残，对患者的工作、生活和家庭以及社会带来严重的负面影响。

早诊断和早治疗对于改善强直性脊柱炎患者的预后和减轻疾病负担具有至关重要的作用。因此，提高对这种疾病的认识以及重视程度是非常必要的。

二 强直性脊柱炎知多少

强直性脊柱炎是一种会导致背部和颈部僵硬疼痛的疾病，有时也会影响到其他关节。中医称这种病为“大偻”。随着病情的加重，部分患者的骶髂关节和脊柱会逐渐融合，就像一条鱼被逐渐冰冻了一样无法弯曲和伸展，身体活动受到限制。甚至有些患者上半身与下半身叠合，无法直立行走，被称为“折叠人”。

1. 强直性脊柱炎的主要症状是什么？

强直性脊柱炎最常见的症状就是腰部疼痛，随着病情进展，会出现臀区疼痛和下腰痛。但是患者可能会误认为是腰椎疾病或其他疼痛。强直性脊柱炎引起的疼痛的特点是休息后不能缓解，活动后反而缓解。另外患者早晨起床后会有僵硬不适感，部分患者会出现夜间痛醒的情况。随着病情的进展，患者背部、颈部灵活性也可能降低，使弯腰、转身等简单的动作也难以完成，甚至可能逐渐导致“驼背”。

强直性脊柱炎不仅会导致腰部疼痛，还会影响到其他关节和器官。例如，髋关节、肩关节、肘部、足跟部或肋骨等都可能发生疼痛或肿胀。此外，部分患者还可能累及其他器官，如眼睛、皮肤、肠道、心脏和肺等。其中，眼部病变以葡萄膜炎最为常见，会导致眼痛和视物模糊。此外，患者还可能出现劳累、消瘦和低热等全身症状。

2. 如何确诊强直性脊柱炎?

强直性脊柱炎与遗传因素关系密切，主要与人类白细胞抗原 *HLA-B27* 这个基因有关，但 *HLA-B27* 阳性不能确诊强直性脊柱炎。虽然强直性脊柱炎主要与 *HLA-B27* 这个基因有关，但健康人群也有一定比例的阳性率，只不过强直性脊柱炎患者的阳性率更高，约为 90%。

检查结果显示 *HLA-B27* 阳性的人，同时结合其他临床和影像学证据进行综合评估，医护人员就可以更准确地诊断其是否患有强直性脊柱炎。诊断强直性脊柱炎需要考虑多个因素，包括疼痛、僵硬、活动受限等症状，以及体格检查和影像学检查（如 X 射线检查）等证据。因此，如果检查结果显示 *HLA-B27* 阳性，建议咨询专业医生进行进一步评估和诊断。

3. *HLA-B27* 阳性的强直性脊柱炎患者，会遗传给下一代吗?

如果家族中有强直性脊柱炎患者，那么家族成员患病的可能性比其他人要高。而如果家族中不存在这个基因，则家庭成员的患病风险相对较低。

父母中有一位患有强直性脊柱炎，子女遗传该基因的可能性较高，但实际上发展为强直性脊柱炎的概率较小。如果母亲有强直性脊柱炎，与患有强直性脊柱炎的父亲相比，子女遗传和发展为强直性脊柱炎的机会更大。研究显示，对于强直性脊柱炎患者的一级亲属，患强直性脊柱炎的概率约为 19%。如果基因阳性的一级亲属患有强直性脊柱炎，那么子女患病的概率大约增加至 32%。

不过强直性脊柱炎是一种多基因遗传病，虽然有一个易感基因可以增加发病风险，但仅有这个基因并不足以导致疾病。在致病过程中，还需要其他因素如环境因素等共同作用。

4. 强直性脊柱炎能治愈吗?

强直性脊柱炎病程很长，目前没有根治的办法，很多患者需要长期治疗。治疗的目标主要是缓解症状，帮助患者进行正常活动，并防止这种疾病引发的其他健康问题。

虽然该病无法治愈，但通过规范的治疗，绝大部分患者可以获得较好的治疗效果。如果发现身体有异常情况，如反复腰背痛，尤其是休息不缓解而活动后缓解或者发现晨起僵硬以及反复的足底足跟痛等症状，应及时就医，以避免错过最佳的治疗时机。

三 规范强直性脊柱炎的治疗至关重要

强直性脊柱炎患者的治疗取决于症状及严重程度。尽早的诊断和治疗对减少强直性脊柱炎患者功能受限和提升生活质量至关重要。

1. 强直性脊柱炎的治疗目标是什么？

对于强直性脊柱炎患者来说，治疗的目标是消除或尽可能地减轻症状（如疼痛、身体僵硬、全身乏力），帮助患者正常活动，防止疾病引发其他问题，包括关节活动不灵活、脊柱变形、葡萄膜炎、主动脉瓣关闭不全等。

2. 强直性脊柱炎该如何治疗？

强直性脊柱炎目前尚无根治方法，做到及时诊断和合理治疗，可达到控制症状并改善预后的目的。可以通过非药物和药物等综合治疗，控制或减轻炎症，缓解疼痛和僵硬，保持良好姿势，防止脊柱或关节变形，有些情况下需要手术矫正畸形关节，来改善和提高患者的生活质量。

现在已经有很多的药物用于治疗强直性脊柱炎。经常用到的一种药叫作非甾体抗炎药，是包括布洛芬在内的一大类药物。大部分患者还需要加入一类叫作“改善病情抗风湿药”的药物，包括肿瘤坏死因子-α抑制剂（TNF-α抑制剂）、白介素-17抑制剂和JAK抑制剂。还有一些传统合成改善病情的抗风湿药（csDMARD）。另外，有时会用到糖皮质激素进行关节内注射。中医中药是中华传统文化的瑰宝，需要注意的是，中医治疗需要辨证用药，根据不同的证候选用不同的方药。

3. 强直性脊柱炎相关的其他合并症有哪些？如何治疗？

强直性脊柱炎除了腰痛等典型症状外，还会出现其他症状，包括眼部疼痛（葡萄膜炎）、心脏传导问题、心脏瓣膜问题、肺部疾病和肾脏疾病等。

（1）葡萄膜炎：23%～25.8%的强直性脊柱炎患者有葡萄膜炎，他们罹患青光眼、黄斑水肿和白内障的风险较高。治疗葡萄膜炎的同时必须兼顾原发病的治疗。对于糖皮质激素治疗效果欠佳或有糖皮质激素治疗禁忌证的葡萄膜炎患者，可使用TNF-α抑制剂治疗。但依那西普治疗有诱发葡萄膜炎的风险。

（2）炎症性肠病：强直性脊柱炎患者的炎症性肠病（主要包括克罗恩病、溃疡性结肠炎）发生率为4%～16%。炎症性肠病治疗应同时达到症状缓解和内窥镜下病灶愈合的目标。非甾体抗炎药治疗有加重炎症性肠病的风险，环氧合酶-2抑制剂治疗相对安全。TNF-α抑制剂可用于难治性或糖皮质激素依赖性炎症性肠病的治疗。但依那西普治疗可能诱发肠道炎症，司库奇尤单抗和依奇珠单抗治疗亦被证实会诱发炎症性肠病或加重炎症性肠病病情，因此应避免用于治疗炎症性肠病。中医治疗需要辨证用药，可辨证使用白头翁汤、乌梅丸等方加减治疗炎症性肠病，康复新液、锡类散灌肠也可用作炎症性肠病的辅助治疗手段。

4. 什么情况下需要手术治疗？

有些严重的强直性脊柱炎患者可能需要接受手术治疗。当强直性脊柱炎患者的功能受限，或者关节畸形严重影响生活质量，例如，严重的颈胸段后凸，或者髋关节疼痛持续且严重到影响日常生活，或者药物治疗不能有效地缓解病情时，可能会考虑进行颈胸段矫正、胸腰段矫正或髋关节置换手术。对于有急性脊柱骨折的强直性脊柱炎患者，可能会考虑进行脊柱固定手术。

通常来说，病情稳定的时候是手术的最佳时机，因为这样可以避免手术后的植入物松动或出现感染等并发症。如果在病情的活动期进行手术，患者的症状、体征和其他关节症状可能会有明显的变化，这可能会对手术产生影响，或者手术效果可能不佳。一般来说，医生会选择对患者功能影响最大、畸形最严重的部位进行手术。

不过，手术并不能一劳永逸，仍然需要继续进行规范的治疗，避免疾病继续进展。

四 强直性脊柱炎用药学问多

虽然强直性脊柱炎目前还无法治愈，但是合理的用药能延缓疾病的进程，减少疾病对患者生活的影响。那么这些药物在使用过程中有哪些需要注意的呢？

1. 非甾体抗炎药 非甾体抗炎药（NSAID）是治疗强直性脊柱炎的首选药物，70% ~ 80% 的患者经过非甾体抗炎药治疗后背痛和僵直等症状有明显的好转。非甾体抗炎药还可以延缓脊柱关节骨结构破坏的进展。这类药物在使用过程中应注意以下问题。

（1）对于活动性或有关节症状的强直性脊柱炎患者，若无禁忌证，可首选 NSAID 治疗，并建议持续使用，经 NSAID 治疗后病情稳定的患者，可改为按需使用 NSAID。

（2）如果连续规律使用非甾体抗炎药，治疗两周后症状仍未得到满意缓解，建议换用另一种非甾体抗炎药。

（3）如果强直性脊柱炎患者伴有消化性溃疡风险因素，建议优先选用选择性环氧合酶 -2 抑制剂进行治疗，并定期与医生沟通权衡药物风险与获益。

（4）非甾体抗炎药可能导致一些胃肠道不良反应，如上腹不适、恶心呕吐、腹痛、腹泻、腹胀、溃疡等，因此强直性脊柱炎患者在使用非甾体抗炎药时应联合应用保护胃肠道黏膜药物如质子泵抑制剂等。

（5）非甾体抗炎药可能具有潜在的心血管风险，强直性脊柱炎患者短期服用非甾体抗炎药无显著心血管风险，但长期使用的患者需要定期评估心血管疾病风险。

2. 抗风湿药 改善病情抗风湿药在治疗强直性脊柱炎上具有显著效果，特别是对于那些疾病活动性高或非常高的患者。尽管它们对轻度至中度症状的患者也有一定的疗效，但由于价格较高，无法在广大患者中得到广泛应用。这类药物该如何使用呢？

（1）如果连续使用至少 2 种非甾体抗炎药进行初始治疗后效果不佳，建议加用一种 TNF-α 抑制剂。当然也可以选择 IL-17 抑制剂，但考虑到 JAK 抑制剂的不良事件风险，只在 TNF-α 抑制剂疗效不佳或不耐受时才使用。

（2）经过 TNF-α 抑制剂或 IL-17 抑制剂治疗后，如果病情缓解半年以上，可以考虑减少药物剂量来维持治疗。

（3）强直性脊柱炎患者用药前应进行 HBV 筛查，因为乙型肝炎病毒在炎症性疾病患者中可能被激活，特别是在接受 TNF-α 抑制剂治疗时。伴乙型肝炎病毒慢性感染的强直性脊柱炎患者可以接受 TNF-α 抑制剂治疗，但应定期复查 HBV 激活情况。

（4）强直性脊柱炎患者接受 TNF-α 抑制剂治疗应筛查结核感染情况，以防止结核病的发生。

（5）从现有的研究看，TNF-α 抑制剂对强直性脊柱炎患者的生育和妊娠无不良影响。

3. 传统合成改善病情的抗风湿药　传统合成改善病情的抗风湿药（csDMARD）也是治疗强直性脊柱炎的药物之一，如果患者无法获得更有效的治疗，可以尝试使用该类药物，常用的药物有柳氮磺吡啶、甲氨蝶呤、沙利度胺等。

4. 中医中药　中医中药是中华传统文化的瑰宝，需要注意的是，中医治疗需要辨证用药，根据不同的证候选用不同的方药。建议辨证使用独活寄生汤、补肾强督方、补肾强督治尪汤、补肾强督清化汤等治疗。还可以在常规西药治疗基础上辨证加用益肾蠲痹丸、尪痹片、四妙丸等中成药以提高治疗效果。一些中药提取物，如雷公藤多苷、白芍总苷等为主要成分的药物也可酌情用于强直性脊柱炎的治疗。需要注意的是，长期使用中药可能会对肝、肾、血液、神经系统、消化道产生不好的影响。使用雷公藤制剂等药物时，需要注意它们可能对生殖系统产生的影响。有生育计划的男性患者，如果病情需要，建议继续使用非选择性非甾体抗炎药和 TNF-α 抑制剂，禁用雷公藤制剂。此外，采用中医外治法时，要避免药物过敏和烫伤的风险。

温馨提示：治疗强直性脊柱炎的药物需要在医生的指导下使用，并注意药物的风险与获益。强直性脊柱炎患者需要定期与医生沟通，根据自身情况选择合适的药物和治疗方案。

五 生活方式很重要

1. 强直性脊柱炎患者能多运动锻炼吗?

强直性脊柱炎是一种让人的活动受限的疾病，运动锻炼是治疗它的重要部分。因强直性脊柱炎可致头部在“驼背”下前倾，故姿势调整尤为重要，特殊锻炼可有助于预防。

运动的形式并不需要像专业运动员那样激烈和高强度。步行是强直性脊柱炎患者的一种很好的运动方式，它易于接受，是许多患者开始锻炼的很好的选择。游泳对减轻疼痛、改善社会功能和精神健康方面比陆地运动更具优势。此外，太极拳和八段锦也是有助于提高疾病活动度和身体灵活性的好方法。无论是哪种类型的运动，从温和的伸展到马拉松跑步，适度的锻炼都可以帮助减轻疼痛，增强运动功能，改善心肺功能，并能帮助改善睡眠及心理健康。找到自己喜欢的运动会让锻炼变得容易些。

不过在做这些运动时，要根据自己的症状、关节功能、疾病活动度和耐受情况来决定运动的强度和频率，最好在医生的建议下进行。

2. 吸烟对强直性脊柱炎有影响吗?

吸烟会加重强直性脊柱炎患者的病情，使其影像学检查结果呈现更高的严重程度。吸烟者的疾病活动度高于非吸烟者。多项强直性脊柱炎专家诊治指南明确推荐患者戒烟。

吸烟会影响非甾体抗炎药和生物制剂等药物的药效，这些药物对于治疗强直性脊柱炎非常重要。

部分强直性脊柱炎患者可能会出现肋骨和脊柱之间僵硬，使其难以深呼吸和运动，吸烟会使这种呼吸问题更容易出现。如果强直性脊柱炎患者正在吸烟，戒烟将非常有助于改善这种情况，以减轻病情的严重程度并提高生活质量。

因此，我们强烈建议强直性脊柱炎患者戒烟。

3. 强直性脊柱炎患者生活中还有哪些要注意的呢？

强直性脊柱炎患者日常需要注意保持良好的姿势。站的时候要挺胸、收腹和双眼平视前方；坐着时也应保持胸部直立，这样有助于保持身体的挺拔，呼吸更顺畅。

建议采用“抗炎饮食”，即多食用豆制品，以及富含ω-3脂肪酸的食物如沙丁鱼、三文鱼、花椰菜等；适当添加香辛料，如葱、辣椒、花椒、大蒜等；限制淀粉、乳制品、红肉、饱和脂肪酸及反式脂肪酸的摄入。同时应注意饮食卫生，做到饮食有度，避免肠道疾病。

睡觉的时候，选择稍微硬一些的床垫可以让身体得到更好的支撑，减轻脊柱的压力。枕头要矮，如果发现胸部或颈椎有了病变就不要用枕头了。

如果患者的脊柱骨骼已经融合，那么在日常生活中要特别注意避免摔倒，因为颈部或腰背部可能无法承受摔倒的冲击。为了减少跌倒的风险，可以移除松动的地毯等杂物，避免接触可能导致跌倒的物体。大量饮酒或服用安眠药可能会影响平衡和协调能力，因此患者应该避免这些行为。乘车时一定要系好安全带，这样可以减少交通事故中受伤的风险。

激烈的体育活动或重体力劳动可能会增加受伤的风险，因此，患者可以选择适合自己的轻中度运动，如散步、太极拳和游泳等。总之，强直性脊柱炎患者平时应注意保持良好的姿势，在医生的指导下选择适合自己的运动方式，并注意生活中的细节，以减少受伤的风险。

强直性脊柱炎目前虽然无法根治，但是只要能够及时诊断和合理治疗，是可以控制症状并改善生活质量的。除了药物治疗，生活方式的调整也是非常重要的，其中戒烟、适度运动和保持良好姿势最为重要。强直性脊柱炎患者面对这一疾病无须过度恐慌，更不应放弃希望，只要积极应对，生活的美好依然会如期而至。

参考文献

[1] 中华医学会风湿病学分会．强直性脊柱炎诊疗规范．中华内科杂志，2022, 61(8):

893-900

[2] 谢雅，杨克虎，吕青，等．强直性脊柱炎 / 脊柱关节炎患者实践指南．中华内科杂志，2020, 59(7): 511-518

[3] RAMIRO S, NIKIPHOROU E, SEPRIANO A, et al. ASAS-EULAR recommendations for the management of axial spondyloarthritis: 2022 update. Ann Rheum Dis, 2023, 82(1): 19-34.

[4] 北京中西医结合学会风湿病专业委员会．强直性脊柱炎长期管理专家共识 (2021 年). 中国中西医结合杂志，2021, 41(12): 1426-1434.

[5] 何东仪，程鹏，汪荣盛，等．强直性脊柱炎中西医结合诊疗指南．上海医药，2023, 44(13): 23-30, 43.

[6] 沈彬，裴福兴，邱贵兴．强直性脊柱炎的诊断和治疗骨科专家共识．中华骨科杂志，2012, 32(9): 895-898.

28 世界肺动脉高压日

一 世界肺动脉高压日的由来

有一种疾病会让人爬个楼梯就能累到气喘吁吁、嘴唇青紫；有一种疾病会让人连下楼买菜、跳一段广场舞都是奢望，这就是肺动脉高压，一种完全不同于我们常说的“高血压”的疾病。肺动脉高压是一种非常复杂的慢性心血管疾病，目前还无法彻底治愈，因此被称为“心血管疾病中的癌症”。

每年 5 月 5 日是世界肺动脉高压日，于 2012 年由西班牙肺动脉高压学会率先提出。这个疾病日最初是为了纪念一名因食用毒菜籽油诱发肺动脉高压而去世的男童，后来也是为了提高公众对这一疾病的认识。

“蓝嘴唇”是肺动脉高压患者的代称。它起源于英国肺动脉高压协会的蓝色嘴唇标志设计，是国际公认的肺动脉高压宣传标志（图 28-1）。“蓝嘴唇"与浪漫毫无关系，而是患者罹患该病后因缺氧表现出嘴唇青紫的症状。为何会得这个病？哪些人是高危人群？治疗过程中我们要注意什么？

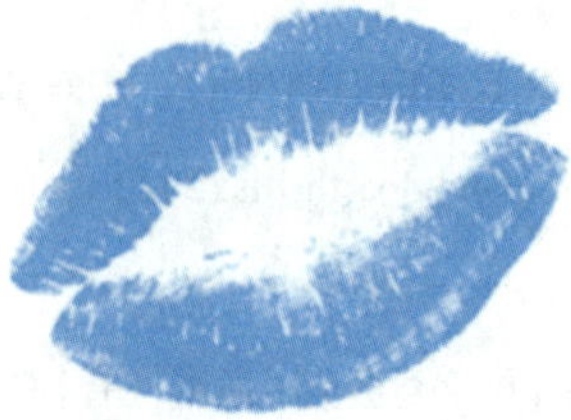

图 28-1　肺动脉高压的国际代称"蓝嘴唇"

二　肺动脉高压知多少

肺动脉高压是一种可发生于各个年龄段的疾病，患者常预后不佳、死亡率高。肺动脉高压的血流动力学诊断标准是：海平面静息状态下，平均肺动脉压力超过 20mmHg。虽然临床上对肺动脉高压有较为明确的分类（表 28-1），但事实上肺动脉高压早期诊断困难，极易误诊、漏诊。

表 28-1　肺动脉高压的临床分类

分类	亚类
1. 动脉性肺动脉高压	1.1 特发性肺动脉高压 1.1.1 急性血管反应试验阴性者 1.1.2 急性血管反应试验阳性者 1.2. 遗传性肺动脉高压 1.3. 药物和毒物相关肺动脉高压 1.4 疾病相关的肺动脉高压 1.4.1 结缔组织疾病 1.4.2 HIV 感染 1.4.3 门静脉高压 1.4.4 先天性心脏病 1.4.5 血吸虫病 1.5 具有明显肺静脉 / 肺毛细血管受累的肺动脉高压 1.6 新生儿持续性肺动脉高压

续表

分类	亚类
2. 左心疾病所致肺动脉高压	2.1 心力衰竭 2.1.1 射血分数保留的心力衰竭 2.1.2 射血分数降低或轻度降低的心力衰竭 2.2 瓣膜性心脏病 2.3 导致毛细血管后肺动脉高压的先天性 / 获得性心血管病
3. 肺部疾病和 / 或低氧所致肺动脉高压	3.1 阻塞性肺疾病 3.2 限制性肺疾病 3.3 其他阻塞性和限制性并存的肺疾病 3.4 低通气综合征 3.5 无肺部疾病所致缺氧（如高海拔） 3.6 肺发育障碍性疾病
4. 肺动脉阻塞性疾病所致肺动脉高压	4.1 慢性血栓栓塞性肺动脉高压 4.2 其他肺动脉阻塞性疾病所致肺动脉高压
5. 未明和 / 或多因素所致肺动脉高压	5.1 血液系统疾病 5.2 全身性疾病 5.3 代谢性疾病 5.4 慢性肾衰竭伴或不伴血液透析 5.5 肺肿瘤血栓性微血管病 5.6 纤维化纵隔炎

1. 为何称肺动脉高压是“心血管疾病中的癌症”？

肺动脉高压并不罕见。据估计，它的患病率约为 1%。65 岁以上人群由于存在某些心脏和肺部基础疾病，患病率可达 10%。然而，对于某些特殊类型的肺动脉高压，比如特发性肺动脉高压，患病率极低，仅为 6 人 / 百万人口，甚至被列入国家《第一批罕见病目录》。未经治疗的特发性肺动脉高压患者平均存活 2.8 年，因其罕见性和死亡率高，被称为“心血管疾病中的癌症”。

2. 肺动脉高压是“高血压”吗？

肺动脉高压虽被称为“高压”，但不同于“高血压”。人的心脏会把血液打入两根动脉——供应全身的主动脉和进入肺部的肺动脉。血压测的是主动脉压力，而肺动脉压力需要借助专业设备（右心导管）深入到肺血管内测量。正常成人平均肺动脉压力为 14～18mmHg，其上限不超过 20mmHg。当静息状态下，平均肺动脉压超过 20mmHg 即为肺动脉高压。

3. 肺动脉高压有哪些临床症状？

早期症状：活动后疲劳、呼吸困难、晕厥、声音嘶哑、胸闷胸痛等。

晚期症状：胸痛、呼吸困难、乏力、下肢水肿、胃肠道淤血、腹水、肝大、颈静脉怒张，甚至出现胸腔积液等。

肺动脉高压的早期症状通常不典型，容易让人误认为是肺部、心脏或者脑部出了问题，患者辗转多个科室，极容易误诊或漏诊。如果患者不及时接受治疗，预后极差，多数人可能在 2～3 年内死于右心衰竭。因此，如果我们在治疗某些疾病（如晕厥、胸痛、肺炎等）过程中一旦出现不能用基础病解释的疲劳、活动性气短等症状，要警觉且必要时进行肺动脉高压筛查，从而做到早发现、早治疗。

4. 哪些人属于肺动脉高压的高危人群？

引起肺动脉高压的病因有很多，如疾病、基因突变和药物或毒物等，如果合并以下情况，就要提高警惕，尽早筛查。

（1）患严重心力衰竭、瓣膜性心脏病的人群。

（2）患系统性红斑狼疮、干燥综合征、系统性硬化等疾病的人群。

（3）患慢性阻塞性肺疾病的人群。

（4）患先天性心脏病的患者。

（5）家族成员里有诊断为肺动脉高压的患者。

（6）服用某些确定 / 可能引起肺动脉高压的药物或毒物的人群（表 28-2）。

表 28-2　某些确定 / 可能引起肺动脉高压的药物或毒物

分类	举例
确定引起肺动脉高压的药物 / 毒物	阿米雷司、苯氟雷司、达沙替尼、右芬氟拉明、芬氟拉明、甲基苯丙胺、毒菜籽油
可能引起肺动脉高压的药物 / 毒物	环磷酰胺、丝裂霉素、博舒替尼、普纳替尼、二氮嗪、索磷布韦、靛玉红(中草药青黛)、来氟米特、α 干扰素、β 干扰素、L- 色氨酸、苯丙醇胺、卡非佐米、三氯乙烯、圣约翰草

5. 肺动脉高压会遗传吗?

肺动脉高压可以遗传。目前已发现 14 个与动脉性肺动脉高压相关的基因突变。如 *BMPR2* 基因突变有助于确诊特发性或遗传性肺动脉高压。*EIF2AK4* 双等位基因突变有助于确诊肺动脉高压十分罕见的病因——肺静脉闭塞病 / 肺毛细血管瘤病。总之，基因筛查有助于诊断肺动脉高压。对于已确诊肺动脉高压的患者，我们还会建议其家族成员进行基因筛查；对于携带突变基因但尚无临床表现的家族成员也需要进行早期筛查并密切随访。

三 肺动脉高压明确病因、早期治疗是关键

肺动脉高压病因有很多，包括心力衰竭、瓣膜性心脏病、先天性心脏病、结缔组织病、慢性阻塞性肺疾病等，因此治疗的关键是尽早诊断清楚病因，接受规范系统的治疗（表 28-3）。肺动脉高压的诊断十分复杂，涉及多项检查和功能评估。我们的治疗目标是使患者尽早达到并维持低危状态，提高生活质量，降低死亡风险，回归社会。

过去，肺动脉高压的治疗方法有限，只有支持治疗以及非选择性血管扩张药等基础治疗，患者自然预后差。近年来，靶向药物的迅速发展给患者提供了更多的治疗可能，极大提高了患者的生活质量，但是并非所有肺动脉高压患者均适用。目前，左心疾病所致肺动脉高压、肺部疾病和 / 或低氧所致肺动脉高压以及未明和 / 或多因素所致肺动脉高压不常规推荐靶向药物，而是以治疗原发病为主。

当然，手术治疗也是肺动脉高压治疗中非常重要的一环，如部分先天性心脏病相关肺动脉高压患者可以通过介入封堵的手术方式治疗，瓣膜性心脏病的患者可通过瓣膜置换术改善左心功能，肺动脉内膜剥脱术是慢性血栓栓塞性肺动脉高压的有效治疗手段等。

表 28-3 不同类别肺动脉高压的治疗手段和注意事项

分类	药物治疗	手术治疗	注意事项
1. 动脉性肺动脉高压	基础治疗：利尿、氧疗、药物治疗、贫血治疗。 特异性治疗：钙通道阻滞剂治疗、靶向治疗	球囊房间隔造口术、肺移植、心肺联合移植	抗凝个体化
2. 左心疾病所致肺动脉高压	左心疾病的药物治疗。 合并症的治疗（如睡眠呼吸暂停、肺栓塞）	瓣膜置换、冠状动脉再灌注治疗、心室再同步化治疗、左心辅助装置、心脏移植	目前不推荐靶向治疗
3. 肺部疾病和 / 或低氧所致肺动脉高压	氧疗，针对原发病治疗		目前不推荐靶向治疗
4. 肺动脉阻塞性疾病所致肺动脉高压	基础治疗（抗凝、氧疗、康复治疗、利尿等）。 靶向治疗	肺动脉内膜炎剥脱术、球囊肺动脉成形术	
5. 未明和 / 或多因素所致肺动脉高压	治疗原发病为主		目前不推荐靶向治疗

四 肺动脉高压用药学问多

由于不同分类的肺动脉高压在治疗药物上有明显差异，我们这里只重点介绍动脉性肺动脉高压（第一大类）的药物治疗。

1. 支持治疗

（1）抗凝治疗：抗凝治疗与出血风险增加相关，因此治疗需个体化，权衡患者获益和风险。

（2）利尿治疗：利尿药（呋塞米、托拉塞米、螺内酯）主要用于改善心力衰竭症状，治疗时需要监测体重、肾功能、电解质等血生化指标，避免低血容量和电解质紊乱。

（3）氧疗：吸氧有助于降低患者的肺血管阻力并提高运动耐受性。

（4）心血管药物治疗：地高辛可以增加心肌收缩力，改善心输出量，可以用于降低肺动脉高压患者发生快速房性心律失常的心室率。血管紧张素转化酶抑制剂、血管紧张素Ⅱ受体阻滞剂、β受体拮抗剂、硝酸酯类或伊伐布雷定等通常不用于肺动脉高压的治疗，如因合并左心疾病（高血压、冠心病等）需要应用以上药物者，需观察血压、心率等，注意药物间相互作用。

（5）贫血治疗：补铁有助于改善患者预后，对于铁缺乏的肺动脉高压患者建议补铁治疗，首选静脉补铁治疗。

2. 特异性治疗

（1）钙通道阻滞剂：钙通道阻滞剂有严格的适应证。对于特发性肺动脉高压、遗传性肺动脉高压以及药物和毒物相关肺动脉高压患者，且急性血管反应试验呈阳性的患者，方可启动钙通道阻滞剂治疗。通常依据患者的基线心率水平选择药物：相对心动过缓可选择硝苯地平、氨氯地平；相对心动过速可选择地尔硫䓬。钙通道阻滞剂需要逐渐增加剂量至可耐受的最高剂量，一般治疗3～6个月随访疗效并调整治疗方案。

（2）靶向药物：目前靶向药物主要针对三个重要途径发挥作用，包括内皮素途径、一氧化氮途径以及前列环素途径（表28-4）。

1）内皮素途径：内皮素受体拮抗剂抑制内皮素-1与受体结合，阻止肺动脉高压发生。这类药物有波生坦、安立生坦和马昔腾坦。波生坦首先被批准用于世界卫生组织心功能Ⅱ～Ⅳ级的肺动脉高压患者，目前有儿童和成人剂型。

2）一氧化氮途径：5型磷酸二酯酶抑制剂和可溶性鸟苷酸环化酶激动剂均可促进该途径，舒张肺血管。5型磷酸二酯酶抑制剂常用药物有西地那非、他达拉非、伐地那非。可溶性鸟苷酸环化酶激动剂代表药物有利奥西呱，目前用于WHO心功能Ⅱ～Ⅲ级成年肺动脉高压患者或慢性血栓栓塞性肺动脉高压患者。

3）前列环素途径：前列环素具有强效舒张血管、抗炎、抗血栓等作用。此类药物包括前列环素类似物（依前列醇、伊洛前列素、曲前列尼尔、贝前列素钠）和前列环素受体激动剂（司来帕格）。

表 28-4 靶向药物用法、常见不良反应和特殊人群使用

途径	药品名称	剂量	不良反应	儿童	孕妇
内皮素途径	波生坦片	62.5 ~ 125mg，一日 2 次	肝毒性、外周水肿、贫血、鼻充血	≥ 3 岁	×（致畸性）
	安立生坦片	5 ~ 10mg，一日 1 次	外周水肿、头痛、贫血、鼻充血	> 8 岁	×（致畸性）
	马昔腾坦片	10mg，一日 1 次	头痛、鼻咽炎、贫血		×（致畸性）
一氧化氮途径	西地那非片	20mg，一日 3 次	头痛、面色潮红、腹泻、视觉障碍	≥ 1 岁	谨慎
	他达拉非片	20 ~ 40mg，一日 1 次	头痛、面色潮红、肌痛	> 3 岁	谨慎
	伐地那非片	5mg，一日 2 次	头痛、面色潮红、肌痛		谨慎
	利奥西呱片	1mg，一日 3 次，根据血压情况每 2 周上调一次剂量，直至 2.5mg，一日 3 次	消化不良、外周水肿、低血压、咯血		×（致畸性）
前列环素途径	依前列醇注射液（国内未上市）	2 ~ 4ng/(kg·min) 起始持续静脉泵入，逐渐加到目标剂量	头痛、消化道症状、输注路径感染	√	谨慎
	吸入用伊洛前列素	10 ~ 20μg/ 吸，6 ~ 9 次 /d	头痛、脸红、低血压		谨慎
	曲前列尼尔注射液	1.25ng/(kg·min) 起始，静脉或皮下注射，逐渐加到目标剂量	输注部位疼痛、头痛、腹泻	√	谨慎
	贝前列素片	20 ~ 80μg，一日 4 次，口服	头痛、面色潮红		谨慎
	司来帕格片	200μg，一日 2 次，逐渐上调至耐受剂量，最大剂量 1 600μg，一日 2 次	头痛、腹泻、恶心呕吐、肌肉痛、面色潮红		×（无证据）

3. 联合治疗 依据《中国肺动脉高压诊断与治疗指南（2021 版）》，建议肺动脉高压起始联合治疗，尽早达标。对于初治肺动脉高压患者，若为低或中危状态，起始联合不同通路靶向药物治疗，若为高危状态，起始联合应包括静脉前列环素类靶向药物治疗。对于正在治疗的肺动脉高压患者，若仍未达到低危状态，需进行序贯联合治疗。

药师小贴士

（1）波生坦、安立生坦、马昔腾坦均有致畸性，禁止用于孕妇。

（2）波生坦服药期间，每月需监测肝功能。安立生坦需要注意有无下肢水肿的发生。马昔腾坦未发现肝损伤，不过有贫血的不良反应。

（3）西地那非、他达拉非、伐地那非的主要不良反应有轻度至中度头痛、面色潮红、鼻出血等。

（4）波生坦和西地那非（西地那非浓度升高）、激素避孕药（避孕效果降低）、华法林分别存在相互作用，合用时需要注意。为避免体循环低血压，当肺动脉高压靶向治疗联合应用抗高血压药时需要谨慎。

（5）利奥西呱对骨骼生长有不良反应，应避免在儿童和青少年中使用。此外，利奥西呱不建议与西地那非、他达拉非、伐地那非、硝酸酯类抗高血压药合用，以免发生低血压的不良反应。

（6）伊洛前列素化学性质稳定，可通过雾化装置给药，目前用于成年肺动脉高压患者，尚不用于儿童。伊洛前列素与血管舒张药、抗高血压药合用时应谨慎低血压。曲前列尼尔注射液适用于心功能Ⅱ～Ⅳ级的肺动脉高压患者，给药途径有皮下注射和静脉注射，需要频繁给药，最常见不良反应为注射部位疼痛。

（7）司来帕格的不良反应明显低于前列环素类似物，适用于对前列环素类似物不耐受的患者，常见头痛、腹泻、恶心呕吐、肌肉痛和面色潮红等不良反应。

4. 儿童肺动脉高压 不同类型的儿童肺动脉高压治疗方式不同，我们建议患儿转诊到专科医疗机构接受规范治疗。年龄 > 1 岁且急性血管反应试验持续阳性的儿童特发性或遗传性肺动脉高压，可口服钙通道阻滞剂。对于阴性且风险较低的患儿，可以先口服单个靶向药物治疗（包括波生坦、安立生坦、西地那非和他达拉非）。处于高风险的患儿需在早期联合靶向药物治疗。需注意，多数靶向药物缺乏儿童专用剂型，常需按照公斤体重给药。

五 预防措施要记牢

肺动脉高压患者的治疗也不仅仅是药物治疗，需要患者和家属积极配合做好以下预防措施，最大限度延缓疾病恶化，改善生活质量。此外，心内科、康复科、妇产科等多学科可以共同参与制定综合治疗策略，优化患者护理。

1. 肺动脉高压患者宜在专业康复人员指导下进行适度的运动和康复训练。

2. 初始药物治疗后每 3 ~ 6 个月随访并进行危险分层评估，调整治疗方案。用药期间需留意血压、心率，如果出现低血压或心律失常应及时就诊。

3. 妊娠会增加肺动脉高压患者的死亡率，建议生育期女性患者应采取安全有效的避孕措施。妊娠患者必须转至专业的肺动脉高压中心进行全面评估和密切随访。

4. 肺炎是导致肺动脉高压患者死亡的重要因素，患者应预防性接种流感和肺炎球菌疫苗。

5. 肺动脉高压患者应避免到海拔高于 1 500 ~ 2 000m 的地区长期旅行或居住。

6. 肺动脉高压有遗传性，特别建议肺动脉高压患者的家庭成员及早进行基因筛查。同时让家庭成员了解早期症状和体征，以确保及时发现和诊断。

7. 生活方面要做到戒烟，保持心情愉悦，作息规律，避免热水盆浴、桑拿。

写在最后

肺动脉高压并不罕见，可发生于各个年龄段人群。由于它的早期症状通常不典型，患者极容易误诊或漏诊，从而延误治疗时机。对于疑似肺动脉高压的患者，进行肺动脉高压筛查有助于做到早发现、早治疗。近年来，随着国内肺动脉高压诊疗中心的不断建设和规范化，肺动脉高压患者的社会保障也在不断加强，有助于患者接受更专业的治疗，减轻疾病负担。让我们科学认识肺动脉高压，关爱“蓝嘴唇”，让广大患者获得更专业的救治和更有力的社会支持！

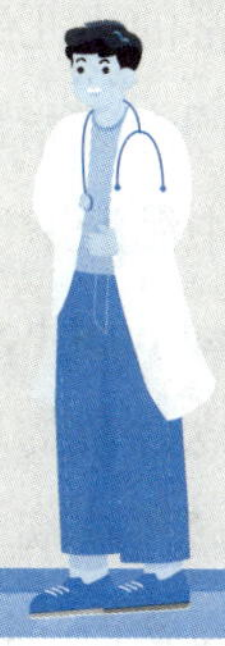

参考文献

[1] HUMBERT M, KOVACS G, HOEPER M M, et al. 2022 ESC/ERS Guidelines for the diagnosis and treatment of pulmonary hypertension. Eur Respir J, 2023, 61(1): 2200879.

[2] 中华医学会呼吸病学分会肺栓塞与肺血管病学组，中国医师协会呼吸医师分会肺栓塞与肺血管病工作委员会，全国肺栓塞与肺血管病防治协作组，等．中国肺动脉高压诊断与治疗指南 (2021 版). 中华医学杂志，2021, 101(1): 11-51.

[3] ZHANG R, DAI L Z, XIE W P, et al. Survival of Chinese patients with pulmonary arterial hypertension in the modern treatment era. Chest, 2011, 140(2): 301-309.

29 世界地中海贫血日

一 世界地中海贫血日的由来

地中海贫血简称地贫，又称海洋性贫血或珠蛋白生成障碍性贫血，它可不是普通的贫血，而是一种遗传溶血性贫血疾病。一旦患有地中海贫血，短期内需要靠输血维持生命，长期可通过造血干细胞移植以期达到彻底治愈。治疗之路可谓困难重重，对一个家庭来说，更是一场灾难。

1925 年意大利医生 Cooley 首次发现 5 例肝脾肿大、严重贫血、骨骼发育异常的小儿患者，因其出生在地中海之滨，故称为“地中海贫血”。1940 年美国专家指出地中海贫血为遗传导致，且研究发现地中海贫血患者好发于地中海沿岸、北非及中东地区。1994 年国际地中海贫血联盟（Thalassaemia International Federation，TIF）将每年 5 月 8 日设为世界地中海贫血日，旨在纪念已故的地中海贫血及其他血红蛋白病患者，鼓励地中海贫血患者及其家属与疾病斗争，提高公众对地中海贫血的广泛关注和普遍认知，增强地中海贫血防控的意识，消除对地中海贫血等遗传性疾病的歧视。

二 地中海贫血知多少

地中海贫血是一种常染色体隐性遗传病，致病基因主要为 α- 地中海贫血基因和 β- 地中海贫血基因，男女患病概率大致相同。根据其致病基因编码表达的血红蛋白肽链不同可分为 α- 地中海贫血和 β- 地中海贫血。α- 地中海贫血是世界范围内高发的单基因遗传病，大约 5% 的世界人口携带 α- 珠蛋白基因的变异。高发地区包括我国南方、东南亚、地中海地区、印度、中东和非洲等热带和亚热带地区。β- 地中海贫血的高发区主要包括我国南方地区、地中海地区、北非、中东、印度次大陆以及东南亚等，这些地区人群突变携带率为 2% ~ 30%。值得注意的是，地中海地区和东南亚地区存在一定比例的 α- 地中海贫血和 β- 地中海贫血双重携带者。

地中海贫血亦可根据病情轻重的不同，分为轻型、中间型和重型，具体临床症状及常规治疗手段见表 29-1。

表 29-1 不同地中海贫血分型的临床表现及常规治疗手段

地中海贫血分型	临床症状	严重程度	常规治疗手段
轻型地中海贫血 / 静止型地中海贫血 / 地中海贫血基因携带者	无贫血或仅有轻度贫血症状，不影响日常生活与工作	生长发育、智力和寿命基本都不受影响	不需要特殊治疗
中间型地中海贫血	临床表现个体差异较大，贫血程度不一，多表现为中度贫血、疲乏无力、肝脾轻度或中度肿大、可有黄疸及不同程度骨骼改变	若未接受输血治疗，多数将于 5 ~ 10 岁因感染诱发心功能衰竭而死亡	重者需要定期输血和去铁治疗
重型地中海贫血			
重型 α- 地中海贫血	即巴氏胎儿水肿综合征，胎儿重度贫血、全身水肿、肝脾肿大	常于孕晚期胎死宫内或出生后数小时内死亡	/
重型 β- 地中海贫血	出生后 3 至 6 个月开始出现症状，多表现为重度贫血、面色苍白、肝脾肿大、黄疸、发育不良，具有典型的地中海贫血特殊面容	通常存活期较短，一般不超过 5 年；如果积极治疗，可延长患者生存期	规范性输血、去铁治疗、造血干细胞移植、基因治疗

三 地中海贫血的综合管理

规范性输血和去铁治疗是维持地中海贫血患者生存的主要方法，造血干细胞移植是目前临床根治的唯一方法，基因治疗及新药是地中海贫血治疗领域发展的新手段。目标人群的健康教育和中重型患者的出生预防是降低患儿地中海贫血发生率的重要手段。

1. 地中海贫血患者规范性输血和去铁治疗

（1）规范性输血：输血目的在于抑制无效造血和纠正贫血，维持患者血红蛋白（hemoglobin，Hb）接近正常水平，以预防因贫血造成的慢性血氧供应不足，减少代偿性骨髓增生，抑制骨髓过度造血，使胃肠道的铁吸收控制在最低水平，从而保证患者生长发育和生活质量接近正常水平。静止型 α- 地中海贫血患者临床无贫血表现，无须治疗。轻型 α- 地中海贫血和 β- 地中海贫血患者仅有轻度贫血，对生长发育、生活、工作均无明显不良影响，一般情况下无须治疗。中间型和重型地中海贫血患者贫血较重，需持续规范性输血治疗，具体情况见表 29-2。

表 29-2　不同分型的地中海贫血患者规范性输血情况

<table>
<tr><th>地中海贫血分型</th><th>输血时机和指征</th><th>输血治疗方案</th><th>血液制品的选择</th></tr>
<tr><td>轻型地中海贫血/静止型地中海贫血</td><td>不需要输血治疗</td><td>不需要输血治疗</td><td rowspan="5">选择 ABO 及 Rh(D) 血型相同的红细胞制品，有条件时还可选择 Rh 血型抗原 C、c、E、e 等匹配红细胞制品；推荐使用去白细胞悬浮红细胞；对有严重过敏反应者应选择洗涤红细胞；避免应用血缘相近亲属的血液或输注前进行辐照处理。建议有条件的地区选择贮存 1 周内的新鲜红细胞，但可根据不同红细胞保存液适当调整</td></tr>
<tr><td rowspan="3">中间型地中海贫血</td><td>非感染等原因导致的 Hb ＜ 70g/L，持续时间超过 2 周的患者</td><td rowspan="3">按照高量血红蛋白输血治疗方案维持 Hb 在理想阈值，每次输血量可常规依据患者的体重计算，同时考虑不同患者每次输血前后的 Hb 值的变化，确定或调整最佳输血量</td></tr>
<tr><td>出现面部变化、发育迟缓、骨折和显著髓外造血 4 种并发症之一且 Hb ＞ 70g/L 的患者</td></tr>
<tr><td>出现明显并发症后难以挽回，临床上可根据实际情况早期干预</td></tr>
<tr><td>重型 β- 地中海贫血</td><td>终身依赖输血，确诊后当患儿在两周内连续 2 次 Hb ＜ 90g/L</td><td>每 2 ～ 5 周输血 1 次，每次输浓缩红细胞 0.5 ～ 1.0 单位 /10kg，每次输血时间大于 3 ～ 4h，输血后 Hb 维持在 90 ～ 140g/L</td></tr>
</table>

（2）去铁治疗

1）铁过载评估：输血依赖性地中海贫血患者因长期反复输血，以及长期贫血，肠道铁吸收过多导致继发性铁过载，是地中海贫血常见的并发症。目前评估铁过载状况的方法有血清铁蛋白（SF）、肝铁浓度（LIC）及心铁浓度（MIC）等。检测血清铁蛋白是反映机体铁负荷最简单实用的方法。血清铁蛋白升高提示铁负荷增加，但需排除感染、肝炎或肝损害。而血清铁蛋白降低提示铁负荷减少，同时也需排除患儿维生素C缺乏所致。

2）开始去铁治疗的时机和监测：当输血≥10次、血清铁蛋白>1mg/L或肝铁浓度>7mg/（kg·dw）时，应启动去铁治疗，并每月监测血清铁蛋白，每年检测肝铁浓度。当血清铁蛋白低于1mg/L或肝铁浓度低于7mg/（kg·dw）时，可暂停使用铁螯合剂。

3）去铁药物：目前临床上应用的铁螯合剂主要包括去铁胺（DFO）、去铁酮（DFP）和地拉罗司（DFX），具体用药方案需要在医生和药师指导下，根据个人情况使用（表29-3）。

4）联合用药：当单药不能很好控制血清铁蛋白水平或患者使用单药不耐受时可考虑联合用药，根据患者实际情况选择上述3种药中的2种联合用药。

2. 造血干细胞移植 造血干细胞移植是目前治愈重型β-地中海贫血的主要方法。根据干细胞来源，又可分为骨髓移植、外周血干细胞移植和脐血干细胞移植，其要点如下。

（1）对于2岁以上的重型β-地中海贫血患者，年龄越小，移植效果就越好。有条件的患者应尽早（2～7岁）接受移植。

（2）供体选择：以人类白细胞抗原（HLA）配型选择供体，选择顺序依次为HLA全相合同胞供者、非血缘相关的HLA全相合供者、半相合供者。

（3）移植预处理方案：经典清髓方案为白消安及环磷酰胺。为减少排斥率，在预处理方案中可酌情加用抗胸腺球蛋白和氟达拉滨。

3. 基因治疗 基因治疗是基于基因修正的自体造血干细胞移植。临床前和临床研究均已证明采用病毒载体进行基因治疗的可行性和有效性，但

表 29-3 常见去铁药物基本药学特征

去铁药物	适应证	给药方式	给药剂量	药物相互作用	食物影响	常见不良反应	注意事项
去铁胺（DFO）	铁或铝过载；治疗慢性铁过载，急性铁中毒，晚期肾衰竭患者的慢性铝过载并伴有铝相关性骨病和/或透析性脑病和/或铝相关性贫血	配成10%的浓度，输液泵持续皮下注射（首选腹部），每次输注时间8～12小时	儿童标准剂量：20～40mg/(kg·d)，成人剂量：50～60mg/(kg·d)，每周连续应用5～7天	与噻嗪类衍生物奋乃静合用可引起暂时性意识障碍，椎体功能障碍和昏迷；与大剂量维生素C（每日500mg以上）联合治疗，可发生心脏功能损害，停用后可恢复	不受食物影响	关节痛（主要是大关节）、一过性的谷丙转氨酶升高，还有胃肠道反应和锌缺乏	长期使用偶可致白内障和长骨发育障碍，剂量过大可引起视力和听觉减退。建议注意检查生长发育及骨发育，定期检测视力及听力。对DFO依从性不好或不耐受的患者，可换用DFP或DFX
去铁酮（DFP）	治疗耐受或不愿意接受现有螯合剂治疗的铁负荷过多的地中海贫血患者	口服，适用于6岁以上的患儿及成人患者	标准剂量：75mg/(kg·d)，最大剂量不超过100mg/(kg·d)，分3次口服	尚无与其他药物相互作用报告，不推荐联合应用维生素C	餐后服药血清峰浓度比空腹低，建议空腹服用	淡红色/棕色尿，恶心、呕吐，腹痛，食欲增强，关节痛，一过性谷丙转氨酶升高	建议每周监测白细胞计数，如果患者发生感染，应中断用药并增加监测白细胞次数
地拉罗司（DFX）	用于因需要长期输血而引致铁质积聚的患者（如患有地中海贫血症或其他罕见的贫血症）	口服，适用于2岁以上的患儿及成人患者	20～40mg/(kg·d)，每日1次，餐前口服	DFX主要经UGT1A1酶代谢，与利福平、苯妥英钠、蛋白酶抑制剂联用可能会降低其体内暴露	食物会增加药物的暴露，高脂饮食影响更甚，建议每天同一时间空腹服用，减少药物体内暴露的变异度	胃肠道反应、皮疹、谷丙转氨酶升高，偶见听觉减退	DFX可引起肌酐升高，建议定期检查肾功能，肾功能不全时应慎用，若尿蛋白/肌酐比值明显上升，超过1mg/g，应考虑中断或减量

仍有许多因素限制其进入常规临床应用，如价格、有效的干细胞数量和质量、基因转导效率、基因表达水平和载体不良反应等。

四 中重型患者的出生预防

产前基因诊断是目前控制地中海贫血患儿出生及病理基因扩散的最有效手段，是杜绝重型地中海贫血患儿出生的重要举措。主要是通过对计划妊娠和已孕夫妇进行地中海贫血筛查，确定高危对象，建立高危档案；如夫妇双方为同型地中海贫血基因携带者时，在孕早期B超下采集胎儿绒毛组织或孕中期采集羊水样本或孕晚期抽取脐带血，进行基因分析或高危胎儿的产前诊断，若为重型或中间型地中海贫血胎儿，可能需要终止妊娠，具体听从专业医生的建议。

地中海贫血作为单基因病，孕前、产前可明确诊断，及时采取干预措施，可预防中重型患儿出生，减少出生缺陷。加强针对地中海贫血的管理，可改善我国人口结构，提高人口素质，改善患者生存质量，减轻社会和家庭的负担。因此，产前筛查是很重要的环节，地中海贫血基因携带者尤其需要重视。

地中海贫血也是一种慢性疾病，病程长、反复发作且需长期治疗等特点直接影响儿童的体格发育、情绪及认知等心理发育和社会适应能力，降低患儿的生活质量。了解预防知识，降低出生缺陷是重要的管理方法。同时，专业教育是地中海贫血预防的保障，教育和培训专科医生、其他相关专业的医务人员，提高从业者的业务能力，方能为患者提供专业的诊疗。

写在最后

地中海贫血是一种遗传溶血性贫血疾病，重型地中海贫血主要采用输血联合去铁治疗，短期内效果显著；长期可通过造血干细胞移植以期达到彻底治愈，但移植源少，患者基数大；而基因治疗现今仍在研究阶段，未有成熟的临床应用积累经验。因此，地中海贫血的预防及控制对于地中海贫血家庭有重要意义，大家需要了解地中海贫血的预防与控制知识，如果是地中海贫血患者，需要具体听从专业医生的建议，配合医生的治疗。如果处于地中海贫血高发地区，要开展婚前、孕前及产前优生检查，通过医学干预措施阻止重型地中海贫血患儿出生是目前国际公认的有效防控地中海贫血的首要措施和重要策略。

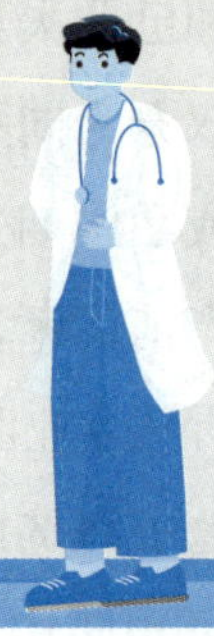

参考文献

[1] 中华医学会医学遗传学分会遗传病临床实践指南撰写组，商璇，张新华，等. α-地中海贫血的临床实践指南. 中华医学遗传学杂志，2020, 37(3): 235-242.

[2] 中华医学会医学遗传学分会遗传病临床实践指南撰写组，商璇，吴学东，等. β-地中海贫血的临床实践指南. 中华医学遗传学杂志，2020, 37(3): 243-251.

[3] 中华医学会血液学分会红细胞疾病（贫血）学组. 中国输血依赖型β-地中海贫血诊断与治疗指南(2022年版). 中华血液学杂志，2022, 43(11): 889-896.

[4] LO Y M, CORBETTA N, CHAMBERLAIN P F, et al. Presence of fetal DNA in maternal plasma and serum. Lancet, 1997, 350(9076): 485-487.

30 世界卵巢癌日

一 世界卵巢癌日的由来

每年的 5 月 8 日是世界卵巢癌日（World Ovarian Cancer Day，WOCD），它由世界卵巢癌联盟（World Ovarian Cancer Coalition）在 2013 年发起设立。目的是让卵巢癌患者、家属以及社会各界人士团结起来，分享治疗经历，互相鼓励，向公众宣传普及卵巢癌预防和治疗知识。

卵巢癌被称为女性的“沉默的杀手”，因为其症状经常与其他不太严重的疾病混淆，容易导致漏诊和误诊。虽然目前尚无可靠的筛查方法，但是正确认识卵巢癌的特点、异常体征以及风险因素，对女性仍然十分重要。

二 卵巢癌知多少

1. 什么是卵巢癌?

顾名思义，卵巢癌就是卵巢组织出现的癌变。根据来自的部位不同，卵巢癌主要可以分为三种：上皮来源的卵巢癌、生殖细胞来源的卵巢癌以及卵巢间质来源的卵巢癌。当然，还有其他类型的罕见性卵巢癌，比如卵巢小细胞癌。其中上皮性卵巢癌最为常见，约占所有卵巢癌的 70%。

根据 2022 年国家癌症中心发布的最新数据，我国每年新发卵巢癌患者约 5.7 万，发病率在女性生殖系统恶性肿瘤中位居第 3 位，约占所有女性生殖系统肿瘤的 23%。

2. 卵巢癌的风险因素有哪些?

首先是遗传因素，需要关注卵巢癌的家族史。有研究发现，如果家族中三代亲属中有卵巢癌患者，那么这个家族中女性患卵巢癌的风险会显著升高。此外，近亲属中罹患乳腺癌、输卵管癌或者腹膜癌的女性，发生卵巢癌的风险也高于普通人群。对于上皮性卵巢癌，高危因素还包括未育、未产、初潮过早、绝经过晚、无哺乳以及使用促排卵药物。其他还有一些危险因素比如吸烟、精神压力过大、不规律的生活习惯以及不健康的饮食等，这些因素对于任何疾病来讲都算负面因素，因此大家要规律生活，适当地舒缓自己的精神压力，远离不良嗜好。

3. 卵巢癌早期有哪些临床症状?

卵巢癌发病比较隐匿，早期常常没有症状。晚期的症状主要有下腹不适、腹胀、食欲下降等消化道症状。有的患者可出现消瘦、贫血。如果癌变的细胞具有内分泌功能，患者可能出现不规则阴道流血或绝经后出血。以上这些是常见症状，但是不同组织来源的卵巢癌症状会有所不同，需要就诊专业妇科进行检查。

三 如何筛查卵巢癌

卵巢体积小，处于盆腔深处，卵巢病变处于早期时常无特异临床症状。对于普通人群，目前还没有特别有效的筛查方法。无论是糖类抗原（carbohydrate antigen，CA）125，还是经阴道超声筛查，亦或是两者联合，均不能达到十分满意的筛查效果。

但是，对于特殊的人群，筛查是有意义的。目前的研究发现卵巢癌具有一定遗传性和家族聚集性，已知与卵巢癌相关的遗传易感基因有 20 个，其中以乳腺癌易感基因（breast cancer susceptibility gene，*BRCA*）影响最为显著。*BRCA1* 和 *BRCA2* 突变的人群，在一生中发生卵巢癌的风险分别可达 54% 和 23%，是高危人群。

针对患癌风险较高的人群，特别是存在卵巢癌或乳腺癌的家族史，以及携带 *BRCA1/2* 基因突变的患者，建议 30～35 岁开始进行定期筛查，检查项目包括定期盆腔检查、血 CA125 和经阴道超声的联合筛查。

四 卵巢癌的治疗与用药

卵巢癌的治疗以手术为主，药物治疗为辅。

手术治疗一般分为两种，主要是根据疾病分期来进行选择。对于早期患者，一般选择全面分期手术。全面分期手术的目的是切除肿瘤和明确最终分期，然后根据肿瘤分期，参考患者身体状况，制订后续治疗方案。对于晚期或者复发患者，一般难以完全切除肿瘤，这时选择肿瘤减灭术，手术的目的是尽可能切除病灶，减少体内癌细胞数量和体积，改善生活质量。

药物治疗，根据使用药物种类的不同，主要可以分为化疗、靶向治疗和免疫治疗等。如果患者日常服用慢性疾病相关的药物，如高血压、糖尿病、高脂血症的治疗用药，必须提前告知医护人员，以便有针对性地调整用药，避免药物相互作用。

1. 化疗药物 化疗是一种利用化学药物杀死体内快速生长细胞（包括癌细胞）的治疗方法。化疗药物可以比喻成一种无差别的大规模杀伤武器，对体内的各种细胞都有杀伤能力，无论是正常的细胞，还是癌细胞，都会受到伤害。但是，癌细胞因为处于快速繁殖阶段，更容易受到化疗药物的伤害，所以化疗药物可以起到治疗癌症的作用。治疗卵巢癌，常用的化疗药物包括紫杉醇、卡铂、多西他赛、博来霉素、依托泊苷、多柔比星、吉西他滨等。这些药物一般通过静脉输液给药，给药剂量一般根据患者体表面积（与身高和体重相关）或者体重计算而来。

2. 靶向治疗药物 与化疗药物的无差别攻击不同，靶向药物的杀伤范围更精确。如果把化疗药物比作轰炸机，靶向药物就像狙击手。靶向药物针对癌细胞特殊的地方，实现精准打击，同时对正常细胞影响相对小一些。治疗卵巢癌的常见靶向药物有两类：第一类是多腺苷二磷酸核糖聚合酶（PARP）抑制剂，这类药物的名字以“帕利”结尾，如奥拉帕利、尼拉帕利、氟唑帕利、帕米帕利等。这些“帕利”是如何发挥精准打击作用的呢？人体所有细胞会不断产生 DNA 损伤，正常情况下，这些 DNA 损伤是可以被细胞自我修复的，但是癌细胞的这种修复功能是有缺陷的。而 PARP 抑制剂可以放大癌细胞的这种修复缺陷，让癌细胞的 DNA 无法修复，从而产生杀死癌细胞的作用。第二类是抗血管生成药物，如阿帕替尼和贝伐珠单抗。癌细胞的快速生长需要大量新生的血管提供营养，抗血管生成药物通过抑制血管新生，让癌细胞得不到充足的养分而死亡。

PARP 抑制剂和阿帕替尼是口服用药，我们需要重点了解它们的服用方法，请参见表 30-1。

表 30-1 卵巢癌常用靶向药物的用法用量和食物影响

药物名称	用法用量	食物影响
奥拉帕利	每次 300mg，2 次 /d，整片吞服	食物不影响
尼拉帕利	体重≥ 77kg，血小板计数≥ 150×10^9/L 的患者：每次 300mg，1 次 /d；其余患者：每次 200mg，1 次 /d；整粒吞服	食物不影响
氟唑帕利	每次 150mg，2 次 /d，整粒吞服	食物不影响，更推荐餐后服用
帕米帕利	每次 60mg，2 次 /d，整粒吞服	食物不影响
阿帕替尼	850mg（也有可能从 250 ~ 500mg 较低剂量开始），1 次 /d	餐后半小时服用

3. 其他药物 激素治疗是使用药物来阻断雌激素对卵巢癌细胞的影响而起到治疗作用。一些卵巢癌细胞利用雌激素帮助自身生长，因此阻断雌激素可能有助于控制癌细胞生长。激素治疗药物一般只用于无法耐受化疗或化疗无效的复发患者，总体有效率大约为 10%。常用的药物包括他莫昔芬、芳香化酶抑制剂（来曲唑、阿那曲唑等）、高效孕激素及促性腺激素释放激素类似物等。免疫治疗药物对卵巢癌有一定效果，例如帕博利珠单抗、阿替利珠单抗、阿维鲁单抗，但是证据还不够充分，有待更大规模的临床试验进行验证。同时，目前研究发现，免疫治疗并不是对所有卵巢癌患者都有很好的效果，哪一类卵巢癌患者经免疫治疗获益最大，仍然需要进一步探索。

五 常见药物不良反应和注意事项

卵巢癌治疗药物常见的不良反应包括骨髓抑制、恶心呕吐、神经毒性、过敏反应等，患者及其家属应该了解各种不良反应的应对方式和注意事项（表 30-2）。

表 30-2 卵巢癌治疗药物常见不良反应及注意事项

常见不良反应	注意事项
骨髓抑制	1. 化疗药物导致的骨髓抑制常在用药后 1 周左右出现,PARP 抑制剂导致的骨髓抑制常在开始用药的前 3 个月出现。 2. 骨髓抑制表现为粒细胞、血小板等血细胞数量减少。 3. 定期监测血常规,医生会根据情况给予升白细胞 / 升血小板 / 升红细胞治疗。 4. 在血象较低的时候应该注意保暖,减少到人群聚集场所活动,尽可能降低感染的发生。 5. 注意消化道出血状况,比如口腔出血、便血等,如有异常及时告知医务人员;避免因血小板过低引起出血等严重不良反应
恶心呕吐	1. 按照医生要求,服用预防性的止吐药。 2. 清淡饮食
腹泻和便秘	1. 轻、中度腹泻可通过补充水分、调整饮食来缓解症状,严重腹泻时应服用止泻药(如洛哌丁胺),并及时补充电解质。 2. 轻、中度便秘可使用乳果糖或开塞露等改善症状,对于严重者可灌肠治疗
神经毒性	1. 常由紫杉醇、铂类引起,常引起手脚麻木、感觉异常、耳鸣等,随着化疗的继续,多数患者可以耐受,如果持续加重或者出现感觉消失等严重症状,请尽快告知医护人员。 2. PARP 抑制剂可能导致失眠和头痛,出现时需由专科医生排除其他原因,如中枢神经系统受累、内分泌异常等,然后进行对症治疗,比如使用催眠药和镇痛药
肾毒性	1. 常由铂类和阿帕替尼引起;阿帕替尼和贝伐珠单抗可引起蛋白尿。 2. 使用顺铂时应保证充足的饮水,目的是减少肾毒性。 3. 定期监测血肌酐等肾功能指标

续表

常见不良反应	注意事项
肺部毒性	博来霉素、托泊替康可引起肺部毒性,用药期间密切关注肺部症状,如有异常立即告知医护人员
过敏反应	主要由紫杉醇、铂类引起,输注药品期间警惕任何不适,如发现皮肤瘙痒、心慌、呼吸困难等症状立即告知医护人员
心血管毒性(血压升高和心悸)	1. PARP 抑制剂可导致心悸;阿帕替尼和贝伐珠单抗可导致血压升高。 2. 保持健康的生活方式,低盐饮食,少吃腌制、烟熏食品,定期监测血压和心率。 3. 专科就诊,考虑使用抗高血压药
手足综合征	1. 阿帕替尼引起,多在服药后 3 周左右发生,表现为皮肤粗糙、皴裂、感觉异常、疼痛、瘙痒,严重者皮肤破损、水疱、脱屑甚至溃烂。 2. 减少对手足的压迫、摩擦,可局部冷敷,保持饮食清淡;可考虑使用尿素软膏、非甾体抗炎药、糖皮质激素、维生素 E、维生素 B_6 等。 3. 及时告知医护人员,判断是否需要减少阿帕替尼用量

综上所述,尽管卵巢癌的治疗仍面临挑战,但科学家的不懈努力使得治疗方案不断进步。早期诊断、手术切除以及个性化的药物治疗策略正在为卵巢癌患者带来希望。同时,筛查和预防也很重要,女性朋友应注意定期体检,特别是有卵巢癌家族史或者 *BRCA* 突变的人群。治疗卵巢癌的药物主要包括化疗、靶向治疗、免疫治疗等。除了共性的不良反应骨髓移植、恶心呕吐等外,不同药物有其独特的不良反应,患者朋友应该严格按照医生要求用药,定期复查,发现异常症状及时就诊。

世界卵巢癌日是为了唤起全球对卵巢癌的关注和认识而设立的专属日,旨在强调卵巢癌的早期诊断、早期治疗的重要性。让我们共同努力,提高公众意识,给予患者及其家属支持,共同应对这一威胁女性健康的挑战。

参考文献

[1] World Ovarian Cancer Coalition. WHAT IS WORLD OVARIAN CANCER DAY. [2024-08-31]. https://worldovariancancercoalition.org/world-ovarian-cancer-day/what-is-wocd/.

[2] 中华人民共和国国家卫生健康委员会 . 国家卫生健康委办公厅关于印发肿瘤和血液病相关病种诊疗指南 (2022 年版) 的通知 . [2024-09-05]. http://www.nhc.gov.cn/yzygj/s2911/202204/a0e67177df1f439898683e1333957c74.shtml.

[3] 国家癌症中心 , 国家肿瘤质控中心卵巢癌质控专家委员会 . 中国卵巢癌规范诊疗质量控制指标 (2022 版). 中华肿瘤杂志 , 2022, 44(7): 609-614.

[4] 郑荣寿 , 张思维 , 孙可欣 , 等 . 2016 年中国恶性肿瘤流行情况分析 . 中华肿瘤杂志 , 2023, 45(3): 212-220.

31 世界狼疮日

一 世界狼疮日的由来

每年的 5 月 10 日是世界狼疮日（World Lupus Day），始于 2004 年，是在举办第 7 届国际狼疮大会期间，由与会专家代表倡议而创立的。其宗旨是提高对狼疮患者的健康服务水平；促进对狼疮病因及治疗方法的研究；提高诊断技术以及全球狼疮的流行病学研究水平。

狼疮是红斑狼疮的简称，狼疮一词来源于拉丁语“lupus”，包含有“狼”和“凶狠”之义。由于红斑狼疮患者常常有面部侵蚀性的损伤，形似“被狼咬过”的痕迹，因此得名。由于典型的红斑狼疮常分布在面部鼻翼两侧的脸颊，形状像一只蝴蝶，因此红斑狼疮又被称为“蝴蝶病”，世界狼疮日的标识也是一只红蓝双色的蝴蝶。尽管红斑狼疮有着美好的别称，但却掩盖不了这一疾病凶险的本质，这是一个让许多患者都心惊胆战的名字，红斑狼疮究竟是一种怎样的疾病？

二 红斑狼疮知多少

红斑狼疮是一种慢性、反复迁延的自身免疫性疾病，可分为皮肤型红斑狼疮，病变主要限于皮肤，以及系统性红斑狼疮，病变除皮肤损害外还可累及人体的多个脏器和系统。这里主要为大家介绍系统性红斑狼疮相关的知识。据统计，全球范围内红斑狼疮的患病率为（0～241）/10万人，在中国（除港澳台地区），这一数据为（30～70）/10万人，男女患病比例为1：（10～12），全球每年新增的红斑狼疮患者约40万人，而中国女性患者数居世界第一（红斑狼疮通常好发于20～40岁的育龄期女性）。

1. 为什么会得红斑狼疮？

目前红斑狼疮的发病机制尚不明确，有待进一步科学研究的揭示。研究表明红斑狼疮主要与自身免疫功能的紊乱相关，免疫系统无法识别"敌""我"，无差别攻击了自身的各个脏器、系统，从而导致了全身多系统、脏器的损害。遗传因素、环境因素、雌激素等均可能与红斑狼疮相关。

2. 如何判断得了红斑狼疮？

红斑狼疮这一疾病的诊断十分复杂，需结合临床表现和相关的实验室检查由专业医生进行判断，普通患者切不可随意地自我诊断，但有些早期的症状，可能是得了红斑狼疮的"信号"。如出现了相关症状，建议及时到风湿免疫科就诊，尽早明确诊断。

（1）鼻梁和双额颊部出现呈蝶形分布的红斑。

（2）不明原因的持续发热，且主要是低、中度热。

（3）指、腕、膝关节对称性疼、痛、肿。

（4）出现眼睑水肿、双下肢水肿和高血压等情况。

随着对于疾病认识的不断深入和免疫学检测的进展，红斑狼疮这一疾病也得以在疾病早期就被识别和诊断，从而帮助患者尽早地治疗和控制疾病。

3. 红斑狼疮会传染吗？

由于红斑狼疮的皮肤症状，有些人可能会担心其有传染性。但其实红斑狼疮作为一种自身免疫性疾病，其发病主要与遗传因素、身体激素水平及所处环境等相关，并不像细菌、病毒、真菌等病原体引起的感染性疾病那样具备传染性。

4. 除了皮肤病变，红斑狼疮还有哪些临床表现?

红斑狼疮的临床表现具有高度的异质性，也就是不同的患者临床表现均有可能不同，且同一患者在不同的病程阶段也会有不同的临床表现。

全身症状是红斑狼疮患者起病时的主要表现之一，包括发热、疲乏、体重下降等。而最常见的皮肤黏膜损害除了面颊部的蝶形红斑外，还包括过敏反应、脱发、口腔黏膜溃疡等。除此之外，红斑狼疮也可能累及肌肉、骨骼、肾脏、神经精神系统、肺部、心脏、消化系统、血液系统、眼部等。

5. 红斑狼疮可以治愈吗?

随着医学的不断发展，针对红斑狼疮的诊治水平也在不断提高，红斑狼疮患者的 5 年生存率已经从 20 世纪 50 年代的 50%～60% 升高至 90 年代的 90% 以上。红斑狼疮这一疾病也由以往所认为的急性高致死性疾病转变为一种慢性的可控性疾病。尽管现有的医疗手段还无法完全治愈红斑狼疮，但就像其他慢性疾病一样，只要早发现、早治疗，调整心态，积极面对，就一定能够战“狼”成功。

6. 红斑狼疮患者可以生宝宝吗?

红斑狼疮有一定的家族性遗传倾向，但并不属于遗传性疾病，因此父母或其他有血缘关系的亲人如果患有红斑狼疮，宝宝可能存在更多易感因素，但并非 100% 遗传。红斑狼疮虽然好发于育龄期女性，但红斑狼疮患者的生育能力基本不受影响，只要选择合适的时机，就能更大限度地提高整个孕期的成功率和安全性。对于红斑狼疮患者可以在疾病稳定的前提下考虑怀孕，充分评估正在使用药物的妊娠安全性，并在妊娠全过程中由风湿免疫科、产科等多学科协作进行管理，可为妈妈的健康和宝宝的顺利诞生保驾护航。

三 如何战"狼"？

1. 早诊早治，个体化治疗是关键 对于确诊为红斑狼疮的患者，治疗的原则就是早期、个体化治疗，最大程度地延缓疾病进展，降低器官损害，改善预后。对于刚刚诊断为红斑狼疮的患者，应以控制疾病和改善临床症状作为主要目标。由于这一疾病的特点是反复的发作与缓解，因此，即使患者觉得自身症状有了明显的好转，也不能掉以轻心，一定要坚持治疗，预防和减少复发，从而减少这一疾病造成的器官损害，实现长期持续的缓解，提高生活质量。

2. 红斑狼疮的一般治疗 正确认识疾病，学会自我识别红斑狼疮的活动征象，对于实现疾病自我管理非常重要。同时养成健康的生活方式将有助于红斑狼疮的治疗。比如紫外线照射、寒冷刺激等可诱发红斑狼疮，因此要注意防晒、防冻；吸烟会加重红斑狼疮，因此如有吸烟习惯应尽快戒烟；此外，适当进行体育锻炼、控制体重、低盐低脂饮食、补充维生素D等对于疾病的控制也十分重要。

3. 红斑狼疮的药物治疗 目前，药物仍是红斑狼疮的最主要治疗手段，由于这一疾病的高度异质性，药物治疗会根据患者病情的轻重程度、器官受累和合并症的情况，来制订个体化的方案。

红斑狼疮的治疗药物包括糖皮质激素、抗疟药、免疫抑制剂和生物制剂。通常对于轻度红斑狼疮患者，可以使用羟氯喹或者非甾体抗炎药来控制病情，当无法控制时可使用小剂量激素治疗。对于中度红斑狼疮患者，则需要予以中等剂量的激素或者联合免疫抑制剂。而对于重度红斑狼疮则需要更为复杂的治疗方案来控制疾病，除激素和免疫抑制剂外，还可考虑使用生物制剂进行治疗。对于重度或难治性红斑狼疮，也会采用血浆置换和免疫吸附疗法。此外，根据疾病受累器官的不同，也需要加用相应的治疗药物。

4. 坚持随访很重要 由于红斑狼疮这一疾病易反复，因此对于患者来说，规律的随访十分重要，可以让医生及时来评估病情的活动性，是否有感染风险，以及长期药物治疗对于患者是否造成了需要干预的药物不良反应等，从而让医生能够为患者及时调整药物治疗的方案。根据每位患者的情况，检查内容有所不同，主要包括患者症状和体征、血尿常规、24 小时尿蛋白定量、肝肾功能、抗双链 DNA 抗体、补体等。

四 红斑狼疮的药物治疗有讲究

1. 糖皮质激素怎么用?

作为红斑狼疮的基础用药，大多数红斑狼疮患者都会根据病情应用糖皮质激素。但也并非所有红斑狼疮患者都需要使用激素。

通常根据红斑狼疮的严重程度来选择激素的用药剂量和疗程，如果疾病严重程度较高，则还需根据情况联合免疫抑制剂等其他药物进行治疗。对于妊娠期的红斑狼疮患者，尽量使用最低有效剂量的激素；哺乳期红斑狼疮患者，将泼尼松控制在 20 ~ 30mg/d 较为安全，建议服用激素后 4 小时以上再哺乳，需适当补充钙和维生素 D 直至哺乳结束。

由于红斑狼疮患者的激素治疗疗程长，因此需注意长期或大剂量使用激素可能导致的不良反应。比如应避免使用对于下丘脑 - 垂体 - 肾上腺轴影响较大的长效或超长效激素（如地塞米松等）。激素相关不良反应的发生率 > 30%，最常出现的近期不良反应包括胃部不适、兴奋、心悸、失眠等，长期不良反应有继发感染、脆性骨折等。激素的不良反应一般随剂量增加而增多，因此，在制订激素治疗方案时，医生都会尽可能采用可以控制病情的最小剂量。因此，患者切不可随意调整激素剂量，避免因为剂量不足或者误用而引起其他风险。

2. 为什么抗疟药可以治疗红斑狼疮?

羟氯喹是一种抗疟药，最初被用于治疗疟疾，后来因发现其具有免疫抑制及抗炎作用而被用作红斑狼疮等风湿疾病的治疗，长期服用羟氯喹可以降低疾病的活动度，降低发生器官损伤和血栓的风险，改善血脂情况，从而提高生存率。

但是任何药物都有其“两面性”，部分患者在使用羟氯喹后也会发生皮肤过敏、胃肠道等不良反应。视网膜病变是羟氯喹最严重的不良反应，但发生率较低，对于使用羟氯喹的患者推荐开始用药的第一年内进行基线眼科检查，最关键的是对黄斑的眼底评估，以排除任何潜在的疾病。除了基线检查外，早期筛查也十分重要。一般患者建议在使用前及使用后 5 年进行检查；考虑到羟氯喹致视网膜病变的初始风险较低，若剂量合适且无主要风险因素，初次筛查可推迟至服药 5 年，随后一年检查一次。对于有主要危险因素的患者，如长期 / 高剂量服用羟氯喹、伴有肝肾功能疾病、同时使用他莫昔芬、有视网膜或黄斑疾病史、高龄的患者，应尽早开始筛查，并考虑进行更频繁的筛查。

3. 红斑狼疮患者免疫抑制剂的使用

大剂量激素会造成一些不可逆的不良反应，因此，对于安全剂量激素联合羟氯喹还不能有效控制病情的患者，或者是伴有脏器受累的患者，通常会联合使用免疫抑制剂来降低激素的累积使用剂量，使治疗更加安全有效。常用的免疫抑制剂包括吗替麦考酚酯、环磷酰胺、来氟米特、甲氨蝶呤、他克莫司、环孢素等，需要根据患者的疾病活动度、受累器官、合并疾病，以及安全性和成本等因素综合考虑，来选择合适的治疗药物和剂量（表 31-1）。

表 31-1 不同免疫抑制剂治疗红斑狼疮的主要适用人群、优势及不良反应

免疫抑制剂	主要适用人群	优势	不良反应
吗替麦考酚酯	中重度红斑狼疮患者	适用于中重度红斑狼疮肾炎患者，为诱导期和维持期的有效治疗药物，能降低复发率	最常见：胃肠道不适；部分患者会发生感染、骨髓抑制与肝损害；致畸性，停药 6 周后方可尝试妊娠
环磷酰胺	中重度红斑狼疮肾炎患者、神经精神性红斑狼疮患者和红斑狼疮伴免疫性血小板减少症患者等	对中重度红斑狼疮肾炎诱导期和维持期治疗均有效，是治疗红斑狼疮神经系统、血液系统受累的有效免疫抑制剂	常见：胃肠道不适，如恶心、呕吐等；主要：肝损害、骨髓抑制；长期大剂量使用增加肿瘤发生风险；明确的生殖毒性和致畸性，建议妊娠前 1 ~ 3 个月停用

续表

免疫抑制剂	主要适用人群	优势	不良反应
来氟米特	增生性红斑狼疮肾炎患者	对一些增生性红斑狼疮肾炎有效，耐受性较好	肝损害、高血压、白细胞减少症、感染等；致畸作用，建议孕前完全洗脱后方可尝试妊娠
甲氨蝶呤	轻中度非肾脏受累的红斑狼疮患者	在改善红斑狼疮患者皮肤、关节炎症和整体情况方面具有较好疗效	胃肠道不适，如恶心呕吐等；血液系统异常，如贫血、白细胞减少；肝损害；致畸性，建议妊娠前 1 ~ 3 个月停用
他克莫司	增生性红斑狼疮肾炎患者、难治性红斑狼疮肾炎患者和红斑狼疮伴免疫性血小板减少症患者等	对红斑狼疮肾炎的诱导期和维持期治疗均有效，能降低复发率；可用于难治性红斑狼疮肾炎患者，尤其是以蛋白尿为突出表现者；与其他免疫抑制剂或糖皮质激素相比，引起严重感染的风险较低	常见：胃肠道不适，部分患者会出现肝、肾损害；肝功能受损者需减量，用药期间监测肾毒性、血糖和血压
环孢素	红斑狼疮肾炎患者和红斑狼疮伴免疫性血小板减少症患者	与其他免疫抑制剂联合可用于治疗标准治疗无效的红斑狼疮肾炎，可缓解血液系统损害	肾损害、血压升高与感染
硫唑嘌呤	中度红斑狼疮患者	红斑狼疮的维持期治疗。孕期安全性较高，且严重感染发生率较低	骨髓抑制与肝损害，需检测硫嘌呤甲基转移酶活性

4. 生物制剂，战“狼”新选择 对于激素、免疫抑制剂治疗仍然效果不佳的患者，生物制剂成为了这些红斑狼疮患者的新希望，目前已经有多种生物制剂尝试用于红斑狼疮的治疗并取得了一定的临床疗效。目前，正式获得美国食品药品管理局（FDA）和/或我国国家药品监督管理局（NMPA）批准用于红斑狼疮治疗的生物制剂有贝利尤单抗、泰它西普、阿尼鲁单抗。不同的生物制剂也适用于不同类型的患者，切不可盲目尝试，

需要由医生评估病情，来选择合适的药物（表31-2）。

表31-2 治疗红斑狼疮的生物制剂及其主要不良反应

生物制剂	经FDA和/或NMPA批准	优势	主要不良反应
贝利尤单抗	FDA、NMPA	能改善患者血清学指标，降低严重复发风险及减少激素用量，对目前常规治疗控制不佳患者可考虑使用	感染、头痛、恶心等
泰它西普	NMPA	在常规治疗基础上仍具有高疾病活动的活动性、自身抗体阳性的红斑狼疮成年患者可考虑使用	上呼吸道感染、注射部位反应等
阿尼鲁单抗	FDA	适应证不限于高疾病活动度红斑狼疮，对于中度至重度、活动性、自身抗体阳性成年患者红斑狼疮患者均可使用，可帮助患者长期稳定病情	上呼吸道感染、鼻咽炎、支气管炎和带状疱疹等

五 调整心态，积极战"狼"

除了遵医嘱用药外，还有一些日常生活的小贴士，可以帮助患者控制疾病。

1. 避免使用成分复杂的化妆品 皮肤是红斑狼疮患者最常受累的器官，而某些化妆品中可能含有诱发或加重病情的物质，因此，需尽量避免使用。此外，染发剂、纹眉剂等具有强刺激性成分的物质，也应避免使用。

2. 做好防晒 研究表明紫外线的照射可诱发红斑狼疮，因此做好适当的防晒，如打伞、涂抹防晒霜等可避免紫外线对于红斑狼疮患者皮肤的刺激，减少皮肤炎症和疾病复发。

3. 养成良好的生活习惯 研究表明红斑狼疮吸烟患者相较于不吸烟者，发病风险显著增加。进行适当运动，可以降低抑郁风险，减轻疲劳，有助于疾病的控制。

4. 预防和控制感染 感染是引起红斑狼疮患者死亡的首要病因，疾病本身和药物的使用，均可能增加患者感染的风险，因此除严格控制激素、免疫抑制剂等药物剂量外，如有发热等症状应及时就医，排除或控制感染。接种疫苗也是红斑狼疮患者预防感染的重要步骤，如乙型肝炎疫苗、丙型肝炎疫苗、带状疱疹疫苗、流感疫苗等，应该尽可能在疾病稳定时接种疫苗，尽量使用灭活疫苗，避免使用减毒活疫苗。

5. 关注骨骼健康 由于红斑狼疮患者大部分长期使用激素，加之疾病本身的原因，很容易出现骨质疏松。患者应密切监测骨密度情况，适当补充维生素 D 以帮助钙的吸收。

6. 注重心理支持 研究表明心理干预可以降低焦虑、精神压力和抑郁，有助于控制疾病活动。此外，家人的支持和鼓励、社会的理解和关爱，也是红斑狼疮患者重要的力量源泉。

写在最后

尽管红斑狼疮作为一种全身性自身免疫性疾病目前还无法从根本上完全治愈，但可以通过规范系统的治疗达到较好的治疗效果，也就是“可治可控”。只要积极配合按时治疗、定期随访，患者完全可以正常地进行工作和生活。希望红斑狼疮患者们都能调整好心态，积极战“狼”！

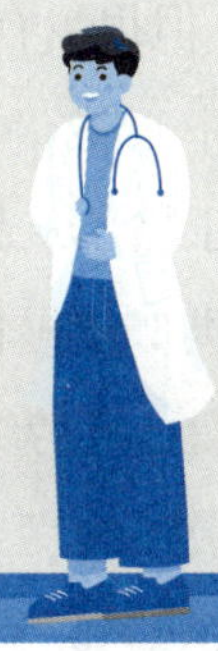

参考文献

[1] 沈南，赵毅，段利华，等. 系统性红斑狼疮诊疗规范. 中华内科杂志，2023, 62(7): 775-784.

[2] 中华医学会风湿病学分会，国家皮肤与免疫疾病临床医学研究中心，中国系统性红

斑狼疮研究协作组 . 2020 中国系统性红斑狼疮诊疗指南 . 中华内科杂志 , 2020, 59(3): 172-185.

[3] FANOURIAKIS A, KOSTOPOULOU M, ANDERSEN J, et al. EULAR recommendations for the management of systemic lupus erythematosus: 2023 update. Ann Rheum Dis, 2024, 83(1): 15-29.

[4] 中国系统性红斑狼疮研究协作组专家组 . 糖皮质激素在系统性红斑狼疮患者合理应用的专家共识 . 中华内科杂志 , 2014, 53(6): 502-504.

32 世界慢性疲劳综合征日

一 世界慢性疲劳综合征日的由来

人们都知道 5 月 12 日是南丁格尔的生日，这一天也被确定为“护士节”，但很少有人关注到这一天也是“慢性疲劳综合征日”吧！1987 年美国疾控中心将“全身不适、无力”等表现正式命名为慢性疲劳综合征，又因为南丁格尔从战争中归来后，患上了“克里米亚 - 刚果出血热”，老年时产生了类似于慢性疲劳综合征的症状，因此每年的“5 月 12 号”这一天被定为“慢性疲劳综合征日”。

慢性疲劳综合征的象征色是蓝色，在这一天我们可以佩戴蓝色丝带来表达对慢性疲劳综合征患者的关爱。据估计，此病在欧洲的患病率为 0.2% ~ 2%。据美国堪萨斯州威奇托市的一项随机数字拨号调查估计，慢性疲劳综合征的时点患病率为 235/10 万；一项为期 1 年的电话调查随访显示，在无疲劳或疲劳 < 6 个月的人群中慢性疲劳综合征发病率为 180/10 万。美国国家科学院在综合所有慢性疲劳综合征流行病学研究后得出结论：美国有 83.6 万 ~ 250 万例慢性疲劳综合征患者，每年造成的直接和间接经济损失为 170 亿 ~ 240 亿美元。国内学者伍侨的一项分析结果显示，

中国人群慢性疲劳综合征的患病率为12.54%。按性别进行亚组分析，男性和女性的患病率分别为13.01%和14.21%。部分群体可能没有机会进入研究慢性疲劳综合征的医疗机构，导致研究低估了该病的发病率。20世纪90年代前半期医疗工作者认为慢性疲劳综合征是一种内科疾病，也有人认为这是精神疾病，患者为了接受诊断会长期忍受痛苦，使该病难治化、长期化。

二 慢性疲劳综合征知多少

鉴于慢性疲劳综合征在大众生活中很少被认识或被了解到，下面我们将以大家最关注的几个问题展开介绍。

1. 什么是慢性疲劳综合征?

慢性疲劳综合征，也叫肌痛性脑脊髓炎，是指人不明原因的持续或反复发作的严重疲劳，经充分休息后不能缓解，持续时间在6个月以上，有的还伴有低热、头痛、咽喉痛、肌肉关节痛、精神倦怠、抑郁、失眠健忘、记忆力下降、注意力不集中等症状，或伴有颈部、腋窝淋巴结轻度肿痛，但体检和常规实验室检查又没有明显异常。这种疲劳与其他躯体或精神疾病无关，并且症状不会通过睡眠或休息而改善。

2. 慢性疲劳综合征有哪些症状?

其主要症状是：大多数时候或始终都感到极度疲倦。患者可能突然发病，也可能在数月内逐渐发病。有时是在感冒后，有时可在感染后发病，疲倦逐渐产生。此类疲倦无法通过休息缓解，严重时患者难以进行日常活动。

其他常见症状如下。

（1）体力或脑力工作后情况加重。例如，即使温和锻炼后也可能感到疲劳显著加重，从事涉及大量思考或专注的复杂任务后亦是如此。

（2）难以清晰地记忆或思考。

（3）睡眠问题，通常包括睡醒时仍感疲倦、精神没有恢复。

（4）站起时头晕。

（5）部分患者还会有关节或肌肉酸痛、恶心或头痛的症状。

3. 该疾病的病因是什么?

其具体病因目前尚不明确，与长期过度劳累（包括脑力和体力）、饮食生活不规律、工作压力和心理压力过大等精神环境因素，以及应激等造成的神经、内分泌、免疫、消化、循环、运动等系统的功能紊乱关系密切。在众多可能的病因中，研究最多的是病毒、免疫功能障碍、内分泌代谢功能障碍和神经精神因素。

4. 什么情况下应该就诊?

如果突然感到随时都很疲倦，且休息后不能缓解，则应就诊。许多人在出现症状之前身体健康，充满活力，从不担心生病，然后突然感到极其疲倦，无法弄清自己的身体是否发生了什么问题。这种情况令人烦闷苦恼，尤其是在多项检查后可能也无法找到症状的原因时，有些人甚至会遭到误解，被认为“病都是自己想出来的”，这种误会会让人感到愤怒、无助或悲伤。但是大家需要知道，慢性疲劳综合征是一种真实的躯体疾病，这种症状并非假想，如身体出现了这种情况应接受检查，找出问题原因。

5. 有针对慢性疲劳综合征的特异性检查吗?

没有特异性检查。医护人员不得不依据症状来诊断和评估慢性疲劳综合征。通常，他们会先寻找出现症状的其他原因，若未找到，则考虑为慢性疲劳综合征。就诊后一般检查项目如表 32-1 所示（具体检查条目可能会因为各个医院检验科的不同配置有所不同）。

表 32-1 慢性疲劳综合征的特异性检查

分类	类别	项目或检查目的
一般检查	血常规	全血细胞计数和分类计数
	红细胞沉降率	
	电解质	血钙、血磷
	空腹血糖	
	肾功能	肌酐、尿素氮、肾小球滤过率
	肝功能	胆红素、碱性磷酸酶、谷丙转氨酶、谷草转氨酶、γ- 谷氨酰转移酶、总蛋白、白蛋白 / 球蛋白比值
	C 反应蛋白	
	甲状腺功能	TSH、FT_4
	铁检查	血清铁、转铁蛋白饱和度、铁蛋白
	乳糜泻筛查检查	
	尿常规	
进阶检查	维生素 B_{12}、叶酸	了解贫血的原因
	血培养 / 血清学检测	怀疑持续或近期感染
	MRI 等影像学检查	评估神经系统检查的异常发现，并评估多发性硬化症等
生理测试	睡眠研究	
	运动测试	
	倾斜测试	

6. 慢性疲劳综合征有公认的诊断标准吗?

有。目前临床常用的诊断标准是 2015 年美国医学研究所提出的 IOM 诊断标准：诊断需要 3 种必需症状和 2 种附加表现中的至少 1 种。症状持续至少 6 个月，且至少有一半的时间达到中度、中重度或重度。其对慢性疲劳综合征患者的初步评估如表 32-2 所示。

表 32-2 慢性疲劳综合征的诊断标准

<table>
<tr><th>类别</th><th>临床表现</th><th colspan="2">特点</th></tr>
<tr><td rowspan="10">必需症状</td><td rowspan="5">从事发病前活动水平的能力大幅度降低或受损(职业、教育、社会或个人生活)</td><td colspan="2">持续 6 个月以上</td></tr>
<tr><td rowspan="4">伴有疲劳</td><td>比较严重</td></tr>
<tr><td>新发生的(非终身)</td></tr>
<tr><td>不是持续或异常过度劳累的结果</td></tr>
<tr><td>休息不能显著缓解</td></tr>
<tr><td rowspan="4">劳动后不适(PEM)</td><td colspan="2">身体、精神、情绪劳累后症状恶化</td></tr>
<tr><td colspan="2">声光过度刺激可诱发</td></tr>
<tr><td colspan="2">症状在活动或暴露后 12 ~ 48 小时恶化</td></tr>
<tr><td colspan="2">使患者复发,可持续数天、数周甚至更长时间</td></tr>
<tr><td>怎么睡都睡不饱</td><td colspan="2">在一整夜睡眠后没有感觉疲倦减轻</td></tr>
<tr><td rowspan="6">附加症状</td><td rowspan="2">认知障碍</td><td colspan="2">存在思维、记忆、执行能力和信息处理障碍</td></tr>
<tr><td colspan="2">注意力缺陷和精神运动障碍</td></tr>
<tr><td rowspan="4">直立不耐受</td><td colspan="2">站立、床旁体位性生命体征或直立倾斜试验期间可观察到心率和血压的异常</td></tr>
<tr><td colspan="2">保持站立姿势症状恶化</td></tr>
<tr><td rowspan="2">体位性症状</td><td>头晕、晕厥、疲劳增加、认知障碍、头痛或恶心</td></tr>
<tr><td>安静站立姿势(站立或坐位)会加重,躺下后会得到改善</td></tr>
<tr><td rowspan="10">其他常见症状</td><td colspan="3">肌肉疼痛</td></tr>
<tr><td colspan="3">关节疼痛,无肿胀或发红</td></tr>
<tr><td colspan="3">不同类型、模式或严重程度的头痛</td></tr>
<tr><td colspan="3">颈部或腋窝淋巴结肿大或压痛</td></tr>
<tr><td colspan="3">频繁或反复出现喉咙痛</td></tr>
<tr><td colspan="3">寒战和盗汗</td></tr>
<tr><td colspan="3">视觉障碍</td></tr>
<tr><td colspan="3">对光和声音敏感</td></tr>
<tr><td colspan="3">恶心</td></tr>
<tr><td colspan="3">对食物、气味、化学品或药物过敏或敏感</td></tr>
</table>

三 慢性疲劳综合征可防可控，预防或治疗要及时

我们要认识到，虽然医生们尝试了许多疗法，但目前还没有一种方法可以治愈这种疾病。因此，治疗为对症支持性治疗，并重点治疗常见症状和合并症，如睡眠障碍、疼痛、抑郁和焦虑、记忆力和专注力困难，以及头晕和头晕目眩，提高生活质量。部分慢性疲劳综合征患者很难进行正常活动，因此生活可能会很困难，而且大多数人（甚至许多医生）并不真正了解该病。虽然该病尚无检测方法，治疗选择也不多。但值得期待的是，慢性疲劳综合征患者功能恢复的短期预后可能不良，但长期预后似乎更好一些，且越来越多的医生和患者注意到了这一点，并且正确进行干预后症状逐渐好转，我们都应该充满信心，积极面对。目前的治疗干预主要从以下几方面入手。

1. 处理常见症状或合并症 常见症状或合并症的处理意见见表 32-3。

表 32-3 常见症状或合并症的处理意见

症状	处理意见
睡眠障碍	(1)促进睡眠卫生，如调节作息、调整睡眠环境、适当运动等。 (2)药物治疗，建议遵医嘱用药
疼痛	(1)可使用非甾体抗炎药进行对症治疗。 (2)非药物干预(理疗、心理治疗、针灸、膳食干预等)可能也有用
抑郁和焦虑	可选用三环类抗抑郁药，但建议在专业医生评估和指导下进行干预
认知困难	(1)借助记忆辅助工具，如记忆卡片等。 (2)哌甲酯、莫达非尼等药物可能有助于解决认知问题，建议在专业医生评估和指导下进行干预，以免产生药物性依赖或严重不良反应
头晕和头晕目眩	若存在神经介导性低血压，可考虑使用氟氢可的松或阿替洛尔进行治疗

2. 制订个体化的运动计划 运动不但可改善部分患者的疲劳和其他症状，还可改善身体功能。但考虑到锻炼也可能加剧患者的劳累不适感，所以需医生和患者共同确定可耐受的活动极限。建立一个切实可行的针对患者的运动或身体活动基线，然后逐渐增加身体活动持续时间。鼓励患者适

度运动，但不应过量。牢记运动的目标不是要立即恢复到病前的身体状态，而是要维持活动耐力和水平。

四 慢性疲劳综合征用药学问多

慢性疲劳综合征目前还没有一种方法可以治愈，对症治疗的主要目的是提高生活质量，那么在对症治疗过程中，可能会使用到的药物有哪些？服药期间需要注意什么？详见表32-4。

表32-4 慢性疲劳综合征的代表治疗药物

临床不适症状	代表治疗药物	使用方法及注意事项
睡眠障碍	小剂量三环类药物，如阿米替林	睡前1小时服用阿米替林10mg。部分患者在觉醒后可能仍感到昏昏沉沉，这种情况一般在1周后消失，如果低剂量不能减少夜间频繁觉醒，需要逐渐增加剂量。通常在48小时内可见睡眠改善
疼痛	非甾体抗炎药，如对乙酰氨基酚	对乙酰氨基酚的每日最大安全剂量尚有争议，主要与其肝毒性有关。美国FDA推荐的对乙酰氨基酚最大剂量为4g/d。许多专家和生产商将长期用药的每日口服剂量限制为3 000mg（老年患者及伴有肝病的患者为2 000mg/d）
头晕和目眩	氟氢可的松或阿替洛尔（针对神经介导性低血压）	用药原则：低剂量开始，并在数周内缓慢增加剂量。起始先给予氟氢可的松0.1mg/d。若2周后无效，增加剂量至0.2mg/d。若仍无效，换用阿替洛尔，起始剂量为25mg/d；每2周增加1次剂量，最大剂量为100mg/d，根据脉搏和血压调整剂量。阿替洛尔若突然停药会出现撤药症状，故停药过程至少3天，常需要2周逐渐减量至停药

在实际治疗过程中，临床医生会根据患者自身的生理、病理状态，合并疾病等因素，综合选择适合患者的最佳药物治疗方案和非药物干预方式，故而我们应积极配合医生，提高依从性，遵医嘱按时用药，及时复查；

切不可擅自更改用药剂量或频次，或擅自停药，以免影响药物治疗效果。

服药期间需做到：

1. 必须按时按量服药，不可随意停药。

2. 避免漏服、误服，否则可能导致病毒耐药性或中毒反应。

3. 注意饮食健康，避免过度饮酒和吸烟。

4. 需要定期监测药物剂量、疗效和不良反应，及时调整用药方案。

五 预防措施要记牢

慢性疲劳综合征干预效果不显著且耗时长，因此预防显得尤为重要。在快节奏的工作和生活中，我们努力要做好以下几件事，远离慢性疲劳。

1. 作息规律，不熬夜，保证每天 7 ~ 8 个小时的睡眠时间。

2. 合理安排工作、学习和生活时间，调整生活节奏，避免长时间的连续工作和学习。

3. 避免久坐和大脑长时间高速运转，每工作或学习 1 ~ 2 小时，休息 5 ~ 10 分钟，或起身活动几分钟。

4. 合理安排晚上和周末的休息和娱乐时间，做自己喜欢的事情，培养业余爱好；鼓励参加集体和公益活动，保持良好的社交。

5. 定时用餐，控制进食总热量，减少不必要的应酬。

6. 养成运动习惯，根据自身情况制订合理强度和时间的体育锻炼，每周进行 2 次以上的肌肉力量训练。

7. 学会释放压力，给负面情绪一个出口，保持积极乐观的生活态度。

8. 定期体检，关注身体健康。

参考文献

[1] ESTÉVEZ-LÓPEZ F, MUDIE K, WANG-STEVERDING X, et al. Systematic review of the epidemiological burden of myalgic encephalomyelitis/chronic fatigue syndrome across europe: current evidence and EUROMENE research recommendations for

epidemiology. J Clin Med, 2020, 9(5): 1557.

[2] REYES M, NISENBAUM R, HOAGLIN D C, et al. Prevalence and incidence of chronic fatigue syndrome in Wichita, Kansas. Arch Intern Med, 2003, 163(13): 1530-1536.

[3] Committee on the Diagnostic Criteria for Myalgic Encephalomyelitis/Chronic Fatigue Syndrome, Board on the Health of Select Populations, Institute of Medicine. Beyond Myalgic Encephalomyelitis/Chronic Fatigue Syndrome: Redefining an Illness. Washington (DC): The National Academies Press (US), 2015.

[4] 伍侨，高静，柏丁兮，等. 中国人群慢性疲劳综合征患病率的 Meta 分析. 右江医学，2020, 48(10): 727-735.

[5] KOMAROFF A L. Myalgic encephalomyelitis/chronic fatigue syndrome: a real illness. Ann Intern Med, 2015, 162(12): 871-872.

[6] 赵彩霞. 慢性疲劳综合征的研究现状. 菏泽学院学报，2018, 40(5): 60-64.

33 世界遗传性血管性水肿日

一 世界遗传性血管性水肿日的由来

世界遗传性血管性水肿日 2012 年发起于美国，为提高医学界及广大人民对于这一疾病的认识，将每年的 5 月 16 日定为世界遗传性血管性水肿日（Hereditary Angioedema Awareness Day），美国遗传性血管性水肿联合会图标如图 33-1 所示。

HAEA
US HEREDITARY ANGIOEDEMA ASSOCIATION

图 33-1 美国遗传性血管性水肿联合会图标

1888年，现代医学之父，加拿大医学家 William Osler 首次报道了遗传性血管性水肿（HAE），当时的描述是遗传性血管性水肿具有非常强的遗传倾向，水肿可以发生在任何部位，具有局限性，伴有胃肠道症状。由于这个疾病的症状常和其他疾病重叠，且医生和患者对该疾病了解得很少，诊断率很低，常被误判为其他疾病，明确诊断的时间较长，对疾病的预防和治疗造成了很大阻碍。2018年5月，国家卫生健康委联合五部门发布的《第一批罕见病目录》将遗传性血管性水肿列入首批121种罕见病目录中。

遗传性血管性水肿中国患者组织（雨燕血管水肿关爱中心）（图 33-2），是在世界遗传性血管性水肿患者组织（HAEI）和罕见病发展中心（CORD）帮助下建立的服务于中国区遗传性血管性水肿患者的服务型组织，于2017年9月成立，致力于提高国内各地对遗传性血管性水肿这一疾病的认识，努力缩短诊断的时间，减少误诊，促进急救药物引进和报销，尽最大努力挽救遗传性血管性水肿患者的生命，提升患者的生活质量。

图 33-2　雨燕血管水肿关爱中心图标

二　遗传性血管性水肿知多少

1. 非常罕见——可遗传、可突变　遗传性血管性水肿是一种非常罕见而又严重的常染色体显性遗传病，每5万人中可能有1名患者不幸中招。父母双方中只要有一方患病，子女有50%的可能性发病。据研究，75%的病例是通过遗传发生的，另外25%是由于基因突变导致的。

遗传性血管性水肿的病因主要与基因突变导致某种蛋白质水平和/或功能缺损有关，继发性引起毛细血管扩张，血管通透性增加，最终导致水肿发生。患者需要通过一系列特定蛋白质功能检测和基因检测明确诊断。很可惜，目前还没有治愈方法，主要是对症治疗。

2. 难以预测——猜不透的魔鬼 遗传性血管性水肿是个可能反复、悄悄出现的魔鬼，当它降临时，患者身上会出现不明原因急性发作的局部皮下或黏膜水肿，每次发作部位可能只涉及一个部位，也可能多个部位同时发作。

更可怕的是，这个魔鬼出现的频率无法预测，少则一年 1 ~ 2 次，多则可能一周 1 次。若不及时治疗，严重影响患者的生活质量。同一家族间血管性水肿的严重程度和表现形式都不同，同一个患者病情严重程度在不同年龄段也可明显改变。

遗传性血管性水肿的诱发因素通常有以下几种。

（1）焦虑、压力、情绪波动。

（2）轻微的创伤。

（3）病毒性上呼吸道感染。

（4）长时间的体力活动，如长时间打字写作或其他体育活动。

（5）女性雌激素水平的变化（青春期、月经期、妊娠期）。

（6）诱发性药物，如雌激素或血管紧张素转化酶抑制剂（ACEI）类抗高血压药。

（7）经常漏用预防药物或预防药物缺失。

3. 极易误诊——狡猾的隐形刺客 由于遗传性血管性水肿这个“大魔鬼”很少有人知道，而且它的症状和其他疾病也很相似，因此常常被错当成其他小问题而被忽视。遗传性血管性水肿初期症状可能被误认为是疲劳、感冒、过敏反应、急性胰腺炎、阑尾炎或其他胃肠道疾病，甚至可能接受错误的药物和不必要的手术，如切除阑尾等。

遗传性血管性水肿的发病部位和临床表现有哪些？

HAE 的临床表现具有很大的异质性，甚至同一家系中的患者也有很大差异。HAE 通常在 30 岁前起病，青春期加重，水肿常呈急性发作。临床上以反复发作、难以预测的皮肤和黏膜下水肿为特征。水肿的特点是发作性、自限性，一般 3 ~ 5 天自然缓解，呈非对称性，非可凹性。

（1）皮肤症状：皮肤的症状很常见，表现为一种奇怪的麻刺感或发胀感，可能有红斑，通常不伴有荨麻疹和皮肤瘙痒。肢体、面部和生殖器部位皮肤最常涉及，但全身各处均可发作。

（2）上气道发作：上气道发作的初始体征和症状可能包括咽部疼痛、刺痒或发痒，咽喉发紧或有肿块感，吞咽困难。当水肿发生于气道时，最凶猛的情况是喉头水肿，如抢救不及时，可导致窒息死亡。

（3）胃肠道症状：胃肠道症状表现为不同程度的胃肠道绞痛、恶心、呕吐和/或腹泻。这些症状是由肠壁水肿导致的。胃肠道症状易与其他腹部疾病症状混淆，反复出现病因不明的腹部症状时，可考虑为血管性水肿发作。

三 遗传性血管性水肿的治疗与预防

诱发遗传性血管性水肿的不是组胺，因此用传统的抗组胺药、糖皮质激素和肾上腺素治疗没有效果。遗传性血管性水肿的治疗主要包括急性发作期的治疗和缓解期的预防。

1. 急性发作期的治疗 遗传性血管性水肿急性发作期的治疗主要针对症状和发病原因治疗，缓解急性发作期的症状。

（1）对因治疗：给予冻干新鲜血浆是一种主要的传统治疗方式。新鲜血浆中含有导致发病的一种叫“缓激肽”的物质的抗体，能缓解皮肤水肿、喉头水肿和胃肠道绞痛。水肿急性发作后，为患者输注2～3单位新鲜血浆，约30分钟到数小时后，水肿逐渐消退。不良反应主要为输血反应。

（2）对症治疗：当出现气道阻塞的征兆（如喘鸣、呼吸困难、呼吸骤停）时，应及时就医，必要时医生会实施气管切开术等措施挽救生命。

对于胃肠道黏膜水肿引起的剧烈腹痛、恶心、呕吐、腹泻等胃肠道反应可给予解痉药、止吐药；对于因大量液体转移到肠壁、肠腔及腹腔内而引起的低容量性休克应积极补液，维持循环血量和生命体征。

我国目前可用于急性发作期的药物是艾替班特，可用于成人、青少年和2岁以上儿童的遗传性血管性水肿急性发作。

2. 缓解期的预防

（1）短期预防：手术、口腔操作、有创检查、激烈的情绪变化及过度疲劳等多种因素都可能诱发急性水肿。对于急性水肿的短期预防，国内目前推荐在诱发因素发生前5天给予患者达那唑或者氨甲环酸，持续使用至诱发因素终止后2天。

（2）长期预防：对于所有明确诊断的患者，均推荐进行长期预防，目的是减少遗传性血管性水肿对日常生活的影响，防止致命性水肿的发生。长期预防的药物主要有拉那利尤单抗、达那唑以及氨甲环酸。

四 遗传性血管性水肿的治疗药物大盘点

1. 急性期治疗药物——艾替班特

（1）常用剂量：成人推荐剂量为30mg/次，采用腹部皮下缓慢注射（注射时间不少于30秒）的方式给药。一般情况下，单次注射足够治疗一次发作；在不足以缓解或症状复发情况下，可在6小时后皮下注射第二次；若仍未缓解或症状反复，可在6小时后皮下注射第三次；24小时内给药不可超过3次。

（2）特殊人群：2周岁及以上儿童的推荐剂量见表33-1。老年人、肝肾功能不全的患者无须调整剂量。急性缺血性心脏病或不稳定型心绞痛患者应慎用艾替班特。

表33-1 艾替班特儿童患者的给药方案

体重/kg	剂量/mg（注射量/ml）
12 ~ 25	10（1.0）
26 ~ 40	15（1.5）
41 ~ 50	20（2.0）
51 ~ 65	25（2.5）
＞65	30（3.0）

（3）不良反应：艾替班特最常见的不良反应是注射部位轻微短暂疼痛，一般是一过性的，无须进一步治疗。其他少见的不良反应包括恶心、胃肠道绞痛、发热、无力、头晕、转氨酶升高和头痛。

2. 拉那利尤单抗

（1）适用人群：拉那利尤单抗于2020年12月5日经国家药品监督管

理局批准，适用于 12 岁及以上患者预防遗传性血管性水肿的发作，可降低患者的水肿反复发作次数，预防致命性喉头水肿所导致的窒息。

（2）常用剂量：推荐的起始剂量为 300mg，每 2 周 1 次，皮下注射。300mg 每 4 周 1 次也有效。如果患者 6 个月以上未发作，认为病情稳定，可延长至每 4 周皮下注射 1 次（300mg）。

（3）不良反应：拉那利尤单抗常见不良反应包括注射部位不适（如疼痛、红肿、出血、瘙痒、水肿等）、头晕、呕吐、腹泻、肌痛等。

3. 达那唑

（1）推荐剂量

1）短期预防性治疗：国内多于术前 10 天口服达那唑，每天 3 次，每次 200mg，术后逐渐停药。

2）长期预防性治疗：推荐起始剂量为 200mg，每天 2 ~ 3 次，直至疗效出现，维持量一般为起始量的一半或更少，一般在 1 ~ 3 个月或更长时间剂量逐渐减少维持剂量，视病情而定，50 ~ 600mg/d 不等，可明显降低急性发作次数。

（2）不良反应：达那唑是一种雄激素，不良反应包括毛发增长，体重增加，女性出现男性化特征、月经紊乱，脂溢性皮炎，影响生长发育，肝损害等。建议服用达那唑的患者每个月复查一次肝功能指标。

（3）孕妇、哺乳期妇女、儿童、前列腺癌患者禁用。

4. 抗纤溶制剂（目前常用：氨甲环酸）

（1）适用人群：氨甲环酸安全性高于达那唑，目前许多学者提倡将其作为儿童、孕妇等不能接受雄激素的患者长期治疗的一线用药，但疗效较弱。

（2）推荐剂量：对于青少年和成人，起始剂量为每次 500mg，每日 2 ~ 3 次，几周后如患者可耐受剂量逐渐增加至每次 1g，每日 3 次。

（3）儿童用法：对于儿童，起始剂量通常为每次 250mg，每日 2 次，几周后如患者可耐受剂量逐渐增加至每次 500mg，每日 2 ~ 3 次。

（4）不良反应：主要有肌痛、眩晕、直立性低血压和血栓形成。

（5）血栓形成风险增加或有缺血事件病史的患者不能使用氨甲环酸。

五 药师小贴士

1. 急性期治疗药物艾替班特应采用腹部皮下缓慢注射（注射时间不少于30秒）的方式给药，24小时内给药不可超过3次。

2. 12岁及以上患者可皮下注射拉那利尤单抗预防遗传性血管性水肿的发作，每次300mg，每2周1次。

3. 服用雄激素达那唑预防发作的患者每个月应复查肝功能指标。孕妇、哺乳期妇女、儿童、前列腺癌患者禁用。

4. 不能接受雄激素的患者可长期服用氨甲环酸预防发作。

写在最后

遗传性血管性水肿可反复发作，悄无声息，难以预测，使患者长期被焦虑和抑郁包围，无法正常工作、生活。患者在平日生活中可通过尽量避免呼吸道感染、长时间体力劳动，保持情绪平稳等方式来减少水肿的急性发作。

有效和安全的预防治疗药物为患者通往正常生活的大门保驾护航。患者可随身携带可治疗至少2次急性发作期的药物（艾替班特注射液）。患者还可通过每日口服达那唑、氨甲环酸，或定期注射拉那利尤单抗预防疾病发作。发作期的治疗药物及稳定期的预防药物的广泛应用将降低患者对毁容、疼痛甚至窒息的风险。

希望在不久的将来，更多患有遗传性血管性水肿的患者不再需要经历灾难性的痛苦。

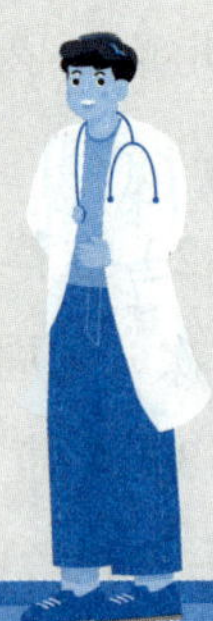

参考文献

[1] 中华医学会变态反应学分会，中国医师协会变态反应医师分会，支玉香，等．遗传性血管性水肿的诊断和治疗专家共识．中华临床免疫和变态反应杂志，2019, 13(1): 1-4.

[2] 管志伟，李钦峰．遗传性血管性水肿防治进展．中国中西医结合皮肤性病学杂志，2021, 20(4): 424-426.

34 世界高血压日

一 世界高血压日的由来

高血压是一种世界性的常见病、多发病，严重威胁着人类健康。为此，1978 年 4 月 7 日，世界卫生组织和国际心脏病学会联合会将每年的 5 月 17 日定为“世界高血压日”，旨在提高人们对防治高血压的重视。

高血压是心脑血管疾病的危险因素，也是脑卒中和冠心病的最重要危险因素，被称为影响人类健康的“无形杀手”。自测血压对提高高血压患者治疗的主动性、控制高血压有积极意义，对高血压的鉴别诊断、疗效评估及心脑血管病发生危险的预测均有重要价值。

很多人提起高血压就忧心忡忡，担心一旦背上高血压的帽子就一辈子也摘不掉了。高血压究竟是什么样的疾病？在日常生活中我们需要注意哪些？在治疗方面又需要注意哪些问题？

二 高血压知多少

1. 高血压是什么？诊断标准和危险分层是怎样的？

血压是血液在血管中流动时对血管壁造成的压力，当这个压力持续高于正常时，就形成了高血压。高血压以体循环动脉压（收缩压 / 舒张压）升高为主要特征，可伴有心、脑、肾等器官功能或器质性损害。下面我们就来具体了解一下高血压的分级标准与危险分层。

在未使用抗高血压药的情况下，非同日 3 次诊室血压测量：收缩压 > 140mmHg 和 / 或舒张压 > 90mmHg，即可诊断为高血压。家庭连续规范测量血压 5 ~ 7 天，平均血压 > 135/85mmHg 可诊断为高血压。高血压患者心血管风险水平分层见表 34-1。

表 34-1 高血压患者心血管风险水平分层

危险因素及病史	1 级高血压	2 级高血压	3 级高血压
	140 ~ 159mmHg 或 90 ~ 99mmHg	160 ~ 179mmHg 或 100 ~ 109mmHg	≥ 180mmHg 或≥ 110mmHg
无其他危险因素	低危	中危	高危
1 ~ 2 个危险因素	中危	中 - 高危	极高危
3 个以上危险因素或靶向器官受损	高危	高危	极高危
临床并发症或慢性肾脏病≥ 4 期，有糖尿病并发症	极高危	极高危	极高危

2. 如何正确测量血压？

正确测量血压的方法见图 34-1。

3. 高血压有哪些临床症状？能治愈吗？

高血压的典型症状包括头痛、疲倦或不安、心律失常、心悸、耳鸣等。如果血压超过了 180/120mmHg，也就是高血压危象，患者可发生卒中、视物模糊、意识丧失、失忆、心肌梗死、肾损伤、主动脉夹层、心绞痛等一系列的症状。当出现头部胀痛、阵发性眩晕、胸闷不适、四肢麻木等现象时，就需要注意了，这些或许都是早期高血压的信号。

大多数高血压患者在早期并没有什么明显的症状，甚至很多患者在没有感到任何不适的情况下，就已经发生了如心、脑、肾等靶器官的损害，

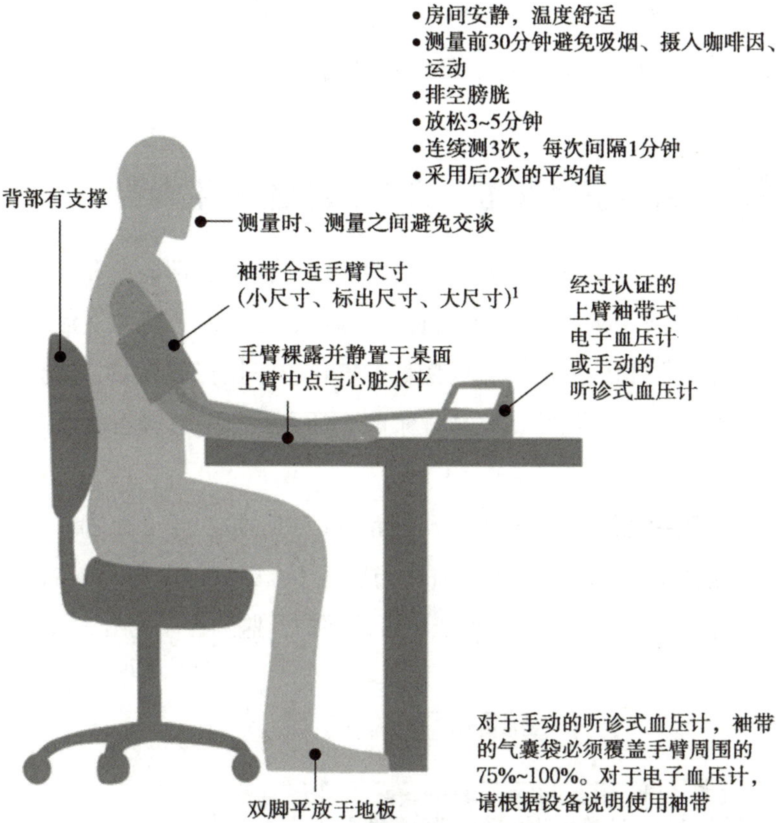

图 34-1　高血压的规范测量方法

造成疾病的发生。因此，熟知高血压的临床表现及其危害，对高血压的防治是十分重要的。

高血压有原发性和继发性两种，原发性高血压找不到明确病因，需要终身服药治疗，而继发性高血压去除病因后是有可能被治愈的。

4. 高血压有哪些危害？

高血压的危害在于对心、脑、肾等器官的损害，这些器官的损害程度一般与血压水平密切相关，中度甚至轻度高血压也可能出现器官损害。

（1）心脏的损害：主要损害心脏的冠状动脉，久而久之就发生冠心病，出现心绞痛、心肌梗死等。其次是对心脏本身的损害，可以导致心脏肥厚、心脏扩大。

（2）脑血管的损害：主要有脑出血、脑卒中等。

（3）肾脏的损害：高血压影响肾脏血管的收缩和功能，一旦出现肾损害或发展成尿毒症，那么损害是不可逆转的。

三 高血压莫须怕，确诊治疗是关键

得了高血压莫要慌，高血压是慢性疾病，需要长期监测和规范治疗。只要坚持规律服用抗高血压药，科学降血压，心、脑、肾并发症风险就会下降。不要盲目相信非法广告或伪科学宣传，不用保健食品、保健理疗或食疗替代抗高血压药治疗，坚持健康的生活方式、遵医嘱按时服药、定期随访是关键。

1. 规范治疗需坚持 抗高血压药治疗时机，取决于心血管风险评估水平。在改善生活方式的基础上，血压仍超过 140/90mmHg 和 / 或目标水平的患者应给予药物治疗。初诊高血压患者的评估及监测程序见图 34-2。

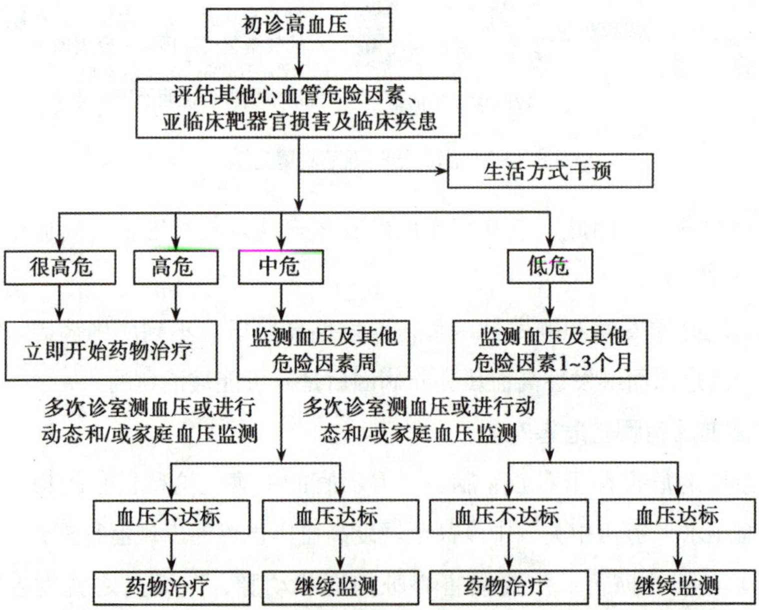

注：动态血压的高血压诊断标准为白昼平均收缩压≥135mmHg 或舒张压≥85mmHg，夜间平均收缩压≥120mmHg或舒张压≥70mmHg或24h平均收缩压≥130mmHg或舒张压≥80mmHg；家庭血压平均收缩压≥135mmHg或舒张压≥85mmHg。

图 34-2 初诊高血压患者的评估及监测程序

2. 抗高血压药应用基本原则

（1）剂量原则：一般人采用常规剂量，老年人从小剂量开始。

（2）优先原则：优先选择长效制剂（从长时疗效和平稳性考虑）和固定复方制剂（从依从性考虑）。

（3）联合原则：2 级高血压或高危人群联合用药。

（4）个体化原则：依据不同并发症和患者对药物不同的耐受性给予个体化用药。

3. 服用抗高血压药时应注意哪些药物或食物的影响？

高血压人群在生活中需要长期服用药物来稳定病情，帮助调节血压水平，为了使药效得到充分发挥，达到理想的降血压效果，服药后有些食物最好别吃，避免对血压造成不良影响，长期服用抗高血压药的患者平时应少吃哪些食物呢？不妨让我们一起来看一下（表 34-2）。

表 34-2　饮食对抗高血压药的影响

饮食种类	饮食对抗高血压药的影响
油腻性食物	高血压患者常吃高脂肪食物，容易让血液更浓稠，诱发高脂血症，也容易导致热量在体内累积，使血压升高，诱发冠心病
含酒精的饮食	酒精进入人体后容易加速血液循环，不仅会让血管受到刺激，也会让血压失去控制。吃药期间尽量戒酒
浓茶	高血压患者在生活中还要少喝浓茶，尤其是红茶，这类茶水中的茶碱含量很高，容易让大脑中枢处于过度兴奋状态，不仅容易出现心悸和失眠的问题，也不利于稳定血压值。另外，不要用茶水冲服药物
牛奶	有些高血压患者可能会用牛奶冲服抗高血压药，每天坚持喝牛奶的确对身体好，但抗高血压药和牛奶同时服用容易出现相互作用

四　高血压用药学问多，适合自己更重要

虽然原发性高血压需要终身服药治疗，但好消息是抗高血压药经过多年的临床验证，有效性和安全性都比较高，不要一提到终身服药就有心理压力，一旦确诊高血压就要按医生的治疗方案规范用药，做好每日血压监

测。那么常用的药物有哪些？这些药物在使用过程中需要注意哪些问题？

目前常用抗高血压药分为五大类：利尿药、β受体拮抗剂、钙通道阻滞剂（CCB）、血管紧张素转化酶抑制剂（ACEI）、血管紧张素Ⅱ受体阻滞剂（ARB）。每类药物都有自己的特点、适用人群，下面我们就来聊聊它们都有哪些特别之处。

1. 钙通道阻滞剂（CCB） 氨氯地平、硝苯地平、非洛地平等“地平”类抗高血压药是临床上最常见的，也是指南中推荐的一线用药。另外，“地平”类抗高血压药还有保护血管的作用。这类药物的降血压作用非常强，耐受性也比较好，没有绝对的禁忌证，适用范围相对广泛，对于老年单纯收缩期高血压的患者更为适用。常见的不良反应包括头痛、面色潮红、踝部水肿、心跳加快、牙龈增生等。

2. 血管紧张素转化酶抑制剂（ACEI） 常见的“普利”类抗高血压药，比如培哚普利、依那普利，属于长效制剂，能够较长时间地控制血压。而卡托普利属于短效制剂，起效特别快，在体内的代谢也特别快，药效很快就会消失，所以一般用于急救，不能用于血压的长期控制。在不良反应方面，“普利”类抗高血压药主要是容易引起干咳，如果不能耐受，可以换用“沙坦”类抗高血压药。另外，这两类药物都有引起血管神经性水肿的可能，但非常罕见。

3. 血管紧张素Ⅱ受体阻滞剂（ARB） 就是常说的“沙坦”类抗高血压药，比如氯沙坦、缬沙坦、替米沙坦，在临床上的优点非常突出，比如非常长效，而且不良反应相对较少。不良反应方面主要有高钾血症、咳嗽（发生率低于“普利”类）、低血压。不要太担心，“沙坦”类还是比较温和的一类抗高血压药。

4. 利尿药 一般药名中有“噻嗪”“塞米”的属于利尿药。比如氢氯噻嗪、呋塞米、托拉塞米，不是特别核心的抗高血压药，临床中也很少单用利尿药来降血压。和“洛尔”类抗高血压药类似，经常与“地平”类、“普利”类、“沙坦”类来联合用药。

对于“噻嗪”类利尿药来说，尤其适用于老年人、单纯收缩期高血压患者及合并心力衰竭的患者。它的主要不良反应是低钾血症，与“普利”类、“沙坦”类合用，可以抵消或减轻这种不良反应。另外，它还会导致尿酸升高，使痛风加重，所以痛风患者一般禁用“噻嗪”类利尿药。严重心力衰竭或慢性肾功能不全时，可能需要应用袢利尿药，比如呋塞米，但要注意同时需补钾。

5. β 受体拮抗剂 即“洛尔”类抗高血压药，比如美托洛尔、比索洛尔，有降低心率的作用。尤其适用于心率偏快的高血压患者，但是它一般不单独使用。

对于很多高血压患者来说，只用一种抗高血压药，比如只用“地平”类，或“普利”类，或“沙坦”类，不能够把血压降到理想的范围，此时就需要联合用药。但“普利”类和“沙坦”类就不能组合，它们之间是有排斥的。“洛尔”类药物的兼容性非常强，可以和以上三种药物组合使用。所以“洛尔”类经常会被这三种药物“手拉手”带入降血压的治疗过程之中。

药师小贴士

1. 抗高血压药是最好的保障 高血压虽然没有办法根治，但是经过研究发现，只要可以把升高的血压降下来，就可以延缓或避免与高血压相关的各种疾病发生。也就是说，对高血压的治疗，获益来自血压降低的本身。这些抗高血压药对高血压虽然只是“治标不治本”，但是却可以使高血压的各种并发症发生率大幅降低，成为高血压患者的“健康卫士”。

2. 抗高血压药需要按时规律服用 高血压患者想让自己更健康，就需要持续不断地把血压控制在标准范围内，但药物进入人体后会被清除，就需要持续不断地服药，以维持有效的药物浓度，持续地控制血压。高血压治疗需要“平稳降血压”，如果血压总是一会儿高一会儿低，处在波动状态，仍然会导致对心脏、肾脏等器官的损害，而且血压波动太大，也是导致心脑血管疾病发作的重要诱因。断断续续地服药会使药物浓度大幅变化，血压也会随之大幅波动，增加疾病发生的危险性。

3. 正确看待抗高血压药的不良反应 抗高血压药虽然可能出现不良反应，但是相对于高血压造成的伤害，药物的不良反应是很小的。以下是常用抗高血压药的常见不良反应，比如"地平"类可能会引起下肢水肿；"普利"类可能会引起干咳；利尿药可能会引起电解质紊乱。服用药物后出现不良反应，只是很小的概率，而且大多数的不良反应在持续用药后，可以耐受而逐渐消失，无法耐受者可以通过换药或减量来调整，只有极小部分人需要停药。

4. 孕妇得了高血压怎么办?

妊娠合并高血压的患病率占孕妇的 5% ~ 10%，其中 70% 是妊娠期出现的高血压，其余 30% 在妊娠前即存在高血压。很多抗高血压药都在药品说明书上写了孕妇禁用，但别着急，孕妈妈也是有药可用的。妊娠期常用抗高血压药的作用特点和不良反应见表 34-3。

表 34-3 妊娠期常用口服抗高血压药的作用特点和不良反应

药物名称	作用特点	不良反应
拉贝洛尔	不影响胎盘血流	胎儿心动过缓、皮肤瘙痒
硝苯地平	全身血管扩张	低血压、心悸头痛
甲基多巴	安全	便秘、口干、嗜睡

五 干预措施要记牢，常见误区要避开

1. 生活干预"八部曲"要记牢 高钠低钾膳食、吸烟、负面社会心理因素、超重和肥胖、过量饮酒等，不仅是高血压发病重要的危险因素，有些还会增加心血管疾病的发生风险。因此，针对高血压患者的生活方式干预，应作为高血压患者的基础治疗，贯穿高血压治疗的全过程。

根据2023年版的《中国高血压防治指南》，可以从以下八个方面进行生活方式干预。

（1）减少钠摄入，增加钾摄入：①新版指南减盐措施更明确、精准，限钠由原来的 < 6g/d 盐，减少到了 < 5g/d；②建议饮食补钾，但不建议服用钾补充剂来降低血压。

（2）合理膳食：新版指南推荐患者采用得舒饮食（DASH 饮食）、中国心脏健康饮食（CHH 饮食）和辣膳食模式，以降低血压。

（3）限制饮酒：任何类型的酒对人体都无益处，使健康损失最小化的建议是高血压患者不饮酒。

（4）控制体重：①正常高值血压及所有高血压患者均应积极控制体重；②所有超重和肥胖人群都应减重；③通过综合生活方式干预控制体重，包括自我监测体重、合理膳食、增加体力活动 / 运动以及行为干预四方面；④对特殊人群，如哺乳期妇女和老年人，应视具体情况采用个体化减重措施。

（5）不吸烟：强烈建议并督促高血压吸烟者戒烟，且不吸二手烟；尽量避免使用电子烟替代疗法；戒烟时，辅以体育锻炼。

（6）运动干预：①运动方式，可采取有氧运动、抗阻运动、冥想与呼吸训练、柔韧性训练与拉伸训练等。②运动时间，对于血压控制良好的高血压患者，建议以中等强度有氧运动为主，每天 30 分钟，每周 5 ~ 7 天。最好辅以每周 2 ~ 3 次的抗阻运动，增加肌肉量，也建议同时结合呼吸训练与柔韧性和拉伸训练。③对于血压未控制者（收缩压 > 160mmHg），在血压得到控制前，不推荐进行高强度运动。

（7）保持心理平衡：自我调整，避免产生心理不平衡。建立防御屏障，保持心理平衡，如身体防御、情绪防御和精神防御。

（8）管理睡眠：增加有效睡眠时间和 / 或改善睡眠质量可以显著提高抗高血压药的药效，降低高血压的发病率和病死率。管理睡眠主要措施包括睡眠评估、睡眠认知行为疗法和必要时进行药物治疗。

2. 降压路上常见误区要避开 高血压作为一种常见病、慢性疾病，高血压的治疗贯穿一生。而在这漫长的血压控制、达标过程中，总有一些患者基于认识误区，容易犯这样或那样的错误，影响降血压治疗，我们来细数有哪些坑是要避开的。

✧ 误区一：血压正常就停药

有些患者误以为吃了抗高血压药把血压降至正常，意味着病治好了，就可以停药。殊不知，停药后血压反弹，对心脏、脑血管都会产生巨大的影响。

✧ 误区二：保健食品能治高血压

有些患者认为抗高血压药不良反应大，不愿意长期服用，又听说某些保健食品能够治疗高血压，于是盲目停药依赖保健食品。实际上，现在许多商家夸大养生疗法和保健食疗的作用，很多产品都没有经过临床验证。

✧ 误区三：血压降得越快越低越好

除高血压危象外，降血压治疗应缓慢进行，使血压在 4 ~ 12 周达标。降血压速度过快，反而可能使已经适应长期高灌注压的高血压患者因为不适应而出现头晕，引发对降血压治疗的怀疑。

✧ 误区四：频繁更换抗高血压药

有些患者在服药后，几天内没有看到效果，就会要求医生更换抗高血压药，使血压无法得到有效控制。实际上，大多数长效抗高血压药需要连续服用 2 ~ 4 周才能充分发挥降血压效果，因此不能要求频繁换药。

✧ 误区五：没有症状就没有问题

血压升高会导致头痛、头晕、头胀等不适症状，但有些患者高血压病程长，身体已经耐受，因此可能并没有什么不舒服的感觉。需要强调的是，没有不适不代表升高的血压对身体没有危害，等到发生了心肌梗死、脑梗死、脑出血等并发症的时候已然为时已晚。因此，只要确诊高血压，具备用药指征，无论有没有症状都应该用药。

写在最后

对于高血压大家也不必过分担心，高血压是可防可控的。研究表明，收缩压每降低 10mmHg，或舒张压每降低 5mmHg，死亡风险降低 10%～15%，脑卒中风险降低 35%，冠心病风险降低 20%，心力衰竭风险降低 40%。因此，一旦确诊应积极预防、治疗和控制血压。

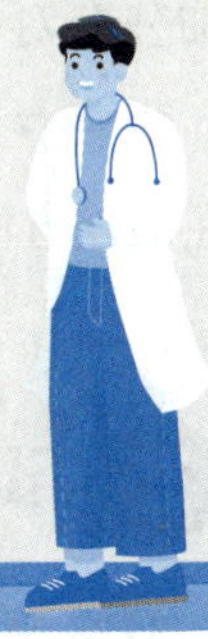

参考文献

[1] 国家心血管病中心，国家基本公共卫生服务项目基层高血压管理办公室，国家基层高血压管理专家委员会．国家基层高血压防治管理指南(2020 版)．中国循环杂志，2021, 36(3): 209-220.

[2] 中华医学会，中华医学会临床药学分会，中华医学会杂志社，等．高血压基层合理用药指南．中华全科医师杂志，2021, 20(1): 21-28.

[3] 高血压患者药物治疗管理路径编写委员会．高血压患者药物治疗管理路径专家共识．临床药物治疗杂志，2022, 20(1): 1-24.

35 世界炎症性肠病日

一 世界炎症性肠病日的由来

“世界炎症性肠病日”是由欧洲克罗恩病和溃疡性结肠炎协会，以及来自超过50个国家的患者组织共同发起的，将每年的5月19日定为世界炎症性肠病日（World IBD Day），目的是提高公众对炎症性肠病（inflammatory bowel disease，IBD）的认识和了解，共同关注和帮助炎症性肠病患者。通过增加公众对炎症性肠病的认识，改善炎症性肠病患者就医、工作和生活质量。炎症性肠病究竟是什么样的疾病？在日常生活中我们需要注意哪些？在治疗方面又需要注意哪些问题？

二 炎症性肠病知多少

1. 什么是炎症性肠病？

炎症性肠病是由于环境、遗传、免疫等多因素共同作用而引起的消化道慢性炎症性疾病，主要包括溃疡性结肠炎和克罗恩病两种疾病。

2. 炎症性肠病患者会有哪些症状？

炎症性肠病患者会经常性或反反复复出现拉肚子的症状，排出红色黏稠状的脓血便，同时还有肚子疼和总想上厕所、排便不舒畅的感觉，一般不舒服会持续4～6周以上。

炎症性肠病不仅有消化道的症状，可能还会出现发热、关节痛、关节僵硬、眼睛红肿疼痛、皮肤红肿发痛、口腔溃疡等多种肠外组织或器官的症状。

3. 炎症性肠病可以治好吗？

炎症性肠病是一种慢性炎症性疾病，大部分患者终身都有复发的风险。如果患病早期就能够及时地接受治疗，使肠道的炎症得到有效缓解并且避免出现合并症状，而且能够及时手术治疗，也是有希望治愈的。

4. 炎症性肠病可以由父母遗传给子女吗？

炎症性肠病具有一定的遗传倾向。父母一方患炎症性肠病的子女患该病的风险比普通人群高2～13倍；父母双方均患炎症性肠病的子女患该病的风险＞30%。尽管炎症性肠病具有遗传倾向，但遗传只是其中一个因素，因此炎症性肠病患者的子女也不一定都会得炎症性肠病。

5. 炎症性肠病患者可以怀孕吗?

炎症性肠病患者病情稳定的情况下是可以怀孕的。炎症性肠病患者在疾病缓解 3 个月以上怀孕较好，绝大多数炎症性肠病患者是可以成功怀孕的，但是炎症性肠病患者在怀孕期间也应该服用药物对病情进行控制和评估。具体评估方式包括询问症状、抽血化验检查，必要时还需要进行内镜检查及影像学检查。

三 炎症性肠病应该怎么治疗?

确诊炎症性肠病应该尽早治疗，治疗方法包括：①一般治疗，戒烟、戒酒、营养支持治疗、补液等；②药物治疗，氨基水杨酸、糖皮质激素、免疫抑制剂、生物制剂等；③手术治疗，出现完全梗阻、大出血、穿孔、癌变等应及时手术治疗；④粪菌移植，能够重建肠道菌群，及早改变患者症状，阻止炎症性肠病的进展。

四 炎症性肠病药物治疗是基础

1. 常用的炎症性肠病治疗药物 炎症性肠病患者需要长期接受药物治疗，医生会根据患者具体疾病情况选择相应药物进行治疗。下面这些炎症性肠病治疗药物一定要了解（表 35-1）。

表 35-1 炎症性肠病的治疗药物

药物	适用症状	注意事项
柳氮磺吡啶	适用于轻、中、重度溃疡性结肠炎	用药期间多饮水，每天至少 1 500ml；多吃绿色蔬菜，或补充叶酸
美沙拉秦	溃疡性结肠炎急性发作和维持治疗	餐前至少 1 小时或餐后 2 小时服用；用药期间多饮水
泼尼松	对柳氮磺吡啶或美沙拉秦制剂无效的轻、中、重度活动性炎症性肠病患者	监测血糖、血压、电解质；限钠补钾

续表

药物	适用症状	注意事项
硫唑嘌呤	适用于激素无效或依赖者的炎症性肠病患者	定期监测血细胞计数、肝肾功能;可以与食物同服或分剂量服用药物,以减少胃肠不耐受

2. 炎症性肠病患者备孕期、妊娠期和哺乳期可以使用的药物 长期维持治疗和良好的用药依从性对于炎症性肠病患者病情缓解具有重要意义，大部分炎症性肠病的治疗药物（美沙拉秦、泼尼松、巯嘌呤类药物等）对于计划妊娠的患者来说是相对安全的，备孕期、妊娠期、哺乳期的女性和有生育需求的男性患者可以使用。具体药物的选择请咨询医生或药师。

五 预防措施要记牢

1. 炎症性肠病患者日常饮食 炎症性肠病患者经常会有这样的烦恼，这个东西不能吃，那个东西不敢吃，吃了就拉，体重不长，身体越来越瘦弱，不知道该怎办？炎症性肠病患者应该怎么选择食物？

炎症性肠病患者应注意减少油腻、高蛋白、高糖食物的摄入，这样可以减少炎症性肠病的发生和复发。可以选择低膳食纤维、富含维生素 D、以蒸煮方式烹饪的清淡易消化的食物。在不同病情中可以选择以下食物（表 35-2）。

表 35-2 炎症性肠病患者的饮食预防措施

食物	炎症性肠病病情	
	活动期	缓解期
米食和面食	可以减少患者肠道吸收、消化的负荷	可以减少患者肠道吸收、消化的负荷
蔬菜	宜少吃或不吃蔬菜	可酌情适量进食蔬菜,大便干结可多吃

续表

食物	炎症性肠病病情	
	活动期	缓解期
水果	宜少吃或不吃，不生吃水果（可榨汁过滤后饮用）	可酌情适量进食水果，大便干结可多吃（不能吃苹果）
生鲜牛奶	不宜喝生鲜牛奶	可谨慎地酌情尝试生鲜牛奶
酸奶	重度活动期不宜喝酸奶	喝酸奶是有益的，宜餐后喝
水产品	禁食生鱼，可适当食用熟的河鲜，如鱼汤、清蒸的河鲜，禁食海鲜	禁食生鱼，可食用熟的河鲜，慎食海鲜
牛肉	以牛肉汤、牛肉羹的形式进食	适量进食牛肉性食物，避免食用未熟透的牛肉
猪肉和猪肝	进食猪肉汤和猪肝汤，可迅速改善营养不良，纠正缺铁性贫血	可多样化食用猪肉和猪肝，避免未熟透的猪肉和猪肝
鸡肉	可食少量清炖的鸡汤	可多食用鸡肉性食物
鸭肉	少吃或不吃鸭肉	可适量食用
坚果	不宜进食坚果	可适量进食坚果

2. 炎症性肠病患者起居注意事项

（1）注意卫生：有家族病史者应更加注意饮食卫生和环境因素，减少疾病的发生。

（2）避免感染：避免各种诱发因素，防治胃肠道感染。

（3）营养均衡：平日饮食应营养均衡，尽量食用新鲜的水果蔬菜，限制钠盐的摄入，少食腌制、熏制食品。

（4）身心愉悦：保持身心愉悦，养成良好的生活习惯，定期体检，做到早发现、早诊断、早治疗。

（5）节制饮食：正确认识奶酪、奶油等西餐饮食结构对肠道的长期破坏性，避免高过敏食物，如海鲜等食物。

炎症性肠病是慢性疾病，患者需要做好长期治疗准备，平常积极按照医生要求进行复查、坚持治疗、合理饮食、规律休息，才能早日康复。

参考文献

[1] 刘洋，何运胜，赵平武，等．克罗恩病的临床表现及中西医分型研究进展．现代消化及介入诊疗，2023, 28(3): 390-394.

[2] 聂伟杰，刘家旗，张锦，等．炎症性肠病肠外表现的临床特点及治疗进展．胃肠病学和肝病学杂志，2021, 30(2): 225-228.

[3] 李明松，石汉平，杨桦．中国炎症性肠病饮食管理专家建议．中华消化病与影像杂志（电子版），2021, 11(3): 97-105.

[4] 刘玲，董文道，王邦茂，等．生物制剂治疗免疫检查点抑制剂相关性结肠炎的研究进展．中华炎性肠病杂志，2023, 7(4): 355-359.

[5] 姚东英，冉志华．小分子药物治疗炎症性肠病的最新研究进展．中华炎性肠病杂志，2023, 7(2): 119-123.

[6] 中华医学会消化病学分会炎症性肠病学组．炎症性肠病外科治疗专家共识．中华炎性肠病杂志，2020, 4(3): 180-199.

[7] 中华医学会消化病学分会炎症性肠病学组．炎症性肠病妊娠期管理的专家共识意见．协和医学杂志，2019, 10(5): 465-475.

[8] 黎小妍，王颐婷．围生育期 IBD 患者药物治疗医药专家共识．今日药学，2022, 32(9): 641-656.

[9] 武丽娜，郎景和，鲁重美．孕期及哺乳期炎症性肠病的药物治疗．中华妇产科杂志，2014, 49(3): 236-238.

[10] 中华医学会消化病学分会炎症性肠病学组．炎症性肠病诊断与治疗的共识意见 (2018 年，北京). 中华消化杂志，2018, 38(5): 292-311.

[11] 中国医药教育协会炎症性肠病专业委员会．中国炎症性肠病生物制剂治疗专家建议（试行). 中华消化病与影像杂志（电子版), 2021, 11(6): 244-256.

[12] 中国炎症性肠病诊疗质控评估中心，中华医学会消化病学分会炎症性肠病学组．生物制剂治疗炎症性肠病专家建议意见．中华炎性肠病杂志，2021, 5(3): 193-206.

36 国际白塞病关爱日

一 国际白塞病关爱日的由来

每年的5月20日是国际白塞病关爱日（Behcet’s Disease Awareness Day），旨在倡导人们更多地关注和了解白塞病，并推动白塞病的诊治进展。白塞病在全球综合患病率为10.3/10万人。我国患病率为14/10万人，北方可高达110/10万人。发病年龄多为15～50岁，中位发病年龄34岁，男女发病率相似，但男性早期发病者更易出现重要内脏器官受累，预后较差。作为一种罕见病，很多人对白塞病认知不多。白塞病究竟是什么样的疾病？在日常生活中需要注意哪些？

二 白塞病知多少

白塞病是怎么被发现的呢？1937年土耳其皮肤科医生Behcet首次报告了一种以口腔溃疡、生殖器溃疡和眼葡萄膜炎为特征的慢性、复发性疾病，这也是白塞病命名的由来。这种疾病在地中海沿岸、中东及远东地区（中国、日本、朝鲜）发病率较高。白塞病（简称BD），又叫贝赫切特综合征/白塞综合征，可以侵犯全身各个系统，长期困扰患者的日常生活。白塞病属于自身免疫性疾病，是一种全身性、慢性、血管炎症性的罕见疾病，目前就诊科室多为风湿免疫科。

1. 白塞病有哪些临床症状？能治愈吗？

临床上以口腔溃疡、生殖器溃疡、眼葡萄膜炎及皮肤损害为突出表现，又称为口-眼-生殖器综合征。常累及神经系统、消化道、肺、肾以及附睾等器官，病情呈反复发作和缓解的交替过程。病情的反复发作和长期治疗严重影响了白塞病患者的生活和工作质量。白塞病的临床症状总结见表36-1。

表 36-1 白塞病的临床症状总结

症状	临床表现
口腔溃疡	复发性口腔溃疡是诊断本病的最基本必备症状
生殖器溃疡	约 75% 患者出现生殖器溃疡,病变与口腔溃疡基本相似,但出现次数少。溃疡深大,疼痛剧烈,愈合慢
眼炎	约 50% 患者有眼炎,双眼各组织均可累及。表现为视物模糊、视力减退、眼球充血、疼痛、畏光流泪、异物感、头痛等,致盲率可达 25%,是致残主要原因
皮肤病变	皮损发生率高,可达 80% ~ 98%,表现多种多样,有结节性红斑、脓疹、丘疹、痤疮样皮疹等
神经系统损害	又称神经白塞病,可有多部位受累,发病率为 5% ~ 50%,少数(5%)可为首发症状
消化道损害	又称肠白塞病(肠贝赫切特病),发病率为 10% ~ 50%。从口腔到肛门的全消化道均可受累,溃疡可为单发或多发
血管损害	基本病变为血管炎,全身大小血管均可累及,10% ~ 20% 患者合并大中血管炎,是致死、致残的主要原因
其他	有关节症状,表现为局限性、非对称性关节炎。肾脏、心脏损害较少见。附睾炎发生率不高但较具特异性

本病目前尚无公认的有效根治办法，多种药物均可能有效，但停药后易复发。治疗的目的在于控制现有症状，防止重要脏器损害，减缓疾病进展。

2. 白塞病会传染或遗传吗?

白塞病是一种自身免疫性疾病，不会通过飞沫、体液等途径传染给他人。白塞病是由遗传、免疫和环境因素共同作用的结果，并不是一种遗传病，它只是具有遗传易感性。比如携带了某些基因（*HLAb5*、*Ab51* 等），可能因为外部环境因素的影响逐步发展为白塞病，但并不是说所有携带这类基因的患者都会发病。

3. 如何确诊白塞病?

白塞病诊断主要依据临床症状，应仔细地了解病史及典型的临床表现。若观察和记录到复发性口腔溃疡、眼炎、生殖器溃疡以及特征性皮肤损害等则高度提示白塞病的诊断，需积极就诊完善检查。具体的诊断标准见表 36-2。

表 36-2　2014 年白塞病国际研究小组对白塞病诊断 / 分类标准修订后提出的白塞病评分系统

症状 / 体征	评分
眼部病变（前葡萄膜炎、后葡萄膜炎、视网膜血管炎）	2
生殖器阿弗他溃疡	2
口腔阿弗他溃疡	2
皮肤病变（结节性红斑、假性毛囊炎）	1
神经系统表现	1
血管受累（动静脉血栓、静脉炎或浅静脉炎）	1
针刺试验阳性[a]	1

注：a 针刺试验是可选项，主要评分系统不包括针刺试验，如果进行了针刺试验，且结果为阳性，则额外加 1 分，评分≥ 4 分提示白塞病。

三　白塞病治疗要牢记早期、长期、个体化

本病目前尚无公认的有效根治方法。多种药物均可能有效，但停药后易复发。治疗的目的在于控制现有症状，防治重要脏器损害，减缓疾病进展。因此早期治疗、长期治疗、个体化治疗有助于控制病情，改善预后。

白塞病可累及眼、胃、肠、神经、血管、心脏、关节和血液等多系统器官组织，由于目前白塞病发病机制不明以及其复杂的临床分型和严重的并发症，早确诊和个体化治疗对白塞病的诊疗具有重要意义。白塞病临床分型包括眼白塞病表型、肠白塞病表型、血管白塞病表型、心脏白塞病表型、神经白塞病表型、关节白塞病表型、血液白塞病表型、皮肤黏膜白塞病表型。

1. 一般治疗 建议保持口腔卫生，平时不宜进食过硬或温度过高的食物，以免损伤口腔黏膜，避免食用刺激性食物。发生口腔或生殖器溃疡时，建议护理伤口，避免继发细菌感染。

2. 局部治疗 口腔、外阴溃疡者局部使用糖皮质激素治疗有助于改善皮肤黏膜病变的严重程度和持续时间，适用于复发不频繁、症状较轻、无须持续性系统治疗者。

3. 全身药物治疗 主要包括：①非甾体抗炎药，如布洛芬、双氯芬酸钠、美洛昔康、塞来昔布、依托考昔等；②秋水仙碱；③沙利度胺；④氨苯砜；⑤糖皮质激素；⑥免疫抑制剂：硫唑嘌呤（AZA）、甲氨蝶呤（MTX）、环磷酰胺（CYC）、环孢素（CsA）、柳氮磺吡啶（SSZ）；⑦生物制剂：干扰素 α2a、肿瘤坏死因子（TNF）-α 拮抗剂。

4. 手术治疗 一般不主张手术治疗，具有动脉破裂风险者可考虑手术。慢性期患者应首先用糖皮质激素联合环磷酰胺治疗。重症肠白塞病并发肠穿孔时可行急诊手术治疗，但术后复发率可高达 50%，故选择手术治疗应慎重。血管病变术后也可于术后吻合处再次形成动脉瘤，采用介入治疗可减少手术并发症。术后继续应用免疫抑制剂可减少复发。眼失明伴持续疼痛者可采用手术方式摘除。

四 白塞病用药学问多

虽然白塞病尚无法治愈，但目前许多治疗药物已经取得了显著的进展。糖皮质激素、传统免疫抑制剂、生物制剂是治疗白塞病的几类主要药物，可以减缓白塞病的疾病进展，降低复发风险。如果出现相关症状需及时就医、及时用药。那么这些药物在使用过程中需要注意哪些问题？

1. 糖皮质激素

（1）药物：常用糖皮质激素见表 36-3。

表 36-3　常用糖皮质激素

代表药物	适应证
泼尼松、泼尼松龙、甲泼尼龙	用于病情严重者，如高热、急性发作性的眼部病变、中枢神经系统病变、严重的血管炎和关节病变、胃肠炎等。严重的口腔或生殖器溃疡，病情控制 2 周后逐渐减量，严重的神经和眼部病变者可用甲泼尼龙冲击疗法

用法用量：在实际治疗中，根据患者的具体情况，医生会选择合适的糖皮质激素方案。通常包括小剂量（泼尼松 15mg/d 以下）、中剂量（泼尼松 15～30mg/d）、大剂量（泼尼松 30～100mg/d）、超大剂量（泼尼松＞100mg/d）、冲击剂量（泼尼松＞500mg/d）治疗。

注意事项：长期使用糖皮质激素要关注不良反应，包括肥胖、面色暗红、血压升高、血糖升高、骨质疏松、关节疼痛等。

药师小贴士

（1）糖皮质激素有时间节律性，多选择晨起顿服。

（2）必须按时按量服药，不可随意停药。

（3）避免漏服、误服：可能导致病情反复或药物耐受。

（4）定期进行药物监测：需要定期监测药物剂量、疗效和不良反应，及时调整用药方案。

（2）药物相互作用及食物影响：见表 36-4。

表 36-4 糖皮质激素的药物相互作用及食物影响

常见用药	药物相互作用	食物影响
糖皮质激素	与非甾体抗炎药同服可能引起消化道出血和溃疡发生率升高	不受食物影响

2. 免疫抑制剂

（1）药物：常用免疫抑制剂见表 36-5。

表 36-5 常用免疫抑制剂

代表药物	适应证及用法用量
硫唑嘌呤	是白塞病多系统病变的主要用药，可抑制口腔溃疡、眼部病变、关节炎和深静脉血栓，改善疾病的预后。可与其他免疫抑制剂联用。 常用剂量：口服，2 ~ 2.5mg/(kg·d)
甲氨蝶呤	用于治疗神经系统病变和皮肤黏膜损害，可长期小剂量服用。 常用剂量：每周 7.5 ~ 15mg，口服或静脉注射
环磷酰胺	在急性中枢神经系统损害或肺血管炎、眼炎时与泼尼松联合使用。 常用剂量：每次 0.5 ~ 1.0g/m^2 体表面积，每 3 ~ 4 周 1 次，或 0.6g/ 次，每 2 周 1 次，可口服或大剂量静脉注射冲击治疗
环孢素	对秋水仙碱或其他免疫抑制剂疗效不佳的眼白塞病效果较好。因神经毒性可导致中枢神经系统病变，一般不用于白塞病合并中枢神经系统损害的患者。 常用剂量：每日 3 ~ 5mg/kg

药师小贴士

（1）对于适龄期备孕女性、孕妇、哺乳期妇女等特殊人群应咨询后谨慎用药，本类药物存在致畸、致突变可能性。

（2）定期进行药物监测：需要定期监测药物剂量、疗效和不良反应，及时调整用药方案。

（3）硫唑嘌呤不宜与 α 干扰素联用，以免骨髓抑制。用药期间应定期复查血常规和肝功能等。

（4）使用甲氨蝶呤时，应关注骨髓抑制、肝损害及消化道症状等不良反应。

（5）环磷酰胺使用时，应大量饮水，以避免出血性膀胱炎的发生，此外本品有消化道反应及白细胞减少等不良反应。

（6）环孢素应用时，应注意监测血压，肾功能损害是其主要不良反应。

（2）药物相互作用及食物影响：见表 36-6。

表 36-6　常用免疫抑制剂的药物相互作用及食物影响

常见用药	药物相互作用	食物影响
硫唑嘌呤	服用硫唑嘌呤期间尽量避免使用其他免疫抑制剂(来氟米特、他克莫司、环磷酰胺、芬戈莫德等)、降尿酸类药物、抗病毒药及抗生素、生物制剂,以免加强药物不良反应	不受食物影响
甲氨蝶呤	青霉素和磺胺类药物可能降低甲氨蝶呤的肾清除率;口服抗生素和不能吸收的广谱抗生素可能通过抑制肠道菌群及其所产生的细菌酶,抑制药物在肠道转化,从而降低甲氨蝶呤肠道吸收或干扰肝肠循环	不受食物影响
环磷酰胺	环磷酰胺与硫唑嘌呤合用后肝毒性增加。环磷酰胺与环孢素合用会降低环孢素血清浓度。三唑类抗真菌药会抑制环磷酰胺酶代谢过程。与两性霉素 B 合用会增加肾毒性。环磷酰胺会延长华法林半衰期,增加出血风险	不受食物影响
环孢素	与地尔硫䓬、伏立康唑、克拉霉素、卡马西平、利福平、辛伐他汀、阿托伐他汀、瑞舒伐他汀等药物相互作用较多,影响 CYP3A5、CYP3A4 代谢酶活性;与万古霉素、庆大霉素、两性霉素 B、双氯芬酸、甲氨蝶呤等联用,增加肾毒性	柚子等柚类水果会增加药物血浓度,增加肾毒性

3. 生物制剂

（1）药物：常用药物见表 36-7。

表 36-7　常用生物制剂

代表药物	适应证及用法用量
干扰素 α2a	对关节损伤及黏膜病变有效率较高，有治疗难治性葡萄膜炎、视网膜血管炎疗效较好的报道 用法用量：起始治疗为干扰素 α2α 每日 600 万 U 皮下注射，治疗有效后逐渐减量，维持量为 300 万 U，每周 3 次，部分患者可停药
肿瘤坏死因子 -α 拮抗剂	英夫利西单抗、依那西普和阿达木单抗均有治疗白塞病的报道。可用于改善病情抗风湿药抵抗的白塞病患者的皮肤黏膜病变、葡萄膜炎和视网膜炎、关节炎、胃肠道损伤以及中枢神经系统受累等

（2）药物相互作用及食物影响：见表 36-8。

表 36-8　常用生物制剂的药物相互作用及食物影响

常见用药	药物相互作用	食物影响
干扰素 α2a	干扰素可能会改变某些酶的活性，尤其可降低细胞色素 P450 酶的活性，因此西咪替丁、华法林、茶碱、地西泮、普萘洛尔等药物代谢会受到影响，在与具有中枢作用的药物合并使用时，会产生相互作用	不受食物影响
肿瘤坏死因子 -α 拮抗剂	联用其他靶向生物制剂，感染风险升高	不受食物影响

药师小贴士

（1）生物制剂要注意注射部位和局部反应，例如红斑、瘙痒、肿胀等。

（2）干扰素 α2a 有抑郁和血细胞减少等不良反应，避免和硫唑嘌呤联用。

（3）TNF-α 拮抗剂起效迅速，但停药后易复发，复发患者重新应用仍有效。要注意预防感染，尤其是结核感染。

五 长期预后要关注

白塞病作为自身免疫性罕见病，病情反复无法根治，显著影响患者的生活质量，因此积极治疗、延缓进展、防止复发是治疗的主要目标。

1. 对于白塞病患者本身，我们建议：

（1）避免刺激溃疡或病变部位，勤漱口。

（2）积极治疗，长期规律用药。

（3）定期监测相关指标，追踪疾病进展及预后情况。

2. 对社会公众，我们建议：

（1）本疾病为慢性疑难病，病程长，易反复发作，导致患者心情烦躁、情绪低落，甚至失去信心。精神压抑、焦虑、紧张会诱发或加重病情，心情舒畅可使免疫功能和内环境达最佳状态，利于疾病的好转。请多关心体贴患者，帮助患者认识疾病，消除顾虑，树立信心，积极配合治疗。

（2）提高公众对白塞病的认识，避免污名化。

总之，对于白塞病，要正确认识疾病本身，同时了解其发病规律和应对方案，合理用药。我们应该理解身边的每一位白塞病患者，给他们带去多一些理解和支持。

参考文献

[1] 郑文洁，张娜，朱小春，等. 白塞综合征诊疗规范. 中华内科杂志, 2021, 60(10): 860-867.

[2] 中华医学会风湿病学分会 . 白塞病诊断和治疗指南 . 中华风湿病学杂志 , 2011, 15(5): 345-347.

[3] 佘春晖 , 管剑龙 . 白塞综合征临床分型与治疗的研究进展 . 中华风湿病学杂志 , 2022, 26(12): 838-841.

[4] HATEMI G, CHRISTENSEN R, BANG D, et al. 2018 update of the EULAR recommendations for the management of Behçet's syndrome. Ann Rheum Dis, 2018, 77(6):808-818.

37 国际临床试验日

一 国际临床试验日的由来

我们可能会经常听闻有新的药物问世，这些新药可能是治疗癌症的革命性药物，也可能是探究疾病成因的精准试剂，还可能是针对罕见疾病的创新疗法。然而我们可能并不知道：如果没有临床试验，就没有新药。

1747 年 5 月 20 日，苏格兰海军军医詹姆斯·林德（James Lind）把 12 名患有坏血病的海员（都出现疲乏无力、牙床溃烂和皮肤瘀斑等症状）两两分组，分别给予苹果酒、硫酸精华液、醋、橘子和柠檬、香料、海水共 6 种不同的方法进行治疗。6 天后，2 名接受橘子和柠檬治疗的海员中 1 人已经可以正常工作，而另 1 人也已经恢复到可以照顾其他患病海员的程度。1753 年，林德医生以"*A treatise of the scurvy*"为报告，报道了此项试验结果，尽管当时无法知道橘子和柠檬的治病原理（后来研究发现含有维生素 C），但是鉴于该试验记录完整，具有设计对照、控制变量、前瞻性的特点，因此被认为开创了临床试验的先河。1993 年南非特兰斯凯发行邮票纪念詹姆斯·林德。

2005 年 5 月 20 日，世界卫生组织在布鲁塞尔举行了第一个国际临床试验日活动，以纪念林德医生的创举，并将每年的5月20日定为“国际临床试验日”，旨在引起公众重视临床试验的方法和挑战。

临床试验是新药、新疗法研发的重要环节，它通过科学的试验设计和统计分析，确保新药或新疗法的安全性和有效性。临床试验不仅关乎科学研究，更是关乎每一个患者的生命和健康。每一次的试验，都需要医护人员的精心操作、志愿者的积极参与和社会的广泛支持。

二 临床试验：新药应用的关键一步

在人类的历史长河中，疾病一直是我们不可避免的挑战。据统计，目前世界上已经发现和分类的疾病多达一万余种，因此，药物研发的重要性不言而喻。随着医学和科技的飞速发展，药物的研发也在向着更安全、更有效的目标不断努力。然而，即使是同一个结构的药物，不同的剂型（表37-1）也可能在人体中产生不同的效果。那么，我们该如何验证一款药物的可靠性呢？

表37-1 按照给药途径分类的药物剂型

给药途径		剂型举例
经胃肠道给药		片剂、颗粒剂、胶囊剂、溶液剂、乳剂等
非经胃肠道给药	注射给药	注射剂
	呼吸道给药	喷雾剂、气雾剂、粉雾剂等
	皮肤给药	软膏剂、外用溶液剂、洗剂、外用气雾剂等
	黏膜给药	滴眼剂、滴鼻剂、含漱剂、舌下片剂、膜剂等
	腔道给药	栓剂、气雾剂、泡腾片、滴剂、滴丸剂等

通常，药物研发是一个复杂且耗时的过程，包括目标识别、药物设计、药效筛选、药物优化、临床前研究、临床试验和上市后监测等步骤。每个步骤都有其严格的科学方法和规则，以确保药物的安全性和有效性。

在药物研发的过程中，临床试验扮演着至关重要的角色，它是新药从实验室走入大众视野的必经之路。在药物研发的早期阶段，科学家会在实验室中进行临床前的研究，这些研究通常在动物体内进行，目的是初步评估药物的疗效和安全性。然而，鉴于人和动物的生理差异，实验室的研究结果并不能直接照搬应用于人体。因此，这些创新药物需要在人体进行临床试验，以进一步验证药物的安全性和有效性。

比如为大家熟知的"海豹儿"事件。很多妇女在怀孕早期会出现恶心和呕吐反应，频繁的恶心呕吐不仅使孕妇无法正常摄取必需的营养，还可能引起失水和电解质紊乱。在20世纪50年代，一种可以显著抑制孕妇妊娠反应（呕吐）的药物沙利度胺（也称"反应停"）一经问世便风靡全球。然而，按照当时的药品监管法规，药物在上市前无须进行大量的临床试验，因此对沙利度胺应用于孕妇对胎儿的安全性研究严重不足。到了20世纪60年代，欧洲的医生发现畸形婴儿的出生率明显上升，这些畸形表现为四肢畸形、腭裂、眼盲、耳聋或者内脏畸形，他们被称为"海豹儿"。随着越来越多"海豹儿"病例报道出现，"反应停"引起了医生和研究人员的注意。经过大规模的流行病学调查，发现"反应停"就是导致这些不幸的罪魁祸首。

临床试验的进行，能够帮助人们更深入地了解药物在人体内的作用机制，找出可能的不良反应，并确定最适合的使用剂量和方法。这一过程不仅能够保证药物的安全性和有效性，而且能够帮助医生找到预防、诊断和治疗疾病的最佳方案。

临床试验根据预期目标通常可以分为4期，每个分期的特点见表37-2。

表37-2　药物临床试验分期和特点

临床试验分期	预期目标	试验对象	试验人数
Ⅰ期临床试验	初步的临床药理学和人体安全性评价	健康志愿者(抗肿瘤药通常会选取肿瘤患者)	十几人至几十人

续表

临床试验分期	预期目标	试验对象	试验人数
Ⅱ期临床试验	初步评价药物在该类患者中的有效性和安全性，同时为Ⅲ期临床试验的给药剂量和方案设计提供依据	患者	几十人至上百人
Ⅲ期临床试验	进一步评价药物的有效性和安全性，同时为该药物申报上市注册申请的审查提供依据	患者	上百人至上千人
Ⅳ期临床试验	观察新治疗手段在广泛使用时的疗效和不良反应	患者	数千人

从上述可以看出，药物从研发到最终上市是一个漫长的过程，可能需要十年甚至更长的时间。通过临床试验来验证一款药物是否安全、有效，需要研究者、受试者和申办者团结协作。即便如此，在临床试验过程中，也仍有很大可能会因为药物的疗效或安全性问题而以失败告终。另外，临床试验也会受到很多因素干扰，如受试者的基线健康状况、年龄、性别、生活习惯等，均会影响到试验的结果。

因此，研究者、申办者需要通过优化试验设计，逐步减少各种因素带来的结果偏倚，同时需要严格遵守临床试验方案，及时关注受试者的各项指标，使临床试验的结果有效、可靠！

三 参加临床试验的获益和风险

以抗肿瘤药的临床试验为例，目前肿瘤的治疗手段越来越多，患者的生存期也在延长。如果主管医生认为患者恰好适合某一项临床试验，往往会首先征求患者意见，是否参加临床试验。那么，临床试验到底要不要参加？参加临床试验会有哪些获益及风险呢？

1. 参加临床试验会有什么获益？

首先，临床试验提供的药物，大多数是国内未上市的新药物，受试者有可能获得最新的治疗机会，提前从未上市的新药中获益，延长生存。其次，患者将得到更好的临床照护。临床试验的治疗与常规治疗最大的区别是临床试验有一整套完整且必须严格执行的流程。尤其药物的安全性是受到严密监测的，一旦出现不良反应，尤其考虑不良反应和治疗药物有关的时候，研究者必须及时记录和处理，这就意味着患者可以得到更多的医疗照护。此外，能够进行临床试验的一般都是该领域比较权威的专家和医院，受试者有机会获得更优质的医疗服务，与权威专家进行面对面沟通、讨论。最后，从社会公益的角度来讲，参加临床试验也是一种奉献，因为这项临床试验有可能会发现一种全新的治疗手段，而这种治疗手段一旦获得国家药监部门的批准，将会惠及更多的患者，包括参加临床试验的患者。

2. 参加临床试验需要额外付费吗?

新药临床试验的研究药物（包括试验药物、对照药物等），均应当免费提供给患者，且方案规定内的检查检验费用也是免费的，所有的费用都由试验的申办者来承担。

3. 参加临床试验有什么风险吗?

尽管在临床试验开始前都会进行比较充分的准备，尤其会对药物安全性进行探索，但临床试验过程中仍然会面临一些风险。此外，任何治疗都可能出现无效的情况而导致病情进一步发展，这是每个就医患者都将面临的治疗风险，即使不参加临床试验，治疗风险也将存在。

在Ⅰ期临床试验中，由于人体数据非常少甚至缺乏，因此其安全性会受到格外的重视。而Ⅱ期及Ⅲ期临床试验，尤其是在Ⅲ期临床试验中，虽然安全性数据已经相对比较完善，但仍然有出现少见/罕见不良事件的可能。

在临床试验期间，任何与试验药物有关的不良反应都会被及时记录和处理治疗。

4. 参加临床试验有什么义务吗?

受试者最大的义务就是积极配合医生，按方案要求和医嘱完成试验；如实向医生反映自己的感受和身体状况；按时服药，不随意使用其他药品或诊疗措施，如有必要，应咨询临床医生；门诊受试者还要在“日记卡”上记录用药及其效果、不良事件等情况。

四 临床试验受试者不是“小白鼠”！

如果你经常看一些恐怖的电影或小说，那可能会对临床试验产生一种误解：在一些试验中，许多健康人被反派分子抓走，被强迫服用或注射未知的药物，以测试该药物的效果。然而，这种情节与实际情况其实是大相径庭的。在现实中，临床试验受试者的权益受到严格保护，他们并不是“小白鼠”，而是被尊重和保护的参与者。

首先需要清楚地了解到，我国有完整的法规来规范约束临床试验的开展，如《药物临床试验质量管理规范》《涉及人的生命科学和医学研究伦理审查办法》等。这些法规全面规范了临床试验的各个环节，包括试验的申请、审批、实施、监管等，确保了试验的科学性、安全性和伦理性。按照法规，药物在开展人体试验前，需要进行大量前期研究来探索该药的毒性及药代动力学特点，并且获得药监部门的批准方可实施。最重要的一点，受试者享有充分的知情权，也就是说，任何临床试验必须得到受试者的知情同意方可进行。受试者有权知晓临床试验的目的、方法、可能的风险和获益，并且有权随时退出试验。这就确保了受试者的自主权，让他们不再是被动的“小白鼠”，而是积极的研究参与者。

其次，开展临床试验的医疗机构通常设有伦理委员会。伦理委员会是一个由研究者、医学专家、律师、伦理学家和社会公众组成的独立团体，其职责就是保护受试者的合法权益。在每一项新药临床试验开展前，伦理委员会需要对这项试验方案的科学性和伦理性进行审查，以确保试验流程设计合理、风险可控且符合法律法规要求。伦理委员会还会对知情同意书等需要受试者阅读的文件进行审查，尽可能地确保文件的可阅读性，且不会出现损害受试者权益的内容。即使是在临床试验过程中，伦理委员会也同样定期会对临床试验的开展情况进行审查，如果试验中出现任何可能损害受试者权益的情况，伦理委员会有权干预甚至停止试验。

再者，临床试验研究者也会同样关注受试者的健康状况，虽然作为研究人员，但医护人员仍然会以治病救人为首要的职责。并且按照法规要求，研究者需要在试验期间持续关注和处理试验期间发生的安全性事件，一旦发生了严重不良事件，还应当在及时救治的同时向伦理委员会、药品监督管理部门、其他参与试验的医疗机构等单位报告，以防恶性事件的发生。

最后，正如前面所说的，临床试验的申办者会通过减免相关诊疗费用、提供交通误工补偿等方式，避免受试者产生额外的经济负担，并尽可能地补偿受试者为参与试验产生的损失。另外，申办者也通常会购买临床试验保险。虽然临床试验在进行前会进行严格的风险评估，但仍然可能出现一些无法预见的风险和不良事件。一旦出现了试验相关的损害，临床试验保险就可以及时地给予受试者补偿，保障他们的合法权益。

五 如何通过正规渠道找到适合自己的临床试验

如果我们正面临一些健康上的困扰，或者迫切希望寻求到疾病的新疗法。那么请先静下心来，阅读下面的内容。

1. 如何选择正规的咨询渠道?

请一定要重视临床信息来源的合法性，切勿轻易相信来源不可靠的试验信息！通常情况下，可以通过以下方式查找相关的临床试验。

（1）门诊就诊：可以咨询主治医生，医生可能知道目前哪些药物临床试验正在招募受试者，并且知道哪种临床试验可能是适合的。

（2）官方发布的招募广告：可以从正规医疗机构的官网、公众号，或布置在医疗机构现场的展板中了解到该医疗机构正在开展的临床试验信息，但仍然需要联系医生进一步确认是否符合试验入选和排除标准。

（3）网上查询：现在，国家要求药物临床试验信息均应该在临床试验登记与信息公示平台进行登记公示，因此可以在中国药物临床试验登记与信息公示平台（http://www.chinadrugtrials.org.cn/clinicaltrials.prosearch.dhtml）上查询临床试验相关信息（图 37-1）。

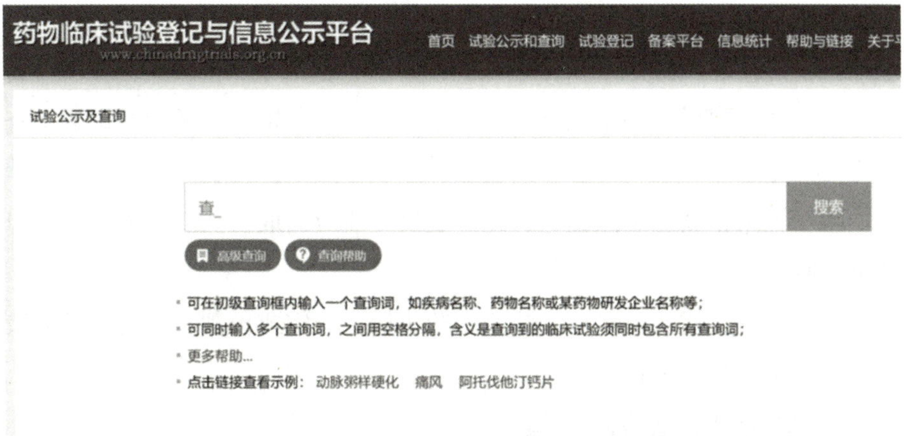

图 37-1 中国药物临床试验登记与信息公示平台网站页面

另外，国际上也有公示平台可供查找到相关的临床试验，例如美国国家卫生院（NIH）设立的 ClinicalTrials 网站（https://classic.clinicaltrials.gov/）（图 37-2）。

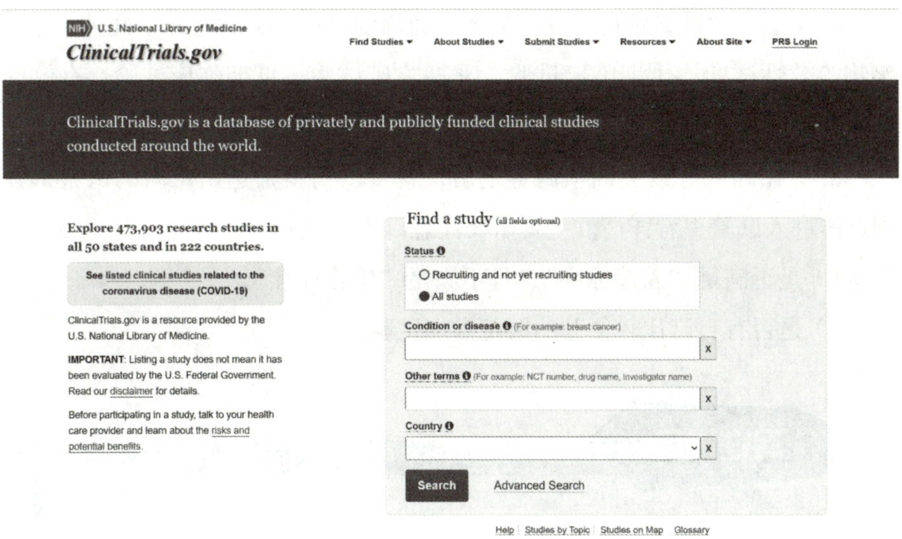

图 37-2 ClinicalTrials 网站页面

如果对临床试验资料或信息心存疑虑，也可以通过以下方式去查验该临床试验信息是否属实。

（1）要求提供该项临床试验获得了伦理委员会审查结果为同意的审查意见（批件）。

（2）如果是新药临床试验，在开展试验前应当取得药品监督管理部门的批准通知。

（3）咨询所在医疗机构的临床试验机构办公室或伦理委员会，了解该临床试验的基本信息是否属实。

2. 如何选择合适的临床试验？

可以从以下角度进行考虑。

（1）确定适应证：可以通过疾病进行查询现有正在研究的药物。

（2）确定试验状态：选择状态为“招募中”或“尚未招募”的试验。如果急需参加临床试验，建议选择“招募中”。

（3）药物名称：可以通过药物名称基本确定药物的给药方法，如片剂、胶囊、颗粒、注射液等。选择适合自己用药方法的药物。

（4）通过“试验题目”进行筛选：通用题目中，通常有以下几种结尾：生物等效性试验、Ⅰ期临床试验、Ⅱ期临床试验、Ⅲ期临床试验、有效性及安全性研究、安全性、耐受性和药代动力学研究。

（5）在确认好以上四项内容之后，就可以初步筛选出意向的试验，分别点击进入试验查看详情。主要需要注意以下事项：

1）是否满足“入选标准”，且不满足“排除标准”。

2）是否有自己比较便利的医院参加试验。

写在最后

在5月20日这个特殊的日子里，我们想要传递的远远超越了爱的简单含义。正是因为临床试验工作者和志愿者们的责任和奉献，让我们能够探寻到更多有效的药物，给患者以希望，给生命以可能。

在 5 月 20 日这个特殊的日子里，让我们一起感谢那些在临床试验中默默付出的人们。尽管可能看不到他们表达的爱意，但他们的奉献却在默默地守护着我们的健康。他们的付出就像爱一样，无声无息，却能强大到足以改变世界。

在 5 月 20 日这个特殊的日子里，让我们在爱的同时，也铭记那份责任和奉献。

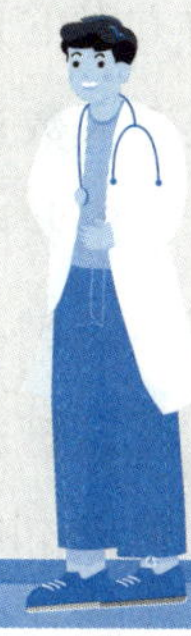

参考文献

[1] 邓利君，吴俊，叶冬青．临床试验的先驱：詹姆斯·林德．中华疾病控制杂志，2020，24(9): 1113-1116.

[2] 崔巧燕，沈育桦．药物为什么需要采用不同的剂型．家庭生活指南，2023，39 (8): 128-129.

38 世界甲状腺日

一 世界甲状腺日的由来

世界甲状腺日定于每年的 5 月 25 日，是由国际甲状腺联盟（Thyroid Federation International）在 2007 年发起设立的，旨在提高人们对甲状腺健康的认识。2009 年，为了提高全世界对甲状腺疾病的关注，国际甲状腺联盟再次呼吁将世界甲状腺日之后的一周设立为“国际甲状腺知识宣传周”，即每年的 5 月 25 日所在的一周。

世界甲状腺日和国际甲状腺知识宣传周的标志如图 38-1 所示，体现了公众对于提高甲状腺健康意识的迫切需要，对教育和预防方案的迫切需要。据了解，甲状腺疾病患者人数远远超过糖尿病患者。由于公众对于甲状腺疾病的认识远远不足，大概只有不到 5% 的患者接受了规范治疗。这是由于甲状腺疾病症状隐匿，许多患者把这种疾病与亚健康划上等号，另一方面是由于甲状腺疾病的科普工作近年来才刚刚起步，许多患者对甲状腺疾病了解不足。

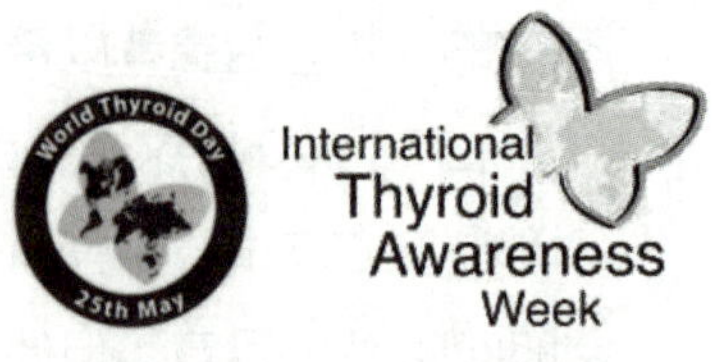

图 38-1 世界甲状腺日和国际甲状腺知识宣传周的标志

甲状腺功能亢进、甲状腺功能减退我们都不陌生，但是平时生活中怎么预防？在治疗过程中又需要注意些什么？

二 甲状腺功能亢进、甲状腺功能减退小知识

甲状腺功能亢进（简称甲亢）、甲状腺功能减退（简称甲减）的发病机制及临床症状详见表 38-1。

表 38-1 甲状腺功能亢进、甲状腺功能减退的发病机制及临床症状

	甲状腺功能亢进	甲状腺功能减退
发病机制	甲状腺吸收的是碘，制造出来的是甲状腺激素。甲状腺激素能促进人体的新陈代谢，如果甲状腺激素分泌过剩，产量超过身体需要，就叫作甲状腺功能亢进	甲状腺功能减退是由于各种原因导致甲状腺激素产生不足或甲状腺激素的作用减弱
临床症状	甲亢会造成神经兴奋性增高及组织代谢增强。表现为甲状腺增大、性情急躁、紧张焦虑、多食易饥、心慌脉快、怕热多汗、眼球突出、显著消瘦。甲亢是中老年人较为常见的内分泌疾病	表现为表情呆滞、畏寒、乏力、眼睑水肿、毛发脱落、记忆力差、月经紊乱，严重者还会出现水肿、昏迷

1. 甲亢、甲减能治愈吗?

甲亢通过药物、碘-131及手术治疗可以治愈，但容易反复发作。甲减不可治愈，通常使用药物替代治疗可使甲状腺功能恢复到正常水平。

2. 甲亢、甲减会传染吗?

不会传染。甲状腺疾病属于一种临床常见的内分泌系统疾病，不会传染。但甲亢在医学上被列为遗传性疾病。有专家指出，对于甲亢患者来说，在疾病未得到有效控制时，不建议孕育，以防对胎儿造成不利影响。

三 甲状腺疾病的征兆及就医

1. 甲状腺出问题有哪些征兆?

（1）突然无法入睡：甲状腺过度分泌甲状腺激素，会刺激中枢神经系统，导致失眠。

（2）月经紊乱：女性月经周期长、经血多及痛经也可能与甲减有关。而甲亢也会导致月经紊乱，如经期短、经血少、两次月经之间时间延长。

（3）莫名其妙的焦虑：如果无端感到烦躁不安，这可能是甲状腺过度活跃，过多的甲状腺激素会造成患者莫名的紧张和焦虑。

（4）排便习惯改变：经常性便秘可能是甲减；过度活跃的甲状腺则会造成排便次数增多。

（5）容易出汗：没出什么力却汗流浃背，这是甲状腺过度活跃的常见表现。甲状腺激素调节着人体的能量生成，过多的甲状腺激素会使人容易出汗。

（6）经常心悸：甲状腺激素过量分泌会加速各项生理功能的运转。即使患者处于放松状态，也会感觉像喝了过多的咖啡，出现心慌症状。

2. 怀疑患有甲状腺疾病要挂哪个科室？要作什么检查?

甲状腺疾病非常多元，包括甲亢、甲减、甲状腺结节、甲状腺肿瘤、甲状腺癌等，我国甲状腺疾病患者超2亿，且近年来发病率呈现快速上升的趋势。如果要看甲状腺疾病，可以到医院内分泌科、甲状腺外科以及核医学科就诊。如果是甲状腺功能有问题，比如甲亢或甲减，首选内分泌科或者核医学科；如果是长了结节，可以考虑去甲状腺外科。

如果全身不舒服但又找不出具体原因且怀疑患有甲状腺疾病，可以从这3项检查开始。

（1）检查甲状腺的外观：外观确实是一个很容易在初期观察到的症状，因为不管是甲亢还是甲减，都会造成甲状腺肿。不过，如果是单纯的甲状腺结节，触诊摸出来的概率很低，这时候就需要进一步的检查。虽然我们常听到患有甲状腺疾病的患者会“大脖子”“凸眼”，但其实在外观上不一定看得出来。通常看得出来、摸得出来的是脖子上独立的小硬块，但有些弥漫性的肿大，会让人觉得脖子变粗了，但不一定会觉得肿。

（2）具体检查

1）血液检查：通常会去作甲状腺检查的人，多半是有甲亢或甲减病史的困扰。所以第一步会先进行甲状腺功能检查，也就是抽血，通过化验血中的甲状腺激素、促甲状腺激素等激素的含量，来判断甲状腺功能是否正常。

甲状腺激素是甲状腺主要分泌的激素，能促进细胞代谢，增加氧气消耗，同时刺激组织生长、成熟和分化，所以对于甲亢患者，因为甲状腺激素分泌过多，常会出现消瘦、乏力、多汗以及饥饿等症状。

甲状腺激素是由“三碘甲状腺原氨酸（T_3）”及“甲状腺素（T_4）”组成，不过主要起效用的是T_3，T_4则像是备用弹药，如果T_3不足，T_4就会转化为T_3供身体使用。

促甲状腺激素（TSH）则是由垂体分泌、负责刺激甲状腺分泌甲状腺激素的激素。所以，当血液中T_3、T_4数值偏高，但TSH数值偏低，表示存在甲亢；反之则是甲减。

2）甲状腺超声检查：超声检查是相当普及、简单、便宜、快速的检查方式，甲状腺、子宫、心脏疾病的筛查都会先使用超声。特别是当血液检查并没有发现甲状腺功能异常时，或是在外观、触诊上有肿块，要确认甲状腺是否有结节、囊肿、肿瘤，以及位置、形状、大小和数量，通常需要进行甲状腺超声检查。

根据《甲状腺结节和分化型甲状腺癌诊治指南》（第2版），超声的某些征象有助于鉴别甲状腺结节的良恶性，并预测其恶性风险，中国版甲状腺影像报告与数据系统（C-TIRADS）简单易行，较适用于中国人群。结节良性特征包括：纯囊性、海绵样和伴有“彗星尾征”伪像的点状强回声（−1分）；结节可疑恶性特征包括垂直位（＋1分）、实性（低回声或低回声为主时；＋1分）、极低回声（＋1分）、点状强回声（可疑微钙化时；＋1分）、边缘模糊/不规则或甲状腺外侵犯（＋1分）。根据以上结节的超声特征，计分后的结节危险性分类如表38-2。

表38-2 更新的C-TIRADS

分类	分值	恶性率
C-TIRADS 1	无分值[a]	0%
C-TIRADS 2	−1	0%
C-TIRADS 3	0	＜2%
C-TIRADS 4A	1	2%～10%
C-TIRADS 4B	2	10%～50%
C-TIRADS 4C	3～4	50%～90%
C-TIRADS 5	5	＞90%
C-TIRADS 6	—	活检证实的恶性结节

注：C-TIRADS为中国版甲状腺影像报告与数据系统；a：无结节，不予赋分。

3）穿刺检查：医生会通过B超及其他临床结果，进一步要求患者行B超引导下甲状腺穿刺——细针吸取细胞学检查（FNAB）。这一检查对明确甲状腺结节的性质有决定性作用，在术前诊断甲状腺癌的过程中，FNAB的敏感度和特异性较高，也就是说FNAB可以较及时、准确地发现甲状腺癌。因此，通过FNAB有助于减少不必要的甲状腺结节手术，并帮助制订恰当的手术方案。

应随访C-TIRADS 3级病变的患者，其中一些患者在临床需要时进行活检：结节在随访期间生长的患者；恶性肿瘤风险较高的患者；既往接受颈部放射治疗的患者；有甲状腺癌家族史的患者等。C-TIRADS 4 和 C-TIRADS 5 等级的患者必须进行活检，并且要经常到医院进行活检。

目前的穿刺分为粗针、细针 2 种，如果要保护完整组织，会使用粗针穿刺。进行的过程中，要确保抽取足够多的组织。

如果只是要单纯检测组织是否为恶性细胞，可以使用细针穿刺，跟粗针穿刺很像，一样要经过反复出入吸取组织，但用的是平常抽血的细针头，所以不用麻醉，也几乎不会有伤口；如果检查出恶性细胞，或是想更进一步确认是否是良性组织，就再做粗针穿刺确认。

四 甲亢、甲减的治疗及用药

大部分的甲亢和甲减患者平时只要积极接受正规的药物治疗，并且注意饮食，通常能将疾病很好地控制，只有少部分甲亢患者需要通过手术治疗才能康复。

1. 甲亢的治疗及用药 甲亢有几种治疗方法。选择最适合的方法除了需要评估年龄和健康状况外，还取决于甲亢的根本原因及其严重程度。当和医务人员制订治疗计划时，也可考虑个人偏好。

（1）药物治疗

1）抗甲状腺药：这些药物通过抑制甲状腺过度分泌激素来缓解甲亢的症状。抗甲状腺药包括甲巯咪唑和丙硫氧嘧啶。甲亢症状通常在几周到几个月内开始改善。

抗甲状腺药治疗通常持续 12 ~ 18 个月。之后，如果症状消失，并且血液检测结果显示甲状腺激素水平已恢复到标准范围，可以逐渐减少剂量或停药。对于有些人来说，抗甲状腺药可使甲亢得到长期缓解。但是部分患者接受药物治疗后，甲亢可能会复发。虽然罕见，但这两种抗甲状腺药均可能引起严重的肝损伤。相关文献报道丙硫氧嘧啶导致的肝损伤病例更多，因此通常只在患者不能服用甲巯咪唑时使用。少部分对这些药物过敏的患者可能会出现粒细胞减少、皮疹、荨麻疹、发热或关节疼痛等症状。

2）β 受体拮抗剂：这些药物不会影响甲状腺激素水平，但可以减轻甲亢的症状，例如震颤、心率加快和心悸。有时，医生会开这些药物来缓解症状，直到甲状腺激素接近正常水平。这些药物一般不推荐用于哮喘患者。常见不良反应有支气管痉挛、血压下降、心率减慢等。

（2）放射性碘疗法：甲状腺腺体能够吸收放射性碘，过量吸入放射性碘可导致腺体萎缩。放射性碘疗法通过口服给药，经过治疗，甲亢症状通常会在几个月内减轻。这种治疗因破坏了正常的甲状腺组织，通常会导致甲状腺功能减退，这种状况即为甲状腺功能减退症。因此，随着时间的推移，可能需要服用替代甲状腺激素的药物。

（3）外科治疗：如果确定做手术，手术方式如何选择？目前，甲状腺切除范围存在争议。常用的手术方式有双侧甲状腺次全切除术、一侧腺叶切除＋对侧次全切除术、双侧甲状腺近全切除术、全甲状腺切除术。

外科治疗后随访：尽管术后甲状腺激素水平正常是外科治疗甲亢的理想目标，对于外科手术治疗甲亢，不存在既可以纠正甲亢又不会造成甲减的理想术式。甲亢术后应定期随诊，复查甲状腺功能。

2. 甲减的治疗及用药 临床上原发性甲减的治疗目标是甲减的症状及体征消失。由于不同原因所致甲减 TSH 控制目标并不一样，因此需要根据不同的甲减病因及患者具体情况制定个体化的 TSH 控制目标。例如，对于分化型甲状腺癌手术后 TSH 的控制目标需要根据患者对治疗的反应性及左甲状腺素（L-T_4）的不良反应综合考虑，制定个体化的控制目标。目前左甲状腺素钠片是甲减的主要替代治疗药物，其用法用量、注意事项、药物相互作用以及不良反应如下。

（1）用法用量：一般甲状腺激素治疗应该从低剂量开始，每 2 ~ 4 周逐渐加量，直至达到完全替代剂量。左甲状腺素钠片的胃肠道吸收率可达到 70% ~ 80%。左甲状腺素钠片半衰期约 7 日，每日 1 次给药，便可以获得稳定的血清 T_4 和 T_3 水平。左甲状腺素钠片的治疗剂量取决于患者的病情、年龄、体重。成年甲减患者的左甲状腺素钠片替代剂量为每日 50 ~ 200μg，平均每日 125μg，如按照体重计算的剂量是每日每公斤体重 1.6 ~ 1.8μg；儿童需要较高的剂量，约每日每公斤体重 2.0μg；老年患者则需要较低的剂量，大约每日每公斤体重 1.0μg；妊娠时的替代剂量需要增加 30% ~ 50%；甲状腺癌术后的患者需要剂量约每日每公斤体重2.2μg，以抑制TSH到防止肿瘤复发需要的水平。

左甲状腺素钠片应于早餐前半小时空腹将一日剂量一次性用适当液体（例如半杯水）送服。婴幼儿应在每日餐前至少30分钟服用本品的全剂量。可以用适量的水将片剂捣碎制成混悬液。但谨记该步骤需服药前临时进行。

（2）服用左甲状腺素钠片有哪些注意事项?

伴有心血管病的甲减患者，要注意心肌缺血或心律失常的出现。甲状腺激素不易透过胎盘，因此甲减患者在妊娠期间无须停药，微量的甲状腺激素可从乳汁排出。左甲状腺素钠片用于治疗甲减时，由于其半衰期长，口服后1～2周才能达到最佳疗效，停药后作用可持续1～3周，每日只需服药1次，由于其吸收不规则，最好在清晨空腹时服用。

（3）与左甲状腺素钠片有关的药物相互作用

1）降血糖药：左甲状腺素钠可能降低该类药物的降血糖效果。因此，开始甲状腺激素治疗时，应经常监测患者的血糖水平，如需要，应该调整降血糖药的剂量。

2）抗凝血药：左甲状腺素钠能够取代抗凝血药与血浆蛋白的结合，增强其作用，从而导致出血事件（如中枢神经系统或胃肠道出血，尤其是老年患者）的风险增加。因此，在联合治疗开始以及治疗过程中，应定期监测凝血指标，必要时应调整抗凝血药的剂量。

3）蛋白酶抑制剂：如利托那韦、茚地那韦、洛匹那韦可影响左甲状腺素钠疗效。因此，推荐密切监测甲状腺激素水平，必要时调整左甲状腺素钠的剂量。

4）雌激素：服用含雌二醇成分避孕药的妇女或采用激素替代疗法的绝经妇女对左甲状腺素钠的需求量可能会增加。

5）铝、铁和钙盐：含铝药物可能降低左甲状腺素钠的疗效。因此，应在服用含铝药物之前至少2小时服用含有左甲状腺素的药物。含铁和钙盐的药物与含铝药物情况相同。

（4）使用左甲状腺素钠片有没有不良反应?

甲状腺激素如用量适当无明显不良反应。如果超过个体的耐受剂量或者过量服药，特别是由于治疗开始时剂量增加过快，可能出现下列甲亢的临床症状，包括心律失常（如心房颤动和期外收缩）、心动过速、心悸、心绞痛、头痛、肌肉无力和痉挛、面色潮红、发热、呕吐、月经紊乱、假脑瘤（头部受压感及眼胀）、震颤、坐立不安、失眠、多汗、体重下降和腹泻。如出现上述症状，应减少患者的每日剂量或停药几日。上述症状消失后，患者应小心地重新开始药物治疗。对本品成分过敏的患者，可能会出现过敏反应，尤其可能发生皮肤及呼吸道过敏反应。

五 甲亢、甲减的预防及饮食禁忌

日常生活中，我们要养成良好的生活习惯，从平时做起，积极预防，降低甲亢、甲减的发生风险。我们重点可以从以下方面加强注意。

（1）适当锻炼，避免身体过度疲劳，保持乐观心态，避免情绪巨大波动。

（2）部分甲状腺疾病具有家族遗传易感性，直系亲属患有甲状腺疾病概率会更高，因此这类人群更需要定期进行检查。

（3）避免辐射暴露。

（4）保持适当的碘摄入量。碘元素是合成甲状腺激素的元素之一，碘元素摄入过多，可导致甲状腺炎、亚临床甲减等疾病的发生；摄入过少会引起甲状腺肿大、生长发育受到影响，严重时甚至造成克汀病等。

在生活中，甲状腺疾病是一种较为常见的疾病。发现甲状腺疾病的相关症状，如心慌、手抖、怕热多汗、怕冷、皮肤干燥、体重难以控制、面部水肿、便秘、颈部不适、颈部包块、声音嘶哑、吞咽有异物感等，要及时就医，通过专业的诊疗检查，尽早发现病症，及时治疗，避免发展成严重的病症。

预防甲亢的关键在于维持内分泌功能的稳定。具体来说，要保持乐观的心态，正确处理家庭、生活、工作之间的矛盾，保持心情舒畅，减轻各种压力，尽量减少对神经系统的过度刺激，避免甲状腺激素的过度分泌。注意多吃富含 B 族维生素的食物，不酗酒，不饮浓茶，不暴饮暴食，注意劳逸结合。

对于饮食方面，有哪些需要注意的呢？

1. 甲减的饮食禁忌

（1）甲减中医辨证以阳虚为主，阳虚则生内寒。因此饮食应以温阳补虚食品为主，禁忌过食生冷，如冰激凌、冰棒、冰水、冰镇食品等。

（2）甲减多合并血清胆固醇升高，应适当调控油脂类食物的摄取。

2. 甲亢的饮食禁忌

（1）慎用含碘过高的食物：甲亢并非因缺碘所致，使用碘治疗应遵照医生指导，适量地补充碘剂。大量食用含碘量高的食物，如海带、紫菜等，将影响医生对病情的判断与分析，干扰临床治疗。

（2）甲亢患者多属阴虚阳亢证型，应忌辛辣，如辣椒、刺激性的饮料、酒、韭菜、生葱、生姜、生蒜等，以及热性和有壮阳升火作用的食物，如桂皮、生姜、羊肉、狗肉、海虾、海参等。减少煎、炸、烧、烤食物，以免助热升阳，化燥耗阴。忌过食油腻厚味，以免助湿生痰化热。

（3）禁烟戒酒：烟酒均为辛燥火烈之物，久之伤阴、化燥、生热，往往使病情加重，干扰治疗。

总而言之，对于甲状腺疾病需要引起重视。建议规律作息，保持心情愉悦，同时要了解相关知识，科学预防，合理用药。我们应该关心身边的甲状腺疾病患者，给予他们支持和陪伴。甲状腺健康需要我们一起努力！

参考文献

[1] 中华医学会内分泌学分会，中华医学会外科学分会甲状腺及代谢外科学组，中国抗癌协会头颈肿瘤专业委员会，等. 甲状腺结节和分化型甲状腺癌诊治指南（第二版）. 国际内分泌代谢杂志，2023, 43(2): 149-194.

[2] 中华医学会内分泌学分会. 成人甲状腺功能减退症诊治指南. 中华内分泌代谢杂志，2017, 33(2): 167-180.

39 世界预防中风日

一 世界预防中风日的由来

世界预防中风日（World Stroke Prevention Day）是每年的 5 月 25 日，为增进人们对脑卒中（stroke，俗称“中风”）的关注、了解和支持而设立。2004 年，在加拿大温哥华举行的第五届世界脑卒中研讨会上正式提出，确立每年的 5 月 25 日为世界预防中风日，加强人们认识脑卒中及相关问题，并预防脑卒中，号召世界各国和国际组织在这一天举办相关活动，宣传普及预防脑卒中的知识。

据 2019 年全球脑卒中负担研究的结果，在全球范围内，脑卒中仍然是第二大死因，占总死亡人数的 11.6%。根据世界卫生组织公布的数据称，全球范围内，35 岁以下人群发生脑卒中占总数的 9.77%，每 4 个 25 岁以上的成人中，就有 1 个人在一生中会发生脑卒中，提示脑卒中发病逐渐年轻化。有统计显示，每 6 秒钟就有 1 人死于脑卒中，每 6 秒钟就有 1 人因脑卒中而致残。

二 脑卒中知多少

脑卒中是一种急性脑血管病，包括缺血性脑卒中和出血性脑卒中，是由于脑部血管阻塞或血管突然破裂导致脑组织损伤的一组疾病。其中缺血性脑卒中（脑梗死）占 85%；出血性脑卒中就是人们常说的脑出血或脑溢血，蛛网膜下腔出血也属于这一类，占 15%。脑卒中具备“五高”特点，即发病率高、致残率高、复发率高、死亡率高、经济负担高。一旦发生脑卒中，将会对患者脑组织造成不可逆的损伤，75% 的脑卒中幸存者伴有不同程度的偏瘫、残疾等后遗症，生活质量下降，生活不能自理，劳动能力丧失，记忆力减退，严重影响患者健康和生命安全，给社会和家庭带来极大的经济负担。

对于脑卒中患者来说，时间就是生命。脑卒中的早发现、早干预对疾病的治疗效果有决定性影响。那么，生活中如何快速识别是否得了脑卒中呢？

要识别急性脑卒中的早期症状，要掌握“BE FAST”工具，前5个字母各代表一个早期症状，最后1个字母是提醒一旦发现脑卒中症状，就要马上拨打急救电话，立刻就医。

“B”是指平衡（balance），平衡或协调能力丧失，突然出现行走困难。

“E”是指眼睛（eyes），突然的视力变化，视物困难。

“F”是指面部（face），面部不对称，口角㖞斜。

“A”是指手臂（arms），手臂突然出现无力感或者麻木感，通常出现在身体一侧。

“S”是指言语（speech），说话含混，不能理解别人的语言。

“T”是指时间（time），上述症状提示可能出现脑卒中，请勿等待症状自行消失，应立即拨打“120”获得医疗救助。

脑卒中发生后，患者每分钟大约有190万个脑细胞死亡，脑组织及其所支配的运动、语言、认知及情感等多个功能也将同步逐渐丧失，但是，如果能利用“BE FAST”工具进行早期识别，并在发病4.5小时之内被救护车送达有救治脑卒中患者能力的（综合）医院，得到规范的血管开通治疗，多数可以明显恢复，甚至完全恢复，健康良好的生活质量也将得到挽救。因此，及时发现脑卒中的早期症状极其重要，越早发现，越早诊治，治疗和康复效果也就越好。

脑卒中对患者造成的损害可能是暂时的，也可能是永久性的。患者的长期结果取决于大脑受损的程度、治疗开始的速度以及其他因素等。有些患者康复后未留下长期、严重的后遗症，但也有许多人会丧失重要的脑功能，如语言功能、自主饮食功能或单侧肢体运动功能等。另外，患者的下肢血管栓塞、心脏病、肺部感染等风险会升高；脑卒中复发风险高，缺血性脑卒中患者复发风险比普通人高9倍，门诊患者每5人中就有2人为复发患者。因此还要充分重视对脑卒中患者的二级预防治疗。

重要提示：当怀疑患者发生急性缺血性脑卒中时，家属应立即拨打急救电话，在急救车抵达前，尽量让患者原位仰卧，头肩部垫高，头偏向一侧，防止呛咳或窒息，切忌盲目给患者喂水、饮料或药物以免延误病情，注意记下发作时间，不要自行转运。

三 脑卒中可防可控，急性发作要分秒必争

急性缺血性脑卒中，其治疗时间窗窄（发病 4.5 小时内），越早治疗效果越好，在时间窗内开展静脉溶栓治疗及血管内治疗（取栓）等方案是目前最有效的救治措施。但是，据统计 2020 年中国急性缺血性脑卒中溶栓率和取栓率分别约为 5.6% 和 1.4%。原因主要包括：脑卒中识别率低，院前就医延误，医院内绿色通道不通畅，救治流程不完善，脑卒中救治关键技术未常规开展等。急性缺血性脑卒中的治疗方法如下。

（1）静脉溶栓治疗：通过溶栓药物把堵在血管里的血栓溶解掉，使闭塞的血管再通，及时恢复供血，减少缺血脑组织坏死。国内常使用的静脉溶栓药物是重组组织型纤溶酶原激活物（rt-PA）、尿激酶等。目前溶栓治疗的最佳时间为发病后 4.5 小时内，超过 6 小时将失去溶栓治疗的机会。

（2）取栓治疗：主要是针对颅内大血管闭塞，通过导管经血管内到达闭塞的部位，使用特殊的取栓装置将血栓取出，恢复闭塞部位血流。取栓治疗的最佳时间为发病后 6 小时以内。

（3）对于不能溶栓或取栓治疗的患者：药物治疗应贯穿所有脑卒中患者治疗的始终。早期启动抗血小板治疗（阿司匹林或氯吡格雷）可降低死亡和残疾风险，对于未接受静脉溶栓治疗的轻型脑卒中患者，在发病 24 小时内应尽早启动双重抗血小板治疗。脑卒中发生前未服用他汀类降血脂药的患者，脑卒中发生后建议早期启动他汀类药物治疗。在服用他汀类药物过程中发生缺血性脑卒中的患者，脑卒中发生后应继续服用他汀类药物治疗。对于他汀类药物不耐受或对他汀类药物治疗有禁忌证的患者，可考虑使用前蛋白转化酶枯草溶菌素 9（PCSK9）抑制剂，如依洛尤单抗或阿利西

尤单抗，或者是胆固醇吸收抑制剂，如依折麦布。要控制脑卒中的各种危险因素，要对高血压、糖尿病、高脂血症、心脏病、心房颤动等疾病进行治疗，并进行有效的生活方式调整等。

四 脑卒中急性发作的药物治疗

1. 治疗急性缺血性脑卒中的药物 详见表 39-1。

表 39-1 治疗急性缺血性脑卒中的药物

药物类别	药名
溶血栓药	阿替普酶（rt-PA）、尿激酶和替奈普酶等
抗血小板药	阿司匹林、氯吡格雷、西洛他唑、双嘧达莫、替格瑞洛及替罗非班等
抗凝血药	华法林、达比加群酯、利伐沙班、阿哌沙班、艾多沙班等
他汀类药	阿托伐他汀及瑞舒伐他汀等
脑保护剂	依达拉奉、丁苯酞、长春西汀、胞磷胆碱、氟桂利嗪、尼麦角林等
中成药	疏血通注射液、血塞通注射液、血栓通胶囊、养血清脑颗粒等

2. 治疗急性出血性脑卒中的药物 详见表 39-2。

表 39-2 治疗急性出血性脑卒中的药物

药物类别	药名
降颅内压药物	甘露醇、甘油果糖、七叶皂苷钠、高渗盐水、人血白蛋白等
蛛网膜下腔出血所致的脑血管痉挛	尼莫地平等

五 脑卒中二级预防

脑卒中患者的复发率高，应对脑卒中患者进行危险因素控制，也就是脑卒中的二级预防。

1. 高血压 控制血压能够降低脑卒中复发。既往未接受降压治疗的缺血性脑卒中或短暂性脑缺血发作（TIA）患者，发病数天且病情稳定后如果收缩压≥ 140mmHg 或舒张压≥ 90mmHg，如无绝对禁忌，可启动降血压治疗；既往有高血压病史且长期服药的缺血性脑卒中或短暂性脑缺血发作患者，如无绝对禁忌，发病数天且病情稳定后可以重新启动降血压治疗；对于降血压目标，如患者能耐受，推荐血压降至 130/80mmHg 以下；抗高血压药的种类和剂量以及降血压目标值应个体化，应全面考虑药物、脑卒中特点和患者个体情况三方面因素。

2. 高胆固醇血症 降低胆固醇水平可减少缺血性脑卒中或短暂性脑缺血发作复发和患者死亡。对于非心源性缺血性脑卒中或短暂性脑缺血发作患者，推荐给予高强度他汀类药物治疗，需要时联合依折麦布，将低密度脂蛋白（LDL-C）水平控制在 1.8mmol/L 及以下或将 LDL-C 水平降低 50% 及以上；若他汀类药物与依折麦布联合治疗后，LDL-C 水平仍未达到目标水平，推荐联合使用 PCSK9 抑制剂治疗；对于他汀类药物不耐受或他汀类药物治疗有禁忌证的患者，可考虑使用 PCSK9 抑制剂或依折麦布。

3. 糖尿病前期和糖尿病 缺血性脑卒中或短暂性脑缺血发作患者发病后应接受空腹血糖、糖化血红蛋白（HbA1c）检查或口服葡萄糖耐量试验（OGTT）；对合并糖尿病的缺血性脑卒中或短暂性脑缺血发作患者，急性期后血糖控制目标值应个体化，警惕低血糖事件带来的危害，建议进行生活方式干预、营养支持、糖尿病自我管理教育和降血糖药的综合治疗；可考虑选择已被证明对降低心脑血管事件（包括脑卒中、心肌梗死、血管性死亡）风险有益的 GLP-1 受体激动剂（利拉鲁肽、司美格鲁肽等）、SGLT2 抑制剂（达格列净、恩格列净等）等新型降血糖药。

4. 吸烟 有吸烟史的缺血性脑卒中或 TIA 患者均应戒烟。无论有无吸烟史，缺血性脑卒中或 TIA 患者均应远离吸烟场所，避免被动吸烟；可采取综合性控烟措施对包括有脑卒中病史的吸烟者进行干预，主要戒烟手段包括心理疏导、尼古丁替代疗法或口服戒烟药物（安非他酮或伐尼克兰等）。

5. 睡眠呼吸暂停 对于缺血性脑卒中 / 短暂性脑缺血发作合并阻塞性睡眠呼吸暂停（OSA）的患者，采用正压通气治疗有助于神经功能恢复及改善 OSA 相关症状。

6. 高同型半胱氨酸血症 对近期发生缺血性脑卒中或短暂性脑缺血发作且合并高同型半胱氨酸血症（HHcy）患者，补充叶酸、维生素 B_6 以及维生素 B_{12} 可降低同型半胱氨酸水平。

六 预防措施要记牢

脑卒中对患者的危害极大，但 90% 患者的脑卒中是可预防的。中国卒中学会提出“卒中：重在预防”的口号。我们应该如何预防脑卒中呢？

1. 脑卒中危险因素自我筛查 包括筛查高血压、高血糖、高脂血症和其他可能导致脑卒中的疾病等，以及改变不健康的生活习惯。

2. 控制血压 35 岁以上者每年至少要测量 1 次血压，高血压者每个月至少要测量 1 次，同时需要在医生的指导下，进行规范的降血压治疗。

3. 控制血糖 无糖尿病危险因素者，在超过 40 岁时应开始筛查，有脑卒中危险因素者应定期监测血糖，一旦诊断糖尿病，患者应在医生指导下，进行规范的降血糖治疗。

4. 控制血脂 血脂升高必须通过血脂检查才能发现，20 岁以上者至少每 5 年测量 1 次空腹血脂，40 岁以上男性和绝经期女性每年进行血脂检查，脑卒中高危人群每 3～6 个月测量 1 次血脂，一旦诊断为高脂血症，患者应在医生指导下，进行规范的降脂治疗。

5. 控制体重 对于超重或肥胖的缺血性脑卒中或短暂性脑缺血发作患者，减重可以改善动脉粥样硬化性心脑血管疾病的风险；对于肥胖的缺血性脑卒中或短暂性脑缺血发作患者，推荐根据个体情况采用多种强化改变生活方式的行为策略，以实现体重达标。

6. 戒烟戒酒 有吸烟史的缺血性脑卒中或短暂性脑缺血发作患者均应

戒烟。推荐缺血性脑卒中或短暂性脑缺血发作患者戒酒或减少乙醇摄入量。对尚未戒酒者，饮酒量应适度，男性每日乙醇摄入量不超过 24g，女性减半。

7. 健康饮食 饮食种类多样化，少油少盐，控制胆固醇及碳水化合物摄入，避免饮酒。

8. 科学运动 具有活动能力的缺血性脑卒中或短暂性脑缺血发作患者，急性期后推荐进行每周至少 3 ~ 4 次、每次至少 10 分钟的中等强度（如快走）或每周至少 2 次、每次至少 20 分钟的有氧运动（如快走、慢跑）。

9. 积极治疗有关疾病 对于有心肌梗死、心房颤动等疾病的人群，脑卒中发病风险明显升高，应遵医嘱积极治疗。

对于脑卒中，重在预防，减少脑卒中风险因素。运用“BE FAST”工具早期识别脑卒中患者的症状，及时拨打“120”送往医院进行救治。一旦患者被诊断为脑卒中，一定要合理用药，积极控制血压、血糖和血脂，以及积极治疗其他可能导致脑卒中的疾病等。让我们携手共筑预防脑卒中的健康长城！

参考文献

[1] GBD 2019 Stroke Collaborators. Global, regional, and national burden of stroke and its risk factors, 1990–2019: a systematic analysis for the Global Burden of Disease Study 2019. Lancet Neurol, 2021, 20(10): 795-820.

[2] 中华医学会神经病学分会，中华医学会神经病学分会脑血管病学组．中国缺血性卒中和短暂性脑缺血发作二级预防指南 2022. 中华神经科杂志，2022, 55(10): 1071-1110.

[3] 中华医学会神经病学分会，中华医学会神经病学分会脑血管病学组．中国急性缺血性脑卒中诊治指南 2018. 中华神经科杂志，2018, 51(9): 666-682.

40 世界经期卫生日

一 世界经期卫生日的由来

世界经期卫生日（International Menstrual Hygiene Day），是每年的5月28日，由德国柏林的NGO组织WASH United（Water，Sanitation and Hygiene，水源、公共和个人）于2014年发起。因为女性的月经平均长度约5天，周期为28天，所以定于这一天，希望引起公众对女性月经卫生与经期健康的重视。

古今中外，不管城市还是乡村，都存在女人经血肮脏的观念。《说文解字》讲到古时妇女在经期不得参与祭祀活动。即使科技高度发达的今天，全球很多地区仍认为月经期代表羞耻和肮脏，尼泊尔人认为经期的女性是带来厄运的不洁之人；英文常用"period"代替"menstruation"，隐晦表达月经之事。谈论生理期时的羞涩与不适应，对月经的"羞耻感"来自人们对生理卫生和性知识的缺乏。这些人认为流血常常意味着疼痛和死亡，除了女人，男人和未成年人没有经血，月经对他们来说是不可预知的危险，为了逃避这种未知的恐惧，发展出了多样的行为规范习俗，由此女性身份被污名化。

"月经贫困"，即受落后观念和贫穷等因素的制约，女性无法在生理期获得足够的卫生用品，无法有尊严地度过生理期的状况。月经贫困也是困扰全球女性的重要命题。联合国教科文组织的报告显示，每10个月经来潮的青少年中就有1个在月经周期中因月经产品和资源缺乏而缺课。非洲部分地区女性用纸张、旧衣服、树叶来代替卫生巾或卫生棉条这种我们日常使用的经期产品，严重影响女性经期卫生和健康。世界经期卫生日的设立，即要唤醒全球对女性月经的科学认识，摆脱月经羞耻、月经贫困，重视在人类繁衍生息中承担重要角色的女性健康，也让各位女性在经期得到应有的关爱。

二 经期卫生知多少

月经是子宫内膜周期性脱落及出血的一种生理现象，是女性生殖系统走向成熟的标志。正常的月经包括正常的出血天数、正常的出血量、正常的月经周期长度及规律的出血频率（表 40-1）。

表 40-1 月经正常与否的评价指标

月经评价指标	月经指标名词	释义
周期频率	正常	(28 ± 7)天
	闭经	≥ 6 个月不来月经
	频发	< 21 天
	稀发	> 35 天
经期出血量	月经过多	自觉经量多,影响生活质量
	月经过少	自觉经量较以往减少,点滴状
经期长度	正常	≤ 7 天
	经期延长	> 7 天
周期规律性	规律月经	< 7 天
	不规律月经	≥ 7 天

1. 为什么女性会出现月经?

简单来说，女性月经出血是由垂体、卵巢和子宫三个器官共同作用的结果。

垂体分泌的卵泡刺激素（FSH）刺激卵巢中卵泡发育成熟。成熟的卵泡释放黄体激素，促进子宫内膜增生，使内膜上血管更丰富，为受精卵着床作准备。这个过程称为卵泡期。另一方面，高浓度的 FSH 使优质的卵子成熟并冲破卵泡发生排卵，进入输卵管。这一过程称为排卵期。几天后黄体期开始，破裂的卵泡在促黄体素（LH）的作用下转变成富有血管的腺体样结构，称为黄体。黄体分泌孕激素和雌激素使子宫内膜充满营养物质和血液，在月经后半周期为受精卵植入（又称着床）打造温床。在卵子未受精着床的情况下，黄体功能仅维持 14 天后萎缩，雌孕激素水平迅速下降使子宫内膜失去高水平激素的支持，发生脱落，形成经血。月经来潮后，又有新的卵泡发育，开始新的周期（图 40-1）。经血包含 95% 的动静脉血液，还有子宫内膜细胞、黏液、子宫颈分泌物等成分。由此可见，经血并不具备排毒功能。

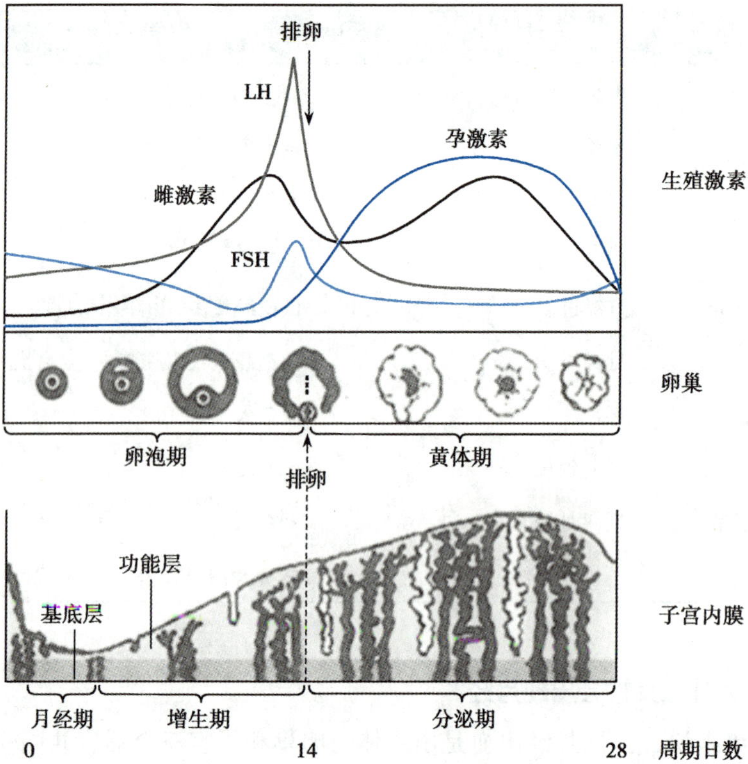

图 40-1　月经周期

2. 经期有哪些并发症？

（1）痛经和月经偏头痛：女性经期可表现出反复下腹部痉挛痛，即为痛经。痛经一般可忍受，通过保暖、避免穿紧身裤等限制盆腔血液循环的方式可缓解症状。部分患者疼痛剧烈，对于不可耐受或影响正常生活者应及时处理，详见第三部分。

月经偏头痛是雌激素相关性偏头痛的一种，由于月经来潮前黄体期的雌激素保持在一个较高的状态，月经期雌激素水平快速下降而诱发偏头痛。表现为单侧头痛，呈现与脉搏一致的搏动性，可伴恶心、呕吐、畏声或畏光。紧急发作时若不能耐受者，可给予镇痛药或止吐药对症处理。

（2）经前期综合征和经前期烦躁障碍：经前期综合征（PMS）指在月经开始前 5 日出现的身体、行为及情感的异常症状，这些症状在连续 3 个月经周期内反复出现，影响患者生活质量。经前期烦躁障碍（PMDD）为 PMS 的严重形式。这类疾病的突出症状为情感症状（愤怒、易激惹及内心紧张）和躯体症状（乳房疼痛、腹胀感和肿胀，以及头痛）。这些状况在黄体期末期发作（月经来潮前几天），月经开始后很快消失。

（3）经期时常会出现乏力、腹泻、便秘、感冒的症状。

3. 痛经是怎么产生的?

痛经是女性月经期间常见的并发症。有数据显示，全球有 50%～90% 的女性都发生过痛经。这里主要解释原发性痛经的产生原因。

（1）月经来潮时，子宫内膜脱落并释放前列腺素 E_2（PGE_2）和前列腺素 F_2（PGF_2），导致子宫收缩，宫内压增高，超过子宫内动脉压时，发生子宫缺血，无氧代谢产物聚集引起疼痛。如图 40-2 所示。

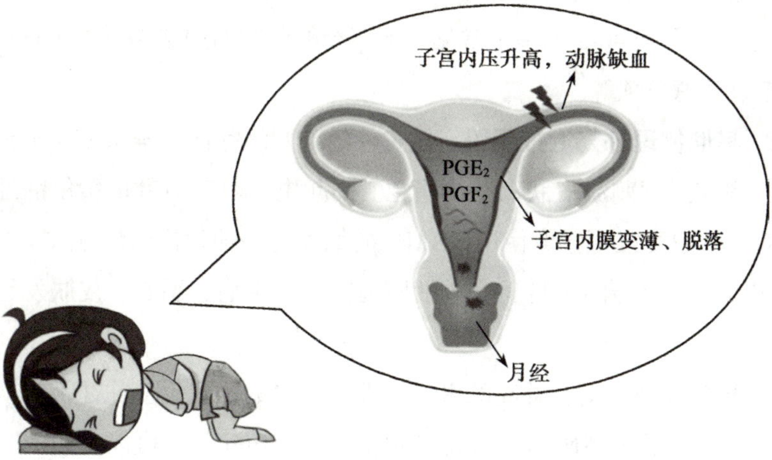

图 40-2 痛经发生原因

（2）月经来潮前到月经出血后，如果宫颈管狭窄不能正常松弛，经血外流不畅，也可能导致疼痛。

（3）黄体期的孕酮（又称黄体酮）升高也可能引发痛经。

三 多喝开水治百病？缓解痛经需科学

经期疼痛真要命，止痛是关键，病因要找清。处理流程详见图 40-3。

1. 基础处理

（1）锻炼：规律的锻炼可以改善痛经的相关症状，降低疼痛强度和时长，建议只要是不使机体受到损伤的锻炼行为，在经期都可以完成。

（2）局部热疗：使用加热垫或加热片进行局部热疗可以作为痛经的常规（辅助）治疗方法。下腹部局部热疗的疼痛缓解效果与布洛芬相当，优于对乙酰氨基酚，联合使用能进一步减轻经期疼痛。

锻炼和局部热疗因其可获得性强，没有什么不良反应，都是缓解疼痛良好的非药物处理方式。

2. 药物治疗 药物治疗仍是目前常用的缓解痛经的有效手段。包括非甾体抗炎药（nonsteroidal anti-inflammatory drug，NSAID）、雌孕激素类药物。通常根据疼痛严重程度、痛经的原因、可获得性等因素来选择药物治疗。表 40-2 和表 40-3 列举了常见缓解痛经的药物的用法用量、不良反应、禁忌证、注意事项等。

3. 其他物理补充治疗手段 经皮神经电刺激疗法：本法使用电极以不同的频率和强度刺激皮肤以减少痛觉。高频电极具有有效的缓解痛经的作用，对于不耐受或不愿意使用 NSAID 的妇女是一种替代治疗方式。经皮神经电刺激疗法可能的不良反应包括肌肉紧绷、头痛、恶心、皮肤发红或灼烧感。

4. 膳食补充 膳食补充的可获得性和极少的不良反应往往被大众所接受。但目前缺乏大型研究证明其在痛经中的确切疗效。可能有用的膳食补充剂及天然药物包括生姜、胡芦巴、鱼油、维生素 B_1、缬草等。

5. 手术治疗

（1）腹腔镜检查：若 NSAID 和 / 或雌孕激素类药物治疗 3 ~ 6 个月未能充分缓解痛经，可考虑行诊断性腹腔镜检查，明确是原发性还是继发性痛经。腹腔镜检查的时机应综合患者和医生的意见。

（2）子宫切除：只有在药物治疗无效，患者无法耐受且有强烈意愿前提下方可选择手术。子宫切除术是痛经的有效治疗方法。

（3）子宫内膜消融术：当月经量过多时，采用子宫内膜消融术可以减少经量、缓解痛经的症状。

手术治疗痛经的获益需要经过科学评估，在获益大于风险时，经过患者同意结合医生意见方可实施。上文列举了科学论证有效的痛经手术治疗方式，仅供参考。

6. 中成药治疗 目前有部分研究表明中成药在缓解经期疼痛中表现出疗效。具体种类见“四、经期疼痛用药学问多”。

继发性痛经有相同的疼痛症状，但继发于某种疾病，如子宫内膜异位症、子宫腺肌病或子宫肌瘤等，通常合并有区别于原发性痛经的临床特征，包括性交痛和难治性痛经。临床若存在上述原发性痛经治疗无效或效果不佳时，考虑继发性因素，尽快就医。

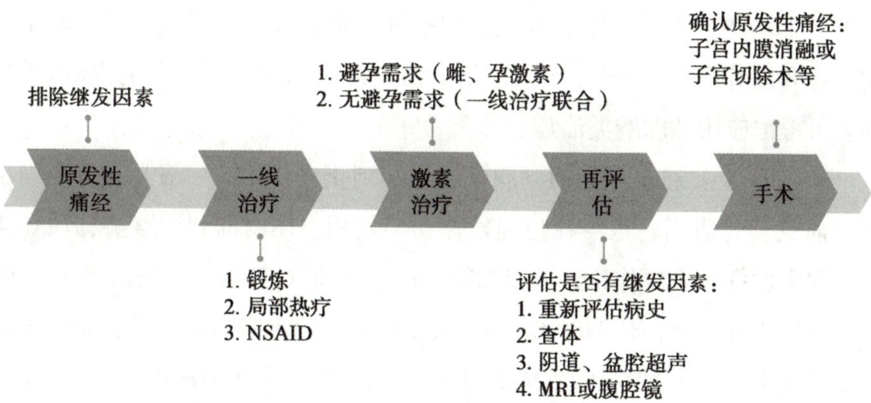

图 40-3 痛经的治疗流程

四 经期疼痛用药学问多

经期疼痛的治疗方式较多，目前公认有效的为药物治疗。临床上多用视觉模拟评分法（VAS）来评估患者疼痛程度和用药效果。VAS主要由一条100mm的直线组成，一端代表无痛，另一端代表剧痛。让患者在纸上或尺上最能反映自己疼痛程度的位置划"×"。评估者根据患者划"×"的位置估计患者的疼痛程度。

评分标准：

0 ~ 4mm：无疼痛

5 ~ 44mm：轻度疼痛

45 ~ 75mm：中度疼痛

75 ~ 100mm：重度疼痛

大多数药物可自行购买。下面列举了市面上主要的可缓解经期疼痛的药物，以供参考。

1. NSAID NSAID是目前公认治疗痛经的非雌孕激素首选药物。NSAID包括非选择性环氧合酶（COX）抑制剂及选择性COX-2抑制剂，均相对有效和安全，无论是否有避孕需求的患者都可以使用。这类药物需警惕胃肠道不良反应，COX-2抑制剂的胃肠道反应相对较少发生。部分研究表明芬那酸类（甲芬那酸、双氯芬酸钠等）止痛效果似乎强于苯丙酸衍生物类（布洛芬等）。若使用苯丙酸衍生物类NSAID 2 ~ 3个月后症状改善欠佳者可考虑应用芬那酸类治疗。

NSAID主要通过抑制前列腺素合成起到止痛作用，一般是在月经周期开始前或当时服用，也可在疼痛发作初期使用。体内前列腺素类物质在排卵过程中发挥着重要作用，所以NSAID（尤其是COX-2抑制剂）理论上阻止或延迟排卵。但使用NSAID并尝试受孕者一般不必担心；若受孕困难，建议尽量避免使用NSAID或减少剂量。NSAID用药的监护要点：尽量避免长期大剂量使用；用药期间避免饮酒，以免加重对胃肠道黏膜的刺激；注意避免两种NSAID联合使用，可增加不良反应风险；注意监测肝肾功能。

表40-2和表40-3列举了常见的治疗痛经的NSAID以及相关药物知识。

该类药物均为口服剂型，用法用量为常规解热镇痛剂量。

（1）非选择性 COX 抑制剂

表 40-2　常见非选择性 COX 抑制剂

药物名称	用法用量	用药频次	常见不良反应	禁忌证	注意事项
阿司匹林	300 ~ 600mg（解热镇痛剂量）	1 次 /4 ~ 6 小时	胃肠道不良反应	使用水杨酸盐或水杨酸物质导致哮喘史者、重度肝肾衰竭者、重度心力衰竭者	肝肾功能不全者慎用
布洛芬	100 ~ 400mg（根据不同剂型）	2 ~ 6 次 /d（根据不同剂型）	消化道不良反应相对较少	心脏手术前后者	如果出现胃部不适，可与食物或牛奶一起服用
萘普生	首次 500mg，以后必要时 250mg（痛经）	1 次 /6 ~ 8 小时	胃肠道不良反应、消化道出血	重度肝肾衰竭者、重度心力衰竭者、活动性或既往急性消化性溃疡者	勿与 COX-2 抑制剂在内的 NSAID 一起使用；与阿司匹林或其他 NSAID 可能存在交叉过敏
吲哚美辛	首剂 25 ~ 50mg，继之 25mg（痛经）	3 次 /d	恶心、头晕头痛，消化道不良反应相对较少	冠状动脉搭桥术者	与阿司匹林或其他 NSAID 可能存在交叉过敏
双氯芬酸	一般剂量 50 ~ 150mg，最大剂量 200mg（痛经）	1 次 /d	胃肠道不良反应、头痛、上呼吸道感染	冠状动脉搭桥术者	与阿司匹林或其他 NSAID 可能存在交叉过敏

（2）选择性 COX-2 抑制剂

表 40-3　常见选择性 COX-2 抑制剂

药物名称	用法用量	用药频次	常见不良反应	禁忌证	注意事项
塞来昔布	初始剂量为 400mg，可追加 200mg；继之 200mg，2 次 /d（痛经）		消化道不良反应风险较低，血栓、心肌梗死风险增加	心脏搭桥的患者、对磺酰胺类（磺胺嘧啶、格列美脲、吲达帕胺等）表现出过敏反应的患者	中度肝受损（Child-Pugh B 级）患者中，将剂量减半；与阿司匹林或其他 NSAID 可能存在交叉过敏
依托考昔	120mg，每天不超过 120mg（痛经）	1 次 /d	消化道不良反应风险较低，血栓、心肌梗死风险增加	活动性消化性溃疡或出血、严重的肝功能障碍、重度肾损伤、严重心力衰竭、高血压未控制、缺血性心脏病、周围动脉疾病、脑血管病患者	与阿司匹林或其他 NSAID 可能存在交叉过敏；依托考昔片含有乳糖，乳糖不耐受患者避免使用本品
尼美舒利	100mg	2 次 /d	上腹痛或者胃灼热感等胃肠道不良反应	对本品、乙酰水杨酸或对其他非甾体抗炎药过敏者。活动性消化道出血、消化性溃疡活动期的患者。严重的肝功能不全、严重的肾功能障碍（肌酐清除率 < 30ml/min）的患者。冠状动脉搭桥术围手术期疼痛的治疗。严重凝血障碍者、严重心衰患者	月经开始前第 3 天到第 5 天服用；与阿司匹林或其他 NSAID 可能存在交叉过敏

对乙酰氨基酚是不适宜使用其他 NSAID 的患者的备选方案，缓解经期疼痛的效果可能弱于其他 NSAID，但不易引起胃肠道反应。本药一般较安全，与阿司匹林或其他 NSAID 可能存在交叉过敏，严重肝肾功能不全患者禁用。不同剂型对乙酰氨基酚的用法用量及注意事项见表 40-4。

表 40-4 不同剂型对乙酰氨基酚用法用量及注意事项

剂型	剂量	频次	服药注意事项
片剂、泡腾片	500mg	每 4 ~ 6 小时重复用药 1 次	泡腾片需用药量约 10 倍的温开水溶解，发泡完毕服用
缓释片	650mg	每 8 小时重复用药 1 次	不要掰开碾碎、咀嚼或溶解后服用
咀嚼片	320 ~ 480mg	每 4 ~ 6 小时重复用药 1 次	充分咀嚼后再咽下
糖浆、口服溶液	15 ~ 25ml（360 ~ 600mg）	每 4 ~ 6 小时重复用药 1 次	糖尿病患者慎用糖浆剂
胶囊	300 ~ 600mg	每 4 ~ 6 小时重复用药 1 次	

注：服用非缓释片者，可在餐后 15 ~ 30 分钟服药，以减少胃肠道刺激。缓释制剂可在餐前空腹使用。

2. 激素类药物

（1）雌孕激素避孕药：雌孕激素避孕药能抑制排卵和子宫内膜组织生长，从而减少月经血量和前列腺素分泌，进而降低宫内压和子宫痉挛。连续或延长周期的药物服用可能比周期性服用（经期时或撤退性出血的第 14 天）有更好的疗效，能减少痛经的复发。复合避孕药对没有生育需求的痛经患者是个不错的选择，较低的孕激素剂量即可起作用，对原发性或继发性痛经均有疗效。雌孕激素复合避孕药包括屈螺酮炔雌醇片、屈螺酮炔雌醇片（Ⅱ）、去氧孕烯炔雌醇片、炔雌醇环丙孕酮片等口服剂型。

雌孕激素复合制剂治疗痛经目前在国内还是超说明书用药。另外，雌孕激素使用可能增加血栓风险，在使用前请咨询医生或药师。

（2）孕激素单药：孕激素可以抑制排卵，也可以导致子宫内膜萎缩，耐受性良好，是可用的雌孕激素避孕药的替代药物。部分只服用黄体酮缓解经期疼痛的患者会发生闭经。孕激素对痛经伴重度子宫出血的患者也有效。孕激素有增加血栓风险可能，对痛经的治疗属于超说明书用药，用前请咨询医生或药师。

3. 中成药 随着临床研究的深入，部分中成药也表现出缓解痛经症状、降低复发的疗效。表40-5中推荐的中成药主要针对子宫内膜异位症、子宫腺肌病引起的继发性痛经。

表40-5 治疗痛经中成药的作用及用法用量

药品名称	作用	用法用量
丹莪妇康煎膏	改善痛经临床症状，降低复发	月经前5天开始口服15ml,2次/d,经期继续服药,至月经干净停药。疗程为3个月经周期
调经活血胶囊	改善痛经VAS评分	3～4粒/次,3～4次/d。从月经前5天开始服药至月经第2～3天,共连续服药7～8天后停药。疗程为3个月经周期
桂枝茯苓胶囊	降低痛经VAS评分，改善痛经疼痛强度	一次3粒,一日3次,餐后服,疗程为3个月经周期。经期停服
定坤丹	改善痛经临床症状，降低复发情况	每次半丸,一日2次,平时或经前5～7天服用,服至痛经症状消失后停药,疗程为3个月经周期。伤风感冒时停服;忌生冷油腻及刺激性食物
散结镇痛胶囊	改善痛经临床症状，降低复发情况	一次4粒,一日3次,于月经来潮第1天开始服药,疗程为3个月经周期
痛经宝颗粒	改善痛经临床症状，降低复发情况	温开水冲服,一次1袋,一日2次,于月经前1周开始,持续至来月经3天后停服,疗程为3个月经周期。感冒发热患者不宜服用;服药期间不宜同时服用人参或其制剂;忌生冷食物、不宜洗凉水澡

五 经期卫生很关键，特殊时期需特殊对待

1. 每次痛经都需要用药，是上瘾了吗？

镇痛药是不会上瘾的。非甾体抗炎药是通过抑制前列腺素的生成起到止痛作用。激素类药物可调节体内性激素水平，也不具有成瘾性。但长期服用要警惕肝肾功能损害。另外，长期服用避孕药还可增加血栓风险。推荐连续每日口服的给药方式，可减少痛经复发频率，预防痛经发生。

2. 月经期间应重视哪些问题？

（1）重视经期卫生：月经期经血的排出使阴道酸性环境被破坏，子宫颈口处于微开状态，生殖道的自然防御功能被削弱，容易感染各种致病菌。经期需保持外阴清洁、湿润，勤换卫生巾，勤换内裤。通常不使用抗生素预防经期生殖系统感染。

（2）重视健康膳食和运动：经期合理膳食，适当补充维生素（如维生素 B_6）或钙、镁等微量元素可能有助于缓解经期综合征，因其与激素、神经递质分泌有关。注意补充蛋白质，适当增加碳水化合物的摄入。研究发现，高碳水化合物饮食可以增加 5- 羟色胺（5-HT，一种神经递质）的产生，令人情绪稳定。经期可进行所有正常运动。规律作息、适量运动可改善经期女性的抵抗力，缓解乏力、疼痛等症状。

（3）重视情绪波动：经期体内激素水平发生波动，易造成情绪的变化。运动和饮食可使人欣快、心境平和，有助于情绪调节。另外，心情的自我调节也很重要，有情绪及时疏通，找到情绪出口，可减少月经带来的不利影响。

（4）重视月经的记录：关注月经是否正常，育龄期女性可记录月经相关信息，包括月经是否规律，是否有疼痛、乏力、情绪低落等症状，若情况异常严重者，请及时就医。

（5）避免受凉：月经期身体抵抗力下降，容易患一些疾病，寒冷刺激会引起月经失调。潮湿寒冷环境会导致经量增多，经期延长，或诱发其他疾病。

参考文献

[1] BURNETT M A, ANTAO V, BLACK A, et al. Prevalence of primary dysmenorrhea in Canada. J Obstet Gynaecol Can, 2005, 27(8): 765-770.

[2] ORTIZ M I. Primary dysmenorrhea among Mexican university students: prevalence, impact and treatment. Eur J ObstetGynecol Reprod Biol, 2010, 152(1): 73-77.

[3] JU H, JONES M, MISHRA G. The prevalence and risk factors of dysmenorrhea. Epidemiol Rev, 2014, 36(1): 104-113.

[4] SCHOEP M E, NIEBOER T E, VAN DER ZANDEN M, et al. The impact of menstrual symptoms on everyday life: a survey among 42, 879 women. Am J Obstet Gynecol, 2019, 220(6): 569.e1-569.e7.

[5] 中华医学会妇产科学分会妇科内分泌学组 . 异常子宫出血诊断与治疗指南 (2022 更新版). 中华妇产科杂志 , 2022, 57(7): 481-490.

[6] AKIN M D, WEINGAND K W, HENGEHOLD D A, et al. Continuous low-level topical heat in the treatment of dysmenorrhea. Obstet Gynecol, 2001, 97(3): 343-349.

[7] BURNETT M, LEMYRE M. No. 345-Primary Dysmenorrhea Consensus Guideline. J Obstet Gynaecol Can, 2017, 39(7): 585-595.

41 世界消化（肠道）健康日

一 世界消化健康日的由来

世界消化健康日（World Digestive Health Day，WDHD），也称“世界肠道健康日”，于 2004 年为纪念世界胃肠病学组织（World Gastroenterology Organisation，WGO）成立 45 周年而设立，旨在提升公众的消化系统健康意识，注意身体发出的警示，关注身体健康。早在 1958 年，WGO 创始人 Henry Cohen 博士即提出，将每年的 5 月 29 日永久定为“世界消化健康日”。

从 2005 年开始，每年的 5 月 29 日，WGO 都会庆祝“世界消化健康日”，并通过世界各国的 WGO 会员协会及合作组织发起为期一年的全球公共卫生运动，每年重点关注一种特定的消化系统疾病和 / 或失调。2010 年“世界消化（肠道）健康日”这个概念被引入中国，以提高公众对该类疾病和 / 或失调的预防、流行、诊断、管理和治疗的认识。2023 年“世界消化健康日”的主题是：“您的消化系统健康：从一开始就拥有健康的肠道”（图 41-1）。

据世界卫生组织统计，全球每年死于胃肠疾病的人数在 1 000 万以上，我国有五分之一的人口患有胃肠疾病，居世界首位。国家癌症中心发布的《2022 年中国癌症发生率和死亡率》一文中显示，肠癌是我国第二大高发癌症，且发病年龄日益年轻化，这可能与现代人不健康的饮食和生活习惯息息相关。常见的肠道疾病有哪些？如何判断自己是否肠道健康？在日常生活中如何保护肠道健康？药物治疗方面又需要注意哪些问题呢？

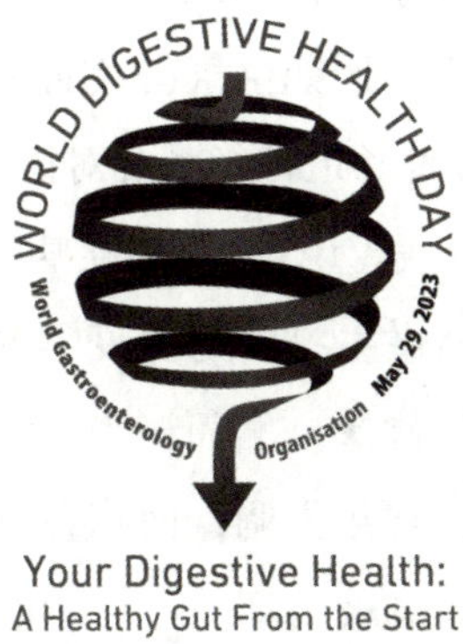

图 41-1　2023 年世界消化健康日主题图标

二　关于肠道疾病的那些事

1. 为什么肠道健康很重要？

肠道指的是从胃幽门至肛门的消化管，人体肠道长 7 ~ 8m，分为小肠和大肠。小肠是最长的肠道，长 5 ~ 7m，分为十二指肠、空肠和回肠三部分，主要负责消化和吸收食物里的营养；大肠长约 1.5m，可分为盲肠、阑尾、结肠、直肠和肛管五部分，负责吸收食物中剩余的水分、维生素和无机盐，浓缩食物残渣，形成粪便，最后通过直肠经肛门排出体外。如果把身体比喻成一家工厂，肠道就相当于工厂的"加油站"和"下水道"，主要负责体内的脏活、累活。

因为肠道不仅是消化器官，也是人体最大的免疫器官，身体70%～80%的免疫系统位于肠道，所以又被称为"身体健康的第一道防线"。肠道黏膜屏障和肠腔内居住着十亿级以上的共生菌维持着肠道生态环境，对维持人的健康状况、抵御外来微生物的侵害、防止疾病的发生起着非常重要的作用。如果肠道不健康了，免疫力可能会变差，更容易感染疾病，也可能出现免疫力亢进导致自身免疫性疾病（类风湿关节炎等），毒素无法及时排出体外会被肠道重复吸收，并通过血液循环对身体各个器官造成损害，甚至导致癌症。

另外，肠道也被称为"第二大脑"，肠道的神经细胞数量仅次于大脑，可以不依赖中枢神经系统独立行使功能。在日常生活中，我们也可以感受到"第二大脑"在发挥作用，比如生气时会胃痛，开心时食欲大增，焦虑难过时吃不下饭……这些都是肠道神经系统对情绪作出的反应。

现代医学之父希波克拉底曾说："所有疾病都始于肠道。"诺贝尔生理学或医学奖获得者、俄罗斯微生物学与免疫学家梅契尼科夫曾提出，世界上最好的长寿秘诀就是肠道健康。然而，当今社会，不健康、不规律的生活习惯让很多人的肠道菌群常年失调，面临各种肠道疾病的困扰；因为长期服药，有些老年人肠道菌群被破坏，严重影响了身体健康，需要引起高度重视。

2. 如何判断自己的肠道是否健康?

可以通过以下自测表（表41-1），初步评估自己的肠道健康问题。

表41-1　肠道健康自测表

1. 生活不规律，排便时间不规律	11. 吃红肉多，吃鱼少
2. 排便后有没排净的感觉	12. 平时水喝得少
3. 大便又硬又黑	13. 有抽烟、饮酒习惯

续表

4. 经常腹胀、放屁	14. 性格过于敏感
5. 经常便秘、腹泻	15. 脸色差，有色斑
6. 需定期服用通便药	16. 易长粉刺
7. 大便和屁味很臭	17. 有体寒、水肿症状
8. 几乎不吃早餐	18. 长时间伏案工作，运动量少
9. 进餐速度快于常人	19. 压力大，经常睡眠不足
10. 很少吃蔬菜、水果	20. 口臭

自测结果解读：

1）如果不符合表格中的任一选项，则说明肠道完全健康，请继续保持。

2）如果符合表格中少于 4 项，则说明肠道基本健康，只需在此基础上，改善一些生活和饮食习惯。

3）如果符合表格中 5 ~ 12 项，可能提示肠道稍有不健康，此时肠道已有负担，需要注意纠正不良的生活饮食习惯，通过健康的生活方式或许可以恢复。

4）如果符合表格中 13 ~ 16 项，提示肠道可能有不健康问题，负担比较重，需要立即采取措施，改善肠道内环境。

5）如果符合表格中 17 ~ 20 项，那么要注意了，肠道可能有严重疾病风险，需要就医咨询。

大便在一定程度上反映了肠道是否健康，正常人每天排便 1 ~ 2 次，或者每 2 天排便 1 次。正常人的大便是黄褐色的圆柱形软便，没有明显的恶臭。水样便或稀糊状的大便，常见于各种感染性和非感染性腹泻，需要进一步检查。如果大便呈鲜红色、暗红色或黑色柏油样，需警惕消化道出血，也可能为痔疮、结肠癌、肠息肉等。如果为脓血便，可能为痢疾、结肠癌或直肠癌。如果出现腹部包块、便血、大便习惯改变、大便变形、消瘦等情况，已经属于报警症状，这时往往已不是早期。因此，定期进行便常规、便潜血检查，40 岁以上进行肠镜检查有利于及早筛查肠癌，早诊断、早治疗。

3. 常见的肠道疾病有哪些?

肠道疾病可以分为两类：器质性和功能性。器质性肠道疾病是由肠道结构异常或病变引起，可能需要通过手术切除来进行治疗，如机械性肠梗阻、克罗恩病、溃疡性结肠炎、肠息肉、肠癌等。功能性肠道疾病则没有生理结构异常，但肠道症状呈慢性或反复发作，检查时看起来正常但无法正常发挥肠道功能。与器质性肠道疾病不同的是，功能性肠道疾病通常可以通过改变生活方式或服用药物对症治疗。临床上常见的有功能性消化不良、肠易激综合征、功能性便秘等。

简单为大家介绍一下常见肠道疾病的特点。

（1）功能性消化不良：主要表现为餐后饱胀、早饱（吃的食物量少于正常进食量就产生"饱"的感觉）、中上腹痛、中上腹烧灼感等，也可能出现胀气、嗳气（俗称"打饱嗝"）、恶心和呕吐等症状。如果病程超过 6 个月，且不能用器质性、系统性或代谢性疾病解释，则为功能性消化不良，这类疾病临床上较为常见，我国人群患病率为 18% ~ 45%，已成为影响现代人生活质量的重要疾病之一。

（2）肠易激综合征：表现为慢性腹痛、排便习惯改变和频繁的精神合并症。症状多样，大多为腹痛、胀气、便秘或腹泻，很多物质以及情绪因素都可触发肠易激综合征。肠易激综合征是一种越来越普遍的身心疾病，亚洲发生率为 1.3% ~ 4.7%，欧美国家发生率为 3.5% ~ 5.9%。女性患病率略高于男性；在各年龄段人群中均有发病，但以中青年（年龄为 18 ~ 59 岁）更为常见，老年人（年龄≥ 60 岁）的患病率有所下降。

（3）肠息肉：是所有向肠腔突出的赘生物总称，包括肿瘤性和非肿瘤性两类。如果息肉破溃，可能导致肠梗阻及出血。如果患有肠息肉，可能会出现轻微或不典型的腹胀、腹泻、便秘等症状，还可能出现便血、黏液血便等。绝大多数的结直肠癌都是由息肉演变而来，因此若发现息肉需经由医生评估是否需切除处理。

三 缓解肠道症状，合理用药很重要

很多肠道疾病都会出现腹痛、腹泻、便秘、腹胀、食欲减退等症状，需要服用一些药物对症处理。下面为大家介绍一些常用药物，但需注意在医生和药师的指导下，根据个人具体情况使用。

1. 助消化药 当消化液分泌不足时可能导致消化不良、腹胀、食欲减退等，使用助消化药可辅助治疗。大多数助消化药本身就是消化液的主要成分，有些药物能促进消化液的分泌。不同助消化药成分不同，适应证有所不同，需要在医生和药师的指导下酌情使用（表 41-2）。

表 41-2 常用的助消化药适应证及注意事项

药物	适用症状	注意事项
乳酶生	用于消化不良、腹胀及小儿饮食失调所引起的腹泻、绿便等	①餐前服；②抗酸药、磺胺类或抗生素与本品合用时，可减弱其疗效，故应分开服用(间隔 3 小时)；③铋剂、鞣酸、活性炭、酊剂等能抑制、吸附或杀灭活肠球菌，所以不能合用
胃蛋白酶	用于胃蛋白酶缺乏或病后消化功能减退引起的消化不良症	①进餐时或餐前服；②遇热不稳定，70℃以上失效；③易吸潮，使蛋白质消化力降低，如已吸潮或变性者不宜服用；④消化性溃疡患者忌用；⑤不宜与抗酸药、铝制剂同服
胰酶	用于各种原因引起的胰腺外分泌功能不足的替代治疗，缓解消化酶减少引起的消化不良	①餐前或进餐时服用，不可咀嚼；②对胰酶或猪肉蛋白有超敏反应者禁用；③急性胰腺炎早期患者禁用；④不宜与酸性药物同服；⑤与等量碳酸氢钠同服可增加疗效
多酶片	用于消化不良、食欲缺乏	①餐前服用；②在酸性条件下易破坏，故服用时切勿嚼碎；③不宜与铝制剂合用
复合消化酶	用于食欲缺乏、消化不良，包括腹部不适、嗳气、早饱、餐后腹胀、恶心、排气过多、脂肪便，也可用于胆囊炎和胆石症及胆囊切除患者的消化不良	①餐后服用；②急性肝炎患者及胆道完全闭锁患者禁用；③铝制剂可能影响本品疗效；④消化酶制剂可能减弱阿卡波糖的降血糖作用

续表

药物	适用症状	注意事项
复方阿嗪米特	用于因胆汁分泌不足或消化酶缺乏而引起的消化不良症状	①餐后服用;②肝功能障碍患者、急性肝炎患者、胆管阻塞患者、因胆石症引起胆绞痛的患者禁用
干酵母	用于营养不良、消化不良、食欲减退及B族维生素缺乏症	①餐后服用;②不能与碱性药物合用,否则维生素可被破坏

2. 促胃肠动力药 胃动力低下时，胃内容物排空迟滞，可能引起许多胃肠疾病，表现为恶心、呕吐、烧心、餐后不适、嗳气及消化不良等，并可引起胃食管反流。这种情况一般服用促胃肠动力药可缓解（表41-3），但需注意在医生和药师的指导下，根据个人具体情况使用。

表41-3 常用的促胃肠动力药适应证及注意事项

药物	适用症状	注意事项
甲氧氯普胺	用于各种病因所致恶心、呕吐、嗳气、消化不良、胃部胀满、胃酸过多等症状的对症治疗	①餐前半小时服用;②禁用于2岁以下儿童;③禁用于:嗜铬细胞瘤、癫痫、进行放疗或化疗的乳腺癌患者,胃肠道出血、机械性肠梗阻或穿孔患者,对普鲁卡因过敏者;④孕妇不宜使用;⑤应避免与溴隐亭合用;⑥与地高辛、西咪替丁合用时需间隔至少2小时服用
多潘立酮	用于消化不良、腹胀、嗳气、恶心、呕吐、腹部胀痛	①餐前15～30分钟或睡前服药;②禁用于以下情况:机械性消化道梗阻,消化道出血、穿孔,分泌催乳素的垂体肿瘤(催乳素瘤),嗜铬细胞瘤,乳腺癌,中重度肝功能不全;③禁止与红霉素或其他可能会延长QTc间期的CYP3A4酶强效抑制剂(例如:氟康唑、伏立康唑、克林霉素、胺碘酮、泰利霉素)合用;④孕妇和哺乳期妇女避免服用;⑤用药3天,若症状未缓解,请咨询医师或药师,药物使用时间一般不得超过1周

续表

药物	适用症状	注意事项
西沙必利	用于功能性消化不良，X射线、内镜检查为阴性的上消化道不适，症状为早饱、餐后饱胀、食量减退、胃胀、嗳气过多、食欲缺乏、恶心呕吐；对其他治疗不耐受或疗效不佳的严重胃肠道动力性疾病	①餐前15分钟或睡前服用；②禁止同时口服强效抑制CYP3A4的药物（如氟康唑、伏立康唑、克拉霉素、利托那韦等），尽量避免与西柚汁同服；③禁用于以下情况：心脏病、心律失常、QT间期延长、水电解质紊乱（特别是低钾或低镁血症者）、心动过缓者，肺、肝、肾功能不全者，胃肠梗阻者等；④哺乳期妇女和婴幼儿禁用，老年人剂量应酌减
伊托必利	用于因胃肠动力减慢引起的消化不良症状，包括上腹部饱胀感、上腹痛、食欲减退、恶心呕吐等	①餐前服用；②胃肠道出血、穿孔及刺激胃肠道可能引起危险的疾病禁用；③儿童不宜使用；④哺乳期妇女避免服用；⑤用药期间若出现QT间期延长，应停药；⑥与抗胆碱药（如东莨菪碱）合用可能相互抵消作用
莫沙必利	用于改善因胃肠动力减弱（如功能性消化不良、慢性胃炎）引起的消化道症状，包括烧心、嗳气、恶心、呕吐、早饱、上腹胀、上腹痛等	①餐前或餐后口服；②持续用药2周后，如果未见症状缓解，请停药就诊；③胃肠道出血、穿孔及刺激胃肠道可能引起危险的疾病禁用；④孕妇和哺乳期妇女、肝肾功能障碍者慎用；⑤与抗胆碱药合用可能减弱后者的作用

3. 缓解腹痛的药物 某些肠道疾病（如肠易激综合征）的患者存在肠道平滑肌痉挛，从而导致腹痛等症状，使用肠道平滑肌解痉药可缓解腹痛。但大多数缓解腹痛的药物都是处方药，需要在医生和药师的指导下，根据个人具体情况使用。表41-4中这些肠道解痉药的用药知识一定要记牢。

表41-4 常用肠道解痉药的适应证及注意事项

药物	适用症状	注意事项
曲美布汀	用于胃肠道运动功能紊乱引起的食欲减退、恶心、呕吐、嗳气、腹胀、腹鸣、腹痛、腹泻、便秘等症状的改善；肠易激综合征	①餐前服用；②禁用于2岁以下儿童；③老年人生理功能较弱，用药需酌情减量；④孕妇、哺乳期妇女慎用；⑤含有蔗糖，果糖不耐受、葡萄糖半乳糖吸收不良综合征患者不建议服用；⑥与西沙必利合用，可减弱西沙必利的胃肠蠕动作用

续表

药物	适用症状	注意事项
匹维溴铵	治疗与肠道功能紊乱有关的腹痛、排便异常、胃肠不适，以及胆道功能紊乱有关的疼痛，为钡灌肠作准备。由于无明显的抗胆碱能不良反应，故可用于合并前列腺增生、尿潴留和青光眼的肠易激综合征患者	①应进餐时整片吞服，切勿咀嚼或嚼碎，不宜躺着或在睡前吞咽药片，以减少食管溃疡等风险；②孕妇和哺乳期妇女避免服用；③不建议儿童服用；④含有乳糖，不建议患有半乳糖不耐症、乳糖酶缺乏症或葡萄糖半乳糖吸收不良的患者服用；⑤对匹维溴铵或溴化物过敏者禁用
奥替溴铵	肠易激综合征和远端肠道的痉挛性疼痛	①餐前服用；②青光眼、前列腺肥大、幽门狭窄、已知的对奥替溴铵过敏的患者禁用；③部分厂家的片剂含有乳糖成分，如果对乳糖不耐受或缺乏乳糖酶，不建议使用，具体请查看药品说明书
屈他维林	胃肠道平滑肌痉挛，肠易激综合征；也可以用于胆道疾病（如胆囊炎、胆囊结石、胆道炎）引起的胆绞痛和胆道痉挛；泌尿道疾病（如肾结石、输尿管结石、肾盂肾炎等）引起的肾绞痛和泌尿道痉挛；子宫痉挛、痛经、子宫强直	①禁用于 1 岁以下儿童；②孕妇使用须慎重，哺乳期妇女不推荐使用；③严重肝、肾、心功能不全患者禁用；④对活性成分或任何其他成分过敏者（例如大豆卵磷脂）禁用；⑤如果患者有眩晕经历，服药期间应避免驾驶、操纵机器等潜在危险性的作业；⑥与左旋多巴合用时可能加重强直和震颤
阿尔维林	用于胃肠系统的易激痛、胆道痉挛；痛经；泌尿道结石或感染引起的痉挛性疼痛	①禁用于 12 岁以下儿童；②对本品过敏、麻痹性肠梗阻患者禁用；③前列腺肿瘤患者不宜使用；④孕妇或哺乳期妇女慎用；⑤三环类抗抑郁药、普鲁卡因或衍生物、抗组胺药等可加强其作用，氟康唑、咪康唑、全身性抗胆碱药可降低其作用
溴丙胺太林	胃肠痉挛性疼痛	①出血性疾病及术前、尿潴留、前列腺肥大、青光眼患者禁用，心脏病患者慎用。②哺乳期妇女禁用。③疼痛时服药，4 小时后疼痛未缓解可重复 1 次；服药后 24 小时，若症状未缓解，请立即就医。④抗酸药（如碳酸氢钠、氢氧化铝）可降低溴丙胺太林的药效，如需合用，请间隔至少 1 小时；本品与甲氧氯普胺、多潘立酮不能同用

续表

药物	适用症状	注意事项
丁溴东莨菪碱	用于各种病因引起的胃肠道痉挛、胆绞痛、肾绞痛或胃肠道蠕动亢进等；用于胃、十二指肠、结肠内镜检查的术前准备，内镜逆行胰胆管造影，和胃、十二指肠、结肠的气钡低张造影或腹部CT扫描的术前准备，可减少或抑制胃肠道蠕动	①严重心脏病、器质性幽门狭窄或麻痹性肠梗阻患者禁用。②青光眼、前列腺肥大者慎用。③不宜用于胃溃疡患者，因为可能导致胃排空减慢、胃内容物淤积，会加重胃溃疡的症状。④与抗胆碱药、吩噻嗪类等药物合用时会增加毒性；可拮抗甲氧氯普胺、多潘立酮等的促胃肠动力作用；与三环类抗抑郁药(阿米替林等)合用时，两者均具有抗胆碱能效应，口干、便秘、视物模糊等不良反应加剧，禁止合用；与地高辛、维生素 B_2 等合用时，会明显增加后者的吸收

4. 止泻药 腹泻（俗称“拉肚子”），是指排便次数明显超过平时习惯（每天超过 3 次），粪便稀薄，大便可能伴有黏液、脓血或未消化的食物。若病程在 2～3 周内，则为急性腹泻；若病程超过 4 周，则为慢性腹泻；病程在 2～4 周内的为复发性腹泻。慢性腹泻可能由肠易激综合征、炎症性肠病、结直肠癌、感染、药物等因素引起，在针对病因治疗后，也可选用合适的止泻药以缓解腹泻症状（表 41-5），需注意在医生和药师的指导下，根据个人具体情况使用。

表 41-5　常用止泻药的适应证及注意事项

药物	适应证	注意事项
地芬诺酯	用于急慢性功能性腹泻及慢性肠炎	①餐后服用，腹泻控制时应及时减少剂量或停用；②有致畸作用，孕妇禁用，哺乳期妇女慎用；③新生儿和幼儿可能引起呼吸抑制，故 2 岁以下小儿禁用；④严重溃疡性结肠炎患者有发生中毒性巨结肠可能，应禁用；⑤肝硬化、黄疸患者因可诱发肝性脑病，应慎用；⑥长期使用可能产生依赖性，故应尽可能常量短期治疗；⑦地芬诺酯本身具有中枢神经系统抑制作用，不宜与巴比妥类、阿片类、乙醇等合用

续表

药物	适应证	注意事项
洛哌丁胺	用于控制急、慢性腹泻的症状；用于回肠造瘘术后腹泻	①空腹或餐前半小时服药可提高疗效。②孕妇慎用，哺乳期妇女不宜使用。③禁用于2岁以下儿童；胶囊型仅适用于成人和6～17岁儿童。④对于急性腹泻，若用药48小时后，临床症状无改善应停用，并立即就医。⑤严重中毒性或感染性腹泻慎用，以免止泻后加重中毒症状。⑥因用广谱抗生素导致的假膜性肠炎患者不宜使用
蒙脱石散	用于成人急、慢性腹泻，儿童急性腹泻	①溶于半杯温水中送服，食管炎患者宜于餐后服用，其他患者于餐前服用；②该药可能影响其他药物的吸收，必须合用时应在服本药前1小时服用其他药物；③治疗急性腹泻时，应注意纠正脱水；④含有葡萄糖，不建议患有罕见遗传性葡萄糖或半乳糖吸收不良综合征的患者使用
消旋卡多曲	用于1月龄以上婴儿和儿童的急性腹泻	①连续服用不得超过7天，若连服5天后，腹泻症状仍持续者应及时就医；②可以和食物、水或母乳一起服用，需注意溶解混合均匀；③请勿一次服用双倍剂量；④红霉素、氟康唑等可能减少该药的代谢，利福平可能降低该药的腹泻作用，应尽可能避免同时服用；⑤肝肾功能不全者禁用；⑥不能摄入果糖，对葡萄糖或半乳糖吸收不良，缺少蔗糖酶、麦芽糖酶的患者禁用
小檗碱	用于敏感菌所致的胃肠炎、细菌性痢疾，通常有腹泻症状	①溶血性贫血患者及葡萄糖-6-磷酸脱氢酶缺乏症患者禁用；②妊娠期头3个月慎用；③含鞣质的中药与本品合用后可能生成难溶性沉淀，降低疗效，应避免合用；④若出现便秘需停用

5. 微生态药物 人体的肠道内栖息着上千种细菌，具有防御感染、参与营养吸收及代谢、调节机体免疫等作用。当机体受到年龄、环境、饮食、用药等因素影响时，就会引起肠道菌群失调，若未及时处理、严重失衡，可能促使肥胖、炎症性肠病、肠道肿瘤等疾病的发生。因此，维持人体与肠道菌群间的有益平衡，维持微生态的稳定是保证肠道健康的关键。目前用于调节肠道微生态的制剂可以分成益生菌、益生元和合生元三部分。

益生菌指的是一定数量、能够对身体健康产生有益作用的活的微生物，服用后可以直接补充肠道有益菌群发挥作用，目前常用的益生菌制剂包括双歧杆菌活菌、双歧杆菌四联活菌、地衣芽孢杆菌活菌、枯草杆菌二联活菌、蜡样芽孢杆菌活菌、布拉氏酵母菌、复合乳酸菌、双歧杆菌嗜酸乳杆菌肠球菌三联活菌等。益生元指的是能够选择性刺激机体肠道内一种或多种有益菌的活性或生长繁殖，同时又不能被机体消化和吸收的物质，如菊粉（菊糖）、低聚果糖（FOS）、低聚半乳糖（GOS）、大豆低聚糖、乳果糖等，目前主要应用于功能性食品和保健食品，许多配方奶粉也添加了益生元。合生元是指益生菌和益生元制成的复合制剂。

服用益生菌制剂时需注意以下几点。

（1）活菌制剂溶解时水温请不要超过 40℃（布拉氏酵母菌请勿与超过 50℃的热水或含乙醇饮料同服），否则可能破坏疗效。

（2）磺胺类、青霉素、头孢类等抗菌药与大部分益生菌制剂（布拉氏酵母菌除外）合用时可减弱其疗效，应避免同服，必要时需间隔 3 小时服用；布拉氏酵母菌应避免与静脉或口服抗真菌药同时使用。

（3）铋剂、鞣酸、药用炭、含有乙醇的中成药等能抑制、吸附或杀灭活菌，故不能合用。

（4）部分益生菌制剂含有果糖，对于果糖不耐受的患者应注意查看药品说明书中注意事项，避免服用。

6. 泻药（通便药） 可见本书中“世界便秘日”部分。

四 保持肠道健康，日常预防很关键

现代生活中，随着生活节奏加快、饮食结构改变、工作压力大、情绪波动等多种因素，各种肠道问题屡见不鲜，而且逐渐年轻化，如果日常生活中不注意及时防范，很可能会衍生出更严重的疾病。那么，日常生活中应该如何保持肠道健康呢？

1. 注意饮食均衡 良好的饮食习惯是养生之道。不要暴饮暴食，每餐只吃七分饱，尽可能细嚼慢咽，少吃生冷、辛辣、刺激、油腻的食物，每天保证必需的饮水量。充分考虑膳食成分和食物种类，选择新鲜健康的食物，如五谷杂粮、蔬菜水果、豆类、坚果等，保持食物多样，搭配合理，注意膳食平衡（图 41-2）。增加粗纤维果蔬的摄入，控制高脂肪、高蛋白食

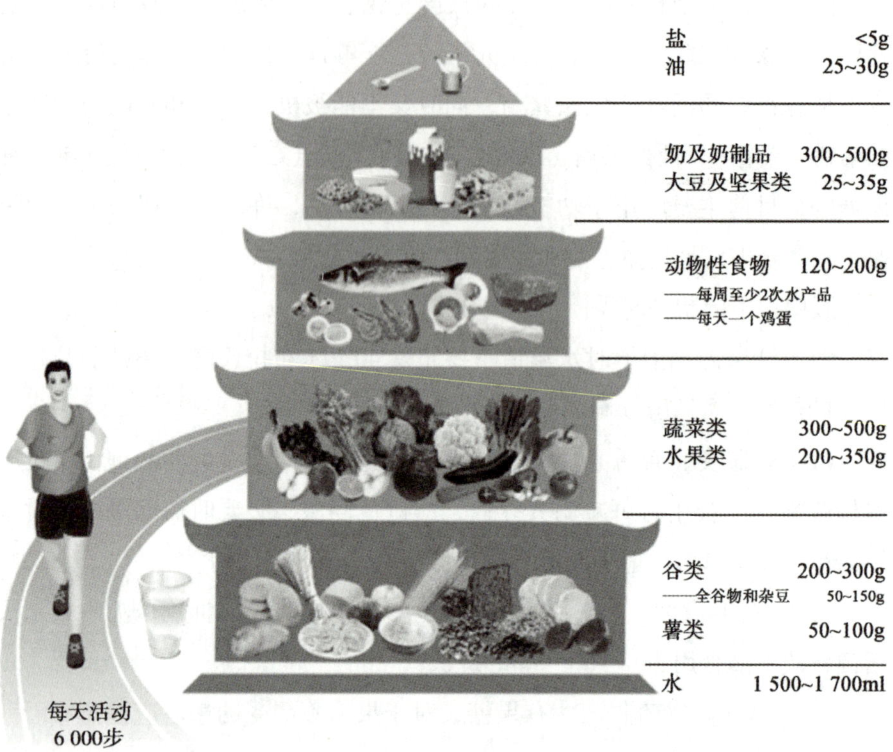

图 41-2 中国居民平衡膳食宝塔（2022）

品的摄入量。膳食纤维有利于维护肠道正常功能，提高免疫力。如果饮食结构中缺乏粗纤维，便秘风险将增加，也会使粪便通过肠道的速度减慢，使其中的致癌废物与肠黏膜接触时间延长，增加癌变风险。

2. 保持愉悦的心情 肠道是人体的“第二大脑”，若压力大、精神紧张、心情不好，也会导致消化系统功能紊乱，肠道动力减弱。所以，在日常生活中学会疏解压力，释放自己的负面情绪，保持积极向上的心态和愉悦的心情，有利于维护稳定的肠道内环境。

3. 避免滥用抗菌药物 长期滥用抗菌药物会导致肠道内的有益菌被杀灭，造成肠道菌群失调，降低机体免疫力，可能导致假膜性肠炎、二重感染等。肠道菌群失调时，可以适当补充益生菌制剂调节肠道微生态。

4. 不要长期使用或滥用泻药及止泻药 某些便秘患者治疗便秘时可能

会使用刺激性泻药，虽然作用迅速，但很容易导致腹泻，长期使用会产生依赖，还可能导致肠壁神经功能紊乱、结肠黑变等。泻药只能暂时缓解便秘问题，治疗便秘最好是结合生活习惯来改善，或者使用粪便软化剂如多库酯钠片来对抗干结、软化粪便，人体基本不吸收，可帮助患者自然舒适排便。地芬诺酯、洛哌丁胺等减弱肠道蠕动的止泻药若用于细菌性腹泻，反而可能推迟病原体的排出，延长病程，所以此类止泻药应避免用于细菌性腹泻。

5. 适当运动 若缺乏锻炼、久坐不动，可能降低肠胃蠕动速度，增加粪便在体内的滞留时间，久而久之就可能导致便秘等肠道疾病。坚持适度的运动，可以加强胃肠道蠕动，促进消化液的分泌，加强胃肠的消化和吸收功能，也有利于改善胃肠道的血液循环，加强胃肠道黏膜的防御机制，对于防止肠道老化有非常好的作用。需注意刚吃完饭不要剧烈运动，两餐之间也不要长时间剧烈运动，过度运动的人也容易出现急性或慢性肠道问题。建议每周至少 2 次 30 分钟以上的适当强度运动，如步行、慢跑、骑车、游泳等。

6. 保证充足睡眠 若经常熬夜、睡眠不足，也容易引起肠道问题。所以，需建立良好的生活习惯，做到作息规律、避免熬夜，每天尽可能保证 7～8 小时的睡眠时间。

7. 及时检查 无论是否有消化道症状，建议过了 40 岁，作一次肠镜检查，及时排除肠道里可能潜藏的威胁健康的“地雷”——肠息肉。

参考文献

[1] HUANG K Y, WANG F Y, LV M, et al. Irritable bowel syndrome: epidemiology, overlap disorders, pathophysiology and treatment. World J Gastroenterol, 2023, 29(26): 4120-4135.

[2] 中华医学会消化病学分会胃肠功能性疾病协作组，中华医学会消化病学分会胃肠动力学组. 2020 年中国肠易激综合征专家共识意见. 中华消化杂志，2020(12): 803-818.

[3] CHEY W D, KURLANDER J, ESWARAN S. Irritable bowel syndrome: a clinical

review. JAMA, 2015, 313(9): 949-958.

[4] MEARIN F, LACY B E, CHANG L, et al. Bowel disorders. Gastroenterology, 2016, 150(6): 1393-1407.

[5] LACY B E, PIMENTEL M, BRENNER D M, et al. ACG clinical guideline: management of irritable bowel syndrome. Am J Gastroenterol, 2021, 116(1): 17-44.

[6] 中国营养学会．中国居民膳食营养素参考摄入量 (2023 版). 9 版．北京：人民卫生出版社 , 2023.

[7] 陈新谦 , 金有豫 , 汤光．陈新谦新编药物学．18 版．北京：人民卫生出版社 , 2018.

[8] 中华医学会 , 中华医学会杂志社 , 中华医学会消化病学分会 , 等．慢性腹泻基层诊疗指南 (实践版・2019). 中华全科医师杂志 , 2020, 19(11): 983-989.

[9] 中华医学会消化病学会胃肠动力学组 , 中华医学会消化病学会胃肠功能性疾病协作组．2022 中国功能性消化不良诊治专家共识．中华消化杂志 , 2023, 43(7): 433-446.

[10] FRANCISCO G, MARY E S, HANIA S, et al.World gastroenterology organisation global guidelines: probiotics and prebiotics. [2024-07-10]. https://www.worldgastroenterology.org/UserFiles/file/guidelines/probiotics-and-prebiotics-english-2023.pdf.

[11] 国家卫生健康委员会医政司 , 中华医学会肿瘤学分会．国家卫生健康委员会中国结直肠癌诊疗规范 (2023 版). 中华胃肠外科杂志 , 2023, 26(6): 505-528.

[12] 中国成人急性腹痛解痉镇痛药物规范化使用专家共识编写组．中国成人急性腹痛解痉镇痛药物规范化使用专家共识．中华急诊医学杂志 , 2021, 30(7): 791-798.

[13] 中华医学会 , 中华医学会杂志社 , 中华医学会消化病学分会 , 等．慢性腹痛基层诊疗指南．中华全科医师杂志 , 2019, 18(7): 618-627.

[14] MOSHIREE B, DROSSMAN D, SHAUKAT A. AGA clinical practice uptate on evaluation and management of belching, abdominal bloating, and distention: expert review. Gastroenterolog, 2023, 165(3): 791-800.

[15] HAN B, ZHENG R, ZENG H, et al. Cancer incidence and mortality in China, 2022. Journal of the National Cancer Center, 2024, 4(1): 47-53.

42 世界多发性硬化日

一 世界多发性硬化日的由来

世界多发性硬化日（World MS Day），是每年5月的最后一个星期三，由国际多发性硬化联盟（MSIF）于2009年5月27日发起设立。这一年推出了一部名叫*Beautiful day*（《美丽的一天》）的宣传片，以帮助提高全世界对多发性硬化的认识。同样是在这一年，Lori Schneider创造了历史，成为首位成功登顶珠穆朗玛峰的多发性硬化患者。世界多发性硬化日的设立旨在唤起全世界对多发性硬化的关注，提高人们对这种疾病的认知和关注，促进相关研究和医疗进展，帮助患者得到更好的治疗和护理。

世界多发性硬化日的标志是五个用线穿起来的圆点（图42-1），象征着将全球多发性硬化患者聚集在一起，大家互相帮助、互相连接。尽管多发性硬化在我国属于罕见病，但是全世界有280万人患有这种疾病，而且目前仅有延缓疾病进程的药物，没有可以治愈这种病的药物。

图42-1 世界多发性硬化日的标志

多发性硬化患者可能会感到无助，害怕被孤立甚至污名化。多发性硬化究竟是什么样的疾病？在日常生活中需要注意哪些方面？治疗中需要注意哪些问题？

二 多发性硬化知多少

多发性硬化是一种很奇怪的病，它就像是身体在攻击我们自己。这是因为身体的免疫系统把髓鞘，也就是包裹在神经外面的脂肪物质，当成了敌人。神经像是身体里的电线，而髓鞘就像是保护电线的绝缘胶皮。如果这个胶皮被破坏了，那么电线就不能正常地传送电脉冲，不能正常地接收和发送信息，因此出现一系列神经系统的症状，这就是多发性硬化对身体的影响。大多数多发性硬化患者在20至40岁被诊断出来。女性的发病率是男性的2～3倍。

1. 多发性硬化有什么特点?

多发性硬化有两个特点：第一，"时间多发"，会反复发作；第二，"空间多发"，由于多发性硬化患者的髓鞘损伤会在多个部位发生，这会导致大脑、脑干、小脑和脊髓同时或相继受影响，因此症状表现非常多样。

多发性硬化诊断复杂，反复发作后会导致残疾甚至死亡。除药物治疗外，还需要对患者的症状进行管理，如针对步行障碍、语言障碍、吞咽困难等进行运动训练、理疗和步态训练，以及语言训练等支持治疗。

2. 多发性硬化的发病原因是什么？能治愈吗?

多发性硬化发病原因目前还不完全清楚，很可能是多种因素共同影响导致的结果，目前没有此种疾病确切的预防措施，健康的生活方式可能有助于降低患病风险。遗传和环境因素可能对发病有影响。此外，一些特殊情况，如感染、外伤、妊娠、手术和中毒等也可能诱发这种疾病。

目前，多发性硬化无法治愈，但是通过药物治疗可以控制病情的发展，及时进行治疗可以大大降低致残的风险。

3. 多发性硬化有哪些分型?

根据多发性硬化的临床特点，一般将它们分为复发缓解型、继发进展型、原发进展型和进展复发型。其中，复发缓解型是最常见的。复发缓解型是指多发性硬化的症状会反复出现。当症状在缓解后突然再次出现时，被称为"发作"或"复发"。这些发作通常会持续数天至数周，然后会慢慢好转。当患者没有发作时，感觉正常。但在一些患者中，即使在发作好转后，症状仍会持续存在。如果复发缓解型患者的症状持续加重，就会转变为继发进展型。原发进展型，这种类型的患者从一开始病情就逐渐恶化。进展复发型则较为少见，这种类型的患者在发病后，病情逐渐进展，并且会有间歇性的复发。

另外，多发性硬化还可以分为良性型和恶性型。良性多发性硬化患者在发病后的 10 至 15 年内，复发的次数较少，神经系统功能基本保持良好。而恶性多发性硬化患者病情发展迅速，从发病开始后不久，神经功能就会迅速恶化，导致残疾或死亡。

4. 多发性硬化主要临床症状有哪些?

多发性硬化是一种可引起多种症状的慢性疾病。然而，每位患者出现的症状可能都不完全一样，甚至有些症状可能是由其他疾病引起的。这些常见的症状包括：身体部位的麻木、刺痛感；肌肉无力和抽筋，可能会发现拿不稳东西或站不稳；看东西变得模糊、眼睛疼痛或是眼部不由自主地动；头晕和站不稳；走路困难和说话不顺畅；大小便失禁；性欲减退或性生活体验不如从前；身体对热特别敏感，受热的时候症状可能会加重；思维不清晰；异常疲倦等。

值得注意的是，这些症状并不是每位患者都会出现，大多数人可能只表现出其中的几项。但是，病情如果比较严重的话，表现出来的症状可能更多。

三 多发性硬化治疗要及时

多发性硬化的治疗分为“急性期”和“缓解期”的治疗，也就是疾病发作时的治疗和疾病平稳时的治疗。

1. 疾病发作时如何治疗?

不是每次复发都需要治疗，轻微的症状通常可以通过休息或使用消除症状的药物或其他处理得到缓解。只有当出现如视力下降、运动障碍或小脑 / 脑干症状等情况下，才要进行治疗。急性期首选大剂量甲泼尼龙治疗，甲泼尼龙是一种激素，大剂量短时间应用可以快速减轻恶化期症状，并能缩短病程，改善残疾程度和防治并发症。常见不良反应包括电解质紊乱，血糖、血压、血脂异常，上消化道出血，骨质疏松、股骨头坏死等。

当激素治疗效果不理想或患者身体不适合使用激素时，可考虑其他治疗，包括血浆置换和静脉注射人免疫球蛋白。血浆置换具有清除自身抗体及调节免疫的作用。对于不能使用激素或对激素治疗无效的患者，可以使用人免疫球蛋白。

2. 疾病平稳时需要用药吗?

多发性硬化是一种终身性疾病，即使病情稳定也需要持续治疗，这种治疗称为"疾病修正治疗"。使用特定的药物进行长期治疗，主要是为了降低症状发作的概率，控制疾病的进展。这个过程需要耐心和坚持不懈的努力。

"疾病修正治疗"的药物包括口服的片剂或胶囊，也包括一些注射剂。目前已经批准在国内上市的药物有口服特立氟胺、芬戈莫德、西尼莫德、奥扎莫德、富马酸二甲酯、奥法妥木单抗、醋酸格拉替雷。

药师小贴士

(1)无论何种"疾病修正治疗"药物，均有部分患者可能出现治疗效果不佳或不良反应大等问题。

(2)医生在为患者选择药物时，需要考虑患者是否患有其他疾病。如我国是乙型肝炎高发国家，很多多发性硬化患者合并乙型肝炎表面抗原阳性或核心抗体阳性，在使用奥法妥木单抗等 B 细胞靶向单克隆抗体治疗时，可能导致乙型肝炎复发风险，用药前必须进行相关评估，必要时同时抗病毒治疗；再如合并房室传导阻滞等严重心律失常患者，需尽量避免使用芬戈莫德、西尼莫德等。

(3)经济因素也是影响多发性硬化患者药物使用的重要因素。新的药物通常纳入医保较晚，费用较高，而国内各个省、直辖市、自治区的罕见病医保政策及患者收入存在很大差异。因此，患者可能会更加倾向于选择医保可以支付的药物。此外，患者及家属的妊娠需求、患者对服药方式的倾向性等因素也会影响治疗方案的选择。医生需要充分考虑这些因素，与患者充分沟通，制订合适的治疗方案。

（4）不同药物可能会出现不同类型的不良反应，所有“疾病修正治疗”药物用药期间均需监测安全性。

在实际治疗中，根据患者的具体情况，医生会选择合适的药物治疗方案。药师提醒在用药前一定要注意遵医嘱正确用药，也要记得仔细阅读药品说明书。

四 注意事项要记牢

1. 多发性硬化患者可以怀孕和哺乳吗？

孕妇体内雌激素含量高，这种高雌激素状态对人体有保护作用，因此不反对多发性硬化患者妊娠。但是备孕前请先告诉医生，因为一些多发性硬化的治疗药物在孕期使用并不安全，必要时可换成其他安全的药物。

除了醋酸格拉替雷之外，其他“疾病修正治疗”药物在怀孕期间都不建议使用。对于计划怀孕但复发风险较高的患者，可以使用醋酸格拉替雷或干扰素，直到确认怀孕前。对于计划怀孕但复发风险非常高的患者，可以考虑在整个怀孕期间使用醋酸格拉替雷或干扰素。对于病情持续高度活跃的患者，建议延迟怀孕。如果患者坚持怀孕或意外怀孕，在充分讨论潜在风险后，可以考虑在整个孕期使用那他珠单抗。如果能在末次输液至分娩 4 个月期间定期严格随访，阿伦单抗也可以作为计划怀孕而病情高度活跃患者的替代治疗。

哺乳期患者由于没有了雌激素的保护，有可能进入疾病较为活跃阶段，不建议进行哺乳，且产后应尽早开始“疾病修正治疗”，以防复发。

2. 多发性硬化患者的症状影响生活质量如何处理？

大多数患者的病情进展十分缓慢，通常经过很多年的病程发展，才会造成严重的残疾。患者及家属要有“与疾病共存”理念，重视心理健康。

由于多发性硬化患者可能出现多种症状，采取对症治疗，有助于提高生活质量，可借助药物和其他治疗措施实现。应将所有症状告知医生，包括患者认为可能与多发性硬化无关的症状，例如抑郁、漏尿或性功能障碍，对症治疗通常有效。对于多发性硬化的并发症，以缓解疲劳、痛性痉挛、慢性疼痛、膀胱直肠功能障碍、性功能障碍和认知障碍等为主要目标，根据情况选择适当药物，并配合行为干预。如改善行走能力可用氨吡啶缓释片；痛性痉挛可用卡马西平、加巴喷丁、巴氯芬等；疼痛或感觉异常可用普瑞巴林、阿米替林等；震颤可用盐酸苯海索等。对伴有肢体、语言、吞咽等功能障碍的患者，应早期在专业医生的指导下进行相应的功能康复锻炼。

3. 多发性硬化患者还有哪些需要注意的事项?

多发性硬化患者在饮食上没有太多需要注意的地方，主要是适当补充维生素 D。另外，清淡饮食、多吃富含纤维素的食物对多发性硬化患者也有好处。

此外，多发性硬化患者应尽可能避免接种活疫苗，避免长时间洗过热的热水澡，避免在强烈阳光下高温暴晒，做到不吸烟，保持适量运动等。

多发性硬化是一种可引起多种症状的慢性疾病，即使病情稳定也需要持续治疗，这个过程无疑需要耐心和坚持不懈的努力。对于多发性硬化患者来说，确诊后尽早并长期维持治疗和科学地康复治疗都是至关重要的。只有如此，才能更好地管理疾病，提高生活质量。

参考文献

[1] 中华医学会神经病学分会神经免疫学组 . 多发性硬化诊断与治疗中国指南 (2023 版). 中华神经科杂志 , 2024, 57(1): 10-23.

[2] 中国免疫学会神经免疫分会 , 中华医学会神经病学分会神经免疫学组 . 多发性硬化诊断和治疗中国专家共识 (2018 版). 中国神经免疫学和神经病学杂志 , 2018, 25(6): 387-394.

[3] 钟晓南 , 胡学强 .《多发性硬化诊断和治疗中国专家共识 (2018 版)》解读 . 中国神经免疫学和神经病学杂志 , 2019, 26(2): 80-83.

[4] 中华人民共和国国家卫生健康委员会 . 国家卫生健康委办公厅关于印发罕见病诊疗

指南 (2019 年版) 的通知 . [2024-07-10]. http://www.nhc.gov.cn/yzygj/s7659/201902/61d06b4916c348e0810ce1fceb844333.shtml.

[5] BROWNLEE W J, WOLF C, HARTUNG H P, et al. Use of follow-on disease-modifying treatments for multiple sclerosis: consensus recommendations. Mult Scler, 2022, 28(14): 2177-2189.

[6] 冯金州 , 秦新月 . 重视多发性硬化的精准与个体化治疗 . 中华神经科杂志 , 2023, 56(7): 721-728.

6月

06/01—06/30

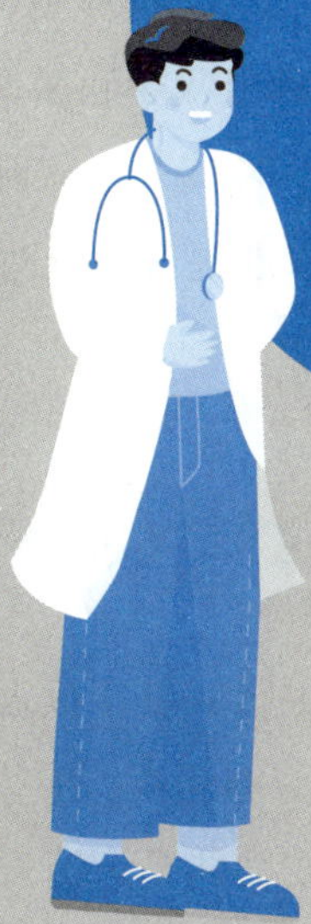

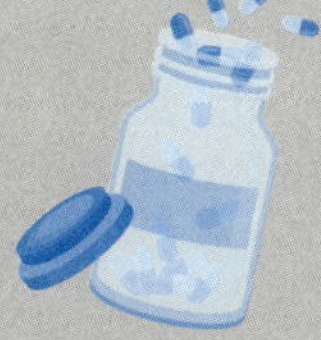

43 世界甲状旁腺功能减退日

一 世界甲状旁腺功能减退日的由来

每年的6月1日，除了是熟悉的"六一"儿童节外，也是世界甲状旁腺功能减退日（World Hypopara Awareness Day）。甲状旁腺功能减退症（hypoparathyroidism，HP），简称甲旁减，是一种甲状旁腺激素（PTH）分泌过少和/或效应不足而引起的一组临床综合征。将每年的6月1日确定为世界甲状旁腺功能减退日，通过科普的形式，以期提升公众对甲状旁腺功能减退症的理解和认知，促进患者积极治疗。

二 甲状旁腺功能减症退知多少？

甲状旁腺之所以得名，原因是它的位置与甲状腺非常接近，是甲状腺后方4颗像豌豆的小腺体（图43-1），分泌甲状旁腺激素。甲状旁腺激素是甲状旁腺细胞分泌的一种多肽类激素，它的主要功能是调节脊椎动物体内钙和磷的代谢，促使血钙水平升高，血磷水平下降。甲状旁腺激素促使血浆钙离子浓度升高，作用的主要器官是骨骼和肾脏。发生甲状旁腺功能减退症时临床生化特征是低钙血症和高磷血症。

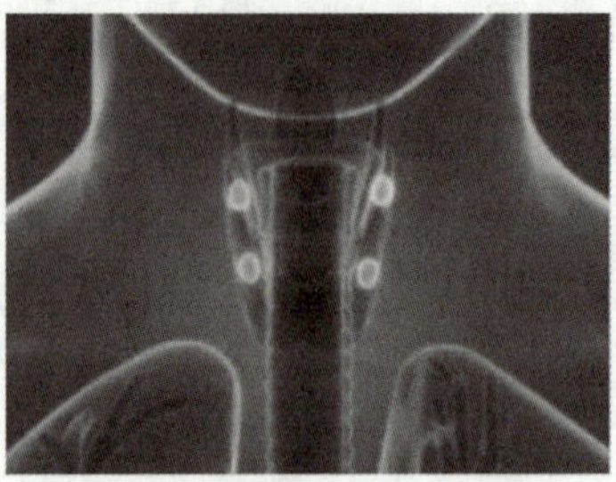

图43-1 甲状旁腺的位置

1. 甲状旁腺功能减退症有哪些临床症状?

（1）胃肠道功能紊乱：如恶心、呕吐、腹痛和长期便秘等。

（2）心血管异常：可导致心肌痉挛而突然死亡，患者心率增加或心律失常。重症患者可伴发甲状旁腺功能减退症性心肌病，甚至发生心力衰竭。

（3）眼睛、牙齿病变：低钙性白内障、出牙延迟、牙发育不全、磨牙根变短、龋齿多甚至缺牙、皮肤角化过度、指（趾）甲变脆及头发脱落等。

（4）骨骼病变：病程长、病情重的患者可伴有骨骼疼痛，以腰背部和髋部多见。

（5）神经肌肉应激性：初期症状主要有麻木、刺痛和蚤痒感，严重者呈手足搐搦，甚至全身肌肉收缩而引起惊厥发作。也可伴有自主神经功能紊乱，如出汗、声门痉挛、呼吸肌痉挛及胆、肠和膀胱平滑肌痉挛等。

（6）神经系统症状：癫痫发作，其类型有大发作、小发作、精神运动性发作和癫痫持续状态，伴有手颤抖。精神症状有兴奋、焦虑、恐惧、烦躁、欣快、抑郁、记忆力减退、妄想、幻觉和谵妄等，约 15% 病例可能出现智力减退。

（7）脑和组织病变：重症患者，小脑齿状核、大脑的额叶和顶叶等脑实质也可见散在钙化，其他软组织、肌腱、脊柱旁韧带等均可发生钙化。

2. 甲状旁腺功能减退症的主要病因有哪些?

（1）甲状旁腺发育不全：先天性甲状旁腺发育不全可致甲状旁腺功能减退症，常在新生儿时发病。可单一地发生甲状旁腺功能减退症，也可有先天性胸腺萎缩的免疫缺陷和先天性心脏异常。

（2）甲状旁腺损伤：多见于甲状腺癌根治或甲状旁腺功能亢进症多次手术后，切除或损伤甲状旁腺组织，影响甲状旁腺血液供应，分为暂时性和永久性甲状旁腺功能减退症两种情况。颈前手术是最常见病因，大约占 75%。极少数的病例是因接受颈部放射治疗后发生甲状旁腺功能减退症。

（3）浸润性病变：如血色病和肝豆状核变性造成铁和铜在甲状旁腺的沉积，也可以引起甲状旁腺功能减退症。原发性血色病和长期输血可造成铁负荷增加，接受长期输血治疗的患者发生甲状旁腺功能减退症的风险为 10%～24%。

（4）自身免疫性多腺体疾病：如原发性慢性肾上腺皮质功能减退症、黏膜皮肤念珠菌病综合征。

（5）甲状旁腺激素分泌缺陷：如钙敏感受体和甲状旁腺激素的基因异常，导致 PTH 分泌的调控与合成障碍。

（6）甲状旁腺激素分泌的调节异常：母亲患甲状旁腺功能亢进的新生儿易患甲状旁腺功能减退；低镁血症也可能导致甲状旁腺功能减退。

（7）靶组织对激素生物学作用反应的缺陷：靶组织（骨骼或者肾）对 PTH 作用的抵抗可原发于假性甲状旁腺功能减退症或继发于低镁血症。

3. 甲状旁腺功能减退症的并发症有哪些？

甲状旁腺功能减退症的并发症详见表 43-1。

表 43-1　甲状旁腺功能减退症的并发症

并发症	患病率（中位数，%）
白内障	17
感染	11
肾钙质沉着症 / 肾结石	15
肾功能不全	12
抑郁症	9
缺血性心脏病	7
心律失常	7

三　甲状旁腺功能减退症的治疗

甲状旁腺功能减退症应早期诊断和及时治疗，治疗目标是控制病情，缓解症状，纠正血清钙至正常低限或接近正常，尿钙排量保持在正常水平，婴儿 < 1.0mmol/24h（40mg/24h），儿童 < 0.1 ~ 0.15mmol/（kg · 24h）[（4 ~ 6mg/（kg · 24h）]，成人 2.5 ~ 7.5mmol/24h（100 ~ 300mg/24h）。

甲状旁腺功能减退症的治疗主要以常规药物治疗为主。

1. 钙剂和维生素 D 及其衍生物 这一经典治疗方案还将是未来很长时间内的主要治疗手段。维生素 D 及其衍生物的治疗剂量因人而异，个体差异较大，需酌情制订治疗方案。服用钙剂和维生素 D 制剂时，药物剂量的调整应兼顾血钙和磷水平以及尿钙排量，治疗不足时仍可出现手足搐搦发作和基底节钙化等并发症，治疗过度可增加高钙血症和泌尿系结石的发生风险。当血钙水平尚未达到目标值而 24 小时尿钙 > 8.75mmol（350mg）时，可考虑加用钾盐（如枸橼酸钾），促进肾脏远曲小管对钙的重吸收。密切监测血钙磷水平和 24 小时尿钙。假性甲状旁腺功能减退症的治疗相对容易，其血钙更易被纠正且不容易出现高钙尿症。

（1）钙剂：应长期口服，葡萄糖酸钙、乳酸钙、氯化钙和碳酸钙中含元素钙分别为 9.3%、13%、27% 和 40%。少数病例单纯服钙剂即可纠正低钙血症。餐中服用钙剂有助于降低血磷。

（2）维生素 D 及其衍生物：①普通维生素 D（包括维生素 D_2 和维生素 D_3），其在肝脏代谢转变为 25- 羟基维生素 D_3[25-（OH）-D_3]，在高浓度时也可激活维生素 D 受体；②双氢速甾醇（dihydrotachysterol，简称 DHT 或 AT10），一般从小量开始，一次服，开始每周监测血和尿钙，酌情调整药量；③骨化三醇 [1，25-（OH）$_2$-D_3，即钙三醇]，常规剂量为 0.25 ~ 2μg/d；④阿法骨化醇 [1α-（OH）-D_3] 适用于肝功能正常的患者，分 3 次口服，其治疗剂量为 0.5 ~ 3μg/d。在用活性维生素 D 的同时，需补充普通维生素 D，这样能使血钙更趋于稳定。

2. 甲状旁腺激素替代治疗 理论上应为甲状旁腺功能减退症最理想的治疗。多项临床试验显示，甲状旁腺激素制剂皮下注射治疗较传统的补充钙剂和维生素 D 的治疗，可以更好地促进血钙达标，并减少高钙尿症发生，因此可减少肾结石、肾功能不全的发生率。目前临床上用于甲状旁腺功能减退症治疗的甲状旁腺激素及其类似物包括两种：rhPTH1-34 和 rhPTH1-84。

3. 甲状旁腺移植 目前还存在供体来源、排异反应等诸多问题，因此尚在研究中，未应用于临床治疗。

四 甲状旁腺功能减退症的管理

在甲状旁腺功能减退症患者中，建议将常规药物治疗作为一线治疗，常规治疗未取得良好疗效时，再考虑使用甲状旁腺激素类药物。

1. 钙和活性维生素 D 类似物治疗，目标是将血清钙升高到目标范围，即正常参考范围的下限或略低于正常参考范围。目前，尚不清楚如何更好地平衡钙的剂量与活性维生素 D 类似物的剂量。

2. 缓解症状性低钙血症，同时避免高钙尿症。

3. 在钙和活性维生素 D 类似物治疗时，应避免高钙尿症。建议成年女性的 24 小时尿钙水平为 < 6.25mmol/24h（250mg/24h），成年男性的 24 小时尿钙水平为 < 7.5mmol/24h（300mg/24h）。数据显示，高钙尿症与肾结石的发生之间存在相关性，因此应尽量避免高钙尿症的发生。

4. 考虑使用噻嗪类利尿药治疗高钙尿症，配合低钠饮食，密切监测血压，血清镁、钾和肾功能。

5. 对于常规治疗未得到充分控制的患者，考虑进行 PTH 替代治疗。未能充分控制情况包括症状性低钙血症、高磷血症、肾功能不全、高钙尿症或生活质量差。

6. 患者依从性差或吸收不良或对大剂量钙和活性维生素 D 不耐受的个体也可能从 PTH 治疗中受益。需要高剂量常规治疗（即钙 > 2g/d 或活性维生素 D > 2μg/d）的个体也可能受益于 PTH 治疗。

五 甲状旁腺功能减退症孕妇应注意的问题

1. 在整个妊娠期间使血钙水平（离子化或白蛋白调整）处于中、低正常参考范围。

2. 在妊娠期和哺乳期，每 3 ~ 4 周监测 1 次血清钙，在分娩前后的几个月以及出现高钙血症或低钙血症症状时，增加监测频率。

3. 与产科医生密切合作，以优化妊娠结局。与儿科团队协调，确保对一过性新生儿低钙血症或高钙血症进行适当的产后监测。

4. 避免在怀孕期间使用噻嗪类利尿药和甲状旁腺激素或甲状旁腺激素类似物。

六 甲状旁腺功能减退症儿科患者应注意的问题

患有甲状旁腺功能减退症的儿童需要仔细评估以确定其根本原因。建议将钙和活性维生素 D 补充剂作为一线治疗。如果这些药物无效或无法获得，则可以考虑甲状旁腺激素治疗，可连续皮下输注给药，而这需要较低的剂量。

甲状旁腺功能减退症是一种相对罕见的疾病，早期识别甲状旁腺功能减退症并开始使用钙剂和活性维生素 D 类似物进行有效的常规治疗，有助于改善症状。然而，在接受常规治疗并伴有严重并发症的个体中，常规治疗与血清钙的大幅波动有关。在这些患者中，甲状旁腺激素或甲状旁腺激素类似物治疗可能会改善治疗结局。孕妇和哺乳期妇女需要密切随访，因为她们对钙剂和活性维生素 D 的需求可能会因怀孕和哺乳期间钙稳态的变化而发生变化。为了实现最佳的母体和胎儿结局，密切监测患者的同时，与产科医生和儿科医生进行多学科团队合作非常重要。

参考文献

[1] KHAN A A, BILEZIKIAN J P, BRANDI M L, et al. Evaluation and management of hypoparathyroidism summary statement and guidelines from the second international Workshop. J Bone Miner Res, 2022, 37(12): 2568-2585.

[2] ORLOFF L A, WISEMAN S M, BERNET V J, et al. American thyroid association statement on postoperative hypoparathyroidism: diagnosis, prevention, and management in adults. Thyroid, 2018, 28(7): 830-841.

44 世界脑肿瘤日

一 世界脑肿瘤日的由来

为呼吁公众关注和了解脑肿瘤，德国脑肿瘤协会于 2000 年 6 月 8 日提出设立世界脑肿瘤日，旨在号召世界各国和国际组织在这一天举办与脑肿瘤相关的活动，共同传播脑肿瘤知识，提高人们对于脑肿瘤的认识和防范意识。

脑是人类最重要的器官，脑中的任一部位出现肿瘤压迫都会造成人体对应部位功能损伤。尽管脑肿瘤的发生率在所有恶性肿瘤中占比不高，但脑肿瘤患者死亡率排在第 10 位，极高的致死率和伤残率严重地增加了患者的疾病负担。由于绝大多数人对脑肿瘤的认识有限，而且存在谈"癌"色变的恐慌抵触心理，所以临床常出现脑肿瘤高危人群因没有得到早期诊断和预防性治疗而延误病情的情况。脑肿瘤早期有哪些预警信号？在药物的治疗方面又需要注意哪些问题呢？

二 脑肿瘤的那些事

大脑就像电脑的主机一样，主机坏了，电脑就不能正常运转。如果大脑里长了肿瘤，这个外来的东西就会通过占据颅内空间导致大脑不能正常工作，那么身体也就不听使唤了。脑肿瘤对任何年龄段的人群都具有"攻击性"，尤其是 20 ~ 50 岁的人群最容易受到脑肿瘤的"青睐"。

脑肿瘤的分类较多，日常生活中最常听到的有两类：一类是原发于脑实质的胶质瘤，其发病率约占脑肿瘤发病率的 30%，占恶性脑肿瘤发病率的 80%。另一类是由身体其他部位恶性肿瘤转移至颅内形成的脑转移瘤。根据统计资料显示，该类脑肿瘤的发病率呈逐年上升趋势。如美国每年新发脑转移瘤病例高达 7 万 ~ 40 万例。其中，最为常见的颅内恶性肿瘤的发病率为脑原发恶性肿瘤的 10 倍以上。

1. 为什么会得脑肿瘤？脑肿瘤能够治愈吗？

虽然没有人确切地知道导致脑肿瘤形成的原因，但部分研究表明，若直系家庭成员中有人患有脑胶质瘤，那么家族成员患脑胶质瘤的风险可能会较高。目前临床针对脑胶质瘤高风险人群采取的常规预防措施为定期筛查，力图实现对该类人群的早诊、早治。

虽然脑肿瘤在一般情况下无法做到完全消除，但还是可以采取多种治疗手段来控制病情进展，提高患者生活质量并延长其生存时间。

2. 脑肿瘤的早期预警信号有哪些？

大脑是人体的“司令部”，大脑的每个部位都有自己的“职责”。不论是原发性脑胶质瘤还是后期形成的脑转移瘤都会导致大脑的某些区域不能正常工作，致使患者出现一系列临床症状。临床观察发现，患者出现的临床症状往往与其脑部肿瘤所在的位置以及肿瘤自身的大小有关。所以如果在日常生活中出现以下症状，必须警惕脑肿瘤的发生。

（1）头痛：头痛往往会无缘无故地出现，然后逐渐加重。通常早上最为严重，并时常伴有呕吐。值得注意的是，如果有头痛发作同时伴有一侧肢体麻木无力或语言障碍的情况出现时，已经不是身体发出“警告”这么简单了。

（2）恶心呕吐：颅内的空间是有一定限度的，如果大脑里长了肿瘤，就会导致颅内的压力大大增加。这时患者往往会出现不自控的“喷射状呕吐”。呕吐之后，患者的头痛状态会暂时好转。

（3）癫痫：俗称“羊角风”。癫痫发作的表现形式多种多样，日常生活中比较常见的有发作性的意识丧失、肢体抽动以及口吐白沫等。此类临床症状每次发作往往持续数秒至数分钟不等。

（4）肢体活动和感觉障碍：此类症状的临床表现为三点。第一点表现在患者的行动上，此时患者会出现行走困难，尤其是走直线。第二点表现为患者常伴有眩晕感，尤其是活动之后容易出现恶心和呕吐，这与日常生活中的“晕车”“晕船”感觉类似。第三点是患者往往出现手脚麻木、刺痛或灼烧感，而且这种情况即使休息也缓解不了。

（5）疲乏：疲乏在生活中非常常见。但是，如果已经有了充足的睡眠，但还是一直有想睡觉的感觉，同时还伴随着情绪低落，这个时候就应该敲响警钟，及时到医院检查此类疲乏到底是什么原因引起的。

（6）视觉障碍：脑部肿瘤会压迫视觉神经导致眼睛出现"问题"。这主要表现在：突然出现视力下降；注视某个方向时"看不见"或"看不清"；看物品出现重影或双眼的外侧余光变窄等。

（7）嗅觉减退或幻嗅：当经常在没有异常味道的环境里也能闻到一些难闻的气味时，一定要提高警惕。

（8）性格或情绪变化：患者非常容易出现情绪不稳，暴躁激动，或对周围事情漠不关心，缺乏主动性，对亲人冷漠等。

3. 脑肿瘤的治疗手段有哪些?

脑肿瘤最常见的治疗方法有外科手术、放疗、化疗及靶向治疗。由于没有一种方法是比较完美的，所以临床往往会采取组合治疗的手段。

拿脑胶质瘤来讲，可以通过手术来切除脑胶质瘤。但脑胶质瘤细胞像没被除根的"草"一样，其往往会留在大脑中继续扩散增长。这时候就要采用像"化学除草剂"一样的放疗和药物治疗，通过破坏残留的胶质瘤细胞，减少肿瘤复发的风险，提高患者的整体生存率。此外，电场疗法也是目前常用的治疗手段之一。

三 脑肿瘤的用药小宝典

许多人用"野火烧不尽，春风吹又生"来形容脑肿瘤。这是因为脑肿瘤具有高复发率和高致残率，严重影响患者的生活质量，甚至威胁生命。

随着药学技术的日新月异，抗肿瘤药在治疗脑肿瘤中已经取得了很大成效。但由于患者缺乏对化疗药物及靶向治疗药物的了解，所以每当医生对患者谈到"化疗"二字，人们往往非常抗拒。下面就介绍一下常用的化疗药物及靶向治疗药物。

1. 脑肿瘤常见的治疗药物有哪些?

脑胶质瘤通常包含几种不同类型的肿瘤细胞，因此医生需要根据患者的免疫组化和分子病理学结果选择最优的药物或药物组合方案（表 44-1）。脑胶质瘤常用的口服化疗药物主要有替莫唑胺、依托泊苷、丙卡巴肼、洛莫司汀和瑞戈非尼。常用静脉注射药物主要包括长春新碱、贝伐珠单抗和卡莫司汀。脑胶质瘤患者临床常用的组合方案有 Stupp 方案和 PCV 方案，其中 Stupp 方案是纯口服方案（图 44-1），而 PCV 方案则是静脉联合口服方案（图 44-2）。因为脑胶质瘤的化疗一般按周期进行，不同药物的化疗周期是不一样的，以周期形式进行化疗可使患者的身体在接受治疗后有足够的恢复时间。如果打算接受化疗，一定要问清楚医生化疗周期和每个周期内各药物的使用时间。同时还可以找药师帮助制定专属的用药日历，避免出现药物漏服错服的现象。

表 44-1 脑胶质瘤常见化疗方案及药物

化疗方案 / 药物	药物名称	药物使用时间	治疗周期
PCV 方案	丙卡巴肼：60mg/(m^2·d) 洛莫司汀：110mg/(m^2·d) 长春新碱：1.4mg/(m^2·d)	丙卡巴肼：第 8 ~ 21 天口服 洛莫司汀：第 1 天口服 长春新碱：第 8 天、第 29 天	8 周为一疗程
Stupp 方案	放疗期间口服替莫唑胺 75mg/(m^2·d)。 辅助化疗口服替莫唑胺 150 ~ 200mg/(m^2·d)	放疗联合替莫唑胺连用 42 天，休息 4 周。 辅助化疗替莫唑胺连用 5 天，28 天为一疗程	共 6 个疗程
卡莫司汀		150 ~ 200mg/(m^2·d)，第 1 天	6 周为一疗程
贝伐珠单抗		10mg/kg，第 1 天	2 周为一疗程
瑞戈非尼		160mg，每天 1 次，连用 21 天	28 天为一疗程

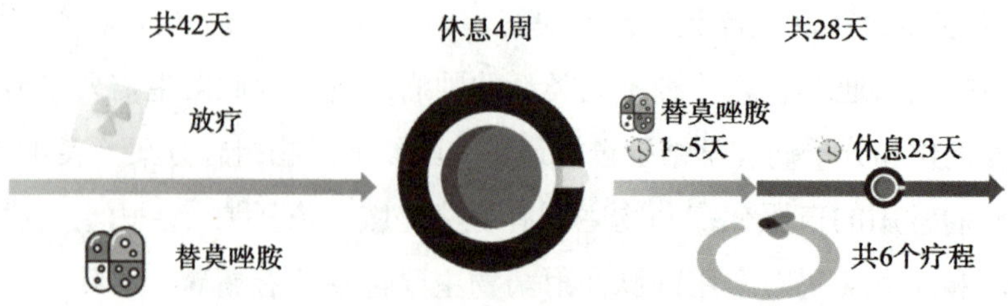

图 44-1　Stupp 方案服药示意图

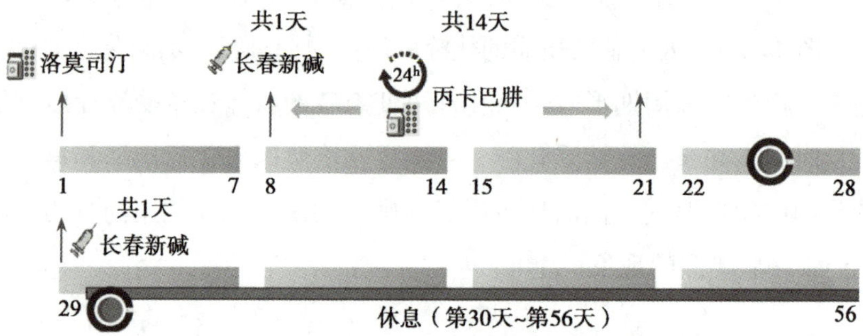

图 44-2　PCV 方案服药示意图

2. 治疗期间有哪些注意事项？

（1）脑胶质瘤口服用药小贴士

1）每天最好固定在同一时间按时按量服药，不可随意停药。除此之外还可以找药师制定服药日历，避免药物漏服错服。

2）一般情况下，药物应整粒吞服，不可掰开或嚼碎。

3）若需同时服用其他口服药物，请咨询医生或药师。

4）服药期间不可饮酒，不建议用浓茶水、咖啡等送服药物。

5）药物不可以随意丢弃于垃圾桶或下水道。

（2）脑胶质瘤静脉用药小贴士

1）药物输注后若出现面部潮红、皮肤瘙痒、胸闷、喘不上气，请及时告知护士。

2）药物输注过程中，不可随意调节滴注速度。

3）药物输注过程中尽量减少注射一侧肢体频繁移动，防止药物出现外渗。

4）若注射部位出现疼痛、红肿且有灼烧感，请及时告知护士。

（3）注意脑胶质瘤治疗用药相互作用：化疗药物使用期间需要注意与其他药物间的相互作用，食物有时也会影响化疗药物的药效和不良反应（表44-2）。药师提醒患者在使用药物前一定要遵医嘱正确用药，也要记得仔细阅读药品说明书，如果有用药相关的问题可以直接到医院找医生或药师答疑解惑。

表 44-2　脑胶质瘤治疗用药的药物相互作用及食物影响

药物	药物相互作用	食物影响
替莫唑胺胶囊	①与丙戊酸联用，会使替莫唑胺的清除率轻度降低；②与其他可导致骨髓抑制的药物（如奥拉帕利，氯氮平，去铁酮，5-氨基水杨酸衍生物——奥沙拉秦、巴柳氮、柳氮磺吡啶、美沙拉秦）联用会增加替莫唑胺骨髓抑制风险，与上述药物联用时应密切监测血常规	应空腹（进餐前至少1小时）服用，因为与食物同服会导致血浆峰浓度降低33%
丙卡巴肼胶囊	①丙卡巴肼通过CYP3A4代谢，当与CYP3A4抑制剂（如氟康唑、伏立康唑、克林霉素、胺碘酮、泰利霉素等）或CYP3A4诱导剂（如利福平）联用时需谨慎；②避免与阿米替林、丙米嗪、地昔帕明、普罗替林等三环类抗抑郁药联用，丙卡巴肼与上述药物联用会导致神经毒性加重、癫痫发作；③避免和舍曲林、西酞普兰、帕罗西汀、文拉法辛等5-羟色胺再摄取抑制剂联用，与上述药物联用会导致高血压、高热、肌肉阵挛及心理状态改变等5-羟色胺综合征及其他中枢神经系统毒性；④避免与口服降血糖药和胰岛素同时使用，因为丙卡巴肼会刺激胰岛素分泌，从而增强其降血糖作用	①不受食物影响，可与餐食一起服用或在两餐之间服用；②服药时避免与乙醇和含乙醇的饮料联用，因为可导致双硫仑样反应
洛莫司汀胶囊	应避免与其他可导致严重骨髓抑制的药物联用，会增加洛莫司汀骨髓抑制风险	服用时间不受食物影响，为减轻恶心呕吐等不良反应，可以在睡前与止吐药同时服用，同时注意在用药当天避免饮酒

续表

药物	药物相互作用	食物影响
瑞戈非尼	①避免与CYP3A4抑制剂(伊曲康唑、克林霉素、泊沙康唑等)联用,会导致瑞戈非尼的血药浓度升高,从而增加不良反应发生率;②与CYP3A4强诱导剂(利福平、苯妥英钠、卡马西平、苯巴比妥和贯叶连翘)联用,会导致瑞戈非尼的血药浓度降低,从而降低药物的治疗效果,应避免联用;③避免同时服用甲芬那酸、二氟尼柳和尼氟酸,因其会影响瑞戈非尼的暴露量	①在低脂早餐(脂肪含量30%)后随水整片吞服;②服药期间避免与葡萄柚(汁)联用,会增加瑞戈非尼不良反应发生率

3. 治疗药物常见的不良反应及处理措施有哪些?

化疗药物对全身快速分裂的细胞有较大的"杀伤力"。化疗药物具备抗癌效果正是利用了肿瘤细胞快速分裂和繁殖的特点。除此之外，身体里一些健康细胞因具有快速分裂的能力而成为化疗药物的重点打击对象，也不幸被"误杀"。因此，化疗后身体会出现一系列不适症状，也就是不良反应。大多数患者在用药后不久会出现不良反应，但在治疗结束后反应会慢慢减轻、消退，仅有小部分不良反应是长期存在的。化疗导致的不良反应个体差异较大，且基本可控，只要在化疗期间做到密切观察、定期随访，就不用过分紧张焦虑。

（1）脑胶质瘤化疗药物常见的不良反应及处理措施

1）骨髓抑制：骨髓抑制主要是化疗药物引起的骨髓造血功能下降，主要表现为白细胞计数、中性粒细胞计数及血小板计数低于正常范围下限。化疗后建议每周监测1～2次血常规，若上述任一指标降低至正常范围下限，则需就医处理。应用药物治疗骨髓抑制是最可靠的方法，通过所谓"秘方"或"食疗"治疗骨髓抑制的方法不可信!

2）恶心呕吐：出现恶心呕吐不要慌，饮食尽量多样化。多吃高蛋白、富含维生素、低动物脂肪、易消化的食物。一旦食欲下降则可少食多餐，同时避免进食辛辣刺激和油腻的食物，减轻消化道负担。若1天呕吐次数超过5次，建议尽早就医，在医生指导下使用止吐药对症治疗。

3）腹泻：腹泻是化疗常见的不良反应之一，服药期间应该注意观察大便的次数、性状、量和颜色。一旦出现大便次数增多、水样便，可以先通过口服活菌制剂维持肠道菌群平衡，同时注意调整饮食，选择清淡易消化的食物，减少粗纤维食物的摄入。若腹泻次数 > 4 次 /d，建议尽早就医，在医生指导下使用止泻药。

4）脱发：不同化疗药物对脱发的影响程度不同。一般在治疗结束后 1 ~ 3 周内头发会慢慢开始脱落，脱发是一个可逆的过程，头发在治疗结束后会慢慢长出并能恢复到和以前一样的水平，但发质可能会变细或变软。

5）口腔溃疡：口腔溃疡是化疗药物对口腔黏膜上皮细胞造成损伤导致的，表现为红肿、糜烂、溃疡和疼痛，严重者会影响吞咽和进食。建议患者在每次进食后用软毛的牙刷清洁口腔，或用漱口水保持口腔清洁，不宜食用过冷、过热、过硬的食物。若已经出现了黏膜损伤，建议尽早就医处理。

6）手足综合征：手足综合征表现为手足部麻木、感觉迟钝、疼痛，皮肤红斑、脱屑、皲裂、水疱等，患者可遵照医嘱涂抹尿素霜或凡士林软膏减缓症状，同时尽量避免手足部接触高温物体。日常尽量选择宽松的鞋袜、手套，减少手足部与外界的摩擦。外出时尽量打伞或穿长袖、长裤，避免皮肤在太阳下暴晒。

7）肝肾功能异常：化疗药物进入体内后需要在肝脏代谢，由肾脏排泄，因此会对肝肾功能造成一定的“压力”，表现为转氨酶和血肌酐的升高。建议在化疗前检查肝肾功能，化疗结束后也要定期监测，如有异常，及时就诊。同时在饮食上减少脂肪的摄入，选择高蛋白、低嘌呤食物。

（2）特殊的不良反应及处理措施

1）警惕长春新碱导致的神经毒性：长春新碱给药后可迅速分布于身体各组织，在神经细胞内的浓度较高，因此神经毒性是长春新碱的主要不良反应。最常见的症状为手指和脚趾麻木、感觉异常，随着剂量累积逐渐上移至四肢关节，严重者会出现下肢无力、活动障碍、肌肉疼痛和瘫痪。一旦症状影响日常生活，必须及时告知医生。

2）警惕贝伐珠单抗及瑞戈非尼导致的高血压：瑞戈非尼和贝伐珠单抗引起的高血压是可控可治的。在开始治疗前应将血压控制在稳定水平，在治疗期间患者应定期监测血压的变化情况，若治疗期间出现血压升高（收缩压高于 160mmHg，舒张压高于 100mmHg），应暂停使用上述治疗药物，并给予降血压治疗，直至血压恢复至治疗前水平，方可重新使用瑞戈非尼或贝伐珠单抗。若血压升高则尽量低钠饮食，根据身体状况适量运动，避免饮酒和吸烟。

3）警惕贝伐珠单抗导致的蛋白尿：蛋白尿是贝伐珠单抗常见的不良反应，一般是无症状的，建议在开始治疗前及治疗期间定期监测尿蛋白，一旦尿蛋白指标异常，需及时就医，根据尿蛋白情况调整贝伐珠单抗的使用，同时可以遵医嘱服用治疗蛋白尿的药物。

4）警惕贝伐珠单抗导致的出血：贝伐珠单抗治疗后会导致皮肤黏膜出血，常见的有鼻出血、血痰及皮下瘀斑等，使用期间应注意观察并需定期监测血常规。若出现流鼻血，可使用冷毛巾或冰块冷敷鼻以上的额头部位或在鼻腔填塞压迫止血，也可按压鼻根部数分钟进行止血。一旦出现便血或阴道出血，需立即到医院就诊，切莫大意！

4. 脑肿瘤的支持性治疗有哪些？

脑胶质瘤患者在整个疾病过程中可能会遭受严重的、进行性的神经功能障碍。临床症状通常表现为癫痫、脑水肿和深静脉血栓等，而支持性治疗会提高患者的生活质量。

脑胶质瘤癫痫发作患者，一般需要长期抗癫痫治疗。左乙拉西坦因不良反应小且与化疗药物相互作用少备受临床医生的青睐，常被推荐用于脑胶质瘤癫痫发作的患者。但对于无癫痫病史的患者，除围手术期外，不建议常规使用抗癫痫药。

脑水肿患者可以使用皮质激素改善临床症状，药师建议在服用激素时一定要严格遵医嘱。

四 预防措施要牢记

对于脑肿瘤患者而言，预防往往比治疗更重要，在日常生活中应掌握一定的脑肿瘤预防知识。

1. 生活作息要规律 俗话说“夜间灯长明，大脑必先衰”，熬夜是脑健康的劲敌，养成良好的作息习惯，保证充足的睡眠，可以降低脑肿瘤的发生率。

2. 有害物质要远离 物理、化学等有害物质的刺激，也可能引发脑肿瘤，生活中要远离有害物质，避免抽烟、喝酒，同时尽量减少电离辐射。

3. 合理膳食很重要 脑肿瘤患者饮食应新鲜多样化，多吃高蛋白、低脂肪、高维生素的食物，少吃煎炸、烟熏食物。

4. 体育锻炼不能少 每天坚持适度的体育锻炼可以帮助消耗身体多余的热量和脂肪，还能促进身体新陈代谢，有利于预防脑肿瘤。

5. 没心没肺少生气 俗话说“笑一笑，十年少”，不良情绪是诱发脑肿瘤的第一“杀手”，焦虑、忧郁、悲伤、恐惧等情绪会降低身体的免疫力，给肿瘤“可乘之机”。可以通过散步、看喜剧片、听音乐以及旅游等方式来调节自己的情绪，不要成为情绪的奴隶。

总之，脑肿瘤是一种极其复杂的疾病，需要各界共同合作。这里再次呼吁，如果发现有脑肿瘤的早期预警信号，一定要尽早咨询专业医生，进行科学治疗。当然，也希望公众能够关注世界脑肿瘤日，加强了解，支持脑肿瘤患者和他们的家庭。让我们一起努力，期待能够成功防治脑肿瘤的“明天”早日到来！

参考文献

[1] LOUIS B N, JANA P, MANMEET A, et al. central nervous system cancers, version 3.2020, NCCN clinical practice guidelines in oncology. J Natl Compr Canc Netw, 2020, 18(11): 1537-1570.

[2] 江涛 . 中国肿瘤整合诊治指南 (CACA)2022: 脑膜瘤 . 天津 : 天津科学技术出版社 , 2022.

[3] SIEGEL R L, MILLER K D, WAGLE N S, et al. Cancer statistics, 2023. CA Cancer J Clin, 2023, 73(1): 17-48.

[4] 中国抗癌协会神经肿瘤专业委员会 . 中国肿瘤整合诊疗指南——脑转移瘤 . 癌症 , 2023, 42(6): 304-318.

45 世界女性生殖健康日

一 世界女性生殖健康日的由来

世界女性生殖健康日（Women's Reproductive Health Day），是每年的6月9日，由国际妇女健康联盟（International Women's Health Coalition，IWHC）提出，目的是提高全社会对女性生殖健康问题的关注，提醒女性提高自身健康意识和自我保健能力，进而带动女性及整个家庭健康意识和健康素质的全面提高。世界女性生殖健康日的标志是包含了数字6和9的圆圈（图45-1）。

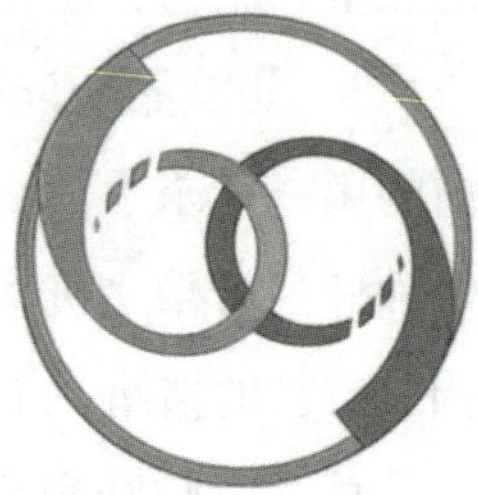

图 45-1 世界女性生殖健康日的标志

女性生殖健康影响着人口增长和社会的发展。女性生殖健康水平提高可以带来稳定的生育率，为社会平稳地增添劳动力；女性能健康地生育还可以使其尽快地重新投入到劳动力市场中，为国家经济发展作出贡献；维护女性生殖健康还可以降低医疗保健支出，节约国家社保基金，因此促进女性生殖健康尤为重要。

二 什么是女性生殖健康？

1994年国际人口与发展会议上通过的生殖健康定义为：生殖健康是指与生殖系统及其功能和过程所涉一切事宜，包括身体、精神和社会等方面的健康状态，而不仅仅指没有疾病或虚弱。由于女性在生命周期的各阶段和生殖健康各方面都面临着比男性更大、更严峻的健康挑战，所以促进以女性为中心的生殖健康及其权利是全球共识。

女性生殖健康问题主要体现在妇科感染、妇科肿瘤、生殖内分泌疾病、女性生育力与妊娠等方面。

1. 妇科感染 妇科感染是女性常见的疾病，如发生在女性下生殖道的外阴炎、阴道炎和宫颈炎，以及发生在上生殖道的子宫内膜炎、输卵管卵巢炎、输卵管炎、盆腔腹膜炎等。还有一些可以通过性传播的疾病，如淋病、梅毒、尖锐湿疣、生殖器疱疹也可引起妇科感染。妇科感染都会有什么症状？

感染出现在不同的器官会引起不同的症状。当出现外阴炎时通常症状比较轻微，但也比较影响生活。可能有外阴瘙痒、疼痛或烧灼感，局部皮肤肿胀、破溃，可在活动或性交时加重。阴道炎主要表现为阴道瘙痒、阴道分泌物异常，可能出现黄绿色、泡沫样、豆腐渣样阴道分泌物，这时就需要引起重视了。子宫颈的人乳头瘤病毒感染是患宫颈癌的明确危险因素，通常没有特殊症状，但可能随着病情进展出现性交后出血。

累及上生殖道的感染症状可因炎症的轻重和范围大小而不同，轻者可能有轻微的下腹痛、阴道分泌物增多，腹痛多为持续性，在活动或性交后加重。重者可能出现高热、寒战，如果感染波及邻近的器官还可能引起更多的症状。比如有脓肿包块压迫膀胱会出现尿频、排尿困难；靠近直肠能引起腹泻，常有便意的感觉等。

引起妇科感染的微生物多种多样，可能是细菌、病毒、真菌和原虫等，因此治疗妇科感染的药物种类和治疗方法也不尽相同。

2. 妇科肿瘤 妇科肿瘤有很多种类型，按照肿瘤存在的部位分类，主要包括外阴肿瘤、阴道肿瘤、子宫肿瘤、卵巢肿瘤和输卵管肿瘤。其中，子宫和卵巢肿瘤较为常见，外阴和输卵管肿瘤较少见。

当身体出现这些症状，应警惕！妇科肿瘤最具有特征性的症状就是异常阴道出血或月经不规律，特别是在绝经后的女性患者中，如果出现一定要予以重视，及时到医院就诊。常见的妇科肿瘤还能引起腹痛、腹胀等腹部症状，容易和消化道疾病相混淆，所以当出现这些症状，并就诊消化科后不见好转，建议妇科检查。一些肿瘤的症状比较容易发现，比如外阴肿瘤患者可能会出现外阴白斑化、溃烂、瘙痒等，我们要密切关注自身的病情变化，对小症状不能轻视，更不要因为是妇科症状而不好意思就诊，进而耽误治疗。

3. 生殖内分泌疾病 生殖内分泌疾病也是女性非常常见的一类疾病，多数是围绕着“月经”的疾病。小到经前期综合征、痛经，大到多囊卵巢综合征、卵巢早衰等，虽然听起来没有妇科肿瘤那么可怕，但会严重影响女性的生活质量。

“今天怎么脾气这么暴？来大姨妈了吧？”没错，这其实是一种病——经前期综合征。焦虑、抑郁、易怒、头疼、乳房胀痛、易疲劳等症状，每个女性经前都会或多或少地出现，因为这和我们女性性激素的周期性变化有关，不过也有研究显示，接受神经心理治疗往往有较好的疗效，这证明精神心理因素可能是导致经前期综合征的重要原因。

月经正常来都这么麻烦，月经不正常更烦人。“几个月都不来一次月经，每次都只有一点点，就连大姨妈啥时候大驾光临也完全拿捏不准”，同时还有多毛、高血糖、肥胖，应警惕多囊卵巢综合征。而现在还有一部分女性三十多岁就开始出现月经越来越少、潮热盗汗、脾气暴，甚至想怀孕却久久等不来好消息，没准是早发性卵巢功能不全惹的祸，也就是我们常说的“早更”（绝经综合征提早现象的统称）或者卵巢早衰。

4. 女性生育力与妊娠 女性生育力是指女性产生卵细胞、卵细胞受精并孕育胎儿的能力。育龄期女性规律性生活且未避孕 1 年后仍未怀孕，称为不孕症，而男性则称为不育症。因为不孕不育是两个人的事，所以也需要男方进行精液分析，以评估男性不育的因素。月经史、检测性激素通常可以评估排卵功能；还可以通过子宫输卵管造影检测输卵管通畅性；通过抽血来看整体的内分泌情况。

如果这一切都没问题，顺利地怀孕了，也不能掉以轻心忽略产检，即产前检查——为顺利诞下宝宝而保驾护航的措施。

三 促进女性生殖健康都有哪些方法？

了解了困扰女性生殖健康的四大问题，我们就来逐一聊聊都有什么应对方法吧。

1. 阴道炎 阴道炎可以分为真菌性阴道炎、细菌性阴道病和滴虫性阴道炎，均需要使用药物治疗，以口服药物和阴道给药治疗的方式居多。

真菌性阴道炎主要由念珠菌引起，治疗主要是为了缓解症状，无症状者和性伴侣不需要治疗。通常单次口服氟康唑足以治疗，而对于复发性（≥ 3 次 / 年）患者，可以给予维持治疗，即每 72 小时 1 次氟康唑，持续 3 次；随后再一周 1 次，持续 6 个月。

细菌性阴道病的患者如果有症状或者即将接受阴道相关妇科操作才会给予治疗。因为细菌性阴道病是自限性疾病，通常不治疗也会自愈，所以对于那些没有症状的细菌性阴道病患者可以不作治疗。推荐使用甲硝唑或克林霉素多日口服治疗方案。

对于滴虫性阴道炎无论是否有症状都应该治疗，并且她们的性伴侣（即使无症状）也需要治疗。口服甲硝唑或替硝唑是常用的治疗方案。

还有一种非微生物感染的阴道炎，就是老年性阴道炎，是因为体内雌激素不足而导致阴道干涩、痒的一种阴道炎，可以通过局部或全身应用雌激素而缓解。

2. 宫颈癌 宫颈癌是常见的妇科恶性肿瘤之一，我国宫颈癌发病率和死亡率逐渐上升，并明显趋向年轻化。由于子宫颈位置较深，很难从日常观察中发现，致使许多宫颈癌患者直到中晚期都没有症状。所以要想早期发现宫颈癌，应该定期宫颈癌筛查。治疗宫颈癌选择何种方式和宫颈癌的分期相关，早期宫颈癌可以选择宫颈癌根治术，将子宫颈、子宫和阴道上段切除，如果有保留生育功能的需求，可能会选择切除全部或部分子宫颈但保留子宫的手术方法。随着宫颈癌的进展，还可能选择同步放化疗、术后联合化疗、先辅助化疗后手术等。放疗在宫颈癌治疗中的地位较高，适用于各期宫颈癌。化疗在宫颈癌治疗中的作用也越来越引起重视，主要在放疗时用单药或联合化疗进行放疗增敏，即同步放化疗，术后也可以补充化疗。

3. 生殖内分泌疾病 目前困扰女性较多的生殖内分泌疾病有多囊卵巢综合征和卵巢早衰。

多囊卵巢综合征患者通常需要使用复方口服避孕药来调节月经周期和抑制雄激素水平，进而改善多毛和痤疮。若患者合并肥胖，减重也是大多数患者的干预方法，可使排卵性月经周期恢复，降低代谢风险。如果患者有怀孕的需求，可进行诱导排卵治疗。二甲双胍常用于降低多囊卵巢综合征女性的血糖水平。如果患者还合并血脂异常，那么应该接受和其他血脂异常患者相同的治疗。

早发性卵巢功能不全即卵巢早衰的治疗常采用雌激素等激素补充治疗，以减轻症状，尤其是潮热和盗汗，还有助于保护骨骼并可能保护心脏。专家推荐，除非有禁忌证，过早绝经的女性使用激素直到至少 50 岁。如果想要怀孕，仍可尝试自然怀孕，因为有 5% ~ 10% 的卵巢早衰患者能自然受孕。当无法自然受孕时，不建议使用诱导排卵的药物，因为可能并没有作用。可使用捐赠的卵母细胞进行体外受精（IVF）或使用捐赠的胚胎来实现。

4. 女性生育力保护——卵巢冻存 在中国，每年有数百万因癌症和血液病等放化疗导致卵巢早衰的患者。卵巢组织冻存移植技术作为一项利用低温生物学原理的新兴技术，可有效地保护医源性卵巢早衰患者的生育力，也是因原发病放化疗不可推迟的青春期前女性唯一的生育力保护手段。在放化疗前，将部分卵巢组织取出冻存起来，等到原发病治疗结束，再将这部分卵巢组织移回体内，继续发挥卵巢的功能。通过这种技术就可以保留这部分女性的生育能力，圆她们想成为母亲的梦。

5. 不孕症的治疗 一旦明确不孕症病因，就应针对性地予以治疗。比如对于排卵功能障碍的患者可以通过调节体重；使用诱导排卵的药物，如枸橼酸氯米芬、芳香化酶抑制剂、促性腺激素治疗；通过腹腔镜手术用激光在卵巢上打孔诱导排卵；对高催乳素血症且无排卵患者使用溴隐亭。

如果排卵正常，但是受孕的通道不畅也很难怀孕。对于输卵管梗阻的患者，输卵管远端梗阻通过输卵管重建手术治疗的效果较好，而近端或者双侧输卵管梗阻且难以通过手术解除时，体外受精-胚胎移植技术也就是“试管婴儿”是更好的选择。因为体外受精可以直接将卵细胞取出在体外和精子结合，这样就可以让卵细胞绕过“道路不通”的输卵管与精子见面，不会再因为道路崎岖而被堵在路上了。

子宫有占位、息肉、畸形等不适合受精卵生长的情况，也容易造成不孕，这时候手术是最直接可行的方法。通过手术为宝宝“装修”一座精美的房子，才能让宝宝住得舒服。

四 女性生殖系统用药学问多

女性生殖系统用药有很多特殊之处，下面就为大家简要介绍最具特点的两部分治疗药物：治疗阴道炎的阴道用药品和治疗不孕症的促排卵药品。

1. 阴道制剂各式各样，到底应该怎么用？

上文中提到，导致阴道炎的病因有很多种，除了口服药物，阴道制剂也是治疗女性阴道炎最具有特色的一类药物。从药物的剂型可以分为固体的阴道片、阴道栓、阴道胶囊、阴道泡腾片、阴道软胶囊等；半固体的阴道凝胶、阴道乳膏、阴道软膏等；还有液体的阴道灌洗液、冲洗液等。

使用阴道制剂之前应清洗双手或佩戴指套或手套，通常在睡前给药，可以减少药物从阴道流出。除个别药品外，用药应避开月经期，并在给药期间避免性生活。如果是固体制剂尽量将药物放到阴道深处约一个示指的距离，或者使用投药器给药。膨胀栓需要在上药 8 ~ 12 小时后，通过牵拉尾丝将其取出。部分栓剂外边有一层塑料包膜，需要在上药前撕掉，以免划伤阴道。无性生活史的女性使用阴道制剂应在医生指导下使用。表 45-1 列出了常见的治疗阴道炎的药物。

表 45-1 常见的治疗阴道炎的药物

药物	规格	适应证	注意事项
克霉唑阴道片	克霉唑 500mg	念珠菌性外阴阴道炎	一般用药 1 次即可，必要时可 4 天后第二次治疗
甲硝唑阴道泡腾片	甲硝唑 200mg	细菌性阴道病、滴虫性阴道炎及混合感染	含有甲硝唑，用药期间避免饮酒
双唑泰棉栓	甲硝唑 200mg、克霉唑 160mg、醋酸氯己定 8mg	细菌性阴道病、滴虫性阴道炎、念珠菌性外阴阴道炎及细菌、真菌、滴虫混合感染	棉栓塞入阴道深处后，待 8 ~ 10 小时后取出
保妇康栓	莪术油、冰片	真菌性阴道炎、老年性阴道炎等	天热时栓剂可能变软，用药前可置于冰箱内冷冻 5 分钟，使其变硬易于上药
制霉菌素阴道泡腾片	制霉菌素 10 万单位	念珠菌性外阴阴道炎	月经期治疗不受影响
妇炎清洗剂	蛇床子、白鲜皮、黄柏等	外阴瘙痒、外阴炎、阴道炎等	一次 10ml 加温水 100ml 浸洗患处或冲洗阴道
硝酸咪康唑乳膏	硝酸咪康唑 200mg	酵母菌和革兰氏阳性细菌引起的阴道感染和继发感染	涂药器将药膏约 5g 挤入阴道深处，月经期内也可用药
硝呋太尔制霉素阴道软胶囊	硝呋太尔 500mg、制霉菌素 20 万单位	细菌性阴道病、滴虫性阴道炎、念珠菌性外阴阴道炎及阴道混合感染	含有硝呋太尔，用药期间避免含酒精饮料
舒康凝胶剂	山楂核精	真菌性阴道炎、滴虫性阴道炎等	将瓶颈插入阴道，手指挤压瓶体将药液挤入阴道深处

由于治疗阴道炎可选用口服和阴道用药，相同的药物成分也可分别有口服剂型和阴道给药剂型，比如替硝唑片和替硝唑阴道片，它们的名称非

常相似，因此当拿到药后一定不能想当然地认为药片都是用来吃的，有可能是阴道片应阴道用药，千万不要用错。

各种不良的卫生习惯是导致阴道炎的重要原因，特别是经常使用“妇科洗剂”，过度的阴道清洗不但没有好处，还会打破阴道正常的菌群平衡状态，更容易遭受外来病菌的入侵，在频繁冲洗的过程中还可能将病菌带入子宫腔，引起感染。因此不要相信“洗洗更健康”。

2. 促排卵药，助您好孕。

大约每月一次，卵巢会释放一个卵子，这被称为“排卵”。卵子沿着输卵管向下移动，如果卵子与伴侣的精子结合，则开始受精怀孕。有些人患有不孕症，因为她们不定期排卵或根本不排卵。而这些药物可以促进排卵（表 45-2）。

表 45-2 促排卵药

药物	用法用量	不良反应	注意事项
氯米芬	口服，初始剂量一般每日 50mg，连用 5 日。若卵巢无反应，可在下一周期递增剂量，最大剂量为每日 150mg，具体请遵医嘱用药	常见潮热、腹部盆腔不适（坠胀）、恶心呕吐、乳房不适等	本药可引起视物模糊、飞蚊症、畏光等视觉症状，可能影响驾驶
来曲唑	口服，初始剂量一般每日 2.5mg，连用 5 日。若卵巢无反应，可在下一周期递增剂量，最大剂量为每日 7.5mg，具体请遵医嘱用药	常见的不良反应有潮热、关节痛、恶心和疲劳	使用本品可导致疲乏、头晕、嗜睡，因此应避免驾驶

常用的口服促排卵药由于对神经系统或是视觉有影响，在使用过程中都应避免驾驶或使用精密仪器，以免发生危险。

3. “试管婴儿”技术中的超促排卵药对身体伤害大吗？

体外受精 - 胚胎移植技术就是我们俗称的“试管婴儿”，如果打算做“试管婴儿”，为了取到足够的卵细胞，通常会进行超促排卵，也就是先让女性的卵巢多产生几个适合与精子受精的卵细胞，以供体外受精和培育选择。

这个超促排卵的用药过程因人而异，需要医生为患者量身定制，但可以参阅下面的步骤大致了解一下。

月经出血的第一天被认为是月经周期的第1天。月经的第3至5天，患者可能会被要求进行抽血检查以测量激素水平，并进行盆腔（经阴道）超声检查，以确保卵巢和子宫状态适合进行促排卵治疗和胚胎移植。还会进行其他一系列的相关检查，医生根据这些情况为患者定制适当的用药方案。

在大多数情况下，每天注射一次促卵泡药物。比如肌内注射的注射用尿促性素，或者是皮下注射的注射用重组人促卵泡激素或重组促卵泡素β注射液，这些药物是用来使卵巢同时发育多个卵子的。医生倾向于从小剂量开始，以减少产生卵巢过度刺激的发生风险。用药过程中，患者将定期接受超声和血液检查以了解卵泡生长发育情况和体内激素水平。在一个周期中，血液检查和盆腔超声检查可以重复3次或更多。当血液检查和超声显示卵泡"准备好"时，医生会为患者注射帮助排卵的药物，也就是所谓的"扳机药物"，像手枪扣动扳机一样让子弹弹出，这里常用的是人绒毛膜促性腺激素。注射之后，卵泡就像"被弹出的子弹"，从卵巢中释放出来，差不多36小时就可以安排取卵手术了。在取卵之后，为了使子宫内膜也做好接受胚胎移植的准备，还会补充孕激素，子宫在孕激素的作用下，会为即将到来的胚胎宝宝准备一张舒适的床，好让其能够舒舒服服地在这生长。

整个过程中会有什么不良反应吗？

有可能，最常见的就是卵巢过度刺激综合征了。正如刚才提到的，如果促卵泡药物使卵巢反应过度了，那么就会带来一些不良反应。比如卵巢增大，这可能体现在下腹部不适或腹胀，切记这个时候不要剧烈活动，以免增大的卵巢发生扭转甚至破裂，那样情况就会比较危急。可能还会出现腹痛、恶心、呕吐，严重的还可出现胸闷、气短、尿量减少、胸腔积液、腹水等，这些症状主要是因为卵泡发育产生了一些可以使血管内的水分渗漏到血管外的物质，可以通过高蛋白饮食来减少水分从血管漏出。如果这些症状不能忍受，一定要尽快就医对症治疗。

五 女性生殖健康关乎两代人的幸福

女性除了通过及时就诊、合理用药、规范治疗来促进生殖健康以外，还应该注意定期进行体检，尤其是妇科体检，来对疾病早发现、早诊断。早在2008年国家就发起了关爱女性的两癌筛查公益项目，并且随着宣传力度和投入的增加，筛查对象范围也不断扩大，为更多女性早诊断、早发现、早预防、早治疗宫颈癌和乳腺癌带来可能。

女性的生殖健康问题能够对整个社会的和谐稳定和发展产生深远的影响。首先，女性的生殖健康问题直接影响到家庭和社会的健康和稳定。例如，生殖器官感染、妇科肿瘤、不孕不育等问题不仅给女性带来身体和心理上的痛苦，还会对家庭和社会造成一定的经济负担。这些问题亦能导致家庭关系紧张甚至离婚等社会问题。其次，女性的生殖健康问题对下一代的健康和成长产生重要影响。女性的生殖健康问题还与社会发展和国家发展密切相关。女性的生育能力对于社会来说非常重要，不孕不育可能导致劳动力短缺、人口老龄化等问题，进而对社会和经济发展产生负面影响。因此，保障女性的生殖健康是国家和大众的共同责任，让我们共同帮助女性解决生殖健康问题，保障女性生殖健康权益，提高她们的生活质量。促进社会和谐稳定，从关爱女性生殖健康开始吧！

参考文献

[1] 丰有吉，沈铿．妇产科学．2版．北京：人民卫生出版社，2013.

[2] 国家卫生健康委办公厅．宫颈癌诊治指南(2022年版)．[2024-07-04]. http://www.nhc.gov.cn/yzygj/s7659/202204/a0e67177df1f439898683e1333957c74.shtml.

[3] 阮祥燕，李妍秋，谷牧青，等．一切为了女性生殖健康——我们这十年．中国临床医生杂志，2022, 50(9): 前插1-前插2.

46 世界眩晕防治日

一 世界眩晕防治日的由来

世界眩晕防治日（World Vertigo Prevent Day）是每年的6月9日，同时也是“中国眩晕防治日”。为了提高人们对眩晕（vertigo）的关注和认识，2014年国际耳鼻喉科学会联合会（IFOS）首次提出“中国眩晕防治日”及“世界眩晕防治日”的概念，并于2016年将每年的6月9日确定为“中国眩晕防治日”和“世界眩晕防治日”。世界眩晕防治日的标志像旋转的太极球的“6 9”这两个数字，可让公众对眩晕的卫生纪念日留下鲜活深刻的印象，继而唤起民众对身心健康持久的追求。

据统计，中国人群眩晕发病率为5%～8%。按目前中国14亿人口计算，每年发病人数达1亿人之多，并且涉及医学上多学科领域如神经科、骨科、耳科、心理科、急诊科等研究范围，形成了独立的眩晕医学体系，其飞速发展，日益受到人们关注。但是发病率高、知晓率低、诊断率低、治疗有效率低，是目前我国眩晕症治疗的现状。眩晕是生活中常见的不适，已成为门诊问诊三大主症之一，近年来呈现年轻化的趋势，年轻甚至年幼的患者屡见不鲜，而且相当多的患者没有得到合理的诊断和治疗。

大多数人一生中或多或少都会有过眩晕，许多人无法分清眩晕、头晕及头昏。什么是眩晕？如何应对眩晕？眩晕患者日常生活中应该注意什么？

二 眩晕知多少

1. 什么是眩晕？眩晕和头晕、头昏是一回事吗？

眩晕是由于机体对空间定位产生障碍而发生的一种运动性错觉或幻

觉，即大脑发送了错误的信号，让人觉得天在旋、地在转，而实际上周围的一切都是静止的。在这种错觉下，患者感觉头晕目眩、身体漂浮倾斜，周围环境旋转摇晃、上下跳动，部分患者常伴有恶心、呕吐、冷汗、面色苍白、耳鸣、听力下降、平衡失调、运动不稳等情况，严重者会出现明显的恐惧感。简单来说，眩晕就是一种“运动幻觉”，患者常有“天旋地转”的感觉。

头晕是一种自身感觉，表现为头重脚轻，常诉有自身摇晃不稳感，类似于饮酒过多的感觉。

头昏主要是持续的头脑昏昏沉沉或迷迷糊糊不清醒。

2. 眩晕可能由哪些疾病引起?

眩晕根据病变部位及发病原因可分为前庭性和非前庭性眩晕。前庭性眩晕又可分为前庭外周性眩晕和前庭中枢性眩晕。最常见的眩晕为前庭外周性眩晕，在眩晕 / 头晕疾病谱中占比为 44% ~ 65%，如良性位置性眩晕（耳石症）、梅尼埃病等。其次为前庭中枢性眩晕，如前庭性偏头痛。非前庭性眩晕，如精神心理性头晕，心血管疾病、贫血等疾病导致的头晕等，其中精神心理性头晕有较高的发生率，占门诊头晕患者的 15% ~ 20%。眩晕分类及相关疾病如图 46-1 所示。

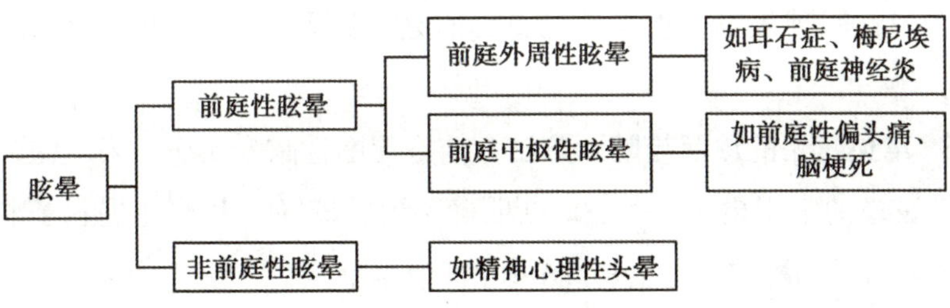

图 46-1 眩晕分类及相关疾病

三 关注眩晕，精准防治

找对方向治眩晕，这三个问题值得思考：①眩晕该怎么向医生描述？②眩晕检查应该怎么做？③眩晕如何评估治疗？

1. 如何准确描述病史？

准确和完整的病史描述可以使70%以上的眩晕诊断近乎明确。在出现可能的眩晕症状时，可以首先尝试去区分自己的感觉是眩晕还是头昏？头昏：昏沉感；眩晕：旋转感。

如若眩晕，应及时就医，为方便医生分辨是哪一种晕，就诊时可以尝试从以下5个方面进行描述。

（1）起病形式：什么情况下发病，是否与转头、低头等体位改变相关。

（2）持续时间：数秒、数分钟、数小时还是数天。

（3）是否有诱发/加重、缓解因素：比如中耳炎、高血压等慢性疾病。

（4）有哪些伴随症状：比如恶心呕吐、耳鸣耳闷、视物模糊、肢体麻木、畏光畏声、头痛等。

（5）既往疾病史：作过哪些检查，服用过哪些药物，是否有眩晕家族史。

2. 常用检查有哪些？

（1）实验室检查：特异性血液检查项目包括血脂、血糖、电解质等，以帮助判断患者是否因高脂血症、高血糖、电解质紊乱等导致眩晕。

（2）影像学检查：包括头颅CT、MRI、颈椎X射线等帮助查找眩晕的病因。

（3）特殊检查：除常规的检查之外，应重视神经-耳科学的特殊检查，包括自发性眼球震颤、视动性检查、前庭-眼反射以及前庭-脊髓反射等内容。

3. 常见眩晕的诊断与防治方法 前庭周围性眩晕疾病，采集完整的病史结合眩晕的常用检查，一般诊断明确，预后较好。表46-1展示了前庭周围性眩晕常见病种的典型鉴别诊断和治疗方案。

表46-1 常见前庭周围性眩晕鉴别诊断和治疗方案

疾病名称	诱发因素	特异性体征	疾病谱中占比	主要治疗方案
良性位置性眩晕	头部位置改变	短暂的视物旋转或不稳感，常伴有恶心和眼球震颤	17% ~ 39%	手法复位

续表

疾病名称	诱发因素	特异性体征	疾病谱中占比	主要治疗方案
前庭神经炎	近期上呼吸道感染	失衡	5% ~ 9%	糖皮质激素、前庭康复
梅尼埃病	自发性	听力下降和耳鸣	4.4% ~ 10%	控制诱因、利尿药、糖皮质激素

前庭中枢性眩晕的诱发疾病较多，主要为两大类：一类为存在解剖学结构改变的病灶，除眩晕外，往往合并中枢损害的其他表现，主要见于脑血管病、炎症、肿瘤等，这一类主要以病因治疗为主；另一类则没有解剖结构的改变，见于前庭性偏头痛。目前针对偏头痛性眩晕主要的治疗方案以止痛、止晕和止吐等对症处理为主。但部分前庭性偏头痛可出现与良性位置性眩晕或梅尼埃病同样的表现，应注意鉴别。另外，偏头痛性眩晕合并焦虑、抑郁的比例比较高，应与精神心理性头晕鉴别。

除前面所讲的前庭性眩晕外，也存在一些非前庭性眩晕，就是常说的精神心理性头晕，主要特征为没有器质性病变或病变轻微，不足以解释其眩晕症状。

4. 常见眩晕的防治原则总结

（1）对症治疗：眩晕急性发作持续时间较长且伴有恶心呕吐等表现者，应给予前庭抑制剂，常用药物包括抗组胺药、抗胆碱药和苯二氮䓬类药物等。急性期的症状控制后应及时停药，否则会抑制中枢代偿机制的建立。

（2）病因治疗及预防措施：良性位置性眩晕应重视手法复位，其他因器质性病变引起的眩晕应根据病情给予相应的治疗。倍他司汀或激素可能减少梅尼埃病的发作。对于频发的前庭性偏头痛，可服用β受体拮抗剂、钙通道阻滞剂或丙戊酸等进行预防。有报道，尼麦角林能改善循环而减少眩晕发作。

（3）康复训练：对于各种原因造成的前庭功能低下的慢性眩晕 / 头晕患者，前庭康复训练均可能使其受益。

四 眩晕用药学问多

常见的治疗眩晕药物的分类包括前庭抑制药物（如抗组胺药和苯二氮䓬类药物）、改善内耳循环的药物、β受体拮抗剂、钙通道阻滞剂以及选择性5-羟色胺再摄取抑制药（SSRI）。但不论使用哪种药物，都需要在明确诊断的前提下进行。下面来看看几种常见治疗眩晕药物的用药方法（表46-2）。

表46-2 常见治疗眩晕药物

药物名称	适用疾病	用法用量	注意事项
盐酸苯海拉明片	梅尼埃病、前庭性偏头痛	口服，成人一次25mg，一日2～3次	与催眠药、镇静药合用可增强镇静作用。服药期间不得驾驶飞机、车、船，从事高空作业、机械作业及操作精密仪器
地西泮片	梅尼埃病、前庭性偏头痛	口服，一次2.5～5mg，一日3次	可升高地高辛的血药浓度；与抗高血压药合用可增强降血压作用。避免长期大量使用而成瘾，如长期使用应逐渐减量，不可以突然停药
甲磺酸倍他司汀片	良性位置性眩晕、梅尼埃病	餐后口服，一次6～12mg，一日3次	可能会有恶心、呕吐、皮疹等不良反应
银杏叶提取物片	良性位置性眩晕	口服，一次40～80mg，一日2～3次	不良反应少，罕有胃肠道不适、过敏等现象发生，一般不需要特殊处理即可自行缓解
盐酸普萘洛尔片	前庭性偏头痛	口服，一次10～20mg，一日2～3次	与华法林合用可使华法林的抗凝作用增强
盐酸氟桂利嗪片	前庭性偏头痛	口服，65岁以下每晚10mg，65岁以上每晚5mg	与催眠药、镇静药合用可增强镇静作用。由于可能引起困倦（尤其在服药初期），驾驶车辆或操纵机器者应注意

续表

药物名称	适用疾病	用法用量	注意事项
盐酸舍曲林片	精神心理性头晕	口服，一日1次，早或晚服用均可。初始剂量为50mg/d，之后可根据患者反应增加剂量，调整剂量的时间间隔不应短于1周，最大剂量为200mg/d	用药期间要避免驾驶或操作机器
草酸艾司西酞普兰片	精神心理性头晕	口服，一日1次。常用剂量为10mg/d，根据患者的个体反应，最大剂量可以增加至20mg/d	老年患者（>65岁）推荐以常规起始剂量的半量（5mg）开始治疗，每日最大剂量不应超过10mg

药师小贴士

（1）应在医生指导下用药。

（2）必须按时按量服药，不可随意停药。

（3）注意饮食均衡，避免过度饮酒和吸烟。

（4）定期评估药物剂量、疗效和不良反应，及时调整用药方案。

（5）儿童、老年人、孕妇和哺乳期妇女、肝肾功能不全的患者应严格按照药品说明书及医嘱用药。

五 眩晕到医院挂哪个科？

眩晕患者可以去昏厥头晕专病门诊就诊。如果当地没有昏厥头晕专病门诊，可以根据具体症状选择不同科室进行筛查。

（1）如出现反复眩晕，一般先去耳鼻喉科就诊。

（2）如伴有意识减弱、手脚发麻的患者，一般先去急诊科或神经内科就诊。

（3）如眩晕的同时伴有失眠、焦虑，考虑到精神科就诊。

对于眩晕，准确地诊断，才能及早地规范化治疗，改善预后。

六 如何预防眩晕症？

在日常生活中遇到的眩晕症，多数情况下是一种伴发的症状，除了前面介绍的对因治疗，对症处理，在日常生活中还可以做到以下几点预防。

（1）充足的睡眠：调整作息，保证足够的睡眠，可有效预防睡眠不足或疲劳所致的眩晕。

（2）健康的饮食：合理膳食，以富含营养和新鲜清淡为原则，可搭配富含粗纤维、维生素、钙质多、低盐的食品。

（3）良好的生活环境：保持室内空气的新鲜与流通，气候适宜时多去室外清幽的地方散步，多呼吸新鲜空气，尽量少去拥挤或空气污染大、不流通的地方。

（4）适当的运动：根据自己身体状况选择适当的锻炼方式、场地并坚持，以增强体质，增强心肺功能，调节、改善不良情绪，有助于协调睡眠和代谢功能。

（5）必要的心理辅导：这是预防和缓解眩晕症患者焦虑、抑郁等精神症状或心理异常的重要方法。患者应保持积极良好的心态。

重要提示：一旦出现眩晕，患者首先要避免跌倒，立即寻找身边相对安全的地方休息，并尽快联系亲友或拨打 120 到医院就诊。

参考文献

[1] 王中卿，郭兆慧．常见前庭周围性眩晕精准医疗常态化进展综述．系统医学，2016，1(2): 71-74.

[2] 中国医药教育协会眩晕专业委员会，中国医师协会急诊医师分会．眩晕急诊诊断与

治疗指南 (2021 年). 中华急诊医学杂志 , 2021, 30(4): 402-406.

[3] 中华医学会神经病学分会 , 中华神经科杂志编辑委员会 . 眩晕诊治多学科专家共识 . 中华神经科杂志 , 2017, 50(11): 805-812.

[4] 中华医学会心身医学分会整体健康协作学组 . 精神性头晕诊疗中国专家共识 . 中国全科医学 , 2024, 27(2): 125-131.

47 世界呼吸日

一 世界呼吸日的由来

呼吸是人类得以生存的首要条件，生命的延续与生生不息都在俯仰呼吸之间。肺尘埃沉着病是在职业活动中长期吸入不同致病性的生产性粉尘并在肺内潴留，引起的以肺组织弥漫性纤维化为主的一组职业性肺部疾病。顺畅地呼吸，对诸多肺尘埃沉着病患者而言，已成为奢望。随着空气污染日益严重，人们长期吸入大量细微粉尘而引起肺组织纤维化，也大大降低了人们的生活质量。中华社会救助基金会大爱清尘基金作为致力于专项救治中国肺尘埃沉着病农民工的公益基金，在开展肺尘埃沉着病救助与预防工作同时，深切地体会并关注到呼吸健康之于人的生命及其社会生活的重要性。为促进人类关注呼吸健康，倡导环境保护的全球性公益活动，该基金会将 6 月 15 日定为世界呼吸日（World Breath Day）。世界呼吸日当天，呼吁人们屏气 30 秒，以体验呼吸健康之于生命的重要性。首届世界呼吸日的口号是：“世界呼吸日：为爱，为生命！”

今天，带大家了解一下肺尘埃沉着病。

二 肺尘埃沉着病知多少

硅沉着病、煤工尘肺、石墨尘肺、石棉沉着病、水泥尘肺等都属于肺尘埃沉着病的一种。肺尘埃沉着病是一种职业相关疾病，虽然病因明确，可以预防和控制，但目前仍是我国危害最严重且最常见的职业病。

肺尘埃沉着病不是一种疾病，而是一组疾病，其严重程度和表现受很多因素的影响。比如患者在生产环境中所接触矿物粉尘的性质、浓度，患者的工龄、防护措施是否到位、患者本身的身体素质，是否有其他基础肺部疾病等。像二氧化硅粉尘（矽尘）所导致的肺纤维化，是最强也是最严重的。硅沉着病一般在接触粉尘后 20～45 年都有可能发病。接触粉尘浓度越高，发病就会越快，病情进展也会越快。像石棉粉尘，它不仅有很强的导致肺纤维化的作用，而且还可引起肺癌和间皮瘤等多种肺部疾病。在我国，煤工尘肺患病人数最多，这部分患者多是暴露在含有二氧化硅和煤尘的混合性粉尘中，所以这部分患者的病情也是比较严重的。

一般来说，早期肺尘埃沉着病多无明显症状和体征，或有轻微症状，往往被患者忽视，肺功能也多无明显变化。随着病情的进展，肺尘埃沉着病的症状逐渐出现并加重，主要是以呼吸系统为主的咳嗽、咳痰、胸痛、呼吸困难四大症状，以及喘息、咯血和全身症状。

肺尘埃沉着病通常病程较长，患者即使脱离粉尘接触环境，病情仍会进展和加重，是需要终身进行康复治疗的慢性疾病，适用于慢性疾病防治的基本策略。在临床监护好的情况下，许多肺尘埃沉着病患者的寿命可以基本达到社会一般人群的平均水平。

三 肺尘埃沉着病的疾病管理

肺尘埃沉着病的病理改变是肺组织弥漫性纤维化，是导致肺组织结构严重破坏并损害肺功能的疾病。目前为止，国内外均没有针对肺尘埃沉着病肺纤维化有效的治疗药物和措施，且理论上肺组织已经形成的纤维化是不可逆转和恢复的，因此肺尘埃沉着病目前仍是一个没有医疗终结的疾病。肺尘埃沉着病并发症 / 合并症是肺尘埃沉着病病情恶化和导致死亡的主要原因，及时诊断和治疗各种肺尘埃沉着病并发症 / 合并症，能显著地改变疾病的转归和预后。对肺尘埃沉着病的治疗需要通过全面的健康管理，改善不良的生活习惯和生活环境，积极预防和治疗并发症 / 合并症，积极进行康复治疗和训练，肺尘埃沉着病患者基本可以保持正常的生活质量和相对健全的社会活动能力。

肺尘埃沉着病的疾病管理包含以下部分。

1. 健康管理

（1）职业病登记报告：确诊肺尘埃沉着病的患者，需向卫生行政部门和有关部门进行职业病报告，以便纳入肺尘埃沉着病健康管理体系，掌握患者的相关信息，随时了解病情，安排职业健康监护和必要的追踪。

（2）脱离粉尘作业：肺尘埃沉着病一经诊断，患者即应脱离原粉尘作业岗位，并不得再重新从事其他接触粉尘的作业。

（3）参加健康监护：肺尘埃沉着病是慢性进展性疾病，根据国家《职业健康监护技术规范》的规定，用人单位应当安排肺尘埃沉着病患者参加定期健康检查。

（4）自我管理：肺尘埃沉着病患者应加强自我健康管理能力，主要是戒烟，避免生活性粉尘接触，加强营养和养成健康良好的生活习惯。烟草对健康的损害是公认的，肺尘埃沉着病患者吸烟会进一步破坏支气管黏膜，减弱肺泡巨噬细胞功能，易致肺和支气管发生感染，从而加速肺纤维化，故肺尘埃沉着病患者必须戒烟，包括避免二手烟吸入。煤仍是日常生活的主要能源，在其使用和燃烧过程中所产生的煤尘和粉煤灰均会促进肺纤维化的进展，有条件者应进行生活能源改造，使用清洁能源。病情严重的肺尘埃沉着病患者，或合并肺结核或反复发生肺部感染导致营养不良者，需积极补充营养，增强呼吸肌力，改善健康状况。加强运动锻炼，有利于提高免疫力，增强机体抵抗力。

2. 综合治疗

（1）对症治疗：肺尘埃沉着病临床表现以咳嗽、咳痰、胸闷、气喘为主，应予以药物治疗，呼吸困难和缺氧时需考虑控制性氧疗。

1）药物治疗：主要包括平喘、化痰和止咳的相关药物。

2）合理氧疗：氧疗是通过增加吸入氧浓度，加大肺泡膜两侧氧分压差，促进氧气弥散，从而提高动脉血氧分压（PaO_2）和血氧饱和度（SaO_2），改善全身器官的氧气供给。研究表明，长期氧疗（每天吸氧超过15小时）可提高静息状态下严重低氧血症的慢性呼吸衰竭患者的生存率，而对轻到中度低氧血症或只在夜间氧饱和度降低的患者没有提高生存率的作用。因此，在临床实践中需要根据患者情况，选择个体化治疗策略。

（2）康复治疗：肺尘埃沉着病的康复治疗是与肺尘埃沉着病临床医学治疗并重的系统性治疗，可以通过呼吸肌训练、心理干预、健康教育、合理营养等多学科综合干预措施，改善患者肺功能，延缓病情进展。肺尘埃沉着病患者应避免继续粉尘暴露，预防感冒、呼吸道及肺部感染，冬春季及时注射流感疫苗及肺炎疫苗，减缓肺尘埃沉着病进展。

（3）抗纤维化治疗：肺尘埃沉着病是一个慢性进展性疾病，个别患者有可能发展为肺纤维化，因此对于存在肺纤维化的肺尘埃沉着病患者需使用抗纤维化药治疗，如吡非尼酮、尼达尼布。

（4）全肺灌洗：全肺灌洗可冲洗出滞留在呼吸道的痰液和分泌物，短期内有明显改善临床症状的效果，但由于全肺灌洗属于创伤性和风险性较高的操作，故需在权衡利弊前提下，严格掌握全肺灌洗的适应证和禁忌证，不可作为常规治疗方法。

四 肺尘埃沉着病用药学问多

肺尘埃沉着病的药物治疗主要包括平喘、化痰和止咳的相关药物。如果出现呼吸系统感染、气胸、结核、慢性阻塞性肺疾病等并发症，还需要针对并发症进行相应治疗。因篇幅有限，下面主要介绍肺尘埃沉着病的平喘、化痰、镇咳药，以及新型抗纤维化药。

（1）平喘治疗

1）β_2受体激动剂：主要通过刺激β_2肾上腺素受体，增加环腺苷酸（cAMP），使气道平滑肌放松。包括：短效β_2受体激动剂（SABA），如沙丁胺醇气雾剂、特布他林雾化溶液（表 47-1）；长效 β_2 受体激动剂（LABA），如沙美特罗气雾剂或与氟替卡松联合吸入给药，福莫特罗干粉吸入或与布地奈德联合吸入给药（表 47-2）。

表 47-1　短效 β_2 受体激动剂（SABA）用法用量及用药须知

药物	包装剂型	用法用量	用药须知
沙丁胺醇	定量吸入剂	100 ~ 200μg，一日 3 ~ 4 次，最大量 1.2mg/d	可能出现口腔咽部刺激感、心律失常、头痛、骨骼肌震颤，罕见支气管痉挛。 慎用于甲亢、心律失常或心功能不全者。 注意监测血钾，特别是与利尿药、茶碱等合用时。 应按需间歇使用，不宜长期、单一使用。 需正确使用吸入装置，保证达到最大疗效
	雾化吸入溶液	2.5 ~ 10mg/ 次，稀释后雾化吸入	
特布他林	定量吸入剂	250 ~ 500μg/ 次，一日 3 ~ 4 次	
	雾化吸入溶液	1.25 ~ 2.5mg/ 次，一日 2 ~ 3 次	

表 47-2　长效 β_2 受体激动剂（LABA）用法用量及用药须知

药物	用法用量	用药须知
福莫特罗	定量吸入剂：12μg（1 吸）/ 次，一日 1 ~ 2 次，严重者 2 吸 / 次，一日 2 次。 都保吸入剂：4.5 ~ 9μg/ 次，一日 1 ~ 2 次，严重者 9 ~ 18μg/ 次，一日 2 次。最大剂量 54μg/d	可能出现头痛、心悸、震颤。偶见急躁、不安、失眠、肌肉痉挛。 罕见气道痉挛、低钾或高钾血症。 糖尿病患者需监测血糖变化。 甲状腺功能异常。 严重心血管疾病、肝肾功能不全者慎用
福莫特罗 / 布地奈德	定量吸入剂：4.5/80μg/ 吸或 4.5/160μg/ 吸，2 ~ 4 吸 / 次，一日 2 次	
沙美特罗	定量吸入剂：25 ~ 50μg/ 次，一日 2 次。最大剂量 200μg/d	
沙美特罗 / 氟替卡松	干粉吸入剂：50/250μg/ 次，一日 2 次，中、重度患者 50/500μg/ 次	
茚达特罗	吸入粉雾剂：150 ~ 300μg/ 次，一日 1 次	

2）茶碱类药物：具有相对弱的支气管扩张作用，同时有抗炎及免疫调节作用。因茶碱有效血药浓度与其发生毒副作用的浓度十分接近，因此有

条件时，建议检测茶碱类药物血药浓度，指导临床调整剂量。此类药物包括氨茶碱、多索茶碱、二羟丙茶碱。茶碱类药用法用量及用药须知详见表 47-3。

表 47-3　茶碱类药用法用量及用药须知

药物	用法用量	用药须知
氨茶碱	普通剂型：100 ~ 200mg，一日 3 次，口服 缓释剂型：100 ~ 200mg，一日 2 次，口服	可能出现胃肠道反应、中枢神经系统反应、心律失常。 慎用于消化性溃疡、甲亢、心律失常、癫痫等患者。 用量较大时需要监测血药浓度。 慎与 β_2 受体激动剂合用
多索茶碱	注射剂：300mg/ 次，一日 1 ~ 2 次，稀释后静脉滴注	

3）抗胆碱药：通过阻滞乙酰胆碱与位于呼吸道平滑肌、气道黏膜下腺体的胆碱能 M_3 受体结合，发挥松弛支气管平滑肌、抑制腺体分泌的作用。包括短效抗胆碱药（SAMA）异丙托溴铵，长效抗胆碱药（LAMA）噻托溴铵。抗胆碱药用法用量及用药须知详见表 47-4。

表 47-4　抗胆碱药用法用量及用药须知

药物	用法用量	用药须知
短效吸入剂		可能出现口干、咳嗽等局部刺激症状，头痛、恶心，心动过速，避免药物接触眼睛。 阿托品过敏者禁用。 慎用于前列腺增生、膀胱颈梗阻和闭角型青光眼患者
异丙托溴铵	定量吸入剂：20 ~ 40μg/ 次，一日 3 ~ 4 次。 雾化吸入溶液：500μg/ 次，一日 3 ~ 4 次	
长效吸入剂		
格隆溴铵	吸入粉雾剂用胶囊：50μg/ 吸，一日 1 次	
噻托溴铵	定量干粉吸入剂：18μg/ 次，一日 1 次。 定量喷雾剂：2.5μg/ 喷，2 吸 / 次，一日 1 次	
乌美溴铵 / 维兰特罗	吸入粉雾剂：62.5/25μg/ 吸，1 吸 / 次，一日 1 次	

（2）祛痰治疗：粉尘对气道的刺激可致慢性非特异性炎症，如并发呼吸道感染则痰量明显增多，大量痰液阻塞气道引起气急甚至窒息，同时又容易滋生病原菌引起继发感染，故祛痰治疗是重要的对症治疗措施之一。祛痰药种类很多，其中黏液溶解剂因祛痰效果好，不良反应少，在临床上使用广泛（表47-5）。

1）蛋白分解酶制剂：此类药物裂解糖蛋白中蛋白质部分，使痰液黏度降低。

2）多糖纤维分解剂：此类药物使酸性糖蛋白纤维断裂，从而降低痰液黏稠度，同时有一定镇咳作用。如溴己新、氨溴索。

3）二硫键裂解剂：此类药物分裂糖蛋白分子间的二硫键，使痰液黏稠度减低。如*N*-乙酰半胱氨酸、羧甲司坦。

表47-5 常用祛痰药用法用量及用药须知

<table>
<tr><th>药物</th><th>用法用量</th><th>用药须知</th></tr>
<tr><td>氨溴索</td><td>成人：普通剂型30mg/次，一日3次；或60mg/次，一日2次
缓释剂型：75mg/次，一日1次
注射剂：15～30mg/d，一日2～3次缓释静滴</td><td rowspan="7">用药出现胃肠道反应，如恶心、呕吐，以及皮疹，支气管痉挛等过敏表现。
哮喘患者禁用乙酰半胱氨酸。
慎用于胃肠道溃疡患者</td></tr>
<tr><td>桉柠蒎</td><td>成人：300mg/次，一日3次</td></tr>
<tr><td>福多司坦</td><td>成人：400mg/次，一日3次</td></tr>
<tr><td>羧甲司坦</td><td>成人：250～500mg/次，一日3次</td></tr>
<tr><td>桃金娘油</td><td>成人：300mg/次，一日2～3次</td></tr>
<tr><td>溴己新</td><td>成人：8～16mg/次，一日2次</td></tr>
<tr><td>乙酰半胱氨酸</td><td>普通片：200mg/次，一日2～3次
泡腾片或颗粒剂：600mg/次，一日1～2次
吸入溶液：300mg/次，一日1～2次雾化吸入</td></tr>
</table>

（3）镇咳治疗：镇咳药有中枢性和外周性两大类，前者通过直接抑制延髓咳嗽中枢而发挥作用，适用于干咳患者，后者通过抑制咳嗽反射感受

器以及效应器而发挥作用。常用镇咳药用法用量及用药须知详见表47-6。

1）可待因：为中枢性镇咳药，镇咳作用强，故不利于排痰，且有成瘾性和依赖性，可用于干咳和刺激性咳嗽，尤其伴有胸痛的患者。

2）右美沙芬：为中枢性镇咳药，是目前临床上应用最广的镇咳药，作用与可待因相似，但无成瘾性和镇痛作用。适用于痰量少或无痰的咳嗽，痰多者不宜使用。

3）那可丁：属于外周性镇咳药，为阿片所含的异喹啉类生物碱，作用与可待因相当，但无依赖性，适用于不同原因引起的咳嗽。

表47-6 常用镇咳药用法用量及用药须知

药物	用法用量	用药须知
福尔可定	成人5～10mg/次，一日3次 最大剂量60mg/d	偶见恶心、呕吐、困倦、不安、兴奋，大剂量用药时可能出现呼吸困难
可待因	成人15～30mg/次，需要时一日2～3次。最大剂量：100mg/次，250mg/d	可能出现中枢神经系统反应（如困倦、头晕、精神错乱、兴奋、烦躁不安、幻想）；胃肠道反应（如便秘、恶心、呕吐、口干）；呼吸抑制；心血管反应（如心率过缓、低血压）。孕妇、哺乳期妇女禁用
那可丁	成人15～30mg/次，一日3～4次。剧烈咳嗽者可增至60mg/次	偶见恶心、头痛、嗜睡。大剂量可能出现支气管痉挛
右美沙芬	成人15～30mg/次，一日3次。最大剂量120mg/d	可能出现头晕、胃肠道反应。服用单胺氧化酶抑制剂停药2周内禁用

（4）抗纤维化药：尚无肯定显著有效的治疗药物。根据近年来的随机对照临床试验结果，可以酌情使用下列药物。

1）吡非尼酮：吡非尼酮有抗炎、抗纤维化和抗氧化特性。初始剂量为一次200mg，一日3次。随后在2周内，通过一次增加200mg，将剂量调整至维持剂量一次600mg（一日1 800mg）。吡非尼酮可能在一定程度上降低病死率，但不良反应较多，如光过敏、乏力、皮疹、胃部不适和厌食。

2）尼达尼布：尼达尼布能够抑制血小板衍生生长因子受体、血管内皮生长因子受体及成纤维细胞生长因子受体。推荐剂量为一次 150mg，一日 2 次，给药间隔时间约为 12 小时。推荐最大日剂量为 300mg。尼达尼布能够在一定程度上缓解疾病进程。最常见的不良反应是腹泻，大多数不严重，无严重不良事件发生。

五 肺尘埃沉着病预防措施要记牢

肺尘埃沉着病预防的关键在于最大限度防止有害粉尘的吸入，只要措施得当，肺尘埃沉着病是完全可以预防的。不得不从事肺尘埃沉着病高危职业时，劳动者自身应佩戴防尘口罩、防尘安全帽、送风头盔、送风口罩等。同时还要定期体检，一旦出现症状立即进行治疗。密封的工作空间不能采取喷洒湿气降低粉尘的话，应采用抽风除尘方式。开放式工作环境，可以采取喷洒湿气以降低所在环境的粉尘浓度。

六 雾霾是否会引起肺尘埃沉着病？

90% 以上的肺尘埃沉着病患者有粉尘环境工作经历，其余患者也基本都有长期粉尘接触史，雾霾一类的空气污染进入人体后可以通过肺部的自洁机制排出体外，在此过程中可能会经历咳嗽、痰多、咽喉不适等症状。由于雾霾中的颗粒浓度与粉尘工作环境中的粉尘密度存在量级的差异，虽然会引发人体一系列病理反应，但离肺尘埃沉着病仍然有很远的距离。做好雾霾天中的自我防护即可有效避免呼吸道疾病。

通过“世界呼吸日”，希望公众不仅能对肺尘埃沉着病有全新的认识，也希望可以推动公众广泛参与与呼吸健康相关的环保行动，增加对自身所处的呼吸环境、空气质量的关注，在推动自身肺尘埃沉着病救助与预防工作的同时，更好地为中国乃至全球呼吸健康及环境保护运动，作出更大的贡献。

参考文献

[1] 中华医学会呼吸病学分会《雾化吸入疗法在呼吸疾病中的应用专家共识》制定专家组 . 雾化吸入疗法在呼吸疾病中的应用专家共识 . 中华医学杂志 , 2016, 96(34): 2696-2708.

[2] 钟南山 , 刘又宁 . 呼吸病学 . 2 版 . 北京 : 人民卫生出版社 , 2012.

[3] 张志浩 , 刘贺 , 马国宣 , 等 . 大容量全肺灌洗治疗尘肺病及其他肺疾患 5000 例次临床分析 . 中国疗养医学 , 2009, 18(10): 956-960.

48 泌尿健康日

一 泌尿健康日的由来

为了引起公众对泌尿疾病的关注和重视，普及泌尿健康相关知识，中国工程院院士、中国泌尿外科和男科学科带头人郭应禄教授于 2014 年 6 月 16 日发起了一项倡议。他联合中国健康促进与教育协会、中国健康教育中心、《健康时报》社等单位，以及其他泌尿领域医学专家，共同提议将每年的 6 月 16 日设立为“6 · 16 泌尿健康日”。

泌尿系统的主要任务是生成和排出尿液，同时排出新陈代谢的废物，调节水分、盐分代谢，保持体液的酸碱平衡。与其他疾病相比，泌尿系统疾病的病因比较复杂，大部分由感染引起，因此本篇文章主要介绍泌尿道感染的相关内容。

二 泌尿道感染知多少

1. 泌尿道是如何构成的?

泌尿道是身体内管理尿液的一组器官（图 48-1），包括：两个肾脏，外形像蚕豆一样，主要过滤血液生成尿液；一个膀胱，是一个能够储存尿液的气球形器官；两条输尿管，将尿液从肾脏输送到膀胱；还有一条尿道，将尿液从膀胱排出体外。

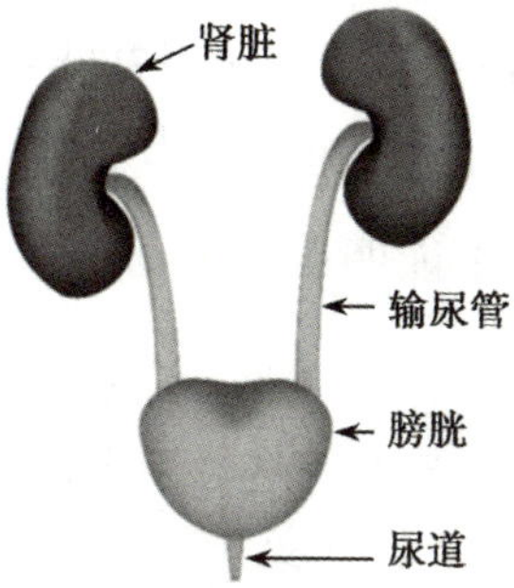

图 48-1　泌尿道结构

2. 泌尿道感染是什么？

泌尿道感染，又称尿路感染，是指各种微生物在尿路中滋生，引起炎症的一种疾病。通常由细菌感染引起，也可能由结核分枝杆菌、衣原体、真菌引起。尿路梗阻、免疫力下降、性别、性行为、遗传因素以及泌尿系统结构异常等都是易感染的因素。感染通常影响膀胱或肾脏，膀胱感染比肾脏感染更常见，但肾脏感染更为严重，如果治疗不当可能引发其他严重问题。当细菌进入尿道并向上到达膀胱时，可发生膀胱感染，称为“膀胱炎”；当细菌上行到更高的肾脏位置时，可发生肾脏感染，称为“肾盂肾炎”。膀胱感染和肾脏感染多见于育龄期妇女、老年人，以及免疫力低下、尿路结构异常的人，需要在日常生活中格外注意。

3. 泌尿道感染有哪些症状？

膀胱感染的症状包括：尿频，即排尿次数增多；尿急，突然迫切需要排尿；尿痛，排尿时感到疼痛或灼热，尿液中可能带血。肾脏感染除了上述症状外，还可能伴有发热、腰痛、恶心或呕吐等症状。如果出现尿频（成人每日排尿≥8次或夜间排尿≥2次，且每次排出尿量小于200m，伴有排尿不尽感，严重时数分钟排尿1次，每次尿量仅数毫升）、尿急、尿痛、血尿、发热、腰酸等症状，就需要引起警惕。

三 泌尿道感染突袭，如何科学应对？

当出现尿频、尿急、尿痛等症状时，可能是泌尿道感染，请尽早就医。医护人员将进行尿液检查，其中尿常规是一项简单而常用的检查方法，通过观察尿液中的白细胞数量，可以初步判断是否存在尿路感染。如果白细胞数量超过每微升 100 个，再结合其他症状，就可判定为尿路感染。在怀疑可能有肾脏感染或不能明确诊断时，可能需要进行更复杂的尿液检查。

1. 正确留取尿液 在留取尿液时，一般要留取中段尿进行检查。要注意保持清洁，避免杂质污染。女性要注意月经期避免留取尿液。尿液留取前要避免过量食用水果、饮料和深色素蔬菜等，以免影响检查结果。

2. 治疗的两个关键步骤要了解 抗感染治疗主要包括两个关键步骤。首先是经验治疗。因为通常情况下，细菌培养和药物敏感试验需要等待三天才能出具报告。在这段时间内，需要医生根据专业指南和患者的一些特定因素，比如性别、基础疾病，以及是否有过上尿路或下尿路感染等病史，来分析可能的病原菌。医生会在留取清洁中段尿液样本并进行病原学培养之后，采取经验性治疗。第二步则是根据药物敏感试验结果来调整抗感染药物，以提高治疗效果。

四 明确泌尿道感染后，如何进行药物治疗？

在具体治疗时，医生会根据药物敏感试验结果选择对感染病原菌敏感的抗菌药物，以提高治疗效果。在临床上，尿路感染主要是由细菌引起的，因此治疗的选择范围包括磺胺类、喹诺酮类、半合成青霉素或头孢菌素类等抗菌药物。如果尿路感染是由结核分枝杆菌引起的，治疗方案需要包括规范的抗结核治疗；对于支原体感染，可以选择喹诺酮类药物；真菌感染的治疗则可以考虑使用氟康唑、两性霉素 B 等药物。

根据《抗菌药物临床应用指导原则》，抗菌治疗方案涉及抗菌药物的多个方面，包括选用品种、剂量、给药次数、给药途径以及疗程等。医生在确定治疗方案时，需要全面考虑病原菌的种类、感染部位、感染程度以及患者的整体情况，这样的个性化治疗方案有助于提高治疗效果，减少药物的不良反应。

1. 可以选择哪些药物种类？

医生在选择抗菌药物时，会基于病原菌种类以及对抗菌药物的敏感性，即依据细菌药物敏感试验的结果来确定。因此，在有条件的医疗机构中，对于被临床诊断为尿路感染的患者，在开始抗菌治疗之前，需要及时采集合格的尿液标本。怀疑存在血流感染的情况下，还应采集患者血液标本进行病原学检测，以尽早明确病原菌和药物敏感试验结果，并据此调整抗菌药物的治疗方案。

对于那些被临床诊断为细菌性感染的患者，医生在获知病原菌药物敏感试验结果之前，一般会根据患者感染部位、发病情况、发病场所（医院感染还是社区感染）、既往抗菌药物用药史以及其治疗反应等信息，推测可能的病原体。同时，结合当地的细菌耐药性监测数据，先进行抗菌药物的经验性治疗，待病原学检测及药物敏感试验结果获知后，再结合之前的治疗反应调整用药方案。对于培养结果为阴性的患者，会根据经验治疗的效果和患者情况采取进一步的诊疗措施。

2. 如何确定服药剂量？

在给药剂量方面，一般根据各种抗菌药物的治疗剂量范围来确定。对于治疗上尿路感染，尤其是严重感染时，抗菌药物的剂量宜较大，即在治疗剂量范围的较高限内；而治疗单纯性下尿路感染时，由于多数药物在尿中的浓度远高于血中浓度，因此可应用较小剂量，即在治疗剂量范围的较低限内。同时，也需要结合患者肝功能、肾功能情况来调整服药剂量。

3. 如何选取合适的用药方式？

对于下尿路感染的患者，首选口服吸收良好的抗菌药物，无须采用静脉或肌内注射给药。只有在以下情况下可考虑采用注射给药：①不能口服或不能耐受口服给药的患者（如吞咽困难者）；②患者存在可能明显影响口服药物吸收的情况（如呕吐、严重腹泻、胃肠道病变或肠道吸收功能障碍等）；③所选药物没有口服剂型。

4. 需要持续用药多长时间?

在确定给药疗程时，通常需要根据感染的性质和身体的状况综合判断。对于急性单纯性下尿路感染，一般疗程不超过 7 天；而对于上尿路感染，如急性肾盂肾炎，通常需要持续治疗 2 周。对于经常反复发生的尿路感染，可能需要考虑长期抑制细菌生长的治疗。

需要注意的是，即使在症状有所缓解的情况下，也要按照医生的建议完成全部的抗菌药物治疗，以防病原菌出现复发。如果治疗结束后出现症状再次加重，出现新症状或症状严重，应及时就诊寻求医生的帮助。

五 预防泌尿道感染，记牢这些关键措施

久坐、憋尿、喝水少、熬夜等不良生活习惯容易导致尿路感染等泌尿系统疾病，为了预防这些问题，最关键的是保持良好的生活习惯。

1. 坚持运动，不久坐 保持体育锻炼，调整饮食，少吃油腻和辛辣的食物，多摄入新鲜水果和蔬菜，因为它们富含维生素 C 和胡萝卜素，有助于减轻炎症和修复泌尿道上皮细胞。对于长时间坐在办公室或开车的人，要改变这种习惯，每 30 分钟最好站起来活动一下。

2. 多喝水，不憋尿 为了保持足够的尿量，要适量多喝水，尤其是大量出汗后。充足的饮水有助于稀释尿液，冲刷尿道，但要避免过度饮酒和摄入过多咖啡因。同时，有尿意时要及时排尿，每次排尿后确保将残余尿液排空，不要憋尿。

3. 保持卫生，定期清洁 保持身体卫生，勤洗身体各部位，但不要过度清洗阴道。注意保持外阴清洁，防止尿液沾湿内裤，以免细菌滋生。建议使用已经煮沸并冷却至适宜温度的水清洗内裤，避免使用未经煮沸的生水。夫妻同房前要清洗外生殖器，以免将细菌挤入尿道口，完毕应立即排尿。

4. 避免疲劳，保持充足休息 确保获得足够的睡眠，避免过度疲劳，以维护机体的免疫力。

5. 选择纯棉内裤 内裤不宜选择太小或太紧的，最好选择吸湿透气的

纯棉制品，而不是化纤材料。

6. 合理饮食，不盲目 对于声称能预防膀胱感染的“天然”产品，如蔓越莓果汁、益生菌等，目前没有足够证据表明它们有效。因此，在选择时要理性，不要盲目相信产品的宣传。

写在最后

治疗泌尿道感染时，应根据个人的症状特点和药物特性来选择合适的治疗方案。一旦发现有相关症状，应及时就医并遵循医生的用药指导，通常这样可以迅速恢复健康，所以不必过于担心。此外，也要保持健康的生活习惯，如保持足够的休息，增加水分摄入和保持饮食均衡，这样有助于提升身体免疫力，更好地抵抗感染。

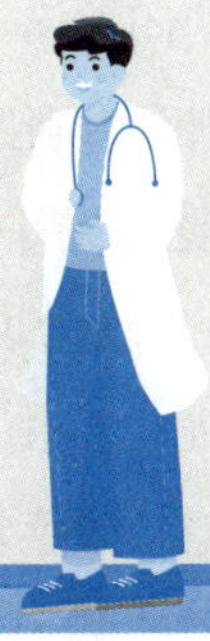

参考文献

[1] 中国女医师协会肾脏病与血液净化专委会 . 中国女性尿路感染诊疗专家共识 . 中华医学杂志 , 2017, 97(36): 2827-2832.

[2] 尿路感染诊断与治疗中国专家共识编写组 . 尿路感染诊断与治疗中国专家共识 (2015 版)——尿路感染抗菌药物选择策略及特殊类型尿路感染的治疗建议 . 中华泌尿外科杂志 , 2015, 36(4): 245-248.

[3] 尿路感染诊断与治疗中国专家共识编写组 . 尿路感染诊断与治疗中国专家共识 (2015 版)——复杂性尿路感染 . 中华泌尿外科杂志 , 2015, 36(4): 241-244.

[4]《抗菌药物临床应用指导原则》修订工作组 . 抗菌药物临床应用指导原则 (2015 年版). 北京 : 人民卫生出版社 , 2015.

49 世界渐冻人日

一 世界渐冻人日的由来

"渐冻症"是一种罕见病，是世界卫生组织列出的"五大绝症"之一，与癌症和艾滋病齐名。"渐冻症"在医学上称为肌萎缩侧索硬化（amyotrophic lateral sclerosis，ALS），是运动神经元病的一种，患者大脑、脑干和脊髓中运动神经细胞受到侵袭，逐渐出现肌肉无力甚至瘫痪，病变从腿、手臂，最后蔓延到手指，此类患者身体如同被逐渐冻住一样，因此俗称"渐冻人"。表现为说话、吞咽和呼吸功能逐渐退化，最终瘫痪，大部分因呼吸衰竭而死亡。由于感觉神经并未受到侵犯，因此这种病并不影响患者的智力、记忆或感觉。

ALS 病因至今不明，20% 的病例可能与遗传及基因缺陷有关。另外有部分与环境因素有关，如重金属铝中毒等，大多预后较差。由于缺乏对此类疾病的认识，很多"渐冻人"得不到及时、正确的诊治。1992 年 11 月"渐冻人"协会国际联盟成立，目前全世界已有 40 多个国家和地区的 50 多个"渐冻人"协会加盟。1997 年"渐冻人"协会国际联盟选定在每年的 6 月 21 日，举行各类认识运动神经元疾病的相关活动，希望每年这一天，对这种可怕疾病的治疗和社会关爱能引起公众的普遍重视。并于 2000 年丹麦举行的国际病友大会上正式确定 6 月 21 日为"世界渐冻人日"。

二 肌萎缩侧索硬化的临床特征和治疗方案

在世界范围内 ALS 年发病率为 1～3 例 /100 000 人，大部分是散发的，仅有 5%～10% 会遗传，大多数由于基因突变导致。在 65 岁或 70 岁之前，男性的 ALS 发病率高于女性，但此年龄段后男女发病率相等。大部分 ALS

患者发病年龄在 55 ~ 75 岁，发病年龄越小，遗传的可能性越大。

1. 怎样早期识别肌萎缩侧索硬化?

ALS 最早期的表现可能是不经意地发现肢体的肌肉萎缩，表现为说话含糊不清，上肢举起重物力量减弱，手握不住物品，下肢单脚站立弱，走路易绊倒，肌肉跳动和腿抽筋等。随着疾病的发展，肌肉萎缩越发严重，最终出现肌无力和运动功能丧失。大部分患者在病程中可出现咽喉部肌肉的受累，主要表现为饮水呛咳、吞咽困难和舌肌萎缩。中晚期的患者可以出现呼吸困难。

ALS 临床上主要有两种起病类型，一种是肢体起病型，另一种是延髓起病型，具体表现和区别见表 49-1。

表 49-1 ALS 的两种起病类型

	肢体起病型	延髓起病型
早期表现	单侧手的无力萎缩,会出现无法完成需要手部任务的症状;一般不出现疼痛麻木等感觉症状	咬肌张力增高和张嘴困难,身体僵硬失去平衡
临床晚期表现	言语不清、吞咽困难、舌肌萎缩等症,最终出现呼吸衰竭	容易出现呼吸衰竭

早期的 ALS 容易和颈椎病混淆，肌肉萎缩也可以是颈椎病的表现，区别在于 ALS 不会出现肢体麻木、感觉异常等颈椎病的常见表现；颈椎病不会发生饮水呛咳、吞咽困难和说话异常等，如果出现以上异常症状，可以去医院进行肌电图和颈椎磁共振检查来区别两种疾病。

2. 肌萎缩侧索硬化如何治疗?

根据目前的资料，患者通常在起病 3 ~ 5 年后死于呼吸肌麻痹、呼吸衰竭。约 30% 的患者在确诊 5 年后存活，10% ~ 20% 的患者可在确诊 10 年后存活。霍金自确诊到去世期间长达 55 年，是目前存活时间最长的 ALS 患者，但并非所有人都这么幸运。ALS 目前仍是一种无法治愈的疾病，但是有许多方法可以改善患者的生活质量，延长患者的生存期，尤其是要注意应早期诊断、早期治疗。规范的ALS诊治流程中并没有所谓的特效药，目前可以使用一些延缓病情发展的药物。ALS的治疗需要多个学科团队的配合，除了药物以外还应该包括营养管理、呼吸支持和心理治疗等综合治疗。

影响患者生存的两个主要问题是呼吸肌麻痹和不能进食带来的营养问题，因此家庭护理和康复直接关乎患者的生活质量和生存时间。对于有呛咳的患者，细致的护理和早期鼻饲能够有效地降低吸入性肺炎的风险。对于呼吸功能受累的患者，可定期检测肺功能，尽早使用无创呼吸机辅助呼吸。

3. 延缓肌萎缩侧索硬化病情发展的药物有哪些?

ALS作为一种神经系统慢性致死性变性疾病，目前尚无将其治愈的方法。但自从发现该病的一百多年来，人们就一直与它作斗争，尝试了近百种药物治疗。当前的主要治疗包括病因治疗、对症治疗和多种非药物的支持治疗。

综合目前国内可应用情况，确定治疗ALS的药物有利鲁唑和依达拉奉。

（1）利鲁唑：利鲁唑是经过多项临床研究证实可以在一定程度缓解ALS病情的药物，但作用机制尚不清楚。利鲁唑的用法为每12小时服用50mg，每日定时服用。如漏服一次，按原计划服用下一片。增加每日的服用剂量并不能显著提高预期的获益。服用该药后的主要不良反应是乏力、恶心和肝功能异常，因此服药期间需定期监测肝功能，此类药物建议患者尽早开始服用，当患者进入晚期使用呼吸机辅助呼吸时，不再建议继续服用。

（2）依达拉奉：依达拉奉作为氧自由基清除剂，它的抗氧化作用可能用于保护运动神经元免受自由基的氧化损害，达到缓解ALS病情发展的目的。依达拉奉治疗ALS的一个疗程为6个月，第一个月的前14天，每天60mg静脉输注，输注时间大于60分钟，停药14天；之后每个月前14天必须有10天60mg静脉输注，输注时间大于60分钟，每天1次，其他时间无治疗措施。依达拉奉对于早期、症状轻微的呼吸功能基本完好的ALS患者具有一定疗效，经过一个疗程的治疗后依达拉奉可以缓解病情大约2个月的进展期，对于中期ALS的患者来说，依达拉奉的使用不会获得益处，甚至有可能加重病情发展。患者一旦出现呼吸功能下降，继续使用依达拉奉可导致其呼吸功能迅速恶化。依达拉奉的主要不良反应表现为肝功能异常和皮疹，以及注射部位的红肿等。

写在最后

ALS属于世界罕见病，患者像被冰雪冻住一样，丧失任何行动能力，目前还无法根治，其与癌症、艾滋病、白血病、类风湿病并称为世界“五大绝症”。ALS虽然无法治愈，但是通过药物可以缓解疾病的进展，使患者获得一定的生存期，通过药物和心理治疗改善患者的抑郁状态，鼓励患者和家属保持积极乐观。此外，早诊断、早治疗的效果和病程、病情进展速度等关系密切。应在患者可以承受的情况下多进行一些活动和锻炼，以防止肌肉过快萎缩，失去生理功能。在食物的选择上以软质、流质的食物为主。做好ALS患者的护理，延长生存时间，是家属和护理人员的重要工作。我国将推进罕见病的诊疗技术发展以及创新药物的研发，为患者及家属带来新的希望。在不久的将来，经过全世界研究人员的努力，新的、更高效的治疗手段必将涌现。

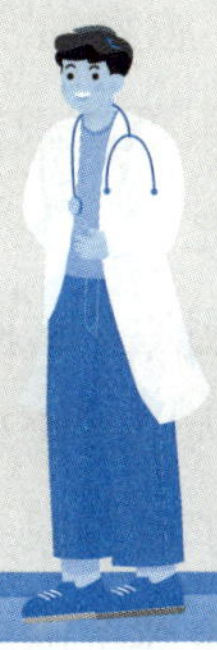

参考文献

[1] 刘明生 . 肌萎缩侧索硬化的诊治现状与未来 . 中华医学信息导报 , 2021, 36(13): 12.

[2] 魏星 . 渐冻症 . 中国科技术语 , 2018, 20(2): 80.

[3] 周晟瀚 , 钱思霖 , 常文兵 , 等 . 北京市“渐冻症”发病率及影响因素分析研究 . 临床

医学研究与实践, 2017, 2(16): 1-4, 17.

[4] 王毅. 渐冻人——肌萎缩侧索硬化症. 家庭医学(下半月), 2014(10): 8-10.

[5] FELDMAN E L, GOUTMAN S A, PETRI S, et al. Amyotrophic lateral sclerosis. Lancet, 2022, 400(10360): 1363-1380.

[6] NIEDERMEYER S, MURN M, CHOI P J. Respiratory failure in amyotrophic lateral sclerosis. Chest, 2019, 155(2): 401-408.

50 世界尿失禁周

一 世界尿失禁周的由来

尿失禁是一个对患者及其家庭心理、社交和身体健康都有很大影响的重要问题。全球大约有20亿人受到此问题的困扰，有人把这称为"社交癌"。患者通常难以启齿，甚至认为这只是"老年人的自然现象"，所以就医率很低。根据国际尿控协会的最新统计，尿失禁已经成为全球五大常见疾病之一。长期的尿失禁可能引发泌尿系统的严重问题，如盆腔炎、膀胱炎、阴道炎、膀胱癌和尿毒症等严重的健康危机。

为了在全球范围内增强对尿失禁问题的认知，国际尿控协会在2009年发起了世界尿失禁周，时间为每年6月份的最后一个星期一至星期五，旨在通过全球范围内的宣传活动，提高人们对尿失禁的了解。活动期间，专注于向尿失禁患者提供专业帮助，并在全球推广尿失禁的相关知识和治疗信息。通过建立全球组织和网络，活动致力于加强全球对尿失禁症状的认知，并提供多学科的治疗方法。2010年，中国也加入了世界尿失禁周的行列。

随着我国逐渐进入老龄化社会，尿失禁问题越来越受到关注。一些地区进行的调查显示，尿失禁的患病率为18%~53%，女性患者多于男性，成年女性尿失禁的发生率为25%~45%，而老年妇女的发病率更是高达

70%。随着人们对生活质量要求的提高，尿控疾病受到越来越多的重视。

二 尿失禁的类型

国际尿控协会对尿失禁的定义是指在清醒状态下，尿液不由自主地从尿道口流出或渗出。尽管尿失禁很常见，但并不是衰老的正常表现。患者可以通过治疗或采取一些措施来减少或消除尿液漏出。

1. 尿失禁有哪些类型？

关于尿失禁的类型，主要有压力性尿失禁、急迫性尿失禁和充盈性尿失禁等。医生通过了解病史，可以初步判断尿失禁的类型。比如，当进行体力活动、咳嗽、打喷嚏、大笑、举重物或改变体位时发生尿失禁，可能是压力性尿失禁。而在听到流水声、洗手或身处寒冷环境时尿急及尿失禁，可能是急迫性尿失禁；感觉膀胱未完全排空或出现尿床的情况可能是充盈性尿失禁。

在女性中，最常见的三种类型为压力性尿失禁、急迫性尿失禁和混合性尿失禁（患者同时经历以上两种症状）。而在男性中，最常见的四种类型为压力性尿失禁、急迫性尿失禁、混合性尿失禁和充盈性尿失禁。这些类型的尿失禁可以通过不同的治疗方式来缓解或治疗，以提高患者的生活质量。

2. 尿失禁的严重程度有哪些？

对于压力性尿失禁，可以根据临床症状来判断它的程度。具体分为以下几个层次。

（1）轻度：尿失禁仅在咳嗽、打喷嚏等情况下发生，且不需要使用尿垫。

（2）中度：尿失禁在进行跑跳、快步行走等日常活动时发生，且需要使用尿垫。

（3）重度：尿失禁甚至在轻微的活动或平卧体位改变时发生。

通过这些级别，可以更好地了解尿失禁的程度，从而制订更有效的治疗计划。

三 男性、女性尿失禁治疗方案有区别

1. 男性压力性尿失禁的治疗方案 对于男性压力性尿失禁，首选保守治疗，特别是盆底肌训练，建议治疗 6 ~ 12 个月，如效果不佳，再考虑外科手术治疗。

2. 女性压力性尿失禁的治疗方案 女性尿失禁是常见的问题，但仍治疗不足。治疗首选生活方式改变以及盆底肌肉锻炼，如果效果不佳或希望进行手术干预，可以考虑尿失禁特定机制的手术。

对于大多数女性压力性尿失禁患者，手术具有长期、确定的疗效，但手术也会造成一定的创伤，可能存在术后排尿困难、尿急、脏器损伤等风险。因此，在制订手术方案时，医生会告知患者可选择的手术方式及每种方式的利弊和风险、手术所需时间、住院时间、可能发生的并发症及并发症的处理。同时，也需要考虑患者的生育计划，医师和患者会共同决定是否进行手术。

非手术治疗也可用于手术前后的辅助治疗，非手术治疗具有并发症少、风险小的优点，可减轻患者的尿失禁症状。其中，药物治疗可减少患者的漏尿次数，改善生活质量，但需经过医生详细评估后使用，患者切忌自行用药。

（1）选择性 α_1 肾上腺素受体激动剂：有盐酸米多君等，但禁用于患有严重器质性心脏病、急性肾脏疾病、嗜铬细胞瘤或甲状腺功能亢进的患者，此外，持续性卧位高血压患者和过高的卧位高血压患者也不应使用。这类药物的不良反应主要包括卧位和坐位时的高血压，主要发生于头皮的感觉异常和瘙痒，皮肤竖毛反应，寒战，尿潴留和尿频。因不良反应较大，不建议长期使用。

（2）阴道局部雌激素治疗：对于绝经后妇女，阴道局部雌激素治疗可以缓解部分绝经后尿失禁症状和下尿路症状。

四 尿失禁的健康小锦囊

1. 哪些生活方式调整可以改善尿失禁?

（1）控制体重：如果体重过重（BMI > 30kg/m^2），考虑减肥。可以咨询医生，采用健康的减肥方式。

（2）戒烟：戒烟有助于改善尿失禁症状。

（3）健康饮食：采用健康的饮食习惯，包括高膳食纤维、低盐、低咖啡因。避免摄入可能加重症状的食物，如乙醇、辛辣或酸性食物。

（4）治疗便秘：保持正常的排便习惯，可以缓解尿失禁。可以尝试食物中增加纤维，多喝水，或者在医生建议下使用轻度的缓泻剂。

（5）避免提重物：尽量避免搬运重物，以减轻腹部压力。

（6）减少饮水量：在睡前数小时减少饮水，特别是夜间尿频的患者。病情允许情况下，每日饮水量可以控制在 1 500 ~ 2 000ml，计算时需减去流质食物（如粥、汤、果汁等）中的水分。

（7）糖尿病管理：如有糖尿病，保持血糖在目标水平有助于控制尿失禁症状。

（8）合理使用利尿药：如果需要使用利尿药，建议提前计划好用药时间。如果利尿药引起漏尿问题，可以咨询医生或药师是否需要调整剂量或更换其他药物。

2. 哪些技巧可以帮助改善排尿控制?

（1）如厕训练：这是一种通过规律如厕来培养身体控制的方法，患者可以在医院、疗养院或家里进行。比如，可以设定每小时去一次厕所的计划，即使觉得没有尿意也要遵循计划。如果尿意提前出现，尽量忍耐等够 1 小时。随着不断适应，可以逐渐增加如厕的时间间隔，最终希望能够坚持 3 或 4 小时一次。

（2）盆底肌肉训练：这是学习如何收紧和放松盆底肌肉的锻炼方法，能够帮助患者加强对尿流和排便的控制。正确的锻炼方法很有效，患者可以咨询医生或医护人员，了解如何正确进行这种训练。

3. 定期随访很重要。

患有尿失禁的人需要定期进行随访，这对于了解术后的情况至关重要，包括感染、出血和组织损伤等。根据每个人的具体情况，随访时医生会关注不良反应和生活质量的改善，比如控尿状态、是否有排尿困难、器械是否正常使用，以及是否出现尿道感染、伤口感染等问题。

写在最后

总体来说，尿失禁是一个常见的健康问题，但并不意味着无法预防或解决。通过深入了解尿失禁的潜在原因，并针对性地采取适当的治疗措施，可以有效地减轻症状甚至治愈。因此，当遇到尿失禁问题时，应尽早寻求专业医生的帮助，并遵循指导进行治疗，以恢复健康。

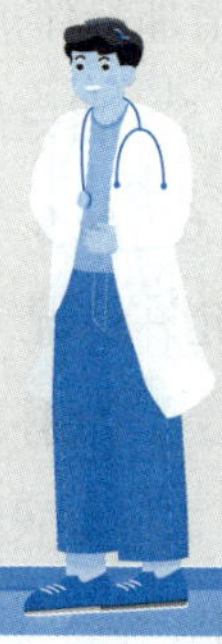

参考文献

[1] 中华医学会泌尿外科学分会尿控学组 . 男性压力性尿失禁诊断与治疗中国专家共识 . 中华泌尿外科杂志 , 2022, 43(9): 641-645.

[2] 中华医学会妇产科学分会妇科盆底学组 . 女性压力性尿失禁诊断和治疗指南 (2017). 中华妇产科杂志 , 2017, 52(5): 289-293.

[3] GACCI M, SAKALIS V I, KARAVITAKIS M, et al. European association of urology guidelines on male urinary incontinence. Eur Urol, 2022, 82(4): 387-398.

[4] 广东省医疗行业协会泌尿外科管理分会. 老年尿失禁护理专家共识. 中华腔镜泌尿外科杂志 (电子版), 2022, 16(5): 389-393.

51 世界无脱发日

一 世界无脱发日的由来

随着当今环境污染和社会竞争压力的日益加剧，脱发问题在人群中的发生率不断上升。国家卫生健康委员会和统计局的相关数据显示，平均六个人中就有一个人受脱发困扰，并且 30 岁以下年轻群体占脱发总人数的 70%。男性脱发人数占了绝大部分，其中 87% 的男性是在成为父亲之后出现了脱发的问题。因此，为了引起社会对脱发问题的重视和关注，每年 6 月的第 3 个星期日被世界多个健发协会和中国家庭服务协会倡议定为世界无脱发日，与父亲节同一天。

许多男性都在生活和工作上面临着精神压力过大、休息时间不充足、作息时间不正常的困境。再加上他们吸烟和饮酒过多，以及高热量、高油脂饮食，导致成为脱发高危群体。同样不容忽视的是，很多女性因为生育、疾病以及遗传等因素也正在遭受脱发的困扰，而且脱发对女性心理健康和生活质量上的影响更加显而易见。

爱美之心人皆有之。很多人在出现脱发以后，自尊心会备受打击，表现出紧张焦虑、沉默寡言，甚至是恐惧社交。还有一部分人没有选择科学的治疗方式，而是盲目追求网上的偏方或是民间的秘方，不仅延误了治疗的时机，还有可能因不明成分药物的毒副作用损伤头皮和毛囊，进一步加剧脱发。哪些因素会导致脱发？脱发到什么程度需要治疗？治疗脱发又有哪些科学有效的方法呢？

二 脱发问题知多少

脱发是头发脱落的现象，分为正常头发脱落和病理性脱发。每天脱落的头发在100根以内，且脱发均匀，是属于正常的。但如果每天头发脱落超过100根，或呈斑片状脱发，就可能是病理性脱发。如何确定自己的脱发是生理性的还是病理性的呢？可以参考拉发测试小实验。

步骤1：保持3～5天不洗头，然后用拇指和示指轻轻地拉起一束头发，数量不要过多（五六十根左右）。

步骤2：轻轻地从发根的地方向发梢的地方拉起，注意用力不要过猛，也不要过轻。

步骤3：看一下每次拉下来的头发数量。如果大于五六根（＞10%），就说明拉发实验是阳性的，有可能发生了病理性脱发；如果每次拉下来的数量不超过五六根（≤10%），说明实验结果是阴性的，可能属于正常的脱发。

注意：这一结果并不是绝对的！因为一般雄激素性秃发患者每次拉下来的头发数也不超过10%，拉发实验也呈阴性结果，但头发已经出现了稀疏。因此，做拉发实验判断脱落头发的数量的同时，还要看最终的结局。有的人虽然头发脱落的不多，但也不长新发，头发越来越稀疏，这个状态也是脱发。

1. 脱发的诱因有哪些？

在遗传基础上，进入青春期，雄激素水平升高后作用于毛囊导致脱发是雄激素性秃发的主要原因。吃辛辣甜食可诱发或加重该病。

精神紧张、忧郁、恐惧等均能导致神经功能紊乱，体内免疫系统失去平衡，是引起脱发的最常见外界诱因。

疾病、虚弱、营养不良、秋冬季节脱发增多等是休止期脱发的常见原因，化疗是生长期脱发的元凶，某些头部皮肤病可引起假性斑秃。

2. 脱发的类型有哪些，都有哪些特征？

脱发的种类有数十种，其中雄激素性秃发和斑秃最常见。

（1）雄激素性秃发：又称早秃、脂溢性脱发等，是最常见的一种秃发，多发生于青春期和青春期后。男性主要表现为前额发际后移和/或头顶部毛发进行性减少和变细，也称为男性型秃发；女性主要表现为头顶部毛发进行性减少和变细，也称为女性型秃发。该病进行性加重，不可根治，如能早期诊断并进行正确治疗，大部分可以得到改善。

（2）斑秃：在民间被称为“鬼剃头”，是一种常见的炎症性非瘢痕性脱发。临床表现为头皮突然发生的边界清晰的圆形斑状脱发，轻症患者大部分可自愈，约半数患者反复发作，可迁延数年到数十年，也有少数患者的脱发可累及整个头皮。斑秃可发生于任何年龄，中青年多见，无明显性别差异。相较于雄激素性秃发，斑秃的发生更令人猝不及防，对美观的影响也更大，对患者的心理和生活带来更显著的负担和困扰。

（3）其他：长期减肥、饥饿或是饮食搭配不均衡造成营养性脱发；化疗后出现头发的大面积脱落甚至脱光；头皮毛囊炎，或者其他一些真菌感染、梅毒之类传染性疾病引起的脱发；还有些女性习惯扎辫子扎得比较紧，可发生牵拉性脱发。

三 脱发防治要科学

头发像田里生长的禾苗，要想长得好，不仅需要适宜的土壤和均衡充足的营养，发生疾病时还要根据病因施肥、喷洒农药。

1. 预防脱发，日常生活中应该注意什么?

（1）注意洗发频次：油性头发建议每天或隔天洗 1 次；中性或干性头发建议一周清洗 3 ~ 4 次；另外，干洗头发有害无益。

（2）合理选择食物：不偏食，保持食物的多样化；多吃富含维生素 A（如牛奶、胡萝卜等）和维生素 C（如各种水果和深绿色蔬菜）的食物。

（3）正确梳头：选用防静电材质的梳子，如牛角梳或者木梳；梳头时从头中间到两侧都应该从额头的发际一直梳到颈后的发根处，每次 10 分钟，适度用力，以使头皮产生微热感为好。

护发小贴士：在夏季打遮阳伞或戴太阳帽能防止紫外线对头发的损害；游泳时戴泳帽。

2. 治疗脱发不用慌，方法合理效果好。

对于不同症状、类型和严重程度的脱发在治疗上有不同选择，治疗方法既可以单独使用，也能联合使用。

（1）一般治疗：避免精神紧张，缓解精神压力，保持健康的生活方式和充足的睡眠，均衡饮食，适当参加体育锻炼，如并发炎症和免疫性疾病，则应积极治疗并发的炎症或免疫性疾病。

（2）局部治疗：在脱发部位及活动性区域采用局部给药（如米诺地尔、糖皮质激素和接触致敏剂等）、局部注射自体富血小板血浆和局部低能量激光照射治疗等。

（3）系统治疗：目前，口服糖皮质激素和/或免疫抑制剂主要用于治疗斑秃；而口服非那雄胺和螺内酯/环丙孕酮则分别对部分男性和女性雄激素性秃发具有良好的疗效。

（4）毛发移植：一般药物治疗无效后，可以考虑毛发移植。通过将后枕部、胡须和腋窝等非脱发区域的毛囊提取并处理后再移植至脱发区域，以达到外形美观的方法。

（5）其他：可采用中医辨证施治，以及佩戴假发或发片遮蔽秃发区域。

四 治疗脱发应该如何合理选择药物，用药时有哪些注意事项？

应根据患者的性别和脱发类型不同，选择合适的药物进行针对性治疗。

由于脱发是一个进行性加重直至秃发的过程，因此早期治疗非常关键，一般治疗越早，疗效越好，必须长期坚持，以实现更好的治疗效果。例如：应用米诺地尔治疗效果良好，但通常停药半年到1年，雄激素性秃发又可能会慢慢进展。

此外，推荐多种治疗方法联合治疗，以获得最理想的效果。治疗脱发的药物及作用机制见表51-1。

表 51-1　治疗脱发的药物及作用机制

药物名称	作用机制	适应证	推荐剂量	不良反应
非那雄胺	减少双氢睾酮的生成和对毛囊的破坏	仅用于男性雄激素性秃发患者	1mg/次，1次/d，口服	前列腺特异性抗原减少、男性乳房发育、睾丸疼痛、过敏反应、性功能受损
螺内酯	减少肾上腺产生睾酮，同时轻微抑制双氢睾酮与雄激素受体的结合	仅用于女性雄激素性秃发患者	40 ~ 200mg/d，口服	月经紊乱、性欲降低、乳房胀痛
米诺地尔	促进毛发生长	男/女性雄激素性秃发及斑秃患者均适用	1ml/次，2次/d（男性：5%浓度，女性：2%浓度）；外用涂患处	多毛症，刺激性和过敏性皮炎
糖皮质激素	改善毛囊周围的细胞因子的分泌，并重建毛囊的免疫赦免功能	男/女性斑秃	轻中度：卤米松、糠酸莫米松及丙酸氯倍他索等强效或超强效外用糖皮质激素，1 ~ 2次/d，外用涂患处；复方倍他米松≤7mg/次，3 ~ 4周1次，曲安奈德≤40mg/次，2 ~ 3周1次，可重复数次，皮损内注射 中重度：泼尼松≤0.5mg/(kg·d)，口服；复方倍他米松7mg/次，3 ~ 4周1次，肌内注射	局部应用常致皮肤萎缩变薄、毛细血管扩张、毛囊炎及色素减退；全身应用可出现血压升高、水钠潴留、消化道不适
环孢素	恢复头发毛囊的发育和生长	仅用于病情重或不宜系统应用糖皮质激素或对糖皮质激素无效的患者	小于3mg/(kg·d)	胃肠道不适、肝肾功能损害、神经毒性、代谢异常、电解质紊乱、皮肤过敏、痤疮、多毛和齿龈增生等

1. 如何判断药物治疗效果？

药物治疗脱发的效果应该包括：脱发量的减少、毛发直径的增加或毛发色素的加深以及毛发数量的增加等指标，此外，不同的药物起效时间也不尽相同（图 51-1），需要给予充足的用药时间来评判治疗效果。

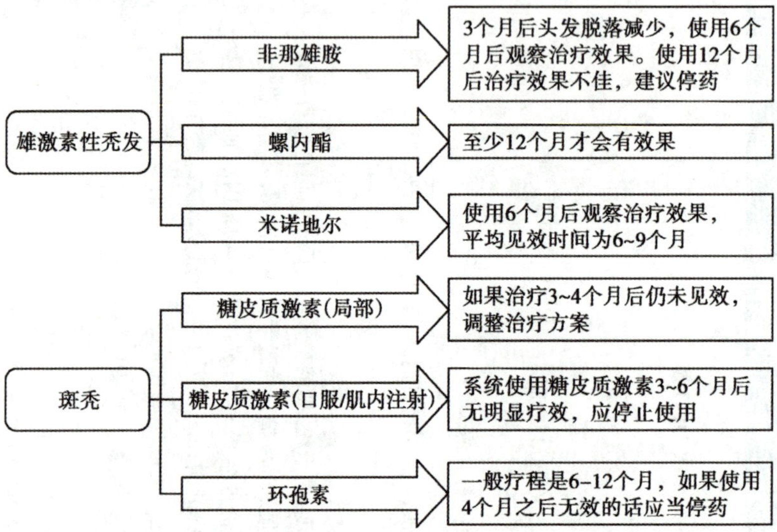

图 51-1 不同药物治疗脱发起效时间示意图

2. 药物治疗常见问题

问题 1：用了米诺地尔，怎么脱发更严重了？

部分脱发患者在首次使用米诺地尔后的 1 ~ 2 个月会出现脱发增多的情况，被称为米诺地尔狂脱期。出现狂脱期的原因主要是用药以后加速了毛囊的新生，使处于休止期的毛发提前脱落，是新发推动旧发生长的过程，所以出现脱发的情况以后，不用紧张或担心，可以继续用药，随着用药时间的延长，新生的毛发会取代脱落的毛发，时间在 1 ~ 3 个月。

问题 2：用完米诺地尔后头皮屑增多，是正常的吗？

米诺地尔会促进头皮的血液循环，皮肤角质层代谢加速，表皮细胞更替加快会产生头屑，这说明米诺地尔正在起效，通常都是能够忍受的，会自行消失。

问题3：吃了非那雄胺会影响男性性功能吗？

口服非那雄胺治疗脱发每日用量仅1mg，因此引起男性性功能障碍的发生率非常低且症状较轻。

问题4：脱发说明肾亏？想生发先补肾？

内分泌失调和免疫功能异常有时确实会导致脱发，但没有充足证据表明中医所说的“肾亏”和脱发具有直接相关性。目前研究证实，男性的雄激素性秃发是一个单纯的皮肤问题，不代表内脏器官的健康与否。

问题5：含中药的洗发水是不是可以治疗脱发？

截至目前，我国并未批准任何一款具有治疗脱发功效的洗发水上市，也没有任何一款中药洗发水被证实具有明确的防治脱发功效。洗发水广告中宣传的功效更多是可以改善部分人的头皮屑多或者油脂多的问题，比如去屑、去油洗发水，这些症状即使改善了，但对脱发症状依然没有改善。

五 脱发治疗争议多，谣言偏方切莫信

争议1：病理性脱发不是病，没必要看医生。

皮肤由表皮、真皮和皮下组织构成，并含有附属器官（汗腺、皮脂腺、指/趾甲、毛发），因为毛发属于皮肤的附属器官，所以脱发是皮肤科的常见疾病。

脱发虽然不影响患者的身体健康，但是严重影响患者的心理健康及生活质量。如有脱发困扰，建议最好去看一下皮肤科医生，查明脱发病因。

争议2：生姜擦头可生发。

许多人会用生姜来擦头，认为可以有效治疗斑秃。然而，目前已有科学研究证实生姜的提取物6-姜酚可抑制毛囊的生长甚至加快脱发。国外甚至有人试图将这种提取物加入脱毛膏中。因此，用生姜擦头皮不仅不会生发，反而可能会越擦头发越少。这种做法是极不科学的，切勿轻易尝试！

争议3：所有人都适合做毛发移植。

不一定。有些男性患者毛囊数量不够，比如说整个秃顶，后面的头发也相对较少，这时通过毛发移植很难将所有毛囊均匀地分布，效果并不理想。

所以毛发移植相对来讲更适合轻、中等严重程度的秃发。毛发移植后应该继续使用防脱发药物，以维持脱发区域非移植毛发的生长以及生存状态。

争议 4：头发比较油，是不是需要勤洗头？

这种情况跟洗头的频率关系并不大，关键要选择一些合适的洗发水。有些症状比较严重的，还需要选择一些药用的洗发水。例如，伴有油多或者头皮屑多，这种情况通常是因为头皮上有一些真菌，即马拉色菌，此时可选择含有硫化硒、酮康唑、吡硫翁锌或是吡啶酮乙醇胺盐的洗发水，可以有效地抑制马拉色菌生长。

争议 5：硅油对头皮有伤害吗？应该选用无硅油的洗发水吗？

洗发水中都含有去污剂。去污剂在清洁头发的同时，也可能会对头发本身造成一些损伤。从显微镜下看，洗头之后，头发的表面会比较粗糙，有一些凹坑，而硅油的作用是填补这些凹坑，缓解洗头之后造成头发干枯的症状。因此，很多洗发水都会添加这个成分，实际上硅油对头皮并没有伤害。

争议 6：脱发会遗传吗？

遗传因素确实是脱发的一个重要诱因。例如，雄激素性秃发是一种具有遗传倾向的多基因隐性遗传疾病，而斑秃是由遗传因素与环境因素共同作用所致的毛囊特异性自身免疫性疾病。但并不是所有脱发都会遗传，比如缺铁性贫血性脱发、休止期脱发、药物性脱发、产后脱发等不会遗传。

争议 7：头发掉了之后还能再长出来吗？

大部分脱发类型是可以长出新发的。但瘢痕性脱发则几乎不能长出，其毛囊上皮被结缔组织代替，因此是永久性秃发。建议对于瘢痕性脱发患者在毛囊未被破坏时或破坏的早期进行治疗。

药师小贴士

总而言之，防治脱发应尽早并长期坚持。针对不同的脱发类型选择对应的药物治疗，每一种治疗药物都有它的起效时间，应该保持耐心。对于药物治疗不理想的脱发，也可以选择植发和佩戴假发。研究证实，情绪可以影响人的内分泌和免疫系统，因此，良好的心态对于脱发的改善大有裨益。

参考文献

[1] 中国医师协会美容与整形医师分会毛发整形美容专业委员会 . 中国人雄激素性脱发诊疗指南 . 中国美容整形外科杂志 , 2019, 30(1): 前插 2- 前插 6.

[2] GUPTA M, MYSORE V. Classifications of patterned hair loss: a review. J Cutan Aesthet Surg, 2016, 9(1): 3-12.

[3] 中华医学会皮肤性病学分会毛发学组 . 中国斑秃诊疗指南 (2019). 临床皮肤科杂志 , 2020, 49(2): 69-72.

[4] 吴瑞英 , 王磊 , 杨知山 , 等 . 雄激素性秃发的治疗进展 . 武汉大学学报 (医学版), 2023, 44(1): 29-35.

[5] DEVJANI S, EZEMMA O, KELLEY K J, et al. Androgenetic alopecia: therapy update. Drugs, 2023, 83(8): 701-715.

[6] KAISER M, ABDIN R, GAUMOND S I, et al. Treatment of androgenetic alopecia: current guidance and unmet needs. Clin Cosmet Investig Dermatol, 2023, 16:1387-1406.

52 世界白癜风日

一 世界白癜风日的由来

世界白癜风日（Vitiligo Awareness Day）是每年的 6 月 25 日，主要是为了给全世界的白癜风患者加油打气，同时也是为了让更多人了解白癜风这种皮肤病。虽然白癜风不痛，但它对患者的外貌有很大影响。因为很多人对白癜风不够了解，常常误以为它会传染，看到白癜风患者时会感到害怕并远离他们。但实际上，白癜风并没有那么可怕。有哪些药物可以治疗白癜风呢？白癜风患者在日常生活中需要注意哪些问题呢？

二 了解疾病，关爱患者

随着社会进步，人们的饮食习惯、工作方式和生活压力都在变化，这也导致白癜风的发病人数逐年增多。但是，由于对病情及病因等相关知识的不了解，患者很容易错过最佳的治疗时机。

1. 什么是白癜风？

白癜风是一种常见的皮肤病，主要症状是皮肤出现不同大小、形状的白斑，表面光滑，边缘色素比正常皮肤深。目前尚不清楚白癜风的发病机制，可能与遗传、神经内分泌失调、自身免疫缺陷等因素都有关。白癜风会对患者的生活和心理造成不同程度的影响。如果被确诊为白癜风患者，请尽早咨询皮肤科医生进行治疗，以提高生活质量。

2. 皮肤发白就一定是白癜风吗？

很多人发现皮肤变白就非常恐慌，以为自己得了白癜风。虽然白癜风是一种常见的皮肤色素减退性疾病，但皮肤出现白斑并不一定是白癜风。一些常见疾病也会导致色素脱失而被误认为是白癜风，如炎症后色素减退、白化病、花斑癣、白色糠疹、无色素痣和贫血痣等。因此，当皮肤出现发白的情况时，不要恐慌，建议去正规医院确诊，不要随意使用药物。

3. 白癜风会传染吗？

白癜风是一种皮肤病，不会传染给别人。这是因为白癜风只是皮肤上的色素减退，并没有其他异常变化。所以，在生活中，我们应该关心并帮助身边的白癜风患者，不要歧视或冷落他们。

4. 白癜风的临床表现主要有哪些？

白癜风是一种常见的皮肤病，各个年龄段都可能出现，在青少年中更为常见。这种病的特征是皮肤色素脱失，形成一个清晰的白色斑块，边缘的色素比正常皮肤要深，白斑内的毛发可能正常或变白。这种病常常发生在阳光照射和摩擦损伤的部位，通常是对称分布的。

三 正确认识白癜风，治疗不走弯路

白癜风的治疗有很多方法，包括药物、光疗和手术等。因为每个人的病情和身体状况不同，所以选择的治疗方法也会有所不同。医生会根据患者的具体情况，选择合适的治疗方案。

1. 激素治疗 激素治疗可分为局部外用激素和系统（全身）用激素（表52-1）。

表 52-1 激素分类及其治疗原则

激素分类	治疗原则
局部外用激素	主要是一些软膏，常用的药物包括卤米松软膏、糠酸莫米松乳膏等；不要长期使用，以免出现不良反应
系统用激素	可以口服或注射；主要用于进展期白癜风患者的治疗

2. 光疗及联合治疗 光疗是白癜风的一种有效治疗方法。其中，308nm 准分子激光治疗的效果最明显。这种激光治疗可以深入皮肤，需要的治疗次数和照射剂量都较少，而且只照射受影响的皮肤，比较安全。除了单独使用光疗，还可以将光疗与其他治疗方法结合使用。

3. 钙调磷酸酶抑制剂 为了避免长期使用激素带来的不良反应，或者在某些不适合使用激素的部位，患者可以选择使用钙调磷酸酶抑制剂，包括他克莫司软膏和吡美莫司乳膏，特别适合用在脸部和皮肤褶皱的地方。

4. 维生素 D_3 衍生物 维生素 D_3 衍生物主要是一些软膏制剂，可以和其他治疗方法结合使用。

5. 中医中药 白癜风主要分为进展期和稳定期 2 个阶段，中医可根据其不同阶段和证型采取不同的治疗。中医治疗白癜风的方法很多，临床可以根据白斑变化，结合患者体质、伴随症状及舌脉，选用适宜的治疗方法。包括外涂的中药、针灸治疗、刮痧治疗等。

6. 脱色治疗 白癜风的脱色治疗是用一种特殊的药水涂抹白斑边缘，让这个地方的皮肤颜色看起来和正常皮肤的颜色更接近。这个治疗主要适合白斑面积较大的患者。脱色治疗的目标是让白斑部位和正常皮肤的颜色差别变小，看起来更好看。这个方法并不能完全治好白癜风，只是能在一定程度上改善患者的皮肤外观。

7. 移植治疗 现代医学越来越发达，对于稳定期的白癜风，可以采用移植治疗方法，效果还不错。白癜风患者的问题是皮损部位缺少了黑素细胞，但非皮损部位是正常的。所以，移植的原理是把健康的黑素细胞，从好的皮肤移到有问题的白斑区，让这些黑素细胞在新的地方存活并产生黑色素。移植的方法有很多，例如自体表皮片移植、微小皮片移植等。这些方法像是给白斑区“补妆”，让皮肤颜色更均匀。

四 白癜风用药学问多

白癜风的病因还不是很清楚，每位患者的发病情况也不同，所以治疗的效果也会因人而异。治疗白癜风的药物有很多种，比如常见的糖皮质激素类药物，像卤米松、糠酸莫米松等。这些药物可以减轻皮肤的炎症，减少色素的流失。

需要记住的是，并不是每种药物都适合每个患者。在治疗白癜风时，选择合适的药物很重要，同时也要注意药物的使用方法和可能产生的问题。怎么做才能保证一个安全有效的治疗呢？

1. 局部外用激素 当白斑面积较小，只占据身体的一小部分（小于体表面积的 3%）时，可以选择使用局部外用激素来治疗发展中的白斑。临床上常用的药物包括卤米松、糠酸莫米松等。如果已连续使用激素治疗了 3～4 个月还没有看到明显的改善，建议更换其他方法或者结合其他治疗方法。

需要注意的是，长期在同一个地方连续使用激素可能会出现一些问题，比如皮肤起痤疮、毛发增多、血管扩张、皮肤变薄等。特别是眼睛周围，使用激素可能会增加眼内压，甚至引发青光眼，所以眼睛周围要避免使用。

2. 系统用激素 成人进展期的白癜风，可以在医师或药师的指导下，口服泼尼松片 0.3mg/（kg·d），或给予复方倍他米松注射液 1ml 肌内注射治疗；还可以考虑口服地塞米松、甲泼尼龙等药物。

长期使用大量的糖皮质激素可能会导致多种不良反应，比如体重增加、骨质疏松、胃溃疡、高血压、糖尿病和癫痫等；因此，在治疗期间需关注自身病情变化，若有不适及时告知医务人员。

3. 钙调磷酸酶抑制剂 钙调磷酸酶抑制剂包括他克莫司和吡美莫司。通常治疗时间为 3～6 个月，如果需要，可以适当延长使用时间。这种药物在面部和颈部的复色效果最好，特殊部位如眼眶周围可优先考虑使用。

相比激素类药物，钙调磷酸酶抑制剂不会引起一些激素带来的不良反应，但仍有可能导致或加重局部感染，例如毛囊炎、痤疮、单纯疱疹等。因此，在使用这类药物时，需要注意观察和护理，及时发现和处理任何不适或感染症状。

4. 维生素 D_3 衍生物 维生素 D_3 衍生物主要包括卡泊三醇和他卡西醇。使用这些药物后，常见的不良反应主要是皮肤反应，特别是在涂抹药物的部位，可能会有瘙痒、刺痛、皮肤干燥、起皮疹等不舒服的感觉。如果出现这些反应，应及时告诉医生，以便调整治疗方案。

软膏类药物使用小贴士：

1. 使用前应洗手，保持手部干净。

2. 若涂抹部位有烧灼或瘙痒、发红、肿胀、出疹等反应，应立即停药并将局部药物洗净。

3. 每次用药后必须小心洗去手上残留的药物。

4. 白癜风患者在治疗期间，应尽量避免或减少暴露在阳光下，无论是自然光还是人工光。

五 心理健康不能忘

白癜风患者常常会有焦虑和抑郁的情绪，这些情绪会影响与人交往、学习、工作和生活的各个方面。尤其是皮损出现在显眼部位，比如白斑在脸上的青少年和年轻女性患者，受到的影响更大。因此，药师建议白癜风患者不仅要关注身体健康，也要重视心理健康。

1. 心理辅导 白癜风患者可能会面临情绪波动、焦虑、担忧等心理问题，接受专业的心理辅导可以帮助他们更好地应对这些问题。

2. 交友互助 可以加入白癜风患者的群体或社区，跟其他患者分享心情和经历，这样可以得到更多的理解和帮助。

3. 保持乐观 需要积极看待自己的病情，保持乐观的心态，相信自己能够克服困难和接受治疗。

4. 放松心情 不要总是想着自己的病，可以做一些其他喜欢的事情，比如跟朋友聚会、培养一些兴趣爱好等。

5. 寻求帮助 如果白癜风患者出现严重的心理问题，如焦虑、抑郁等，可以寻求医生的帮助，进行药物治疗或心理治疗。

六 日常防护要记牢

随着医学技术的不断进步，白癜风的治疗方法也越来越多，包括药物治疗、光疗、手术治疗等。但是，想要效果更好，除了这些治疗方法，平时的防护也很关键。只有把治疗和防护结合起来，才能更好地控制病情，让治疗更有效。

1. 避免暴晒 暴晒会让白癜风变得更严重。所以，在治疗的时候，有白斑的地方不能直接晒太阳。在户外工作或活动时，要用遮阳伞、防晒霜等保护皮肤，减少光照。而且，最好选择早上或晚上阳光不强的时候出门，避免在中午太阳很大的时候直接晒太阳。

2. 规律作息 良好的作息习惯能帮助身体保持健康，不会让内分泌和新陈代谢出问题，这对于白癜风的治疗和恢复非常重要。同时，适当的运动也可以帮助患者调整身体状态，提高免疫力，有助于白癜风的康复。

3. 避免外伤 一些外部伤害，比如摩擦、烧伤、化学刺激等，容易让白癜风的病情加重。所以，患者在平时要尽量保护好自己的皮肤，避免受到物理和化学刺激。工作或活动时也要尽量减少皮肤和粗糙物体的摩擦，不让皮肤受伤。

4. 心情愉悦 保持心情平和、开心，能让身体更健康，药物吸收也会更好。患者要尽量放松，不要给自己太大压力，不要太焦虑和紧张。可以做一些让自己放松的活动，比如瑜伽、看书等。同时，跟家人和朋友多聊天也能减轻心理压力。愉悦的心情不仅可以改善患者的精神状态，也有利于提高白癜风的治疗效果。

5. 合理饮食 患者在治疗期间，不建议饮酒，要多吃蔬菜水果。饮食要均衡，适当多吃富含维生素、蛋白质、酪氨酸的食物，这些都有助于黑色素的产生。

对于白癜风患者来说，生活中的各个方面都需要特别注意。除了关注身体健康，心理状态和社会接纳也同样重要。让我们一起行动起来，关爱白癜风患者，拒绝冷漠与歧视！

参考文献

[1] VAN GEEL N, SPEECKAERT R, TAÏEB A, et al. Worldwide expert recommendations for the diagnosis and management of vitiligo: position statement from the International Vitiligo Task Force Part 1: towards a new management algorithm. J Eur Acad Dermatol Venereol, 2023, 37(11): 2173-2184.

[2] SENESCHAL J, SPEECKAERT R, TAÏEB A, et al. Worldwide expert recommendations for the diagnosis and management of vitiligo: position statement from the International Vitiligo Task Force-Part 2: specific treatment recommendations. J Eur Acad Dermatol Venereol, 2023, 37(11): 2185-2195.

[3] 中国中西医结合学会皮肤性病专业委员会色素病学组 . 白癜风诊疗共识 (2021 版). 中华皮肤科杂志 , 2021, 54(2): 105-109.

53 国际新生儿筛查日

一 国际新生儿筛查日及新生儿筛查的由来

每年的 6 月 28 日是国际新生儿筛查日（International Neonatal Screening Day）。这一特殊的节日确立于 2021 年，由国际新生儿筛查学会、国际原发性免疫缺陷患者组织和欧洲免疫缺陷学会共同发起，不仅为提高公众对新生儿筛查的认识，更是鼓励各方成员互相协作，分享最佳实践，以期不断提高新生儿筛查的质量和改善患儿预后。

提及新生儿筛查，或许有些人会感到陌生，但如果说到足底血采集，相信不少新晋父母都有所耳闻。这项起源于 20 世纪 60 年代美国的公共卫生举措，如今已成为世界各地新生儿保健的标准做法。通过采集新生儿的足底血，利用干滤纸片进行遗传代谢性疾病的筛查及诊治，已经成功改变了无数患儿的命运。而国际新生儿筛查日的标志——一对交叠的脚印（图 53-1），正是对这一项简单、便捷且成效显著的措施的生动诠释。

图 53-1 国际新生儿筛查日的标志

之所以选择 6 月 28 日作为国际新生儿筛查日，是为了向两位为新生儿筛查作出杰出贡献的科学家——德国医生比克尔（Horst Bickel，1918—2000）和美国微生物学家格思里（Robert Guthrie，1916—1995）致以崇高的敬意。他们的生日恰好在这一天。在二十世纪五六十年代，遗传代谢性疾病的诊断方法仍不普及，治疗手段也相对有限。在这样的背景下，在英国伯明翰儿童医学院进修的比克尔医生和同事一同开发了世界上第一种可持续的低苯丙氨酸饮食，成功帮助一名患有苯丙酮尿症的女孩暂时改善了病情。尽管最终由于种种原因未能完全改变这名女孩的命运，但却为苯丙酮尿症的治疗开辟了新的道路，证明了早期饮食调整对于防止智力发育障碍具有重要作用。

与此同时，远在大西洋彼岸的格思里教授通过改进样本收集与检测手段，推动了苯丙酮尿症筛查在美国的广泛应用。他采用干滤纸片采集足底血进行检测，这一创新方法不仅提高了筛查的准确性和效率，也大大降低了筛查的成本，为新生儿筛查的普及和发展奠定了坚实的基础。

由此，以苯丙酮尿症筛查为代表的新生儿筛查技术迅速推广到世界各地，成为人类医学史上的一大进步。目前，对遗传代谢性疾病进行早期诊断和早期治疗，已经成为全人类的共识。通过新生儿筛查，可以更早地发现潜在的健康问题，及时采取干预措施，从而改善患儿的预后和生活质量。

二 新生儿筛查知多少

1. 什么是新生儿筛查?

简而言之，它是指对出生后不久的婴儿进行的一系列检查。通过这些筛查，能够及早地发现那些虽可治疗，但在新生儿期临床症状并不明显的疾病。这一举措旨在帮助医生尽快地确认诊断，并提供有效的治疗措施，从而帮助患儿预防疾病恶化或改善其预后。新生儿筛查不仅是减少出生缺陷的关键预防措施，更是促进儿童健康成长、提升出生人口整体素质的重要一环。新生儿筛查为儿童的健康未来筑起了一道坚实的防线。

2. 新生儿筛查都筛查哪些疾病?

随着社会经济文化的进步，全球新生儿疾病筛查的覆盖率正在稳步增长，特别是欧美等发达国家，其覆盖率已近乎百分之百。然而，不同国家与地区在新生儿筛查计划的执行上，所涵盖的疾病种类却存在显著差异。

新生儿筛查的疾病谱系相当广泛，包括遗传代谢性疾病、内分泌紊乱、异常血红蛋白病、免疫缺陷、囊性纤维化和危重先天性心脏缺陷等60余种罕见疾病。早期发现并治疗这些疾病，对于降低并发症的发病率和死亡率至关重要。

下面通过一张表格（表53-1）来对比不同国家与地区在新生儿筛查方面的具体情况。

表53-1　不同国家与地区新生儿筛查情况

国家或地区	筛查疾病种类	同种常见遗传代谢性疾病筛查情况				
		苯丙酮尿症	先天性甲状腺功能减退	先天性肾上腺皮质增生症	葡萄糖-6-磷酸脱氢酶缺乏症	半乳糖血症
美国	36种核心筛查疾病和33种继发疾病	●	●	●	§	●
加拿大	5种	●	●	§		§
英国	8种	●	●	●		
法国	5种	●	●	●		
德国	12种	●	●	●		●
中国大陆	3种	●	●	§	§	§
中国香港	2种	●			●	
中国台湾	10种	●	●	●	●	●

注：●向所有接受筛查的人提供；§ 试点测试或选择人群筛查。

我国新生儿筛查开始于1981年。自1995年起，《母婴保健法》将新生儿筛查置于重要位置，随后在2004年和2009年，分别颁布了《新生儿疾病筛查技术规范》《新生儿疾病筛查管理办法》，并于2010年对技术规范进行了更新。目前，我国的新生儿筛查率在50%左右，常规新生儿筛查病种包含苯丙酮尿症和先天性甲状腺功能减退症等遗传代谢性疾病以及听力障碍。同时，各地还可根据当地医疗资源、群众需求和疾病发生率等，适当增加筛查种类。例如，北京、上海等地，新生儿筛查的种类还涵盖了葡萄

糖 -6- 磷酸脱氢酶缺乏症（俗称蚕豆病）、先天性肾上腺皮质功能增生症、先天性心脏病等。此外，部分医院还开展了串联质谱技术，用于对其他少见遗传代谢性疾病进行筛查。

3. 新生儿筛查的流程是怎样的？

在医院顺利出生的新生儿，为确保其健康成长，会进行一系列重要的检查。其中，遗传代谢性疾病的筛查通常在新生儿出生 72 小时且经过充分哺乳后进行。医护人员会采集足底血，滴于专用的滤纸片上，由分娩医院将样本递送至市级新生儿疾病筛查中心进行统一检测（图 53-2）。另外，听

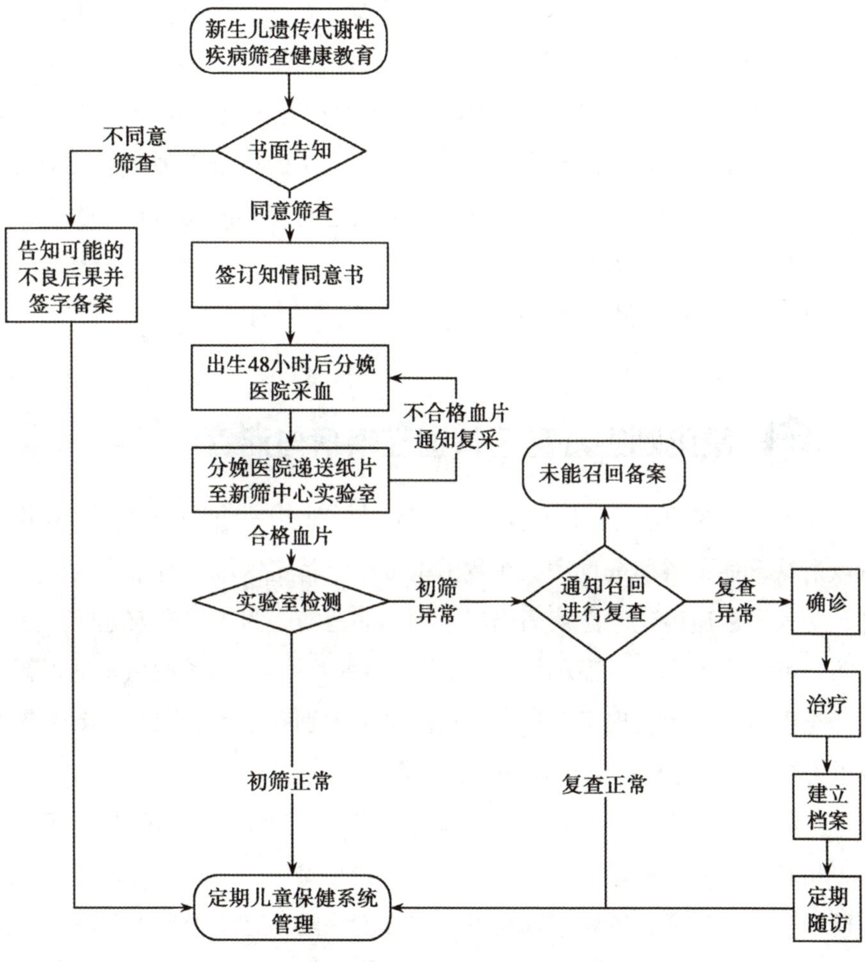

图 53-2 新生儿遗传代谢性疾病筛查一般流程

力筛查和先天性心脏病的筛查通常在分娩医院直接进行，确保新生儿在这些关键方面也没有问题。

对于因特殊原因进入重症监护病房的早产儿或患病新生儿，临床医生会根据具体情况，灵活决定是否需要延迟筛查或增加特定筛查项目。但无论如何，采血时间一般不会超过出生后20天。家长通常会在采血后1个月左右收到短信通知，被告知筛查结果。当然也可以自行在各地卫生服务网站或前往新生儿筛查门诊进行查询，了解宝宝的健康情况。

4. 如果收到召回通知是否意味着患病?

实际上，大部分新生儿经过筛查后，结果显示为正常，这表示罹患这些病症的风险相对较低。然而，也有少数婴儿在筛查中，会显示出某种病症的阳性结果。但这并不等同于确诊，只是表明宝宝患病的风险相对较高。当筛查中心或分娩医院通知家长进行召回复查时，家长不必过于紧张。这仅仅是一个初步的异常结果，需要进一步的检查来确认。对于复查结果依然可疑或异常的新生儿，筛查中心会进行持续的随访和跟进，直至最终确诊或完全排除诊断。在这个过程中，家长应积极配合，并遵循医生的建议，为宝宝提供最佳的医疗照顾。

三 常见新生儿遗传代谢性疾病与治疗

在种类繁多的遗传代谢性疾病中，除了个别疾病，例如葡萄糖-6-磷酸脱氢酶缺乏症（俗称蚕豆病）在我国南方或者特定区域具有较高的患病率外，绝大多数遗传代谢性疾病仍属于罕见病范畴。为了更有效地防控这些可防、可治的遗传病，部分南方省市已经将葡萄糖-6-磷酸脱氢酶纳入新生儿筛查项目，从而实现了对这类疾病的早期识别和干预。同时，新生儿筛查也为罕见病的流行病学研究提供了宝贵的数据支持。

在国内，高苯丙氨酸血症、甲基丙二酸血症和原发性肉碱缺乏症是患病率相对较高的三种遗传代谢性疾病。对这些疾病的深入了解，包括其发病机制、临床表现、患病率以及当前的诊治手段，有助于新生儿筛查专家制定更为精准和有效的筛查政策。这些政策不仅有助于早期发现和治疗这些罕见病，更能为患儿及其家庭带来更好的预后和生活质量。

下面通过一张表格（表 53-2）来概述国内常见遗传代谢性疾病的筛查与治疗原则。

表 53-2 国内常见遗传代谢性疾病的筛查与治疗原则

序号	疾病名称	筛查指标	治疗原则
1	高苯丙氨酸血症（苯丙酮尿症）	Phe、Phe/Tyr	特殊医学用途配方食品、药物（四氢生物蝶呤、神经递质）
2	先天性甲状腺功能减退症	TSH	药物（T_4）
3	先天性肾上腺皮质增生症	21-OHD	激素替代治疗
4	葡萄糖 -6- 磷酸脱氢酶缺乏症（俗称蚕豆病）	G-6-PD	阻断诱因，对症治疗
5	甲基丙二酸血症	C3、C3/C2	特殊医学用途配方食品、药物
6	原发性肉碱缺乏症	C0	左卡尼汀
7	希特林缺陷病	Cit	无乳糖和富含中链甘油三酯（MCT）配方
8	中链酰基辅酶 A 脱氢酶缺乏症	C8、C8/C10	避免低血糖、饥饿及劳累
9	丙酸血症	C3、C3/C2	特殊医学用途配方食品、药物
10	异戊酸血症	C5、C5/C2	特殊医学用途配方食品、药物
11	戊二酸血症Ⅰ型	C5DC、C5DC/C8	特殊医学用途配方食品、药物
12	枫糖尿症	Leu、Val	特殊医学用途配方食品、药物

本文将就纳入我国新生儿筛查管理办法里的苯丙酮尿症及先天性甲状腺功能减退症展开介绍，带大家走近这两种通过新生儿筛查技术取得巨大治疗进展的疾病，了解筛查技术与治疗手段如何改变这类患儿的生命轨迹。

1. 苯丙酮尿症（PKU）

（1）什么是苯丙酮尿症？

苯丙酮尿症是一种常染色体隐性遗传疾病，由苯丙氨酸羟化酶缺乏或其辅酶四氢生物蝶呤（BH4）缺乏导致血液中苯丙氨酸及相关代谢产物聚集，从而导致不可逆的智能障碍及其他临床症状。因为部分过量苯丙氨酸经代谢转变为苯丙酮酸从尿中排泄，故称为苯丙酮尿症。

在我国，苯丙酮尿症的患病率约为0.07‰，每年新增苯丙酮尿症患者1 200多例。在苯丙酮尿症病因中，苯丙氨酸羟化酶缺乏约占87.1%，四氢生物蝶呤缺乏约占12.9%（欧美国家约2%）。它是20世纪60年代第一个引入新生儿筛查计划的疾病，随着疾病诊断、鉴别诊断、治疗、新生儿筛查与预防技术的发展，苯丙酮尿症已成为可治疗、可预防的疾病，为遗传代谢性疾病防治史的典范。

（2）苯丙酮尿症的临床表现是什么？

由于新生儿筛查的普及，苯丙酮尿症的显性临床表现较罕见。在开始接受含有苯丙氨酸的喂食前（如母乳或标准的婴儿配方食品），新生儿并不会出现症状。如果新生儿期未检出苯丙酮尿症，可能会在婴儿早期时才出现症状。

未经治疗的患者中，苯丙酮尿症的特征为不可逆性智能障碍、癫痫发作、行为异常、小头畸形以及高苯丙氨酸血症引起的皮肤疾病（湿疹样皮疹、肤色浅淡）。其他的表现包括步态、坐姿和站姿异常。由于苯乙酸浓度增加，部分患者的身体和尿液可能有"鼠"臭味。

此外，由于BH4是参与酪氨酸羟化酶反应的辅助因子，影响多巴胺和5-羟色胺的合成，BH4缺乏改变了神经递质的生物合成，也引发和苯丙氨酸聚集无关的神经系统症状。

（3）如何诊断苯丙酮尿症？治疗指征是什么？

苯丙酮尿症的诊断主要通过血中苯丙氨酸浓度判断，同时还应通过尿生物蝶呤谱、基因检测以明确病因；对于有家庭遗传史的患儿还可通过产前检测得到诊断。

正常蛋白质摄入下，血苯丙氨酸浓度 > 360μmol/L 的苯丙酮尿症患者应在完成鉴别诊断试验后立即治疗，越早治疗越好，提倡终身治疗；轻度高苯丙氨酸血症可暂不治疗，但需定期检测血苯丙氨酸浓度，如血苯丙氨酸浓度连续 2 次 > 360μmol/L 应给予治疗。

（4）苯丙酮尿症主要的治疗手段有哪些？

苯丙酮尿症主要的治疗方法便是饮食限制，即低苯丙氨酸饮食。天然蛋白质含有约 4% 的苯丙氨酸，不加控制的饮食会加重苯丙氨酸的累积。对于有苯丙酮尿症的患儿来说，都是能看不能吃的痛，因此，苯丙酮尿症患儿也被称为“不食人间烟火的天使”。

食用不含苯丙氨酸的蛋白质替代物（氨基酸混合物），仅能满足约 75% 的蛋白质需求，仍需要通过天然食物来满足他们对于规定量的苯丙氨酸的需求，包括定量的水果和蔬菜。不同的苯丙酮尿症婴儿体内酶缺乏水平不一致，应根据不同年龄段儿童的每日蛋白质需要量、血苯丙氨酸浓度、饮食嗜好等调整。新生儿及婴儿期，母乳的苯丙氨酸含量是牛乳的 1/3，所以当血苯丙氨酸浓度下降至接近正常后，首选母乳喂养，或者根据血苯丙氨酸浓度，调整特殊奶粉与普通奶粉的比例。随着年龄增大，可耐受的血苯丙氨酸浓度升高，但饮食治疗往往依从性较差，中断治疗或血苯丙氨酸浓度控制不佳仍可能导致一系列的精神、行为异常，需要坚持治疗。

对于轻中度的苯丙酮尿症，还可进行药物治疗。

（5）有哪些药物可用于治疗苯丙酮尿症？

主要的治疗药物为沙丙蝶呤。沙丙蝶呤是一种四氢生物蝶呤合成制剂，2007 年 12 月获得美国 FDA 使用批准，对应用沙丙蝶呤治疗有效的苯丙酮尿症患者，可用其辅助苯丙氨酸饮食限制治疗。对于无四氢生物蝶呤缺乏的苯丙酮尿症患儿，治疗有效率难以判断。所以在应用沙丙蝶呤治疗前，应采用 BH4 负荷试验并观察 1 ~ 2 天，然后进行 1 ~ 4 周的沙丙蝶呤试验治疗，并调整沙丙蝶呤剂量及苯丙氨酸摄入量，以优化患儿的苯丙氨酸水平。沙丙蝶呤不良反应较轻且有自限性，不良反应也随着剂量的减少而消退。

其他治疗还包括长链多不饱和脂肪酸、大分子中性氨基酸。这些治疗仍处于探索阶段，一般不推荐用于年幼儿童或孕妇，但饮食控制不佳且其他方式依从性差的成人可选用。

对于四氢生物蝶呤缺乏引起的苯丙酮尿症患者的治疗包括除补充四氢生物蝶呤外，还应补充左旋多巴、卡比多巴、5-羟基色氨酸，给予四氢叶酸，以防二氢蝶呤还原酶缺乏。

（6）苯丙酮尿症患者日常管理中还有哪些注意事项？

尤其需要注意的是苯丙酮尿症女性患者，孕期血苯丙氨酸控制不佳，可能导致胎儿畸形，应在孕前进行遗传咨询，在孕前6个月及整个孕期进行严格的饮食控制。

经合理干预的苯丙酮尿症预后良好，但需要终身密切监测血苯丙氨酸水平，尤其是在疾病等应激状态下或添加、更换食谱后，也应监测血苯丙氨酸。但需要注意的是，苯丙氨酸是一种必需氨基酸，治疗过度或未定期监测，易导致苯丙氨酸缺乏症，表现为严重皮肤损害、嗜睡、厌食、营养不良等，甚至死亡。

2. 先天性甲状腺功能减退症

（1）什么是先天性甲状腺功能减退症？

先天性甲状腺功能减退症是因甲状腺激素产生不足或受体缺陷导致的先天性疾病，是引起儿童智力发育及体格发育落后的常见小儿内分泌疾病之一。原发性的先天性甲状腺功能减退症全球各地的发病率有较大差异，在我国，每1万个新生儿中，有4～5个先天性甲状腺功能减退症患儿，每年新增7 600多例。大多数的先天性病例是散发的，少部分内分泌功能障碍为常染色体隐性遗传。同时还表现出了明显的性别差异，男女发病率比约为1∶2。

（2）先天性甲状腺功能减退症的筛查和诊断指标有哪些？

由于先天性甲状腺功能减退症在新生儿期无特异性临床症状或症状轻微，所以新生儿筛查是早期发现先天性甲状腺功能减退症的主要方法。这项筛查，开始于20世纪70年代中期，并取得了巨大的成功，开始治疗越早，干预时机越早，患儿后期智力表现越好。先天性甲状腺功能减退症的新生儿筛查，通过检测足底血中促甲状腺激素（TSH）或甲状腺素（T_4）来实现尽早诊断。国际上有些国家采用TSH和T_4同时筛查的方法，但由于成本较高，我国只筛查 TSH，对可疑的阴性病例，再次检查甲状腺功能。

对 TSH、游离甲状腺素（FT_4）的血清学检查可明确诊断，而其他的辅助检查用于明确病因，如甲状腺 B 超、放射性核素显像、抗甲状腺抗体测定等。

（3）先天性甲状腺功能减退症治疗的首选药物是什么？服用过程中有哪些注意事项？

无论是原发性先天性甲状腺功能减退症还是继发性先天性甲状腺功能减退症，一旦明确诊断应立即开始治疗。对于筛查结果明显异常的新生儿，可在抽取确诊血样后等待结果前立即开始治疗。左甲状腺素是首选治疗药物。左甲状腺素是一种合成的 T_4 类似物，虽然三碘甲状腺原氨酸（T_3）才是具有生物活性的甲状腺激素，但可通过 T_4 脱碘生成 T_3，因此大多数情况下并不需要使用 T_3。

足月儿和早产儿左甲状腺素的剂量都是每日 10～15μg/kg，对于 TSH 延迟升高的新生儿，可能较小起始剂量便已经足够，对于重度甲减的患儿，需要较高的起始剂量使血液中游离的 T_4 尽快恢复正常。由于左甲状腺素的吸收受食物的影响较大，所以家长应用固定的喂服方式（每日相同时间和是否与食物同服），随后根据血清游离 T_4 和 TSH 水平调整剂量。避免同时服用影响左甲状腺素吸收的食物或药物，如大豆配方奶粉、含铁或钙补充剂、抗酸药（氢氧化铝）或婴儿肠绞痛滴剂（西甲硅油）等。

（4）先天性甲状腺功能减退症的治疗目标和药效监测指标是什么？

总体治疗目标是保证生长和神经发育结局正常，通过药物剂量调整，尽快让血清中游离 T_4 和 TSH 恢复正常，维持临床和生化性甲状腺功能正常。即游离 T_4 或总 T_4 维持在相应年龄正常范围的高值，TSH 维持正常范围的低值。对于中枢性先天性甲状腺功能减退症和部分存在甲状腺激素抵抗的患者，根据游离 T_4 来指导治疗。

游离 T_4 的持续升高可能对大脑发育速度、认知功能发育、注意力持续时间等产生不良影响，以及引发颅缝早闭，也应避免长期的过度治疗。由于儿童处于生长发育的重要阶段，治疗过程中应定期监测 TSH 和 T_4 的变化，在治疗初期以及对甲减严重的患儿，需要更频繁地进行监测。

（5）先天性甲状腺功能减退症是否都需要终身服药？

高达30%的先天性甲减为一过性，患儿会较早恢复正常的内源性甲状腺功能。因此，对于尚未确诊永久性先天性甲减的患儿，应在3岁左右再次评估甲减是永久性还是一过性。大多数情况下需要停止治疗30日，然后测定血清TSH和FT_4。如果发现血清FT_4（或T_4）偏低且TSH偏高，则可证实为永久性甲减，应重新开始治疗。

遗传代谢性疾病的筛查，无疑是及早识别并干预遗传病患儿的关键一环。借助这一技术，全球范围内已有数以百万计的新生儿在生命之初便得到了精准的诊断与及时的治疗，从而避免了可能带来的严重临床后果。经过近60年的国内外实践与不断推广，这项技术已取得了举世瞩目的成就。在我国，新生儿筛查的历程也已走过了40余载，如今已构建了一个覆盖全国范围的新生儿筛查与健康管理网络。随着遗传病三级防控技术的日新月异，以及社会对罕见病关注度的不断提升，“让罕见病更罕见，让每个新生儿拥有美好的未来”这一美好愿景，将会更早地到来，让每一个新生命都能在健康与快乐中成长，绽放出属于自己的光芒。

参考文献

[1] THERRELL B L, PADILLA C D, LOEBER J G, et al. Current status of newborn screening worldwide: 2015. Semin Perinatol, 2015, 39(3): 171-187.

[2] HRSA. Advisory committee on heritable disorders in newborns and children.[2024-7-10]. https://www.hrsa.gov/advisory-committees/heritable-disorders.

[3] 中华人民共和国卫生部 . 卫生部发布《中国出生缺陷防治报告 (2012)》.[2024-7-10]. https://www.gov.cn/gzdt/2012-09/12/content_2223371.htm.

[4] 顾学范 , 韩连书 , 余永国 . 中国新生儿遗传代谢病筛查现状及展望 . 罕见病研究 , 2022, 1(1), 13-19.

[5] 中华医学会儿科学分会内分泌遗传代谢学组 , 中华预防医学会出生缺陷与控制专业委员会新生儿筛查学组 . 高苯丙氨酸血症的诊治共识 . 中华儿科杂志 , 2014, 52(6): 420-425.

[6] BMJ Best Practice. Phenylketonuria-Symptoms, diagnosis and treatment. [2024-7-10]. https://bestpractice.bmj.com/topics/en-us/867.

[7] 中华医学会儿科学分会内分泌遗传代谢学组，中华预防医学会儿童保健分会新生儿疾病筛查学组．先天性甲状腺功能减低症诊疗共识．中华儿科杂志，2011, 49(6): 421-424.

54 世界硬皮病日

一 世界硬皮病日的由来

为了在全球范围内提高公众对硬皮病的认识，促进科学家对硬皮病研究的关注，每年的6月29日被确立为世界硬皮病日（World Scleroderma Day）。这项纪念日起始于2008年，欧洲硬皮病联盟联合世界各国硬皮病组织在每年的这一天开展硬皮病相关宣传活动。得益于这项活动，2018年5月硬皮病被列入中国第一批罕见病目录。

硬皮病的英文单词“scleroderma”来源于希腊语，“sclero”意为坚硬，“derma”意为皮肤。这种疾病的描述首次出现于18世纪中期，因其可导致皮肤硬化的特点而被命名为“硬皮病”。现代临床医学开创者William Osler曾经这样说：硬皮病是人类最可怕疾病之一……像木乃伊一样被包裹在收缩的皮肤钢壳里，这是古往今来的任何悲剧都不足以形容的命运。

硬皮病究竟是什么样的疾病？硬皮病患者会像面具人一样痛苦一生吗？这真的是一种无药可治的疾病吗？本章将揭开硬皮病的神秘面纱。

二 硬皮病知多少

1. 硬皮病有哪些临床表现?

硬皮病，也称为系统性硬化病（systemic sclerosis，SS），是一种以皮肤增厚变硬为突出表现的自身免疫性疾病。主要分为以下两个亚型：局限性硬皮病和系统性硬皮病。①局限性硬皮病：易发于儿童，主要表现为四肢及头面部皮肤的硬化、萎缩，可导致患者毁容或者残疾；②系统性硬皮病：多发于 20 ~ 50 岁女性人群，可引起皮肤、血管、心脏以及其他重要脏器或者器官发生病变，症状表现多样，轻者毁容致残，重者威胁生命。其主要特征是结缔组织的过度增生和硬化，进而导致多个组织和器官的硬化和功能障碍。硬皮病可以影响皮肤、血管和内脏器官，导致各种临床症状，症状的严重程度和影响的范围因个体而异。下面是硬皮病可能出现的一些主要临床症状。

（1）皮肤症状

1）硬化和紧缩：最显著的症状之一是皮肤硬化和紧缩。这可能导致手指和手部的肿胀，使皮肤看起来光滑、紧绷和不灵活。

2）指端溃疡：由于血液循环不良，患者可能在手指尖部发生小溃疡。

3）色素沉着：皮肤可能变得更加浅白或有色素沉着。

（2）关节和肌肉症状

1）关节疼痛：患者可能经历关节疼痛和炎症。

2）肌肉无力：一些人可能感到肌肉无力和疲劳。

（3）内脏器官受累

1）肺部问题：硬皮病可以导致肺部纤维化，引起呼吸困难、咳嗽和其他呼吸系统问题。

2）心脏问题：心脏组织瘢痕会增加硬皮病患者发生心跳异常和充血性心力衰竭的风险。

3）消化系统问题：可能出现食管硬化，导致吞咽困难。也可能影响胃肠道，引起胃肠道症状。

（4）血管症状

1）雷诺病：这是一种由于小动脉痉挛而导致的手指、脚趾等末梢部位的血液循环障碍，表现为变色和感觉异常。

2）溃疡和坏死：血液供应不足可能导致溃疡和坏死。

（5）其他症状

1）疲劳：患者通常经历疲劳感。

2）体重下降：由于消化系统受累，一些患者可能经历体重下降。

需要注意的是，硬皮病的症状可以因个体而异，而且其发展可能是缓慢而渐进的。临床表现的不同类型，如局限性硬皮病和系统性硬皮病，也可能表现出不同的症状。

2. 硬皮病是遗传病吗?

硬皮病不是遗传病。硬皮病是一种多因素引起的复杂疾病，可能与遗传、环境和免疫系统异常等因素相关。虽然硬皮病可能在家族中聚集，但它不是一种典型的遗传病。不可否认的是，遗传因素可能提高硬皮病的发病风险。

3. 硬皮病是皮肤病吗，会传染吗?

硬皮病不是皮肤病，也不会通过空气、水或直接接触传播给其他人。因此，日常生活中，可以正常地与硬皮病患者进行接触和交流。

三 硬皮病治疗要及时

硬皮病属于慢性疾病，目前尚无特效治疗方法。治疗的目标主要是缓解症状，减缓疾病进展，以及提高患者生活质量。治疗方案通常会根据患者的具体症状和受累的器官系统而定。

1. 综合治疗有哪些措施?

（1）戒烟，避免紧张情绪，注意保暖。

（2）充分保湿，保护溃疡创面，避免感染。

（3）激光治疗严重毛细血管扩张。

（4）合并肺动脉高压的女性患者应严格避孕，必要时进行氧疗。

（5）病情稳定期适度运动，可改善关节挛缩和指骨溶解缩短症状。

（6）均衡营养，优质蛋白饮食，增强免疫力。

2. 脏器受累相关治疗

（1）皮肤受累的治疗：局部外用激素制剂对于皮肤硬化和炎症可能有帮助。

（2）肺部受累的治疗

1）免疫抑制剂：如环磷酰胺、甲氨蝶呤等，用于减缓免疫系统对肺组织的攻击。

2）呼吸治疗：包括吸入疗法和定期的肺功能测试，以监测肺功能。

（3）心脏受累的治疗

1）免疫抑制剂：用于控制心脏炎症和减缓心脏纤维化的进展。

2）抗高血压药：用于控制硬皮病引起的高血压问题。

3）心脏康复：调整生活方式以帮助维持心脏健康。

（4）胃肠道受累的治疗

1）药物治疗：使用药物如奥美拉唑等来处理胃食管反流和消化问题。

2）饮食管理：通过调整饮食，避免引起胃肠症状的食物。

3）外科手术：对于严重的食管狭窄，可能需要进行手术干预。

（5）肾脏受累的治疗

1）高血压管理：控制高血压是防止硬皮病肾脏受累的关键。

2）免疫抑制剂：用于减缓免疫系统对肾脏的损害。

（6）关节和肌肉受累的治疗：

1）抗炎药：非甾体抗炎药（NSAID）可用于缓解关节疼痛和肌肉炎症。

2）物理治疗：通过运动和物理治疗，帮助维持关节灵活性和减轻肌肉紧张。

四 硬皮病用药学问多

硬皮病目前尚无特效治疗方法，治疗目标是缓解症状，阻止皮肤和脏器受累，减缓疾病进展，需要综合评估患者的症状及脏器受累情况，个体化选择药物治疗。

1. 对症药物的选择 不同患者应根据自身的情况选择合适的药物；同时，在药物使用过程中还需关注药物相互作用以及药物不良反应等。

2. 常见用药相关注意事项 在实际治疗中，医生会根据患者的具体情况调整用药方案。药师提醒患者在用药前一定要注意遵医嘱正确用药，也要记得仔细阅读药品说明书。

五 预防护理措施要记牢

1. 尽早发现，及时就医 硬皮病的治疗无特效药物，只有早期干预、早期治疗，一旦出现可疑硬皮病症状，及时就诊，规律治疗，以更好地改善生活质量和预后。

2. 定期体检和监测 早期发现硬皮病的迹象和症状是治疗和管理的关键。因此，定期体检和监测，特别是对于具有硬皮病家族史或其他风险因素的人尤为重要。

3. 避免可能的致病因素 避免某些职业暴露、化学物质和感染，可能有助于降低患病风险。

4. 积极进行心理调整 调整自己心理状态，避免由于病情无法根治而产生失落的情绪，影响正常治疗或发展为抑郁症。

药师小贴士

1. 环境与休息 保持室内环境的清洁、通风良好。保证充足睡眠（6～8 小时）。

2. 饮食 进食低盐、低脂、高蛋白、高维生素、易消化的饮食，禁烟酒、咖啡。吞咽困难者予以半流质或流质饮食，少量多餐，进食后取坐位或半坐位，保持 30 分钟，以免发生呛咳而造成窒息。

3. 雷诺病的护理 ①注意气温变化，室温维持在 22℃以上；②保暖，秋冬季节手足可以用棉手套、棉袜保护，使用保暖器具时应防止烫伤；③避免冷水洗手，如需在冷藏室或冷冻室取物品时，应戴手套；④戒烟，忌饮咖啡；⑤避免情绪刺激，以免加重血管收缩。

4. 皮肤的护理 ①穿着柔软、保暖性强的棉质衣服；②避免强阳光暴晒及冷热刺激，防止外伤，避免搔抓，以免擦破皮肤；③勤按摩局部皮肤，注意保护肢端和肢节突出部位，防止皮肤破损；④避免过多洗澡以免皮肤干燥，洗澡温度要适宜（38～42℃），皮肤干燥、瘙痒患者，洗浴后可应用温和润滑剂止痒；⑤常修剪指甲，谨慎对待甲周倒刺，保持皮肤及口腔清洁完整。

5. 关节护理 保持关节功能位，关节僵硬者可常按摩、洗热水澡。

6. 积极预防呼吸道感染 外出时佩戴口罩，避免到人员密集的地方去。

希望通过这个世界日可以让大家更加了解硬皮病，即使身处逆境，也要微笑面对，大多数患者都能长期稳定，预后良好。

参考文献

[1] 邹和建，朱小霞，戴生明，等 . 系统性硬化病诊疗规范 . 中华内科杂志，2022, 61(8): 874-882.

[2] DENTON C P, HUGHES M, GAK N, et al. BSR and BHPR guideline for the treatment of systemic sclerosis. Rheumatology(Oxford). 2016, 55(10): 1906-1910.

“世界日”里话健康

疾病与合理用药

（下册）

主编 张 玉

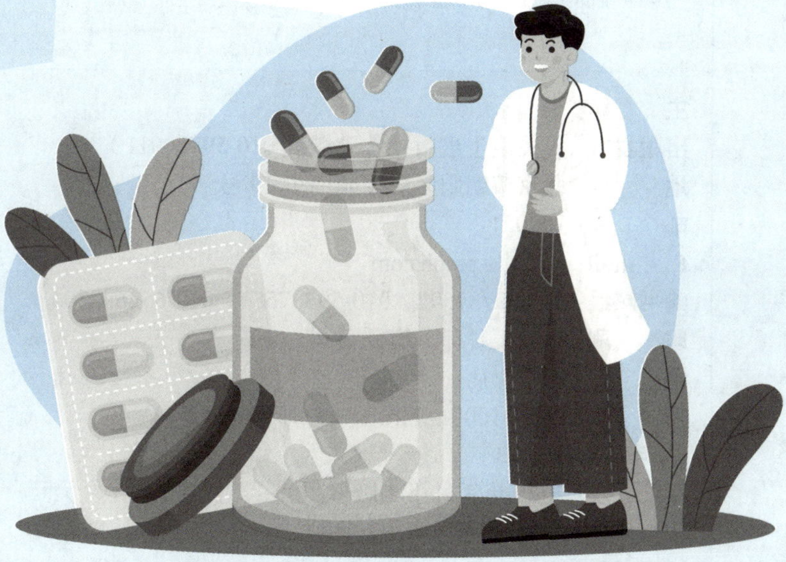

人民卫生出版社
·北 京·

图书在版编目（CIP）数据

"世界日"里话健康 ：疾病与合理用药 ：全二册 / 张玉主编. -- 北京 ：人民卫生出版社，2025. 3.
ISBN 978-7-117-37682-2
Ⅰ. R4-49
中国国家版本馆 CIP 数据核字第 20258XU663 号

人卫智网	www.ipmph.com	医学教育、学术、考试、健康，购书智慧智能综合服务平台
人卫官网	www.pmph.com	人卫官方资讯发布平台

"世界日"里话健康——疾病与合理用药
"Shijieri" li Huajiankang——Jibing yu Heli Yongyao
（上、下册）

主　　编：张　玉
出版发行：人民卫生出版社（中继线 010-59780011）
地　　址：北京市朝阳区潘家园南里 19 号
邮　　编：100021
E - mail：pmph @ pmph.com
购书热线：010-59787592　010-59787584　010-65264830
印　　刷：北京汇林印务有限公司
经　　销：新华书店
开　　本：710 × 1000　1/16　　总印张：50.5
总 字 数：750 千字
版　　次：2025 年 3 月第 1 版
印　　次：2025 年 4 月第 1 次印刷
标准书号：ISBN 978-7-117-37682-2
定价（上、下册）：148.00 元
打击盗版举报电话：010-59787491　E-mail：WQ @ pmph.com
质量问题联系电话：010-59787234　E-mail：zhiliang @ pmph.com
数字融合服务电话：4001118166　E-mail：zengzhi @ pmph.com

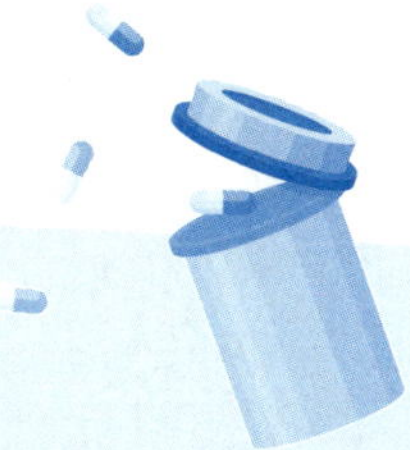

主编

张玉

编委（以姓氏笔画为序）

王延东　王婧雯　卞晓岚　方　罗　卢晓阳　史　琛　冯　欣
刘继勇　李亦蕾　李志玲　李国辉　李朋梅　李晋奇　李晓宇
李智平　何金汗　沈爱宗　张　玉　张　兰　张　波　张　健
张毕奎　张志清　陈　孝　陈孟莉　金鹏飞　周　颖　周本宏
赵志刚　赵荣生　黄　欣　董亚琳　董得时　肇丽梅　缪丽燕
戴海斌　魏　理

编写人员（以姓氏笔画为序）

丁海樱　马源源　王丹音　田　丹　冯英楠　朱　琳　朱志翔
刘　爽　刘妍妁　刘晓东　孙雪林　杜博冉　李　佳　李　琳
李文渊　李嘉欣　杨小璇　肖桂荣　吴文玉　汪　柳　张珞妃
陈　芬　陈　晨　周　双　周　佳　赵博欣　赵蕾蕾　胡君蕊
秦琰杰　莫立乾　徐　臻　徐佳强　郭冬杰　陶旭锋　黄诗颖
龚　慧　常莹莹　崔学艳　程宗琦　舒　冰　路　明　管滢芸
樊婷婷　黎春彤　滕萌萌

序

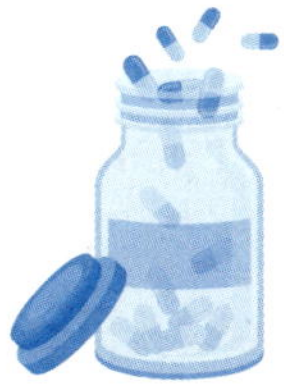

近年来，人类健康问题越来越受到社会关注。与健康相关的各种“世界日”的设立，正是为了提高公众对各种疾病的认识和预防意识，从而有力推动全球健康事业的发展。作为一名长期致力于医学与健康科普的医者，我深感世界日设立后给大众带来的重要性。这些世界日设立以来，各国政府、医学组织及民间团体纷纷响应，以各种形式举办活动，为共同提升人类健康水平贡献重要力量。

然而，尽管世界各地都在积极推动健康宣教，人们的健康意识和健康素养也有了显著提升，但目前仍存在一些问题和误区。以药物为例，作为防治疾病的重要环节，用药知识的科普工作却相对滞后，市面上也鲜有相关书籍着墨于此，尤其是对用药细节问题缺乏关注。已出版的科普类书籍中亦存在医学术语过多、晦涩难懂的现象。因此，编写一本通俗易懂、精辟实用的药物治疗科普书籍，显得迫在眉睫、意义重大。

由中国药学会医院药学专业委员会主任委员张玉教授牵头编写的《“世界日”里话健康——疾病与合理用药》，旨在弥补这一空白，对此我深感欣慰。本书以“健康科普、医者先行”为理念，以世界日为切入点，向读者介绍每个世界日的起源及相关疾病治疗方案。尤其值得一提的是，该书尽量避开过多的专业术语，而是以深入浅出的语言、图文并茂的编排，介绍了药物治疗的各个方面，包括药物的选择、用药的剂量和频率、药物的不良反应以及药物之间的相互作用等，使读者既能直观感受药物治疗的全过程，也能轻松理解合理用药的专业知识。

在此，谨向张玉教授及全体编写专家表示诚挚的感谢。你们的辛勤付出不仅体现了专业精神，更体现了对医学事业的执着追求。我相信，《“世界日”里话健康——疾病与合理用药》这本科普书籍将为广大人民群众和医学从业者提供丰富的合理用药相关知识。对普及药物治疗知识、提升公众健康素养和健康水平具有重要意义。

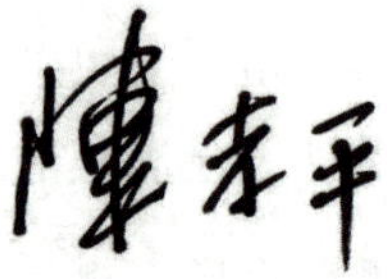

中国科学院院士

2024 年 10 月

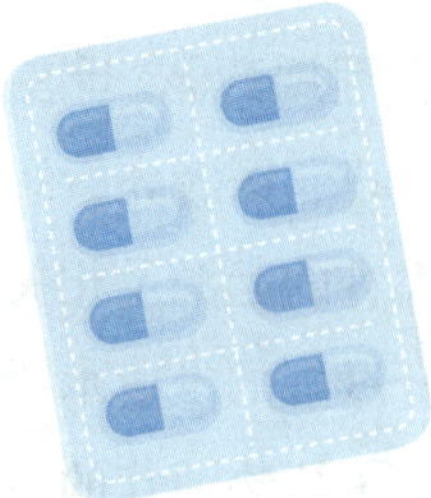

前言

世界上有诸多与人类健康、疾病相关的重要日期，这些日期统称为世界疾病日（或世界健康日）。这些特殊的“世界日”关注的疾病、亚健康状态等往往与药物治疗息息相关。目前，社会上有许多相关书籍出版，但它们所涉及的疾病较为单一，通常集中于某一个“世界日”，且往往关注于疾病本身，较少关注药物治疗相关的细节问题；或存在医学术语较多、晦涩难懂的情况，无法在用药方面为更多的读者提供相应的帮助。因此，急需一本对与健康相关的“世界日”所涉及的疾病及其用药知识进行系统总结的科普图书。

因此，由中国药学会医院药学专业委员会、《中国药学杂志》社有限公司牵头编写的《“世界日”里话健康——疾病与合理用药》，拟弥补此块空白，为人民群众、医务工作者提供疾病相关的科普教育及合理用药的指导。本部书籍从与健康相关的“世界日”出发，结合每个“世界日”的特点，为读者介绍了每个“世界日”的来历及相关疾病治疗，并侧重于药物治疗方面的相关问题与重点难点，以期为读者提供通俗易懂的合理用药相关知识，为大众及医学相关工作者提供一部翔实、可靠、全面的科普读物。

张玉

2024 年 10 月

目录

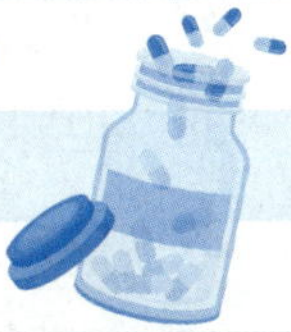

7月

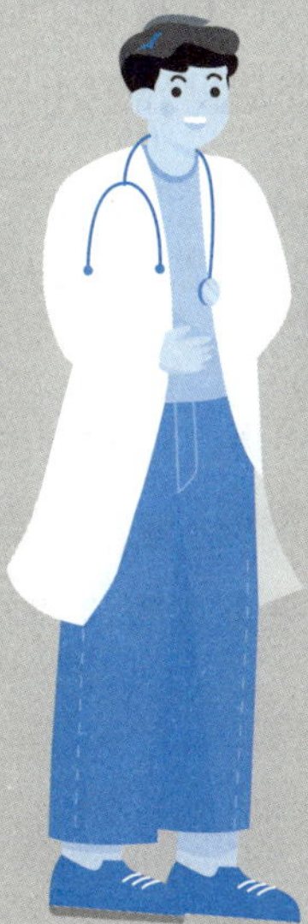

07/01—07/31

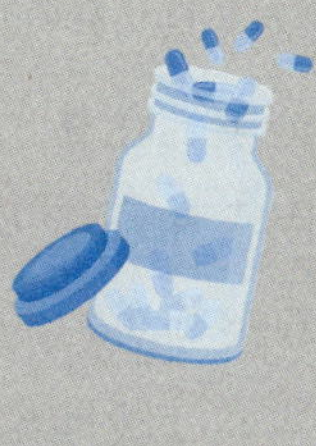

55 世界过敏性疾病日

一 世界过敏性疾病日的由来

7 月 8 日是世界过敏性疾病日，是世界卫生组织和世界过敏组织的一项联合倡议，旨在提高人们对治疗和预防过敏的认识和重视。过敏性疾病是常见的慢性疾病，提高过敏性疾病相关健康教育是世界卫生组织首选的公共卫生策略。

世界变态反应组织白皮书估计全球过敏性疾病的患病率为 10%～40%，其中包括 3 亿支气管哮喘患者，4 亿变应性鼻炎患者，2 亿～2.5 亿食物过敏症患者，1.5 亿药物过敏患者，以及众多的结膜炎、血管神经性水肿、荨麻疹、湿疹、嗜酸性粒细胞性疾病、昆虫过敏症和过敏性休克患者等。过敏性疾病作为最常见的六大慢性疾病之一，是未来重点防治的疾病。

二 过敏性疾病知多少

生活中，有人在春暖花开的季节，喷嚏不断；有人在柳絮飘飘的时节，浑身起疹子；有人会对尘螨过敏；有人不能吃螃蟹、鸡蛋甚至水果。这些奇奇怪怪的现象就是过敏，那么过敏究竟是怎样的一种疾病呢？

过敏是免疫系统接触外部变应原的过度反应，通常为一般人群所耐受。变应原种类繁多，包括化学变应原（例如染料、面霜和护肤品）、食物变应原（例如转基因食品、坚果、花生和鸡蛋）和空气变应原（例如尘螨、孢子、花粉）等。近年来，过敏性疾病的发病率和流行率有所增加，遗传因素和环境因素起重要作用，主要包括二手烟、环境污染、感染、遗传和年龄等。

过敏性疾病影响人群广泛，从儿童到老年人，并且通常是影响多个系统的慢性疾病，包括呼吸系统，导致呼吸困难；循环系统，导致血压下降、脉搏微弱；消化系统，引起恶心、呕吐和腹泻；神经系统，引起头晕、癫痫或意识丧失等症状。

1. 常见的过敏性疾病有哪些？

过敏性疾病中，以速发型过敏反应比较常见。

（1）变应性鼻炎：主要症状表现为打喷嚏、流鼻涕、鼻塞、眼睛发红、发痒或眼睛肿胀。最典型的症状是阵发性连续性的喷嚏，每次发作一般不少于 5 个，多时甚至达到十几个。变应性鼻炎发作随季节变换加重，常见的变应原有季节性花粉、真菌、尘螨、宠物、害虫等。

（2）过敏性哮喘：幼年起病，常有家族史和明显的遗传倾向。常见的吸入性变应原有尘螨、花粉、真菌、动物毛及皮屑，食入性变应原有花生、坚果、水果、贝壳类、鸡蛋、牛奶、鱼、豆类等。这些变应原进入患者体内，便通过一系列反应，使肥大细胞或嗜酸性粒细胞释放致敏活性物质，作用于支气管，造成广泛小气道狭窄，发生气喘、咳嗽、呼吸急促、胸闷等症状，如不及时治疗，可致命。

（3）变应性皮炎：主要表现为多种多样的皮炎、湿疹、荨麻疹，常有家族遗传史。常见的变应原有皮肤直接接触性变应原，如首饰、表链、衣物、化妆品等，食物性变应原如水果、牛奶、坚果、鸡蛋、糖、马铃薯、豆制品、肉类等，环境性变应原如花粉、尘螨、真菌、烟草、香水、汽油、油漆、杀虫剂、清洁剂、药物、动物毛发及皮屑、地毯等。

（4）过敏性休克：严重的全身性过敏反应，发病极快且具有致命性。通常会伴随皮疹、舌头或咽喉肿胀、呼吸困难、呕吐、头晕及低血压，且会在数分钟到数小时之间发作。常见的变应原有虫咬如蜜蜂或黄蜂，或食物（如花生、小麦、坚果、贝类、鱼类、奶类和鸡蛋）和药物。药物引起过敏最常见的是 β- 内酰胺类抗生素（如青霉素、头孢菌素），其次为镇痛药如阿司匹林等非甾体抗炎药，抗肿瘤药如紫杉醇、吉西他滨等，治疗自身免疫性疾病的药物等。严重药物过敏的症状通常发生在服药后 1 小时内，发作迅速且具有致命性。

2. 过敏性疾病的病理特征 机体免疫系统的作用是保护身体免受外来

病原体的入侵，当免疫系统将无害的外来抗原错误地识别为病原体时，就会发生过敏反应。

过敏反应发生时，免疫系统会检测致病抗原并产生强大的免疫反应，包括致敏期和激发效应期两个阶段。在致敏期，变应原被抗原呈递细胞捕获，激活 T 淋巴细胞，产生白细胞介素 IL-5、IL-4 和 IL-13。白细胞介素诱导 B 细胞分泌变应原特异性免疫球蛋白 IgE。IgE 抗体与嗜碱性粒细胞和肥大细胞结合，导致机体致敏。在激发效应期，反复接触变应原会导致机体迅速释放组胺、白三烯、缓激肽等炎症介质，导致血管通透性增加，腺体分泌增加，从而产生过敏症状。过敏反应机制如图 55-1 所示。

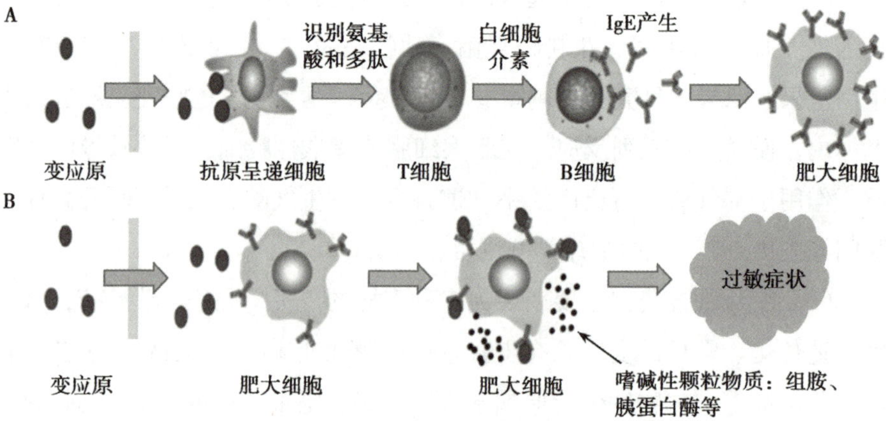

图 55-1 过敏反应机制

A. 致敏期，特定抗原刺激相关免疫细胞，产生免疫球蛋白 IgE；B. 第二次接触相同抗原后的激发效应期，肥大细胞脱颗粒，释放炎症介质，引发过敏症状。

三 过敏性疾病的预防、治疗和常见误区

1. 预防 避免接触变应原。变应原是过敏发生的必要条件，离开了变应原就可以有效避免过敏的发生。通过先进的检测技术准确找到变应原，在日常生活中主动避免接触，这是一种有效地避免过敏的方法。比如食物和蚊虫叮咬过敏，生活中可避免接触此类变应原；花粉、柳絮过敏，外出时可佩戴口罩，或尽量减少户外作业。然而，对于通过空气传播的变应

原，并且很容易在不加注意的情况下被吸入的变应原，绝对避免几乎不可能，需要额外的药物治疗。

2. 药物治疗 抗炎和抗组胺药物治疗是常规过敏反应使用较多的治疗方法，目的在于减少免疫反应和缓解症状，提高生活质量。常见的抗过敏药物见表 55-1。

表 55-1 临床常用抗过敏药物及适应证

药物分类	代表药物	适应证
糖皮质激素	吸入制剂：二丙酸倍氯米松、布地奈德、丙酸氟替卡松。 鼻用制剂：布地奈德、丙酸氟替卡松、糠酸莫米松。 外用制剂：氟轻松、醋酸泼尼松龙、糠酸莫米松、丙酸氯倍他索。 口服制剂：醋酸泼尼松、地塞米松。 静脉制剂：氢化可的松、甲泼尼龙等	过敏性哮喘、变应性鼻炎、特应性皮炎、变应性结膜炎、全身过敏
抗组胺药	口服制剂：马来酸氯苯那敏、西替利嗪、左西替利嗪、氯雷他定、非索非那定、卢帕他定等。 眼用制剂：左卡巴斯汀、依美斯汀、奥洛他定等。 鼻用制剂：氮䓬斯汀、奥洛他定、左卡巴斯汀等。 注射制剂：异丙嗪、氯马斯汀等。 外用制剂：多塞平、苯海拉明等	合并荨麻疹、变应性鼻炎、变应性结膜炎
白三烯受体拮抗剂	孟鲁司特、扎鲁司特、普仑司特、异丁司特等	可单独用于轻度哮喘的维持治疗，也可与低剂量吸入激素联合用于控制中重度哮喘，伴支气管哮喘的变应性鼻炎
β_2 受体激动剂	迅速起效：吸入型福莫特罗。 起效缓慢、作用时间长：吸入型沙美特罗、口服班布特罗。 起效慢且短效：口服特布他林、沙丁胺醇等	哮喘急性发作(气道痉挛)

续表

药物分类	代表药物	适应证
茶碱	氨茶碱、多索茶碱、二羟丙茶碱	支气管哮喘、慢性喘息性支气管炎等支气管痉挛引起的呼吸困难
肥大细胞稳定剂	色苷酸钠、吡嘧司特、曲尼司特等	变应性结膜炎、过敏性哮喘、变应性鼻炎
胆碱受体拮抗剂	短效:异丙托溴铵。 长效:噻托溴铵	过敏性哮喘
免疫抑制剂	外用制剂:他克莫司、吡美莫司。 口服制剂:环孢素、他克莫司、甲氨蝶呤、环磷酰胺、硫唑嘌呤等	特应性皮炎、顽固性外源性过敏反应性疾病
非甾体抗炎药	酮咯酸氨丁三醇、双氯芬酸钠、普拉洛芬、溴芬酸钠等	变应性结膜炎
缩血管药(减充血剂)	羟甲唑啉、赛洛唑啉、萘甲唑啉等	变应性鼻炎、结膜炎
α、β受体激动剂	肾上腺素	过敏性休克

3. 免疫治疗 变应原特异性免疫疗法，是向患者施用剂量逐渐增加的变应原，使患者机体的免疫系统逐渐产生耐受，再次接触变应原时，过敏症状明显减轻或者不再发生，即脱敏。免疫疗法解决了化学药物治标不治本和可能产生不同程度耐药的局限性，安全性高，符合世界卫生组织推荐的对症+对因的理性化治疗方案。常见过敏性疾病的生物靶向制剂有奥马珠单抗、美泊利珠单抗、贝那利珠单抗、卡瑞利珠单抗、度普利优单抗等。

4. 常见误区

✧ 误区一：变应性鼻炎、过敏性哮喘能自愈

变应性鼻炎和过敏性哮喘，如果未能有效干预，一般不会自愈。在对症用药基础上，严格避免变应原，并配合免疫治疗效果最好。

✧ 误区二：过敏性哮喘不能运动

过敏性哮喘在急性发作期不能剧烈运动，在缓解期适当运动能够改善肺部功能，提高气管对气流的耐受能力，减少哮喘发作。

✧ 误区三：谈激素类药物色变

糖皮质激素在过敏性疾病的治疗中，作用举足轻重，多数患者担心其不良反应。这里需要说明的是，大多数情况下糖皮质激素属于局部用药，如吸入剂、鼻用制剂和外用药膏等，并非全身用药，不会产生严重的全身不良反应。

✧ 误区四：变应原检测是阴性就一定不过敏

生活中的变应原有很多，临床检测到的变应原种类有限，需要详细了解病史和饮食记录发现变应原。

✧ 误区五：湿疹不可以洗澡

湿疹发作时不能洗澡，但是在没有皮肤破损、体液渗出时，可以适当用清水冲洗，注意不宜使用清洁用品，如沐浴露或肥皂。

✧ 误区六：免疫治疗期间可以不使用对症治疗药物

免疫治疗起效比较慢，如果出现过敏症状，需要及时配合使用对症药物，尤其是支气管哮喘患者，需要长期治疗，规范用药。

四 常见抗过敏药物不良反应及药物相互作用

市场上的抗过敏药物琳琅满目，剂型令人眼花缭乱。了解药物的不良反应和药物之间的相互作用，提前预知用药可能带来的潜在不良反应，避免不良反应带来的困扰，会提高用药的依从性。常见抗过敏药物的不良反应及药物相互作用见表 55-2。

表 55-2 常见抗过敏药物不良反应及药物相互作用

常见抗过敏药物	不良反应及注意事项	药物相互作用
氯苯那敏、苯海拉明、异丙嗪等第一代抗组胺药	有明显的镇静和中枢神经不良反应，如嗜睡和乏力、注意力不集中等，服用这类药物应避免从事驾驶、操作精密仪器等工作；此外可能会加重干眼者的症状，加重眼部不适，青光眼患者慎用	氯苯那敏与解热镇痛药配伍，可增强其镇痛和缓解感冒症状的作用；与中枢镇静药、催眠药或安定药联用，增加对中枢神经的抑制作用

续表

常见抗过敏药物	不良反应及注意事项	药物相互作用
阿司咪唑、特非那定等第二代抗组胺药	可能导致少见的心脏毒性	与氟康唑和红霉素等合用时会加重上述不良反应，故应避免同时使用
孟鲁司特、扎鲁司特等白三烯受体拮抗剂	不良反应较轻，主要为消化道症状，如恶心、呕吐、腹泻、口干、咽炎、上呼吸道感染样症状等	孟鲁司特慎与苯妥英钠、苯巴比妥、利福平联用，会降低孟鲁司特血药浓度
布地奈德、丙酸氟替卡松、氟轻松、氢化可的松等糖皮质激素类	长期口服糖皮质激素可引起高血压、糖尿病、骨质疏松、白内障、肌无力、诱发或加重感染等不良反应，应尽量局部用而非全身用药；吸入制剂常见咽喉部刺激、口干、咳嗽和念珠菌感染等不良反应，需吸药后及时用清水漱口	布地奈德等皮质类固醇慎与克拉霉素、伊曲康唑、阿扎那韦、奈法唑酮等联用，会抑制布地奈德代谢，增加其血药浓度
色甘酸钠、曲尼司特等肥大细胞稳定剂	不良反应有胃肠道不适、皮疹、心悸、头痛和膀胱刺激症状等	曲尼司特与抗凝血药华法林合用时，可增强或减弱其作用，应密切观察凝血功能变化
奥马珠单抗等生物制剂	注射部位疼痛、红斑、肿胀，头痛等，肝肾损害者以及患有自身免疫疾病、免疫复合物介导疾病的患者应慎用	蠕虫感染的免疫应答可能涉及IgE，奥马珠单抗可能间接降低治疗蠕虫或其他寄生虫感染药物的疗效
环孢素、甲氨蝶呤、环磷酰胺等免疫抑制剂	局部用药有烧灼和刺激感，全身用药有抑制骨髓及肝肾毒性，应加强用药监测	环孢素与葡萄柚汁同时服用，可增加环孢素的生物利用度；与抗生素如环丙沙星、万古霉素，抗肿瘤药美法仑，抗真菌药两性霉素B，抗炎药如双氯芬酸、萘普生等，治疗消化系统疾病药西咪替丁等，免疫抑制剂他克莫司等合用，会造成肾损伤；与多种其他药物合用会增加或降低环孢素的血药浓度，用药时强烈建议咨询医生
羟甲唑啉等α肾上腺素受体激动剂	鼻腔干燥、烧灼感、头痛、头晕、心率加快等。连续用药不超过7天，疗程过长或用药过频(间隔不足3小时)可致反跳性鼻黏膜充血，易发生药物性鼻炎	羟甲唑啉避免与单胺氧化酶抑制剂同时使用；赛洛唑啉不能同时使用其他缩血管类药物

总之，过敏反应多种多样，症状五花八门，抗过敏药种类繁多。如果受到过敏性疾病的困扰，应积极了解过敏性疾病相关健康知识，避免变应原暴露，加强疾病诊疗相关知识学习，从被动治疗转变为主动预防，科学预防、防治结合，这样才能减少疾病，提高生活质量。

参考文献

[1] PAWANKAR R, HOLGATE S J, CANONICA G W, et al. WAO white book on allergy (update 2013).[2024-07-27].https://allergypaais.org/wp-content/themes/twentytwentyone/pdf/WhiteBook2-2013-v8.pdf.

[2] LEI D K, GRAMMER L C. An overview of allergens. Allergy Asthma Proc, 2019, 40(6): 362-365.

[3] ALDAKHEEL F M. Allergic diseases: a comprehensive review on risk factors, immunological mechanisms, link with COVID-19, potential treatments, and role of allergen bioinformatics. International Journal of Environmental Research and Public Health, 2021, 18(22): 12105.

[4] WHEATLEY L M, TOGIAS A. Clinical practice. Allergic rhinitis. N Engl J Med, 2015, 372(5): 456-463.

[5] 中华医学会变态反应分会呼吸过敏学组 (筹), 中华医学会呼吸病学分会哮喘学组 . 中国过敏性哮喘诊治指南 (第一版 , 2019 年). 中华内科杂志 , 2019, 58(9): 636-655.

[6] KHAN D A, SOLENSKY R. Drug allergy[J]. Journal of Allergy and Clinical Immunology, 2010, 125(2): S126-S137.

[7] YUSUPOVNA C Z, MIRZAALI A J, SOBIR X A, et al. Anaphylactic shock. Journal of Universal Science Research, 2023, 1(1): 47-50.

[8] ZHANG J, LU L, ZHANG Z, et al. Electrochemical cell-based sensor for detection of food hazards. Micromachines(Basel), 2021, 12(7): 837.

[9] 北京医学会过敏变态反应分学会 . 过敏性疾病诊治与预防专家共识 (Ⅱ). 中华预防医学杂志 , 2022, 56(11): 1527-1539.

[10] 茹一 , 李丽莎 , 关凯 . 常见过敏性疾病的生物靶向治疗及其导致的严重过敏反应研究进展 . 结核与肺部疾病杂志 , 2023, 4(2): 169-177.

56 世界肝炎日

一 世界肝炎日的由来

世界肝炎日（World Hepatitis Day）为每年的 7 月 28 日，是为了纪念乙型肝炎病毒的发现者、诺贝尔生理学或医学奖得主巴鲁克·塞缪尔·布隆伯格，于 2010 年召开的第 63 届世界卫生大会上由全体成员国通过设立的。世界肝炎日旨在广泛、深入和持续普及肝炎知识，提高肝炎的知晓率，预防和控制肝炎传播。

肝炎是一个总名称，泛指肝脏发炎，可由多种原因引起，最常见的病因是病毒感染。病毒性肝炎分为甲、乙、丙、丁和戊型，虽然病毒种类不同，但都足以对人造成严重危害，其中乙型和丙型肝炎可以导致肝硬化和肝癌的发生，给全球带来严重的疾病负担。

据世界卫生组织报道，2019 年全球一般人群乙型肝炎病毒表面抗原（HBsAg）流行率为 3.8%，约有 150 万新发感染者，2.96 亿慢性感染者，82 万人死于乙型肝炎病毒（HBV）感染所致的肝衰竭、肝硬化或肝癌。2019 年全球有慢性丙型肝炎病毒（HCV）感染者 5 800 万人，29 万人死于 HCV 感染引起的肝硬化或肝癌。据估计，目前我国每 15 ~ 20 人中就有 1 人为慢性 HBV 感染者，HCV 感染者约 1 000 万人，绝对感染人数高居全球第一。所以，正确认识病毒性肝炎很重要。

二 病毒性肝炎知多少

1. 病毒性肝炎的分类和传播方式是怎样的？

病毒性肝炎是由肝炎病毒引起的传染病，包括甲型肝炎病毒（HAV）、乙型肝炎病毒（HBV）、丙型肝炎病毒（HCV）、丁型肝炎病毒（HDV）、戊型肝炎病毒（HEV）五大类，具有传染性强、传播途径复杂、流行面广泛、发病率高等特点。

不同的病毒性肝炎传播途径不同。

（1）甲型肝炎和戊型肝炎通过消化道传播，如患者误服含有病毒的食物或水。如果水源或食物被污染可引起暴发流行。

（2）乙型、丙型肝炎主要通过血液、体液传播。主要传播途径包括输入不干净的血制品、母婴传播、性传播、医源性传播。由于 HBV 和 HCV 不经呼吸道和消化道传播，因此，日常工作、学习和生活接触，如握手、拥抱、在同一办公室工作、共用办公用品、住同一宿舍、在同一餐厅用餐和共用厕所等无血液暴露的接触不会感染乙型、丙型肝炎。此外，研究未发现 HBV 和 HCV 经吸血昆虫（蚊和臭虫等）传播。

（3）丁型肝炎病毒是一种依靠乙型肝炎病毒进行复制的病毒，只有感染了乙型肝炎病毒才可能患上丁型肝炎。

2. 病毒性肝炎的危害与临床表现有哪些？

（1）病毒性肝炎的危害：肝炎病毒感染人体后，会引起病毒血症，进入肝脏复制和释放病毒，会导致机体免疫活化，杀伤病毒感染的肝细胞，诱导细胞死亡或凋亡，从而引起肝脏炎症、坏死。乙型肝炎、丙型肝炎、丁型肝炎迁延不愈，会进一步导致肝纤维化、肝硬化甚至肝癌。

（2）临床表现：病毒性肝炎的临床表现可分为急性肝炎、慢性肝炎、重型肝炎等多种情况，尽管每种类型肝炎患者的表现症状皆不相同，但患者最常见的早期症状为乏力、食欲下降，加重时厌油、恶心、频繁呕吐等。此外，部分患者会出现黄疸。

3. 哪些人群需要检测病毒性肝炎？

有疑似病毒性肝炎症状或易感染人群，应主动到医疗机构检查。

（1）甲型肝炎和戊型肝炎多为急性发病，如有不洁饮食史或患者密切接触史，并伴有疑似病毒性肝炎症状，如全身乏力、食欲减退、恶心呕吐、腹胀、肝区不适、尿色加深等，应尽快到医疗机构就诊检查。

（2）建议易感染人群 [如有输血，创伤性治疗，共用注射器，多性伴侣，器官移植，使用消毒情况不明的器具文身、文眉、修脚等行为的人员；

人类免疫缺陷病毒（HIV）感染者；乙型肝炎和丙型肝炎患者配偶或所生子女等］和肝脏生化检查不明原因异常者主动到正规医疗机构进行乙型肝炎和丙型肝炎检查，了解自身感染状况，做到早发现、早诊断和早治疗。

4. 病毒性肝炎需要作哪些检查？

（1）甲型肝炎：甲型肝炎的检测主要是血清中的 HAV IgM 和 HAV IgG。HAV IgM 阳性，提示现症感染；HAV IgG 阳性，提示既往感染，或本次感染恢复期。

（2）乙型肝炎：乙型肝炎的常用检测包括乙型肝炎五项、HBV DNA 定量检测、HBV 基因型以及 HBV 耐药基因检测。其中 HBV DNA 定量可用于评估 HBV 感染者病毒复制水平。HBV 基因型目前可鉴定出 10 种（A ~ J 型）HBV 基因型。我国以 B 和 C 基因型为主。HBV 耐药基因检测有助于判断耐药发生并尽早调整治疗方案。

（3）丙型肝炎：丙型肝炎主要有抗体（抗 HCV）定性检测以及核酸（HCV RNA）定量检测。人体感染 HCV 后，免疫系统会在 6 个月内产生抗体，检测抗 HCV 可以判断人体感染 HCV 的免疫反应情况。而 HCV RNA 检测结果是判断感染病毒后病毒是否复制的标志，反映血液当中 HCV 的有和无、多和少。抗体检测阳性后需要进一步进行核酸检测，以确定是否处于感染状态。

（4）丁型肝炎：丁型肝炎的检测主要是血清中的 HDV IgM 和 HDV IgG。HDV Ag 阳性是诊断急性 HDV 感染的直接证据，HDV IgM 阳性是近期感染的标志；高滴度 HDV IgG 提示感染持续存在，低滴度提示感染静止或终止。

（5）戊型肝炎：戊型肝炎的检测主要是血清中的 HEV IgM 和 HEV IgG。HEV IgM 为近期 HEV 感染标志，多在 3 个月内转阴；HEV IgG 多于发病后 6 ~ 12 个月转阴，急性期滴度高，恢复期明显下降，如果 HEV IgG 滴度高，或由阴性转为阳性，或由低滴度转为高滴度，均可诊断为 HEV 感染。

三 病毒性肝炎的治疗

1. 急性病毒性肝炎的治疗 急性病毒性肝炎一般为自限性，多可完全康复。以一般治疗及对症支持治疗为主，急性期应进行隔离，症状明显及有黄疸者应卧床休息，恢复期可逐渐增加活动量，但要避免过劳。饮食宜清淡易消化，适当补充维生素，热量不足者应静脉补充葡萄糖。避免饮酒和服用损害肝脏的药物，辅以药物对症治疗，药物不宜太多，以免加重肝脏负担。一般不采用抗病毒治疗，急性丙型肝炎则例外，因急性丙型肝炎容易转为慢性，早期应用抗病毒治疗可降低急性肝炎发展成慢性肝炎的可能性。

2. 慢性病毒性肝炎的治疗 慢性病毒性肝炎根据患者具体情况采用综合性治疗方案，包括合理的休息和营养，保持心理平衡，改善和恢复肝功能，调节机体免疫，抗病毒治疗等。

（1）一般治疗

1）适当休息：症状明显或病情较重者应强调卧床休息，卧床可增加肝脏血流量，有助恢复。病情轻者以活动后不觉疲乏为度。

2）合理饮食：适当的高蛋白、高热量、高维生素的易消化食物有利于肝脏修复，不必过分强调高营养，以防发生脂肪肝，避免饮酒。

3）保持心理平衡：使患者有正确的疾病观，对肝炎治疗应有耐心和信心。

（2）抗病毒治疗：抗病毒治疗是慢性 HBV 感染者最重要的治疗措施，可以抑制病毒复制，减少传染性，改善肝功能，减轻肝组织病变，提高生活质量，减少或延缓肝硬化、肝衰竭和肝癌的发生，改善患者生命质量，延长存活时间。

《慢性乙型肝炎防治指南（2022 年版）》一线推荐的慢性 HBV 感染抗病毒药主要包括两类：一类是核苷（酸）类似物（NA），包括恩替卡韦（ETV）、富马酸替诺福韦二吡呋酯（TDF）、富马酸丙酚替诺福韦（TAF）及艾米替诺福韦（TMF）；另一类是 α 干扰素，我国已批准 Peg-IFN-α 和 α 干扰素用于治疗慢性乙型病毒性肝炎。

针对 HCV 的感染，无论急慢性，所有 HCV-RNA 阳性患者均应进行抗病毒治疗。丙型肝炎抗病毒药主要包括艾尔巴韦格拉瑞韦、索磷布韦维帕他韦等，以口服直接抗病毒药方案为首选。通过积极治疗，根据不同的基因型选择不同的治疗方案，经过12到24周的抗病毒治疗，丙型肝炎的根治率可达95%以上。

3. 其他治疗 除了抗病毒治疗，还有抗炎、抗氧化、保肝、抗纤维化等治疗。

（1）抗炎、抗氧化、保肝治疗：HBV感染后导致肝细胞炎症坏死是疾病进展的重要病理变化。甘草酸制剂、水飞蓟素制剂、多不饱和卵磷脂制剂和双环醇等具有抗炎、抗氧化和保护肝细胞等作用，有望减轻肝脏炎症损伤。对肝组织炎症明显或肝脏转氨酶水平明显升高的患者，可以酌情使用，但不宜多种联合。

（2）抗纤维化治疗：多个抗纤维化中药方剂，如安络化纤丸、复方鳖甲软肝片、扶正化瘀片等，在动物实验和临床研究中均显示一定的抗纤维化作用，对明显纤维化或肝硬化患者可以酌情选用。

4. 重症病毒性肝炎（肝衰竭）的治疗 重症病毒性肝炎（肝衰竭）因病情发展快、病死率高（50%～70%），应积极抢救。依据病情发展的不同时期（早、中、晚期），以支持治疗、对症治疗、抗病毒治疗等内科综合治疗方案为基础，早期免疫控制，中、晚期以预防并发症及免疫调节为主，辅以人工肝支持系统疗法，争取适当时期进行肝移植治疗。

四 病毒性肝炎用药学问多

抗病毒药能最大限度地长期抑制病毒的复制，减缓相关病情的进展，改善生命质量和延长生存时间。那么这些药物在使用过程中需要注意哪些问题呢？

1. 抗病毒药的代表药物和用法用量 详见表56-1。

表 56-1 抗病毒药的代表药物和用法用量

代表药物	用法用量
恩替卡韦	治疗慢性 HBV 感染：一日 1 次，每次 0.5mg（1 片），空腹吃，药物的吸收效果最好，建议空腹服用（餐前或餐后至少 2 小时）
富马酸替诺福韦二吡呋酯	治疗慢性 HBV 感染：一日 1 次，每次 300mg（1 片），可空腹或与食物同服
富马酸丙酚替诺福韦	治疗慢性 HBV 感染：一日 1 次，每次 25mg（1 片），需随食物服用
艾米替诺福韦	治疗慢性 HBV 感染：一日 1 次，每次 25mg（1 片），需随食物服用
聚乙二醇干扰素 α	治疗慢性 HBV 感染：皮下注射，每周 1 次，每次 180μg，疗程 48 周
艾尔巴韦格拉瑞韦	治疗基因 1 型、4 型慢性 HCV 感染：一日 1 次，每次口服 1 片（每片含艾尔巴韦 50mg、格拉瑞韦 100mg），可空腹或与食物同服。疗程一般为 12 周
来迪派韦索磷布韦	治疗基因 1、2、3、4、5 或 6 型慢性 HCV 感染：一日 1 次，每次口服 1 片（每片含来迪派韦 90mg、索磷布韦 400mg），应整片吞服，不可咀嚼或碾碎，可空腹或与食物同服。疗程一般为 12 周
索磷布韦维帕他韦	治疗各种基因型慢性 HCV 感染：一日 1 次，每次口服 1 片（每片含索磷布韦 400mg、维帕他韦 100mg），应整片吞服，不可咀嚼或碾碎，可空腹或与食物同服。疗程一般为 12 周

在实际治疗中，根据患者的具体情况，医生会选择合适的抗病毒药物方案。在治疗的同时，还需注意进行疗效和安全性监测，服药做到足量、足疗程以及注意生活起居，做好这些，获得治愈的概率将更大。

药师小贴士

（1）必须按时按量服药，不可随意停药。

（2）避免漏服和误服：可能导致病毒耐药性或中毒反应。

（3）注意饮食健康：避免过度饮酒和吸烟，不要吃辛辣、刺激性的食物。

（4）定期进行药物监测：需要定期监测药物剂量、疗效和不良反应，及时调整用药方案。

（5）养成良好的作息习惯：“三分治，七分养”，合理休息，适当运动，生活有规律，避免过度劳累，保持良好的心态。

2. 药物相互作用、主要不良反应及处理办法 许多抗病毒药容易发生药物相互作用和药物不良反应（表 56-2）。药师提醒：在使用药物前一定要注意遵医嘱正确用药，也要记得仔细阅读药品说明书，如果服药期间出现身体不适，应及时就医。

表 56-2 常用抗病毒药的药物相互作用、主要不良反应及处理办法

代表药物	药物相互作用	主要不良反应及处理办法
恩替卡韦	本药主要通过肾脏清除，对于一些可能影响肾功能的药物，比如他克莫司、环孢素，药物联用时应注意监测肾功能	常见的不良反应有肝脏转氨酶升高、头痛、疲劳、眩晕、恶心、腹部不适、肌痛、失眠、风疹等，这些不良反应多为轻度到中度，不影响使用，如临床表现或实验室检查提示出现乳酸酸中毒、明显的肝脏毒性，应暂停使用本药并及时就医
富马酸替诺福韦二吡呋酯	本药与去羟肌苷合用可使去羟肌苷血药浓度升高，从而增加其不良反应，不推荐合用；与洛匹那韦/利托那韦合用可使本药的血药浓度升高；与降低肾功能或竞争肾小管主动分泌的药物，如庆大霉素、阿昔洛韦、更昔洛韦等合用，可使本药和/或上述药物血药浓度升高	常见的不良反应有恶心、呕吐、胃肠胀气；也有可能出现精神方面的不良反应，比如焦虑、乏力、头痛；长期服用少数人会出现肾功能损害、骨密度下降等。用药前及用药期间需定期监测估算肌酐清除率、血清磷、尿糖、尿蛋白。这些不良反应多为轻度到中度，不影响使用，如临床表现或实验室检查提示出现乳酸酸中毒、明显的肝脏毒性，应暂停使用本药并及时就医

续表

代表药物	药物相互作用	主要不良反应及处理办法
富马酸丙酚替诺福韦	本药不是肝药酶的诱导剂或抑制剂，但是经P-糖蛋白转运，预计P-糖蛋白诱导剂会降低丙酚替诺福韦的血浆浓度，不建议和卡马西平、奥卡西平、苯巴比妥、苯妥英钠、伊曲康唑、利福平、圣约翰草合用	常见的不良反应有腹泻、呕吐、恶心、腹痛、腹胀、胃肠胀气、疲劳、头晕、头痛、皮疹、瘙痒等。用药前及用药期间需定期监测估算肌酐清除率、血清磷、尿糖、尿蛋白。这些不良反应多为轻度到中度，不影响使用，如临床表现或实验室检查提示出现乳酸酸中毒、明显的肝脏毒性，应暂停使用本药并及时就医
艾米替诺福韦	本药是P-糖蛋白底物，避免与强效P-糖蛋白抑制剂(如伊曲康唑、考比司他)合用；同样避免与强效P-糖蛋白诱导剂(如卡马西平、奥卡西平、苯巴比妥、苯妥英钠)合用	常见的不良反应为肝脏转氨酶升高、甲状旁腺激素升高、低磷酸血症等。这些不良反应多为轻度到中度，不影响使用，如临床表现或实验室检查提示出现乳酸酸中毒、明显的肝脏毒性，应暂停使用本药并及时就医
聚乙二醇干扰素α	本药与替比夫定合用可增加出现周围神经病变的风险，不建议两药合用；本药与茶碱合用可升高茶碱的血药浓度，合用时应监测不良反应；本药与美沙酮合用可升高美沙酮的血药浓度，合用时需减少美沙酮的剂量；本药与免疫抑制剂(如环孢素、西罗莫司、他克莫司)合用时需监测免疫抑制剂的疗效	常见的不良反应为注射部位炎症、疲乏、头晕、寒战、发热、体重减轻、肌痛、恶心、腹泻、中性粒细胞减少、贫血等。流感样症状、中性粒细胞减少和贫血通常在治疗1周后会逐渐减轻，大部分症状在停药后会缓解。如有自杀企图、严重抑郁、精神病、心肌梗死、心绞痛、心包积液和视网膜缺血等，需立即停药并及时就医
艾尔巴韦格拉瑞韦	本药禁止与利福平、环孢素、洛匹那韦合用；恩曲他滨等可升高本药血药浓度，增加不良反应风险，不建议合用；本药可能升高他克莫司的血药浓度，合用时需监测他克莫司血药浓度	常见的不良反应为食欲减退、恶心、腹痛、头晕、失眠、关节痛、血清谷丙转氨酶(GPT)升高、血清胆红素升高等。多数症状轻微。如GPT持续大于正常值上限的10倍，考虑停药；如出现GPT升高伴肝炎的症状或体征，或同时出现胆红素、碱性磷酸酶或国际标准化比值升高，应停药

续表

代表药物	药物相互作用	主要不良反应及处理办法
来迪派韦索磷布韦	不建议本药与西美瑞韦、胺碘酮、利福平、苯巴比妥、苯妥英钠合用；本药与达比加群酯、地高辛、瑞舒伐他汀、阿托伐他汀合用时，需要监测它们的血药浓度	常见的不良反应为咳嗽、恶心、腹痛、头晕、失眠、肌痛、胆红素升高等。多数症状轻微，停药后可自行缓解
索磷布韦维帕他韦	不建议本药与托泊替康、依非韦伦、胺碘酮、利福平、苯巴比妥、苯妥英钠合用；本药与地高辛联用可能会增加地高辛的浓度，建议监测地高辛的治疗浓度；本药与瑞舒伐他汀联用可增加瑞舒伐他汀的浓度，建议联用时瑞舒伐他汀剂量不超过 10mg；与质子泵抑制剂（如奥美拉唑）、抗酸药（如法莫替丁）合用应间隔 4 小时	常见的不良反应为恶心、腹泻、无症状性脂肪酶升高、头晕、失眠、贫血、疲乏、无力等。多数症状轻微，停药后可自行缓解

五 预防措施要记牢

预防病毒性肝炎，一般需从三方面着手，即控制传染源、切断传染途径、定期接种疫苗。

1. 注意饮食、饮水卫生和接种甲型肝炎疫苗、戊型肝炎疫苗，可有效预防甲型肝炎和戊型肝炎。搞好环境卫生，加强水源和粪便管理，养成良好的个人卫生习惯，防止“病从口入”。

2. 接种乙型肝炎疫苗是预防乙型肝炎最安全、有效的措施。我国已实施新生儿免费接种乙型肝炎疫苗政策。除新生儿外，成年高风险人群，如医务人员、经常接触血液及血液制品人员、同性性行为者、有多个性伴侣者或注射吸毒者等也应该接种乙型肝炎疫苗。乙型肝炎母婴阻断措施可有效预防乙型肝炎母婴传播。

3. 目前尚无丙型肝炎疫苗。要洁身自好，做到拒绝毒品，杜绝非法采、供血；到正规的医疗卫生机构进行注射、输血和使用血液制品，不与他人共用针具或其他文身、穿刺等工具，不与他人共用剃须刀、牙刷等容易被血液污染的个人用品；正确使用安全套，避免不安全性行为等。

4. 有疑似病毒性肝炎症状或易感染人群，应主动到医疗机构检查。

写在最后

防治病毒性肝炎是全社会的共同责任，要了解其传播规律和应对方法，科学防治，合理用药。日常生活中平等理性地看待身边存在的每一位肝炎患者，多一些关爱，少一些歧视。终止病毒性肝炎流行，任重而道远，需要每个人以身作则，从我做起，共同努力！

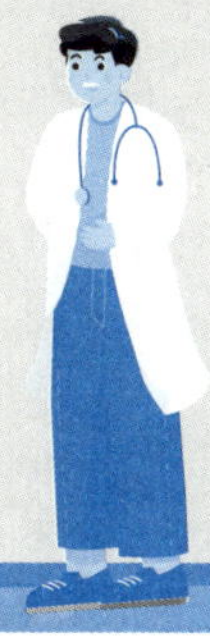

参考文献

[1] OCHA.Global progress report on HIV, viral hepatitis and sexually transmitted infections, 2021. Accountability for the global health sector strategies 2016-2021: actions for impact. [2024-07-25].https://reliefweb.int/report/world/global-progress-report-hiv-viral-hepatitis-and-sexually-transmitted-infections-2021.

[2] Polaris Observatory HCV Collaborators. Global change in hepatitis C virus prevalence and cascade of care between 2015 and 2020: a modelling study. Lancet Gastroenterol Hepatol, 2022, 7(5): 396-415.

[3] 尤红 , 王福生 , 李太生 , 等 . 慢性乙型肝炎防治指南 (2022 年版). 实用肝脏病杂志 , 2023, 26(3):457-478.

[4] 中华医学会肝病学分会 , 中华医学会感染病学分会 . 丙型肝炎防治指南 (2022 年版). 中华肝脏病杂志 , 2022, 30(12):1332-1348.

[5] 李兰娟 , 任红 . 传染病学 . 9 版 . 北京 : 人民卫生出版社 , 2018.

8月

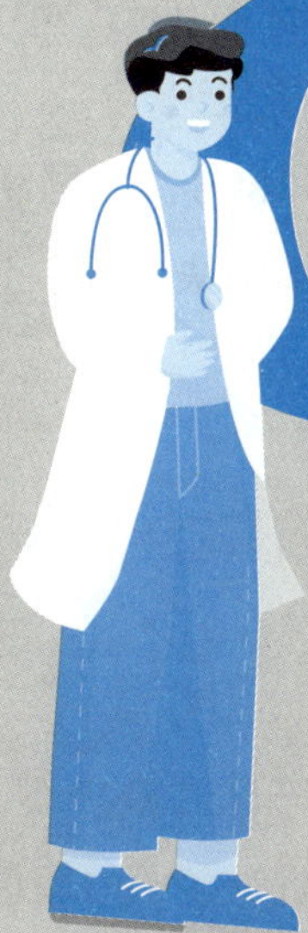

08/01—08/31

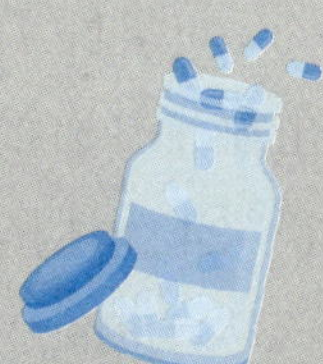

57 世界母乳喂养周

一 世界母乳喂养周的由来

每年的8月1日至7日是世界母乳喂养周，它始于1992年，由国际母乳喂养行动联盟（World Alliance for Breastfeeding Action，WABA）发起，其目标是促进社会和公众对母乳喂养重要性的正确认识。

每年，世界母乳喂养周都有一个新的主题和口号。主题涵盖健康、教育等各个方面，如“支持母乳喂养，获得人生第一块金牌”“助力职场家庭，促进母乳喂养”等。

二 母乳喂养，给孩子天然的爱

1. 为什么提倡母乳喂养?

我国《健康中国行动（2019—2030年）》《母乳喂养促进行动计划（2021—2025年）》都提出要促进母乳喂养。母乳是孩子的理想食物，它安全、清洁、含有抗体，有助于预防某些常见的儿童疾病，改善孩子的肠内环境，增强孩子的免疫力。母乳可提供6月龄内婴儿所需的全部能量和营养，6～12月龄时，母乳能提供婴儿能量需求的一半以上；对于12～24月龄的幼儿，母乳仍可供给三分之一的能量所需。亲喂时母婴皮肤的接触，还能够给婴儿带来安全感和舒适感，加强母婴之间情感交流。

母乳除了对孩子好，还对母亲的健康有益。母乳喂养可减少母亲产后出血、贫血的风险，并有利于母亲尽快康复和减轻体重；坚持母乳喂养6～24个月，还可降低母亲患乳腺癌和卵巢癌的风险。

2. 母乳喂养怎么做?

母乳喂养的好处多多，那应该如何做好母乳喂养呢?

（1）住院期间：最好由具备母乳喂养、衔乳、吞咽及婴儿饱腹等相关知识的医务人员来指导新手宝妈。

（2）出生1小时内：婴儿吸吮力强，要尽早通过婴儿的吸吮来刺激母乳的分泌。

（3）6月龄以内：建议纯母乳喂养，每次喂养到婴儿出现饱腹信号。如遇特殊情况需要添加其他食物，应咨询相关医务人员后谨慎作出决定。

（4）6月龄之后：婴儿所需营养热量已经超出母乳可提供的范围，而且婴儿的身体已经可以适应母乳之外的食物，应及时、合理、适量且安全地进行辅食营养补充，并继续坚持母乳喂养直到婴儿1岁（WHO推荐喂养持续至少2年）。

（5）定期监测孩子体格指标，保证健康茁壮成长。

三 当哺乳遇上用药，yes or no？吃了药还能哺乳吗？

母乳是孩子最好的“口粮”，哺乳期母亲总是小心翼翼呵护着孩子的“粮仓”。尤其是当自己生病的时候，担心用了药会影响吃奶的孩子，犹豫要不要吃药、要不要停止哺乳。要解答这些问题，首先需要了解一下药物如何从哺乳期母亲体内进入孩子体内。

1. 哺乳期药物的“流转”路线 哺乳期母亲吃什么药，孩子就会通过母乳“吃”什么药吗？答案是肯定的，只是剂量变了。药物需要闯过一道又一道的“关卡”后才会被孩子吸收（图57-1）。

第一关：药物被哺乳期母亲消化道吸收进入哺乳期母亲血液中（这一步，静脉用药拥有“直通卡”）。

第二关：血中的药物跨越“血乳屏障”进入乳汁（血乳屏障可拦截大部分药物）。

第三关：乳汁中的药物被孩子吸吮进入胃肠道。

第四关：药物被吸收进入孩子的血液循环（孩子的胃肠道也是一道屏障）。

第五关：孩子血液循环中或身体某处，药物达到一定浓度，影响孩子的身体健康（孩子对药物的“处理能力”取决于其器官功能成熟度）。

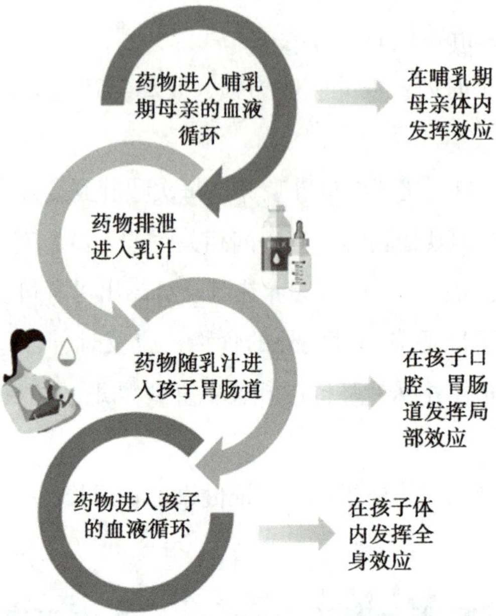

图 57-1 哺乳期药物的"流转"路线

一般认为，每 24 小时的乳汁带给孩子的剂量 [mg/（kg·d）] 相对于母亲摄入的剂量 [mg/（kg·d）] 的比值，如果小于 10% 是相对安全的。总之，经过层层"打折"后的剩余药量是影响孩子的关键。

2. 哺乳期药物风险等级 哺乳期母亲能不能吃药，不可一概而论，而要综合考虑药物、母亲、婴幼儿三个因素，来评估哺乳期用药安全性。目前较常用的是美国儿科学教授 Hale 提出的哺乳期药物危险分级系统，具体如表 57-1 所示。

表 57-1 Hale 哺乳期药物危险分级

药物分级	说明	哺乳建议
L1	安全：已被大量哺乳期母亲服用，没有观察到对孩子的不良反应	无须停止哺乳
L2	较安全：在有限数量的哺乳期母亲中进行了研究，但没有显示对孩子或哺乳期母亲有不良影响	无须停止哺乳

续表

药物分级	说明	哺乳建议
L3	可能安全：没有哺乳期妇女的对照研究，或者对照研究仅显示轻微的非致命性不良反应。母乳喂养的孩子可能有不良反应的风险	咨询专业人员，权衡利弊
L4	潜在风险：有确凿证据表明母乳喂养的孩子存在风险。但哺乳期母亲用药后的获益大于对孩子停止哺乳的危害	停止哺乳
L5	有风险：对孩子有显著的风险，或者可能造成重大损害的药物。使用此类药物的风险超过母乳喂养带来的益处。禁用于哺乳期母亲	停止哺乳

哺乳期母亲可以查看药品说明书中【孕妇及哺乳期妇女用药】相关用药信息，还可以到正规的医院咨询医生或药师获取专业建议。

四 常见药，母乳喂养期怎么用？

1. 正常用，不影响哺乳的常见药物 有些药物已被证实对哺乳期母亲喂养的孩子是安全的。使用这些药，不影响正常哺乳。如果还想减少孩子摄入的药量，建议在哺乳后立即用药，并适当延迟下次哺乳时间。

（1）布洛芬、对乙酰氨基酚：这两种解热镇痛药在母乳中的含量极低，孩子的安全使用剂量远高于母乳中的量。哺乳期母亲发热或止疼可选用布洛芬或对乙酰氨基酚。但布洛芬缓释胶囊，由于药物缓慢释放，建议在专业人士指导下使用。

（2）青霉素、头孢类抗菌药物：孩子经母乳的摄入量通常极低。哺乳期母亲可选择此类抗生素，比如头孢氨苄、头孢呋辛。进入孩子肠道的抗菌药物，可能影响孩子肠道的菌群平衡，使用时需要观察孩子是否出现腹泻、尿布疹等情况。万一孩子出现严重腹泻的情况，要暂停哺乳并咨询医生或者药师。

（3）左甲状腺素：母乳喂养期间，正常服用，不可以擅自停药。在正常剂量下，分泌到乳汁中的药物量不足以导致孩子甲状腺功能异常。哺乳期母亲服药时，仍应依照注意事项，且与钙剂、铁剂、铝剂等药物应间隔至少 2 小时左右。

（4）胰岛素类：哺乳期母亲使用胰岛素不影响哺乳。但哺乳期母亲所需的胰岛素剂量可能需要调整。各类胰岛素都可以经过乳汁排出。胰岛素是蛋白质，进入孩子胃肠道后失去活性，不会影响孩子的血糖。

（5）氯雷他定：氯雷他定及其活性代谢产物（地氯雷他定），在乳汁中含量很低，且没有中枢镇静作用，不会对乳儿造成不良影响。

（6）疫苗：哺乳期母亲可以使用成人的标准推荐剂量接种麻疹、流感、甲型肝炎、乙型肝炎和水痘等疫苗。

2. 不建议选择，如使用，可能需要暂停哺乳 如果哺乳期母亲使用了需要暂停哺乳的药物，应及时吸奶，排空乳房，防止乳汁蓄积引起乳腺炎。至于用药结束多久之后可以恢复哺乳，因人、因药而异，建议咨询医生或者药师。

（1）复方感冒药 / 咳嗽药：例如“酚麻美敏”“氨咖黄敏”“伪麻美芬”“酚氨咖敏”“复方氨酚烷胺”等。这类药成分复杂，常含有右美沙芬、氯苯那敏、金刚烷胺、伪麻黄碱等，不良反应也较多，某些液体制剂中还可能含有乙醇。所以，建议哺乳期妈妈们感冒、咳嗽时，选择单一成分的药物或者通过非药物方式缓解症状。

（2）乙酰半胱氨酸：母乳中排泄的乙酰半胱氨酸含量很低。但为了避免孩子接触，哺乳期母亲口服乙酰半胱氨酸后可以考虑弃去 30 小时内的乳汁，之后继续哺乳。吸入乙酰半胱氨酸则不影响哺乳。

（3）喹诺酮类：名称中带“沙星”的药物，比如诺氟沙星、左氧氟沙星、莫西沙星等。喹诺酮类口服药或针剂属于全身给药，通常禁用于哺乳期妇女，只有当用药治疗的潜在利大于弊时，方可在医务人员指导和监护下应用。喹诺酮类滴眼剂则可正常使用。

（4）四环素类：包括多西环素、米诺环素等。该类药物易扩散到乳汁，但母乳中的钙会抑制孩子胃肠道对四环素的吸收。哺乳期母亲使用四环素必须经过医生或药师评估，应避免长疗程用药，同时监测孩子有无皮疹和腹泻等。

（5）左炔诺孕酮：左炔诺孕酮由乳汁排出的量极少，目前尚无关于左炔诺孕酮对被哺乳孩子生长和发育造成有害影响的报道，但建议停药后再恢复哺乳。

3. 难以与哺乳兼得的药物

（1）抗肿瘤药：通常认为，哺乳期母亲使用抗肿瘤药治疗期间应停止哺乳。建议禁乳期为 6 至 10 天，但近年的研究显示，初乳期（产后 4 天内）之后，用药后禁乳 6 天可能已足够消除乳汁中药物对孩子的影响。另外，化疗可能会对母乳中的正常微生物群和营养成分产生不利影响。

（2）溴隐亭：抑制泌乳，哺乳期妇女禁用。

写在最后

母乳喂养好处多多。哺乳期间，母亲生病了既不要“硬扛”拒绝所有药，也不可随意用药。就诊时应告知医生，自己处于哺乳期，并在医生和药师指导下，优先选择可在哺乳期安全使用的药物。对于哺乳期慎用的药物，也要在密切监护下使用，必要时停止哺乳，并及时恢复哺乳。

向坚持母乳喂养的母亲致敬！

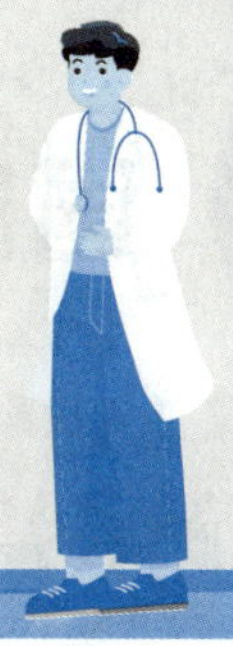

参考文献

[1] WHO.Breastfeeding.[2024-07-25].https://www.who.int/health-topics/breastfeeding.

[2] 中华预防医学会儿童保健分会 . 婴幼儿喂养与营养指南 . 中国妇幼健康研究 , 2019, 30(4): 392-417.

[3] 赵月 , 王霞 . 早产儿母乳喂养的研究进展 . 中国社区医师 , 2024, 40(4): 4-6.

[4] GUPTA N, DEIERL A, HILLS E, et al. Systematic review confirmed the benefits of early

skin-to-skin contact but highlighted lack of studies on very and extremely preterm infants. Acta Paediatr, 2021, 110(8): 2310-2315.

[5] SELIM L. Breastfeeding from the first hour of birth: What works and what hurts. [2024-04-12]. https://www.unicef.org/stories/breastfeeding-first-hour-birth-what-works-and-what-hurts.

[6] SCHAEFER C, SPIELMANN H, VETTER K, 等 . 孕期与哺乳期用药 : 第 8 版 . 吴效科 , 黄志超 , 译 . 北京 : 科学出版社 , 2021.

[7] 杨勇 , 梅劼 . 妊娠期与哺乳期用药咨询案例详解 . 北京 : 中国医药科技出版社 , 2023.

[8] BRIGGS G G, TOWERS C V, FORINASH A B. Briggs drugs in pregnancy and lactation: a reference guide to fetal and neonatal risk. 12th ed. Philadelphia: Wolters Kluwer Lippincott Williams & Wilkins, 2022.

[9] National Institute of Child Health and Human Development. Acetylcysteine - drugs and lactation database (LactMed®)-NCBI bookshelf.[2024-01-11]. https://www.ncbi.nlm.nih.gov/books/NBK500931/.

58 国际脊髓性肌萎缩关爱日

一 国际脊髓性肌萎缩关爱日的由来

自 1996 年起，多个国家将每年的 8 月定为脊髓性肌萎缩关爱月并举行活动以提升公众对脊髓性肌萎缩（spinal muscular atrophy，SMA）这一罕见疾病的了解，以及对 SMA 群体的关爱支持。2018 年我国 SMA 患者组织建议将每年的 8 月 7 日设立为“国际脊髓性肌萎缩关爱日”。

SMA 常表现为以肢体近端为主，呈进行、对称、广泛、弛缓的麻痹与肌萎缩，但患者的智力发育及感觉均正常。从生理学来说，SMA 患者是由于运动神经元存活基因 1（*SMN1*）突变导致 SMN 蛋白功能缺陷所引发的遗传性神经肌肉病。SMA 是一种常染色体隐性单基因遗传病，以脊髓前角运动神经元退化变性和丢失导致的肌无力和肌萎缩为主要临床特征。

SMA 发病率约为 1/10 000，携带率约为 1/50，是 2 岁以下婴幼儿死亡的遗传因素之一。SMA 主要依据患者的临床表现、家族史、肌电图、病理检查等进行诊断。近年来，随着分子生物学研究的深入，目前对该病的诊断已深入到基因水平。

二 脊髓性肌萎缩知多少

1. SMA 有哪些分型？常见类型是哪种？

SMA 表型复杂，根据发病年龄及临床表现的不同（表 58-1），共分为 5 个亚型（0 ~ 4 型）。其中 1 型是最常见和最严重的类型，该型患儿出生后 2 年内常因呼吸衰竭死亡。此类型为运动神经元存活基因 1（*SMN1*）突变所导致，即 5 号染色体长臂突变导致的 5q-SMA。另有一些致病基因可引起类似 5q-SMA 的临床表型，但总体发病率低。

2. SMA 的致病基因携带率高吗？

SMA 为常染色体隐性遗传，发病的对象不分性别、种族、年龄，父母双方各提供一个致病基因时会将该病遗传至后代。SMA 在人群中的发病率约为 1/10 000，每 50 人中有 1 人携带 SMA 致病基因。

3. SMA 有哪些临床表现？

SMA 的临床表现多样，主要表现为对称性肌肉无力萎缩、肌张力下降。SMA 起病年龄和病情进展差异大，进展速度快慢也有较大差异。SMA 分型及临床表现见表 58-1。

表 58-1 SMA 分型及临床表现

分型	起病年龄	临床表现	生存期限
0 型	出生前 / 出生时	妊娠晚期胎动减少，出生时常合并重度肌无力及肌张力过低、反射消失，可合并先天性心脏病	常小于 6 个月
1 型	6 个月内	严重肌张力减退、对称性弛缓性肌无力以及运动发育障碍	常小于 2 岁

续表

分型	起病年龄	临床表现	生存期限
2型	6～18个月	出生早期肌张力低下，随年龄增长可缓慢获得运动能力，可独坐但无法行走	多可达25岁
3型	18个月至青少年期	早期可独立行走，但反复跌倒，上下楼困难	正常
4型	成人期	仅有轻微的运动障碍，不影响呼吸系统	正常

三 脊髓性肌萎缩临床表现差异巨大，如何确诊？

SMA 和肌萎缩侧索硬化（渐冻症）在临床表现上有一定的相似性，该如何区分？如何确诊 SMA？若确诊为 SMA，该如何正确判断病情发展状况呢？

1. 脊髓性肌萎缩症和肌萎缩侧索硬化（渐冻症）如何区分？

肌萎缩侧索硬化（ALS），也属于运动神经元病（MND），早期症状轻微，患者可能只有无力、肉跳、疲劳等症状，易与其他疾病混淆，渐渐进展为全身肌肉萎缩和吞咽困难，最后出现呼吸衰竭。ALS 与 SMA 都属于运动神经元病，但 ALS 发病年龄在 30～60 岁，晚于 SMA，且大多数为散发病例；而 SMA 是一种基因遗传病，患者发病时间较早。并且，ALS 疾病发展相对更加迅速，常常在数年内导致患者丧失生活自理能力甚至死亡。当然，疾病最终的诊断还是需要依赖肌电图、神经传导速度、病理活检、基因检测等结果来判断。

2. 如何确诊患有 SMA？

肌肉萎缩和弛缓性瘫痪的患者需要考虑此病可能，尤其是婴儿和儿童。需行针极肌电图和神经传导速度的检查；检查需包含脑神经支配的肌群。神经传导多为正常，尽管受累肌临床上没有任何症状，但肌电图上可表现为失神经支配。偶尔可行肌肉组织活检以排除可治疗的病因，并确定病因是否致命。如有家族史，行羊膜腔穿刺术也具有诊断意义。

血清酶（如肌酸激酶、醛缩酶）可能会轻度升高。血肌酶谱可见肌酸激酶（creatine kinase，CK）正常或轻度升高，通常在正常值上限 3 倍以内，青壮年疾病进展较快或合并肌肉抽搐时，可达正常值上限 5 倍以上。电生理检查提示广泛神经源性损害，神经传导速度通常正常，复合肌肉动作电位（compound muscle action potential，CMAP）波幅明显降低。部分患者肌电图可见少量自发电位。

确诊需行基因检查，约 95% 的患者可以检测到致病基因突变。对于临床疑诊 SMA 患者，一般先采用多重连接探针扩增技术（multiplex ligation-dependent probe amplification，MLPA）检测 *SMN1* 和 *SMN2* 基因拷贝数。

（1）若确认 *SMN1* 基因拷贝数为 0，则诊断明确。

（2）如拷贝数为 1，而临床仍高度怀疑 SMA，则可完善长片段聚合酶链式反应（polymerase chain reaction，PCR）、巢氏 PCR 或 RT 克隆测序，查找 *SMN1* 有无致病性微小突变。90% ~ 95% 的 SMA 患者由 *SMN1* 基因外显子 7 纯合缺失所致，剩余患者则由 *SMN1* 基因杂合缺失合并点突变所致。

四 脊髓性肌萎缩用药要知晓

虽然 SMA 主要采用支持性治疗，但现已出现包括诺西那生、利司扑兰、zolgensma（onasemno-gene abeparvovec，又名 OAV101）的疾病修正治疗（DMT）药物。

1. 疾病修正治疗药物 见表 58-2。

表 58-2 脊髓性肌萎缩疾病修正治疗药物

	诺西那生	利司扑兰	zolgensma
上市时间	2016 年 12 月:美国 2019 年 2 月:中国	2020 年 8 月:美国 2021 年 6 月 17 日:中国	2019 年 5 月:美国 2022 年 1 月获中国临床试验许可,尚未在中国获批
适应证	用于治疗 5q-SMA	适用于治疗 16 日龄及以上脊髓性肌萎缩患者	治疗小于 2 岁脊髓性肌萎缩儿童

续表

	诺西那生	利司扑兰	zolgensma
用药剂量	推荐剂量为12mg。治疗从4个负荷剂量开始(前3次负荷剂量给药间隔为14日，第4次负荷剂量在第3次负荷剂量后30日给药),此后每4个月给予一次维持剂量	2月龄至＜2岁患儿,推荐每日剂量为0.2mg/kg；≥2岁(＜20kg),推荐每日剂量为0.25mg/kg；≥2岁(＞20kg),推荐每日剂量为5mg	推荐剂量为1.1×10^{14} vectorgenomes(VG)/kg。给药方式为静脉输注超过60分钟。在zolgensma输注前一日开始给予全身皮质激素，剂量相当于1mg/(kg·d)的口服泼尼松剂量，共30日，然后再分28日减量
用药途径	鞘内注射	口服	静脉注射
服药后的关注指标	凝血功能、血常规(血小板数量)、尿常规(尿蛋白)等	无	监测肝肾功能、肌钙蛋白、凝血功能、血常规等

2. 其他药物　除了上述针对基因缺陷、靶向SMN蛋白提升的DMT药物，还有针对SMA其他病理生理过程的药物正处于研发阶段，如钙离子稳定剂（reldsemtiv）、myostatin单克隆抗体（SRK-015）等。一些已上市的药物，如沙丁胺醇、丙戊酸钠，也有少量超说明书应用。

（1）钙离子稳定剂：通过减缓钙从骨骼肌纤维调节性肌钙蛋白复合体的释放速度，从而使肌节对钙敏感，增加骨骼肌收缩力，有望成为骨骼肌无力和疲劳等相关疾病的治疗新选择。Reldsemtiv是新一代快速骨骼肌肌钙蛋白激活剂，2017年美国FDA已授予其潜在治疗SMA的孤儿药资格认定。

（2）沙丁胺醇：沙丁胺醇已在一些国家的临床实践中用于治疗SMA患者，并取得了良好的临床疗效，但仍需更大规模的研究来证实。

3. 联合用药　不同DMT药物的联合应用（如zolgensma和诺西那生）或序贯应用已有少量患者在真实世界中进行尝试，但尚缺乏临床研究证据说明其疗效和安全性。此外，有临床前研究发现DMT药物与其他药物联用可能提升治疗效果，有待临床研究进一步观察安全性、有效性并设定规范使用方法。

五 早预防、早筛查、早干预

SMA 致病变异在人群中的携带率高，患者病情严重、花费大、预后差，生存和生活质量低下。因此对于 SMA，预防就变得尤为重要。

为减少出生缺陷的发生，世界卫生组织提出了出生缺陷干预“三级预防”策略，通过孕前咨询和检查、产前检查和新生儿疾病筛查等手段来预防和减少出生缺陷（图 58-1）。

1. 一级预防 SMA 一级预防是指通过对婚前 / 孕前目标人群进行 SMA 相关的科普教育、开展扩展性携带者筛查，从而减少和消除 SMA 缺陷患儿出生风险的系列预防措施。

2. 二级预防 SMA 二级预防主要是指通过筛查孕早、中期胎儿 *SMN1* 基因进行产前诊断，及早发现 *SMN1* 基因致病性变异，并进行干预，是 SMA 三级预防中的第二道防线。

3. 三级预防 SMA 三级预防是指在新生儿至儿童阶段进行 SMA 疾病早期的筛查和干预，争取更佳的临床结局。

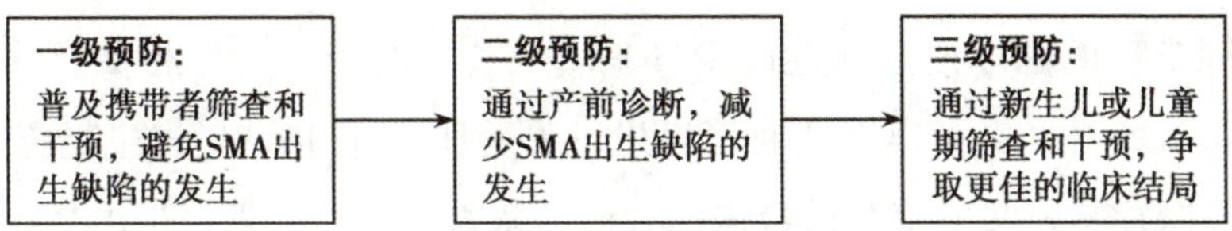
一级预防：
普及携带者筛查和干预，避免SMA出生缺陷的发生
二级预防：
通过产前诊断，减少SMA出生缺陷的发生
三级预防：
通过新生儿或儿童期筛查和干预，争取更佳的临床结局

图 58-1 SMA 的“三级预防”策略

综上所述，脊髓性肌萎缩是一种常染色体隐性单基因遗传病，也是一种罕见病，为了提升公众对脊髓性肌萎缩的认识，多个国家将每年的 8 月定为脊髓性肌萎缩关爱月。肌肉萎缩和弛缓性瘫痪的患者需要考虑此病可能，尤其是婴儿和儿童。脊髓性肌萎缩主要采用支持性治疗，但现已出现包括诺西那生、利司扑兰、zolgensma 的疾病修正治疗药物。脊髓性肌萎缩致病变异在人群中的携带率高，患者病情严重、花费大、预后差，生存和生活质量低下。因此对于脊髓性肌萎缩，通过孕前咨询和检查、产前检查和新生儿疾病筛查等手段来预防和减少出生缺陷显得尤为重要。

参考文献

[1] 中国研究型医院学会罕见病分会，中国罕见病联盟，北京罕见病诊疗与保障学会，等. 青少年成人脊髓性肌萎缩症临床诊疗指南. 罕见病研究，2023, 2(1): 70-84.

[2] 脊髓性肌萎缩症临床实践指南工作组. 脊髓性肌萎缩症临床实践指南. 中国循证儿科杂志，2023, 18(1): 1-12.

[3] 中华医学会神经病学分会，中华医学会神经病学分会神经遗传学组. 脊髓性肌萎缩症中国三级预防指南. 中华神经科杂志，2023, 56(5): 476-484.

59 食管癌患者关爱日

一 食管癌患者关爱日的由来

为了提高民众对食管癌的警惕性，实现早诊早治疗，全球各地均设立了不同类型的国际或全球性健康日来增加公众对于食管癌相关疾病的认识。我国每年的 8 月 24 日为食管癌患者关爱日，由白求恩公益基金发起，致力于医疗、公共卫生及社会福利方面的慈善事业。食管癌是由什么原因引起的？在日常生活以及临床预防和治疗中又需要注意哪些问题呢？

二 食管癌知多少

食管是负责将食物从喉咙传送到胃的管道。食管癌是一种上皮来源的恶性肿瘤。鳞状细胞癌和腺癌是食管癌最常见的两种类型。

1. 食管癌的发病率高吗？

食管癌发病具有显著的地域性，我国是全球食管癌患者数量最多的国家之一，这使得食管癌被冠有“中国高发肿瘤”之称。2023 年国家癌症中心权威发布的中国恶性肿瘤流行数据显示，我国食管癌新发病例约为 25.25

万，位居恶性肿瘤发病率的第六位，其中因食管癌死亡的人数约为19.39万，位居我国恶性肿瘤死亡人数排名第五位。我国食管癌的高发地区主要集中在北方，如河北、山西、河南、山东等省份。

2. 食管癌的发病与哪些因素有关？在日常生活中又应该如何避免？

食管癌的发病受到多种因素的影响，这些因素包括地理环境、气候，人们的饮食习惯、生活方式以及医疗水平等。值得注意的是，过度饮酒、抽烟、食用高温食物是中国人常见的习惯，而这些习惯会大大增加食管癌的患病风险。社会经济因素和医疗水平影响食管癌发病的原因是指人们的健康意识及良好的医疗条件有助于实现早期筛查和有效治疗，从而在预防角度降低患者的发病率。了解影响食管癌发病的危险因素对食管癌高风险个体的早期筛查和预防性治疗非常重要。其不仅有利于为患者制定有针对性的健康检查，而且可为其制定有规划的生活方式，这在一定程度上可降低高风险人群食管癌的发病概率。根据临床经验总结，以下是日常生活中与食管癌发病密切相关的危险因素，要多加注意。

（1）吸烟和饮酒：吸烟和饮酒是食管癌的主要危险因素，这是因为烟草中的化学物质和乙醇会对食管黏膜产生刺激作用并对食管造成持续性损害。因此，戒烟和避免二手烟暴露是预防食管癌发病的有效措施之一。

（2）胃食管反流病：有胃食管反流病的患者存在食管黏膜受损的情况。而食管黏膜受损往往与食管癌发病风险升高有关。因此，控制体重，避免躺下前大量进食可以有效减少由胃食管反流病诱发的食管癌。

（3）饮食：临床观察显示，日常高脂肪、高糖及高盐饮食均是提升食管癌发病概率的危险因素。因此在日常生活中要做到饮食均衡不挑食，尽可能做到多样化、均衡的饮食。如增加新鲜水果、蔬菜，全谷物和高纤维食物的摄入，降低高脂肪、高热量食物的摄入。此外，由烫食引起的热刺激会使食管黏膜处于不断损伤和修复的恶性循环，进而引起食管黏膜出现病理性增厚，对热刺激的反应逐渐降低，同时会诱发形态、功能不正常的“异形性”增生细胞累积，即形成癌组织。

（4）体重和体重指数：肥胖和超重均会促使食管底部的胃食管反流增加，这在一定程度上会增加食管癌的发病风险。因此，健康饮食和适量运动不仅有助于减少肥胖和超重的风险，还有助降低食管癌的发病风险，维持身体健康。临床通常使用体重指数（BMI）来评估患者体重是否处于健康范围，这是一种衡量体重与身高关系的指标，计算方法如下：

$$BMI = 体重（kg）/ 身高^2（m^2）$$

BMI 的计算结果可用以下标准进行解释（图 59-1）。

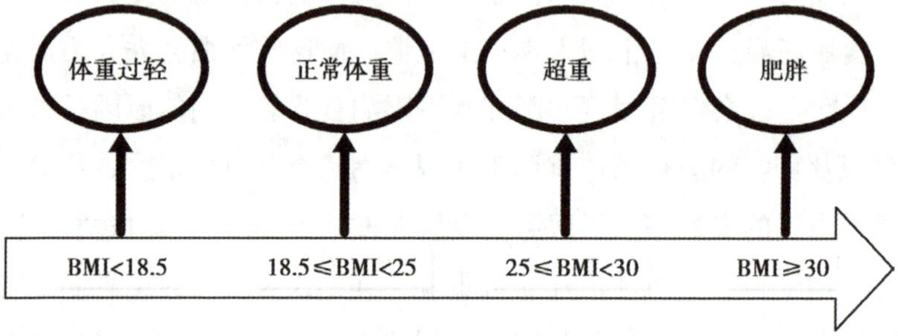

图 59-1　体重指数（BMI）

（5）遗传因素：食管癌的发病常表现出家族倾向。对于家族中有食管癌患者的人群，尤其是一级亲属时，食管癌的发病风险往往比普通人要高出许多。这是因为家族成员间往往具有相似或相关的特定基因，加之其生活环境的相对一致性，这导致基因与环境相互作用结果具有同趋向性，从而催生出"癌症家庭"。因此，临床需要对有家族史的高风险患者进行更密切的监测和定期筛查，提高食管癌早期筛查和预防性治疗的可行性。

（6）性别：因生物学因素、激素水平、生活方式和社会行为（如男性吸烟和饮酒比较普遍）等诸方面因素的影响，加之男性更容易患有巴雷特食管等食管相关疾病，所以男性食管癌的发病率远远高于女性。因此在日常生活中男性应更加注意养成良好的生活习惯，特别是戒烟和控制饮酒。

（7）年龄：食管癌的发病率往往随年龄的增加而增长。这可能与食管癌的发病机制、长期暴露于危险因素以及机体自身免疫系统和修复机制逐渐减弱有关。一般来说，从中年开始，特别是 50 岁以上的人群应该考虑定期进行健康检查和筛查，包括食管癌相关的监测。

3. 食管癌患者有哪些临床症状？

大部分食管癌患者在疾病早期没有明显症状。仅有较少患者会出现吞咽困难、胸痛、喉咙痛，以及胸部或上腹部的不适感。然而这些临床症状与常见的健康问题相似，并不具有食管癌的“专属性”。因此在实际生活中并不能以此类临床症状对食管癌的发病风险进行有效预测。而对于大部分中晚期食管癌患者，已由早期的固体食物下咽困难进展为液体食物难以下咽，出现进行性吞咽困难，同时多伴发因食物反流物造成的食管出血或组织溃烂。至于食管癌的其他临床症状，多因患者的个人体征和疾病发展状态各不相同，如肿瘤压迫喉返神经造成的声嘶，侵犯膈神经导致的呃逆，肝转移引起的黄疸，骨转移引起的疼痛，侵入主动脉造成的致死性大出血等。值得注意的是，以上不良临床症状均会诱发患者出现不可逆的恶性结局，值得医护人员及患者自身和家属密切关注。

4. 目前临床对食管癌常见的诊断方法

（1）病史和体格检查：病史和体格检查可帮助临床医生快速了解患者的整体健康状况。具体内容包括症状持续时间、病情发展情况、饮食习惯等。

（2）内镜检查（食管镜检查）结合组织活检：内镜检查是食管癌最常用的诊断方法。医生可通过内镜检查直接观察患者食管内壁，并对异常组织区域进行提取并送往实验室进行病理学活检，以确定异常区域是否存在癌细胞。

（3）影像学检查

1）计算机体层成像（CT）：该方法可提供关于食管及其周围组织的详细图像，以帮助临床医生确定患者的肿瘤大小和扩散程度。

2）磁共振成像（MRI）：MRI 可为临床医生提供患者关于食管癌的详细信息。

3）正电子发射计算机断层显像（PET-CT）：此检查可帮助临床医生明确食管癌患者是否存在远处转移灶。

4）超声检查：①内部超声（EUS），是指通过内镜将超声探头插入患者食管内部以获取患者个体肿瘤相关信息，如深度侵犯和淋巴结情况；②经皮超声（EUS-FNA），该技术是在内部超声的基础上，通过提取针获取患者微量组织样本并对其进行活检。

5）X射线造影：造影剂可使患者进行X射线检查（例如钡餐检查）时的食管轮廓更加明显，这有助于医生发现食管内侧异常，增加检查的准确性。

（4）血液检查：血液检查目前多用于食管癌临床辅助诊断和治疗效果监测。通常情况下，会监测患者血液中的CEA、CA9-19等食管癌生物标志物。

5. "看得见的食管癌"：通过显微镜了解癌细胞

食管癌的临床组织病理学主要涉及研究食管癌在组织学上的特征，通过显微镜观察食管癌细胞和组织的类型、分级、浸润深度、淋巴结转移等信息（图59-2）。通过食管癌的临床组织病理学研究可以看到食管癌在微观层面的特征，从而更好地理解食管癌的本质。这对于制订治疗计划、预测患者预后以及选择合适的治疗方法都至关重要。

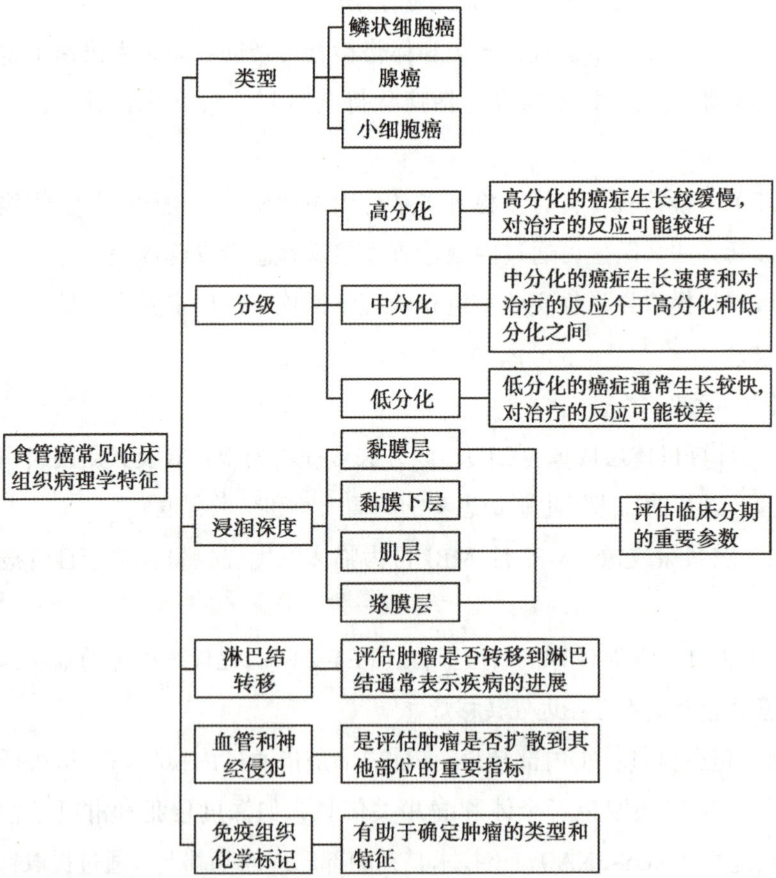

图59-2 食管癌常见临床组织病理学特征

三 食管癌用药学问多

食管癌的治疗方案有多种类型，主要包括化疗药物治疗、靶向药物治疗、免疫药物治疗和化学治疗组合等。当然，食管癌患者在进行治疗时身体会出现一系列不适症状，也就是药物的不良反应。因此，食管癌的治疗方案会根据患者的具体情况而定，患者在选择治疗方案时应与医生充分沟通，制订个体化的治疗计划。

1. 化疗药物治疗 化疗药物治疗是指通过化疗药物阻止肿瘤细胞分裂，缩小食管癌患者肿瘤大小，实现抑制肿瘤生长和扩散的目的。化疗药物的使用可有效缓解患者临床不良症状并提高其手术的可行性。患者使用化疗药物进行治疗时也会伴随着一定的不良反应，如恶心、呕吐、脱发，更严重的可能会出现高血压、蛋白尿等症状。所以在使用化疗药物时一定要密切关注医生和药师的建议，及时报告任何不适，以确保及时采取适当的干预和调整治疗计划。

（1）氟尿嘧啶（5-FU）和卡培他滨：5-FU 是一种抑制 DNA 合成的药物，通过阻止癌细胞的生长和分裂起到治疗作用。卡培他滨是一种口服的氟尿嘧啶前体药物，可以在体内转化为 5-FU。使用 5-FU 时可能会出现恶心、食欲减退或呕吐等不良反应，部分患者甚至会出现口腔黏膜炎或口腔溃疡等病症。因此该药物在使用时应注意清淡饮食，戒辛辣、油炸，出现不适症状应及时就医。

（2）顺铂：属于铂类药物，通过与 DNA 结合形成交联，阻止癌细胞的分裂。该药物在使用过程中可能会出现恶心、呕吐、耳鸣、手脚麻木等情况，使用时应听取医生或药师的建议，做到合理用药。

（3）多西他赛：属于紫杉醇类药物，能够阻断微管的组装，从而阻止癌细胞的正常分裂和增殖。该药物通常用于晚期或转移性的食管癌治疗，使用时可能出现过敏反应，轻度过敏反应表现为皮肤瘙痒、头晕等症状，重度过敏反应可出现喉头水肿、血压下降、休克等症状。因此，使用前需在医生的指导下使用三联抗过敏作预防性处理，避免用药时出现过敏反应。

（4）奥沙利铂：属于铂类药物，通常与其他化疗药物组合使用，用于治疗一些晚期食管癌。然而，有些食管癌患者在使用奥沙利铂时会出现血液系统的不良反应，如白细胞减少、红细胞下降、血红蛋白减少等症状。临床上在使用该药物时医生会定期监测患者的血液指标，以确保患者的症状在治疗过程中得到适当的控制。

（5）伊立替康：属于拓扑异构酶 I 抑制剂，用于治疗消化系统癌症，包括食管癌。伊立替康可导致皮肤发生一系列不良反应，如痧痘、瘙痒、干燥和色素沉着等现象，更严重的会出现皮疹。使用该药物时需要医生的密切关注，可以采取适当的皮肤护理措施。

2. 靶向治疗药物 靶向治疗是指通过干扰癌细胞特定生物学信号来实现治疗癌症的方法。相较于传统化疗药物，靶向治疗可通过增加药物的治疗特异性来降低其对正常细胞造成的不良反应，减轻患者在治疗过程中产生的不适感。当然，靶向治疗药物使用时也会引起患者身体上的不适，部分患者可能会出现皮疹或过敏反应，这就需要定期监测患者状态，提前采取有效预防措施。

（1）西妥昔单抗：一种抗表皮生长因子受体（EGFR）的人源化单克隆抗体，临床上该单抗多用于晚期食管癌患者，特别是在其他治疗方案无效的情况下。使用西妥昔单抗会出现一定的过敏反应，包括荨麻疹、呼吸急促、面部水肿等。在使用前可以进行皮肤敏感性测试，以减少过敏反应的发生。若出现严重过敏反应可能需要紧急治疗。

（2）贝伐珠单抗：一种抗血管内皮生长因子受体（VEGFR-2）的单克隆抗体，多用于晚期食管癌患者。但该药物具有引起患者血压升高的潜在风险，值得临床注意，使用时应该密切关注患者血压。

（3）曲妥珠单抗：是一种用于治疗人表皮生长因子受体 -2（HER2）过度表达的食管癌靶向治疗药物，其在临床上主要应用于 HER2 阳性的晚期食管癌患者。临床研究表明曲妥珠单抗具有潜在的心脏毒性，因此临床医生在对患者使用该药物治疗期间会对患者进行定期的心脏监测。

（4）利妥昔单抗：利妥昔单抗是一种抗血管生成药物，在使用该药物的过程中可能会出现高血压、疲劳、头晕、蛋白尿等不良反应。患者在使用时应定期监测血压和检查尿液中的蛋白质水平，预防不良反应的发生。

（5）埃克替尼：是一种表皮生长因子受体酪氨酸激酶抑制剂，多用于治疗一些胃癌和食管癌患者，尤其是表皮生长因子受体过度表达的情况。埃克替尼常见的不良反应是腹泻，可以在医生或者药师的建议下采取一些腹泻管理策略，如调整饮食和使用抗腹泻药物。

值得注意的是，尽管靶向治疗在食管癌治疗中有很多优势，但临床靶向治疗方案的选择仍需根据患者的具体情况和癌症特征进行综合评估。

3. 免疫治疗药物 治疗食管癌的免疫治疗药物主要为抗 PD-1 或 PD-L1 抗体。这些药物的治疗优势在于可通过激活患者自身的免疫系统来增强免疫细胞对癌细胞的攻击能力，多用于经过其他治疗方式效果不明显的晚期食管癌患者。常见的免疫治疗药物有帕博利珠单抗和纳武利尤单抗。

然而，免疫治疗药物也可能引起一些不良反应，包括皮疹、疲劳、关节痛、肝功能异常等。所以患者在治疗期间应及时向医生汇报自己的疲劳感及其他身体不适，并按照医嘱定期进行相关指标监测，尤其注意自身肝功能指标的波动情况。

4. 化学治疗组合方案 食管癌的化学治疗组合方案是指联合使用不同类型药物来实现综合治疗食管癌的策略。该策略旨在通过多种途径抑制癌细胞，提高药物对患者的治疗效果，同时在一定程度上减轻药物对患者的不良临床症状。常见的食管癌化学治疗组合方案见表 59-1。

表 59-1 常见的食管癌化学治疗组合方案

方案	药物组成	方案说明
ECX 方案	顺铂、依托泊苷、氟尿嘧啶	是一种经典的化疗组合方案，结合了铂类药物和抗生素
DCF 方案	顺铂、多西他赛、氟尿嘧啶	这种方案通常被用于晚期食管癌的治疗，尤其是对于局部晚期或转移性的食管癌
FOLFOX 方案	顺铂、氟尿嘧啶、亮丙瑞林	此方案在结直肠癌治疗中较为常见，但有时也会用于食管癌的治疗
TPF 方案	顺铂、多西他赛、氟尿嘧啶	通常用于食管癌的临床治疗

药师小贴士

1. **个体化用药治疗** 不同食管癌患者的治疗效果和不良反应情况各不相同。选择药物和治疗方案时，应充分考虑患者的具体癌症分期、身体状况以及是否有其他并发症。

2. **定期随访和监测** 定期随访医生，进行必要的检查和监测，以确保治疗的有效性，并及时调整治疗计划。

3. **避免自行更改药物剂量** 食管癌的药物治疗需要严格按照医生的指导进行。不要自行更改药物剂量或中断治疗，因为这可能影响治疗效果或引起不必要的不良反应。

4. **营养和不良反应管理** 食管癌患者在治疗期间可能会遇到吞咽困难、食欲减退等问题，这要求在用药治疗的同时，注重营养支持和相应的不良反应管理。可以针对不同患者进行个性化饮食建议。

参考文献

[1] 李敏杰，钟原．化疗与免疫疗法对食管癌患者免疫功能与风险事件的影响分析．黑龙江医药，2023, 36(5): 1100-1102.

[2] 张长泽，杨帆，宋敏，等．卡瑞利珠单抗在食管癌患者中的临床使用情况．中国临床药学杂志，2022, 31(9): 682-688.

[3] 崔凤琴，谷宁，李志刚，等．食管癌的中医药研究进展．中医临床研究，2023, 15(6): 68-72.

[4] 陈玮，吴梦瑶，李亚虎，等．食管鳞状细胞癌免疫治疗及靶向治疗新进展．中国现代医生，2022, 60(26): 115-119.

[5] 张东坚．中晚期食管癌中药治疗临床观察．中国中医药现代远程教育，2013, 11(13): 30.

9月

09/01—09/30

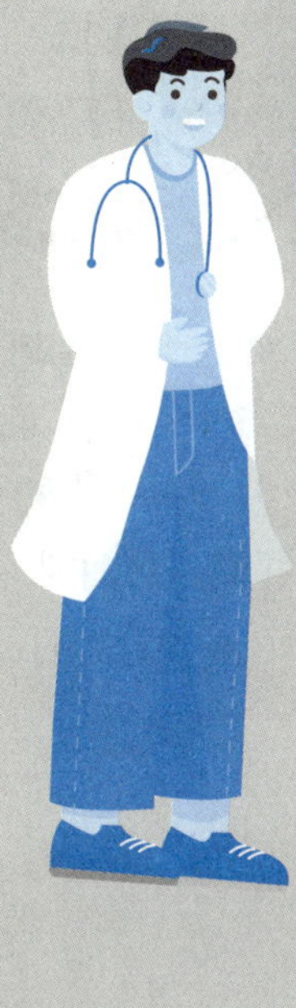

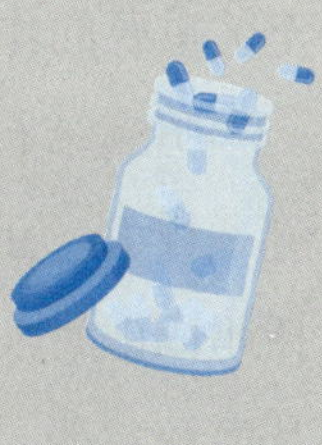

60 胆囊健康日

一 胆囊健康日的由来

为了提高全民对胆囊健康的正确认识，中国医师协会内镜医师分会内镜微创保胆专业委员会、中国非公立医疗机构协会胆石病专业委员会于2017年倡导设立“胆囊健康日”，由于胆囊及胆管在人体内的位置排布很像数字“9”和“1”（图60-1），故定9月1日为每年的胆囊健康日。

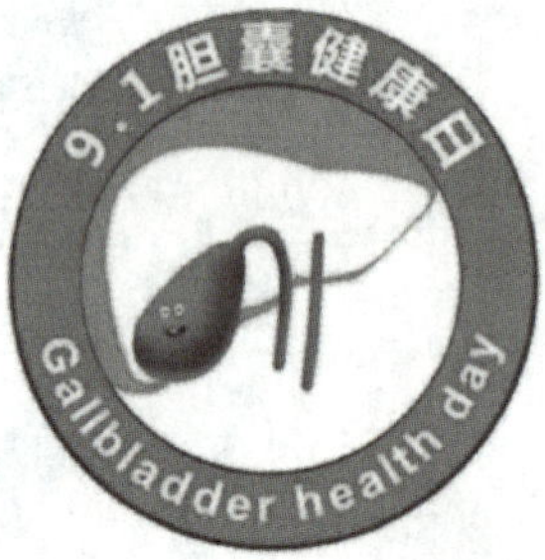

图60-1 胆囊健康日标志

国内报道成人慢性胆囊炎患病率为0.78%～3.91%，胆囊结石患病率为2.3%～6.5%。女性胆囊结石患病率高于男性，男女比为1∶（1.07～1.69）。我国胆囊结石患病率随年龄增长而上升。随着我国人民生活水平逐渐提高，慢性胆囊炎、胆囊结石发病率近年来呈上升趋势。如何判断是否有胆囊结石？日常生活中要如何预防呢?

二 关于胆囊的那些事儿

胆囊是一个中空的梨形器官，位于肝脏右下方。它通过胆管系统连接到肝脏和胰腺。胆囊通过储存和释放肝脏产生的胆汁，在消化过程中起着至关重要的作用。

胆囊结石是胆囊内形成的小石块，可以是小型微粒，也可能与整个胆囊一样大。正常情况下，两餐间期的胆囊会充满胆汁。胆汁的主要成分包括胆固醇、胆红素、卵磷脂、磷脂和胆汁酸。当构成胆汁的物质水平超过其溶解点时，就会形成胆囊结石。胆囊结石分成胆固醇结石或以胆固醇为主的混合性结石和胆色素结石，中国人群中胆固醇结石占 70% 以上。当进食高脂肪食物时，胆囊会将胆汁全部排入肠道。但有时胆囊结石会堵塞胆囊，阻碍胆汁排出，也可能刺激胆囊。若胆囊结石排挤至胆囊外，可能会阻碍肝脏或胰腺排出分泌物。长期存在的胆囊结石可能导致慢性胆囊炎。

1. 胆囊结石有哪些症状？胆囊结石可能有哪些危害？

约 80% 有胆囊结石的人没有任何体征或症状，常常是在腹部影像学检查（如 X 射线检查、腹部超声或 CT）中偶然发现。另一部分有症状的胆囊结石人群中有 70% ~ 80% 可能出现胆绞痛，表现为发作性上腹痛和右上腹痛，持续数分钟至数小时，随后趋于稳定，然后缓慢消退。其中 60% 的病例，腹痛可能放射到右肩胛骨和肩部。通常伴随非特异性症状，包括恶心、呕吐、出汗、嗳气、腹胀和消化不良。

胆囊结石通常并不严重，但有时也可能导致严重问题，包括黄疸（通常表现为皮肤和眼睛变黄）、胆囊感染、胆囊撕裂、胰腺炎等，严重者甚至危及生命。

2. 如何确定是否有胆囊结石？哪些人更容易患胆囊结石？

一般情况下，医生可以通过影像学检查来判断有无胆囊结石。腹部超声检查是诊断慢性胆囊炎、胆囊结石的首选检查方法，这是一种无痛性检查，利用声波来成像胆囊。若高度怀疑胆囊结石而腹部超声检查阴性，可以进行 MRI、内镜超声或 CT 检查。

我国胆囊结石主要的发病危险因素包括油腻饮食、肥胖、脂肪肝、糖尿病、高血压、高脂血症、缺乏运动、不吃早餐和胆囊结石家族史等。可能的保护因素包括增加运动、高纤维饮食、多吃水果、多吃坚果、素食和饮用咖啡等。

三 胆囊结石不要拖，及时治疗是关键

对于胆囊结石患者，若没有症状可以不治疗，出现症状后再考虑治疗。治疗时医生会根据结石大小，有无症状及其严重程度，是否有并发症，患者对治疗选择有何感觉来制订个体化治疗方案。治疗目标基本包括

去除病因、缓解症状、预防复发、防治并发症。下面是胆囊结石及胆囊炎通常会用到的预防和治疗方法。

1. 调整健康的生活饮食方式 俗话说："病从口入。"胆囊结石及慢性结石性胆囊炎的发病与饮食及肥胖有关。因此，建议规律、低脂、低热量膳食，并提倡定量、定时的规律饮食方式。

2. 药物治疗

（1）口服药物溶石治疗：如果胆囊结石症状较轻，且不适合手术，经腹部超声检查评估为胆囊功能正常、X射线检查阴性的胆固醇结石，那么可以考虑口服溶石治疗。常用药物为熊去氧胆酸，能抑制肝脏胆固醇的合成，显著降低胆汁中胆固醇及胆固醇酯水平和胆固醇的饱和度，有利于结石中胆固醇逐渐溶解，一般需连续服用6个月以上。如果服用12个月后腹部超声检查或胆囊造影没有改善应停药。

（2）缓解胆源性消化不良症状：对于有消化不良症状的胆囊疾病患者，可以适当补充促进胆汁合成和分泌的药物，如复方阿嗪米特肠溶片、米曲菌胰酶片、茴三硫片等。

（3）缓解疼痛症状：如果有上腹痛症状，可以服用匹维溴铵或屈他维林，可以治疗胆道功能紊乱相关的疼痛；如果胆绞痛急性发作，应禁食，并服用双氯芬酸、吲哚美辛或塞来昔布等非甾体抗炎药止痛。因吗啡可能促使奥狄括约肌痉挛进而增加胆管内压力，所以一般禁用。需要注意的是，这些药物并不能改变疾病转归，而且可能掩盖病情，一旦无效或疼痛复发，应及时停药，立即就医。

（4）抗感染治疗：慢性胆囊炎通常不需要使用抗菌药物，但如果急性发作，可能需在医生的指导下使用合适的抗菌药物，如果病因是寄生虫或病毒感染，可能需进行驱虫或抗病毒治疗。

（5）常见利胆药有哪些注意事项？

利胆药是具有促进胆汁分泌或胆囊排空作用的药物。常见利胆药的临床应用及注意事项可见表60-1。

表 60-1 常见利胆药的临床应用及注意事项

药物	临床应用	注意事项
熊去氧胆酸	①固醇性胆囊结石——必须是X射线能穿透的结石，同时胆囊收缩功能正常；②胆汁淤积性肝病（如原发性胆汁性肝硬化）；③胆汁反流性胃炎	①本药不能溶解胆色素结石、混合结石及不透过X射线的结石。②用药时应注意保持患者胆汁的流动性。③不应与考来烯胺、氢氧化铝、铝碳酸镁等药同服，可能阻碍吸收，影响疗效，若必须服用应间隔至少2小时；该药可能增加环孢素在肠道的吸收，同服时需注意监测环孢素浓度
腺苷甲硫氨酸	①适用于肝硬化前和肝硬化所致肝内胆汁淤积；②适用于妊娠期肝内胆汁淤积	①应定期监测高危患者的血浆维生素 B_{12} 和叶酸浓度（贫血患者、肝脏疾病患者、孕妇或由于其他疾病或饮食习惯引起的潜在维生素缺乏的患者，例如素食者）；②与右美沙芬、左旋多巴、曲马多、某些抗抑郁药等合用时应谨慎，加强监护
茴三硫	用于胆囊炎、胆囊结石及消化不适，并用于急、慢性肝炎的辅助治疗	①甲状腺功能亢进患者慎用；②胆道完全梗阻者禁用；③本药可导致尿液呈深黄色
曲匹布通	用于胆囊炎、胆石症及胆道疾病	①餐后服用；②孕妇禁用；③完全性胆道梗阻、急性胰腺炎患者慎用

具体用药应该在医生或药师的指导下根据个人具体情况使用。

3. 外科治疗 对于胆囊结石，若疼痛等症状反复发作可能需进行手术治疗。对于无症状患者，绝大多数患者可能终身无症状，是否需要进行手术，还需医生进行判断。

4. 中医疗法 传统中药在慢性胆囊炎治疗方面也有悠久历史，专业中医师会根据患者不同的临床表现辨证施治，同时可配合针灸、药物贴敷、耳穴疗法等。

四 如何预防胆囊结石？

1. 注意规律饮食，不要跳餐。跳餐或禁食可能增加患胆囊结石的风险，因此，建议尽量每日坚持规律的用餐时间。

2. 慢慢减轻体重。如果需要减轻体重，应循序渐进。快速减轻体重可能增加患胆囊结石的风险。目标应为每周减轻约 0.5kg 或 1kg。

3. 多吃高纤维食物，减少饱和脂肪摄入。高纤维食物包括水果、蔬菜和全谷类食物等。低纤维、高能量饮食可能增加胆汁胆固醇饱和度，从而增加胆囊结石形成的风险。摄入高纤维食物、坚果等有利于降低胆囊结石风险。

4. 保持健康的体重。肥胖和超重会增加患胆囊结石的风险。应通过减少每日摄入的热量和增加身体活动量来努力达到健康体重。在达到健康体重后，要继续健康饮食和不间断地运动来努力维持体重。

5. 注意合理用药。某些药物可能导致胆囊结石形成，如头孢曲松、贝特类药物、生长抑素类似物、避孕药等，所以若因病情需要服用药物请在医师处方指导下合理用药。

参考文献

[1] 中华消化杂志编辑委员会，中华医学会消化病学分会肝胆疾病协作组．中国慢性胆囊炎、胆囊结石内科诊疗共识意见 (2018 年). 中华消化杂志，2019, 39(2): 73-79.

[2] LAM R, ZAKKO A, PETROV J C, et al. Gallbladder disorders: a comprehensive review. Dis Mon, 2021, 67(7): 101130.

[3] European Association for the Study of the Liver (EASL). EASL clinical practice guidelines on the prevention, diagnosis and treatment of gallstones. J Hepatol, 2016, 65(1): 146-181.

[4] 杨宝峰，陈建国．药理学．9 版．北京：人民卫生出版社，2018.

[5] 陈新谦，金有豫，汤光．陈新谦新编药物学．18 版．北京：人民卫生出版社，2018.

[6] CAROLI-BOSC F X, LE GALL P, PUGLIESE P, et al. Role of fibrates and HMG-CoA reductase inhibitors in gallstone formation: epidemiological study in an unselected population. Dig Dis Sci, 2001, 46(3): 540-544.

[7] SHIFFMAN M L, KEITH F B, MOORE E W. Pathogenesis of ceftriaxone-associated biliary sludge. In vitro studies of calcium-ceftriaxone binding and solubility. Gastroenterology, 1990, 99(6): 1772-1778.

[8] WARTTIG S, WARD S, ROGERS G. Diagnosis and management of gallstone disease: summary of NICE guidance. BMJ, 2014, 349:g6241.

61 国际脊髓损伤日

一 国际脊髓损伤日的由来

9月5日是由国际脊髓学会（ISCoS）确定的“国际脊髓损伤日”（International SCI Day）。每年围绕不同的主题呼吁公众关注脊髓损伤，旨在宣传普及脊髓损伤及其康复训练的知识。设立国际脊髓损伤日，可以鼓励更多的脊髓损伤者突破身体障碍的束缚，通过自己的努力重返社会，获得幸福的生活。

根据世界卫生组织发布的数据，在发达国家，脊髓损伤的发生率为每年13.3～45.9人/百万人；中国有超过100万的脊髓损伤者，并且还在以每年12万的速度增长。脊髓损伤临床上表现出来的症状多样且复杂，因此了解脊髓损伤、做好预防工作十分重要。脊髓损伤是一种严重的致残性疾病，90%由外伤引起，主要发生在中青年，其中21～40岁的发病人数最高，男性致伤人数高于女性。除了外伤性的脊髓损伤之外，还有一些非外伤性的，比如脊髓炎、肿瘤、自发性出血等。为何要对脊髓损伤引起重视？康复对于脊髓损伤有何意义？在康复治疗方面又需要注意哪些问题呢？

二 脊髓损伤知多少

脊髓是人体神经系统中最重要的部分之一，连接着大脑和身体各个部位的神经，控制着身体的运动、感觉、自主神经等功能。脊髓损伤（spinal cord injury，SCI）是指由外伤、炎症、肿瘤等各种原因导致的脊髓结构和功能损害，属于中枢神经系统损伤。中枢神经系统损伤和皮肤损伤、骨骼损伤不同，它的自身修复能力相当有限，也就是一直以来说的“神经元不能再生”。脊髓损伤会导致肢体瘫痪，损伤部位以下的身体感觉减退或消失，大小便控制能力的减退或丧失。

1. 脊髓损伤分类 脊髓损伤的类型，按脊髓损伤由轻到重及临床表现大致可分为以下三类，即脊髓震荡、不完全性脊髓损伤、完全性脊髓损伤（表 61-1）。

表 61-1 脊髓损伤的类型

分类	临床表现	预后情况
脊髓震荡	临床上表现为损伤平面以下感觉、运动及反射暂时性完全消失	一般伤后数十分钟感觉、运动开始逐渐恢复，数小时后即可完全恢复，不留任何后遗症
不完全性脊髓损伤	临床上表现为损伤平面以下运动、感觉、括约肌和反射的不同程度的保留	临床的预后较好
完全性脊髓损伤	临床上表现为横断以下出现弛缓性瘫痪，感觉、肌张力消失，内脏和血管反射活动暂时丧失，进入无反应状态，又称脊髓休克	2 ~ 4 周后逐渐由弛缓性瘫痪变为痉挛性瘫痪，并出现病理性锥体束征，预后较差

2. 造成脊髓损伤的原因有哪些?

造成脊髓损伤的原因中，根据病因可以将脊髓损伤分为外伤性和非外伤性。

外伤性中的交通事故为脊髓损伤的主要原因。此外，暴力、跌倒及参与体育运动例如滑雪、跳高等也是导致脊髓外伤的原因。运动时安全保护意识不强、措施不当，使外伤性的脊髓损伤有增加的趋势。所以，乘坐交通工具者、运动员以及户外活动参与者是外伤性脊髓损伤的高危人群。

非外伤性病因包括先天性，如脊柱侧凸、脊柱裂和脊椎滑脱等；以及获得性，如感染、退行性疾病和肿瘤等。

3. 脊髓损伤高发人群 不同年龄段脊髓损伤原因明显不同。高龄人群受伤原因主要为跌伤，中青年主要的受伤原因为交通事故，青少年则以运动损伤多见。

在脊髓损伤患者中，从年龄和性别上来看，青年人群是脊髓损伤的高发人群，其中患者年龄在 21 岁到 40 岁之间的数量是最高的，男性致伤人数高于女性，这与青年人和男性多从事危险性工作及户外活动有关。

4. 脊髓损伤的并发症有哪些?

脊髓损伤会造成损伤节段及以下节段的脊髓功能丧失，表现为运动和感觉功能丧失、大小便障碍，同时伴有各个系统的并发症。

（1）运动系统：主要为关节挛缩、骨质疏松及异位骨化。脊髓损伤会导致关节周围软组织的僵硬，骨脆性增加，骨折风险增高，而软组织中骨物质的形成会影响关节和肌肉的活动。

（2）泌尿系统：主要为排尿障碍。骶段以上脊髓损伤多引起尿失禁，如损伤在骶段，则表现为尿潴留，尿液过多会出现溢尿失禁。

（3）压疮：局部压迫及持续压迫时间过长引起血管血流的阻塞，造成受压皮肤的供血不足，从而引起压疮。

（4）消化系统：主要为应激性溃疡和便秘。如果急性期使用激素冲击治疗，可使应激性溃疡发病率增加。休克期患者以大便失禁为主要表现，腰段以上的完全性损伤常表现为便秘。

（5）呼吸系统：主要为呼吸功能衰竭和肺部感染。上颈段损伤幸存者多存在呼吸肌力弱的问题，不能维持正常呼吸，外加四肢瘫痪，长期卧床，容易引起肺源性肺炎，造成肺部感染。

（6）心血管系统：主要为深静脉血栓、直立性低血压及低心率。下肢运动功能丧失使下肢静脉容易产生血栓，引起下肢的水肿。胸以上水平脊髓损伤的患者，血管的自主调节功能减弱，造成全身循环的血液总量下降，从而出现低血压和心脏跳动频率降低。

（7）自主神经过反射：损伤平面以下受到刺激（如尿潴留、粪便潴留时间过长、衣服过紧等），引起的突发血压升高。

（8）截瘫神经痛：是脊髓损伤后多见的并发症，表现为损伤平面以下无明确诱因的疼痛。脊髓损伤后如果是完全性脊髓损伤，经过治疗可能有节段性恢复，但要再有所恢复则很困难。不完全性脊髓损伤大多数都有一定的恢复，尤其是损伤后仍有一定运动功能的患者恢复的可能性比较大。

三 脊髓损伤的检查治疗

1. 专业检查 包括查体、影像学检查及神经检查。检查感觉功能及运动情况，X 射线 /CT/MRI 评估脊髓受压情况，神经检查评估神经损伤程度。

2. 治疗方式

（1）急救措施：适用于所有脊髓损伤患者，立即使用颈托 / 担架固定脊柱。

（2）牵引：适用于多数患者，恢复脊柱正常位置。

3. 药物治疗 治疗脊髓损伤可以使用糖皮质激素类药物、脱水药、改善微循环药物、神经营养药物及中药等进行治疗（表 61-2）。

表 61-2 治疗脊髓损伤的药物

药物类型	代表药物及适应证
糖皮质激素类药物	甲泼尼龙：大剂量应用是治疗急性脊髓损伤的首选，脊髓损伤后 8 小时内静脉注射，可减少神经细胞损伤；能够上调抗炎细胞因子的释放，减轻氧化应激反应，提高神经细胞的存活度
脱水药	甘露醇、呋塞米：适用于治疗脊髓水肿，20% 甘露醇 250ml 静脉滴注，一日 2 次，连续 5 ~ 7 次
改善微循环药物	前列地尔、尼莫地平：调整微循环，改善脊髓内部的微环境，促进受压脊髓的血液供应
神经营养药物	维生素 B_{12}、甲钴胺：可促进轴突再生，保护神经细胞，促进脊髓修复
中药	姜黄素、丹参酮：能够促进脊髓损伤的恢复，不良反应小，有效成分不易丢失

上述药物需严格在医生的指导下用药，患者不可自行盲目用药，以免引起不良反应，加重病情。如果患者服用上述药物后，症状没有得到明显缓解，建议及时前往医院就诊治疗，以免延误。

4. 手术治疗 适用于因损伤、血块、椎间盘突出而压迫脊髓的患者，如颈椎前路手术可以去除压迫，避免疼痛加重。

5. 康复治疗 适用于不完全性脊髓损伤者，物理治疗以恢复机体功能。

四 脊髓损伤的康复治疗

脊髓损伤后开始康复治疗的时机越早越好！一般在骨折固定或者脊柱外伤后 7 ~ 10 天。非创伤性脊髓损伤（脊髓炎）病情稳定（一般在 10 天左右），就可以进入康复医学科进行治疗。床边的早期治疗应该更早进行。早期治疗可以有效地避免合并症，例如压疮、肺炎、泌尿系统感染等，也可以有效地改善患者的心态。

脊髓损伤的恢复率与治疗期相关，主要表现为：治疗期在 3 个月至半年，恢复率为 87%；半年至一年，恢复率为 56%；一年至两年，恢复率为 38.7%；两年至三年，恢复率只有百分之几。脊髓损伤的患者是没有具体恢复期时间的，严重的脊髓损伤是无法恢复的，可以导致截瘫，终身无法改善，轻微的脊髓损伤经过治疗可以改善，早期积极治疗观察，才能最大程度地恢复。

一般来说，早期恢复的过程在数天到 6 个月内完成。其后的 2 年左右患者也可以有进一步恢复的机会，会出现远端肢体的早期活动，例如脚趾的主动活动，往往预示良好的恢复潜力。瘫痪部位有感觉者，运动功能恢复的机会较大，感觉正常的部位，运动能力恢复的可能性超过 50%，积极参加功能锻炼是最强大的恢复因素。

每个患者都要为 1% 的希望而作出 100% 的努力。即使病史很长，但是只要经过康复治疗，就会有巨大的潜力可以发挥，这就是康复治疗的价值。康复治疗手段主要包括如下方面。

1. 物理治疗（PT） 包括肌力训练、平衡和协调训练、站立和步行训练、轮椅训练、位置与转移训练、减重训练、核心力量训练等。

2. 职业治疗（OT） 包括日常生活活动能力训练、精细动作训练、娱乐和工作训练等。

3. 矫形器应用 包括足踝矫形器、膝踝足矫形器、上肢矫形器等。

4. 疼痛处理 药物、神经阻滞、物理治疗、心理疏导等。

5. 痉挛处理 去除诱因、口服药物、注射肉毒素、拉伸训练等。

6. 神经源性膀胱管理 尿流动力学检查、膀胱容量压力测定、饮水计划制订、排尿训练、盆底肌肉功能训练、药物治疗等。

7. 呼吸训练 胸式呼吸、腹式呼吸、辅助咳嗽训练、增加胸壁运动、气道廓清技术、体位引流等。

8. 高压氧治疗 可改善神经系统功能，改善脊髓缺血缺氧状态。

9. 其他 重复经颅磁刺激、经颅直流电刺激等精准调节大脑皮质神经元活动的无创脑刺激技术。

五 脊髓损伤的预防措施

1. 及时识别潜在症状 在脊髓损伤早期，常表现为损伤平面以下的片状麻痹，运动、反射及括约肌功能丧失，感觉丧失及大小便失禁等。

2. 自我预防

（1）创伤性脊髓损伤：外伤性因素主要包括交通事故、高处坠落、重物砸伤等，在日常的出行中注意遵守交通规则，系好安全带，避免疲劳驾驶等，露天工作者注意做好安全措施，尽量不去人多、存在安全隐患的场所。

（2）非创伤性脊髓损伤：医源性脊髓损伤是脊柱外科手术的严重并发症之一。针对脊髓肿瘤，注意日常生活习惯的改善，避免辐射及不良饮食习惯，同时注意保持环境卫生，以及做好肿瘤筛查工作，做到早发现、早治疗；针对脊柱退行性疾病，如椎间盘突出，注意做好疾病预防及在疾病早期加强锻炼及治疗，防止病情进一步进展；针对一些先天性疾病，如脊柱侧凸、脊柱裂、脊椎滑脱等，注意围产期的筛查及早期针对性的治疗。

总之，对于脊髓损伤，在日常生活中要提高警惕，增加对脊髓损伤这种疾病的认知，并在生活中做好预防，有效减小发生概率！

参考文献

[1] ELI I, LERNER D P, GHOGAWALA Z. Acute traumatic spinal cord injury. Neurol Clin, 2021, 39(2): 471-488.

[2] QUADRI S A, FAROOQUI M, IKRAM A, et al. Recent update on basic mechanisms of spinal cord injury. Neurosurg Rev, 2020, 43(2): 425-441.

[3] ZHENG R, GUAN B, FAN Y, et al. A critical appraisal of clinical practice guidelines for management of four common complications after spinal cord injury. Spine J, 2023, 23(6): 888-899.

[4] 王想福，王兴盛，王国玉．脊髓损伤的药物治疗研究进展．中国中医骨伤科杂志，2014, 22(8): 76-78.

[5] BARBOSA P H F A, GLINSKY J V, FACHIN-MARTINS E, et al. Physiotherapy interventions for the treatment of spasticity in people with spinal cord injury: a systematic review. Spinal Cord, 2021, 59(3): 236-247.

62 世界特应性皮炎日

一 世界特应性皮炎日的由来

每年的 9 月 14 日是世界特应性皮炎日（World Atopic Eczema Day），这是自 2018 年由欧洲过敏和呼吸道疾病患者协会联合会（EFA）和国际皮肤病患者组织联盟（Global Skin）提出的一项倡议，旨在发起一场提高认识和变革的全球运动，改善特应性皮炎患者的生活，通过提供有针对性的信息和材料，使患者能够表达自己的声音，让患者及家属和护理人员获得支持和尊重，并向公众宣传，以增强对该疾病及相应患者的了解。

通过在这一天开展各种宣传活动、教育项目和社会媒体倡导，让人们可以更深入地了解这种常见的皮肤病，并鼓励社会对患者的支持。世界特应性皮炎日的目标之一是减少对特应性皮炎患者的歧视和误解。同时也为医疗专业人员提供了一个契机，以增加他们在特应性皮炎治疗方面的知识，并分享最新的科研成果和治疗方法，助力于推动特应性皮炎领域的科学研究和医学进展。

世界特应性皮炎日的标志是一面细胞组成的盾牌（图 62-1），代表了皮肤作为保护屏障的关键作用，特别是社会各界团结在一起会具有更强大的保护力量。此外，盾牌的球形形状，也象征着活动的全球性。

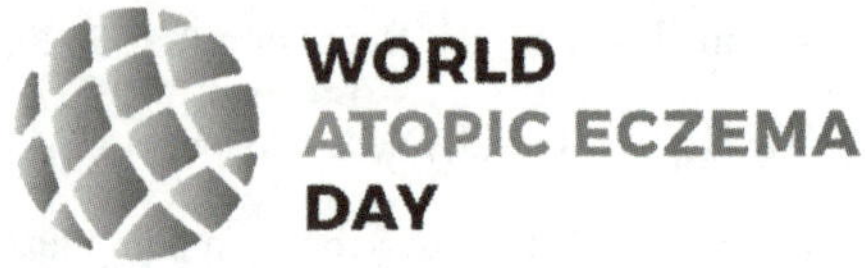

图 62-1 世界特应性皮炎日的标志

二 什么是特应性皮炎

特应性皮炎（atopic dermatitis，AD），也称特应性湿疹（atopic eczema），是一种慢性、复发性、炎症性皮肤病，属于常见的湿疹类皮肤病。特应性皮炎的特点是反复发作、病程迁延，患者往往有剧烈瘙痒，严重影响生命质量。近 20 年来我国特应性皮炎患病率呈上升趋势，2019 年估计我国患者约为 3 558 万，多见于 2 ~ 10 岁，近些年老年患者增多。在非致命性皮肤疾病负担中特应性皮炎排名第一，给患者及其家庭带来了巨大且持久的经济和精神负担。

1. 特应性皮炎会传染吗？

通常情况下，特应性皮炎不会传染。之所以会见到一个家庭的成员不同程度患有特应性皮炎，是因为它的发病与遗传和环境等因素关系密切，患者常伴有食物过敏、哮喘、变应性鼻炎等特应性疾病的个人史或家族史。特应性皮炎的确切病因和发病机制尚未完全阐明，皮肤屏障功能障碍、异常免疫应答、皮肤菌群紊乱等是发病的核心环节，且三方面互为影响、互为诱因。此外，心理因素，如精神紧张、焦虑、抑郁等负面情绪也是特应性皮炎发病中重要的促发因素。

2. 特应性皮炎的临床表现有哪些？

特应性皮炎的临床表现多样，具有高度的异质性，不同年龄、不同种族、不同严重度以及不同疾病阶段的患者在皮疹形态、发病部位和炎症模式等方面常有较大差别。最基本的特征是皮肤干燥、湿疹样皮损和剧烈瘙痒。根据在不同年龄段的表现，特应性皮炎可分为四个阶段：婴儿期（出生至 2 岁）、儿童期（2 ~ 12 岁）、青少年与成人期（12 ~ 60 岁）和老年期（ > 60 岁）。婴儿期以婴儿湿疹为初发表现，1 岁前发病者约占全部患者的 50%，皮损以急性湿疹表现为主。儿童期多由婴儿期演变而来，也可单独发生，以亚急性和慢性皮损为主要表现。青少年与成人期皮损与儿童期类似，也以亚急性和慢性皮损为主。老年期是近几年来逐渐被重视的一个特殊类型，男性多于女性，皮疹通常表现为严重而泛发的慢性湿疹样皮疹，严重时累及 90% 以上体表面积，形成红皮病。

3. 如何自我识别特应性皮炎?

目前诊断特应性皮炎主要依靠临床表现、特应性体征及病史，对于潜在的特应性皮炎患者，在尚未就诊前，可从以下四个方面进行自我识别。

（1）临床症状：全年性或季节性的局限性或全身性皮肤干燥；反复发作的伴有瘙痒的皮疹，并在运动、日晒、出汗后加重；瘙痒症状夜间明显，婴儿表现为烦躁和易激惹。

（2）皮疹的好发部位：婴儿主要分布在面部、头皮、耳郭、耳道和四肢伸侧；儿童主要分布在眼睑、口唇、颈部、乳头、四肢屈侧和手足部位；青少年与成人的分布和儿童相似，有时更加局限；老年人的皮疹形态多样，以四肢伸侧为主，常可泛发全身。

（3）个人或家族成员过敏性疾病史：患者、父母或同胞兄弟姐妹有变应性鼻炎、哮喘、变应性结膜炎或食物过敏的病史。

（4）实验室检查：嗜酸性粒细胞计数和总 IgE 升高，变应原特异性 IgE 检查有食物或吸入物的阳性结果。

三 特应性皮炎的综合治疗策略

特应性皮炎需要按慢性疾病进行治疗和管理。治疗目标包括缓解或消除临床症状，消除诱发和加重的因素，减少和预防复发，提高患者的生命质量。

特应性皮炎的治疗是综合性的，包括非药物治疗、物理治疗与药物治疗。由于特应性皮炎患者的病情严重程度、合并症及发病年龄个体化差异很大，目前治疗主要按疾病严重程度进行"阶梯治疗"，也就是在治疗前先评估病情严重程度，然后针对不同严重程度选择不同治疗方案。同时治疗方案的制订也会结合患者的个体化因素，如年龄、合并疾病、对治疗或用药的配合程度、治疗需求、用药偏好、经济条件等。

特应性皮炎的基础治疗主要包括合理洗浴和使用保湿润肤剂，寻找并避免或回避诱发因素等。对于轻度患者可外用糖皮质激素 / 钙调磷酸酶抑制剂对症治疗，必要时口服抗组胺药用于治疗过敏症或止痒。中度患者除了外用糖皮质激素 / 钙调磷酸酶抑制剂外，必要时可使用湿包治疗，以及物理治疗 [窄谱中波紫外线（UVB）、中剂量长波紫外线（UVA1）]。重度患者通常需要住院治疗，如接受免疫抑制剂、糖皮质激素或生物制剂等治疗。

四 特应性皮炎的常用治疗药物

使用保湿润肤剂是特应性皮炎的基础治疗，能够阻止水分丢失，修复皮肤屏障，缓解瘙痒，降低皮炎严重度和降低致病菌定植，减少复发频率。润肤剂可以是药物，也可以是化妆品或医疗器械。患者可以尝试多种润肤剂，以舒适、皮肤既不干燥又不油腻为准。一日至少使用 2 次，面颈、手部等暴露部位受清洗、风吹等环境影响时使用次数可能需要更多，沐浴后应立即使用。推荐儿童每周使用 150 ~ 200g，成人每周使用 250 ~ 500g。婴儿不宜使用含有尿素和丙二醇的润肤剂。一些含橄榄油、椰子油等成分的纯油类护肤品因其油酸含量高可能会增加经皮水分丢失，不推荐使用。

1. 外用糖皮质激素 这一类药物是特应性皮炎的一线治疗药物，有抗炎、抑制免疫、止痒及抗增生的作用。不同种类、不同含量的激素作用程度不同（超强效、强效、中效和弱效，见表 62-1），医生会根据患者的年龄、皮损性质、部位选择适宜的强度和品种，并按疾病控制情况进行调整。足强度、足剂量和正确使用是应用外用糖皮质激素的基本原则，短期、规范使用通常是较为安全的，因为外用糖皮质激素皮肤吸收量非常少，患者不必过度担心药物产生的不良反应。

表 62-1　常用外用激素强度分级

强度分级	常用外用激素
超强效	0.1% 氟轻松乳膏、0.05% 双醋二氟松软膏、0.05% 丙酸氯倍他索软膏 / 乳膏
强效	0.05% 卤米松乳膏、0.1% 哈西奈德溶液 / 乳膏、0.05% 二丙酸倍他米松乳膏、0.05% 醋酸氟轻松乳膏
中效	0.1% 丁酸氢化可的松乳膏、0.1% 糠酸莫米松乳膏、0.05% 丙酸氟替卡松乳膏、0.05% 丁酸氯倍他松乳膏、0.1% 曲安奈德乳膏 / 洗剂
弱效	1.0% 醋酸氢化可的松乳膏、0.025% 曲安奈德乳膏、0.05% 地奈德乳膏

2. 湿包治疗　湿包治疗通常是指在外用药物及润肤剂的基础上，使用敷料进行特殊封包的一种治疗方式或手段，对于急性期症状严重或者存在顽固性皮损的患者需在医生指导下进行。敷料为两层，内层湿润，外层干燥。在湿包治疗中，通常使用的敷料包括纱布、绷带、管状绷带等，也会使用一些特殊的衣物或者包覆物，这些材质通常具有良好的保湿性，能够有效地保持皮肤湿润，内层贴近皮肤具有保湿功能，外层具有保温功能和锁水性，可以防止蒸发。一般操作步骤如下：

1）将患处在温水中沐浴干净并蘸干。

2）皮肤蘸干后尽快将适当的外用药（如果需要）涂抹于患处，并涂抹润肤剂。

3）把内层敷料浸泡于温水中，拧干多余的水分，使其潮湿但不滴水。

4）将浸透的内层敷料盖在刚刚涂抹过药膏或润肤剂的皮肤上，随后在外层再包裹上干燥的敷料。

5）每个人的耐受程度不同，一次可穿戴 2 ~ 24 小时不等，持续治疗 3 ~ 14 天。

3. 钙调磷酸酶抑制剂　除了糖皮质激素，另一类常用的外用制剂主要是钙调磷酸酶抑制剂，代表性的品种有 1% 吡美莫司乳膏和 0.03% 或 0.10% 他克莫司软膏。这一类药物可用于控制炎症与瘙痒，或用于主动维持治疗，减少复发，根据需要与糖皮质激素联合使用或用于急性症状控制后的维持治疗，长期使用一般不会引起皮肤屏障破坏、皮肤萎缩等。局部烧灼和刺激感是该类药物的主要不良反应，常在5分钟之内出现，但大部分患者该症状可随用药时间延长而逐步消失，将药膏放入冰箱冷藏后再使用可减少刺激反应。

4. 全身性治疗 根据治疗的需要，部分患者需要在医生指导下口服药物进行系统治疗。氯雷他定、西替利嗪、苯海拉明、氯苯那敏、异丙嗪、依巴斯汀、非索非那定等属于常用的抗组胺类药物，用于对症缓解瘙痒症状；环孢素、甲氨蝶呤、硫唑嘌呤、吗替麦考酚酯属于免疫抑制剂，通过不同途径抑制过度活化的免疫系统。此外，部分急性严重顽固性皮损可能需要短期口服糖皮质激素治疗，病情好转后及时减量停药。

5. 靶向制剂 度普利尤单抗属于注射用生物制剂，因对于成人和儿童中重度患者具有良好的疗效已在我国较大范围使用，可用于长期维持治疗，最常见的不良反应为结膜炎。此外，酪氨酸激酶（JAK）抑制剂也为特应性皮炎的治疗带来新的选择，该类药物可以阻断多种参与免疫应答和炎症的细胞因子信号传递，口服便利、起效迅速，代表性药物有乌帕替尼、阿布昔替尼等。

不同人群、不同部位、不同疾病程度、不同治疗阶段所选用的药物种类不同，需要专业医生结合实际情况作出判断。需要注意，特应性皮炎的治疗通常是一个漫长且复杂的过程，在治疗期间应与医生保持良好的沟通，按照医生的指导规范治疗，遵医嘱坚持按疗程长期用药，规律长期随访对提升治疗效果、减少复发至关重要。

五 生活中的注意事项

1. 合理洗浴 合理洗浴有助于清除皮肤表面的碎屑及痂皮；减少皮肤表面金黄色葡萄球菌定植，降低细菌感染率；增加皮肤含水量。建议洗浴温度32～38℃，洗浴时间5～10分钟，洗浴频率以每日或隔日1次为宜。推荐使用低敏无刺激的洁肤用品，避免用毛巾搓澡，以免破坏皮肤屏障。

2. 回避加重及诱发因素 回避加重及诱发因素对特应性皮炎的管理和治疗十分重要，应贯穿始终。在生活中应尽量回避可能的变应原，穿着方面，衣物要避免含有羊毛、粗纤维成分的织品，以柔软的全棉、丝质材质为主。注意环境清洁卫生，加强通风，保持合适的温度和湿度，环境干燥时可使用加湿器，透气和凉爽的室内环境有助于缓解瘙痒、改善病情。注意清除和回避室内可吸入的变应原，最常见的是尘螨，多聚集在床上用品、窗帘、沙发靠垫、地毯等织物上，平时要加强对这些物品的清洁。需要注意，回避变应原不等于盲目忌口，在避免烟酒和重油食物的基础上，除非重复出现进食某种食物后的过敏症状，否则应当保障饮食全面，综合摄入蛋白质、碳水化合物、维生素和矿物质。

特应性皮炎患者运动不受限，但需要注意皮肤对过热和出汗的耐受程度，在运动后及时做好皮肤护理，包括清洗和润肤。

对于许多患者来说，特应性皮炎是一种长期的挑战，不光影响生活质量还容易引起其他人的误解，因此对于患者和医务工作者来说，共同努力以消除公众对疾病的误解，减轻不适的症状和提高生活质量是至关重要的。这也是设立世界特应性皮炎日的核心目的。

参考文献

[1] 孙彩虹，顾恒．不同国家和地区特应性皮炎治疗指南解读．中华皮肤科杂志，2017, 50(3): 215-218.

[2] 中华医学会皮肤性病学分会特应性皮炎研究中心，中华医学会皮肤性病学分会儿童学组．度普利尤单抗治疗特应性皮炎专家共识．中华皮肤科杂志，2022, 55(6): 465-470.

[3] 宋志强，邓思思．对老年特应性皮炎的再认识．中华医学杂志，2023, 103(32): 2470-2474.

[4] 中华医学会，中华医学会杂志社，中华医学会皮肤性病学分会，等．儿童特应性皮炎基层诊疗指南 (2023 年). 中华全科医师杂志，2023, 22(1): 8-18.

[5] 中华医学会皮肤性病学分会免疫学组．特应性皮炎的全程管理共识．中华皮肤科杂志，2023, 56(1): 5-15.

[6] 中华医学会，中华医学会杂志社，中华医学会皮肤性病学分会，等．特应性皮炎基层诊疗指南(2022年). 中华全科医师杂志，2022, 21(7): 609-619.

[7] 中国中西医结合学会皮肤性病专业委员会环境与职业性皮肤病学组，中华医学会皮肤性病学分会儿童学组，中国老年保健医学研究会皮肤科分会．特应性皮炎外用制剂合理应用及患者指导专家共识．中华皮肤科杂志，2022, 55(4): 281-288.

[8] 中华医学会皮肤性病学分会免疫学组，特应性皮炎协作研究中心．中国特应性皮炎诊疗指南(2020版). 中华皮肤科杂志，2020, 53(2): 81-88.

63 世界淋巴瘤日

一 世界淋巴瘤日的由来

世界淋巴瘤日（World Lymphoma Day）为每年的9月15日，是为提高人们对淋巴瘤（lymphoma）的认识、关注和支持而设立的。世界淋巴瘤日始于2004年，由国际淋巴瘤组织和世界卫生组织发起，号召世界各国和国际组织在这一天举办相关活动，宣传普及预防和治疗淋巴瘤的知识。世界淋巴瘤日的标志是“绿丝带”（图63-1），象征着对淋巴瘤患者和家属的关心与支持；象征着对健康的追求和对生命的尊重；象征着要用“爱”来参与抗击淋巴瘤的工作。

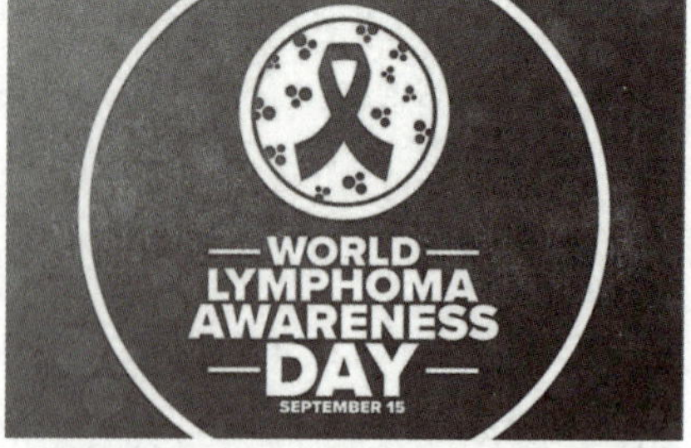

图63-1 世界淋巴瘤日的标志图

淋巴瘤是一种恶性肿瘤，主要发生在人体免疫功能的淋巴细胞上，分为霍奇金淋巴瘤（Hodgkin lymphoma，HL）和非霍奇金淋巴瘤（non-Hodgkin lymphoma，NHL）两大类。根据世界卫生组织的统计，淋巴瘤是全球第十一大癌症，每年有约50万人被诊断出患有淋巴瘤，其中约 85% 为非霍奇金淋巴瘤。淋巴瘤可能影响淋巴结、脾脏、胸腺和骨髓等部位以及全身其他器官，造成正常组织器官结构和功能的破坏，引起机体免疫力下降容易并发感染，严重的导致感染性休克而死亡。淋巴瘤究竟是什么样的疾病？有哪些症状？在日常生活中需要注意哪些呢？在治疗方面又需要注意哪些问题呢？

二 淋巴瘤知多少

1. 什么是淋巴瘤？

淋巴瘤是一种恶性肿瘤，主要发生在淋巴系统的淋巴细胞上。淋巴系统是人体免疫系统的重要组成部分，包括淋巴管、淋巴结、脾脏、扁桃体等，它们负责抵抗外来的病原体和清除体内的废物。淋巴细胞是淋巴系统中的主要细胞，分为 B 细胞、T 细胞和自然杀伤细胞（NK 细胞），各自有不同的功能和特点。当淋巴细胞发生异常变化时，就可能形成淋巴瘤。

2. 淋巴瘤有多少种？

淋巴瘤的分类是根据淋巴细胞的类型、形态、免疫表型、基因特征、临床表现等多方面的因素来确定的。目前，世界卫生组织制定了最新的淋巴瘤分类标准，将淋巴瘤分为以下几类。

（1）霍奇金淋巴瘤：占淋巴瘤的 10% ~ 15%，以淋巴结肿大为主要表现，病理特征是淋巴结中存在一种特殊的细胞，称为里 - 斯细胞（Reed-Sternberg cell），是一种异常的 B 细胞。霍奇金淋巴瘤又分为经典型和结节性淋巴细胞为主型的两种亚型。

（2）非霍奇金淋巴瘤：占淋巴瘤的 85% ~ 90%，是一组非常复杂和多样的淋巴瘤，可以发生在任何淋巴组织，包括淋巴结、脾脏、胃、肠道、皮肤、骨髓等。非霍奇金淋巴瘤可以分为 B 细胞淋巴瘤、T 细胞淋巴瘤和 NK 细胞淋巴瘤三大类，每一类又有多种亚型，如弥漫大 B 细胞淋巴瘤、滤泡性淋巴瘤、套细胞淋巴瘤、鼻型 NK/T 细胞淋巴瘤等。

3. 淋巴瘤有多常见？

淋巴瘤是全球第十一大癌症，每年有约 50 万人被诊断出患有淋巴瘤。

淋巴瘤的发病率在不同的地区、性别、年龄、种族等有所差异，一般来说，淋巴瘤的发病率随着年龄的增长而增加，男性的发病率高于女性，发达国家的发病率高于发展中国家，白人的发病率高于黑人和亚洲人。表63-1中的数据来自国际癌症研究机构（IARC），显示了2018年全球各大洲的淋巴瘤发病率和死亡率。

表63-1　2018年全球各大洲的淋巴瘤发病率和死亡率

大洲	发病率(每10万人)	死亡率(每10万人)
亚洲	3.9	2.5
非洲	4.1	3.1
欧洲	8.6	4.2
北美洲	10.1	4
南美洲	6	3.5
大洋洲	9.7	4.3
全球	6.1	3.3

4. 淋巴瘤有什么症状?

淋巴瘤的症状取决于淋巴瘤的类型、分期、部位和大小，不同的患者可能有不同的表现。一般来说，淋巴瘤的常见症状有以下几种。

（1）淋巴结肿大：淋巴瘤最典型的症状是淋巴结肿大，通常是无痛性的，可以发生在颈部、腋下、腹股沟等部位，也可以发生在胸腔、腹腔等内部器官。具体可以表现为以上部位出现不明原因的无痛肿块。淋巴结肿大的程度和速度因人而异，有些患者可能只有一两个淋巴结肿大，有些患者可能有多个淋巴结肿大，有些患者可能很快出现淋巴结肿大，有些患者可能症状不明显，出现时可达数年之久。

（2）B症状：B症状是指淋巴瘤患者出现的一些全身性症状，包括发热、盗汗、体重下降等。发热通常是不规律的，无明显的原因，可高可低，不易退热。盗汗通常是在夜间出现，有时会湿透衣服和床单。体重下降通常是在6个月内无意识地减少了10%以上的体重。B症状的出现通常意味着淋巴瘤的进展，也是淋巴瘤分期的重要依据。如果出现了超过1周不明原因的发热情况，一定要及时就诊。

（3）其他症状：淋巴瘤还可能引起一些其他的症状，这些症状取决于淋巴瘤侵犯的部位和程度。

1）呼吸系统：如果淋巴瘤侵犯了胸腔内的淋巴结或肺部，可能会出现咳嗽、胸闷、气促等症状。

2）消化系统：如果淋巴瘤侵犯了胃、肠道或腹膜，可能会出现腹痛、腹胀、恶心、呕吐、便血、腹水等症状。

3）血液系统：如果淋巴瘤侵犯了骨髓或造血器官，可能会导致贫血、出血倾向、感染倾向等症状。

4）神经系统：如果淋巴瘤侵犯了脑部或脊髓，可能会出现头痛、眩晕、视力障碍、癫痫发作、肢体麻木等症状。

5）内分泌系统：如果淋巴瘤侵犯了甲状腺、肾上腺或性腺，可能会出现甲状腺功能亢进或减退、皮质醇过多或不足、性功能障碍等症状。

6）皮肤：如果淋巴瘤侵犯了皮肤，可能会出现皮肤红斑、结节、溃疡、瘙痒等症状。

当然，以上症状不一定完全由淋巴瘤所导致，在出现症状时要及时就诊，由医生进行系统的诊断。

三 淋巴瘤的诊断和治疗

1. 淋巴瘤的诊断

（1）体格检查：医生会检查患者的淋巴结、脾脏、肝脏等部位是否有肿大或压痛，以及有无其他异常的体征。

（2）血液检查：医生会检查患者的血常规、血液生化、免疫球蛋白、肿瘤标志物等指标，以了解患者的血液状况和免疫功能。

（3）影像学检查：医生会利用X射线、超声、CT、MRI、PET-CT等技术，对患者的淋巴结、胸腔、腹腔、骨髓等部位进行扫描，以观察淋巴瘤的分布和范围。

（4）活检：医生会从患者的淋巴结或其他受累部位取出一小块组织，进行病理学、免疫组化、分子生物学等检测，以确定淋巴瘤的类型、分级和亚型。

（5）骨髓穿刺：医生会从患者的髂骨后上缘取出一些骨髓液，进行细胞学、免疫学、染色体学等检测，以了解淋巴瘤是否侵犯了骨髓。

2. 淋巴瘤的治疗方法有哪些？

（1）化疗：化疗是淋巴瘤治疗的主要方式之一，通过药物杀死或抑制淋巴瘤细胞的生长和分裂，以达到控制病情的目的。化疗药物通常需要联合应用，形成不同的化疗方案。化疗的方案和周期会根据淋巴瘤的类型、分期、病情等因素而定，通常需要多个疗程，每个疗程之间有一定的间隔。化疗的常见不良反应有恶心、呕吐、脱发、口腔溃疡、贫血、出血、感染等，需要及时预防和处理。化疗药物可以通过口服、静脉注射或者腹腔注射等方式给予，具体取决于药物的性质和病情的需要。表 63-2 是一些淋巴瘤常见的化疗方案。

表 63-2　淋巴瘤常见的化疗方案

化疗方案	药物组合	适用范围	备注
ABVD	多柔比星、博来霉素、长春碱、达卡巴嗪	初治或复发 / 难治的 HL	公认的治疗 HL 的标准方案
MOPP	氮芥、长春新碱、丙卡巴肼、泼尼松	ABVD 无效或复发 / 难治的 HL	
BEACOPP	依托泊苷、多柔比星、环磷酰胺、长春碱、博来霉素、丙硫氧嘧啶、泼尼松	初治或复发 / 难治的 HL	用于高危或高度恶性的 HL，根据情况选用不同药物组合
CHOP	环磷酰胺、多柔比星、长春新碱、泼尼松	中度恶性 NHL	是中度恶性 NHL 的一线方案
R-CHOP	利妥昔单抗、环磷酰胺、多柔比星、长春新碱、泼尼松	初治或复发 / 难治的 B 细胞 NHL	比单用 CHOP 疗效更高
COP	环磷酰胺、长春碱、泼尼松	用于低度恶性 NHL	低度恶性 NHL 的一线方案

续表

化疗方案	药物组合	适用范围	备注
EPOCH	环磷酰胺、多柔比星、长春新碱、长春碱、泼尼松	复发 / 难治的 NHL	
FC	氟达拉滨、环磷酰胺	复发 / 难治的 NHL	
DHAP	地塞米松、顺铂、阿糖胞苷	复发 / 难治的 NHL	
Hyper-CVAD	环磷酰胺、长春碱、多柔比星、地塞米松	用于 T 细胞 NHL	T 细胞 NHL 的一线方案
PMED	培门冬酶、甲氨蝶呤、长春碱、地塞米松	用于 T 细胞 NHL	T 细胞 NHL 的一线方案

（2）放疗：放疗是利用高能射线，对淋巴瘤的局部或全身进行照射，破坏淋巴瘤细胞的 DNA，使其死亡或停止增殖。放疗可以作为淋巴瘤的辅助治疗，也可以作为淋巴瘤的单独治疗。放疗通常需要进行多次照射，每次照射之间有一定的间隔。放疗的常见不良反应有皮肤红肿、疼痛、疲劳、食欲减退、消化不良、发热、感染等，需要注意保护和护理。

（3）靶向治疗：靶向治疗是一种新型的治疗方法，通过使用一些特殊的药物，针对淋巴瘤细胞的某些特异性的分子或信号通路，进行选择性的攻击或调节，从而抑制淋巴瘤的生长和扩散。与化疗药物不同，靶向药物对肿瘤的针对性更强，因此疗效往往更好，不良反应也更小。靶向治疗可以作为淋巴瘤的辅助治疗，也可以作为淋巴瘤的单独治疗，具体取决于淋巴瘤的类型、分子特征、病情等因素。靶向治疗的药物有多种，如单克隆抗体、小分子抑制剂、免疫检查点抑制剂等，每种药物的作用机制和适应证不同，需要根据患者的具体情况选择合适的药物。表 63-3 中列举了淋巴瘤常见靶向药物。

表 63-3　淋巴瘤常见靶向药物

药物	适应证	靶点
维布妥昔单抗	霍奇金淋巴瘤、渐变大细胞淋巴瘤	CD30
本妥昔单抗	霍奇金淋巴瘤、渐变大细胞淋巴瘤	CD30

续表

药物	适应证	靶点
利妥昔单抗	非霍奇金淋巴瘤	CD20
奥妥珠单抗	滤泡性淋巴瘤	CD20
伊布替尼	套细胞淋巴瘤、慢性淋巴细胞白血病	BTK
伊马替尼	慢性髓细胞性白血病、淋巴细胞白血病	BCR-ABL
达沙替尼	慢性髓细胞性白血病、淋巴细胞白血病	BCR-ABL
尼洛替尼	慢性髓细胞性白血病	BCR-ABL
泽布替尼	多种 B 细胞恶性肿瘤，包括淋巴瘤	BTK
西达苯胺	外周 T 细胞淋巴瘤	HDAC

（4）免疫治疗：免疫治疗是一种利用人体自身免疫系统对抗淋巴瘤的治疗方法，通过增强或调动人体的其他免疫细胞，使其能够识别和消灭淋巴瘤细胞。免疫治疗的方法有多种，如白细胞介素、干扰素、疫苗、细胞治疗等。

3. 细胞免疫疗法真的能一针治愈肿瘤吗？

细胞免疫疗法，是目前最新的一种淋巴瘤治疗方法，它的正式名称是 CAR-T 细胞治疗，是一种利用患者自身的免疫细胞来对抗肿瘤的技术。它的原理是从患者的血液中提取出 T 细胞，然后在实验室中对其进行基因工程改造，使其能够识别并杀死特定的肿瘤细胞，再将这些改造后的 T 细胞回输到患者体内，由改造的 T 细胞在体内杀灭肿瘤细胞，形成一种持续的抗癌效应。

CAR-T 细胞治疗是一种创新的抗癌手段，目前已经在国内外获得了多个药品的批准上市，主要用于治疗一些难治性的血液肿瘤，如淋巴瘤、白血病等。根据不同的药品和治疗方案，CAR-T 细胞治疗的价格也不同，一般为几十万甚至几百万元人民币。这是因为 CAR-T 细胞治疗是一种个体化的治疗，需要对每个患者进行细胞制备和回输，涉及高昂的人力和物力成本。

根据临床试验的结果，它的总体客观缓解率为 74%，完全缓解率为 56%，18 个月的无进展生存率为 42%，生存率为 52%。这些数据说明，这种治疗方法对于一些难治的淋巴瘤患者，具有较好的治疗效果。然而，这种治疗方法并不是万能的，也不一定可以让所有的癌细胞清零。事实上，这种治疗方法也有一些局限性和不良反应。

（1）只适用于一些特定类型的淋巴瘤，对于其他类型的血液肿瘤或者实体肿瘤，可能效果不佳甚至没有效果。

（2）需要患者的免疫系统和脏器功能都处于良好的状态，如果患者已经有严重的免疫抑制或者器官衰竭，可能无法接受治疗。

（3）可能引起一些严重的不良反应，如细胞因子释放综合征、免疫效应细胞相关的神经毒性综合征等，这些反应可能导致发热、低血压、呼吸困难、肝功能异常、认知障碍等，甚至危及生命。

（4）长期效果和安全性还需要更多的临床数据和随访来证实，目前还不能保证它可以根治淋巴瘤或者防止复发。

综上所述，CAR-T 细胞治疗是一种有前景的抗癌技术，但也不是一种“神药”，它的作用有多大，还需要根据每个患者的具体情况来判断。因此，应该理性看待这种治疗，遵从医生的专业建议。

淋巴瘤是一种起源于淋巴系统的恶性肿瘤，淋巴瘤的发病原因尚不明确，但可能与遗传、免疫、感染、环境等因素有关。淋巴瘤的预防和筛查主要包括以下几个方面。

（1）避免接触有害化学物质，如农药、染料、溶剂等，这些物质可能会损伤淋巴细胞的 DNA，导致癌变。

（2）防治某些病毒或细菌感染，如乙型肝炎病毒、丙型肝炎病毒、人类免疫缺陷病毒、幽门螺杆菌等，这些微生物可能会刺激淋巴细胞的增殖或诱导免疫异常，增加淋巴瘤的风险。

（3）保持健康的生活方式和习惯，不吸烟，远离二手烟，呵护免疫力，均衡饮食，适当运动，这些措施可以增强身体的抵抗力，预防淋巴瘤的发生。

（4）定期进行体检，注意观察有无淋巴结肿大、发热、盗汗、体重下降等症状，如有可疑症状，应及时就医，进行必要的检查，如血液检查、影像学检查、淋巴结活检等，以便早期发现、早期诊断、早期治疗。

如果确诊为淋巴瘤，应根据病理类型、临床分期、预后因素等，选择合适的治疗方案，如化疗、放疗、靶向治疗、免疫治疗、造血干细胞移植等，以期达到治愈或长期缓解的目的。在治疗过程中，应注意遵医嘱，定期复查，监测疗效和不良反应，及时处理并发症，保持良好的心理状态，积极配合治疗，提高生活质量。

随着科学的不断进步和发展，部分淋巴瘤已经有很大的治愈可能，其他难治性淋巴瘤的患者生存期也显著延长，只要注意预防和早期筛查，及时就医和科学治疗，就有可能战胜病魔，重获健康。

参考文献

[1] 吕学文 . 这些最易懂的淋巴瘤科普知识 . 人人健康 , 2023(26):73.

[2] 李旭东 , 洪煌明 , 林桐榆 . 复发 / 难治外周 T 细胞淋巴瘤靶向及免疫治疗的研究进展 . 重庆医学 , 2023, 52(24): 3803-3808.

[3] 高帆 , 喻敏 , 李菲 . 应用 CAR-T 细胞治疗 T 淋巴细胞肿瘤的最新研究进展 . 中国实验血液学杂志 , 2023, 31(6):1894-1898.

64 世界口腔健康日 / 全国爱牙日

一 世界口腔健康日 / 全国爱牙日的由来

1989 年由国家卫生部、全国爱卫会、国家教委、文化部、广电部、全国总工会、全国妇联、共青团中央、全国老龄委九个部委联合签署，确定每年的 9 月 20 日为“全国爱牙日”（图 64-1）。其宗旨是通过爱牙日活动，动员社会各界力量参与支持口腔预防保健工作，广泛开展群众性口腔卫生知识的普及教育，增强自我口腔保健的意识和能力，提高全国人民口腔健康水平。2007 年世界牙科联盟年度大会决定将每年的 3 月 20 日设立为“世界口腔健康日（World Oral Health Day，WOHD）”（图 64-1），希望让世界各地的人们认识到呵护牙齿的重要性。2021 年，世界牙科联盟提出了 2030 年愿景：为所有人提供最佳口腔健康。

图 64-1　世界口腔健康日 / 全国爱牙日的标志

二　有哪些常见的牙齿疾病

首先了解一下牙齿的结构，从外到内依次为牙釉质、牙本质、牙髓（图 64-2）。最外面的那层牙釉质很坚硬，从来不会喊痛；夹在中间的牙本质既可以感知酸痛，又可以适应并屏蔽这种痛觉，所以痛感不明显；被包在里面的牙髓很脆弱，稍微碰一下就痛得死去活来。

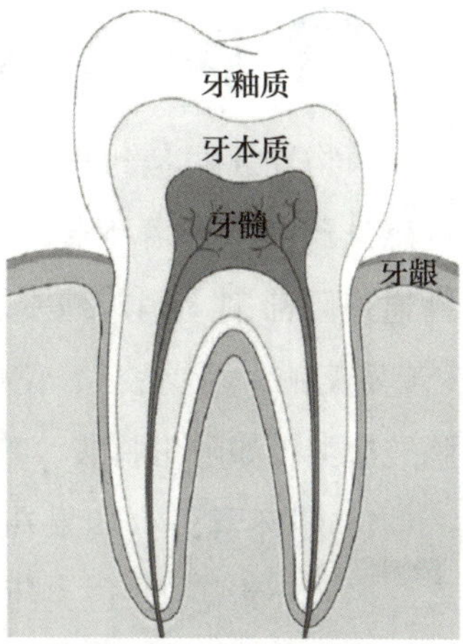

图 64-2　牙齿的结构

牙齿常见疾病包括牙龈炎、牙髓炎、龋齿、根尖周炎等。每一种疾病的原发因素和治疗方法有所不同。

1. 牙龈炎　围绕并覆盖在牙齿周围的软组织称为牙龈，发生于牙龈组织的急慢性炎症称为牙龈炎。经过长期的发展之后可能会发展成牙周炎。牙周炎除了牙龈出血、牙龈红肿之外，可能会由于牙龈萎缩、牙根暴露而感觉牙齿变长，平常刷牙或者吃凉的、热的东西时会有牙齿敏感的症状，即有点酸疼、倒牙的感觉。

2. 牙髓炎　牙髓炎以牙齿自发性或阵发性疼痛为主要特征，通常是由于咀嚼一些比较硬的食物，或者是出现了龋齿之后没有及时补牙，引起了牙髓感染，以及药物或温度刺激等原因。

3. 龋齿 龋齿在日常生活中又称为虫牙、蛀牙，是细菌感染等因素导致的牙体硬组织损坏的疾病。早期的龋齿会有牙齿变黑的表现，随着时间的推移，可能对冷、酸、热的食物比较敏感，同时还会发现牙齿上较明显的洞。龋齿如果不及时治疗，通常会发展为牙髓炎、根尖周炎，从而导致疼痛现象的出现，最终导致牙齿缺失。

4. 根尖周炎 根尖周炎是牙齿根尖周围组织的炎症，这种炎症是由感染引发，感染来自牙髓腔内。一般可以分为急性根尖周炎和慢性根尖周炎。急性根尖周炎就是常见的龋齿引起牙髓的感染，或者是牙齿的发育畸形、外伤等造成牙髓的感染，牙髓感染进一步发展，通过牙髓腔根管，形成根尖区的急性的炎症，表现为明显的疼痛、咬合痛、根尖区牙龈的肿胀等症状。

三 药物性牙病知多少

药物性牙病是药物使用中发生的不良反应，发生率为罕见。四环素类抗感染药物（米诺环素、多西环素等）可引起牙齿变色。抗高血压药中的钙通道阻滞剂（硝苯地平、氨氯地平、非洛地平、维拉帕米）、抗癫痫药（苯妥英钠、丙戊酸）、免疫抑制剂（环孢素）可引起药物性牙龈增生。双膦酸盐类（如阿伦膦酸、帕米膦酸）等可引起牙龈疏松。

1. 四环素牙 如果在牙冠发育钙化阶段服用四环素类药物（米诺环素、多西环素等），这类药物可结合人体的钙离子，形成一种黄色的稳定的四环素钙复合物，沉积在牙体中，使长出的牙齿发黄。此外，四环素对光非常敏感，日光和紫外线都可使其变色，在阳光照射下呈现明亮的黄色荧光，随着时间的推移，牙齿变色会逐渐加深。一般前牙更容易接受阳光照射，变色程度会更深。

四环素牙的预防其实很简单，只要妊娠或哺乳期妇女、8 岁以下儿童不使用四环素类药物就可以了。从胚胎 4 个月到儿童 7 ~ 8 岁换牙期前，不建议使用四环素类药物。随着各类抗菌药物品种的极大丰富，现在临床已经不再将四环素类药物用于前述人群。如果在牙冠已经形成后（8 岁以后）服用该类药物，药物仅局限于牙根，临床上看不到变色。

四环素牙的治疗一般是去除染色，治疗周期一般在 1 ~ 6 个月，80% 的患者可以通过治疗恢复牙体的美观。

2. 药物性牙龈增生 药物性牙龈增生的机制是药物干扰了细胞内钙离子的摄取，表现为牙龈乳头和牙龈缘持续增生，以至于覆盖牙龈。据报道，引起牙龈增生的药物有环孢素、氨氯地平、硝苯地平、苯妥英钠、丙戊酸等。

但药物引起牙龈增生的发生率极低，这类药物可常规使用，一旦发生牙龈增生，需评估与药物的相关性和严重程度，从而采取停药、换药或手术矫正。换药，如将钙通道阻滞剂（ × × 地平）换成其他抗高血压药（ × × 沙坦、× × 普利），环孢素换成他克莫司。

3. 药物性牙龈疏松 双膦酸盐类（如阿仑膦酸、帕米膦酸）为骨质疏松治疗药物，可引起局限性下颌骨缺血性坏死，常伴有疼痛、肿胀、骨外露、局部感染和颌骨病理性骨折，这是双膦酸盐类药物的一种罕见并发症。据估计，在口服双膦酸盐类药物治疗骨质疏松的患者中，颌骨坏死的年发生率为 0.001% ~ 0.01%。若出现该并发症，应停药。

若还未开始使用双膦酸盐类药物，且已经计划好行有创性牙科操作（如植牙或拔牙）的患者，可将双膦酸盐类药物治疗推迟数月，直到颌骨完全愈合。若患者已经在使用双膦酸盐类药物且未发生颌骨坏死，依照美国口腔和颌面外科医生协会的指南，口服双膦酸盐类药物治疗不到 4 年的患者可照常实施牙槽手术（如拔牙和植牙）；口服双膦酸盐类药物治疗已超过 4 年的患者，则在进行牙科手术操作前应停用双膦酸盐类药物 2 个月，待颌骨愈合后可重新开始使用双膦酸盐类药物。

四 牙齿疾病可以用哪些药物治疗?

常见牙齿及牙周炎性疾病，治疗药物包括抗菌药物、镇痛药等，见“03 世界牙痛日”内容。

五 如何护理牙齿?

根据世界卫生组织全球疾病负担报告，龋齿是最常见的卫生问题。龋齿也是发病率最高的口腔疾病。龋齿是牙釉质受到腐蚀，变软、变色，逐渐发展为牙体硬组织缺损，形成龋洞的疾病。在我国，中小学生龋齿患病率为60%～70%，成人为85%左右。从细菌黏附牙齿形成牙菌膜到引起牙齿损害，一般需要1年左右的时间，所以龋齿重在早期预防。提倡早晚刷牙、饭后漱口。

1. 在生命的每个阶段关注口腔健康

（1）婴儿：每天至少两次，用干净湿润的纱布或毛巾轻轻擦拭婴儿的牙龈，尤其是在喂奶后和睡前。开始刷牙后，每天用米粒大小的含氟牙膏刷牙两次。

（2）儿童和青少年：养成良好的口腔卫生习惯取决于父母的引导。监督孩子每天用含氟牙膏刷牙两次，直到他们能够自己正确刷牙。3到6岁儿童每天用豌豆大小的含氟牙膏。同时要鼓励孩子选择健康食品，避免摄入含糖零食和饮料。另外，定期给孩子牙齿涂氟也是预防蛀牙的重要途径之一。

（3）成人：养成良好的口腔卫生习惯，每天刷牙两次，每次刷牙两分钟，使用含氟牙膏。不吸烟，不嚼槟榔。

（4）老年人：良好的口腔卫生、充足的营养和定期看口腔医生将有助于避免疼痛和感染，健康享受各种食物。

目前国际公认有效的刷牙方法是巴氏刷牙法（the Bass method），操作要领见“03 世界牙痛日”内容。

2. 漱口是口腔清洁辅助方法 饭后漱口可去除口腔内的部分食物残渣，保持口腔清洁，但不能去除牙菌斑。去除牙菌斑需要刷牙，配合使用牙线或牙缝刷。

3. 咀嚼无糖口香糖 咀嚼无糖口香糖也可以刺激唾液分泌，降低口腔酸度，有助于口气清新、牙齿清洁。伦敦国王学院在2022年发布的研究表明，咀嚼无糖口香糖可有效减少牙菌斑数量，帮助预防龋病、牙周病等常见口腔疾病。在户外活动用水不便时，可以采用咀嚼无糖口香糖的方式护理牙齿。

4. 提倡使用牙线辅助清洁牙间隙 刷牙时牙刷刷毛不能完全伸及牙间

隙，提倡在每天刷牙的同时，配合使用牙线辅助清洁牙间隙，可以达到彻底清洁牙齿的目的。注意，若牙线插入有困难时，不要勉强进入，以免损伤牙龈。

参考文献

[1] NASSERIPOUR M, NEWTON J T, WARBURTON F, et al. A systematic review and meta-analysis of the role of sugar-free chewing gum on plaque quantity in the oral cavity. Front Oral Health, 2022, 3:845921.

[2] TRACKMAN P C, KANTARCI A. Molecular and clinical aspects of drug-induced gingival overgrowth. J Dent Res, 2015, 94(4): 540-546.

[3] SAMUDRALA P, CHAVA V K, CHANDANA T S, et al. Drug-induced gingival overgrowth: a critical insight into case reports from over two decades. J Indian Soc Periodontol, 2016, 20(5): 496-502.

[4] KHAN A A, MORRISON A, HANLEY D A, et al. Diagnosis and management of osteonecrosis of the jaw: a systematic review and international consensus. J Bone Miner Res, 2015, 30(1): 3-23.

[5] RUGGIERO S L, DODSON T B, AGHALOO T, et al. American association of oral and maxillofacial surgeons' position paper on medication-related osteonecrosis of the Jaws-2022 update. J Oral Maxillofac Surg, 2022, 80(5): 920-943.

65 世界阿尔茨海默病日

一 世界阿尔茨海默病日的由来

1906 年德国神经病理学家阿尔茨海默（Alois Alzheimer）首次报告了一例具有进行性痴呆表现的 51 岁女性患者，1910 年这种病被命名为阿尔茨海默病。1941 年，国际老年痴呆协会在英国爱丁堡第十次会议上提出将 9 月 21 日定为“世界阿尔茨海默病日”，又称老年痴呆日。在这一天，全世界许多国家和地区举办宣传活动，向大众科普阿尔茨海默病的预防知识。

二 什么是阿尔茨海默病？

阿尔茨海默病（Alzheimer’s disease，AD）是一种起病隐匿的进行性发展的慢性神经退行性疾病，主要表现为认知和记忆功能减退，日常生活能力进行性减退，并且伴有多种精神症状和行为障碍，包括思维混乱、情绪不稳定等。它是老年人中最常见的痴呆类型，影响全球数百万人。阿尔茨海默病的病程为 5 ~ 10 年，少数患者生存可超过 10 年，重症患者后期多因肺部感染、泌尿系统感染和压疮等并发症死亡。

AD 的确切病因尚不清楚，但研究表明，它可能与遗传、环境因素、生活方式等有关。例如吸烟、高血压、糖尿病、缺乏锻炼和睡眠等都可能增加患 AD 的风险。AD 的发病率与年龄有相关性，65 岁老年人的患病率约 6%，以后每 5 年增加 1 倍，超过 85 岁老年人的患病率超过 30%。目前我国 AD 患者多达 500 万人，占全球总病例数的四分之一以上，每年平均有 30 万新增病例。患 AD 女性多于男性。

三 阿尔茨海默病的症状有哪些？如何预防？

年纪大了，会丢三落四、爱忘事，很多人会认为这是“老糊涂”了，没什么大碍，其实这可能是阿尔茨海默病的早期表现。AD 的不同疾病阶段表现也有较大差异。

AD 的早期症状一般出现在发病的第 1 ~ 3 年，通常包括记忆力下降、思维和判断能力减退、迷失方向和时间感混乱、情绪波动和行为改变等。患者自觉有认知功能下降，或检查提示患者存在近期记忆力障碍（不记得刚刚发生的事情），时间和地点迷失（出门后找不到回家的路），语言或执行能力下降（听不懂别人的要求和指令），但对日常能力无明显影响。

AD的中期症状主要表现为中度功能障碍，即出现症状的第2～8年。时间、地点定向力障碍，理解困难（失语）、学习能力下降、在熟悉的环境中迷路、计算力下降，妄想、幻觉、易激惹、有攻击性、烦躁不安、焦虑、抑郁，日常生活能力下降（不能做饭、购物、办理银行业务，以及穿衣和刮胡子困难）。除了认知功能异常，在AD中期，患者也常有精神行为症状：20%的AD患者会有错觉（怀疑别人偷东西、配偶不忠等）、幻觉（看到或听到实际上不存在的东西或声音），40%的AD患者有抑郁，80%的AD患者会出现兴奋或攻击性行为。

AD进展到晚期主要表现为严重功能障碍，即出现症状的第6～12年，几乎不能说出有意义的言语，远期记忆也丧失，不能书写，不能穿衣或刮胡子，大小便失禁，有异常行为。疾病终末期患者对外界无反应，为类“植物人”状态，常出现肺部和泌尿系统感染、营养不良、压疮等并发症。严重的患者可能由于上述并发症死亡。

AD是可以预防的，预防AD的关键是保持健康的生活方式。这包括保持社交活动，保持思维活跃，定期锻炼，保持健康的饮食和睡眠。脑血管病是AD的重要危险因素，对慢性疾病的有效管理可以降低AD的发病率和患病率。

四 阿尔茨海默病的评估与诊断

当患者出现注意力难以集中、记忆力或思维能力减退、幻觉、错觉等主观症状，以至于影响正常工作和生活的时候，怀疑可能患有AD。对于此类患者应该进行专业的评估与判断，同时家属应加强对患者的看护，防止出现意外。

通常对于AD患者的检查包括身体和神经系统检查（包括反应能力、肌力和肌张力、视觉和听觉、协调能力和平衡能力等）、认知测评（包括记忆功能、语言功能、定向力、应用能力、注意力、知觉等）、影像学检查（头部CT和MRI）、实验室检查、生物标志物检查，以便实现早期诊断。AD的诊断通常通过神经心理测试、血液检测和神经成像等技术进行。

五 阿尔茨海默病的治疗

目前尚无特效的药物能治愈AD或者能有效逆转该疾病的进展，联合使用药物治疗、非药物治疗和悉心照护能减少该疾病的症状和延缓进程，给予患者高质量的生活。AD的治疗原则为早诊断、及时治疗、终身管理；如果AD患者伴发精神行为症状，非药物干预为首选，抗痴呆治疗是基本，必要时可使用精神药物，定期评估疗效和不良反应；同时加强对患者的健康教育、心理支持，可以改善AD患者的生活质量。

由于AD患者个体差异巨大，每个患者对药物的反应不同，因此药物治疗对每个患者的效果不同。建议在医生和药师的指导下充分结合个人情况选择最合适的药物。

（1）改善认知功能的药物

1）乙酰胆碱酯酶抑制剂（AChEI）通过抑制乙酰胆碱酯酶，提高乙酰胆碱浓度。常用药物包括多奈哌齐、卡巴拉汀、加兰他敏。

2）*N*-甲基-D-天冬氨酸（NMDA）受体拮抗剂：美金刚。

3）重塑肠道菌群平衡的药物：甘露特纳胶囊。

常用改善认知功能的药物详见表65-1。

表65-1 常用改善认知功能的药物

药物名称	适应证	常见不良反应	注意事项
多奈哌齐	用于轻至重度AD症状的治疗	腹泻、肌肉痉挛、乏力、恶心、呕吐和失眠	用药期间可能发生心动过缓，表现为头晕、胸闷气短等；驾驶和操作机器应谨慎用药
卡巴拉汀	用于AD和帕金森病的轻至中度痴呆	胃肠道反应（恶心呕吐）、多汗、皮肤瘙痒等	早晚进餐时和食物同服；用药期间可能有体重下降；头晕、心慌、胸闷气短；哮喘和慢性阻塞性肺疾病（COPD）患者在医生的指导下使用；肝肾功能受损的患者用药期间密切监测不良反应
加兰他敏	用于轻至中度AD患者	食欲减退、厌食、抑郁、头晕、恶心、呕吐、腹泻等	早晚进餐时和食物同服；用药期间患者体重会减少；头晕、心慌、胸闷气短；胃肠道梗阻和胃肠道术后恢复期患者不建议使用

续表

药物名称	适应证	常见不良反应	注意事项
美金刚	用于中至重度 AD	头晕、头痛、便秘、嗜睡、高血压等	有癫痫病史的患者慎用；避免与 NMDA 受体拮抗剂（金刚烷胺、氯胺酮或右美沙芬）合用；密切监测患者的尿液 pH；驾驶和操作机器患者谨慎使用
甘露特纳胶囊	用于轻至中度 AD	肺炎、头晕、癫痫发作、胃炎、血小板减少等	治疗期间注意监测心电图；与抗生素和其他治疗肠道菌群失调的药物合用可能影响本品疗效；服药期间谨慎操作机器和驾驶

在实际治疗中，根据患者的具体情况，医生会选择合适的药物组合方案。药师提醒在用药前一定要注意遵医嘱正确用药，也要记得仔细阅读药品说明书。

（2）控制精神症状的药物：AD 患者常伴随行为和精神异常，目前缺少针对治疗此类症状的药物。如果患者出现幻觉、抑郁、焦虑、妄想、睡眠紊乱等，可适当选用抗抑郁药和抗精神病药。抗抑郁药主要包括氟西汀、帕罗西汀、西酞普兰和舍曲林等；抗精神病药主要包括利培酮、奥氮平和喹硫平等。

控制精神症状药物的使用原则是从低剂量开始用药，缓慢增加剂量，治疗方案个体化，应每 3 ~ 6 个月评估一次，以确定药物对改善 AD 患者的精神症状是否有效。如果症状没有减轻，则应当尝试停药。与痴呆有关的行为症状可能会随着停药而恶化，因此在停药阶段一定要注意监测患者的症状变化，一旦出现异常，建议及时就诊。

六 阿尔茨海默病的日常护理

由于 AD 患者的认知功能减退，影响日常工作和生活，家属和直接照护者需要对其精心照顾，从饮食起居、药物治疗和身体锻炼等各个方面对 AD 患者进行全方位的照顾和管理，才能保证 AD 患者的生活质量。

1. 照顾 AD 患者需要耐心和理解。

主要包括为患者提供安全环境，定期进行记忆和思维训练。运动有助于提高患者的身体素质和思维活跃度，推荐散步、太极拳等轻度运动。

2. AD患者的饮食应富含营养，包括蛋白质、维生素和矿物质。

同时应控制糖分和饱和脂肪的摄入。患者家属应提醒并帮助患者按时进食和饮水，以免出现营养不良、脱水和便秘等情况。

3. AD患者常常面临焦虑、抑郁等心理问题，因此心理护理非常重要。

倾听他们的困扰，提供支持和安慰，陪伴他们进行一些社交活动和做一些有意义、令人愉快的事情可以帮助AD患者保持积极的生活态度。

写在最后

阿尔茨海默病是一种影响全球数百万人的慢性神经退行性疾病。尽管目前还没有治愈的方法，但通过早期诊断、药物治疗和改善生活方式可以有效地缓解症状。充足的睡眠、合理的饮食、锻炼身体、良好的心境、保持脑力活动和亲友间的交往，都有助于防止阿尔茨海默病的发生。

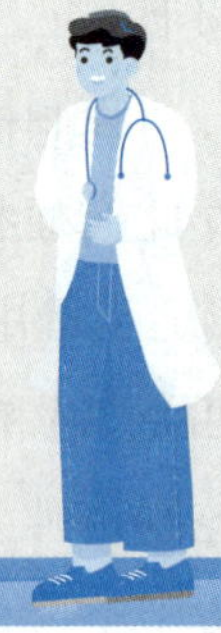

参考文献

[1] 翟雅莉，贾新，王晓明．阿尔茨海默病的药物治疗进展．国际老年医学杂志，2023, 44(5): 605-608.

[2] 钟文，申潇竹，许伊雯，等．阿尔茨海默病非药物治疗的研究进展及展望．中风与神经疾病杂志，2023, 40(2): 177-181.

[3] 任安然，郭起浩．阿尔茨海默病中精神行为症状的研究进展．中华神经医学杂志，2023, 22(2): 189-193.

[4] 于恩彦，廖峥娈．肠道菌群与阿尔茨海默病．中华精神科杂志，2021, 54(5): 386-389.

66 世界避孕日

一 世界避孕日的由来

每年的 9 月 26 日是世界避孕日（World Contraception Day），一个全球性的纪念日，目的在于提高年轻人对避孕的认识和意识，鼓励他们在发生性行为之前作出负责任的选择，从而安全有效地提高避孕率，提升生殖健康水平。该纪念日始于 2007 年，由欧洲避孕和生殖健康学会、英国玛丽斯特普国际组织等多家国际非政府组织联合发起，呼吁年轻人认识到两性关系中安全避孕的重要性，并且促进生殖健康和避孕知识的普及。世界避孕日的标志见图 66-1。

图 66-1　世界避孕日的标志

每一个纪念日都承载着对于未来的愿望，“创建一个没有意外妊娠的世界”就是世界避孕日出现的意义。性行为是人类行为中正常存在而普遍的现象，是两个成熟异性通过性接触收获美好感受的过程，但是如果未能选择合适的避孕措施，意外怀孕是很难避免的。约 50% 意外妊娠的妇女，会选择人工流产作为补救措施，重复多次地人工流产对女性的生育能力以及身心健康都是极大的伤害。近些年，我国始终致力于提高妇女避孕率，科普高效避孕知识，降低人工流产率。《中国妇女发展纲要（2021—2030 年）》中明确提出，到 2030 年的目标是普及生殖健康和优生优育知识，以推动健康的生育方式，降低非计划妊娠的发生率。

二 流产危害知多少

有些人认为“无痛人流”只是个小手术，对身体影响不大，然而事实并非如此。

人工流产包括手术流产和药物流产。手术流产的方式包括负压吸引术、钳刮术以及清宫术等，一般分为三步：扩宫、吸引、刮宫。首先利用扩宫器，扩张子宫颈，之后利用负压吸引器，将胚胎组织引出。人工流产最初使用负压吸引胚胎和胎盘时，并不会感到太大的疼痛。然而接下来是对子宫腔进行全面刮擦，这种刮擦在靠近子宫肌层时，会导致一种从腰骶一直蔓延至心脑的剧烈疼痛。尽管使用麻醉药物，使手术过程中的疼痛在全身麻醉状态下得以减轻，但手术所带来的损伤无法抹去。药物流产是利用药物终止早期妊娠，简称药流，主要应用药物是米非司酮和米索前列醇。行药物流产一定要确认是宫内妊娠，若药物流产失败需要通过流产手术来补救。

无论是选择药物流产还是手术流产，都会面临并发症风险。主要包括以下四个方面。

（1）手术流产术中并发症：出血、人工流产综合征（手术过程中或术后，患者出现恶心呕吐、心跳减慢、心律失常、面色苍白、大量出汗等症状，严重情况下甚至可能出现血压下降、昏厥和抽搐等表现，是由于手术时的疼痛或局部刺激引起了迷走神经的兴奋）、子宫穿孔、漏吸/人工流产不全、麻醉意外。

（2）手术流产近期并发症：盆腔炎、子宫内膜异位、内分泌代谢异常、子宫腔粘连、输卵管堵塞、继发性闭经等。

（3）手术流产远期并发症：慢性盆腔痛、继发不孕、不良妊娠结局增加（如早产等）、心理问题（如抑郁症）。

（4）药物流产并发症：尽管药物流产没有子宫腔内手术操作，但是它会导致妇女子宫出血时间的延长，增加继发感染的风险，并且不利于子宫损伤的修复，甚至可能导致子宫腔发生粘连。大约有 40% 的患者在进行药物流产时会出现胚胎组织未能完全排出，需要进行清宫手术。当未完全排出的妊娠残留物与子宫内膜黏附紧密时，无法轻易分离，可能需要多次进行清宫手术，这将进一步增加对子宫的损伤。

随着流产次数增多，生育能力受到严重影响的风险也随着输卵管阻塞、子宫内膜异位症、子宫腔粘连等并发症的增加而增加。如果之后再次怀孕，也会增加早产、自然流产、死胎、低出生体重儿、巨大儿、出生缺陷以及新生儿窒息等不良妊娠结局的发生风险。

药师小贴士

人工流产包括手术与药物，都是避孕失败后的补救措施，不是最佳选择，它会给女性的身体健康和生育能力带来负面的影响，最重要的是做好避孕！

三 避孕方式很多种，种种效果都不同

1. 避孕药（复方口服避孕药，COC；孕激素口服避孕药，POP）

（1）短效口服避孕药：如炔雌醇环丙孕酮片、去氧孕烯炔雌醇片、屈螺酮炔雌醇片，含有低剂量的雌孕激素，人体可很快代谢。通过模拟体内激素的变化，抑制排卵而达到避孕，正确使用避孕率可达 99%。

（2）长效口服避孕药：主要指的是左炔诺孕酮炔雌醚片，通过抑制排卵、抗着床来发挥避孕作用。这类药物口服后在胃肠道吸收，在脂肪组织中储存，缓慢释放激素成分，达到长效避孕。正确使用避孕率可达 98% 以上。

（3）紧急避孕药：以左炔诺孕酮片为主，是一种补救措施，不可作为常规避孕方式，正确使用前提下，避孕有效性仅为 74% ~ 85%，不规范使用还可能对女性健康产生不良影响。

（4）皮下埋植剂：皮下埋植剂的避孕效果持久且作用可逆，不依赖于使用者的依从性，但需要由专业医生进行操作，在手术过程中会出现植入

部位疼痛，随时间推移疼痛会消失，包括左炔诺孕酮（levonorgestrel，LNG）和依托孕烯（etonogestrel，ETG）皮下埋植剂。

（5）避孕针：分为单孕激素避孕针（包括长效醋酸甲羟孕酮避孕针 DMPA 和庚酸炔诺酮避孕针 NET-EN）和复方避孕针。我国目前主要使用的为复方避孕针：复方庚酸炔诺酮避孕针和复方甲地孕酮避孕针。严格按照产品说明和医生指导使用避孕针，妇女第一年妊娠率很低（复方庚酸炔诺酮避孕针约为 0.31%，复方甲地孕酮避孕针约为 0.57%）。

2. 宫内节育器（intrauterine device，IUD）

（1）含铜宫内节育器（Cu-IUD）：由塑料和铜制成，置入过程俗称“上环”，有效期内，避孕有效率能够达到 99.4%，未曾生育的女性或患有贫血的女性通常不宜选择。

（2）左炔诺孕酮宫内节育器（曼月乐，LNG-IUD）：一种含有孕激素的新型缓释宫内节育器，放置后避孕有效率可达 99% 以上，但需要由医生操作置入体内，5 年后应取出，如果使用者希望继续使用该方法，可以在取出的同时放入一个新系统。

3. 避孕套 避孕套是使用最为频繁、认知度极高的避孕手段，在正确使用的前提下，避孕有效率可达 98%，需每次性行为都正确使用，破损或脱落都有可能造成避孕失败。

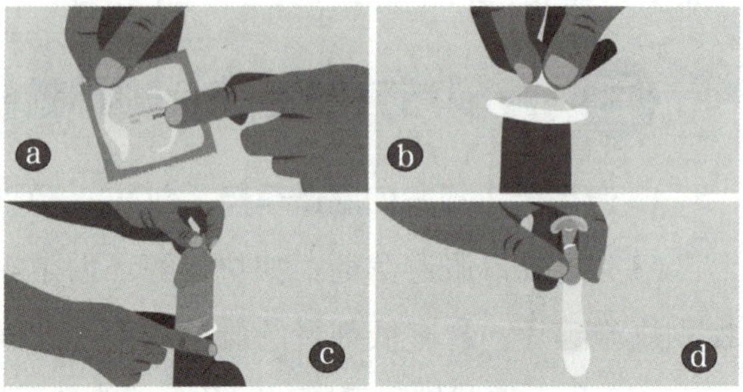

图 66-2 男士避孕套的使用方法

男士与女士避孕套的正确用法如图 66-2 和图 66-3 所示。

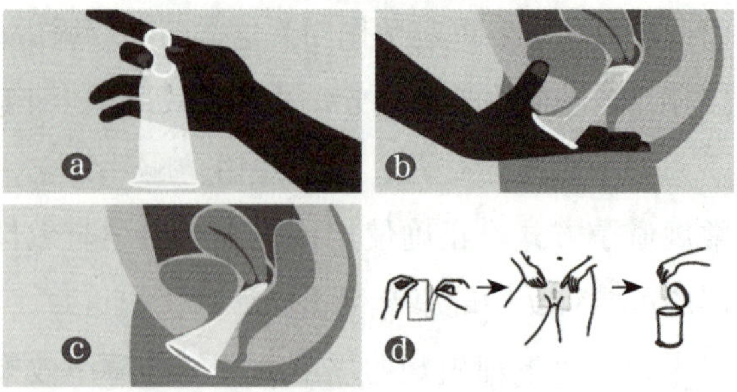

图 66-3 女士避孕套的使用方法

（1）男士避孕套的使用方法

1）在性交前把避孕套拿出，撕开包装，取出避孕套，确保避孕套未破裂。

2）判断避孕套的正反。避孕套末端卷起的部分应朝外、易于展开，戴避孕套前应挤出尖端储精囊内的空气。

3）慢慢地将避孕套伸展至阴茎末端。

4）射精后，在阴茎仍在勃起状态时，立即用手按住避孕套，并尽快将避孕套与阴茎一起抽出，确保完全抽离后，再摘下避孕套，以免精液外溢或避孕套滑落体内，最后用纸巾裹好再扔入垃圾桶。

（2）女士避孕套的使用方法

1）用拇指和中指捏住避孕套的内环，用示指抵住避孕套底部。

2）选择一种舒服的方式，躺下或者坐着都可以，捏紧内环。

3）将安全套送入阴道内，越深越好，感觉到正确的位置即可。

4）再次确认避孕套的位置正确，并且主体没有被扭曲，阴道口外端是开口环放置的正确位置。

5）取出时轻轻扭动开口环并捏紧，然后缓慢地将套从阴道内拉出。

（注意：需要在起身前取出，以避免精液倒流！）

4. 安全期避孕 通过计算排卵期来避免受孕，实际上非排卵期的计算方式非常复杂，不易掌握，即使方法使用完全正确，避孕率也仅有 80% 左右。

5. 体外射精 通过中断性交过程来避免怀孕，这种方式影响两性体验，且男性射精前已有少量精子溢出，足以使女性受孕，避孕率低，约 80%，因此这种方式有效性极低，经常造成意外怀孕。

6. 绝育术 绝育术包括针对男性的输精管结扎术和针对女性的输卵管结扎术。绝育术避孕有效率能达到 99% 以上，但对于仍有生育需求的夫妻并不适用。对于女性输卵管复通术后的妊娠率仅为 25% ~ 83.3%，男性输精管再通术后的自然受孕率也明显低于通畅率，而且受孕率存在时间依赖性。

以上多种“避孕方法”都是安全有效的吗？应该怎么选呢？下面进一步介绍。

不同避孕方法的避孕效果可以通过妊娠指数来直观地看出。妊娠指数（pearl index，PI）是在临床研究中常用于避孕药具评估的一项指标，它表示每100人使用某种避孕药具在1年内发生的妊娠次数，被世界卫生组织和欧洲药品管理局（EMA）接受用于评估避孕方法的有效性。PI值越低，可靠性越高，见表66-1。

表66-1 根据妊娠指数评价不同避孕方式的有效性

PI值	有效率	避孕方式
0 ~ 0.9	非常有效	宫内节育器、皮下埋植剂
1 ~ 9	很有效	短效口服避孕药、避孕针
10 ~ 25	效果较低	避孕套、安全期
26 ~ 32	效果较低	体外射精、紧急避孕药

从避孕效果看，宫内节育器、皮下埋植剂、短效口服避孕药 > 避孕套 > 安全期 > 体外射精、紧急避孕药。

四 不同人群避孕方式的选择

对于正常生育状态、产后超过42天、流产后，以及合并妇科疾病比如子宫肌瘤、盆腔炎等，均可以选择口服避孕药进行避孕（级别1），足以见口服避孕药的重要性。不同阶段和状态下避孕方法的选择及其级别详见表66-2。

表66-2 不同阶段和状态下避孕方法的选择及其级别

类别	COC	POP	DMPA	LNG或ETG皮下埋植剂	Cu-IUD	LNG-IUD
生育状态						
未产妇	1	1	1	1	2	2
经产妇	1	1	1	1	1	1
哺乳期						
<产后6周	4	2	3	2	—	—

续表

类别	COC	POP	DMPA	LNG 或 ETG 皮下埋植剂	Cu-IUD		LNG-IUD	
≥产后 6 周～< 6 个月	3	1	1	1	—		—	
≥产后 6 个月	2	1	1	1	—		—	
产后（不哺乳）								
< 21 天								
无 VTE 危险因素	3	1	1	1	—		—	
有 VTE 危险因素	4	1	1	1	—		—	
≥ 21 ～ 42 天								
无 VTE 危险因素	2	1	1	1	—		—	
有 VTE 危险因素	3	1	1	1	—		—	
> 42 天	1	1	1	1	—		—	
产后								
< 48 小时	—	—	—	—	1		不哺乳 = 1，哺乳 = 2	
≥ 48 小时～< 4 周	—	—	—	—	3		3	
≥ 4 周	—	—	—	—	1		1	
产后脓毒血症	—	—	—	—	1		1	
流产后								
孕早期流产	1	1	1	1	1		1	
孕中期流产	1	1	1	1	2		2	
感染性流产	1	1	1	1	4		4	
异位妊娠史	1	2	1	1	1		1	
子宫内膜异位症	1	1	1	1	2		1	
重度痛经	1	1	1	1	2		1	
子宫肌瘤								
子宫腔未变形	1	1	1	1	1		1	
子宫腔变形	1	1	1	1	4		4	
盆腔炎								
盆腔炎史					置入	继续	置入	继续
盆腔炎后妊娠	1	1	1	1	1	1	1	1

续表

类别	COC	POP	DMPA	LNG 或 ETG 皮下埋植剂	Cu-IUD		LNG-IUD	
盆腔炎后未妊娠	1	1	1	1	2	2	2	2
现确诊盆腔炎	1	1	1	1	4	2	4	2
阴道出血模式							置入	继续
不规则出血，血量较少	1	2	2	2	1		1	1
出血时间延长，血量增加	1	2	2	2	2		2	2

注：级别 1，任何情况均可以使用，该避孕方法无使用限制；级别 2，通常可以使用该方法，使用该方法的益处通常大于风险（理论上或已证实的）；级别 3，使用该方法的风险大于益处（理论上或已证实的）；级别 4，使用该避孕方法会带来不可接受的健康风险；—，无此项；VTE，静脉血栓栓塞，危险因素包括肥胖（BMI > 30kg/m^2）、妊娠高血压、产后大出血、剖宫产、滞产（产程 > 24 小时）等。

药师小贴士

（1）避孕药不能随意吃，建议咨询医生，全面评估身体状况后结合避孕需求选择最佳的避孕方式！

（2）暂无生育需求的年轻女性，以口服避孕药为佳。

（3）哺乳期女性不建议口服避孕药，药物可能影响乳汁的分泌和孩子的生长发育。

（4）流产后 2 周女性即可恢复排卵，所以在首次月经之前可能再次妊娠，应立即采取高效长期的避孕措施，以口服避孕药为佳。

（5）若选择宫内节育器避孕，需要注意节育器有效期，并在绝经后及时取出。

五 口服避孕药学问多

1. 服药时间 表 66-3 列出了常见不同口服避孕药的服用方法。

表 66-3 不同口服避孕药的服用方法

药物类型	药物	开始时机	疗程
短效避孕药	屈螺酮炔雌醇片(Ⅰ)、去氧孕烯炔雌醇片、炔雌醇环丙孕酮片	在月经周期的第 1 天开始服用	连续服用 21 天,然后停药 7 天,从停药第 8 天开始服用下一周期
	屈螺酮炔雌醇片(Ⅱ)		连续服用 28 天,无须停药,直接开始新一周期
长效避孕药	左炔诺孕酮炔雌醚片	月经周期的第 5 天午餐后服药	第一次服药后间隔 20 天服第二次(或月经第 5 天及第 10 天各服 1 片),后续以第二次服药日期按月服药
紧急避孕药	左炔诺孕酮片	性行为后 72 小时内服用	

药师小贴士

（1）按时服药很重要，随意停药不可取。

（2）同一时间最保险，遗忘概率是最低。

2. 禁忌证 不是所有人均适合使用口服避孕药，需明确药物禁忌证，不要擅自服药。

（1）患有如下疾病的患者禁用：甲状腺功能亢进、急性肝炎、慢性肝炎、肾炎、恶性肿瘤、心脑血管疾病（如中重度高血压、糖尿病、高胆固醇血症、栓塞性血管病等）。

（2）如下妊娠期情况禁用：妊娠期有黄疸史、妊娠时发生高血压或有高血压家族史、分娩过巨大婴儿（孕妇过分肥胖或有糖尿病家族史）。

（3）哺乳期禁用：哺乳期 6 个月之内者须禁用。

（4）月经量过少、月经不规则、易发生闭经者及不明原因的子宫异常出血者禁用。

（5）服用避孕药期间出现癫痫加重、偏头痛或精神抑郁情况时须停用并以后禁用。

药师小贴士

（1）戒烟：多项研究均表明，动脉血栓的独立危险因素包括吸烟，强烈建议吸烟女性选择口服避孕药时戒烟。

（2）年龄也是发生血栓的危险因素，不建议超过 40 岁的妇女选择口服避孕药。

（3）口服避孕药中均含有乳糖，不建议乳糖不耐受的妇女选用。

（4）不建议肾功能异常的妇女选择含有屈螺酮的避孕药。

3. 漏服了怎么办?

（1）去氧孕烯炔雌醇、屈螺酮炔雌醇

1）漏服发生在第 1 周或第 2 周：立即补服，然后按常规时间服用剩下的药。如果在首次漏服药的前 7 天连续正确服药，不用采取其他避孕措施。如果在漏服药的前 7 天没有连续正确服药，或漏服超过 1 片，在随后的 7 天建议同时使用避孕套（一天内可能会出现服用 2 片药物的情况；连续正确服用药物超过 7 天，发生性行为无须采用额外的避孕措施，否则应同时使用避孕套）。

2）漏服发生在第 3 周：在想起时立即补服漏服药片的最后一片，然后按常规时间服用剩下的药，本周期药服完，立即开始服用下一周期，无停药期。或者立即停止服用本板药，停药 7 天（包括漏服药的那些天），随后继续服用下一板。

（2）屈螺酮炔雌醇（包括 24 片含激素的薄膜包衣片：每片含有 0.02mg 炔雌醇和 3mg 屈螺酮 + 4 片不含激素的薄膜包衣片）

1）若漏服 1 片含激素的药片：记起时立即补服。然后在常规时间内，服用完下一片药物（一天内可能会出现服用 2 片药物的情况；这期间如果发生性行为，无须采用额外的避孕措施）。

2）若在第 1 周或第 2 周连续漏服 2 片含激素的药片：在记起来的当天服用 2 片药物，并在第二天继续服用 2 片，然后每天 1 片直至服完该包装所有的药片。

3）若在第 3 周或第 4 周连续漏服 2 片含激素的药片：扔掉剩余药片并在当天开始新的包装。

4）若连续漏服 3 片或更多的含激素药片：扔掉剩余药片并在当天开始新的包装（漏服 2 片及以上，在重新开始服药后的 7 天内发生性行为，都有怀孕的可能性。必须额外加用避孕套）。

5）若在第 4 周漏服任何一片不含激素的药片：扔掉漏服的药片后继续每天服药 1 片直至服完即可。不需额外的避孕措施。

4. 服用避孕药常见不良反应有哪些?

（1）类早孕反应：服药初期可出现头痛、恶心以及无力等类似早孕的反应，无须特殊处理，服药数周期后症状可自然消失，重者停药或者换药。

（2）乳房胀痛：无须特殊处理，随着服药时间延长可缓解。

（3）阴道出血：多发生在漏服药物时，少量出血无须特殊处理，随着服药时间延长可减少直至停止。

（4）情绪低落、不稳定。

（5）体重及皮肤变化：服用药物后，个别女性可能会感到食欲增加，同时雌激素会导致体内水分的潴留，进而导致体重增加，少数女性可能会在面部出现色素沉着，但这些变化都在可接受的范围内。

（6）血栓性疾病发生概率增加。

药师小贴士

不建议月经不规律妇女使用紧急避孕药，易造成月经异常，甚至闭经。建议妇女首次开始服药后定期复查。

5. 换用口服避孕药应该怎么做？

（1）不同的口服避孕药换用：从以前所用口服避孕药新一盒预期应用时间起直接换用新的药物。

（2）从口服避孕药之外的其他方法换用：在下次预期使用既往方式时开始应用口服避孕药，如宫内节育器换用时，取出装置当天开始应用口服避孕药。

6. 常见"避孕药"误区

一提到避孕药，很多人会联想到"发胖""副作用大"等，但实际上避孕药是很好的避孕方式，下面列举几个关于避孕药的常见误区。

✧ 误区一：避孕药吃一次就可以

避孕药类型多样，只有紧急避孕药可作为性行为后的紧急补救措施，其不良反应明显，不可作为常规避孕方法。短效和长效口服避孕药需要遵医嘱服用。

✧ 误区二：长期服用会发胖

会导致体重增加的避孕药往往是早期的一些避孕药，随着避孕药的更新换代，这种不良反应已经越来越少了。总的来说，口服避孕药不会增加体重，即使增加，也在可控的范围内。

✧ 误区三：避孕药不能长期服用

避孕药≠紧急避孕药

对于有长期避孕需求的女性来说，短效和长效避孕药都是很好的选择，不过吃避孕药需要在医生指导下进行，并不是所有人都适合长期使用。正确服用避孕药是安全、有效、不良反应少的避孕方式。在一个服药周期中间任何时候停药，都有可能出现不规则的阴道出血，有停药需求建议咨询医生。

✧ 误区四：避孕药有不良反应轻易不要用

口服避孕药的不良反应一般比较轻微，主要是恶心、呕吐、头晕等，大多无须处理，一般在3个月后可以自行消失，在临睡前服用会比较好；如果反应较重，也可以通过吃维生素 B_6 或者是止吐药、浓茶等缓解。如果引起经量减少或闭经等情况，可以停药观察，或改用其他避孕药。虽然有一些不良反应，但口服避孕药还能为女性提供如规律月经、预防某些妇科肿瘤等诸多额外的健康益处。

✧ 误区五：避孕药会影响生育

短效口服避孕药是通过雌孕激素的调节功能来实现避孕目标的，激素剂量微小，代谢极快，停药后即可计划妊娠，完全不会对女性未来的生育功能造成影响，也不会对胎儿发育产生影响。长效避孕药建议停药 6 个月后计划妊娠。

六 避孕知识要记牢，盲目冒险不可取

意外妊娠后选择人工流产，无论是手术流产还是药物流产，都会破坏女性自身的防护屏障，对子宫造成损伤，对生殖系统及其功能造成潜在的危害。重视避孕，是确保女性生殖健康的第一步。

了解科学避孕方式，降低意外妊娠率；遵医嘱合理服用药物，不遗忘、不乱停，是每位女性应该知道的事。“建立一个没有意外妊娠的世界”需要全社会一起行动起来！

参考文献

[1] 程利南，狄文，丁岩，等．女性避孕方法临床应用的中国专家共识．上海医学，2018, 41(11): 641-655.

[2] 国家卫生和计划生育委员会．中国卫生和计划生育统计年鉴．北京：中国协和医科大学出版社，2021.

[3] 王明慧．人工流产危害生殖健康（综述）. 中国城乡企业卫生，2013, 28(6): 20-22.

[4] 彭刚，谭玉红，王庆一．影响药物流产效果的相关因素分析．中国妇幼保健，2006, 21(5): 666-667.

[5] 中华医学会计划生育学分会，中国优生优育协会生育健康与出生缺陷防控专业委员会．避孕针临床应用中国专家共识 (2022 年版). 中国实用妇科与产科杂志，2022, 38(11): 1101-1107.

[6] 吴尚纯，邹燕．提高避孕效果，减少避孕失败后的人工流产．实用妇产科杂志，2007,

23(7): 393-395.

[7] 于晓明 . 输卵管结扎后再通的取舍 . 中国实用妇科与产科杂志 , 2019, 35(1): 91-94.

[8] 吴尚纯 , 张文 , 顾向应 . 人工流产对生殖健康的不利影响 . 中国计划生育学杂志 , 2016, 24(1): 7-10.

67 世界狂犬病日

一 世界狂犬病日的由来

世界狂犬病日（World Rabies Day）为每年的 9 月 28 日，是在国际狂犬病控制联盟的倡议下，由世界卫生组织、世界动物卫生组织及美国疾病控制与预防中心等在 2007 年共同发起。通过设立世界狂犬病日，将集合众多的合作者和志愿者，群策群力，希望尽快使这一肆虐至少 2 500 年的传染病成为历史。

现全球有 100 多个国家和地区有狂犬病流行，大部分发生在亚洲和非洲的发展中国家，每年造成约 59 000 例死亡，是致死人数最多的动物源性传染病之一。其中，亚洲国家的狂犬病病例数居世界首位，估计年死亡例数达 30 000 例。我国是狂犬病流行地区，近十年来，随着相关法律法规和疫情监测体系的不断完善，狂犬病暴露后处置的可及性和规范性不断提高，以及犬只管理、流浪动物救助工作的不断加强，我国狂犬病发病率呈逐年下降趋势。目前虽然已经达到了狂犬病控制阶段，但距离世界卫生组织、世界动物卫生组织、世界粮农组织和全球狂犬病控制联盟共同提出的 2030 年消除犬传人狂犬病的这一目标仍有一定差距。

狂犬病究竟是什么样的疾病？在防控方面又需要注意哪些问题呢？

二 狂犬病是什么？

狂犬病（rabies）又称恐水症，是由狂犬病毒感染引起的一种人兽共患急性传染病，危害极大，一旦发病，病死率几乎是100%。被狂犬、疑似狂犬或携带狂犬病毒的动物咬伤、抓伤，舔舐黏膜；或者损伤的伤口被可能携带狂犬病毒的动物的组织液、体液等接触可导致狂犬病。接种人用狂犬病疫苗可刺激机体产生免疫力，用于预防狂犬病。

1. 狂犬病能治愈吗？有哪些临床表现？

狂犬病治愈的希望非常渺茫，其致死率几乎为100%。患病后由轻到重可分为潜伏期、前驱期、急性神经症状期（兴奋期）、麻痹期、昏迷和死亡几个阶段，具体临床表现如表67-1所示。

表67-1 狂犬病的临床表现

分期	持续时间	临床表现
潜伏期	1～3个月	无明显症状
前驱期	1～3天	不适、厌食、疲劳、头痛和发热等不典型症状，无端的恐惧、焦虑、激动、易怒、神经过敏、失眠或抑郁等
急性神经症状期（兴奋期）	1～3天	极度恐惧、恐水、怕风、咽肌痉挛、呼吸困难、排尿排便困难及多汗、流涎等
麻痹期	6～18小时	痉挛停止，病例渐趋安静，出现弛缓性瘫痪，尤以肢体软瘫为多见
昏迷和死亡	首次出现临床症状7～10天	呼吸、心脏衰竭死亡

2. 狂犬病的传播途径是什么？

狂犬病的传播途径主要是直接接触传播，其常见的感染方式有被发病动物咬伤、抓伤；或者发病动物的唾液和分泌物直接接触到了人体破损的皮肤（包括新鲜或尚未愈合的伤口）或黏膜（包括完整的黏膜，如口腔等）；此外，对狂犬病动物解剖、宰杀、剥皮偶尔也会造成感染。罕见情况下，气溶胶吸入和器官移植也可感染狂犬病毒。

注意！食用狂犬病动物经煮熟后的肉类（如牛羊肉）和经过消毒的牛奶、羊奶一般不存在风险。

三 狂犬病可防可控，暴露预防要及时

1. 预防狂犬病的主要措施有哪些？

狂犬病虽不可治但可防可控。被携带狂犬病毒的动物致伤后及时去预防处置门诊接受规范的暴露后处置（如伤口处置、接种狂犬病疫苗等）可以有效预防狂犬病。目前我国从动物的免疫预防、狂犬病暴露后预防及暴露前预防三个方面来预防狂犬病。

（1）对犬、猫等动物进行免疫预防：《狂犬病暴露预防处置专家共识》指出，人的狂犬病 99% 由犬咬伤传播，加强犬的管理，给犬接种狂犬病疫苗是防控狂犬病的基础性和根本性策略。

（2）暴露后预防（PEP）：是指在被动物咬伤、抓伤或者黏膜感染等之后进行的预防处置，是我国目前主要的预防狂犬病措施，根据我国人用狂犬病疫苗的使用量估计全国年暴露人次数逾 4 000 万，及时、规范的暴露后预防处置是预防狂犬病的最有效策略。

（3）暴露前预防（PrEP）：是指在被动物咬伤、抓伤或者黏膜感染之前，对有感染狂犬病风险的个人或人群进行预防性的狂犬病疫苗接种，暴露前免疫对于狂犬病预防，尤其是高风险人群狂犬病预防具有重要意义。

2. 狂犬病暴露后如何进行预防？

被可疑动物（无论该动物有无接种过疫苗）致伤后，应及时去预防接种门诊，由专业医师判断暴露的风险等级，不同风险等级的处置方法有差别（表 67-2）。

表 67-2　狂犬病暴露后的风险等级和处置原则

暴露类型	接触方式	处置原则
Ⅰ级暴露	接触或者喂饲动物，或者完好的皮肤被舔舐	清洗暴露部位，无须进行医学处置

续表

暴露类型	接触方式	处置原则
Ⅱ级暴露	裸露的皮肤被轻咬，或者无明显出血的轻微抓伤、擦伤	应及时前往医院处理伤口并接种狂犬病疫苗。确认为Ⅱ级暴露且严重免疫功能低下者，或者Ⅱ级暴露者其伤口位于头面部且不能确定致伤动物健康状况时，按照Ⅲ级暴露者处置
Ⅲ级暴露	单处或者多处贯穿性皮肤咬伤或者抓伤，或者破损皮肤被舔舐，或者开放性伤口、黏膜被唾液或者组织污染，或者直接接触蝙蝠	应及时前往医院处理伤口并且注射狂犬病被动免疫制剂（我国现有的包括狂犬病人免疫球蛋白、抗狂犬病血清以及单克隆抗体）和接种狂犬病疫苗

3. 如何进行暴露前预防？

暴露前预防的原则详见表 67-3。

表 67-3　暴露前预防的原则

建议人员范围	疫苗接种	推迟免疫
建议狂犬病高暴露风险者进行暴露前预防，包括： （1）从事狂犬病研究的实验室工作人员。 （2）接触狂犬病患者的工作人员、兽医、动物收容机构工作人员。 （3）接触野生动物的研究人员、猎人等。 （4）计划前往狂犬病流行高风险国家和地区的人员也可进行暴露前免疫。 （5）其他高风险人员	（1）暴露前基础免疫程序为第 0、7、21（或 28）天各接种 1 剂次狂犬病疫苗。 （2）持续暴露于狂犬病风险者，全程完成暴露前基础免疫后，在没有动物致伤的情况下，1 年后加强 1 剂次，以后每隔 3 ～ 5 年加强 1 剂次	对孕妇、患急性疾病者、慢性疾病活动期者、使用激素者和免疫抑制剂者可酌情推迟暴露前免疫，具体遵医嘱

4. 再次暴露后怎么处理？

对于以往进行过暴露前预防或者暴露后处理，以及至少注射过 2 剂狂犬病疫苗者，发生狂犬病暴露后可以由专业医师诊断后按表 67-4 处理。

表 67-4　再次暴露后处置原则

伤口处置	疫苗接种	被动免疫制剂注射
任何一次暴露后均应首先、及时、彻底地进行伤口处置	(1)再次暴露发生在免疫接种过程中,应继续按照原有免疫程序完成剩余剂次的接种。 (2)全程接种后3个月内再次暴露者一般不需要加强接种。 (3)全程接种后3个月及以上再次暴露者,应于第0、3天各加强接种1剂次狂犬病疫苗	按暴露前或者暴露后程序全程接种狂犬病疫苗者,暴露者再次暴露后无须使用被动免疫制剂,但严重免疫功能低下者除外

四　狂犬病暴露后预防学问多

1. 狂犬病暴露后的伤口处置　包括彻底冲洗和规范清创处置，伤口处置越早越好（图 67-1）。

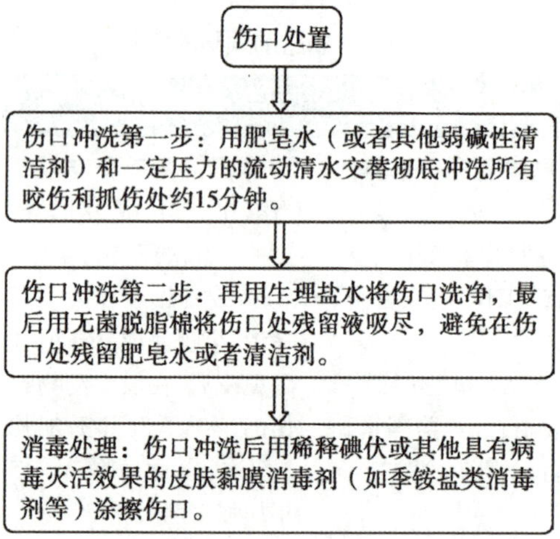

图 67-1　狂犬病暴露后的伤口处置方法

注意事项：

（1）预防伤口感染的关键在于尽早正确进行彻底的伤口清洗、清创及伤口覆盖或闭合，如果伤口不大、流血不多，以上冲洗第一步可以自行操作，特殊部位伤口和不能自行处理的大伤口应及时前往狂犬病预防处置门诊处理。

（2）不推荐常规预防性使用抗菌药物。但若被犬、猫或者患者咬伤手足部及其他感染高危风险情况，如难以清创的深部伤口等，专业医师一般会根据伤口污染或感染情况，合理使用抗菌药物，以减少狂犬病毒以外的其他感染。

2. 狂犬病暴露后疫苗如何接种？有哪些不良反应？

我国目前批准上市的人用狂犬病疫苗主要有以下三类：人二倍体细胞狂犬病疫苗、原代细胞培养疫苗以及 Vero 细胞狂犬病疫苗。首次暴露后的狂犬病疫苗接种越早越好，我国现行的免疫程序主要有 2 种："5 针"免疫程序和"2-1-1"免疫程序（表67-5），具体程序按已批准的疫苗说明书为准。

表 67-5　狂犬病疫苗的免疫程序

狂犬病疫苗的免疫程序	接种时间和频次
"5 针"免疫程序	于第 0(注射当天,下同)、3、7、14 和 28 天各注射狂犬病疫苗 1 剂次,共注射 5 剂次
"2-1-1"免疫程序	于第 0 天注射狂犬病疫苗 2 剂次(左、右上臂三角肌各注射 1 剂次),第 7、21 天各注射 1 剂次,共注射 4 剂次

建议免疫功能低下者接受"5 针"免疫程序。

狂犬病疫苗接种后一般无不良反应，少数人可能出现轻微不良反应，如接种部位疼痛、红斑、水肿、瘙痒、硬结等，一般无须特殊处理；极个别人不良反应可能较重，如神经性水肿、过敏性休克等，应及时就诊。因此每次接种完应观察半小时后再离开。遇到严重不良反应，医师会及时处理并再次评估风险以判断是否有必要继续接种。如果仍须继续接种，会尽量更换生产技术路线和成分差异相对较大的疫苗，有可能降低严重不良反应发生的概率，并在签署知情同意书后，于密切监护下，按替换疫苗的免疫程序继续完成剩余剂次。

3. 被动免疫制剂注射有哪些需要了解的内容？

（1）哪些人需要使用被动免疫制剂？

对于Ⅲ级暴露者或者按照Ⅲ级暴露处置的Ⅱ级暴露者需要使用；对于

按暴露前或暴露后程序全程接种过狂犬病疫苗者，再次暴露后无须使用被动免疫制剂，但严重免疫功能低下者除外，具体情况请遵医嘱。

（2）为什么要注射被动免疫制剂？

接种狂犬病疫苗通常要7至10天后，人体才会产生抗体，因此从被咬伤到产生抗体存在一定的保护空白期。在此期间，及时注射人免疫球蛋白或单克隆抗体，能快速发挥临时保护效果，中和伤口周围存在的病毒，为疫苗起效争取时间。

（3）其他注意事项：如果不能在接种狂犬病疫苗的当天注射被动免疫制剂，接种首针狂犬病疫苗7天内（含7天）仍可注射被动免疫制剂；注射了狂犬病人免疫球蛋白者，注意应按医生要求推迟接种其他减毒活疫苗。

4. 狂犬病暴露后预防处置以后的注意事项有哪些？

（1）接种狂犬病疫苗后，要注意个人的局部卫生，24小时内不要洗澡，以免接种部位感染；注意休息，不剧烈运动，多饮水，应饮食清淡，吃易消化的食物，忌辛辣刺激、油腻、油炸、海鲜类食物；保持充足的睡眠，保证心情舒畅，避免饮酒和咖啡，因为饮酒后如果出现过敏反应会让人误以为是接种狂犬病疫苗引起的；避免使用激素类药物，因为这类药物属于免疫抑制剂，可造成接种效果的降低或者失败。

（2）应按时完成狂犬病疫苗全程接种，全程、规范接种可刺激机体产生抗狂犬病毒的免疫力。当某一剂次出现延迟，其后续剂次接种时间按原免疫程序作相应顺延，具体时间安排请遵医嘱。

（3）尽量使用同一品牌狂犬病疫苗完成全程接种，如果因各种原因无法获取原有品牌疫苗，可用不同品牌的狂犬病疫苗替换，并按替换疫苗的免疫程序继续完成剩余剂次，但不可自行保存或携带至其他门诊接种。

（4）全程、规范接种狂犬病疫苗后，一般无须进行抗体检测。如需检测，应去正规医院采取国家认可的检测方法。

（5）狂犬病为致死性疾病，暴露后狂犬病疫苗使用无任何禁忌，即使存在不适合接种疫苗（如严重过敏史、严重疾病等）的情况，也应在严密监护下接种疫苗。如受种者对某一品牌疫苗的成分有明确过敏史，则应更换无该成分的疫苗品种。

（6）联合免疫：正在进行计划免疫接种的儿童可按照正常免疫程序接种狂犬病疫苗。并且接种狂犬病疫苗期间接种无细胞百白破联合疫苗、日本乙型脑炎疫苗或脊髓灰质炎疫苗等计划免疫疫苗是安全的，可以同时接种，但优先接种狂犬病疫苗。

（7）破伤风预防：动物致伤造成的伤口是破伤风高风险伤口，因此医师在处理过程中均会对破伤风的风险进行评估并采取合理的预防措施，狂犬病暴露后对应的破伤风风险分类如下。

1）无破伤风风险：狂犬病Ⅰ级暴露，完好的黏膜被唾液污染，无皮肤破损的蝙蝠接触。

2）破伤风低风险：狂犬病Ⅱ级暴露伤口。

3）破伤风高风险：狂犬病Ⅲ级暴露伤口。

狂犬病暴露后破伤风疫苗免疫接种程序如表 67-6 所示。

表 67-6　狂犬病暴露后破伤风疫苗免疫接种程序

注射最后 1 剂含破伤风类毒素疫苗至今	伤口类型	破伤风疫苗	破伤风被动免疫制剂
全程免疫			
＜ 5 年	低、高风险	无须接种	无须接种
≥ 5 年且＜ 10 年	低风险	无须接种	无须接种
≥ 5 年且＜ 10 年	高风险	加强 1 剂	无须接种
≥ 10 年	低、高风险	加强 1 剂	无须接种
非全程或不详	低风险	全程免疫	无须接种
非全程或不详	高风险	全程免疫	需要接种破伤风人免疫球蛋白或破伤风抗毒素 / 破伤风马免疫球蛋白

五　狂犬病预防，还需要知道的几点知识

1. 只要人体皮肤完好，抚摸患病猫狗或者接触其血液、粪尿都不构成暴露，无须采取预防措施。

2. 狂犬病毒在环境中迅速灭活，动物唾液污染的器物没有间接传染的证据。

3. 狂犬病不会通过空气传播，与患病的狗近距离接触也不会传播。

4. 动物舌舔，如果皮肤没有破损，也不会传染。

5. 患狂犬病的动物外观会有变化，如皮毛无光泽、显得较脏，流口水，并有行为异常，原来温驯的动物变得有攻击性，黏人的变得与人疏离，需要引起重视。

6. 狂犬病的潜伏期不长，一般是1～3个月。短的1周，极少超过1年。

7. 理论上讲，所有哺乳动物都有传播狂犬病风险。犬、猫（包括流浪和家养）、其他流浪的或野生的哺乳动物（蝙蝠等）属于狂犬病高风险动物，牛、羊、马、猪等家畜，兔及鼠等啮齿动物属于低风险动物。被高风险动物致伤必须接种狂犬病疫苗，低风险则需要由专业医师判断是否需要接种疫苗。而所有哺乳动物以外的动物（如龟、鱼、鸟类等）不传播狂犬病毒，致伤后无须预防处置。如果被人咬伤，除非咬人者是狂犬病患者，其他无须接种狂犬病疫苗。

写在最后

狂犬病虽不可治但可防可控。在日常生活中，建议给猫、狗等宠物接种疫苗；如果不小心被可疑动物致伤应及时去预防门诊接受规范的暴露后处置，可以有效预防狂犬病。希望全社会共同努力，早日实现“2030年消除狂犬病”的目标！

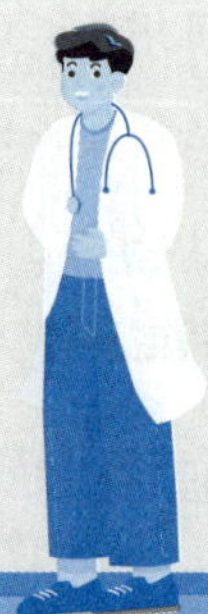

参考文献

[1] 殷文武，王传林，陈秋兰，等．狂犬病暴露预防处置专家共识．中华预防医学杂志，2019, 53(7): 668-679.

[2] WANG Z, SUN Y, WU X, et al. Development of a relative potency test using ELISA for human rabies vaccines. Biologicals, 2018, 55: 59-62.

[3] KESSELS J A, RECUENCO S, NAVARRO-VELA A M, et al. Pre-exposure rabies prophylaxis: a systematic review. Bull World Health Organ, 2017, 95(3): 210-219.

[4] 国家疾病预防控制局，国家卫生健康委员会．狂犬病暴露预防处置工作规范(2023 年版)．国家流行病学传染病学杂志，2023, 50(5): 301-303.

[5] 中华预防医学会狂犬病预防控制工作委员会，中国医学救援协会动物伤害救治分会．狂犬病暴露前预防专家共识．中华医学杂志，2023, 103(39): 3103-3111.

68 世界心脏日

一 世界心脏日的由来

世界心脏日是由世界心脏联盟于 1999 年设立，每年 1 次。2000 年 9 月 24 日为第一个世界心脏日，以后每年 9 月的最后一个星期日为世界心脏日，自 2011 年起，定为每年的 9 月 29 日。“世界心脏日”的设立，目的是在世界范围内宣传有关心脏健康的知识，并让公众认识到生命需要健康的心脏。

在全世界范围内，心血管疾病已逐渐成为威胁人类生命健康的“危险杀手”，其危害无年龄、身份、地域之分。为唤起公众对心血管疾病及其危险因素（高血压、糖尿病、肥胖、高脂血症、缺乏运动、吸烟、不健康饮食、压力等）的关注，世界心脏日的永恒主题为“健康的心，快乐人生”。其宗旨在于激励人们把静态的生活方式改变为积极的行动，呼吁人们摒弃不良的饮食习惯和嗜好，使人人都可以拥有一颗健康的心脏，人人都可享受愉悦的生活。

每个人的一生是从“心”开始的，当胎儿还在妈妈肚子里的时候，就有了心跳。据估算，心脏每天平均会跳动约10万次，兢兢业业，不眠不休。心脏，这颗小小的器官，每天都在为人体的生命提供动力。它就像身体的发动机，不停地跳动，将氧气和营养输送到每一个细胞。然而，一旦这台发动机出现问题，可能导致一系列严重后果。

二 致死率最高的心脏病——冠心病

严格来说，心脏病是所有心脏相关疾病的总称，可分为先天性心脏病和后天获得性心脏病，比如冠心病、心律失常、心力衰竭、心肌病等都在心脏病的范围之内。但是，由于冠心病（冠状动脉粥样硬化性心脏病）最为常见，大家便在称呼上把两者等同了。

1. 冠心病是如何形成的?

正常人的心脏在胸骨的后侧偏向左的位置，相当于每个成人自己拳头的大小，大约重300g。心脏就像一所四居室的房子，这所房子有墙（心肌）、有门（心脏瓣膜）、有电（电传导系统）、有水管（冠状动脉）。在心脏这套房里，最重要的还是水管，如果水管出了问题，墙会烂、门会坏、电会乱。

心脏的血管用来运输血液、营养心肌，水管用得久了难免老化，会产生动脉硬化。甚至很多人总是往血管里倒“垃圾”，使水管狭窄、堵塞，产生了动脉斑块。水管狭窄，水流就不畅了；水管堵死，直接就断流了！心肌没有血液的营养，就会缺血，甚至坏死。

心脏动脉血管出现狭窄大于50%的时候，为冠心病；如果冠脉斑块狭窄影响心脏供血，人体就会出现心绞痛；冠状动脉腔完全阻塞，即表现为更严重的急性心肌梗死，引起心室颤动猝死、心力衰竭。心脏得不到足够的血液供应，将会影响人体各个器官的正常工作。

2. 冠心病的常见症状有哪些?

（1）心绞痛：活动、劳累、饱餐或情绪激动时出现胸骨中上段后方疼痛，常常表达为“压榨样疼痛”，还能放射到上臂（特别是左上臂）、肩部、背部、颈部、下颌、牙齿或上腹部等部位。这种以活动后胸骨后压榨样疼痛为主要表现的疼痛，就是心绞痛，休息或含服硝酸甘油后疼痛可缓解。

（2）上腹痛、恶心、呕吐、打嗝或烧心等，这些症状容易和消化系统疾病混淆。

（3）频繁发作的心跳加速或心律失常，伴有头晕目眩、大汗淋漓等。

（4）暴饮暴食，或者受到寒冷、惊吓容易出现心悸、胸痛。

（5）睡觉时枕头低了会感觉胸部发闷；睡觉时容易出现胸痛、心悸；便秘时容易出现胸闷、胸痛；环境噪声大时容易导致胸闷心慌、心律失常。

当出现以上症状时一定要引起重视，及时就医。

3. 冠心病的高危因素是哪些?

（1）高血压：高血压长期得不到控制，会导致动脉硬化和血管壁增厚。

（2）高脂血症、高血糖：会增加血管形成斑块和动脉粥样硬化的风险。

（3）吸烟和二手烟：烟草中的尼古丁会收缩血管，一氧化碳会损坏血管壁。

（4）不良生活习惯：高盐、高糖、高脂饮食，缺乏运动，肥胖会诱发代谢失衡，影响血管正常功能。

（5）精神压力：长期精神压力大，焦虑易怒容易诱发冠心病。

（6）不可控因素：包括年龄、性别、家族史等。

三 冠心病的药物治疗

药物治疗是冠心病主要的干预措施，其主要目标是缓解心肌缺血症状，减少心血管事件发生，改善预后。冠心病治疗药物主要分为两类：第一类主要是改善缺血、减轻症状的药物；第二类是预防心肌梗死、改善预后的药物。详见表 68-1。

表 68-1　冠心病治疗药物分类

用药分类	药物种类	代表药物
预防心肌梗死、改善预后的药物	抗血小板药	阿司匹林、氯吡格雷、替格瑞洛等
	β受体拮抗剂	美托洛尔、比索洛尔等
	他汀类药物	阿托伐他汀、辛伐他汀、瑞舒伐他汀等
	血管紧张素转化酶抑制剂(ACEI)或血管紧张素Ⅱ受体阻滞剂(ARB)	ACEI:培哚普利、依那普利、贝那普利等 ARB:氯沙坦、缬沙坦、厄贝沙坦等
改善缺血、减轻症状的药物	硝酸酯类药物	硝酸甘油、单硝酸异山梨酯等
	β受体拮抗剂	美托洛尔、比索洛尔等
	钙通道阻滞剂	地尔硫䓬、维拉帕米、氨氯地平等
	其他	曲美他嗪、尼可地尔、伊伐布雷定等

1. 冠心病用药注意事项

（1）抗血小板药

作用：抑制血小板聚集，防止血栓形成。

常用药物：阿司匹林、氯吡格雷、替格瑞洛。

建议：①冠心病患者如无禁忌，需长期服用阿司匹林。如阿司匹林不能耐受或过敏者，可服用氯吡格雷，支架术后服用阿司匹林和氯吡格雷（或替格瑞洛）至少 12 个月。②服用期间应注意是否有牙龈出血、皮肤黏膜出血、小便发红、黑便等情况，行手术或拔牙前应告知医生正在服用该类药物。③阿司匹林服用期间应特别注意胃肠道出血等不良反应，且不宜饮酒，以免导致胃出血。

（2）他汀类药物

作用：降血脂和稳定斑块，有助于阻止动脉粥样硬化的发生和发展。

常用药物：阿托伐他汀、瑞舒伐他汀、普伐他汀、辛伐他汀、氟伐他汀。

建议：①睡前服用，因为胆固醇合成高峰在夜间；②用药期间应注意是否有肌酸、肌痛的症状，定期监测肝肾功能、血脂、肌酸激酶水平，平时坚持低胆固醇饮食；③西柚中含有抑制他汀类药物代谢的成分，使血药浓度升高，当摄入大量西柚汁时（1.2L），易诱发他汀类药物的不良反应。

（3）β 受体拮抗剂

作用：降低交感神经张力，减慢心率，减少复发性心肌缺血、再梗死、心室颤动及其他恶性心律失常，降低病死率。

常用药物：美托洛尔、比索洛尔。

建议：①早晨服用，服药期间需监测心率、心律及血压，建议将心率控制在 55 ~ 60 次 /min，如出现心率 < 50 次 /min、血压 < 90/60mmHg 时需及时就诊，根据病情减量或停药；②长期使用该药不宜突然停药，须逐渐减少剂量，一般于 7 ~ 10 天内撤除；③有支气管哮喘或慢性阻塞性肺疾病的患者慎用。

（4）血管紧张素转化酶抑制剂（ACEI）/ 血管紧张素Ⅱ受体阻滞剂（ARB）

作用：改善心肌重构，延缓心脏衰竭，降低病死率。

ACEI 常用药物：卡托普利、培哚普利、雷米普利、贝那普利、福辛普利。

ARB 常用药物：厄贝沙坦、氯沙坦、缬沙坦、替米沙坦、坎地沙坦。

建议：①清晨服用，其中卡托普利宜餐前 1 小时服用，培哚普利宜每天清晨餐前服用，因为食物会影响药物的吸收；②定期监测血压、肾功能和血钾；③少数患者服用 ACEI 会引起干咳，持续性用药或停药后可消失，如不能耐受及时告知医生。

（5）硝酸酯类药物

作用：通过扩张血管改善心肌缺血，使心肌耗氧量减少，供氧量增多，心绞痛得以缓解。

常用药物：单硝酸异山梨酯、硝酸甘油。

建议：①单硝酸异山梨酯建议清晨服用，整片或半片服用前应保持完整，用至少半杯水吞服，不可咀嚼或碾碎服用，治疗初期可能出现血管扩张性头痛或低血压，通常连续服用数日后，症状可消失；②硝酸甘油舌下含服，服药时宜采用坐位，以免发生直立性低血压，5～10 分钟后可重复，15 分钟内含服 3 片后胸痛无缓解，应立即就医；③硝酸甘油需避光保存，携带硝酸甘油时，不要把药装在贴身的衣服口袋内；④硝酸甘油有效期一般为 1 年，如反复开盖取药，有效期只有 3～6 个月。

（6）钙通道阻滞剂

作用：有助于扩张冠状动脉，增加其血流量，预防和解除冠状动脉痉挛，缓解心绞痛。

常见药物：地尔硫䓬、维拉帕米、氨氯地平。

建议：①老年患者、体形瘦小者起始剂量宜低；②需关注药物相互作用，维拉帕米和地尔硫䓬可增强环孢素、卡马西平的血药浓度，使其毒性增强。

（7）曲美他嗪

作用：通过调节心肌能量底物，抑制脂肪酸氧化，优化心肌能量代谢，改善心肌缺血及左心功能，缓解心绞痛。可与 β 受体拮抗剂联用。

（8）尼可地尔

作用：钾通道开放剂，可以扩张冠状血管，持续性增加冠状动脉血流量，抑制冠状动脉痉挛；同时可产生类硝酸酯作用，适用于治疗心绞痛。

药师小贴士

注意：冠心病患者需要长期服用药物。

①熟记自己正在服用的所有药物；②每天服药时间要固定；③如果偶尔忘记服药不要一次吃两顿试图补上；④未经医生许可，不要擅自停药或换药；⑤出门时随身携带硝酸甘油。

2. 冠心病的二级预防治疗 预防冠心病患者再次发作或加重时而使用或采取的药物或非药物措施称为冠心病二级预防治疗。实行冠心病二级预防治疗，总结为 A、B、C、D、E 原则。

A：ACEI/ARB、抗血小板治疗。

B：β 受体拮抗剂（β-blocker）与控制血压（blood pressure control）。

C：戒烟（cigarette quitting）与控制血脂（cholesterol lowering）。

D：合理饮食（diet）与控制糖尿病（diabetes control）。

E：运动（exercise）与教育（education）。

四 预防大于治疗，做到这些保健康

1. 健康的饮食习惯 控制高盐、高糖、高油脂加工食品的摄入量，均衡营养搭配。

2. 积极合理的运动 可遵循“1357”原则，即每天至少运动 1 次，每次运动时间不少于 30 分钟，每周至少运动 5 天，运动时最大心率接近且不超过（170－自身年龄）次 /min。运动后轻度疲乏，无心绞痛症状发作，体力充沛，说明运动量是合适的。

3. 管理体重 研究证明肥胖对身体的影响是多方面的。比如，血压、血脂、血糖、睡眠等都和肥胖密切相关。只要体重能控制在合理范围，其带来的大部分导致心脏疾病的危险因素都可以逆转。

4. 戒烟限酒 吸烟和二手烟暴露是全球心血管疾病死亡的主要原因之一。与烟草一样，饮酒没有安全水平，乙醇的有害影响远远超过任何潜在的保护益处。因此，积极戒烟戒酒对于保护心血管健康非常必要。

5. 常规检查 定期体检，有利于及早发现疾病，做到“早发现、早治疗”，对疾病进行有效的控制。

6. 保持心情愉悦 精神紧张也是引起心脏病的重要原因，劳逸结合、放松身心、充足睡眠，对于心脏健康很有帮助。

7. 按照规定服用药物 如果患心脏病或卒中的风险较高，需要服用药物以降低风险，包括降低血液胆固醇水平的他汀类药物、预防血栓的低剂量阿司匹林、降血糖药以及抗高血压药。

8. 掌握人人必备的急救技能 我国每年心源性猝死的人数多达 54.4 万

人，其中 90% 以上发生在院外。而心搏骤停的黄金抢救时间仅有 4 分钟，在这生死一线，掌握心肺复苏术与自动体外除颤器的使用方法，对于每个人来说都至关重要！

生命只有一次，心脏也只有一颗，它是身体里的“太阳”。从今天开始，健康饮食，规律运动，定期体检，愉悦心情，好好爱护心脏，这样才能拥有健康的心和快乐的人生。

参考文献

[1] 国家卫生计生委合理用药专家委员会，中国药师协会. 冠心病合理用药指南(第2版). 中国医学前沿杂志(电子版)，2018, 10(6): 1-130.

[2]《冠状动脉粥样硬化性心脏病患者药物治疗管理路径专家共识》编写组. 冠状动脉粥样硬化性心脏病患者药物治疗管理路径专家共识. 临床药物治疗杂志，2023, 21(6): 1-18.

[3] BYRNE R A, ROSSELLO X, COUGHLAN J J, et al. 2023 ESC Guidelines for the management of acute coronary syndromes: Developed by the task force on the management of acute coronary syndromes of the European Society of Cardiology (ESC). European Heart Journal, 2024, 13(1): 55-161.

[4] VIRANI S S, NEWBY L K, ARNOLD S V, et al. 2023 AHA/ACC/ACCP/ASPC/NLA/PCNA Guideline for the management of patients with chronic coronary disease: A report of the American Heart Association/American College of Cardiology Joint Committee on Clinical Practice Guidelines. Circulation, 2023, 148(9):e9-e119.

69 国际聋人节

一 国际聋人节的由来

国际聋人节（International Day of the Deaf）由世界聋人联合会（World Federation of the Deaf）于 1958 年启动，旨在造福世界聋人，捍卫聋人权利，帮助聋人康复，并规定每年 9 月的第四个星期日为国际聋人节和国际手语日（图 69-1）。

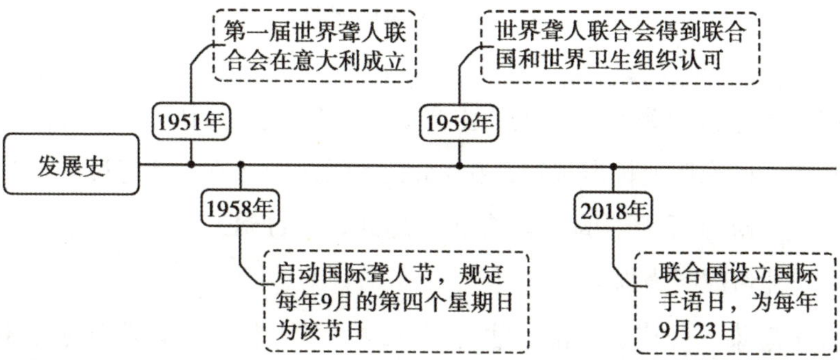

图 69-1　国际聋人节的由来

我国于 1955 年加入世界聋人联合会，1958 年 8 月，中华人民共和国内务部、教育部、卫生部、文化部、国家体育运动委员会，以及团中央、全国妇联、全国总工会和中国聋哑人福利会 9 个单位联合发出通知，要求各地庆祝国际聋人节。每年此日，我国各地都为当地聋人开展多种形式的庆祝活动，以丰富聋人生活，促进社会理解、支持残疾人事业。

目前，全世界超过 4.6 亿人患有耳聋，占总人口的 5% ~ 6%，我国有 2 870 万人患有耳聋。造成耳聋的原因有哪些？有什么治疗药物？如何远离耳聋？

二 导致耳聋的常见原因和耳聋的分类分级有哪些?

1. 耳聋的原因 导致耳聋的因素包括噪声、疾病、药物等，如图 69-2。

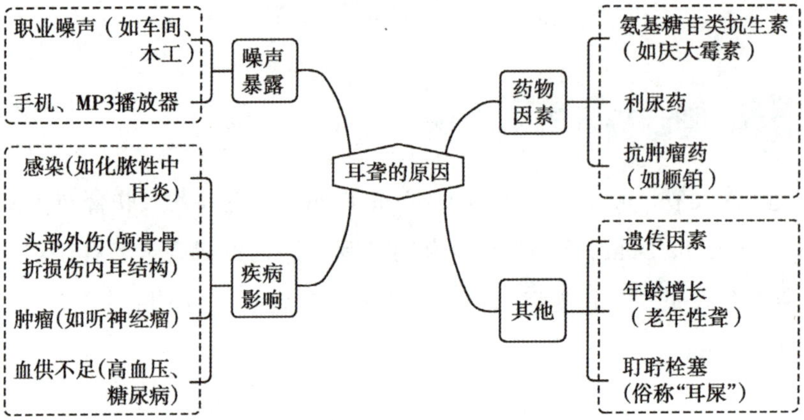

图 69-2 耳聋的原因

（1）噪声是导致听力丧失的主要原因。日常生活中长期暴露在噪声中可致耳聋。国家职业标准规定，在 85dB 的噪声中暴露不能超过 8 小时，而很多手机、MP3 播放器的音频输出最大功率在 115dB 左右，使用时如不注意就有可能造成听力损失。

（2）感染、外伤、耳部疾病可以导致耳聋。上呼吸道感染时，部分病原菌可进入中耳以及鼓膜内，破坏中耳以及鼓膜等其他周围组织，导致化脓性中耳炎，使听力下降。此外，经常游泳的人耳道感染风险也会增加，游泳后应晃动耳部或用毛巾擦拭使其干燥。车祸、剧烈震动等都有可能造成耳内组织器官的损伤。肿瘤可压迫耳蜗或神经，如听神经瘤缓慢生长逐渐压迫耳蜗神经和前庭神经，可引起耳鸣、听力下降、眩晕等。

（3）药物可以导致耳聋。不合理地使用耳毒性药物也是导致耳聋的主要原因之一，特别是婴幼儿内耳发育不完善，易受药物影响，用药时需要多加注意。曾经全国家喻户晓的舞蹈《千手观音》，21 个表演者中有 18 人是因为药物致聋，且大多是在幼儿时期因发热使用抗生素所致。

2. 耳聋的分类 按病变部位及性质耳聋可分为三类，即传导性耳聋、感觉神经性聋、混合性耳聋，如图 69-3 所示。

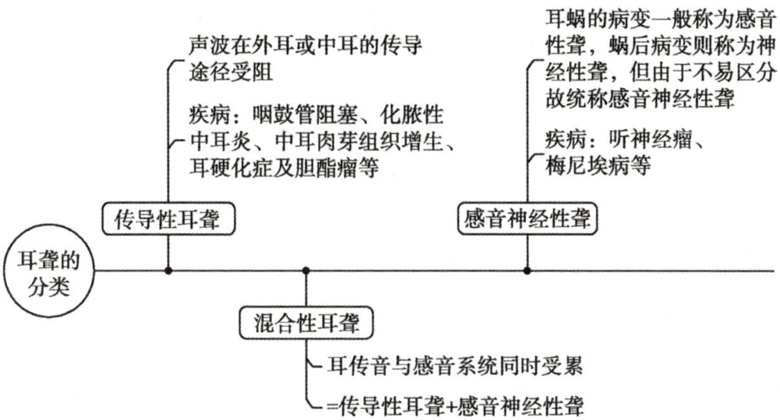

图 69-3 耳聋的分类

3. 耳聋的分级 耳聋是指各种原因引起的不同程度的听力减退，根据 2021 年 WHO 标准，听力减退程度分为 7 级（表 69-1）。

表 69-1 听力减退程度分级

分级	较好耳的听力阈值 /dB	多数成人在安静环境下的听觉体验	多数成人在噪声环境下的听觉体验
正常听力	< 20	听声音没问题	听声音没问题或轻度不适
轻度听力下降	20 ~ < 35	交谈没问题	交谈可能有问题
中度听力下降	35 ~ < 50	交谈可能有问题	交谈有问题
中重度听力下降	50 ~ < 65	交谈有问题，提高音量后交谈可正常进行	交谈有问题
重度听力下降	65 ~ < 80	大部分交谈起来费劲，即便提高音量也可能改善不佳	交谈特别费劲
极重度听力下降	80 ~ < 95	大声说话也特别费劲	听不见交谈声
完全听力丧失 / 全聋	≥ 95	听不见言语声和大部分环境声	听不见言语声和大部分环境声

续表

分级	较好耳的听力阈值 /dB	多数成人在安静环境下的听觉体验	多数成人在噪声环境下的听觉体验
单侧听力下降	好耳 < 20，差耳 ≥ 35	可能对整体听功能没有影响，除非声源在差耳一侧。可能声源定位困难	可能听言语声和参与交谈困难，以及声源定位困难

三 药物性耳聋知多少？

药物性耳聋是指由于使用某些药物或人体接触某些化学制剂，所引起的前庭蜗神经系统中毒性损害而产生的听力下降、眩晕甚至全聋。临床上常见耳毒性药物可分为六类。

1. 抗菌药物 氨基糖苷类抗菌药物是临床最常见的致聋药物，包括庆大霉素、卡那霉素、链霉素、妥布霉素、阿米卡星、奈替米星、依替米星、异帕米星、大观霉素、小诺霉素、核糖霉素等。1998 年，耳鼻喉科医生对上海市 4 家聋哑学校的学生进行了调查，245 名学生中，因氨基糖苷类致聋 175 人，占调查总数的 71%；同时回顾了 1 300 例门诊耳聋患儿，因用氨基糖苷类药物致聋的 640 例，占 49%。在合计 815 例耳聋患儿中，用庆大霉素 430 例，链霉素 141 例，卡那霉素 136 例，小诺霉素 22 例，核糖霉素 4 例，联合用药 82 例。这些病例主要因为感冒、腹泻使用氨基糖苷类药物，耳聋通常发生在用药 3 天后，95% 发生在 3 岁以下。氨基糖苷类抗菌药物导致的耳聋主要是由于线粒体基因突变导致患者对氨基糖苷类药物高度敏感，使得中小剂量的氨基糖苷类药物就可导致重度耳聋。绝大部分人群不存在氨基糖苷类耳聋基因，因此临床疾病治疗需要时仍可以使用氨基糖苷类药物。使用期间，建议每两周检查有无耳毒性的临床症状（头痛、耳鸣、眩晕、恶心），若出现症状，可主动筛查药物性耳聋基因。

部分疫苗如脊髓灰质炎疫苗含有痕量的氨基糖苷类抗生素，可能有人会疑问药物性耳聋基因携带者能接种疫苗吗？《中华人民共和国药典》中规定：疫苗中如果添加了抗生素，那么最终成品中所含有的抗生素累计残留量不得超过 50ng/ 剂，即 5×10^{-8}g/ 剂。如此低的含量，理论上不会诱发氨基糖苷类药物性耳聋，目前也没有证据表明会发生。

其他具有耳毒性的抗菌药物包括大环内酯类，如红霉素等；四环素类，如多西环素、米诺环素等；糖肽类，如万古霉素、替考拉宁等；氟喹诺酮类，如诺氟沙星、左氧氟沙星等；以及青霉素和头孢类。

2. 利尿药 利尿药主要作用是促进尿液排出，用于治疗各种原因引起的水肿，如心力衰竭、肾衰竭、肾病综合征以及肝硬化，这类药物包括呋塞米、布美他尼、依他尼酸等。这类药物引起的耳聋是可逆性，及时停药后可恢复。且与用量有关，用量越大，发生的危险更高，所以目前临床上用的一般是比较小的剂量。

3. 解热镇痛药 解热镇痛药主要包括对乙酰氨基酚、吲哚美辛、布洛芬、吡罗昔康等。这类药物的耳毒性主要与长期使用或者剂量蓄积有关。反应一般比较轻微，在停药 2 ~ 3 天后能够消失；少数患者可能突发性聋。

4. 某些抗肿瘤药 主要是铂类抗肿瘤药，药物危害和剂量有关。其中顺铂的毒性比较大，一般不可逆，卡铂及奥沙利铂的耳毒性相对轻微。此外，烷化剂、长春新碱、甲氨蝶呤、博来霉素等其他抗肿瘤药也存在一定的耳毒性风险。

5. 局部麻醉药 局部麻醉药如普鲁卡因、利多卡因、丁卡因等，在低剂量时也能进入内耳，造成听力损害，主要表现为耳鸣和听力下降。

6. 其他 还有一些药物具有耳毒性，如治疗疟疾的氯喹、奎宁、乙胺嘧啶等；重金属如铅、汞、铊、镉等；大剂量静脉滴注硝酸甘油；男科用药西地那非与他达拉非等。

药物性耳聋发生率极低，使用上述药物过程中一旦发生听力下降，立即告知医生或药师，由医生或药师评估听力下降是否为药物所致，还是非药物因素。

四 治疗耳聋的药物有哪些？

耳聋的药物治疗，需在医师和药师专业评估后制订适宜的给药方案，患者不可擅自使用，耳聋早期可用下述药物治疗（表 69-2）。

表 69-2 耳聋的治疗药物

药物分类	药物使用	备注
糖皮质激素	口服泼尼松每天 1mg/kg,或输注甲泼尼龙 40mg、地塞米松 10mg	疗程 3 ~ 5 天
改善内耳微循环的药物	突发性聋 3 周以内多为内耳血管病变,可予银杏叶提取物等	初期与糖皮质激素联用
营养神经及抗氧化剂	甲钴胺、银杏叶提取物	听力完全恢复可停药,效果不佳者可适当延长
抗生素滴耳剂	氧氟沙星滴耳液、左氧氟沙星滴耳液等	确定或高度怀疑耳部细菌感染时启用(耳部感染多由病毒引起,抗生素对病毒无效,仅对细菌有效)

关于抗生素滴耳剂的正确用法：侧躺或倾斜头部，让患耳朝上，确保滴耳剂进入耳道，滴入滴耳剂后保持该体位 20 分钟。

五 远离耳聋，可以做些什么？

1. “安全聆听” 避免长时间暴露于响亮的娱乐性声音中，可以降低听力丧失的风险。若难以避开高分贝噪声环境，可佩戴耳塞或头戴式耳机等护耳用具。

乘飞机可加重耳痛，尤其是飞机开始着陆时。在飞机着陆期间，可让婴儿吸吮安抚奶嘴或奶瓶，儿童可以咀嚼口香糖或食物。

2. 主动筛查遗传性耳聋基因 我国每年新增 6 万 ~ 8 万耳聋新生儿，遗传因素致聋比例达 50% ~ 60%。建议孕前或孕期的夫妇、新生儿进行耳聋基因筛查，便于产前干预或患儿治疗指导，常见耳聋基因有 *GJB2*、*SLC26A4*、线粒体基因。*GJB2* 或 *SLC26A4* 基因变异时，需进一步行听力筛查，确定病因后早期干预、积极康复；线粒体基因变异（如 *m.1555A>G* 均质或异质性变异）时，受检者及母系家族成员均为药物敏感个体，应终身慎用氨基糖苷类抗生素（如庆大霉素、阿米卡星等）。新生儿耳聋基因筛查阳性者，患儿父母也应进行耳聋基因检测，因为患儿的耳聋基因大多数情况下遗传自父母，有利于发现家族耳聋。

要想知道自己是否携带药物性耳聋基因其实很简单，可到正规的医疗机构抽取 2ml 静脉血进行药物性耳聋基因检测。需要进行药物性耳聋基因检测的主要人群，一是新生儿，二是婚育人群。如发现携带药物性耳聋基因，患者及子女、母系家属看病时应告诉医生，要避免开具氨基糖苷类药物。携带药物性耳聋基因的母亲会 100% 遗传给下一代，也就是说如果母亲携带该基因，其子女必然也会携带该基因。

3. 合理使用耳毒性药物 常导致耳聋的药物主要是氨基糖苷类抗生素，此外还有一些导致耳聋的非氨基糖苷类药物，如万古霉素、阿司匹林、利尿药、中药乌头碱等。临床用药时应关注药物剂量，尽量避免联用两种以上耳毒性药物，尤其是婴幼儿、孕妇、老年人及肾功能不全的患者用药期间若出现耳聋、耳鸣等症状，应及时告知医生。在发生药物性耳聋的早期立即停药处理，听力恢复的概率很大。

参考文献

[1] 《遗传性耳聋基因变异筛查技术专家共识》专家组，国家卫生健康委员会临床检验中心产前筛查与诊断实验室室间质评专家委员会，国家卫生健康委员会临床检验中心新生儿遗传代谢病筛查实验室室间质评专家委员会．遗传性耳聋基因变异筛查技术专家共识．中华医学遗传学杂志，2019, 36(3): 195-198.

[2] 中国耳聋基因筛查与诊断临床多中心研究协作组，中华耳鼻咽喉头颈外科杂志编辑委员会，中华医学会耳鼻咽喉头颈外科学分会．中国耳聋基因诊断与遗传咨询临床实践指南 (2023). 中华耳鼻咽喉头颈外科杂志，2023, 58(1): 3-14.

[3] 王胜资，张斌，谭明，等．药物性耳聋现状调查及基因分析．上海医科大学学报，1999, 26(2): 154-155.

[4] 中华耳鼻咽喉头颈外科杂志编辑委员会，中华医学会耳鼻咽喉头颈外科学分会．突发性聋诊断和治疗指南 (2015). 中华耳鼻咽喉头颈外科杂志，2015, 50(6): 443-447.

10月

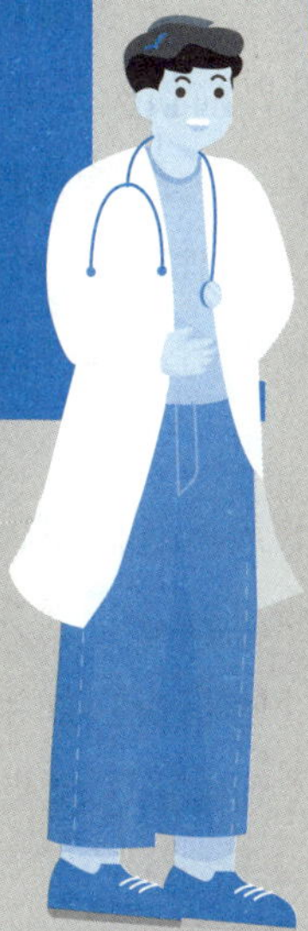

10/01—10/31

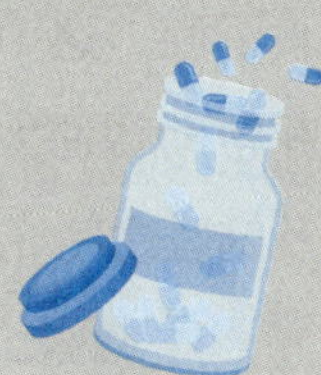

70 世界脑膜炎日

一 世界脑膜炎日的由来

世界脑膜炎日（world meningitis day）由脑膜炎组织联盟（CoMO）于2011年开始发起，旨在呼吁更多人关注脑膜炎患者，普及脑膜炎常识，重视脑膜炎的预防。2021年底脑膜炎组织联盟将世界脑膜炎日由4月24日更改为10月5日。2023年的主题是："与时间赛跑，去战胜脑膜炎！"据世界卫生组织统计，脑膜炎每年导致约25万人死亡，其中十分之一是儿童和青年；五分之一的感染者会有癫痫、丧失听力和视力、神经损伤、认知障碍等后遗症。

很多人认为，发热、头痛、全身没劲是再平常不过的事，就是感冒而已。小小的感冒似乎并不严重，可是千万不能掉以轻心，因为这些看似普通的感冒症状背后，可能是以感冒为首发症状的脑膜炎！如果没有引起重视耽误了治疗，可引起严重后遗症，包括记忆力丧失、耳聋、失明、癫痫、瘫痪和大脑损伤等，甚至导致危及生命的严重后果！

二 脑膜炎知多少

大脑和脊髓由三层被称为脑膜的组织覆盖。这三层分别是硬脑膜（最外层）、蛛网膜（中间）、软脑膜（最内层）。在蛛网膜和硬脑膜之间是蛛网膜下腔，这个空间包含脑脊液，脑脊液流经脑膜，填充大脑内部的空间，并帮助缓冲大脑和脊髓。脑膜炎是发生在大脑和脊髓的组织层（脑膜）以及脑膜之间充满液体的空间（蛛网膜下腔）的炎症。

1. 脑膜炎到底有多可怕?

脑膜炎幸存者可能出现后遗症，包括耳聋、失明、癫痫、瘫痪、智力低下等。因为脑膜炎致死率及致残率极高，欧洲临床微生物和感染协会强烈建议对于疑似脑膜炎的患者，即使诊断依据不完全，但是在不能排除诊断的情况下，应该立刻根据经验开始抗菌药物或抗病毒治疗，并做到及早治疗、规范治疗及足量足疗程治疗。早期识别、早期诊治、积极预防是战胜脑膜炎的关键！

2. 为什么会得脑膜炎?

脑膜炎感染途径主要有三种，分别是直接感染、血行感染、神经干逆行感染。

（1）直接感染：穿透性颅外伤或邻近组织感染后病原体蔓延进入颅内。

（2）血行感染：病原体通过昆虫叮咬、动物咬伤、使用不洁注射器静脉或肌内注射、静脉输血等进入血流，面部感染时病原体也可经静脉逆行进入颅内，或孕妇感染的病原体经胎盘传给胎儿。

（3）神经干逆行感染：嗜神经病毒如单纯疱疹病毒、狂犬病毒等首先感染皮肤、呼吸道或胃肠道黏膜，然后经神经末梢进入神经干。

3. 脑膜炎有哪些种类?

大多数情况下，脑膜炎是由细菌、病毒或真菌等微生物感染引起的，然而，某些药物和疾病偶尔也会引起脑膜炎（称为非感染性脑膜炎）。疾病包括结节病、白塞综合征、头部肿瘤扩散至大脑皮质（白血病和淋巴瘤等）；药物性脑膜炎可由普鲁卡因、甲氨蝶呤、非甾体抗炎药和免疫抑制剂等药物引发。

脑膜炎可根据病因（细菌、病毒或其他物质）或发展速度（急性、亚急性或慢性）进行分类。常见的有以下几种：急性细菌性脑膜炎（最常见、最危险的类型）、病毒性脑膜炎、非感染性脑膜炎（非传染性疾病或药物引起）、复发性脑膜炎、亚急性或慢性脑膜炎（可由结核分枝杆菌、梅毒螺旋体、布鲁氏菌及真菌引起）。急性细菌性脑膜炎特别严重，病情可迅速恶化。大多数病毒性或非传染性脑膜炎患者会在几周内康复。亚急性脑膜炎和慢性脑膜炎通常病程进展缓慢。

4. 得了脑膜炎会有哪些症状?

不同类型的脑膜炎可能导致不同的症状。此外，症状的严重程度和发展速度也有所不同。但是，几乎所有类型的脑膜炎都会引起以下症状：发热、头痛和颈部僵硬（下颌难以降至胸部），部分患者可出现恶心、食欲减退、乏力、嗜睡、反应迟钝等症状。然而，这些症状在婴儿中往往不存在或不易发现。此外，老年人或正在服用免疫抑制剂的人可能不会出现脖子僵硬或发热。儿童是脑膜炎的高发群体，并且细菌性脑膜炎的发展速度很快，一旦有不适症状，应立刻送医，避免加重病情，延误救治时间。

流行性脑脊髓膜炎是由脑膜炎奈瑟菌引起的急性传染病。初期常见症状为发热、头痛、流涕、乏力等，在几个小时或 1 ~ 2 天后，皮肤、口腔黏膜、眼结膜等部位开始有出血点等败血症表现。出血点小的如针尖，大的则成片状出血斑；病情严重时，会出现颈项强直、频繁呕吐（呕吐呈喷射状）、怕光、狂躁，甚至出现昏迷。如发生暴发性流行性脑脊髓膜炎，则病情发展更快，患者常在 24 小时内发生休克，表现为面色苍白、口唇青紫、血压下降，重者危及生命。婴幼儿患者病情一般比较凶险，常表现为睡眠不安，突然尖叫，两眼凝视不动，甚至抽搐。由于流行性脑脊髓膜炎的初期症状很像感冒，往往不被重视而延误了治疗。

5. 得了脑膜炎需要做哪些检查?

脑膜炎的诊断通常需要结合症状、体检和一系列实验室检查来确定。

（1）医学史和体格检查：医生会询问患者的症状和医学史，并进行体格检查，尤其关注神经系统的状况。

（2）脑脊液（CSF）分析：通过腰椎穿刺取得脑脊液样本是诊断脑膜炎的关键。脑脊液分析可以帮助确定炎症的存在，并区分是由细菌、病毒还是其他病原体引起的。

（3）血液检查：血液检查可以帮助识别感染和炎症的标志。

（4）影像学检查：如脑部 CT 扫描或 MRI 检查，可以帮助排除其他引起类似症状的疾病，如脑肿瘤或脑卒中。

（5）其他检测：根据症状和病史，可能还需要进行其他检测，如喉拭子、尿液分析或血培养。

三 脑膜炎可防可控，疫苗接种要及时

脑膜炎疫苗接种是最为有效的预防方式，比如脑膜炎球菌疫苗、乙型脑炎疫苗，这些疫苗有助于预防脑膜炎，降低感染概率。脑膜炎疫苗应该什么时候打？又有什么样的不良反应呢？

1. 预防脑膜炎的疫苗有哪些？

我国计划免疫预防脑膜炎的疫苗有脑膜炎球菌疫苗和乙型脑炎疫苗。

脑膜炎球菌疫苗即流脑疫苗，可预防由脑膜炎球菌或称脑膜炎奈瑟菌（Nm）引起的感染。脑膜炎球菌是儿童和成人细菌性脑膜炎的重要病原菌，引起大多数脑膜炎球菌病。在脑膜炎球菌疫苗应用过程中，我国经历了三代疫苗迭代：第一代免费疫苗，A 群、A 群 C 群脑膜炎球菌多糖疫苗；第二代自费疫苗，A 群 C 群脑膜炎球菌多糖结合疫苗、ACYW135 群脑膜炎球菌多糖疫苗；第三代自费疫苗，ACYW135 群脑膜炎球菌多糖结合疫苗。

乙型脑炎疫苗可预防由乙型脑炎病毒引起的感染。乙型脑炎是一种由蚊虫叮咬传播的急性传染病，在人畜间流行。乙型脑炎病毒有比较强的嗜神经性，患病以后通常会有高热、惊厥、意识障碍、呼吸衰竭、强直性痉挛等症状，乙型脑炎目前尚无有效治疗手段，且重症患者致残率及致死率很高，所以疫苗的接种尤为重要。我国目前乙型脑炎疫苗为 Vero 细胞灭活疫苗、减毒活疫苗。

2. 如何接种疫苗？

（1）脑膜炎球菌疫苗接种程序：推荐接种使用的人群是 6 个月以上到 15 岁以下，脑膜炎球菌疫苗注射后 7 ~ 10 天可化验出血清内出现保护性抗体，2 ~ 4 周达高峰。不同类型脑膜炎球菌疫苗的接种程序不同，具体见表 70-1。

表 70-1 不同类型脑膜炎球菌疫苗及接种程序

代数	疫苗	预防疾病种类	接种程序
第一代	A 群脑膜炎球菌多糖疫苗	预防 A 群脑膜炎球菌引起的流行性脑脊髓膜炎	6 月龄、9 月龄各接种 1 剂，间隔不小于 3 个月
	A 群 C 群脑膜炎球菌多糖疫苗	预防 A 群、C 群脑膜炎球菌引起的流行性脑脊髓膜炎	满 3 岁、6 岁时各接种 1 剂，间隔不小于 3 年
第二代	A 群 C 群脑膜炎球菌多糖结合疫苗	预防 A 群、C 群脑膜炎球菌引起的流行性脑脊髓膜炎	因疫苗生产厂家不同，接种起始月龄 3 ~ 6 个月，接种 2 ~ 3 剂次，具体接种方法应根据疫苗说明书(可替代 6、9 月龄基础免疫)
	ACYW135 群脑膜炎球菌多糖疫苗	预防 A、C、Y、W135 共 4 种菌群引起的流行性脑脊髓膜炎	在满 2 周岁后接种 2 剂，间隔不小于 3 年(可替代 3 周岁、6 周岁加强免疫)
第三代	ACYW135 群脑膜炎球菌多糖结合疫苗	预防 A、C、Y、W135 共 4 种菌群引起的流行性脑脊髓膜炎	详见说明书

（2）乙型脑炎疫苗接种程序

1）乙型脑炎减毒活疫苗：婴儿满 8 月龄进行基础免疫接种 1 剂，2 周岁再加强 1 剂。

2）乙型脑炎灭活疫苗：婴儿满 8 月龄进行基础免疫接种 2 剂，2 剂间隔 7 ~ 10 天，2 周岁和 6 周岁再各加强 1 剂。

3. 哪些人不能接种脑膜炎疫苗?

合并以下情况的人不适合接种疫苗预防脑膜炎。

（1）已知对该疫苗所含的任何成分过敏者。

（2）患急性疾病、严重慢性疾病、慢性疾病的急性发作期和发热者。

（3）孕妇和哺乳期妇女接种需充分权衡利弊。

（4）免疫缺陷、免疫功能低下或正在接受免疫抑制治疗者。

（5）患脑病、未控制的癫痫和其他进行性神经系统疾病者。

4. 接种疫苗可能带来哪些不良反应?

疫苗引起严重过敏反应、其他严重伤害或死亡的可能性非常小，大多数接种脑膜炎球菌疫苗的人未发生严重的不良反应。接种疫苗后的轻度不良反应包括注射部位的红肿、肌肉酸痛、头痛、疲倦等，通常持续 1 ~ 2 天。接种乙型脑炎疫苗后的轻微不良反应包括注射部位的疼痛、红肿，疲倦，头痛，肌肉关节疼痛，发热，发冷，恶心，腹泻等，可能会持续 3 ~ 5 天。

注射后局部出现轻微红肿、瘙痒无须处理。如红肿较严重的话，可以用毛巾热敷注射部位，一天 2 次，每次 5 分钟。除了热敷，还要注意勤换衣物，保持卫生，避免破损后受到细菌感染。如局部感染时可涂甲紫溶液。一般来说这些症状可通过热敷或自行在一天内消失。发热是注射疫苗后最常出现的不良反应之一。接种疫苗后出现发热，即使是高热，也不能使用抗生素。由于疫苗本身是细菌、病毒的灭活体或部分成分，进入人体后会引起类似病毒、细菌的感染过程，而抗生素可以杀死细菌或病毒，会导致免疫失败。对于这种发热只需物理降温，体温超过 38.5℃加服布洛芬或对乙酰氨基酚等退热处理。若疫苗接种后出现其他严重不良反应，及时前往医院就诊。

四 脑膜炎用药学问答

治疗脑膜炎的药物有哪些？药物在使用过程中需要注意哪些问题呢？

1. 细菌性脑膜炎的治疗主要依赖于抗生素，其选择取决于病原体的类型和患者的年龄、健康状况以及地理位置。以下是一些常用的抗生素。

（1）青霉素或氨苄西林：这些是治疗由脑膜炎球菌引起的脑膜炎的首选药物。

（2）第三代头孢菌素（如头孢曲松或头孢他啶）：这些药物对多种细菌性脑膜炎有效，特别是对抗耐药菌株。

（3）万古霉素：用于治疗耐甲氧西林金黄色葡萄球菌（MRSA）引起的脑膜炎。

（4）利福平和氟喹诺酮：对于结核性脑膜炎，这些药物通常与其他抗结核药联用。

2. 病毒性脑膜炎的治疗通常是对症的，因为大多数病毒性脑膜炎没有特定的治疗方法。然而，针对某些特定病毒，抗病毒药有助于治疗。

（1）阿昔洛韦：用于治疗由单纯疱疹病毒和带状疱疹病毒引起的脑膜炎。

（2）利巴韦林：可以用于治疗由某些 RNA 病毒（如西尼罗河病毒）引起的脑膜炎。

3. 除了针对病原体的治疗，支持性治疗也是治疗脑膜炎的重要组成部分。

（1）解热镇痛药：如对乙酰氨基酚或布洛芬，用于控制发热和头痛。

（2）糖皮质激素：如地塞米松，有时用于减轻脑部炎症和降低并发症的风险。

（3）静脉补液：用于维持适当的水电解质平衡和血压。

在治疗脑膜炎时，医生会根据患者的具体情况和病原体类型选择适当的药物和治疗方案（表 70-2）。脑膜炎的类型有化脓性脑膜炎、病毒性脑膜炎、真菌性脑膜炎和结核性脑膜炎等，不同类型的脑膜炎，治疗恢复的速度有所不同，另外和患者自身基础身体状况也有关系，如果身强体壮，没有基础病，恢复便会相对较快。总之，不可操之过急，尽早启动治疗、严格遵医嘱用药对于早日康复非常重要，了解这些药物及其用途有助于更好地理解脑膜炎的治疗过程。

表 70-2　脑膜炎常用治疗药物

脑膜炎类型	常用药物
化脓性脑膜炎	青霉素、头孢曲松、头孢噻肟、头孢他啶或头孢吡肟等三、四代头孢菌素，对以上抗生素耐药时予以美罗培南等碳青霉烯类，必要时联合万古霉素治疗
	激素治疗：地塞米松
病毒性脑膜炎	阿昔洛韦
	利巴韦林

续表

脑膜炎类型	常用药物
病毒性脑膜炎	激素治疗:地塞米松 静注人免疫球蛋白
真菌性脑膜炎	两性霉素 B 氟胞嘧啶 氟康唑 激素治疗:地塞米松
结核性脑膜炎	异烟肼、利福平、吡嗪酰胺、乙胺丁醇、链霉素、莫西沙星等抗结核药 激素治疗:地塞米松

药师小贴士

①按时按量服用药物，出现不可耐受的不良反应时及时咨询医生或药师，不可自行停药；②注意生活饮食习惯健康，避免进食辛辣刺激性食物、饮酒和吸烟；③定期对药物疗效进行监测，定期评估治疗效果和不良反应情况，结合症状及时调整用药方案。

脑膜炎常用药物的药物相互作用及食物影响见表 70-3。

表 70-3　脑膜炎常用药物的药物相互作用及食物影响

常用药物	药物相互作用	食物影响
第三、四代头孢菌素	可降低益生菌制剂疗效，合用时两药需间隔 2 小时	不受食物影响
更昔洛韦	与肾毒性药物同用时(如两性霉素 B、环孢素)可能加强肾功能损害，使本品经肾排出量减少而引起毒性反应	与食物同时服用可增强疗效，减少药物对胃的刺激，建议与食物同服

续表

常用药物	药物相互作用	食物影响
氟胞嘧啶	含吉美嘧啶的药物(如替吉奥)可抑制氟尿嘧啶的分解代谢,明显升高氟尿嘧啶的血药浓度,导致严重的骨髓和胃肠道不良反应,避免合用	不受食物影响
氟康唑	本品禁止与西沙必利、特非那定、阿司咪唑、红霉素、奎尼丁合用,以免引起心电图异常	不受食物影响
地塞米松	与巴比妥类、利福平同服可使本品代谢加快,作用减弱;与利尿药合用可引起低钾血症	口服制剂应与食物一起服用,以减轻对胃肠道刺激
异烟肼	抗酸药(如铝碳酸镁、碳酸氢钠)可减少异烟肼的吸收,降低其药效	食品可减少异烟肼的吸收,影响疗效,建议空腹服药

许多抗脑膜炎治疗涉及的药物容易发生药物相互作用，并受食物的影响。在这里药师提醒：在使用药物前一定要注意遵医嘱正确用药，也要记得仔细阅读药品说明书。

五 脑膜炎如何预防?

脑膜炎致死致残风险大，对人体构成重大威胁，做好脑膜炎的预防，通常需要注意以下几点。

1. 保持良好的个人卫生，做好防护。
2. 保持营养均衡。
3. 多运动，增强体质，提高免疫力。
4. 保持良好稳定的情绪。
5. 尽量避免蚊虫叮咬，某些蚊虫可携带导致脑膜炎的病毒。
6. 经常晒衣服、被褥，经常开窗通风换气等。

总之，对于脑膜炎这一初始症状与感冒极其相似的疾病，要时刻提高警惕，避免延误治疗造成不可挽回的严重后果。尽管脑膜炎已在若干区域被成功控制，但仍然是一个重大公共卫生问题，迈向一个没有脑膜炎的世界，需要每个人的努力！

参考文献

[1] 中华预防医学会 . 中国脑膜炎球菌疫苗预防接种专家共识 (2023 年版). 中国疫苗和免疫 , 2023, 29(1): 90-101.

[2] 中国医师协会神经外科医师分会神经重症专家委员会 , 北京医学会神经外科学分会神经外科危重症学组 . 神经外科中枢神经系统感染诊治中国专家共识 (2021 版). 中华神经外科杂志 , 2021, 37(1): 2-15.

[3] MARGOT L SAVOY. Meningococcal vaccine. [2024-7-30]. https://www.merckmanuals.com/professional/infectious-diseases/immunization/meningococcal-vaccine?query=Meningococcal%20Vaccine#Contraindications-and-Precautions_v12817047.

[4] ROBYN S K. Overview of brain infections. [2024-7-30]. https://www.merckmanuals.com/home/brain-spinal-cord-and-nerve-disorders/brain-infections/overview-of-brain-infections.

[5] 中华医学会儿科学分会神经学组 . 儿童社区获得性细菌性脑膜炎诊断与治疗专家共识 . 中华儿科杂志 , 2019, 57(8): 584-591.

71 世界精神卫生日

一 世界精神卫生日的由来

您身边是否有人在工作、学习、生活中常常否定自己，感受不到希望，也有人当错误发生时过分苛责自己，不知不觉走进“纠结、较劲、反复思索”的怪圈？如果有，请关注这个日子——世界精神卫生日。世界精神卫生日是每年的 10 月 10 日，由世界精神病协会在 1992 年发起，旨在提高公众对精神卫生重要性的认识，普及精神卫生知识，消除公众对精神疾病及患者的偏见与歧视而设立。中国精神卫生的标志是“飘动的绿丝带”，绿色代表健康，绿丝带寓意爱心，轻盈飘动的绿丝带象征着快乐和愉悦的心情，表达出公众对精神卫生工作的支持，对精神疾病患者的关爱，以及对自身精神健康的关注。

健康不仅仅是身体没有疾病，而是一种生理、心理和社会适应的完好状态。精神健康和身体健康同样重要，两者也是相互作用的。当身体或者精神某一方面产生疾病时，另一方面也会受到影响。精神疾病可引发或加重各种身体疾病如心脏病、高血压等。而精神健康能提高对生活的满足感和幸福感，有助于更好地应对压力，解决困扰，以及维系人际关系。

随着我国经济社会快速发展，生活节奏明显加快，心理应激因素日益增加，精神疾病的发病率也日益增高，其中抑郁症是较为常见的一种。2019 年全球疾病负担研究（GBD2019）显示，2019 年中国抑郁症患病人数为 5 005.62 万例，患病率为 3 519.26/10 万。患病率较 1990 年增长了 22.01%。

二 关于抑郁症的那些事儿

1. 什么是抑郁症?

很多人认为抑郁症不是病，只是不高兴，忍一下、扛一扛就过去了，这是一个很大的误区。抑郁症，不只是简单的情绪问题，不是矫情，而是跟感冒发热一样真正的病，需要治疗。人感受情绪靠的是化学递质如 5- 羟色胺等在大脑内的传递，而抑郁症患者大脑内的化学递质分泌失调，失去了感受快乐的能力。

抑郁症最核心的三大表现特征为“三低”，即持续的情绪低落、兴趣减退和精力不足。当这些症状持续 2 周以上，且对个人日常生活产生明显影响，就可能是抑郁症。

2. 有抑郁情绪就是抑郁症吗? 乐观外向的人为什么也会得抑郁症?

很多人都说过“我这两天心情特别低落，估计是得抑郁症了”这样的话，其实，有抑郁情绪并非抑郁症。每个人都会有情绪低落、沮丧、心灰意冷的时刻，而抑郁症不单单只是陷入某种情绪低谷。相比于正常的抑郁情绪通常事出有因，病理的抑郁情绪可能无缘无故地产生。另外，在时间上，正常抑郁不会超过 2 周，如果一个人长期抑郁达 2 周之久就需考虑是否有抑郁症。

在公众的印象中，活泼开朗和抑郁症根本挂不上钩，但其实整天乐呵呵、满脸阳光的人也会得抑郁症。有很多的患者患抑郁症后会表现得非常正常，用微笑来掩饰自己内心的真实世界。

3. 预防抑郁症的方法有哪些?

预防抑郁症需要注意以下几点：①保持健康的生活方式，如规律作息、健康饮食和适度运动；②增强自我调节和适应能力，积极应对生活压力和问题；③建立良好的人际关系和社会支持网络，及时寻求专业帮助，以避免症状加重。

三 抑郁症的治疗措施

抑郁症的治疗提倡全病程治疗，即急性期治疗控制症状（8 ~ 12 周），巩固期治疗预防复燃（4 ~ 9 个月）和维持期治疗预防复发（2 ~ 3 年）。治疗手段主要包括药物治疗、心理治疗和物理治疗，临床上需根据患者病情轻重缓急、病程长短、以往治疗效果、个体差异等情况来选择相应治疗。

1. 药物治疗 药物治疗是中重度抑郁发作急性期首选的治疗方式，应尽量遵循单一用药原则，并强调足量、足疗程。抗抑郁药不会上瘾，但需注意的是此类药物都是处方药，需在精神科医生和药师的指导下，根据患者个人具体情况使用，不建议患者自行增减药物和自行购药治疗。常用抗抑郁药见表 71-1。

表 71-1 常用抗抑郁药

代表药物	适应证	常见不良反应	注意事项
氟西汀	各种抑郁症	焦虑、腹泻、倦怠、头痛、失眠等	孕妇、哺乳期妇女禁用

续表

代表药物	适应证	常见不良反应	注意事项
帕罗西汀	各种类型抑郁症，尤其焦虑性抑郁	乏力、腹泻、头晕、失眠、性功能障碍等	癫痫、双相障碍、严重心肝肾疾病的患者慎用
舍曲林	焦虑抑郁，儿童青少年可用	消化不良、头晕、潮热、面色潮红、性功能障碍等	肝肾功能不全患者禁用
西酞普兰	中重度焦虑抑郁	恶心、多汗、头痛、失眠等	服药期间监测肝功能
文拉法辛	严重抑郁、难治性抑郁	胃肠道反应、头晕、焦虑、无力、高血压、诱发躁狂等	狂躁症、癫痫、青光眼患者慎用，监测血压
度洛西汀	严重抑郁	恶心、心率加快、性功能障碍等	未经治疗的闭角型青光眼患者避免使用
安非他酮	抑郁	激越、失眠、头痛、恶心	癫痫、厌食症的患者禁用
米氮平	抑郁伴明显焦虑、激越和失眠	镇静、嗜睡、体重增加	镇静作用显著，用药期间避免驾驶、操作机器等

药师小贴士

（1）权衡利弊：治疗药物需根据患者的年龄、症状、躯体情况合理选择。一般情况下，学龄前儿童不建议使用精神科药物。

（2）充分治疗：包括充分的剂量和充分的疗程，过早地中断治疗或换药不利于评价药物疗效，也是导致病情迁延不愈的危险因素。

（3）剂量调整：选择适宜起始剂量，通常在 1 ~ 2 周内加量至有效剂量。服药 2 ~ 4 周根据疗效和耐受性对药物剂量进行评估和调整。

（4）及时换药：足量治疗 6 周无效可考虑换药。

（5）减量停药：逐渐减量停药，密切观察停药反应或复发迹象，如停药症状反复，应恢复原用药剂量，再以更缓和的速度来减少剂量。

（6）密切监测并及时处理药物的不良反应。

2. 心理治疗 心理治疗可以改善抑郁症状，改善患者的心理状态以及生活质量，对患者的康复具有积极意义。对于轻度抑郁症可选择单一心理治疗，但如果治疗 6 周症状无改善或 12 周症状缓解不彻底，则需重新评价和换用或联用药物治疗。抑郁症可采用的心理治疗种类较多，包括认知行为治疗、人际心理治疗和支持性心理治疗等。

四 精神疾病用药学问多

1. 药物相互作用及饮食影响 许多治疗抑郁症的药物容易与其他药物发生相互作用，并受食物影响（表 71-2）。药师提醒在使用药物前一定要注意遵医嘱正确用药，并记得仔细阅读药品说明书！

表 71-2 常用抗抑郁药的使用注意事项

药物	药物相互作用	食物影响
氟西汀	禁与单胺氧化酶抑制剂如呋喃唑酮等合用。禁与匹莫齐特、硫利达嗪合用	不受食物影响，建议餐后服用以减轻对胃肠道的刺激
帕罗西汀	禁与单胺氧化酶抑制剂合用。与口服抗凝血药如华法林联用可增强其药效	不受食物影响，建议餐后服用以减轻对胃肠道的刺激
舍曲林	禁与单胺氧化酶抑制剂合用。与锂盐合用可能出现震颤	不受食物影响，建议在餐后服用以减轻对胃肠道的刺激
西酞普兰	禁与单胺氧化酶抑制剂合用	不受食物影响，建议睡前服用减轻肝脏损伤
文拉法辛	禁与单胺氧化酶抑制剂合用。与抗凝血药、抗血小板药合用增加出血风险	不受食物影响，建议在餐后服用以减轻对胃肠道的刺激
度洛西汀	禁与单胺氧化酶抑制剂合用	不建议与食物同服，食物会减少药物吸收
安非他酮	禁与单胺氧化酶抑制剂合用。可能增加美托洛尔血药浓度	不受食物影响，建议睡前服用
米氮平	禁与单胺氧化酶抑制剂合用	不受食物影响，建议睡前服用

2. 特殊人群的治疗 老年人、儿童和孕妇，相比普通人来说，治疗更为谨慎。首选通过心理治疗来改善症状，如果症状仍未改善，可选用安全性较好的舍曲林、帕罗西汀、西酞普兰等选择性5-羟色胺再摄取抑制药（SSRI）类抗抑郁药（表71-3）。值得强调的是用药均须在医生和药师的指导下，切不可自行购药服用！

表71-3 特殊人群的心理治疗及可选的抗抑郁药

<table>
<tr><th>患者</th><th>心理治疗</th><th>可选药物</th><th>注意事项</th></tr>
<tr><td>老年人</td><td>认知行为疗法、问题解决技术、人际心理治疗</td><td rowspan="3">舍曲林、帕罗西汀、西酞普兰等</td><td>起始剂量比成人偏低，定期监测精神状况和躯体情况</td></tr>
<tr><td>儿童</td><td>认知行为疗法、锻炼、家庭治疗、人际治疗</td><td>儿童必须在成人监护下用药</td></tr>
<tr><td>孕妇</td><td>认知行为疗法、人际心理治疗</td><td>妊娠早期尽量避免使用药物</td></tr>
</table>

写在最后

抑郁症是一种疾病，不是想不开，不是意志不坚强，更不是矫情，而是跟感冒发热一样真正的疾病，只是作用部位不同，抑郁症专"欺负"大脑。但抑郁症并不可怕，它可治疗，且有多种治疗方式。及时察觉、尽早就医、调节心态，就能打败这只"怪兽"。药物治疗应在精神科医生和药师的指导下，根据患者个人具体情况使用，不建议自行购药治疗。抑郁症患者需要注意健康饮食，避免饮用酒、浓茶、含咖啡因的饮品，以免影响睡眠。抑郁症容易复发，除了积极配合治疗，更需要坚强的毅力，要学会与它共处，勇敢面对。

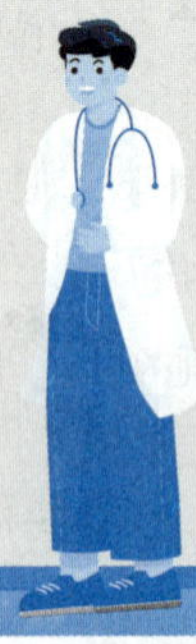

参考文献

[1] VOS T, LIM S S, ABBAFATI C, et al. Global burden of 369 diseases and injuries in 204 countries and territories, 1990 -2019: a systematic analysis for the Global Burden of Disease Study 2019.Lancet, 2020, 396(10258): 1204-1222.

[2] 中华医学会行为医学分会，中华医学会行为医学分会认知应对治疗学组 . 抑郁症治疗与管理的专家推荐意见 (2022 年). 中华行为医学与脑科学杂志 , 2023, 32(3): 193-202.

[3] 中华医学会，中华医学会杂志社，中华医学会全科医学分会，等 . 抑郁症基层诊疗指南 (2021 年). 中华全科医师杂志 , 2021, 20(12): 1249-1260.

[4] NICE. Depression in adults: treatment and management. London: National Institute for Health and Care Excellence (NICE), 2022.

[5] SAKURAI H, UCHIDA H, KATO M, et al. Pharmacological management of depression: Japanese expert consensus. J Affect Disord, 2020, 266:626-632.

72 世界镇痛日

一 世界镇痛日的由来

世界镇痛日（Global Day Against Pain），由国际疼痛学会（IASP）倡议设立，定于每年 10 月的第三个星期一，我国将世界镇痛日所在的一周定为“中国镇痛周”。届时，全国疼痛领域的医务人员举行义诊及宣传活动，进行疼痛科普教育、疼痛医学咨询等。

“世界镇痛日”的概念最初是由欧洲疼痛学会于 2001 年提出的，IASP 后来发出更有力量的口号：“免除疼痛应该是一种基本人权”，并提出设立“世界镇痛年（Global Year Against Pain）”的建议，每年 10 月由 IASP 发布世界镇痛年主题。各年的主题有的关注妇女、儿童、老年人等特殊群体，有的关注内脏、骨骼肌肉、头痛等特定部位疼痛等，或关注将疼痛研究成果应用于临床等问题，以期让人们了解疼痛、正视疼痛，推动疼痛诊治的公众健康教育（表 72-1）。

表 72-1　近十年世界疼痛日主题

年份	主题	年份	主题
2010—2011	急性痛（Acute Pain）	2017—2018	卓越疼痛教育传播年（Global Year for Excellence in Pain Education）
2011—2012	关注头痛（Headache）	2018—2019	全球抗击老年幼年精神神经性疾病引起的疼痛（Global Year Against Pain in the Most Vulnerable）
2012—2013	关注内脏痛（Visceral Pain）	2019—2020	全球预防疼痛年（Global Year for the Prevention of Pain）
2013—2014	口面痛（Orofacial Pain）	2020—2021	全球预防腰背痛年（Global Year Against Back Pain）
2014—2015	神经病理性疼痛（Neuropathic Pain）	2021—2022	将疼痛研究成果应用于临床（Translating Pain Knowledge to Practice）
2015—2016	关节痛（Global Year Against Pain in the Joints）	2022—2023	提高疼痛的综合疗护能力（Integrative Pain Care）
2016—2017	术后镇痛（Global Year Against Pain After Surgery）		

疼痛是伴随人体终身的表征“痛苦”的主观感受，被认为是人类的第五大生命体征。《中国疼痛医学发展报告（2020）》数据显示，我国慢性疼痛患者超过 3 亿人，以每年 1 000 万至 2 000 万的速度增长，但就诊率不到 60%，严重影响人们的健康和生活质量。因为太过常见，人们对疼痛了解反而不够深入，甚至忽视对疼痛的治疗。控制疼痛是患者的基本权益，也是医务人员的职责义务。如何正确认识疼痛？如何科学处理疼痛？

二 疼痛不是病，痛起来真要命

疼痛是由有害刺激引起的组织创伤诱发神经递质、激肽、前列腺素等介质释放，刺激伤害感受器，传入中枢系统所引起的。疼痛严格意义上讲并不是一类疾病，疼痛是组织损伤或潜在组织损伤所引起的不愉快感觉和情感体验，或是具有感觉、情绪、认知和社会层面的痛苦体验。疼痛通常是人体受到损害或是疾病侵袭的预警信号，需要引起重视，及时就医。

1. 疼痛强度 疼痛是一种主观感受，疼痛强度也是通过主观感受来评估的。通常通过量化的方法进行评定，如视觉模拟评分法（VAS）、口述分级评分法（VRS）、数字评分法（NRS）和面部表情法，见图 72-1、图 72-2 和图 72-3。

视觉模拟评分法（VAS）：横线一面标有 10 个刻度，要求患者在横线上做记号或在标尺上定位。0 分表示无痛，10 分代表难以忍受的最剧烈的疼痛。这种方法直观且易于理解，适用于大部分患者，包括儿童和成人。适用于疼痛的量化评估。

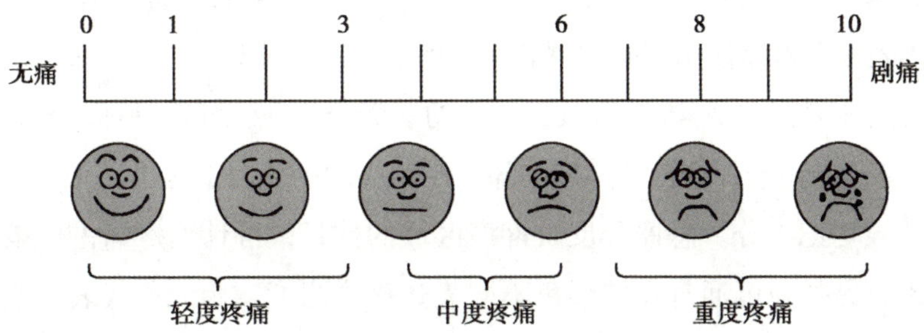

图 72-1 视觉模拟评分法

口述分级评分法（VRS）：由一系列描绘疼痛的形容词组成。最轻度疼痛的描绘评为 0 分，以后每级增加 1 分，5 分为最重度疼痛。

1 分：轻微疼痛；2 分：引起不适感疼痛；3 分：具有窘迫感的疼痛；4 分：严重疼痛；5 分：剧烈疼痛。

数字评分法（NRS）：在纸上画一条横线，等分为 10 份，横线的左侧为 0，表示无痛，另一端为 10，表示剧痛，患者自己选择能表示疼痛程度的数值。

这种方法简便，适合成人和较年长者，能在临床实践中快速评估疼痛程度。

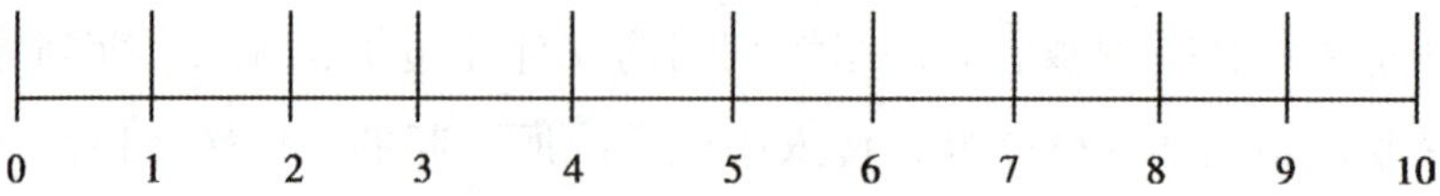

图 72-2 数字评分法

面部表情法：该方法更适用于儿童、老年人、文化程度较低的患者，甚至可以用于表达困难、意识不清及有认知功能障碍的患者。

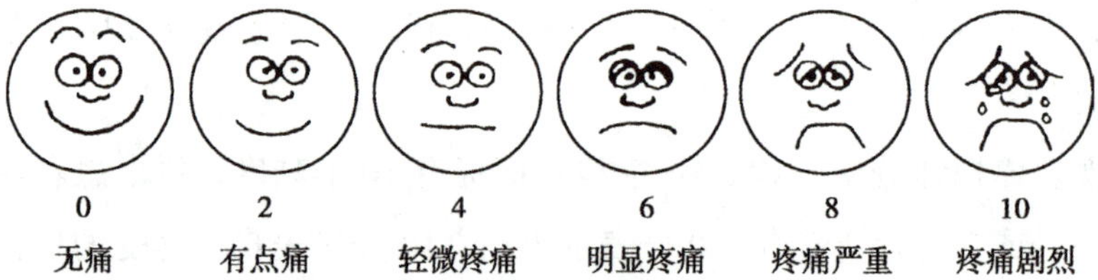

图 72-3 面部表情法

2. 疼痛部位评估 疼痛根据部位可分为内脏器官疼痛和体表区域疼痛。体表疼痛可以使用疼痛的体表面积评分法进行评分。

将人体表面分成 45 个区域，身体的前面分为 22 个区，后面分为 23 个区（图 72-4）。患者将自己疼痛的部位在相应的区域图上标出，无论大小，一个区域均记 1 分。总评分反映疼痛区域的数目，可计算疼痛占体表面积百分比。另外，可通过涂抹颜色不同表达疼痛强度。用无色代表无痛，涂抹黄色代表轻度疼痛，红色代表中度疼痛，黑色代表重度疼痛。

此评分法可以帮助医生评估疼痛的性质、来源、面积、强度等。本方法不适宜老年人和头痛患者。

3. 疼痛分类 按疼痛的原因分类。

（1）伤害性疼痛：皮肤、肌肉、筋膜、韧带、骨和关节损伤引起的疼痛。

（2）炎性疼痛：类风湿关节炎、强直性脊柱炎等生物或化学源性炎症所致疼痛。

（3）神经性疼痛：末梢神经至中枢神经任何部位的神经损伤或病变引

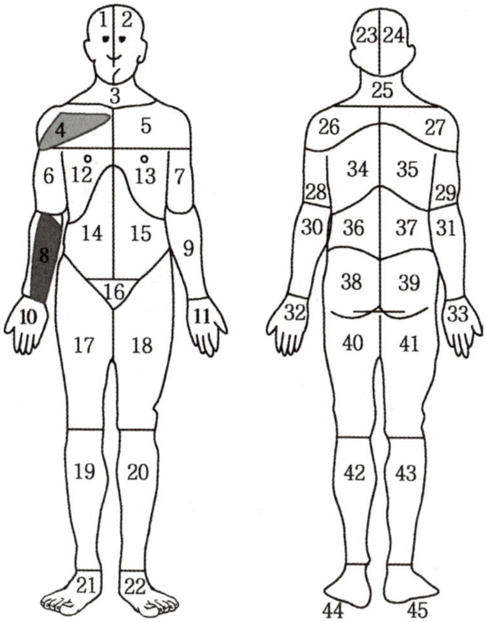

图 72-4 **疼痛体表面积评分法**

起的疼痛，呈放电样、针刺样等。

（4）癌性疼痛：癌症本身和治疗引起的疼痛，常呈伤害性或神经性疼痛的混合痛。

（5）精神（心理性）性疼痛：心理因素或心理障碍引起的疼痛，无确切阳性躯体病变，可主诉多处疼痛。

三 疼痛是病，得治

许多人认为疼痛是很普遍的，没有严重到影响生活，忍一忍就行了。这种观念是非常错误的。疼痛是机体受到损害或者疾病的异常信号，需要充分重视，科学评估，合理治疗。疼痛管理的总体方法应体现身体 - 心理 - 社会性质，通常需要多层面的治疗策略。应评估疼痛原因、类型、强度。去除疼痛原因是首要措施，若疼痛未缓解，则根据疼痛类型和强度选择相应的止痛措施，如睡眠障碍的治疗、运动疗法、心理教育干预、身心疗法、物理干预（如推拿按摩等）、膳食干预（健康膳食有利于增强体质，有益身心）、药物治疗、介入治疗（肌内或关节内注射治疗）等。具体处理流程如图 72-5 和图 72-6 所示。

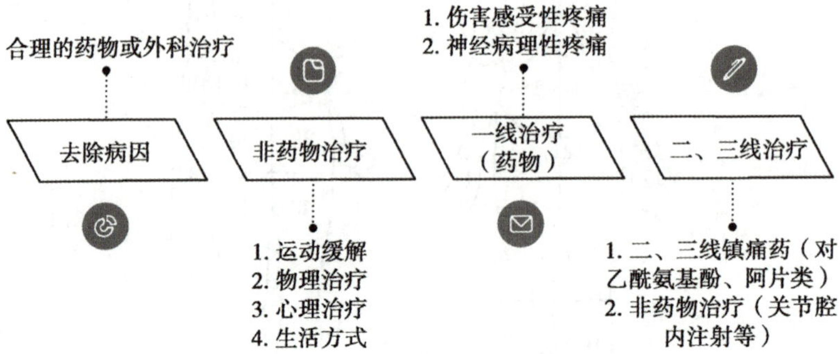

图 72-5　非癌性疼痛处理流程

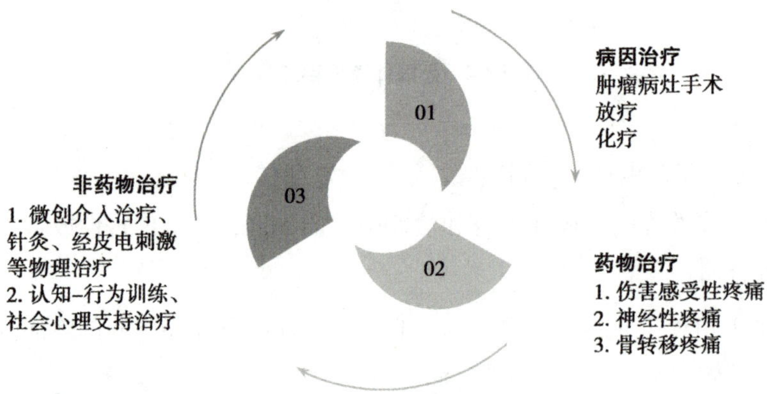

图 72-6　癌性疼痛的处理措施

四　疼痛用药学问多

疼痛的用药需要医生通过综合评估后进行专业决策，因此患者在遇到疼痛问题时，请及时就医。以下内容便于更清晰地认识和学习疼痛药物的相关知识。

1. 伤害性疼痛怎么治?

伤害性疼痛是指真实的组织损伤所导致的一种疼痛。治疗药物主要包括非甾体抗炎药、阿片类药物。

非甾体抗炎药（NSAID）适用于轻至中度疼痛，特别是骨骼肌肉疼痛。某些强效 NSAID 对因关节炎等潜在炎症机制而持续存在的慢性疼痛有用。NSAID 用法用量、不良反应等见表 72-2 和表 72-3。对乙酰氨基酚控制轻度疼痛有效，如缓解经期疼痛，一般效果弱于其他 NSAID 但不易引起胃肠道反应。

（1）非选择性 NSAID

表 72-2　常见的非选择性 NSAID

药物	用法用量	用药频次	常见不良反应	禁忌证	食物影响	注意事项
布洛芬	口服，100 ~ 400mg	2 ~ 6 次 /d（根据不同剂型）	消化道不良反应相对较少	心脏手术前后严禁使用	本品最好在餐中或餐后服用	如果出现胃部不适，可与食物或牛奶一起服用
萘普生	口服，首次 500mg，以后必要时 250mg	1 次 /6 ~ 8 小时	胃肠道不良反应、消化道出血	重度肝肾衰竭、重度心力衰竭、活动性或既往急性消化性溃疡	进食或不进食都可以。胃部不适时与食物同服	勿与环加氧酶 -2 特异性抑制剂在内的 NSAID 一起使用；与阿司匹林或其他 NSAID 可能存在交叉过敏
吲哚美辛	口服，首剂 25 ~ 50mg，继之 25mg	3 次 /d	恶心、头晕头痛，消化道不良反应相对较少	冠状动脉搭桥术的情况下禁用	餐后或与食物同服	与阿司匹林或其他 NSAID 可能存在交叉过敏
双氯芬酸	口服，一般剂量 50 ~ 150mg，最大剂量 200mg	1 次 /d	胃肠道不良反应、头痛、上呼吸道感染	冠状动脉搭桥术的情况下禁用	餐前服用	与阿司匹林或其他 NSAID 可能存在交叉过敏

（2）选择性 NSAID

表 72-3 常见的选择性 NSAID

药物	用法用量	用药频次	常见不良反应	禁忌证	食物影响	注意事项
塞来昔布	口服，初始剂量为 400mg，可追加 200mg；继之 200mg	2 次 /d	消化道不良反应风险较低，血栓、心肌梗死风险增加	心脏搭桥的患者；对磺酰胺类表现出过敏反应的患者（磺胺嘧啶、格列美脲、吲达帕胺等）	一次剂量不超过 200mg 时，与或不与食物同服。剂量较高时，最好与食物同服增加吸收	中度肝功能受损（Child-Pugh B 级）患者，将剂量减半；与阿司匹林或其他 NSAID 可能存在交叉过敏
依托考昔	口服，120mg，每日不超过 120mg	1 次 /d	消化道不良反应风险较低，血栓、心肌梗死风险增加	活动性消化性溃疡或出血；严重的肝功能障碍、重度肾损伤、严重心力衰竭、高血压未控制、缺血性心脏病、周围动脉疾病、脑血管病	与或不与食物同服	与阿司匹林或其他 NSAID 可能存在交叉过敏；依托考昔片含有乳糖，乳糖不耐受患者避免使用本品
尼美舒利	口服，100mg	2 次 /d	上腹痛或者烧心等胃肠道不良反应	1. 对本品、阿司匹林或其他 NSAID 过敏者禁用。 2. 活动性肠胃出血或消化道溃疡活动期的患者禁用。 3. 严重的肝功能不全、严重的肾功能障碍患者禁用	餐后服用	与阿司匹林或其他 NSAID 可能存在交叉过敏

（3）阿片类药物：阿片类药物通过抑制中枢神经系统阿片受体起镇痛作用，作用强大，效力随给药剂量增加而增强，是治疗重度疼痛的有效药物。但由于存在明显的风险，不能长期应用阿片类药物来治疗慢性疼痛。应在其他治疗不能充分缓解疼痛及改善功能时使用，采用最低有效剂量，重复评估相关利弊。主要阿片类药物的用法用量、禁忌证、注意事项、常见不良反应见表 72-4、表 72-5。

表 72-4 常见的阿片类药物

药物	用法用量	用药频次	常见不良反应	禁忌证	食物影响	注意事项
吗啡	口服：10 ~ 15mg，肌内 / 皮下注射：5 ~ 15mg	每 4 个小时或者按需给药	便秘、恶心、呕吐	对本品或其他阿片类药物过敏者禁用；孕妇和哺乳期妇女禁用；新生儿和婴儿禁用；甲状腺功能减退患者禁用；支气管哮喘患者禁用	进食与不进食均可；胃部不适时与食物同服	避免与有呼吸抑制作用的药物合用
芬太尼	透皮给药，最低 25μg/h 为起始剂量	每 72 小时应更换一次贴剂	过敏反应、局部皮肤刺激、恶心呕吐、全身不适症状、呼吸抑制等不良反应	对该贴剂过敏者不可使用；急性疼痛和术后疼痛不可使用，可能导致通气不足；存在呼吸抑制的人群不可使用，容易加重呼吸抑制		避免强烈的热暴露，避免过度运动或剧烈活动，避免在受伤的皮肤上使用

续表

药物	用法用量	用药频次	常见不良反应	禁忌证	食物影响	注意事项
羟考酮	口服，5 ~ 15mg	根据需要每4 ~ 6小时服用一次，每日15 ~ 60mg	消化系统反应、循环系统反应、泌尿系统反应	羟考酮过敏者禁用；中重度肝功能障碍、重度肾功能障碍（肌酐清除率小于10ml/min）者禁用；慢性便秘者禁用；同时服用单胺氧化酶抑制剂者禁用；停用单胺氧化酶抑制剂小于2周的患者、孕妇或哺乳期妇女禁用；术前或术后24小时内都应禁用本品	可与或不与食物同服	服药前，可先喝一口水湿润咽喉部，避免药物黏到口腔或食管壁上。坐位或站立，用200ml温开水送服。服药后不可立即躺卧，活动一段时间才可躺下
氢吗啡酮	皮下/肌内注射，成人常用量：一次5 ~ 15mg，一日15 ~ 40mg	根据需求给药，不能超过一日极量（60mg）	胸闷、头晕、镇静、恶心、呕吐、面部潮红等	对氢吗啡酮、氢吗啡酮盐、药品中其他成分过敏的患者应禁用本品；患者有呼吸抑制症状但缺少心肺复苏装置或监控设施的情况下，以及患者有急性或严重的支气管哮喘应禁用本品；存在或病情有进展为胃肠道梗阻的风险的情况下禁用本品		在应用盐酸氢吗啡酮的过程中，一定要密切观察患者情况
曲马多	口服，50mg	一日1次或者一日2次	抑制肠道蠕动、严重便秘和呼吸抑制	对曲马多或本品中其他成分或阿片类物质过敏者禁用；有严重呼吸抑制、严重脑损伤、意识模糊、急性或严重支气管哮喘者禁用；已知或疑为胃肠道梗阻者禁用	与或不与食物同服	肝肾功能不全者、心脏病患者酌情减量或慎用

续表

药物	用法用量	用药频次	常见不良反应	禁忌证	食物影响	注意事项
可待因	口服或皮下注射，15 ~ 30mg/ 次	一日 2 ~ 3 次，口服极量为一日 250mg	心理变态或幻想，呼吸微弱、缓慢或不规则，心率或快或慢，异常	所有 12 岁以下儿童禁用；18 岁以下儿童扁桃体和 / 或腺样体切除术的术后处理者禁用；显著呼吸抑制者禁用；在无监测或复苏设备情况下发生的急性或严重支气管哮喘者禁用；联用单胺氧化酶抑制剂或在过去 14 日内使用过的患者禁用；已知或疑似消化道梗阻者，包括麻痹性肠梗阻者禁用；对可待因过敏者禁用	可与或不与食物同用。出现胃部不适，请与食物同服	支气管哮喘、胆石症、原因不明的腹泻、前列腺肥大病等患者慎用

表 72-5　阿片类药物常见不良反应及处理方法

不良反应	症状表现	处理方法
恶心呕吐		停药或更换其他类阿片类药物；严重者口服昂丹司琼等止吐药，或就医
呼吸抑制	呼吸变深变慢，呼吸频率 ≤ 8 次 /min 或血氧饱和度 < 90% 应视为呼吸抑制，立即给予治疗	立即拨打 120 就医
躯体依赖	表现为焦虑、易激惹、震颤、皮肤潮红、全身关节痛、出汗、卡他症状、发热、恶心呕吐、腹痛腹泻	逐步减量可避免躯体依赖的发生
瘙痒		换用其他阿片类药物；赛庚啶和羟嗪是首选药；严重者就医
肌僵直	胸壁和腹壁肌肉僵直，见于迅速静脉给予阿片类药物以及长期治疗，尤其是大剂量长期治疗时	就医，使用肌松药、阿片受体拮抗药可使之消除

2. 神经病理性疼痛怎么治？

神经病理性疼痛主要包括糖尿病周围神经病变性疼痛、三叉神经痛以及疱疹相关神经性疼痛。对于大多数慢性神经病理性疼痛患者，首选药物是抗癫痫药或抗抑郁药，对局部疼痛患者辅以局部治疗（如局部利多卡因贴剂、辣椒碱贴剂）。单用神经病理性镇痛药可能使疼痛仅部分减轻或出现不良反应，通常联用两种不同类别的药物。

阿片类药物作为二线或三线治疗，在前者治疗效果不佳或不耐受情况下酌情考虑，尤其是预计可能需要长期用药时使用。神经病理性镇痛药用法用量、禁忌证、注意事项见表 72-6。

表 72-6　常用神经病理性镇痛药

药物	用法用量	用药频次	常见不良反应	禁忌证	食物影响	注意事项
度洛西汀	口服，30 ~ 60mg	1 次 /d	恶心、呕吐、食欲减退、血压升高、体重下降等症状	对本品过敏者禁用；闭角型青光眼患者禁用	与或不与食物同服	盐酸度洛西汀肠溶片需吞服，不可咀嚼或压碎
普瑞巴林	口服，25 ~ 75mg	1 ~ 3 次 /d	头晕、嗜睡、口干、水肿、视物模糊、体重增加、注意力不集中、关节痛等	对普瑞巴林或本品任一成分过敏者禁用；患有罕见的遗传性半乳糖不耐受、乳糖酶缺乏或葡萄糖半乳糖吸收不良的人禁用	普通制剂与或不与食物同服；缓释片晚餐后服用	就医时告知医生；避免危险活动；避免饮酒
加巴喷丁	口服，100 ~ 300mg	1 ~ 3 次 /d	共济失调、头晕、嗜睡、疲劳、发热、眼球震颤、镇静状态和病毒感染	对加巴喷丁过敏者禁用；急性胰腺炎患者禁用	与或不与食物同服；第 1 次用药可在睡前服用	肾功能不全的患者慎用

续表

药物	用法用量	用药频次	常见不良反应	禁忌证	食物影响	注意事项
曲马多	口服，50mg	1 ~ 2 次 /d	抑制肠道蠕动、严重便秘和呼吸抑制	对曲马多或本品中其他成分或阿片类物质过敏者禁用；有严重呼吸抑制、严重脑损伤、意识模糊、急性或严重支气管哮喘者禁用；已知或疑为胃肠道梗阻者禁用	与或不与食物同服	哺乳期妇女禁用
利多卡因	外用	同时不多于 3 贴	嗜睡、感觉异常、肌肉震颤、惊厥、昏迷、呼吸抑制及过敏反应	对利多卡因过敏的患者禁用；患者有心力衰竭、心肌受损、心动过缓、肝肾功能障碍、癫痫发作患者禁用；肝功能严重不全及休克等患者禁用		从包装袋中拿出本品后，应立刻使用，不可将本品存放于密封包装袋外

3. 癌性疼痛怎么治?

疼痛是癌症最常见的症状之一，严重影响癌症患者，特别是晚期患者的生活质量。癌性疼痛包括：①肿瘤相关性疼痛，因肿瘤直接侵犯压迫局部组织，肿瘤转移累及骨组织等所致；②肿瘤治疗相关性疼痛，常见于手术、创伤性检查操作、放射治疗以及细胞毒化疗药物治疗后产生；③非肿瘤相关性疼痛，包括其他合并症、并发症等非肿瘤因素。前两者是肿瘤患者常见疼痛。癌性疼痛按照性质分类，可分为伤害感受性疼痛、神经病理性疼痛。针对不同性质、不同强度给予不同的药物治疗：①轻度疼痛，可选用 NSAID；②中度疼痛，可选用低剂量的强阿片类药物，弱阿片类药物也可，并联合应用 NSAID 以及辅助镇痛药（镇静药、抗惊厥药和抗抑郁药等）；③重度疼痛，首选强阿片类药，并可合用 NSAID 以及辅助镇痛药（镇静药、抗惊厥药和抗抑郁药等）。

癌症骨转移疼痛是恶性肿瘤经血行转移至骨组织导致的骨质高度损害引起的疼痛，表现为高骨转换率，容易诱发高钙血症。骨转移疼痛最初表现为持续性钝痛，并逐渐加重，且常伴有暴发性剧烈疼痛。骨痛的治疗除了上述治疗癌痛药物外，还有一大类抗骨吸收、缓解高钙血症的药物。这类药物建议在癌症骨转移确诊后使用，无论是否伴发剧烈疼痛。表 72-7 列出了癌症骨转移及疼痛治疗药物。

表 72-7　癌症骨转移及疼痛治疗药物

药物	用法用量	用药频次	常见不良反应	不良反应处理	注意事项
唑来膦酸	静脉注射，4mg	每 3 ～ 4 周一次	颌骨坏死、肾毒性、低钙血症以及流感样症状	流感样症状一般可耐受，可口服布洛芬、对乙酰氨基酚对症治疗；低钙血症：抽搐、肢体麻木、刺痛	用药期间避免牙科手术，若出现牙周疾病咨询医生或者药师；输注后1个月复查肾功能、血钙水平
地舒单抗	皮下注射，120mg	每 4 周一次	低钙血症、齿龈肿痛、牙周感染、深部感染、皮疹等	低钙血症：抽搐、肢体麻木、刺痛	用药期间避免牙科手术，若出现牙周疾病咨询医生或者药师；输注后1个月复查肾功能、血钙水平

五　科学防治要牢记

疼痛是可防可治的。需要树立正确的防治观念，避免走入疼痛防治的误区。总体来说，疼痛的防治需要健康的生活方式保驾护航：①良好的习惯可以预防某些疼痛，比如失眠、焦虑、疲劳引起的头痛；正确的坐姿可预防脊柱、腰痛及颈椎病相关的疼痛。②坚持运动锻炼，如拉伸、瑜伽、适量慢跑、快走、骑车等都能较好地预防一定的疼痛。抗阻运动可以增加机体的耐受力，预防疼痛，同时也能使身心得到放松，改善心理状况，预防疼痛。③充足而规律的睡眠，可增强人体抵抗力，预防或改善疼痛。④愉快的心情、及时减压舒缓，可提高人的疼痛阈值，预防和缓解疼痛。⑤健康营养的膳食，同样可增加人的抵抗力，预防疼痛。

疼痛病因、部位多种多样，这里选取了常见的、强度高、难以忍受的疼痛类型进行了防治相关的解答。

1. 骨关节炎的疼痛怎么预防?

合理膳食，避免肥胖。肥胖是骨关节炎发生的重要因素。多摄入不饱和脂肪酸，如三文鱼、沙丁鱼这类食物，可一定程度预防骨关节炎。多补充钙和维生素 D，多晒太阳，适当抗阻运动增加肌肉力量，减少骨关节炎发生。氨基葡萄糖对骨关节活动略受限的患者有预防关节损伤加重导致疼痛的作用。

2. 痛风急性发作怎么预防?

痛风急性发作是由于人体内的嘌呤代谢紊乱或尿酸盐排泄障碍，尿酸水平升高，在关节、脏器等部位沉积导致的。呈刀割、噬咬样的剧烈疼痛，多在午夜或清晨发生。预防痛风发作的因素：①低嘌呤饮食为主，严格限制动物内脏、海产品及肉类等高嘌呤食物的摄入。②多喝水可以增加尿量，有利于促进尿酸的排出，建议每天饮水量控制在 2 000ml 以上。喝白开水或淡茶水。③运动可以提高新陈代谢速率，促进尿酸排出。④避免受寒。寒冷造成局部血管异常收缩，血液中的尿酸在关节处沉积诱发痛风。⑤严格控制血尿酸水平。无合并症患者血尿酸需要降至 360μmol/L 以下，严重的痛风患者，血尿酸水平应低于 300μmol/L 以下。⑥确诊高尿酸血症的患者，可使用抗炎药（如低剂量口服秋水仙碱、NSAID 或糖皮质激素）联合降尿酸药物进行初始治疗。

3. 带状疱疹性疼痛怎么防治?

带状疱疹好发于抵抗力偏弱的老年人群，需要早发现、早治疗。在皮疹出现的 72 小时内使用高效足疗程的抗病毒药，一般 7 ~ 10 天，有新发症状或指征的，延长抗病毒时间。发生带状疱疹神经痛的患者，可使用神经病理性镇痛药，如普瑞巴林、加巴喷丁、阿米替林等，也可以使用外用利多卡因。易发疱疹的老年人应提前接种疱疹疫苗。

4. 镇痛药吃多了会上瘾吗?

被科学定义的镇痛药包括抑制前列腺素合成的非甾体抗炎药，抑制神经病理性疼痛的度洛西丁、阿米替林、加巴喷丁等药物，这些药物并没有成瘾性，属于解热镇痛以及抗癫痫药、抗抑郁药。还有一类是作用于中枢神经系统的阿片类镇痛药，如吗啡、曲马多、芬太尼等。这类确实具有一定的成瘾性，属于国家管制药品。这类药物药店无法买到，只能在医院特定医生特定疾病状况下才能获取。比如重度疼痛的患者必须在医生的监督下使用。在医生充分权衡获益与风险，患者科学合理使用，才不会上瘾。

5. 哪些药物没有疼痛治疗依据?

肌肉松弛类药物，如东莨菪碱、美他沙酮，无法治疗骨骼肌肉的伤害性疼痛；苯巴比妥等巴比妥类药物，没有证据表明这类药物对慢性疼痛有镇痛效果，而且滥用具有一定成瘾性。另外，如五味子颗粒等养心、安神类药物，也不能用于止痛。不同性质的疼痛应使用相对应的药物，切忌混为一谈。如骨骼肌肉损伤或炎症引起的疼痛使用神经病理性镇痛药治疗是无效的。

参考文献

[1] 中国医师协会疼痛科医师分会, 国家临床重点专科·中日医院疼痛专科医联体, 北京市疼痛治疗质量控制和改进中心. 慢性肌肉骨骼疼痛的药物治疗专家共识 (2018). 中国疼痛医学杂志, 2018, 24(12): 881-887.

[2] 国家卫生健康委办公厅, 国家中医药局办公室. 癌症疼痛诊疗规范 (2018 年版). 全科医学临床与教育, 2019, 17(1): 4-8.

[3] 北京护理学会肿瘤专业委员会, 北京市疼痛治疗质量控制和改进中心. 北京市癌症疼痛护理专家共识 (2018 版). 中国疼痛医学杂志, 2018, 24(9): 641-648.

[4] FITZGERALD J D, DALBETH N, MIKULS T, et al. 2020 American College of Rheumatology Guideline for the management of gout. Arthritis Rheumatol, 2020, 72(6): 879-895.

[5] 北京医学奖励基金会肺癌青年专家委员会，中国胸外科肺癌联盟 . 肺癌骨转移诊疗专家共识 (2019 版). 中国肺癌杂志 , 2019, 22(4): 187-207.

[6] 中华医学会麻醉学分会 . 成人手术后疼痛处理专家共识 . 临床麻醉学杂志 , 2017, 33(9): 911-917.

73 世界血栓日

一 世界血栓日的由来

心肌梗死、脑卒中、肺栓塞……这些凶险疾病背后，都有一个共同的源头——血栓。“血栓”的命名者是德国的 Rudolf Virchow 教授，他于 1856 年提出血栓形成三大要素：血管壁损伤、血流异常、血液成分异常。2014 年 3 月，国际血栓与止血学会宣布将 Rudolf Virchow 的生日（10 月 13 日）作为“世界血栓日”，以纪念他首先提出“血栓形成”理论，并且通过这一活动提高公众对血栓性疾病的认知，促进血栓性疾病的规范诊治。世界血栓日的标志如图 73-1 所示。

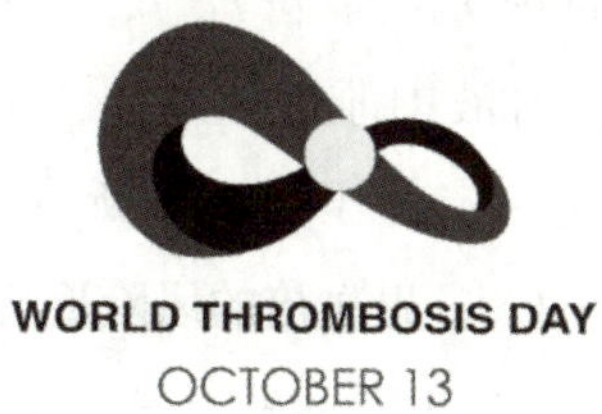

图 73-1　世界血栓日的标志

据统计，因血栓性疾病导致的死亡已占全球死亡人数的 51%，远远超过肿瘤、传染性疾病和呼吸系统疾病等。血栓就像埋伏在暗处的杀手，如不能得到及时、规范的诊治，后遗症相当严重，甚至危及生命。因此，所有人都应对血栓有所认识，并具备基本防栓意识。

二 了解血栓，这些知识最重要

1. 血栓是怎么形成的？血栓的发生部位有哪些？

血栓，顾名思义是血液里的栓子。它的形成离不开以下三个因素。

（1）血管壁损伤：创伤、手术、静脉穿刺、化学刺激、留置导管等容易形成血管壁损伤。

（2）血流缓慢：通常存在于长时间卧床、久坐不动、活动受限、静脉阻塞、肥胖或怀孕等情况。

（3）血液高凝状态：恶性肿瘤，孕期，激素治疗，创伤或下肢、髋部、腹部、盆腔手术等都容易出现血液高凝状态。

血栓堵在脑部血管，会导致脑梗死。血栓堵在冠状动脉，会导致心肌梗死。血栓堵在下肢动脉，会导致慢性动脉硬化闭塞症、下肢动脉栓塞。血栓堵塞到肺部，会导致肺栓塞。血栓堵在下肢静脉，会导致深静脉血栓。

2. 血栓最容易“栓住”这群人。

“三高”患者：冠心病就是动脉血栓形成导致的。对于动脉血栓，主要发生于中老年人，与高血压、高脂血症、高血糖等危险因素有关。

吸烟者：香烟中的有害物质可损伤血管内膜，使血细胞凝聚，不仅形成血栓，也增加脑卒中和心脏病的危险。

孕妇：女性怀孕后，血液中雌激素水平上升，再加上随着胎儿的生长，腹部血管和骨盆承受一定的压力，阻断血液流通，易形成血栓。另外，长期服用雌激素药物的人，患血栓的风险比普通人高 4 倍。

长期久坐不动者：长期久坐不动者，易发生深静脉血栓。每静坐 1 个小时，深静脉血栓形成的风险就会增加 10%。

手术患者：特别是髋部、膝部手术，以及肿瘤相关手术且化疗的患者易发生深静脉血栓。

肥胖者：身体越胖，且不爱运动，血液流通速度较慢，患静脉血栓栓塞的风险越大。

有血栓家族史的人群：若直系亲属中有血栓病例，那发生血栓的风险高；一些遗传性疾病可增加血液黏稠度，容易生成血栓。

3. 出现 5 个异常，要注意血栓发生。

言语不清：言语不清、流口水、吃饭拿不住筷子等症状可能是脑梗死的病变前兆，并多出现在中老年高血压、高脂血症、糖尿病患者中。

腿脚突然出现肿胀疼痛：如果发现一侧腿或脚突然开始出现肿胀感，同时有剧烈头痛出现，并在站立、行走时加重，时常感觉腿部比较沉重，应考虑是患有下肢静脉血栓的可能。

头晕：突然头晕、视物模糊、眼前发黑，甚至短暂失明，通常在几秒钟或十秒之后恢复正常。一般是由于大脑供血不足导致视网膜缺血所致。经常由于发生时间短，而被忽视。

手足无力：突然感到手脚无力，单腿不能行走，走路时步态不稳或摔倒；上肢和下肢麻木，连舌头和嘴唇都麻木，此情况也要考虑是否为血栓。

长时间坐着呼吸困难：卧床或久坐之后突然呼吸困难，在休息之后能有所缓解，日常轻微活动后会感觉明显加重。这时要提高警惕，可能是肺栓塞的前期征兆，需要作进一步的检查。

血栓性疾病常常危及生命，需要及时得到专业医生的救治指导，如果怀疑有血栓形成，应当立即到医院就诊。

三 治疗血栓，规律用药是关键

血栓是慢慢形成的，预防血栓再次形成是一个长期的过程。药物治疗在血栓预防中起着至关重要的作用，规律用药是预防血栓的基础。抗血栓药主要针对凝血因子、血小板和溶解已经形成的血栓。抗凝、抗血小板治疗直接预防血栓形成，需要长期、规律用药，绝不能擅自停药。

根据作用机制不同，抗血栓药主要分为 3 类，如图 73-2 所示。

抗血栓的药物很多，针对不同的血栓和危险程度，医生会选择不同的抗血栓药。这里，主要介绍日常生活中接触比较多的几种口服抗血栓药的用药注意事项。

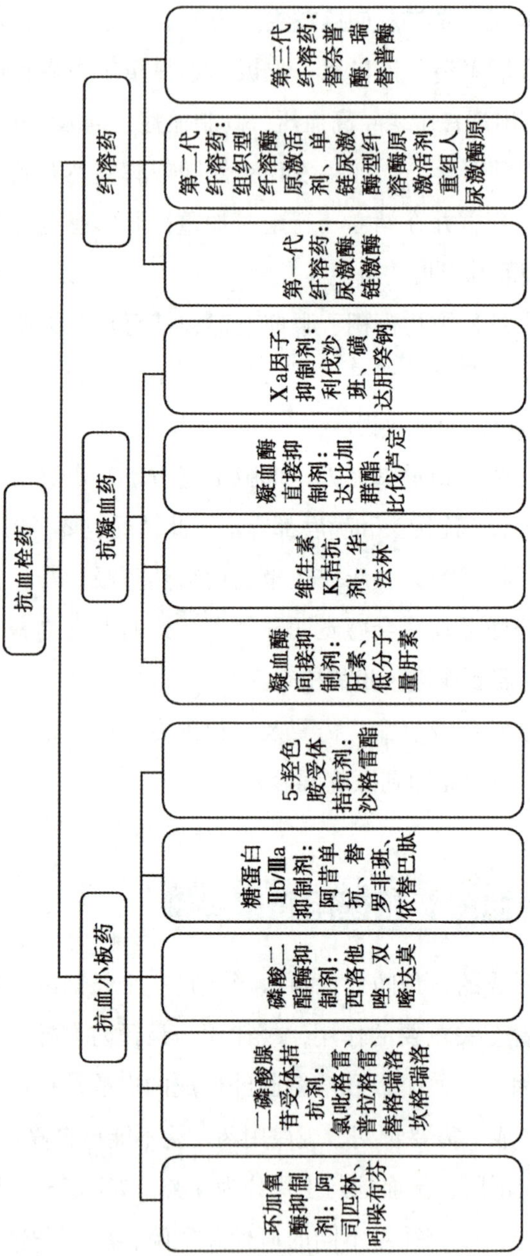

图 73-2 抗血栓药的分类

1. 阿司匹林

作用：抑制血小板聚集，防止血栓形成。

建议：①冠心病患者如无禁忌，需长期服用阿司匹林。②痛风、哮喘、胃肠病患者应慎用，用药前询问医生。③服用期间应注意是否有牙龈出血、皮肤黏膜出血、小便发红、黑便等情况，行手术或拔牙前应告知医生正在服用该类药物。④阿司匹林服用期间应特别注意胃肠道出血等不良反应，且不宜饮酒，以免导致胃出血。⑤不要擅自合用其他药物，避免药物相互作用；不擅自与其他抗凝血药合用，避免增加出血风险。

2. 氯吡格雷

作用：抑制血小板聚集，防止血栓形成。

建议：①有条件的需检测 *CYP2C19* 基因型，了解是否适合服用此药物。②行手术或拔牙前应告知医生正在服用该类药物。服用期间应注意鼻出血、胃肠道出血、皮疹、腹泻腹痛等。③有消化道疾病正在使用奥美拉唑、雷贝拉唑、艾司奥美拉唑的患者，会增加血栓的风险，请告知医生正在服用该类药物。④不要擅自合用其他药物，避免药物相互作用；不擅自与其他抗凝血药合用，避免增加出血风险。

3. 西洛他唑

作用：抑制血小板聚集，降血脂，防止血栓形成。

建议：①服用药物期间，注意监测血常规、血压和心率，注意对心绞痛（胸痛）等不良反应的观察。②食物对该药吸收有较大影响，建议餐前30分钟或餐后2小时服用。③不要擅自合用其他药物，避免药物相互作用；不擅自与其他抗凝血药合用，避免增加出血风险。④西柚汁能增加该药的血药浓度，用药期间避免大量食用。

4. 达比加群酯

作用：直接凝血酶抑制剂，防止血栓形成。

建议：①外科手术前请告知医生正在服用该药物。②胶囊需整粒吞服，不能掰开服用，服用时饮用足量的水，服药后保持直立或坐位30分钟。③不要擅自合用其他药物，避免药物相互作用；不擅自与其他抗凝血药合用，避免增加出血风险。④若距下次用药时间大于6小时，可服用漏服的剂量；若不足 6 小时，无须补服，直接服用下一次的剂量。

5. 利伐沙班

作用：阻断凝血酶产生，抑制血栓形成。

建议：①市面上有 2.5mg、10mg、15mg、20mg 不同规格的利伐沙班，选购时需注意区别，明确用法用量。② 15mg、20mg 规格的利伐沙班应与食物同服。③在使用过程中不可随意停药、加量、漏服；有出血、血栓迹象立即就医。④不要擅自合用其他药物，避免药物相互作用；不擅自与其他抗凝血药合用，避免增加出血风险。

6. 华法林

作用：维生素 K 抑制剂，抑制凝血因子合成从而抑制血栓形成。

建议：①每天同一时间服药，服药时间浮动最好不超过 2 小时。②务必在医生指导下合理用药，切勿自行增减药物。③不要擅自合用其他药物，避免药物相互作用；不擅自与其他抗凝血药合用，避免增加出血风险。④很多食物和药物能增强或减弱华法林的药效，定时服药，保持均衡饮食，定期监测凝血酶原时间（PT）或国际标准化比值。

注意：必须在医生和药师的指导下用药！

四 血栓可防可控，日常预防很重要

1. 提防久坐不动 建议在生活中改掉“久坐不动”的习惯，久坐 1 小时应该休息片刻，起身活动。长期卧床的患者必须定时更换体位，并积极进行下肢的主动或被动训练，家属或护工要定时帮助患者翻身、按摩、推拿，以促进和加快肢体血液循环，不给血栓“萌芽”的机会。

2. 适度运动 适度的有氧运动，比如走路、游泳、慢跑等都可以改善心肺功能，增加血液循环，防止血脂堆积，预防血栓形成。

3. 健康饮食 预防血栓，建议食用新鲜的蔬菜水果；少吃油腻、辛辣刺激性食物，多食用富含维生素 C 和植物蛋白的食物。

4. 稳住血压、血糖、血脂 高血压、高脂血症、高血糖患者都是血栓发生的高危人群，及早控制，就能越早地保护血管，预防心、脑、肾的损害。

5. 戒烟限酒 小小的一支烟会在不经意间摧毁全身各处血流所经之地，后果不堪设想。限制乙醇摄入也有助于降低血栓形成的风险。

6. 缓解压力 加班、熬夜、压力剧增会使动脉应激性堵塞，甚至会导致动脉闭塞，引发心肌梗死。劳逸结合、放松身心、充足睡眠，对于心脏健康很有帮助。

7. 规律排便 富含纤维的食物有助于促进肠道蠕动，保持大便通畅，避免用力排便而致腹压增高，阻碍下肢静脉回流。

8. 定期筛查 深静脉血栓、心肌梗死、脑梗死都可以筛查，有高危因素的人只要条件允许，特别是家族有静脉血栓病史的，应进行深静脉血栓相关检查。

总之，养成良好的生活习惯、保持健康的生活方式、积极控制慢性疾病等措施都是预防血栓形成的有效方法。从今天开始，远离血栓这个隐形的健康杀手，为自己和家人的健康保驾护航。

参考文献

[1] 中华医学会外科学分会血管外科学组 . 深静脉血栓形成的诊断和治疗指南 (第三版). 中华普通外科杂志 , 2017, 32(9) :807-812.

[2]《中国血栓性疾病防治指南》专家委员会 . 中国血栓性疾病防治指南 . 中华医学会 , 2018, 98(36): 2861-2888.

[3] TWINE C P, KAKKOS S K, ABOYANS V, et al. Editor’s choice-European Society for Vascular Surgery (ESVS) 2023 Clinical Practice Guidelines on antithrombotic therapy for vascular diseases. Eur J Vasc Endovasc Surg, 2023, 65(5): 627-689.

[4] MAZZOLAI L, BÄCK M, BELCH J, et al. The benefits of exercise in patients with peripheral arterial disease are far too great to be ignored. Vasa, 2023, 52(4): 212-213.

74 世界爱眼日

一 世界爱眼日的由来

世界爱眼日，又称“世界视力日”或“世界视觉日”（World Sight Day）。为了引起人们对视力问题的关注，更好地解决视力问题，世界卫生组织、国际防盲协会和其他机构早在1999年就联合发起“视觉2020”计划，提出在2020年前力争消灭可避免的盲症。在“视觉2020”计划的全球倡议下，自2000年开始，由世界卫生组织和国际防盲协会发起了世界爱眼日活动，并设立“世界爱眼日”，将其定在每年10月的第二个星期四，旨在宣传保护眼睛和个人视力的重要性。

随着数字化社会的发展，手机、平板、电脑等电子产品早已成为生活中必不可少的一部分。上至年过古稀的老年人，下至咿呀学语的孩子，都面临眼睛干涩疼痛、角膜发炎、视力下降的视力风险。而随着健康领域的发展，平均寿命的延长，为了保护人们健康且明亮的眼睛，拥有更好的晚年生活，爱护双眼，刻不容缓。

2019年，世界卫生组织发布的《世界视力报告》指出，全球至少有22亿人视力受损或失明，其中至少有10亿人的视力损伤问题本可预防。虽然大多数视力受损者和盲人的年龄超过50岁，但视力损害可以影响所有年龄的人群。国家疾病预防控制局监测数据显示，2022年我国儿童青少年总体近视率为51.9%（其中，小学36.7%，初中71.4%，高中81.2%），青少年的近视防控很重要，以防止高度近视相关眼底疾病的发生。

二 眼健康知多少

眼睛作为视觉系统的重要组成部分，支撑着视觉功能。光线通过眼球前部的角膜和晶状体聚焦到视网膜上，被转换为神经冲动传至大脑，最终产生视觉。通过感觉器官从外界获得的信息中，大约90%是由眼睛来完成的。

眼睛是结构精细、需要用心呵护的器官。即使是轻微的损伤，都有可能带来视觉功能的影响，甚至导致视觉功能的减退。眼部疾病和视力损伤十分普遍。

1. 眼部疾病主要有哪些?

眼睛是人体重要的视觉器官，任何部位的病变均可引起相应疾病，常见疾病有眼睑病、泪器病、眼表疾病、结膜病、角膜病、巩膜病、晶状体病（如白内障）、青光眼视神经疾病、眼底病、屈光不正、斜视与弱视等。

2. 是不是老年人更应该关注眼健康问题?

眼部疾病和视力损伤流行率会随年龄增长而上升，老年人确实比年轻人更容易出现视力问题。但实际上视力损害可以影响所有年龄的人群。每个人都应该关注眼健康问题。

3. 眼睛出现问题可能会有哪些症状呢?

不同的眼部疾病可能会有一些不同的症状，有些眼部疾病如糖尿病视网膜病变早期症状并不明显，然而病变后期则会导致视力下降、飞蚊症或视物变形等症状。出现视力下降、视物变形或变色、眼前出现漂浮物或黑影、闪光感、视野缺损、眼睛痛、复视、溢泪、异物感、烧灼感等都是在提示眼睛有问题，需要就医。

三 护眼有妙招

用眼时间过长、不良用眼习惯等都会直接影响视力健康，增加视力损害风险。因此，学会如何爱眼护眼是每个人的必修课。

1. 密切关注眼健康，定期检查视力，以便及时发现视力异常情况，及时分析原因，提出防治措施。关注用眼健康，做到早监测、早发现、早预警、早干预。

（1）0～6岁是儿童眼球结构和视觉功能发育的关键时期，6岁前的视觉发育状况影响儿童一生的视觉质量，因此，做到早监测、早发现、早预警、早干预至关重要。小学期间是近视的高发阶段，家长应当每隔 6 ~ 12 个月带孩子到正规医疗机构进行视力检查，同时建议进行散瞳验光和眼轴长度的测量，以全面了解孩子的眼睛情况。如果孩子诉说视力下降，应当尽快带孩子到医院就诊。

（2）高度近视、糖尿病、高血压等人群应当每年检查眼底。老年人也应定期进行视力及眼底检查。

（3）树立正确的眼健康理念，勿信偏方。比如一旦确诊近视应及时采取科学的措施干预，通过佩戴眼镜等进行矫正。佩戴合适的眼镜可以有效矫正视物不清，延缓近视进展。

（4）积极关注自身的视力状况，有眼睛不适时，要尽早到眼科检查和治疗。

2. 避免长时间用眼，包括但不限于使用电子终端设备（手机、平板、电脑等）。当长时间专注于用眼阅读，用电子产品时，很容易导致眼部疲劳，增加视力问题的发生概率。

（1）在幼儿眼睛发育的关键期，过多接触电子屏幕会造成不可逆的眼部损伤。建议 0 ~ 3 岁幼儿禁用手机、电脑等电子产品，3 ~ 6 岁幼儿也应尽量避免接触和使用。中小学生非学习目的使用电子屏幕单次时长不宜超过 15 分钟，每天累计时长不宜超过 1 小时。在因学习使用电子屏幕 30 ~ 40 分钟后，应休息远眺放松 10 分钟。

有些家长认为看绿色就能让眼睛放松，实际上，绿色和保护视力并没有关系。人之所以会感觉眼睛疲劳，是因为长时间用眼，导致眼球的睫状肌处于高度的收缩状态，得不到放松（人的视力和眼球的睫状肌保持的状态有关），久而久之，还会形成近视。所以如果这个绿色物体是在较远处，可以多看看，如果是近处的话，对视力就没有保护作用了。需要注意的是，远眺才是让眼睛放松的方式。

（2）成人也应避免长时间使用电脑。一般情况下，每分钟眨眼约 20 次，使用电脑工作时，因过于凝神注目，每分钟眨眼次数可减少到 6 次，导致泪液蒸发过多，角膜得不到湿润，出现眼睛不适，如灼热感、异物感、畏光、磨痛、视物不清、视物疲劳等症状。所以成人也应尽量调整工作时间，每工作 1 ~ 2 小时，休息 15 分钟，闭目或远眺。

3. 读写坐姿要正确

（1）对于儿童，正确的读写坐姿可以防控近视。看书时坐姿要正确，眼睛和书保持一定的距离，做到头正、腰挺、背直，保持“一拳一尺一寸”的读写姿势。不要躺着、趴着或走路、坐车时看书；不在光线过强或过暗的地方看书。

（2）对于成人，正确的读写坐姿可以防止视疲劳。注视距离太近或姿势不正确，如过度靠近电脑屏幕，或者屏幕过小，会导致使用者必须近距离工作，头部向前倾，颈部肌肉用力，很容易出现工作劳累，加重眼睛的疲劳。操作电脑时，应保持 60cm 以上的距离，勿长时间操作。调整显示器至合适的高度，让眼睛的肌肉处于比较松弛的状态。

4. 环境中的光线要适宜

（1）环境中的光线适宜对于儿童近视的防控有着重要的意义。儿童用眼时，除使用台灯外，环境保持合适的亮度同样重要。

（2）环境中的光线适宜对于成人防止视疲劳有重要意义。光线太强或者是太弱，使电脑屏幕与外界产生强烈的反差，容易对眼睛造成刺激。办公室和家里都应该有适宜的光线，不可过暗或过亮。黑暗中使用电子产品还可能因瞳孔扩大，影响房水循环而诱发青光眼。

5. 均衡营养、充足睡眠 眼睛和身体其他部位一样，同样需要摄入均衡的营养，家长要引导儿童、青少年多摄入鱼类、蛋类、乳类、豆制品等食物，多吃新鲜水果蔬菜，做到饮食多样化。叶黄素是构成人眼视网膜黄斑区域的主要色素，可以适当摄入含叶黄素较多的食物，如胡萝卜、南瓜、西蓝花、玉米、蓝莓、橘子等。

正常昼夜节律和充足睡眠对儿童、青少年的眼睛发育至关重要，幼儿、小学生每天睡眠应不低于 10 小时，初中生睡眠应不低于 9 小时，高中生睡眠应不低于 8 小时。充足的睡眠可以缓解视疲劳。

6. 积极锻炼，增强体质

（1）儿童、青少年把锻炼活动安排在户外有阳光的时间段，不仅可以强身健体，还可以防控近视。户外活动接触阳光，能增加眼内多巴胺等活性物质释放，促进眼球正常发育并减缓眼轴增长的速度，是防控近视有效、经济的方法。户外活动时间与屈光度数、眼轴长度等近视指标显著相关，儿童、青少年应坚持每天日间户外活动不少于 2 小时，或者每周累计达到 14 小时。

（2）户外运动可以有效预防视疲劳。可以借运动之机，让眼睛休息一下。

7. 牢记用眼卫生 注意卫生，不用手揉眼睛。手上有很多细菌，用手揉搓眼睛，很容易使眼睛受到感染。如果眼睛不舒服，先把手洗干净，然后闭上眼睛，轻轻按一按。如果眼睛发痒，总忍不住要揉眼，需要就医确认有没有变应性结膜炎等眼部问题。

8. 给眼睛防晒 日积月累的紫外线照射会导致眼部损害，如增加白内障、黄斑变性的风险，可选择能有效阻挡紫外线的太阳镜。

9. 使用眼药水需谨慎 虽然眼睛问题大部分是眼局部用药，但是仍然需要关注用药安全。比如眼睛发红也有很多种可能的情况，需要明确原因再用药，滥用眼药水可能引起其他的眼部问题。如长期使用糖皮质激素滴眼液，需要定期监测眼内压，否则可能会引起眼内压升高，伤害视神经；收缩血管的滴眼液见效快，但是如果使用超过 2 周，停药时会引起反跳性眼红；多数滴眼液都含有防腐剂，长期使用也会对眼表造成损害。人们经常用到的滴眼液的使用注意事项可以参考表 74-1。

10. 眼睛不适及时就诊 如果眼睛觉得干涩、疲劳，并不一定是干眼症，可能只是短暂的眼干，但可能是眼睛的状态发生了变化，需要注意休息。如果充分休息后仍然觉得不适，可以尝试使用人工泪液，人工泪液品种及使用注意事项见表 74-1。人工泪液主要作用是模拟天然泪液，并不含其他任何抗过敏、抗炎、抗疲劳的成分，眼睛干涩时，可适当使用缓解症状。使用人工泪液后，症状仍然没有得到改善，应及时就诊。

表 74-1 常用的滴眼液

<table>
<tr><th>药物分类</th><th>主要品种</th><th>主要作用</th><th>注意事项</th></tr>
<tr><td rowspan="2">润滑类人工泪液</td><td>羧甲纤维素钠、玻璃酸钠、聚乙烯醇、右旋糖酐 70、聚乙二醇、羟丙甲纤维素、聚乙烯吡咯烷酮、聚丙烯酸、卡波姆、维生素 A 棕榈酸酯等</td><td>润滑眼表、补充水分</td><td rowspan="3">(1) 人工泪液应根据眼部的情况以及使用的舒适度等因素进行个性化选择。
(2) 每天不使用超过 6 次。长期及高频率(如每天 6 次以上)使用人工泪液者，应优先选择不含防腐剂的人工泪液</td></tr>
<tr><td>羟糖甘</td><td>润滑作用、补充脂质</td></tr>
<tr><td>泪液促泌剂</td><td>地夸磷索钠</td><td>促进泪液中水液和黏蛋白组分的分泌</td></tr>
<tr><td>抗菌药物滴眼液 / 眼膏 / 眼用凝胶</td><td>加替沙星
莫西沙星
左氧氟沙星
妥布霉素
红霉素
新霉素
庆大霉素</td><td>抗菌，用于治疗细菌感染性眼病</td><td>有细菌感染时，如细菌性结膜炎时才使用，过度使用抗菌药物滴眼液会破坏眼表微生物平衡</td></tr>
<tr><td>糖皮质激素滴眼液</td><td>地塞米松
醋酸泼尼松
氯替泼诺
氟米龙</td><td>抗炎，用于炎症性眼病</td><td>(1) 快速起效，使用超过 2 周会有眼内压升高的风险，不建议自行购买使用。
(2) 对于需要较长时间使用的眼病，需要定期监测眼内压</td></tr>
<tr><td>血管收缩剂</td><td>萘甲唑啉
羟甲唑啉</td><td>收缩血管并减轻结膜水肿</td><td>能快速减轻结膜充血，但只适合短期(少于 2 周)或发作时使用，2 周以上规律使用，停用时可导致反弹性充血</td></tr>
<tr><td>具有稳定肥大细胞特性的抗组胺药</td><td>依美斯汀
氮䓬斯汀
奥洛他定</td><td>减轻眼部的过敏性症状</td><td>眼部有过敏症状时将眼药水冷藏和 / 或使用经冷藏的人工泪液有一定帮助。一般应至少治疗 2 周</td></tr>
</table>

眼健康与爱眼意识密切相关，为了光明美好的每一天，请像爱惜生命一样爱惜眼睛。

参考文献

[1] 亚洲干眼协会中国分会，海峡两岸医药卫生交流协会眼科学专业委员会眼表与泪液病学组，中国医师协会眼科医师分会眼表与干眼学组.中国干眼专家共识：治疗(2020年).中华眼科杂志，2020, 56(12): 907-913.

[2] 亚洲干眼协会中国分会，海峡两岸医药卫生交流协会眼科学专业委员会眼表与泪液病学组，中国医师协会眼科医师分会眼表与干眼学组.中国干眼专家共识：生活方式相关性干眼(2022年).中华眼科杂志，2022, 58(8): 573-583.

[3] WHO. World report on vision.[2024-04-09]. https://www.iapb.org/learn/resources/the-world-report-on-vision/.

75 世界乳腺癌宣传日

一 世界乳腺癌宣传日的由来

乳腺癌也被称为“粉红杀手”。据 GLOBOCAN 2020 数据，乳腺癌的全球新发病例约为 226 万人次，占所有新发癌症病例的 11.7%，位居第一，新发死亡病例为 68 万人次，位居第一。为了宣传乳腺癌的防治，将每年的 10 月定为世界乳腺癌防治月，每年的 10 月 18 日为世界乳腺癌宣传日。“粉红丝带”作为全球乳腺癌防治活动的公认标识，用于宣传“及早预防、及早发现、及早治疗”这一宗旨。

据预测，到 2050 年，全球女性乳腺癌发病率将达到每年约 320 万新发病例。这些数字反映了乳腺癌发病率的攀升态势、其对全世界社会的影响以及预防和治疗措施的紧迫性。所以，在全球范围内开展乳腺癌防治工作任重而道远。规范化用药是乳腺癌诊疗过程中非常重要的一环。用药不合理，会导致患者疾病进展、药物不良反应增加、药物资源浪费，甚至增加政府和患者的经济负担。因此，让大众了解乳腺癌的防治和合理用药具有重要意义。

二 乳腺癌疾病介绍

1. 乳腺癌的分类 乳腺被结缔组织分隔成 15～20 个腺叶，以乳头为中心呈放射状排列，腺叶又可分成许多小叶（图 75-1）。小叶是乳腺的基本单位，由小叶导管和腺泡组成，腺泡是产生母乳的结构，导管将乳汁从小叶输送到乳头。乳腺小叶像一串串葡萄，腺泡是一颗颗葡萄，导管好比连接“葡萄串”和“葡萄”的“叶脉”和“树干”。乳腺癌按照癌细胞的局限程度可分为非浸润性乳腺癌、浸润性乳腺癌、转移性乳腺癌。非浸润性乳腺癌是指局限于导管或小叶的早期癌，即原位癌。浸润性乳腺癌是指已经穿破导管或小叶腺泡的基底膜，并且浸润基质的乳腺癌。一旦脱离导管或小叶，乳腺癌会通过淋巴或血液扩散到淋巴结或身体的其他部位，即为转移性乳腺癌。乳腺癌最常见的转移部位包括骨、肺、肝、脑或远处淋巴结。

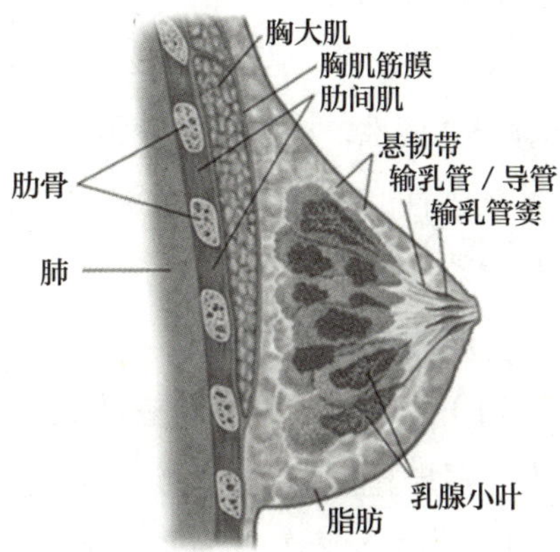

图 75-1 乳房结构示意图

2. 乳腺癌的分子分型 乳腺癌是一种高度异质性的肿瘤，不同患者肿瘤细胞的生长速度、转移倾向及对药物的反应各不相同。目前通常根据分子水平上的标志物来对乳腺癌进行分类，即分子分型。所有乳腺癌患者进行药物治疗前均应先进行激素受体（hormone receptor，HR）、人表皮生长因子受体-2（HER2）及Ki-67蛋白检测。激素受体包括雌激素受体（estrogen receptor，ER）、孕激素受体（progesterone receptor，PR）。评估 ER、PR 状态的意义在于确认内分泌治疗获益的患者群体以及预测预后，ER 和 / 或 PR 阳性患者可采用内分泌治疗。评估 HER2 状态的意义在于确认适合 HER2 靶向治疗的患者群体以及预测预后。此外，Ki-67 增殖指数在乳腺癌治疗方案选择和预后评估上也起了越来越重要的作用。根据检测结果，可将乳腺癌分为 4 个亚型：管腔 A 型（luminal A）、管腔 B 型（luminal B）、HER2 阳性和三阴性。

管腔 A 型：是乳腺癌最常见的分子亚型，占 44.5% ~ 69.0%。ER 阳性、PR 阳性且 PR 高表达（ > 20%），HER2 阴性，Ki-67 低表达（ < 14%）。该类型患者内分泌治疗效果最佳，预后最好。

管腔 B 型：约占 8%，又分为 luminal B 型（HER2 阴性）和 luminal B 型（HER2 阳性）。前者为 ER 和 / 或 PR 阳性，HER2 阴性且 Ki-67 高表达（≥ 14%）或 PR 低表达（≤ 20%）。后者为 ER 和 / 或 PR 阳性，HER2 阳性，任何状态的 Ki-67。

HER2 阳性：也称 HER2 过表达型，发病率为 20% ~ 30%，HER2 阳性，ER 和 PR 阴性，内分泌治疗无效，但可使用抗 HER2 靶向药物。

三阴性：发病率为 20% ~ 24%，ER 和 PR 阴性，HER2 阴性，内分泌治疗无效，预后最差。

3. 乳腺癌的风险因素

（1）家族史：大约有三分之一的乳腺癌是遗传性的。如果母亲、姐妹或女儿罹患乳腺癌，则该女性患乳腺癌的风险可能会翻倍。

（2）*BRCA* 突变：乳腺癌相关基因（*BRCA*）是重要的抑癌基因，包括 *BRCA1* 和 *BRCA2*，是评估乳腺癌风险并影响患者个体化治疗选择的生物标志物。*BRCA1/2* 突变会增加患乳腺癌的风险。

三 乳腺癌的药物治疗

1. 化疗药物

（1）乳腺癌可选的化疗药物众多，常用的主要有以下几类。

1）蒽环类：蒽环类药物主要通过插入DNA碱基对之间，使碱基对之间的距离增加，从而引起DNA裂解，阻止RNA合成发挥抗肿瘤活性。代表药物：多柔比星、表柔比星、吡柔比星。

2）紫杉烷类：通过抑制微管蛋白解聚从而影响细胞的分裂增殖来发挥抗肿瘤活性。代表药物：紫杉醇、多西他赛、白蛋白结合型紫杉醇。

3）铂类：铂类药物主要通过进入肿瘤细胞后与DNA形成铂-DNA加合物，抑制DNA的合成和修复，从而导致肿瘤细胞死亡。代表药物：顺铂、卡铂。

4）其他：环磷酰胺、氟尿嘧啶、卡培他滨、吉西他滨、长春瑞滨、艾立布林、优替德隆。

（2）化疗分类

1）辅助化疗：对于手术患者如存在腋窝淋巴结阳性、肿瘤体积较大、年龄<35岁等复发高危患者，可根据患者基本情况（年龄、月经状况、血常规、重要器官功能、有无其他疾病等）、肿瘤特点（病理类型、分化程度、淋巴结状态、HER2及激素受体状况等）进行综合分析，并权衡治疗的风险-获益，考虑是否进行术后辅助化疗。常用方案以含蒽环类的方案为主，不含蒽环类的方案（多西他赛+环磷酰胺）适用于有一定复发风险的患者，卡培他滨方案可用于三阴性乳腺癌。

2）新辅助化疗：新辅助化疗是指为降低肿瘤临床分期，提高切除率和保乳率，在术前先进行全身化疗。对于HER2阳性的乳腺癌患者，符合新辅助适应证的，应采用含蒽环联合紫杉方案或非蒽环方案联合曲妥珠单抗±帕妥珠单抗进行新辅助治疗。对于三阴性乳腺癌患者，新辅助推荐含蒽环类和紫杉类的方案。

3）晚期乳腺癌化疗：晚期乳腺癌的主要治疗目的不是治愈患者，而是提高患者生活质量，延长患者生存时间。符合下列某一条件的患者可考虑化疗：①ER/PR阴性或低表达；②有症状的内脏转移；③ER/PR阳性，内分泌治疗耐药者。晚期乳腺癌常用的化疗药物包括蒽环类、紫杉类、长春瑞滨、卡培他滨、吉西他滨、铂类等。应根据疾病范围、肿瘤分子分型、既往治疗情况及患者的特点来制订个体化的化疗方案。同时，在疾病发展的不同阶段合理选择单药或联合化疗。对肿瘤发展相对较慢，肿瘤负荷不大，无明显症状，特别是老年耐受性较差的患者优选单药化疗。而病情进展较快，肿瘤负荷较大或症状明显的患者则适合选择联合化疗，但是一般不推荐联合三种或三种以上的化疗药物。

2. 内分泌治疗药物

（1）内分泌治疗药物介绍：内分泌治疗适用于管腔A型和管腔B型乳腺癌，其主要作用机制为改变激素依赖性肿瘤生长所需的内分泌微环境，阻止肿瘤细胞的增殖，加速其死亡。内分泌疗法可以分为以下几类。

1）内分泌非靶向治疗药物：①选择性雌激素受体调节剂，可与雌激素受体结合，抑制乳腺组织内的雌激素活性，阻断雌激素诱导肿瘤细胞的生长。代表药物为他莫昔芬、托瑞米芬。②芳香化酶抑制剂，绝经后女性雌二醇的来源主要为：芳香化酶将肾上腺雄激素（主要是雄烯二酮和睾酮）转化为雌酮，雌酮随后转化为雌二醇。通过特异性地抑制芳香化酶可以抑制从雄激素到雌激素的转化，从而有利于乳腺癌的治疗。阿那曲唑、来曲唑和依西美坦均为芳香化酶抑制剂。③选择性雌激素受体下调剂，作用原理与选择性雌激素受体调节剂类似，是通过下调肿瘤组织中的雌激素受体来抑制雌激素的作用，从而抑制肿瘤生长。代表药物为氟维司群。④促黄体素释放素（LHRH）类似物，卵巢功能抑制剂。绝经前和围绝经期女性可使用LHRH类似物抑制卵巢功能。代表药物为亮丙瑞林、戈舍瑞林、曲普瑞林。

2）内分泌靶向治疗药物：①细胞周期蛋白依赖性激酶4/6（CDK4/6）抑制剂，CDK4/6在激素受体阳性的乳腺癌中过度活跃，促使肿瘤细胞增殖扩散。CDK4/6抑制剂可以阻止细胞周期进展，从而发挥抑制肿瘤细胞增殖的作用。代表药物为哌柏西利、瑞波西利、阿贝西利和达尔西利。②mTOR抑制剂，mTOR是一种丝氨酸/苏氨酸蛋白激酶，依维莫司等mTOR抑制剂可以抑制mTOR信号刺激的肿瘤细胞的生长和增殖。③组蛋白脱乙酰酶（HDAC）抑制剂，HDAC抑制剂是潜在的抑制增殖的化合物，可以诱导肿瘤细胞凋亡，从而起到抗肿瘤、克服内分泌耐药的作用。代表药物为西达本胺。

（2）内分泌治疗分类

1）辅助内分泌治疗：激素受体 ER 和 / 或 PR 阳性的浸润性乳腺癌患者，均应接受术后辅助内分泌治疗。原位癌患者如出现以下情况也可考虑行内分泌治疗：①保乳术后需要放疗的患者，特别是其中激素受体阳性的导管原位癌；②仅行局部切除导管原位癌的患者；③行乳腺全切患者用于预防对侧乳腺癌发生。

绝经前患者辅助内分泌治疗首选他莫昔芬。对于中高复发风险的绝经前患者推荐使用卵巢抑制剂。绝经后患者优先选择芳香化酶抑制剂。术后辅助内分泌治疗的治疗期限通常为 5 年。辅助内分泌治疗不建议与辅助化疗同时使用，一般在化疗后使用。

2）晚期乳腺癌的内分泌治疗：绝经后患者的内分泌治疗推荐芳香化酶抑制剂、选择性雌激素受体调节剂、选择性雌激素受体下调剂等。绝经前患者内分泌治疗推荐在卵巢功能抑制基础上，可参照绝经后乳腺癌治疗。未行卵巢功能抑制的，可考虑 SERM。绝经前和绝经后患者均可考虑在内分泌治疗的基础上联合靶向治疗（CDK4/6 抑制剂、HDAC 抑制剂等）。

3. 抗 HER2 靶向治疗药物

（1）HER2 靶向治疗药物介绍：用于 HER2 阳性乳腺癌患者，目前上市的针对 HER2 靶点的治疗药物包括抗 HER2 单克隆抗体（单抗）药物、抗体药物偶联物和酪氨酸激酶抑制剂这三类。尽管这几类药物都是针对 HER2，但具体的作用机制并不相同。

1）抗 HER2 单抗药物：是 HER2 阳性乳腺癌患者一线用药。代表药物为曲妥珠单抗、帕妥珠单抗、伊尼妥单抗。

2）抗体药物偶联物（antibody-drug conjugate，ADC）：ADC 是将细胞毒性药物连接到靶向肿瘤的单抗而构成的复合体，兼具了靶向药物的高度选择性和细胞毒性药物的强大杀伤性，代表药物为恩美曲妥珠单抗（T-DM1）、德曲妥珠单抗（T-DXd）。

3）酪氨酸激酶抑制剂（tyrosine kinase inhibitor，TKI）：主要用于曲妥珠单抗治疗后进展的二线治疗。代表药物为吡咯替尼、拉帕替尼、奈拉替尼、图卡替尼。

（2）HER2靶向治疗

1）术后辅助靶向治疗：常用方案包括TCH（P）方案（多西他赛＋卡铂＋曲妥珠单抗 ± 帕妥珠单抗）、AC-TH（P）方案（多柔比星＋环磷酰胺，序贯紫杉醇＋曲妥珠单抗 ± 帕妥珠单抗）；对于高危复发风险患者（如淋巴结阳性的患者），可用曲妥珠单抗与帕妥珠单抗双靶向治疗联合辅助化疗。目前曲妥珠单抗辅助治疗推荐的疗程一般为1年。

2）术前新辅助靶向治疗：曲妥珠单抗、帕妥珠单抗双靶向是目前新辅助靶向治疗的首选方案。对于HER2阳性的乳腺癌患者，符合新辅助适应证的，可采用含蒽环联合紫杉方案或非蒽环方案联合曲妥珠单抗 ± 帕妥珠单抗进行新辅助治疗。接受新辅助靶向治疗的患者应在辅助治疗阶段补足曲妥珠单抗 ± 帕妥珠单抗治疗至1年。

3）晚期HER2阳性乳腺癌的靶向治疗：持续的抗HER2治疗是晚期HER2阳性乳腺癌重要的治疗原则。晚期HER2阳性乳腺癌的一线治疗首选曲妥珠单抗、帕妥珠单抗双靶向治疗联合紫杉类药物。其他可选方案包括曲妥珠单抗单靶向联合紫杉类药物，曲妥珠单抗联合长春瑞滨、卡培他滨等其他化疗药物。

四 乳腺癌治疗药物常见不良反应

不良反应是影响乳腺癌药物治疗的重要原因之一，也是临床医生和患者关注的重点。乳腺癌治疗药物有哪些常见的不良反应，又有哪些对应的防治措施呢？乳腺癌治疗药物常见不良反应见表75-1。

表75-1 乳腺癌治疗药物常见不良反应

药物类型	常见不良反应
化疗药物	恶心呕吐、骨髓抑制、心脏毒性、手足综合征、周围神经毒性、肝肾毒性、过敏反应、脱发、腹泻、口腔炎
内分泌治疗药物	
非靶向治疗药物	类围绝经期综合征、骨丢失症状、血脂异常

续表

药物类型	常见不良反应
CDK4/6 抑制剂	骨髓抑制、腹泻、肝功能异常、皮肤及皮下组织不良反应
mTOR 抑制剂	味觉障碍、口腔炎、腹泻、皮疹、骨髓抑制、高血糖等
HDAC 抑制剂	骨髓抑制、乏力、发热、腹泻、恶心呕吐、食欲减退、低钾、低钙、皮疹
抗 HER2 靶向治疗药物	
抗 HER2 单抗	心脏毒性、输液反应、腹泻、皮疹、骨髓抑制、肝功能异常等
抗体药物偶联物	骨髓抑制、心脏毒性、肝功能异常、恶心、呕吐、腹泻、周围神经病变、输液反应等
酪氨酸激酶抑制剂	腹泻、肝损伤、恶心、呕吐、皮肤毒性、心脏毒性、口腔黏膜炎等

1. 心脏毒性 心脏毒性是乳腺癌治疗药物的典型不良反应，最常见于蒽环类药物和抗 HER2 靶向治疗药物，通常表现为左心功能不全如左室射血分数下降、心律失常、心肌病变、高血压等，严重时可发生充血性心力衰竭甚至心脏性死亡。其中，蒽环类药物导致的心脏毒性通常呈现进行性加重和不可逆性，并具有剂量累积性，因此限制蒽环类药物的累积剂量可以降低其心脏毒性的发生率，通俗地来讲，就是累积达到一定剂量后就不能再用该类药物了，否则可能会大大增加心脏毒性的发生风险。而抗 HER2 靶向治疗药物导致的心脏毒性为非剂量依赖性，多数是可逆的。

对于心脏毒性，提前预防和及时发现极为关键。建议患者如有心血管疾病相关病史、接受过蒽环类药物化疗或放疗等抗肿瘤治疗应提前告知主管医生以便充分评估危险因素，在开始治疗前应配合医生完善心脏功能等检查以便全面评估病情，选用最佳抗肿瘤治疗方案；在接受治疗期间及结束治疗后应遵照医嘱定期监测心功能变化，一旦发现心脏毒性应及时就医，必要时在医生指导下根据心脏毒性严重程度中断或更换抗肿瘤治疗方案。

2. 类围绝经期综合征 类围绝经期综合征是乳腺癌内分泌治疗常见的不良反应，主要表现为潮热、多汗、失眠、阴道干燥、阴道出血、痤疮、性欲减退、体重增加等症状。这类不良反应的发生主要与内分泌治疗药物的抗雌激素作用相关，大部分反应轻微，可以耐受，不需要进行特殊处理。倘若患者感觉不可耐受，必要时可以告知医生予以对症处理。

3. 骨丢失症状 长期使用芳香化酶抑制剂或他莫昔芬治疗可能会出现骨丢失症状，主要表现为骨质疏松、关节肌肉疼痛、骨折等。此类不良反应的发生可能与内分泌治疗期间雌激素缺乏引起骨代谢失衡和疼痛敏感相关。如果患者存在高龄，骨质疏松家族史，既往接受过化疗、卵巢切除联合内分泌治疗等高风险因素时，骨丢失和骨质疏松症的发生风险将进一步增加。建议患者定期监测骨密度，常规补充钙剂、维生素 D，并进行适当强度的锻炼。对于肥胖患者，减重是避免和减轻关节疼痛加重的有效防治措施。必要时可在医生的指导下，使用双膦酸盐类药物或地舒单抗等防治骨质疏松及骨折，使用非甾体抗炎药等控制肌肉、骨骼疼痛。

4. 子宫内膜病变 他莫昔芬是乳腺癌内分泌治疗最具代表性的药物之一。长期使用他莫昔芬将增加子宫内膜相关病变发生风险，包括子宫内膜增生、子宫内膜息肉、子宫内膜癌等，可能与他莫昔芬类雌激素效应有关。此外，如伴有肥胖、糖尿病、从未生育、多囊卵巢综合征、长期单一外源性雌激素治疗等风险因素，子宫内膜病变发生风险将进一步增加。建议患者如有子宫内膜病变相关病史应在开始治疗前告知医生以便全面评估病情；所有患者在服用他莫昔芬期间，应每 6 ~ 12 个月进行 1 次妇科检查，监测子宫内膜变化；倘若用药期间或治疗结束后出现异常妇科症状，特别是非月经期间阴道出血、月经不调、阴道分泌物增多、盆腔疼痛或有压迫感等症状，应及时就医排查相关风险。此外，使用托瑞米芬治疗也需监测其对子宫内膜的影响。

五 患者常见疑问

1. 为什么同样是激素受体阳性、HER2 阴性，有的乳腺癌患者需要化疗，有的不需要化疗？

每个患者的情况不同，医生需要综合多方面因素，针对性地制订个体化的治疗方案。

比如同样都是激素受体阳性、HER2 阴性的乳腺癌，如果是早期术后患者，是否进行辅助化疗主要取决于疾病对化疗的反应以及乳腺癌复发的风险。对于复发风险低的患者，可以免除辅助化疗；对于复发风险高的患者，推荐行术后辅助化疗；部分中危患者可能需要结合多基因检测进一步评估化疗的获益和风险。

而对于激素受体阳性、HER2 阴性的晚期乳腺癌，化疗或内分泌治疗均是可选治疗方案。特别对于有内脏转移或既往对内分泌治疗耐药的患者，化疗是首选方案。

2. HER2（+）、HER2（++）能用曲妥珠单抗等抗 HER2 靶向治疗药物吗?

乳腺癌患者行抗 HER2 靶向治疗前，必须先进行 HER2 状态检测。HER2 阳性是指免疫组织化学（immunohistochemistry，IHC）检测结果+++，或++且原位杂交法（*in situ* hybridization，ISH）检测结果阳性。对于 IHC+，或 IHC ++但 ISH 检测阴性的，称作 HER2 低表达。

对于 HER2 阳性的乳腺癌患者，可以通过抗 HER2 靶向治疗药物治疗获益。但对于 HER2 低表达的乳腺癌患者，目前仅德曲妥珠单抗在晚期人群中显示也有获益，可以用于 HER2 低表达晚期乳腺癌的治疗；其他包括曲妥珠单抗在内的抗 HER2 靶向治疗药物对于 HER2 低表达乳腺癌患者的治疗效果差，不推荐使用。

3. 为什么同样是内分泌治疗，有的患者需要同时使用戈舍瑞林等 LHRH 类似物，有的不用?

激素受体阳性的乳腺癌属于激素依赖性肿瘤，其发生和发展与雌激素密切相关。乳腺癌内分泌治疗主要通过抑制雌激素生成，阻断雌激素与肿瘤细胞结合来发挥抗肿瘤作用。绝经前女性的雌激素主要来自卵巢分泌，因此卵巢功能抑制是绝经前激素受体阳性乳腺癌的重要治疗手段。卵巢功能抑制是指通过手术、药物或放疗抑制卵巢产生雌激素，可有效降低乳腺癌复发风险，改善生存情况。目前采用戈舍瑞林、亮丙瑞林、曲普瑞林等 LHRH 类似物进行药物性卵巢功能抑制是绝经前激素受体阳性乳腺癌卵巢功能抑制最常用的方法。因此在制订内分泌治疗方案时需要判断卵巢功能状态，根据复发风险和联用药物等选择是否联用 LHRH 类似物。

4. 为什么患者进行紫杉醇注射液化疗前要吃那么多地塞米松?

过敏反应是紫杉醇注射液常见的不良反应之一，发生率高达 41%，可表现为呼吸困难、面部或全身性潮红、胸痛、腹痛、背部或四肢疼痛、心动过速、低血压或高血压、皮疹等症状，严重的可导致过敏性休克或死亡。在紫杉醇注射液治疗前，使用糖皮质激素（如地塞米松）联合 H_1 受体拮抗剂（如苯海拉明）和 H_2 受体拮抗剂（如西咪替丁或雷尼替丁）预处理用药，可在一定程度上降低过敏反应的发生率和严重程度。

除紫杉醇注射液外，目前常用的紫杉醇制剂还有紫杉醇脂质体和白蛋白结合型紫杉醇两种。三者的预处理方案并不相同。目前，紫杉醇脂质体同样要求在使用前 30 分钟进行预处理：静脉注射地塞米松 5 ~ 10mg；肌内注射苯海拉明 50mg（或其同类药异丙嗪 25 ~ 50mg）；静脉注射西咪替丁 300mg。而白蛋白结合型紫杉醇发生过敏的风险较小，因此目前给药前无须进行预处理。

需要注意的是，即使进行了预处理，使用紫杉醇仍可能发生过敏反应，特别是在输注开始的第 1 个小时以及前 2 个紫杉醇化疗周期。因此，在紫杉醇输注期间应密切关注患者的心率、血压、呼吸、神志、皮肤等，如出现过敏反应症状或有不适，应立即暂停输液并告知医护人员，及时给予相应的治疗措施。

六 如何预防乳腺癌

上医治未病，预防胜于治疗。那么，怎样才能预防乳腺癌，降低乳腺癌患病风险呢?

1. 培养健康的生活方式，保持积极乐观的心态。健康饮食，戒烟限酒，坚持运动锻炼，保持健康的作息，避免熬夜；学会自我疏导和情绪调节，注意劳逸结合，保持积极乐观的心态，避免不良情绪的影响。

2. 坚持自查，定期进行体检筛查。

3. 有乳腺癌家族史的人群可做乳腺癌基因检测。

4. 避免乱用、滥用激素类药品或保健食品，如有需要应在医生或药师指导下合理使用。

总而言之，近年来乳腺癌的治疗手段日新月异，虽然乳腺癌发病率较高，但通过及早预防、及早发现、及早治疗，可显著改善乳腺癌的预后。普及乳腺知识，关爱乳腺健康，增强科学防治意识，健康常相随！

参考文献

[1] TAO Z, SHI A, LU C, et al. Breast cancer: epidemiology and etiology. Cell Biochem Biophys, 2015, 72(2): 333-338.

[2] SHAHIWALA A F, KHAN G A. Potential phytochemicals for prevention of familial breast cancer with BRCA mutations. Curr Drug Targets, 2023, 24(6): 521-531.

[3] WAN A, ZHANG G, MA D, et al. An overview of the research progress of BRCA gene mutations in breast cancer. Biochim Biophys Acta Rev Cancer, 2023, 1878(4): 188907.

[4] 中华人民共和国国家卫生健康委员会 . 乳腺癌诊疗指南 (2022 年版). 中华肿瘤杂志 , 2023, 45(10): 803-833.

[5] 国家癌症中心 , 中国药师协会肿瘤专科药师分会 . 乳腺癌内分泌治疗药物药学服务指南 (2023 版). 中华肿瘤杂志 , 2023, 45(10): 834-862.

[6] 葛睿 , 王碧芸 , 江泽飞 , 等 . 乳腺癌 CDK4/6 抑制剂相关性不良反应管理共识 . 中华肿瘤杂志 , 2022, 44(12): 1296-1304.

[7] 王碧芸 , 葛睿 , 江泽飞 , 等 . 乳腺癌靶向人表皮生长因子受体 2 酪氨酸激酶抑制剂不良反应管理共识 . 中华肿瘤杂志 , 2020, 42(10): 798-806.

[8] 中华医学会肿瘤学分会乳腺肿瘤学组 , 中国乳腺癌靶向治疗药物安全性管理共识专家组 . 中国乳腺癌靶向治疗药物安全性管理专家共识 . 中国癌症杂志 , 2019, 29(12): 993-1006.

[9] 中国医师协会肿瘤医师分会乳腺癌学组 , 中国抗癌协会国际医疗交流分会 . 中国乳腺癌抗体药物偶联物安全性管理专家共识 . 中华肿瘤杂志 , 2022, 44(9): 913-927.

[10] 紫杉醇制剂超敏反应预处理指导意见专家组 . 紫杉醇制剂超敏反应预处理指导意见 . 中国现代应用药学 , 2019, 36(8): 1023-1027.

76 世界更年期关怀日

一 世界更年期关怀日的由来

更年期是每位女性都必须经历的人生阶段，一般发生于 45 ~ 55 岁。更年期的临近或到来对于身体来说，要面对的不仅仅是生理和外形上的改变，由于雌激素水平的下降，还要避免各种慢性疾病。

根据联合国世界卫生组织估计，到 2030 年，全世界会有 12 亿以上的更年期妇女。我国的更年期女性超过 2.1 亿，约占总人口的 1/7。随着寿命的延长，妇女预计有 30 年以上的岁月在更年期以后度过。更年期也正是许多疾病明显增加的时候，糖尿病、骨质疏松、心脑血管疾病、老年性痴呆、妇科肿瘤等众多疾病等都集中向女性袭来，因此平稳度过更年期很关键。世界更年期医学会选定每年的 10 月 18 日为"世界更年期关怀日"，并召集全世界 49 个国家加入，呼吁各国共同重视中老年妇女的健康，并积极开展更年期保健宣教活动。

二 更年期知多少

1. 什么是更年期?

在生理上，女性的一生将经历幼童期、儿童期、青春期、性成熟期、更年期、老年期。更年期指的是"围绝经期"这一特殊时期，在这期间往往会出现一些症状，如月经紊乱、潮热、出汗、心烦、易怒或失眠等，称为围绝经期综合征。这些症状往往会持续很长时间，包括到绝经后期，统称为更年期综合征。更年期是女性从成年进入老年必须经历的一个生理阶段。女性绝经年龄除了与遗传因素、婚育史有关，还与分娩后是否母乳喂养有关，哺乳时间越长的妇女，绝经越晚。除此之外，平时的饮食习惯，也会影响绝经年龄，例如鱼、虾等胆固醇和钙摄入量不多，体内缺乏必要的营养素的女性，脏器衰老加快，更年期通常会提前。

2. 更年期的主要表现有哪些？

不同妇女可出现轻重不一的症状，多数在绝经过渡期症状已开始出现。

（1）月经紊乱：如经期延长或缩短，经量减少或增多，淋漓不断，甚至大出血而导致生命危险。

（2）血管舒缩症状：如潮热、出汗，是更年期最突出的特征性症状。

（3）骨质疏松：绝经后的妇女骨钙流失加速，尤以绝经后 2 ~ 3 年流失最快。

（4）“三高”发生率增加：绝经前，女性在雌激素等保护下，动脉粥样硬化性心血管疾病的发病率低于男性。但绝经后，血脂异常、高血压及血糖异常、冠心病的发病率和死亡率明显上升。

（5）肿瘤发病率增加：绝经和高龄是子宫内膜癌的发病高危因素。最常见的初始症状为非经期阴道出血。乳腺癌在年轻女性中并不多见，但 45 岁左右发病率随着年龄的增长开始迅速增高。

3. 如何应对更年期？

更年期女性雌激素处于较低水平，雌激素对身体的保护作用下降。这一时期，也正是许多疾病，如骨质疏松、糖尿病、心脑血管疾病、妇科肿瘤等明显增加的时候，因此，要积极采取多项措施来应对这些挑战。

（1）开展适当的运动，如慢跑、游泳、骑车等，每周 3 ~ 5 次，每次半小时，运动有利于心肺功能的锻炼，减少代谢性疾病的发生，减少骨流失。

（2）要合理膳食，荤素搭配，粗细搭配，少盐少糖少油。饮食结构要多样化，粗细搭配，增加多种水果、蔬菜摄入，选择全谷物或高纤维食物等碳水化合物。

（3）摄入足够的钙，18 ~ 49 岁成人钙推荐摄入量 800mg/d，50 岁以上和绝经后女性钙的推荐摄入量为 1 000mg/d。建议每周吃 2 次鱼。

（4）定期健康检查，记录体检结果。更年期女性应每月进行一次乳腺自查，发现异常及时就诊；注意妇科常见问题，包括阴道出血、白带异常、下腹痛、外阴瘙痒、下腹肿块、更年期相关症状、乳腺胀痛或肿物等，出现以上问题要及时就诊。

（5）药物治疗：一般情况下，更年期综合征患者没有必要服用药物，通过改变不良生活习惯和饮食调整可缓解症状。症状严重的则需要积极就医，在专业医生的指导下进行激素治疗。《中国绝经管理与绝经激素治疗指南（2023 版）》也指出，应用激素或激素替代物是延缓衰老和提高生活质量的重要措施之一。

但是激素治疗有很多禁忌证和不良反应，女性不能自行用药，一定要去医院就诊，听从医生的建议。选择激素治疗的最佳时间是刚出现更年期状况的时候，可以有效缓解激素的降低速度，这样能直接改善更年期症状，特别是可以改善血脂紊乱，抑制动脉粥样硬化斑块形成，预防冠心病。

三 哪些药物可以治疗更年期？

目前较为可靠的药物治疗主要有激素补充治疗，让更年期女性身体内的激素水平逐渐平稳地过渡到绝经后状态，从而缓解更年期症状，但激素补充治疗一定要经过专业医生评估后才能使用（表 76-1）。激素补充治疗使用的剂量只有正常女性卵巢激素分泌量的 1/10，相对来说是比较安全的。需要注意的是，要把握好治疗"窗口期"，而且应该尽早治疗。激素补充治疗应在医师严格指导下应用，不建议自行补充。

表 76-1　临床常用的激素补充治疗药物

药物	适应证	注意事项
黄体酮	用于流产、经前期综合征、与雌激素联合使用治疗更年期综合征等	存在肾脏病、由心脏疾病导致的水肿、高血压等疾病的患者在医师指导下使用
醋酸甲羟孕酮	可用于月经不调、功能性子宫出血及子宫内膜异位症等。还可用于晚期乳腺癌、子宫内膜癌	肝肾功能不全的患者禁用

续表

药物	适应证	注意事项
尼尔雌醇	临床用于雌激素缺乏引起的绝经期或更年期综合征，如潮热、出汗、头痛、目眩、疲劳、烦躁易怒、神经过敏等	高血压患者禁用
炔雌醇	用于补充雌激素不足，治疗女性性功能不良、闭经、更年期综合征等	肝、肾、心脏疾病的患者在医师指导下使用
雌二醇	用于改善更年期症状（如潮热和外阴变化），以及预防更年期女性的骨质疏松	肾功能异常的患者在医师指导下服用

对于存在抑郁的更年期患者来说，建议在白天服用小剂量的5-羟色胺再摄取抑制剂，如帕罗西汀、氟西汀等，此类药物存在嗜睡、失眠、眩晕、情绪不稳定等不良反应，建议在医师的指导下服用。

此外，一些自主神经调节剂，如谷维素、莉芙敏（主要成分为黑升麻）等也可直接调节中枢神经系统，缓解女性更年期症状。谷维素的适应证为更年期综合征的镇静助眠，不良反应有胃部的不适、恶心和口干等；莉芙敏的主要不良反应为皮肤过敏反应、胃肠不适等，临床使用的安全性较高。

写在最后

更年期是每位妇女的自然生理过程，不同妇女其更年期症状存在着个体差异，部分妇女可能不用治疗也能够平稳度过这一时期。对于症状明显的女性，应该针对不同特点采取不同的应对方案，从而平稳度过这一时期。

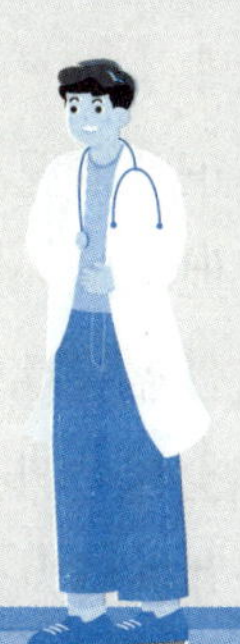

参考文献

[1] 陈日益 . 放松心态 , 缓解更年期不适 . 健康生活 , 2023(6): 60.

[2] 蒋丽华 . 更年期女性应如何调养？专家科普来啦 . 家庭生活指南 , 2023, 39(8): 58-59.

[3] 中国中西医结合学会妇产科专业委员会 . 更年期综合征中西医结合诊治指南 (2023 年版). 中国实用妇科与产科杂志 , 2023, 39(8): 799-808.

[4] 世界中医药学会联合会 , 中华中医药学会 . 国际中医临床实践指南 : 更年期综合征 . 世界中医药 , 2021, 16(2): 190-192.

[5] 中华医学会妇产科学分会绝经学组 . 中国绝经管理与绝经激素治疗指南 2023 版 . 中华妇产科杂志 , 2023, 58(1): 4-21.

77 世界骨质疏松日

一 世界骨质疏松日的由来

世界骨质疏松日最早由英国国家骨质疏松学会和国际骨质疏松基金会定于每年的 6 月 24 日，直到 1998 年世界卫生组织开始参与并作为联合主办组织，将世界骨质疏松日改定为每年 10 月 20 日。世界骨质疏松日的宗旨是引起各国政府和人民对骨质疏松防治的重视，并普及骨质疏松的防治信息。

正常情况下，人体全身骨骼系统总是处在骨破坏与骨形成的动态平衡中。但年龄、遗传以及激素水平等因素可能引起机体骨量丢失、骨密度下降、骨骼脆性增加，导致骨质疏松的发生。如不及时采取有效措施，骨量可能会进一步减少，骨组织微结构损坏，导致骨脆性增加，骨折风险升高，并进展为全身性骨病——骨质疏松症。

骨质疏松症是中老年人的常见病、多发病，严重危害老年人的健康，已成为当今世界广受关注的严重社会问题之一，2020 年国家卫生健康委员会发布的流行病学调查结果显示，50 岁以上人群骨质疏松症的患病率 19.2%，其中男性为 6.0%，女性为 32.1%。虽然男性骨质疏松症的患病率明显较女性低，但有研究表明男性椎体骨折的患病率与女性相似，这警示同样需要关注男性骨质疏松症的防治。预计未来几十年，骨质疏松症及其导致的骨折发病率，依然呈上升趋势。

不少人认为骨质疏松症是老年人特有的疾病，事实上，人体骨骼中的矿物质含量在 30 岁左右达到峰值骨量，随后逐年递减，由于年轻人不良饮食习惯和生活习惯，现在骨质疏松症患者呈年轻化趋势。老年人为了预防骨质疏松的发生，盲目选择补钙产品或大量食补，但老年人每日对钙的耐受量最高为 2 000mg，短时间内补充太多钙质，不仅无法有效吸收，反而容易诱导软组织钙化、泌尿系统产生结石，甚至引发高血钙症，危及心血管。怎样才能科学有效地防治骨质疏松症呢？

二 骨质疏松症知多少

骨质疏松症可发生在任何年龄，但主要发生于绝经后女性和老年男性人群。初期可无明显症状，极易被忽视。但随着病情进展，骨量不断流失，骨微结构悄悄发生着变化，从而出现骨痛、易骨折等问题。

1. 骨质疏松有哪些诱发因素？

导致骨质疏松或加速疾病进展的因素很多，包括种族差异、年龄增长、女性绝经和脆性骨折家族史等不可控因素，以及生活方式、影响骨代谢的疾病和药物等可控因素等（图 77-1）。

2. 骨质疏松症有哪些类型？

依据病因，骨质疏松症分为原发性和继发性两大类。

（1）原发性骨质疏松症：①绝经后骨质疏松症（Ⅰ型），一般发生在女性绝经后 5 ~ 10 年内；②老年骨质疏松症（Ⅱ型），一般指 70 岁以后发生的骨质疏松症；③特发性骨质疏松症，病因尚不明确，主要发生在青少年。

（2）继发性骨质疏松症：主要由影响骨代谢的疾病（内分泌疾病、消化系统疾病、血液病、结缔组织病等）或药物导致。

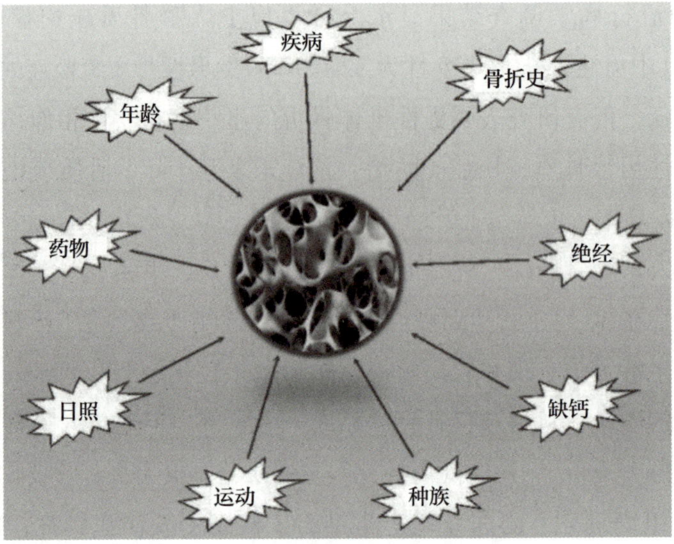

图 77-1 骨质疏松的诱发因素

3. 骨质疏松症可能有哪些症状和危害?

骨质疏松症通常表现为乏力、骨痛、脊柱变形甚至骨折。

骨质疏松症最常见的严重后果是骨质疏松性骨折，指受到轻微创伤（相当于从站立高度或更低的高度跌倒）即发生的骨折。骨质疏松性骨折的危害巨大，是老年患者致残和致死的主要原因之一。发生髋部骨折后1年内，20%患者可能死于各种并发症；约50%患者致残，生活质量明显下降。而且，骨质疏松症及骨折的医疗和护理，还会造成沉重的家庭和社会负担。

此外，骨质疏松严重时可导致胸椎变形，严重者可压迫心肺，出现循环系统、呼吸系统的功能异常。骨骼畸形导致周围皮肤被迫褶皱，褶皱处多汗潮湿，极易滋生细菌，出现瘙痒甚至糜烂；长期卧床者还易产生压疮。

4. 骨质疏松症的临床诊断标准是什么?

在充分结合患者的病史以及相关检查结果的前提下，临床上对骨质疏松症的诊断标准通常有基于双能X射线吸收法（DXA）骨密度测定的诊断标准、基于脆性骨折的诊断标准和特发性青少年骨质疏松症的诊断标准。

（1）基于DXA骨密度测定的诊断标准：图77-2是不同人群基于DXA骨密度测定的诊断标准。

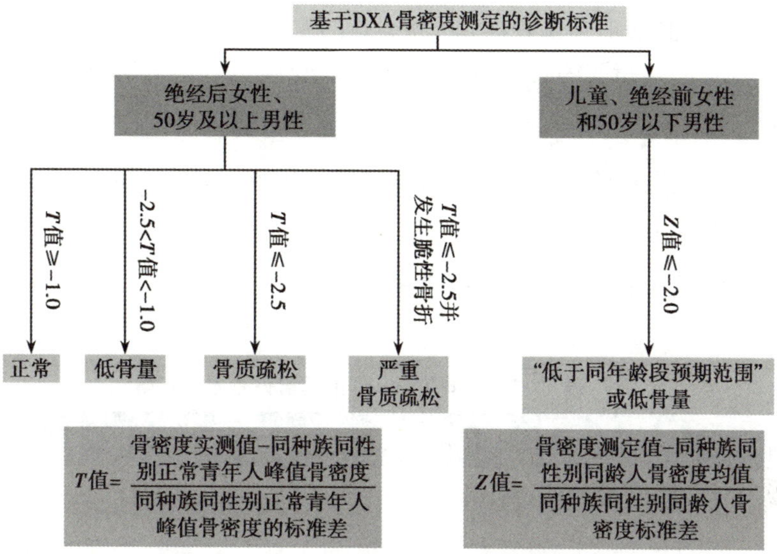

图 77-2　基于 DXA 骨密度测定的诊断标准

（2）基于脆性骨折的诊断标准：符合以下任意情形，即可确诊骨质疏松症。

1）发生过髋部或椎体脆性骨折。

2）DXA 测量的中轴骨或桡骨远端 1/3 骨密度的 T 值≤ −2.5。

3）骨密度测量符合低骨量，且肱骨近端、骨盆或前臂远端发生过脆性骨折。

（3）特发性青少年骨质疏松症的诊断标准：在排除其他引发骨质疏松症的疾病前提下，考察患者的病史、疾病表现和检查结果。

三　如何正确防治骨质疏松症

骨骼强壮是维持人体健康的关键，骨质疏松症的防治应贯穿于生命全过程。目标包括改善骨骼生长发育，促进成年期达到理想的峰值骨量；维持骨量和骨质量，预防增龄性骨丢失；避免跌倒和骨折。

1. 基础措施　通过加强营养、均衡膳食、充足日照、规律运动、戒烟、限酒、尽量避免或少用影响骨代谢的药物以及采取避免跌倒的生活措施可以有效降低骨质疏松症和脆性骨折的发生率。

充足的钙摄入是防治骨质疏松症的基础。根据《中国居民膳食指南（2022）》推荐，中青年每日钙（元素 Ca）摄入量为 800mg，而 50 岁以上中老年、妊娠中晚期及哺乳期人群推荐每日摄入量为 1 000 ~ 1 200mg，最高可耐受 2 000mg。不同阶段人群的膳食钙参考摄入量详见表 77-1。补充钙剂的同时摄入维生素 D 可以达到事半功倍的效果。

表 77-1　不同阶段人群的膳食钙参考摄入量

各阶段人群	中国营养学会膳食钙参考摄入量 /(mg/d)
小于 6 个月	200
7 ~ 12 个月	250
1 ~ 3 岁	600
4 ~ 6 岁	800
7 ~ 10 岁	1 000
11 ~ 13 岁	1 200
14 ~ 17 岁	1 000
18 ~ 49 岁	800
超过 50 岁	1 000
妊娠早期	800
妊娠中晚期、哺乳期	1 000

2. 药物治疗　有效的抗骨质疏松症药物治疗可以有效降低骨折的发生风险。《原发性骨质疏松症诊疗指南（2022）》推荐，符合以下任意一项的患者，即具有应用抗骨质疏松症药物治疗的适应证。

（1）经 DXA 骨密度检查确诊为骨质疏松症患者。

（2）已经发生过椎体或髋部等部位脆性骨折者。

（3）骨量减少但具有高骨折风险的患者。

抗骨质疏松症药按作用机制分为骨吸收抑制剂、骨形成促进剂、双重作用药物、其他机制类药物及中成药。

3. 康复治疗 针对骨质疏松症的康复治疗主要包括运动疗法、物理治疗、作业疗法及康复工程等。

4. 急症治疗 对于疼痛剧烈者可使用艾瑞昔布、洛索洛芬钠、依托考昔等非甾体抗炎药抗炎镇痛。

四 骨质疏松症用药学问多

骨健康基本补充剂是治疗骨质疏松症的基石，双膦酸盐类药物是骨质疏松症治疗的一线用药，非双膦酸盐类药物针对各种类型的骨质疏松症患者起到了很好的二线治疗作用。各种类型的治疗药物的作用机制不尽相同，这些药物应用的注意事项也需要格外关注，尤其是一些新上市的品种，在关注疗效的同时，对于新的、严重的药物不良反应同样不容忽视。

1. 各种钙剂如何选择?

最被提倡的补钙方式是通过膳食补钙，当饮食中钙摄入不足时，再考虑服用钙剂。各种钙剂的含钙量不同（表 77-2），同时应用钙剂和维生素D，可降低跌倒及骨质疏松性骨折风险。但应注意过量补钙反而可能导致肾结石和心血管疾病。

表 77-2 各种钙剂的含钙量

钙剂名称	钙含量(元素 Ca,%)
碳酸钙	40.00
磷酸钙	38.76
氯化钙	36.00
醋酸钙	25.34
枸橼酸钙	21.00
乳酸钙	18.37
葡萄糖酸钙	9.30

2. 治疗药物种类多，因人而异效果好

由于个体差异大，用药不存在绝对的最好、最快、最有效，除常用非处方药外，应在医生指导下选择适宜的治疗方案。

（1）抗骨质疏松症药：详见表 77-3。

表 77-3　常用抗骨质疏松症药

药物类型	代表药物及适应证
双膦酸盐类	**阿仑膦酸钠、唑来膦酸**：治疗绝经后骨质疏松症和男性骨质疏松症 **利塞膦酸钠**：预防和治疗绝经后骨质疏松症 **伊班膦酸钠、米诺膦酸**：治疗绝经后骨质疏松症
RANKL 单克隆抗体	**地舒单抗**：治疗高骨折风险的绝经后骨质疏松症
降钙素	**依降钙素**：治疗骨质疏松症及骨质疏松引起的疼痛 **鲑降钙素**：预防因制动引起的急性骨丢失及创伤后痛性骨质疏松症
激素	**雌激素、雌＋孕激素、替勃龙**：围绝经期和绝经后女性，特别是有绝经相关症状（如潮热、出汗等）、泌尿生殖道萎缩症状，以及希望预防绝经后骨质疏松症的妇女
选择性雌激素受体调节剂	**雷洛替芬**：预防和治疗绝经后骨质疏松症
甲状旁腺激素类似物	**特立帕肽**：治疗骨折高风险的绝经后骨质疏松症
硬骨抑素单克隆抗体	**罗莫佐单抗**：我国未上市，美国 FDA 和欧洲 EMA 批准的适应证为存在骨折高风险的绝经后女性
活性维生素 D 及其类似物	**阿法骨化醇、骨化三醇、艾地骨化醇**：治疗绝经后及老年性骨质疏松症等
维生素 K	**四烯甲萘醌**：提高骨质疏松症患者的骨量
中成药	**骨碎补总黄酮**：治疗原发性骨质疏松症、骨量减少 **淫羊藿总黄酮**：治疗骨质疏松症 **人工虎骨粉**：骨质疏松症患者症状的改善 **仙灵骨葆胶囊**：治疗骨质疏松症和骨折等 **芪骨胶囊**：治疗女性绝经后骨质疏松症 **骨疏康胶囊**：治疗原发性骨质疏松症 **左归丸**：治疗真阴不足，腰膝酸软、盗汗、神疲、口燥

（2）抗骨质疏松症药的联合治疗：由于骨质疏松症常是在多种因素的共同作用下导致的，因此，需要多种药物联合治疗。推荐的联合治疗方案有以下三种。

1）钙剂和维生素 D + 骨吸收抑制剂（双膦酸盐类药物等）或骨形成促进剂（特立帕肽等）。

2）唑来膦酸 + 特立帕肽，治疗花费较高，仅酌情用于极高骨折风险患者。

3）地舒单抗 + 特立帕肽，可增加髋部及腰椎的骨密度，建议酌情用于极高骨折风险患者。

（3）抗骨质疏松症药的序贯治疗：骨质疏松症是一种慢性疾病，必须长期治疗才能持续降低骨折风险。但实际治疗过程中，常常出现因抗骨质疏松症药治疗失败、出现不良反应或者达到推荐疗程等原因，需要不同药物进行序贯治疗的情况（表 77-4）。

表 77-4　抗骨质疏松症药的序贯治疗

序贯药物组合	疗效优势
特立帕肽 + 双膦酸盐类药物或地舒单抗	增加骨密度，降低骨折风险
罗莫佐单抗 + 双膦酸盐类药物或地舒单抗	维持或提高腰椎和髋部骨密度，降低椎体和非椎体骨折风险
特立帕肽联合地舒单抗 + 唑来膦酸	适用于极高骨折风险者
阿仑膦酸钠 + 唑来膦酸或地舒单抗	建议酌情用于双膦酸盐类药物口服不耐受或效果不佳的骨折风险仍高的患者
地舒单抗 + 唑来膦酸	减少地舒单抗停药后导致的骨量快速丢失及骨折风险升高

（4）抗骨质疏松症药疗程：不同的抗骨质疏松症药具有不同的疗程建议。

1）《原发性骨质疏松症诊疗指南（2022）》推荐口服类双膦酸盐类药物治疗 5 年后，如骨折风险不高，可以停药 1 ~ 3 年；如骨折风险仍高，疗程可延长至 10 年。如在停药期间出现骨折风险升高，建议重新开始抗骨质疏松症药物治疗。

2）应用地舒单抗治疗 5～10 年后，应重新评估骨折风险；特立帕肽的疗程不超过 24 个月；罗莫佐单抗的疗程不超过 12 个月；特立帕肽和罗莫佐单抗均为短效药物，疗程结束或停药后需进行其他抗骨质疏松症药的序贯治疗。

五 骨质疏松症非小事，防治措施须牢记

1. 骨质疏松症的家庭护理应注意什么？

行动不便者应选用拐杖等辅助工具，日常生活中小心谨慎，避免跌倒。预防骨折的发生应通过改变家居用品布局，在卫生间安装把手来降低患者摔倒的风险。

对于卧病在床者应多翻身、多擦洗，避免压疮。

2. 骨质疏松症患者日常生活管理要注意什么？

（1）重视钙、蛋白质的摄入：每天摄入牛奶 300ml，或者相当量的低脂乳制品，多吃深绿色叶菜、鱼类和豆制品等。

（2）充足日照：应尽可能暴露皮肤于日光下，每天坚持 15～30 分钟，但避免强烈阳光直射，防止灼伤。

（3）适当运动：咨询医生合适的运动类型，以提高机体敏捷度、力量、姿势平衡等，运动形式和强度应当量力而行，由医生评估是否适宜。

3. 喝咖啡和碳酸饮料会不会导致骨质疏松症？

有传言称咖啡中的草酸可能会妨碍钙的吸收，咖啡因则会增加尿钙的流失，因此喝咖啡会导致或进一步加重骨质疏松。事实上，世界各国对于咖啡和骨质疏松症之间关系的研究仍在持续进行中。尚无确凿证据显示喝咖啡会直接导致骨质疏松症。有研究发现，正常人每天适量喝咖啡（比如 2 杯，含咖啡因 200mg 左右），并不会比不喝咖啡的人更容易患骨质疏松症。

还有人认为可乐中含有磷元素，如果人体摄入过量的磷，很可能影响钙质的摄入、吸收和沉淀，从而导致骨质疏松症。但根据中国营养学会的数据，一个成人每天推荐摄入 700～750mg 的磷，相当于 12 罐 330ml 的可

乐。由此可见，可乐中的磷含量并不高，日常适度饮用对身体的钙吸收并不会有什么影响，也不会导致骨骼损害。但可乐的含糖量非常高，经常喝会导致肥胖、胃肠不适和龋齿等其他诸多危害。

因此，理解这一问题的关键还是在于饮用量，只要避免长期过量地喝咖啡和碳酸饮料，就不必担心骨质疏松的发生。

总而言之，骨质疏松症的治疗是一个长期的过程，在接受治疗期间不仅应该关注疗效、钙和维生素 D 摄入是否充足以及药物的不良反应，还应该确保治疗的依从性和对新出现的可能改变治疗预期效果的共患病进行监测。骨骼健康问题关乎民生大计，值得认真对待。骨病防重于治。只有正视骨骼健康问题，建立早防早治和科学补钙的观念，才能让身体健康茁壮。

参考文献

[1] 中华医学会骨质疏松和骨矿盐疾病分会 . 原发性骨质疏松症诊疗指南 (2022). 中华骨质疏松和骨矿盐疾病杂志 , 2022, 15(6): 573-611.

[2] 中华中医药学会 . 骨质疏松性骨折中医诊疗指南 . 中医正骨 , 2023, 35(1):1-9.

[3] 祝晓雨 , 张伟光 , 赵志刚 . 骨质疏松症国内外药物治疗的研究现状 . 中国临床药理学杂志 , 2020, 36(5): 588-592.

[4] 夏维波 . 骨质疏松症高骨折风险患者的识别与防治策略 . 中华骨质疏松和骨矿盐疾病杂志 , 2020, 13(6): 493-498.

[5] REID I R, BILLINGTON E O. Drug therapy for osteoporosis in older adults. Lancet, 2022, 399(10329): 1080-1092.

[6] BLACK D M, ROSEN C J. Clinical practice. Postmenopausal osteoporosis. N Engl J Med, 2016, 374(3): 254-262.

[7] 邓睿华 , 许小明 , 钟际香 , 等 . 绝经后骨质疏松妇女运动管理的最佳证据总结 . 护理研究 , 2022, 36(4): 640-644.

78 世界传统医药日

一 世界传统医药日的由来

世界传统医药日（World traditional Medicine Day）是每年的10月22日，旨在强调传统医药在现代社会的人类健康事业中举足轻重的地位和作用。1991年12月，在北京召开的国际传统医药大会上，42个国家和地区代表一致决定将10月22日定为每年的世界传统医药日，并写进《北京宣言》。

传统医药是各国人民和疾病作斗争时积累的宝贵经验，日积月累逐渐总结出的规律和理论，是优秀传统文化的重要载体，在促进文明互鉴、维护人民健康等方面发挥着重要作用。我国的中医药是世界传统医药的主要代表之一，已经有数千年历史，目前已在世界各国得到广泛应用，这里仅介绍我国的中医药。

二 中医药知多少

中医药基于中华文明独有的理论、信仰和经验，以及经过时间检验的实践，旨在维护健康，预防、诊断、改善或治疗身心疾病。

1. 中西医传统治病思路对比 中西医在治病思路上各有特点，中医注重调整人体整体平衡，强调辨证论治，西医则侧重病因治疗和症状控制（表78-1）。在实际临床中，中西医结合疗法可以发挥两者优势，提高治疗效果。

表 78-1 中西医传统治病思路对比

观点	中医	西医
病因观	疾病是人体内外环境的失衡导致的，强调病因与自然环境、人体体质、情志等多方面因素的关系，如六淫、七情、邪气	注重病原体、病因和疾病之间的关系，强调微生物、遗传、营养、环境等方面的病因，如病原体、外伤、过敏
诊断观	望、闻、问、切四诊，通过脉象、舌象、面色等观察人体内在状况，进行辨证施治	依靠实验室检查、影像学检查等客观指标，明确病因、病理机制和病变部位
治疗观	强调个体化、辨证论治，采用中药、针灸、推拿等多种治疗方法，调整人体内外环境平衡，促使机体自我修复	侧重于病因治疗，采取药物、手术等方法，消除或控制病因，缓解症状，恢复生理功能
预后观	调整人体整体状况，预防疾病复发，强调养生、调养、康复	关注疾病的进展和预后，通过病因治疗、症状控制、康复训练等降低疾病复发风险

2. 中医的治疗方法

（1）中药：中药是中医特有的药物，以植物类为主，在中医药理论指导下采集、炮制、制剂，同时通过辨证论治，应用于临床。将中草药的性味、归经进行配伍组方可制成方剂，方剂可以水煎内服，也可以加工成丸、散、颗粒剂或膏服用。可调节人体气血、阴阳、五行的平衡，达到治病、强身健体的效果。中药有如下优点。

1）对部分疾病的治疗效果优于西医：目前西医无法彻底治愈或很难治愈的某些疾病，如变应性鼻炎、过敏性哮喘、部分糖尿病、部分高血压、部分风湿性和类风湿性疾病、部分皮肤病等，中医有较好的疗效。

2）可调节人体功能：大部分中药可调节人体功能，使人体功能更好地发挥作用，对抗疾病，直至战胜疾病。对于失眠，通过针灸或推拿等方法治疗，一方面可以治疗失眠本身，另一方面调节脏腑功能，平衡阴阳，促进入眠。

3）治疗方式更有针对性：考虑到不同个体的差异，中医将人分为 9 种体质，分别是气虚质、阳虚质、阴虚质、痰湿质、湿热质、血瘀质、气郁质、特禀质和平和质。这些不同体质的人，根据西医的检验指标，可能全都是正常人，无须治疗，但本体可能感觉不舒服。中医则可根据相应表现给予针对性治疗，治疗方式更具个体化，中医称之为“辨证论治”。

（2）针灸：针灸是外治法之一，由针和灸构成。针是指运用金属制成的针，刺入人体一定的穴位，运用捻转与提插等针刺手法对人体特定部位进行刺激，从而达到治疗疾病的目的。灸法是将艾绒搓成艾条或艾炷，点燃以温灼穴位的皮肤表面，达到温通经脉、调和气血的目的。针灸常被用于疼痛管理，调理消化系统、神经系统等。

（3）推拿按摩：通过按压、推拿、揉捏等手法，刺激身体的经络和穴位，调节气血运行，以改善身体不适和促进康复，以期达到疏通经络、推行气血、扶伤止痛、祛邪扶正、调和阴阳的作用。

（4）拔罐疗法：拔罐，是以罐为工具，利用燃火、抽气等方法产生负压，使之吸附于体表，造成局部淤血，以达到通经活络、行气活血、消肿止痛、祛风散寒的作用。

（5）中医饮食疗法：通过调整膳食结构和食材，达到治疗和预防疾病的目的。中医饮食疗法注重根据个体体质特点和疾病表现来调整饮食，以达到平衡阴阳、滋养身体的目的。

三 中药用药学问多

中药制剂是以中药材为原料，依据实际病情，进行处方的编制，再依据规定处方和工艺加工而成的药品剂型，包括汤、丸、散、膏和丹剂等剂型。汤剂是应用最为广泛的剂型，是将药物饮片配齐后用黄酒或水浸泡后煎煮一定时间，去渣取汁而成。

1. 中药煎煮

（1）器具：煎煮器具应选用化学性质稳定的器具，首选砂锅，砂锅材质性质稳定，不易与药物中的化学物质结合，而且受热均匀，其次是陶瓷、搪瓷器皿及不锈钢锅，所用的锅要有盖子。忌用铁锅、铝锅、铜锅，因金属元素容易与中药的有效成分发生化学反应，可能降低疗效，甚至产生毒副作用。

（2）煎煮时间：煎煮前应充分浸泡，有利于有效成分的充分溶出，同时缩短煎煮时间，避免过长时间煎煮对有效成分的耗损破坏。使用冷水浸泡，水量没过药面，浸泡 20 ~ 30 分钟。第一煎高出药面 2 ~ 5cm，第二煎高于药面 1 ~ 3cm。煎煮时间详见表 78-2。

表 78-2　不同类型中药煎煮时间

类型	一煎沸后煎煮时长	二煎沸后煎煮时长
一般药	20 ~ 30 分钟	15 ~ 20 分钟
解表、清热、芳香类药	15 ~ 20 分钟	10 ~ 15 分钟
滋补药	40 ~ 60 分钟（文火）	30 ~ 40 分钟

（3）煎煮用火：一般先用大火，后用小火。

（4）煎煮次数：一般情况下，一剂药可煎三次，最少应煎两次。未煎煮的中药饮片应保存在干燥通风的环境，煎煮好的中药汤剂应冷藏保存及时服用，忌长时间存放。

（5）煎煮量：儿童 100 ~ 300ml，成人 400 ~ 600ml，一般分 2 ~ 3 次服用，特殊需要请遵医嘱。

2. 服药方法

（1）服药温度

1）凉服：是指将煎好的汤剂放凉至室温（20℃左右）服用。清热泻火、解毒通利，如银翘散、清营汤、白虎汤、导赤散等，配以凉服，可增强药物清热通利的功效，效果更好。尤其是夏季服用的解暑中药。

2）温服：是指将煎好的药液放温后（30 ~ 40℃）再服用。温服便于肠胃吸收，加强药物功效，而且温服能减轻胃肠道刺激，且苦味会减弱，有利于吞咽，故是最常用的服用方法。特别是对胃肠道有刺激性的药物，温服能和胃益脾，减轻刺激。

3）热服：是指将煎好的药液趁热服下或将药液温热（50℃左右）服用。如麻黄汤、桂枝汤等解表发汗的汤剂，是用来治疗寒证的药物，需要借助汤药本身的温度发汗，所以需要热服，以加强效果。

（2）服药时间：一般一日 2 次服用，餐后 1 小时以上或半空腹状态服用，两次间隔时间为 4 ~ 6 小时或 6 小时以上。

中药的服药时间应根据病情和中药特点来决定。驱虫药和通便药等适合空腹服用，直接作用于肠道，利于通便。治疗四肢血脉病、滋补肾阳的药物也适宜空腹服用。补益药和健胃药等适宜餐前服用，提高吸收，更好发挥疗效。而安神药和滋补药等适宜睡前 30 ~ 60 分钟服用，中医认为“阴气旺于夜”意思是可借人体之阴力而助药力。

3. 注意事项

（1）中药煎煮前不需要清洗，清洗会使药材有效成分流失，药效降低，应直接浸泡。

（2）煎糊的中药应立即倒掉，不可再服用。

（3）喝中药前后最好不要喝茶、咖啡、牛奶或豆浆等，以免中药成分与鞣质、咖啡因及蛋白质等发生化学反应，影响疗效。

（4）煎好的药液没有添加任何防腐剂，所以时间长了会变质，原则上是当天煎当天服。煎好的药液保存在冰箱冷藏室内，服用时在微波炉加热 3 ~ 4 分钟或者火上稍微烧开。

4. 服药禁忌

（1）脾胃虚弱者忌食油炸黏腻、寒冷固硬、不易消化的食物。

（2）肝阳上亢见头晕目眩、烦躁易怒者忌胡椒、辣椒、大蒜、白酒等辛热助阳之品。热性病忌辛辣、油腻、煎炸类食物。

（3）寒性病忌食生冷。

（4）疮疡、皮肤病者忌食鱼、虾、蟹等腥膻发物及辛辣刺激食物。

（5）中药与西药一般无明确的用药禁忌，但是建议分时段服用，以免影响药物的吸收。

四 中药误区要纠正

✧ 误区一：中药越贵越好

中药材有时并不适用“一分价钱一分货”，贵代表着稀缺，但不代表疗效更好。有人吃野山参或鹿茸，吃到流鼻血，出现发热失眠等症状，这就是中药“里虚不受补”的现象。首先，中药讲究药性和配伍，如黄芪、大枣、天麻、枸杞子等平价药，是构成许多经典药方的基础。必须认识到：药价有高低，药性无高下。其次，中药讲究一人一方，适合自己才最好。贵的药材也许大补，但体质的阴阳寒热每个人都不同，盲目选贵药很可能南辕北辙。所以，应听从医嘱，对症下药，适合的才是最好的。

✧ 误区二：药量越大，服药时间越长越好

应牢记"是药三分毒"，擅自加大药量，或将两天的用量放在一起煎煮，在一天喝完，反而会适得其反。大剂量服用中药，不仅可能打破身体的吸收平衡，还可能造成慢性中毒等可怕状况。严格遵医嘱服药，不急于求成，也不可自行长期服用。

✧ 误区三：中成药只含有中药成分

一些中成药中含有西药成分，例如感冒灵颗粒中含有对乙酰氨基酚，此时需注意不能再与含有对乙酰氨基酚的西药合用，否则会导致对乙酰氨基酚使用过量，引起肝损伤。有些中药成分还会和西药成分发生相互作用，如含麻黄碱的中成药通宣理肺丸等，与地高辛合用会增加心脏毒性。

✧ 误区四：随意加糖

服用中药时尽量避免加糖，以免影响药物疗效。可以使用吸管喝药，避开舌尖上的味蕾，直接经咽喉部吞入，从而降低喝中药时的苦感。如果味道确实难以接受，可以咨询中医医生或药师寻求合适的调和方法，而不是自行加糖。

✧ 误区五：把中药当补品

将中药当作补品长期服用，美其名曰："有病治病，无病防身。"其实是错误的。中医讲究阴阳气血平衡，长期服用含中药的保健食品会破坏体内的阴阳平衡，出现阴阳偏盛或者偏衰的情况，从而导致疾病的发生。通常只有先判断是哪种疾病类型后，才能进行对症治疗。

参考文献

[1] 陈一杭，甄橙．世界传统医药日：发展传统医药造福人民健康．中国卫生人才，2022(10): 70-71.

[2] 赵越．中药学：中药基础与应用．2 版．北京：人民卫生出版社，2013.

[3] 张登本 . 中医学基础 . 北京 : 中国中医药出版社 , 2003.

[4] 王娜 . 中药汤剂 , 煎、用、服皆有讲究 . 家庭医药 . 快乐养生 , 2023(7): 42.

79 世界脊髓灰质炎日

一 世界脊髓灰质炎日的由来

脊髓灰质炎曾经是一种非常可怕的病毒性疾病。当时，这种疾病致使大量儿童和成人死亡或瘫痪。后来，世界著名的病毒学家 Jonas Salk 博士于 1955 年研制出脊髓灰质炎疫苗，在世界范围内大大降低了新生儿罹患脊髓灰质炎的概率。为了纪念这位伟人，人们将他的生日即每年 10 月 24 日作为“世界脊髓灰质炎日”。脊髓灰质炎是由脊髓灰质炎病毒（poliovirus，PV）引起的急性传染病，5 岁以下的群体发病率较高，严重危害了儿童的生命健康。根据世界卫生组织的数据，受感染的儿童人数自 1988 年以来下降了 99%。全球记录的病例数已从 1988 年的 35 万例下降到今天的不到 40 例，受影响国家从 125 个国家下降到只有 2 个。阿富汗和巴基斯坦是仅有的两个报告了脊髓灰质炎病例的国家。脊髓灰质炎究竟是什么样的疾病？在防治方面又需要注意哪些问题呢？

二 脊髓灰质炎知多少

脊髓灰质炎俗称“小儿麻痹症”，病原体是脊髓灰质炎病毒，是微小核糖核酸病毒科中的人类肠道病毒。脊髓灰质炎是由 3 种血清型（Ⅰ型、Ⅱ型、Ⅲ型）脊髓灰质炎病毒引起的急性传染病；其中Ⅰ型最容易导致瘫痪，也是最流行的。

1. 脊髓灰质炎能治愈吗？

目前还没有可以治愈脊髓灰质炎的药物。接种脊髓灰质炎疫苗是预防和控制脊髓灰质炎最有效的手段。脊髓灰质炎疫苗有口服脊髓灰质炎减毒活疫苗（OPV）和脊髓灰质炎灭活疫苗（IPV）两种。现阶段感染脊髓灰质炎病毒的治疗有急性期支持、对症治疗，包括对呼吸肌麻痹的患者给予呼吸支持的治疗。可通过物理疗法和矫形来减轻神经肌肉后遗症。

2. 感染脊髓灰质炎病毒有哪些临床症状?

感染了脊髓灰质炎病毒的潜伏期通常为 5 ~ 14 天（范围为 3 ~ 35 天）。脊髓灰质炎的典型症状、各症状的感染占比和临床表现见图 79-1。

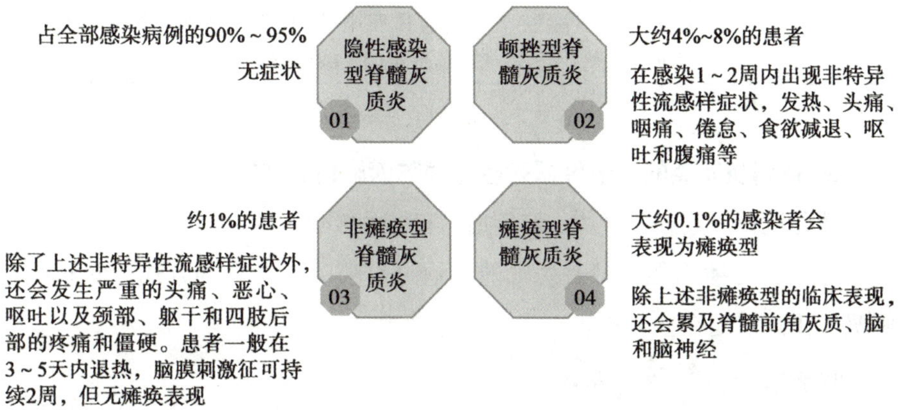

图 79-1　脊髓灰质炎的典型症状、各症状的感染占比和临床表现

瘫痪型脊髓灰质炎根据临床症状具体可分为 5 期，即前驱期、瘫痪前期、瘫痪期、恢复期、后遗症期，详情见表 79-1。

表 79-1　瘫痪型脊髓灰质炎分期及临床表现

瘫痪型脊髓灰质炎分期	持续时间	临床表现
前驱期	通常持续 1 ~ 7 天	与顿挫型脊髓灰质炎临床表现相似，通常经过 1 ~ 4 天，退热，症状消失。之后还会经历 2 ~ 5 天的无症状期 / 静止期
瘫痪前期	可持续 2 ~ 3 天	患者此期会再次发热，体温可达 39℃，常伴有寒战不适、肌肉疼痛无力、呕吐、颈强直

续表

瘫痪型脊髓灰质炎分期	持续时间	临床表现
瘫痪期	通常 3 ~ 4 天瘫痪可达到最严重的程度，一般持续 1 ~ 2 周	一般在第二次发热体温开始下降时或在高热与肌痛处于高峰时发生瘫痪，短期内瘫痪达到最严重程度，退热后瘫痪不再进展
恢复期	瘫痪轻者 1 ~ 3 个月可恢复，重者可能经过数月或更长的时间	恢复时从肢体远侧向近心端发展为多，常以足趾为起点，逐渐上升到小腿和大腿部，跟膝反射也逐渐恢复
后遗症期	发病 2 年以上，瘫痪肌肉功能仍不能恢复，即进入此期	运动神经元变性坏死导致相应肌肉功能丧失，引起肢体肌肉萎缩、躯干或肢体畸形、脊柱弯曲、马蹄足内翻或外翻等

3. 脊髓灰质炎的主要传播途径和预防措施有哪些？

消化道传播途径：经粪 - 口传播、口 - 手传播。

呼吸道传播途径：带有病毒的人通过打喷嚏、说话等方式，使病毒经呼吸道飞沫散播在空气中。

传播途径如图 79-2 所示。

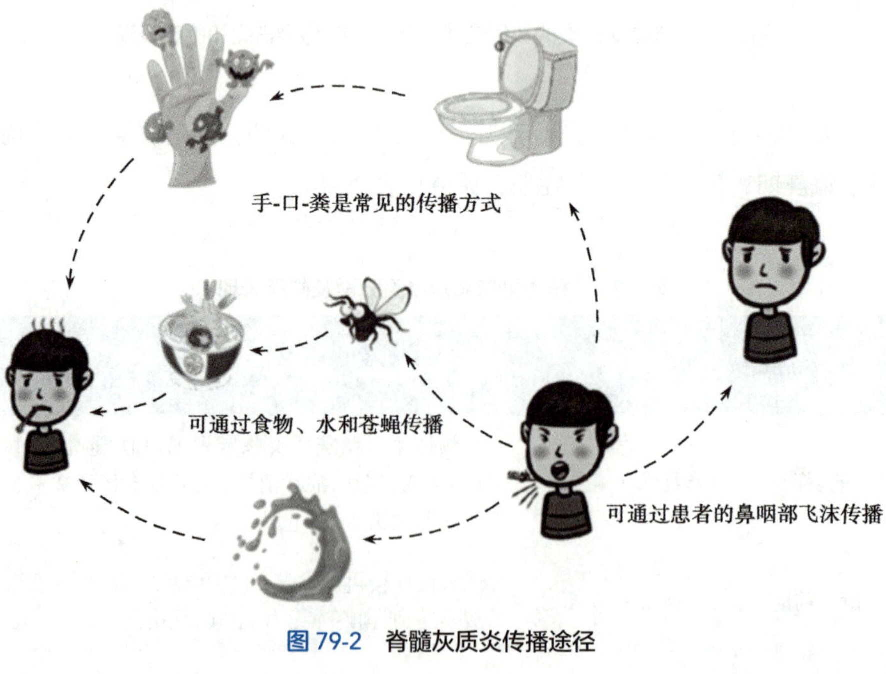

图 79-2 脊髓灰质炎传播途径

预防措施：加强个人卫生习惯，提高饮食和饮水卫生意识，注重手卫生，避免与病毒感染者密切接触，及时接种疫苗，发现症状及时就医，早发现、早诊断、早隔离，减少病毒的传播。

三 脊髓灰质炎的防控与治疗方法

1. 暴露前预防 脊髓灰质炎可以通过接种脊髓灰质炎疫苗来实现有效预防和控制。

2. 暴露后预防 已经明确诊断的病例，应从发病之日起隔离40天。对于密切接触者，应进行医学观察20天，每日测量体温并注意其健康状况。若有发热及消化道、呼吸道症状时，应隔离观察至症状完全消除后7天为止。如证明该接触者已经发病，即按患者隔离处理。

被动免疫疗法：对5岁以下的幼儿有密切接触者，可采用丙种球蛋白作为被动免疫治疗，按0.3～0.5ml/kg计算剂量，进行一次肌内注射。注射后，若在1周内发病，其症状可明显减轻；2～5周不发病者，大概已产生被动免疫力。

3. 脊髓灰质炎急性期治疗 急性期的治疗主要是对症治疗。对于瘫痪急性期患者，应住院进行对症支持治疗，主要是卧床休息，使用肾上腺皮质激素来控制发热、减缓病情的快速进展，以及使用解热镇痛药物缓解肌肉的疼痛等各种不适症状。此外，还包括针对伴有呼吸功能障碍患者的呼吸支持治疗等。

四 脊髓灰质炎的用药

目前尚未有治疗此疾病的特效药物，接种脊髓灰质炎疫苗是预防脊髓灰质炎最有效的手段，在婴儿出生2个月后开始进行疫苗的接种可以有效地防治脊髓灰质炎。若发生病毒感染或暴露后，则以对症治疗为主。对症治疗的药物是针对前驱期和瘫痪前期的临床表现。如果出现相关症状应及时就医、及时用药。那么脊髓灰质炎疫苗应该如何合理使用呢？

1. 脊髓灰质炎疫苗的分类 现阶段脊髓灰质炎疫苗包含口服脊髓灰质炎减毒活疫苗（OPV）和脊髓灰质炎灭活疫苗（IPV）两种（表 79-2）。

表 79-2 脊髓灰质炎疫苗分类

	口服脊髓灰质炎减毒活疫苗(OPV)	脊髓灰质炎灭活疫苗(IPV)
疫苗来源	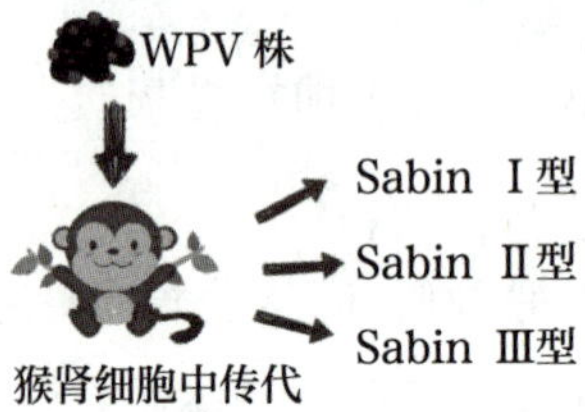 细胞培养时通过减毒处理大大降低了病毒的神经毒性和传播能力，疫苗会通过刺激机体发生免疫反应产生抗体，来保护人体	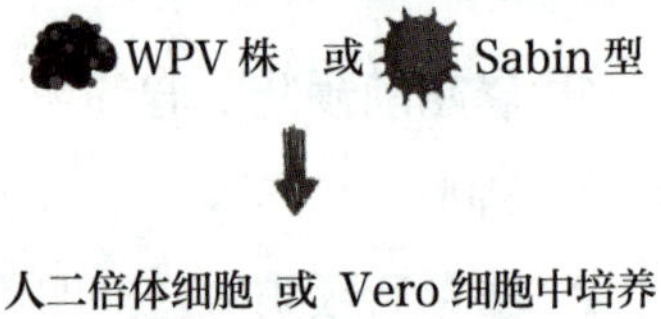 在疫苗制作过程中使用甲醛将其灭活，只保留其抗原性，接种后刺激人体产生对应病毒抗体，来保护人体
给药方式及剂量	直接口服，液体剂型：2 滴(约 0.1ml)；糖丸剂型：1 粒	肌内注射，0.5ml
疫苗的储存	对热高度敏感，长期储存必须保持冷冻状态，或者解冻后，在 2 ~ 8℃下最多保存 6 个月	冷藏，切勿冷冻，温度过低会降低其效力
与其他疫苗联合免疫	OPV 经常与其他疫苗联合使用，包括卡介苗、百白破疫苗、乙型肝炎疫苗、麻疹疫苗、b 型流感嗜血杆菌疫苗、肺炎球菌疫苗和 / 或轮状病毒疫苗。 目前尚无证据表明三价 OPV 与上述疫苗联合使用会影响其疫苗效果或增加不良反应发生率	IPV 无论单用还是与其他疫苗(全细胞白喉 - 破伤风 - 百日咳疫苗 / 无细胞白喉 - 破伤风 - 百日咳疫苗、b 型流感嗜血杆菌疫苗、乙型肝炎疫苗、肺炎球菌多糖结合疫苗、轮状病毒疫苗或含麻疹的疫苗)联用，都非常安全。 当与其他疫苗联合接种时，必须肌内注射
特殊风险人群——免疫功能缺陷者	对于处于标准常规免疫年龄阶段的儿童，艾滋病患者和非艾滋病患者对 OPV 的免疫反应不存在差别。目前，用于免疫缺陷患者的抗脊髓灰质炎病毒药物正在研发，目的是清除长期排毒者的感染	有些常规使用 OPV 的国家，以 IPV 替换 OPV 对特殊高危人群进行接种，包括艾滋病患儿

2. 目前我国的接种方案 遵照国家免疫规划和政策，脊髓灰质炎疫苗一般在社区卫生服务中心接种。接种对象及剂次为：共接种 4 剂次，其中 2 月龄、3 月龄接种 1 剂脊髓灰质炎灭活疫苗（IPV），4 月龄、4 周岁各接种 1 剂口服脊髓灰质炎减毒活疫苗（OPV），如图 79-3 所示。

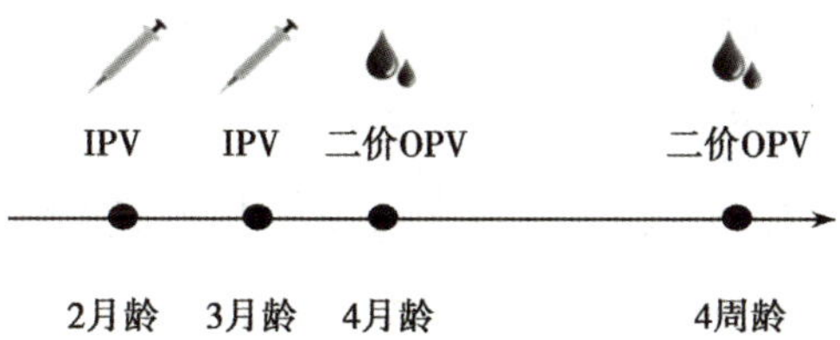

图 79-3 脊髓灰质炎疫苗接种程序

接种部位和接种途径：IPV 为上臂外侧三角肌或大腿前外侧中部，肌内注射；OPV 为口服接种。

接种剂量：IPV 为 0.5ml；OPV 的糖丸剂型每次 1 粒，液体剂型每次 2 滴，约 0.1ml。

3. 接种脊髓灰质炎疫苗后的注意事项 如图 79-4 所示。

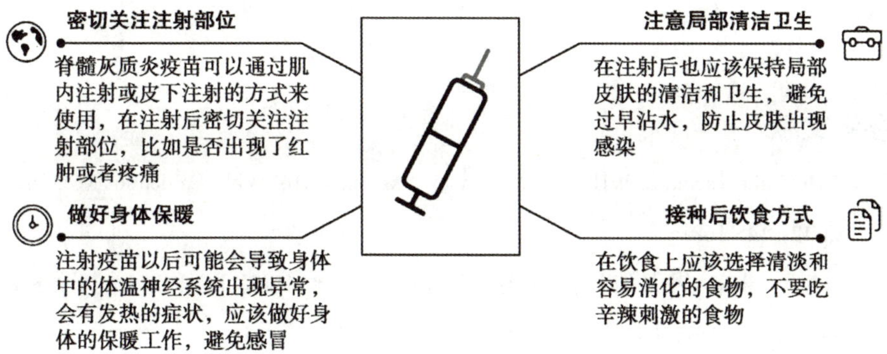

图 79-4 接种脊髓灰质炎疫苗后的注意事项

4. 不建议接种脊髓灰质炎疫苗的人群 对脊髓灰质炎疫苗过敏者不建议接种；发热或疾病的急性期应暂缓接种，等病情恢复后可接种。

五 预防接种的重要性

我国目前虽然实现了无脊髓灰质炎的目标，但仍然面临着脊髓灰质炎病毒的输入和传播风险，脊髓灰质炎仍威胁着每一个人，因此积极预防脊髓灰质炎是全社会的责任。

为了有效防止脊髓灰质炎疫情输入我国并进一步引起本地的传播，可针对性地加强防控工作。

1. 所有前往受脊髓灰质炎疫情影响国家和地区的旅行者都应提前接种脊髓灰质炎疫苗。受疫情影响地区的中国公民应在 4 周至 12 个月内额外接种一剂 OPV 或 IPV。

2. 加强前往疫情流行国家和地区旅游、留学、务工等人员的健康宣教，提高其主动防病意识，保持饮食、饮水卫生。密切关注疫情发展态势，及时向公众发布旅行健康提示。归国人员如出现脊髓灰质炎相关症状时应尽早到正规医疗机构就诊，并告知发病前疫区旅行和居住史。

消灭脊髓灰质炎，需要全社会的共同努力，加强卫生保健教育和疫苗接种计划是预防脊髓灰质炎传播的关键。相信在不久的将来，脊髓灰质炎可以成为继天花之后人类历史上第二个被完全消灭的传染病。

参考文献

[1] WHO.Polio vaccines: WHO position paper – March, 2016. Wkly Epidemiol Rec, 2016, 91(12): 145-168.

[2] 郑青亭 . 未来 6 个月是全球根除脊灰关键时期 , 中国可发挥重要作用 . 21 世纪经济报道 , 2023-11-08.

[3] 毛宾尧 . 脊髓灰质炎后遗症的外科治疗 . 北京 : 人民卫生出版社 , 1982.

[4] 韩辉 , 伍波 , 吴海磊 , 等 . 全球脊髓灰质炎疫情风险评估 . 口岸卫生控制 , 2021, 26(3): 19-23.

80 世界男性健康日

一 世界男性健康日的由来

世界男性健康日（World Male Healthy Day），是每年的10月28日，是为促进人们对男性生殖生育健康的关注、了解和重视而设立的。1994年，“国际人口和发展大会”在埃及首都开罗召开，联合国提出必须制订改革的新方案，对少年、青年及成年男性提供相对应的生殖生育健康信息、指导与咨询服务。2000年8月，我国国家计划生育委员会在“男性生殖健康项目研讨会”上，决定把每年的10月28日定为中国男性健康日。

“蓝丝带”是世界男性健康日的特征标志（图80-1）。丝带的形状比喻携手同心。以象征健康、幸福、和谐的蓝丝带为标识，呼吁个人、家庭以及全社会共同关爱男性生殖生育健康。来自世界卫生组织的研究数据表明，威胁男性健康的第三大疾病是男科疾病，总体发病率接近51%，每年患病人数的增长达到3%左右。预计在2025年，全球勃起功能障碍（erectile dysfunction，ED）患者数量将猛涨至3.22亿。在亚洲，ED患者的年龄分布集中在40～70岁，这类人群中患上ED的人数比例达到50%以上。

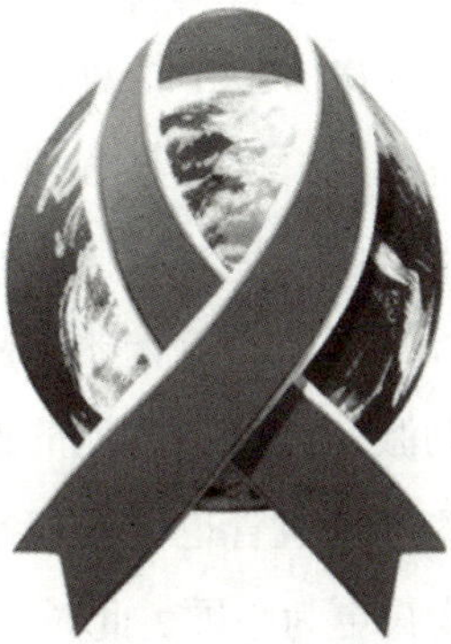

图80-1 世界男性健康日的标志

在生活中，很多男性因为受到传统观念的束缚，缺乏科普知识，或是受到男科虚假广告信息的误导，往往不能及时、正确地寻求医疗帮助。面对ED有哪些有效的治疗方法？日常生活中该如何保持男性生殖健康？本文将为您解答。

二 勃起功能障碍知多少

ED是指阴茎在性生活中，一直无法达到或维系足够的勃起硬度，以完成满意的性交，病程持续时间至少为3个月以上，常被俗称为"阳痿"。

1. 阳痿和早泄，是一回事吗？

阳痿和早泄不是一回事。阳痿之命名在我国中医学已有久远历史，在马王堆汉墓医书中，被称作"老不起"。中医学的解释为：男子性交时痿软不举，或举而不坚，或坚而不久，无法正常进行性交的病症，是为阳痿。西医学中则属于ED。"早泄"病名最早见于《万氏家传广嗣纪要》，在中医学又称为"鸡精""臻疾""溢精"等。通常是指性交时男性无法控制自身射精，阴茎尚未插入阴道或刚插入阴道，就出现了射精的情况，在西医学中称作射精障碍。射精障碍和ED同属于性功能障碍，两种疾病可能单独出现，或共同出现。

2. 当勃起时，阴茎发生了什么改变？

一次看似不经意又自然而然的勃起过程，其实很复杂。阴茎和身体的血管相通，同样具有动、静脉系统。当阴茎中的空腔充血，阴茎会胀大且变得坚硬。虽然看似简单，但是这个过程受到心理、内分泌、身体功能等多种因素的影响，非常复杂。当大脑受到外界的视觉、嗅觉、听觉、触觉的刺激，经过一系列的连锁反应，阴茎膨胀、变大变长。同时，阴茎内的一些静脉血管也慢慢变窄直至完全闭合，血液流出变得更少，而阴茎质感则变得更为坚硬。此时，阴茎完成了一次成功的勃起。

3. 勃起功能为何会出现障碍？

患上ED的原因多种多样，包括心理原因、疾病原因以及两者的混合。心理性ED可能与焦虑、抑郁、性压力等心理因素有关；三高（高血压、高血糖、高血脂）等慢性疾病可能导致血管受损，影响阴茎的勃起。

4. 患上ED，有哪些表现？

ED的主要症状包括阴茎在性交时不能勃起，勃起不足以插入阴道，或者勃起不持久，导致性交时间很短，无法满足性生活的要求。医生通常会使用评估量表（表80-1）来评估患者的病情严重程度，该量表基于国际勃起功能障碍指数（IIEF-5），根据得分，将 ED 的程度分为重度、中度和轻度，总分为 25 分。评分 22 ~ 25 分为正常，17 ~ 21 分为轻度，12 ~ 16 分为中轻度，8 ~ 11 分为中度，低于 7 分为重度。如果出现了上述症状，并且这些症状持续时间达到 3 个月以上，那么就有可能患上了 ED。

表 80-1　勃起功能障碍评估量表

请根据过去 6 个月的性生活的实际情况，回答下列问题，并进行勾选评分						
项目	0	1	2	3	4	5
1. 对阴茎勃起及维持勃起有多少信心		很低	低	中等	高	很高
2. 受到性刺激后，有多少次阴茎能坚挺地进入阴道	无性活动	几乎没有或完全没有	只有几次	有时或大约一半时候	大多数时候	几乎每次或每次
3. 性交时，有多少次能在进入阴道后维持阴茎勃起	没有尝试性交	几乎没有或完全没有	只有几次	有时或大约一半时候	大多数时候	几乎每次或每次
4. 性交时，保持勃起至性交完毕有多大困难	没有尝试性交	非常困难	很困难	有困难	有点困难	不困难
5. 尝试性交时是否感到满足	没有尝试性交	几乎没有或完全没有	只有几次	有时或大约一半时候	大多数时候	几乎每次或每次
IIEF-5 总分 =						

5. 患上 ED，一定要治疗吗?

虽然 ED 可能对生活质量产生负面影响，但它并不是不治之症。及时就医，找出病因并积极治疗非常重要。治疗 ED 不仅满足了男性的生理需求，还表现了对伴侣的关爱，有助于维护家庭和谐，乃至社会的稳定。此外，通过治疗 ED，还有可能识别出一些潜在的健康问题，如糖尿病和高血压等。因此，如果出现ED症状，及早治疗是明智的选择。由于心理原因导致的ED，心理调整和心理治疗可能有效；对于疾病导致的ED，控制基础疾病和药物治疗可能是有效的方法，许多患者可以达到恢复正常勃起的状态。

三 勃起功能障碍不是难言之隐，治疗方法有这些

ED是一种影响男性健康的常见问题，不仅关乎男科，也可能是全身性疾病的一个预兆。因此，综合治疗方法特别重要。这些方法可以从生活方式调整、基础疾病治疗、心理疏导和性生活指导等多个方面入手。

1. 治疗方案中，关注自身状态很重要。

（1）生活方式的调整

1）生活方式的调整对于改善ED有着显著的作用。比如进行适量强度的运动，摄入合理营养的膳食，维持规律充足的睡眠时间，戒烟和限酒，保持适宜的体重等，都有利于改善血液循环和勃起功能。

2）研究表明，地中海饮食，主要包括水果、蔬菜、全谷物、坚果、鱼类以及橄榄油，对改善ED有积极效果。特别是对于肥胖的ED患者，通过采取健康的生活方式，包括规律运动和合理饮食，有可能在两年内恢复性功能。

3）需要注意的是，单凭生活方式的调整改善ED往往需要较长时间，可能超过两年。

（2）基础疾病的治疗

1）对于本身患有心脑血管病、糖尿病等基础疾病的ED患者，应优先治疗基础疾病。心脏病患者中有50%～70%的人同时患有ED，两者之间有着密切关联。

2）对于糖尿病患者，有效地控制血糖水平对于预防和治疗ED至关重要。长期患有糖尿病的患者中，超过50%的人同时患有ED。

（3）心理疏导和性生活指导

1）性教育、咨询和心理疏导对于恢复性功能非常重要。这包括帮助患者理解ED，寻找可能的诱因，以及改善或消除由此产生的焦虑和抑郁等心

理问题。

2）帮助伴侣双方进行有效沟通，建立信心，学习性技巧，鼓励多尝试，这些都有助于改善性生活的质量。例如，有些男性可能缺乏适当的爱抚技巧，或者女性可能因为恐惧而导致性交时出现问题。在这种情况下，需要对患者及其伴侣进行性生活方面的指导。

2. 药物治疗方案

（1）5 型磷酸二酯酶抑制剂（PDE5i）：这类药物可以帮助放松阴茎的血管，促进血液流入，帮助勃起。如西地那非、伐地那非、他达拉非、阿伐那非。其中，西地那非是人们常称的“蓝色小药片”。

（2）雄激素补充治疗：对于雄激素水平低的 ED 患者，补充雄激素可能有助于提高性欲和改善勃起功能。但使用时需要注意，严格掌握适应证，并监测可能的不良反应。

（3）其他治疗方法：如果口服药物效果不佳，可以考虑其他治疗方法，如使用真空负压装置、进行海绵体内注射等。这些方法可以在医生的指导下进行。

ED 的治疗需要综合考虑个体的生活方式和健康状况。通过调整生活方式、控制基础疾病、心理支持和药物治疗，患者大多都能得到适合、有效的治疗。重要的是，患者需要有耐心和毅力，同时在专业医生、药师的指导下进行治疗。

四 勃起功能障碍用药学问答

在众多男性健康问题中，ED 无疑是当前男性面临的非常普遍又难以启齿的问题。及时就诊，进行专业评估，进行个体化治疗，才能及时挽救“痿”下来的健康。下面来介绍常见的 PDE5i 的特点及区别，并讲述这类药物使用过程中的常见问题。正确使用才能达到最佳的治疗效果。常见的 PDE5i 包括以下几种药物（表 80-2）。

表 80-2 常见的 5 型磷酸二酯酶抑制剂

	西地那非	他达拉非	伐地那非	阿伐那非
药理作用	PDE5i 可以帮助阴茎血管松弛，使血液流入阴茎，帮助勃起。记住，性刺激才能引发勃起			
药效时间（给药后）	30 ~ 60 分钟	30 分钟	15 ~ 30 分钟	15 分钟
	药物发挥作用的最佳时机因人而异，可以通过多次尝试找到属于自己的最佳药效时间。有些男性在第一次性生活时，可能因紧张或压力导致状态不如人意，若有此现象发生，可以尝试择日再服			
药效是否受饮食影响	进食大量脂肪餐后疗效降低	不受进食影响	和食物同服或单独服用均可	可与食物同服或不与食物同服
常见不良反应	头痛、面部潮红、消化不良等	头痛、消化不良、背痛、肌痛、鼻塞、面部潮红等	头痛、面部潮红、鼻塞、消化不良等	头痛、面部潮红等
药物相互作用	该类药物会加强硝酸酯类药物的降血压作用，因此正服用任何形式的有机硝酸酯类或有机亚硝酸酯类药物的患者，禁忌使用此类药物。 该类药物与鸟苷酸环化酶激动剂（例如利奥西呱）合用，可能引起症状性低血压，因此禁忌合用。 注意！由于存在多种药物相互作用及使用禁忌，详情需仔细阅读药品说明书或遵循医嘱、咨询专业药师			

关于 PDE5i 这类药物的使用，存在许多误解和疑问。以下是对一些常见问题的解答。

1. PDE5i 是"春药"吗？

PDE5i 并非传统意义上的"春药"。它们不会催情或强制性地造成勃起。这些药物的作用是在性刺激（如情景和心理暗示）下，帮助阴茎恢复到健康状态的自然勃起，而不会产生任何不自然或不舒适的感觉。

2. PDE5i 的种类有何区别？长效和短效 PDE5i，应如何选择？

目前市面上的 PDE5i 包括西地那非、他达拉非、伐地那非和阿伐那非等。这些药物在起效时间、维持时间和不良反应等方面有所不同。西地那非是最早研发的，安全记录较长；阿伐那非起效更快，而他达拉非的效果持续时间更长。

PDE5i 可分为短效（4 ~ 5 小时）和长效（36 小时）两种。长效药物如他达拉非，其特点在于半衰期较长，有效时间长。长效药物适用于希望随时准备好的情况，而短效药物则更适合性生活不频繁的人群。但具体选择哪种药物，应根据患者的性生活频率、个人体验和医生的建议综合决定。

3. 何时服用 PDE5i？服用 PDE5i 会成瘾吗？

PDE5i 的服用方式主要有两种：一种是按需服用，即仅在性生活前服用，适用药物包括阿伐那非、西地那非或伐地那非；另一种是规律服用，即每日小剂量服用，无论是否进行性生活，如他达拉非，适用于需要长期维持药效的患者。

目前没有科学证据显示 PDE5i 会导致身体依赖，它的作用机制是局部作用于阴茎的血管平滑肌，而不是中枢神经系统，因此，停用不会引发戒断症状和身体依赖。这些药物不作用于大脑中的奖赏系统（如多巴胺通路），因此不会引起成瘾性相关的心理性依赖。

4. 为何服用 PDE5i 效果不佳？

如果服用 PDE5i 后效果不佳，首先要确认是否至少尝试了 6 次，且在 3 个月内无效。不佳的效果可能与以下因素有关。

（1）是否按照正确方法使用药物，如是否存在充分的性刺激，剂量是否足够，服药后是否等待足够的起效时间。

（2）是否使用了正规药物，不同品牌药物活性成分含量可能有差异。

（3）服用者是否存在基础疾病或进食高脂食物，从而影响药效。

（4）是否需要心理干预或是否服用了其他影响性功能的药物。

研究表明，很多自称 PDE5i 无效的患者，实际上是因为没有按照医嘱正确服药。

5. 服用 PDE5i 会影响生育能力吗？

研究证实，PDE5i 对男性精液的各项指标影响不大，因此通常不会影响生育能力。例如，研究显示西地那非对精子的活动力和形态没有明显影响。

对于 ED 患者来说，了解 PDE5i 的正确使用方法和预期效果非常重要。正确使用这些药物，并在医生和药师的共同指导下，选择适合自己的药物品种及服用方法，可以显著提高治疗效果，同时减少不必要的担忧和误解。

五 预防措施要记牢

目前，ED患者在我国的增长速度十分引人注目。再加上其他男科问题如前列腺疾病、男性雄激素缺乏、男性不育以及早泄等，可以说很多中国成年男性或多或少都遭遇过这类健康问题的烦扰。然而，很多人没有尽早、准确地去寻求专业医生的帮助。实际上，不管是从疾病自身特点还是临床总结经验来分析，只要正确地就诊，这些男性健康疾病大多都能得到及时、有效的治疗，让人继续享受往日的“性”福生活。

日常生活中也可以通过以下方法来呵护男性健康，预防ED。

1. 戒烟，适度体育锻炼，规律作息。

2. 选择清淡且营养丰富的食物，注意荤素搭配均衡，减少乙醇摄入，合理进食，避免暴饮暴食；适量摄入脂肪，保持性欲所需的脂肪水平。

3. 控制基础疾病，如高血压、高血糖、高血脂及代谢综合征等。

4. 维持一定频次、规律的性生活。

5. 当工作生活压力过大，出现焦虑、抑郁等负面情绪时，要及时与家人和朋友沟通，寻找适当的方式舒缓心情，必要时寻求心理医生支持，遵医嘱治疗。

6. 通过锻炼盆底肌，少吃辛辣食物，注意生殖卫生，避免高危性行为等措施，维护前列腺健康。

总之，关注男性生殖生育健康，不仅可以提前发现一些慢性疾病，还可以保证性生活质量，维持自身的精神愉悦，更是家庭、社会的稳定剂。需要重视！

参考文献

[1] 中华医学会男科学分会勃起功能障碍诊断与治疗指南编写组. 勃起功能障碍诊断与治疗指南. 中华男科学杂志, 2022, 28(8): 722-755.

[2] 中国中医药信息学会男科分会．勃起功能障碍中西医结合多学科诊疗指南(2022版).中国男科学杂志，2022, 36(4): 3-9.

[3] 张石革，孙定人．治疗勃起功能障碍药物的研究与应用进展．中国药房，2001, 12(1): 50-51.

[4] 李恭会．心理结果及药物特性影响患者在勃起功能障碍治疗中对枸橼酸西地那非和他达拉非的选择：来自多中心、随机、开放、交叉研究的结果．中华男科学杂志，2007, 13(9): 862.

[5] 姜睿，曾洋．低雄激素状态引起勃起功能障碍的分子机制．西部医学，2023, 35(2): 157-161.

[6] 胡大一，陈红．心血管疾病与阴茎勃起功能障碍．中华内科杂志，2001, 40(8): 670.

[7] 田国祥，刘小平，曾宪涛，等．心血管疾病与勃起功能障碍相关流行病学研究的文献计量学分析．中华流行病学杂志，2017, 38(6): 810-813.

81 世界卒中日

一 世界卒中日的由来

世界卒中日（World Stroke Day）是每年的10月29日，始于2004年，由世界卒中组织为呼吁全球加强公众对脑卒中的认识而设立（图81-1）。每年设定一个主题，号召世界各国和国际组织在这一天都围绕这个主题开展各种相关活动，宣传普及预防卒中相关的知识。

卒中，全称脑卒中（stroke），俗称中风，被称为"人类健康的头号杀手"，是一种急性起病的脑血液循环障碍导致的疾病，具有高患病率、高复发率、高致残率、高死亡率和高经济负担的"五高"特点，给个人、家庭、社会带来沉重的负担。卒中可防可治，提升以预防为主的健康意识，积极进行高危人群筛查，早预防、早发现、早诊断、早治疗，可以有效控制卒中。预防卒中，在日常生活中需要注意哪些问题呢？在治疗方面又需要注意哪些问题呢？

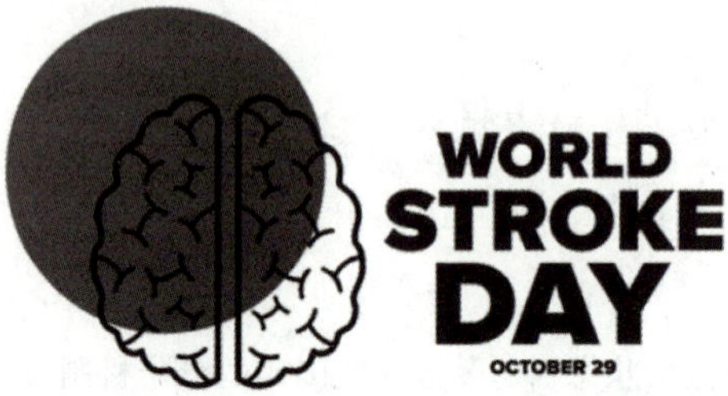

图 81-1 世界卒中日的标志

二 卒中知多少

卒中为脑血管病的主要类型，包括缺血性卒中和出血性卒中，是一种急性的脑血液循环障碍性疾病，主要共同临床特征包括突然发病，迅速出现局限性或弥散性脑功能损伤，比如嘴角歪斜、胳膊或腿脚无力、半身不遂等表现。

脑组织几乎无能量储备，能量主要来源于糖的有氧代谢，所以，脑组织对缺血、缺氧十分敏感。若脑组织供血完全中断 6 秒，患者即可出现意识丧失，10 秒自发脑电活动消失，5 分钟后最易损的特定神经元即可出现不可逆性损伤，10 ~ 20 分钟后大脑皮质出现广泛性的选择性神经元坏死。

1. 卒中的症状有哪些？

按照大脑血供异常原因，卒中分为缺血性卒中（阻塞）和出血性卒中（出血），缺血性卒中是由于大脑血管堵塞导致脑组织缺血引起的脑组织损伤；出血性卒中是由于大脑血管突然破裂出血引起的脑组织损伤（图 81-2）。

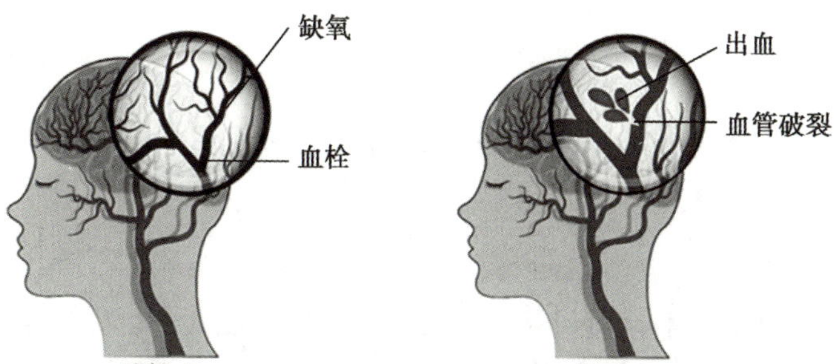

图 81-2 缺血性卒中和出血性卒中

不同脑血管病变和脑组织损伤，症状不同，可以表现为口角歪斜、说话困难或言语含糊不清、意识不清，一只手无力、走路不稳，重者可以出现昏迷、瘫痪等。

2. 如何尽早识别卒中？

如果及时治疗，卒中的有些症状是可以逆转的，所以，一旦怀疑卒中，迅速就医极为关键。牢记 BE FAST 识别法（前 5 个字母各代表一个早期症状，最后 1 个字母是提醒一旦发现卒中症状，应立即拨打急救电话），学会快速识别卒中，在卒中最佳抢救时间（3 小时内）将患者送至医院救治，可以使患者得到有效治疗（表 81-1、图 81-3）。

表 81-1 BE FAST 识别法

项目	内容
B-Balance（平衡）	是否有平衡或协调能力丧失，突然出现行走困难？
E-Eyes（眼睛）	是否有突发视力变化，视物困难？
F-Face（脸）	是否有面部不对称，口角歪斜？ 是否感觉一侧面部麻木或无力？
A-Arms（胳膊）	是否能顺利举起双手？ 是否感觉一只手没有力气或根本无法抬起？
S-Speech（语言）	是否能流利对答？ 是否说话困难或言语含糊不清？
T-Time（时间）	若突发上述症状提示可能出现卒中，请勿等待症状自行消失，请立即拨打 120

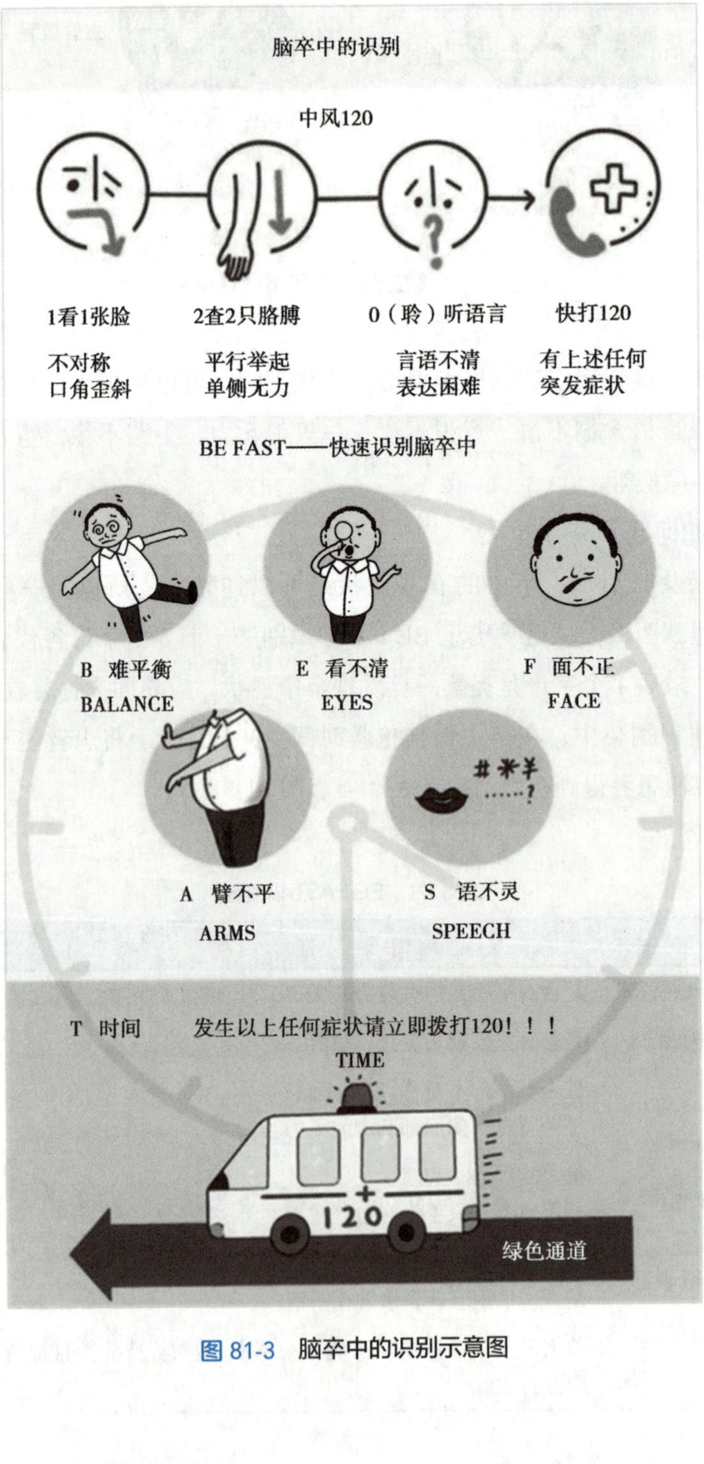
脑卒中的识别
中风120
1看1张脸
不对称
口角歪斜
2查2只胳膊
平行举起
单侧无力
0（聆）听语言
言语不清
表达困难
快打120
有上述任何
突发症状
BE FAST——快速识别脑卒中
B 难平衡
BALANCE
E 看不清
EYES
F 面不正
FACE
A 臂不平
ARMS
S 语不灵
SPEECH
T 时间
发生以上任何症状请立即拨打120！！！
TIME
120
绿色通道

图 81-3 脑卒中的识别示意图

三 卒中可防可治，重在预防

1. 急性期治疗 急性期治疗包括再灌注治疗、抗血小板聚集及其他治疗（神经 - 血管 - 脑细胞保护），其中超早期治疗最主要的是再灌注治疗，目的是“开通水渠（血管），恢复灌注”，尽可能早、尽可能多地挽救脑组织。

急性缺血性卒中超早期治疗如图 81-4 所示。

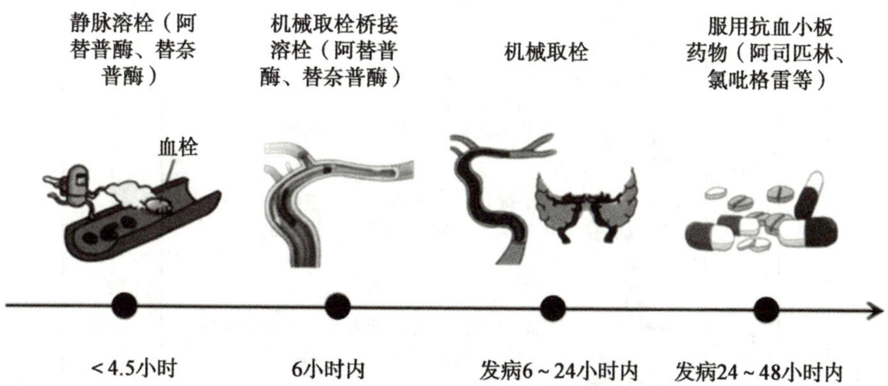

图 81-4 急性缺血性卒中超早期治疗

2. 预防措施 卒中预防分为一级预防和二级预防。

一级预防是针对有脑血管病危险因素但未发生过卒中的人群。

二级预防是指已经患上脑血管病的患者，预防或降低再次发生卒中的危险。

预防措施主要包括生活方式干预（图 81-5）、危险因素控制及药物预防（抗血小板药、他汀类药物）（图 81-6），高血压是卒中最重要的危险因素，糖尿病是卒中独立危险因素，高脂血症是卒中的重要危险因素……

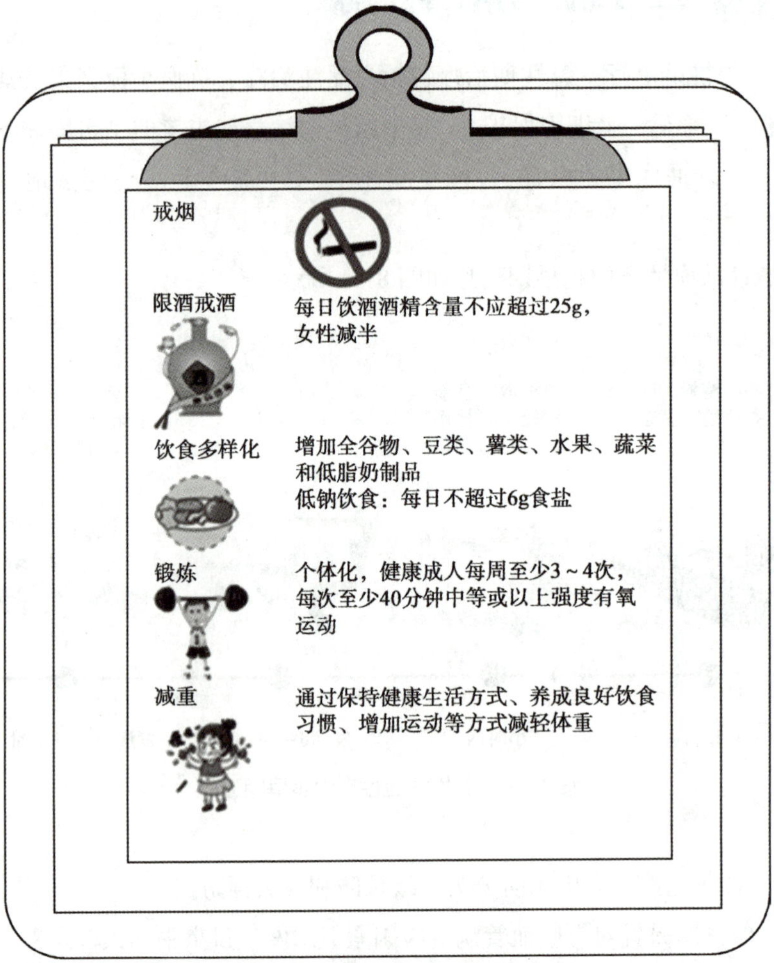

图 81-5　卒中预防措施——生活方式干预

危险因素控制

高血压	早期或轻度：生活方式调整； 若3个月效果不佳，使用抗高血压药 中度以上：生活方式调整+抗高血压药定期监测血压
	目标血压 颅内大动脉狭窄（狭窄率70%～99%），<140/90mmHg 普通，若能耐受，<130/80mmHg
糖尿病	改变生活方式，必要时加降血糖药 自我监测血糖
	目标 空腹血糖4.4～10mmol/L 随机血糖6.1～13.9mmol/L 糖化血红蛋白<7.0%
高血脂	改变生活方式加药物治疗（他汀类药物、依折麦布、PCSK9抑制剂） 目标 低密度脂蛋白(LDL-C)<1.8mmol/L或降低50%以上
房颤	CHA2DS2-VASC评分 评分≥2且出血并发症风险低：抗凝治疗（华法林或新型抗凝血药） 评分=1分且出血并发症风险较低：可不抗凝或抗血小板
其他	睡眠呼吸暂停：正压通气治疗 高同型半胱氨酸血症：补充叶酸、维生素B_6及维生素B_{12}

药物预防

一级预防	可考虑小剂量阿司匹林 ASCVD高风险且出血风险低的患者获益超过风险的女性高危患者 慢性肾脏病患者[eGFR<45ml/（min·1.73m^2）]
	不推荐抗血小板 ASCVD低风险 70岁以上老年人
二级预防	抗血小板 普通：阿司匹林或氯吡格雷(氯吡格雷抵抗改为替格瑞洛) 非心源性轻型卒中：阿司匹林+氯吡格雷(氯吡格雷抵抗改为替格瑞洛)双抗21天，后改为单药 合并颅内外动脉狭窄的缺血性卒中：阿司匹林+氯吡格雷(氯吡格雷抵抗改为替格瑞洛)双抗90天，后改为单药 调血脂药 目标值：低密度脂蛋白(LDL-C)<1.8mmol/L 首选：他汀类药物 单用他汀类药物不达标：他汀类药物+依折麦布、PCSK9抑制剂

图 81-6 卒中预防措施——危险因素控制及药物预防

四 卒中用药学问多

防治卒中的药物主要包括抗血小板药、抗凝血药、调血脂药等，这些药物基本都是长期服用，有的需要终身服用，那么这些药物在使用过程中需要注意哪些问题呢？

1. 常用于治疗卒中的药物 详见表 81-2。

表 81-2 卒中常用治疗药物

<table>
<tr><th>药物类型</th><th>作用机制</th><th>代表药物</th><th>用法用量</th><th>服药后关注指标</th></tr>
<tr><td rowspan="4">抗血小板药</td><td>环加氧酶抑制剂</td><td>阿司匹林</td><td>每天 75 ~ 150mg，餐前整片吞服，不可嚼碎</td><td rowspan="4">皮肤黏膜有无出血、有无黑便等</td></tr>
<tr><td rowspan="2">ADP 受体拮抗剂</td><td>氯吡格雷</td><td>每天 75mg，餐前餐后口服均可</td></tr>
<tr><td>替格瑞洛</td><td>首次 180mg，其后每次 90mg，一日 2 次，餐前餐后口服均可</td></tr>
<tr><td>环加氧酶、ADP 等抑制剂</td><td>吲哚布芬</td><td>每次 100 ~ 200mg，一日 2 次；65 岁以上，每天 100 ~ 200mg，餐后口服</td></tr>
<tr><td rowspan="4">抗凝血药</td><td>维生素 K 拮抗剂</td><td>华法林</td><td>一般 3mg 左右，根据国际标准化比值调整</td><td>国际标准化比值，皮肤黏膜有无出血、有无黑便等</td></tr>
<tr><td rowspan="2">Xa 因子抑制剂</td><td>利伐沙班</td><td>合并房颤：每天 20mg，低体重和高龄（> 75 岁）患者每天 15mg</td><td rowspan="3">皮肤黏膜有无出血、有无黑便等</td></tr>
<tr><td>阿哌沙班</td><td>合并房颤：每次 5mg，一日 2 次，餐前餐后服用均可</td></tr>
<tr><td>Ⅱa 因子抑制剂</td><td>达比加群酯</td><td>每次 150mg，一日 2 次；存在出血风险患者每次 110mg，一日 2 次，餐前餐后服用均可</td></tr>
</table>

续表

药物类型	作用机制	代表药物	用法用量	服药后关注指标
调血脂药	HMG-CoA还原酶抑制剂	阿托伐他汀	每天10～40mg，餐前餐后服用均可	有无肌无力、肌肉酸痛，肝功能、肌酸激酶
		瑞舒伐他汀	每天5～20mg，餐前产后服用均可	
	胆固醇吸收抑制剂	依折麦布	每天10mg，餐前餐后服用均可	
	降低甘油三酯	非诺贝特	每天200mg，与餐同服	
	调血脂和抗脂质过氧化	普罗布考	每次0.5g，一日2次，与餐同服	肝功能、心电图
PCSK9抑制剂		依洛尤单抗	140mg每2周1次或420mg每4周1次，皮下注射	开始用药或改变剂量后4～12周内应监测低密度脂蛋白水平，随后每3～12个月监测1次
		阿利西尤单抗	75～150mg，每2周1次，皮下注射	

药师小贴士

（1）必须按时按量服药，不可随意停药。

（2）避免漏服误服：可能导致卒中复发或中毒反应。

（3）注意饮食健康：低盐低脂低糖饮食，戒烟限酒。

（4）定期进行药物监测：需要定期监测药物剂量、疗效和不良反应，及时调整用药方案。

（5）遵守防控措施：健康合理饮食，适量运动，若需要加上药物预防。

2. 药物相互作用及饮食影响 许多抗血小板药、抗凝血药和调血脂药容易发生药物相互作用，并受食物影响（表 81-3）。尤其是华法林极易受到药物、食物等因素的影响（表 81-4），药师提醒在使用药物前一定要注意遵医嘱正确用药，也要记得仔细阅读药品说明书。不清楚的地方，咨询医生或药师。

表 81-3 卒中常用治疗药物的药物相互作用

药物	药物相互作用
阿司匹林	禁止与甲氨蝶呤合用
氯吡格雷	不推荐联合使用强效或中度 CYP2C19 抑制剂；不推荐联合应用奥美拉唑、艾司奥美拉唑，如需联用需换用泮托拉唑、雷贝拉唑
替格瑞洛	禁止与强效 CYP3A4 抑制剂（如伏立康唑、克拉霉素、利托那韦等）联用
吲哚布芬	避免与其他抗凝血药或阿司匹林等同时服用
利伐沙班 阿哌沙班	酶抑制剂：如胺碘酮、唑类抗真菌药、利托那韦，增加出血的风险 酶诱导剂：利福平、苯妥英、卡马西平等，可降低疗效
达比加群酯	禁止与口服或静脉用伏立康唑、伊曲康唑、环孢素、他克莫司 酶抑制剂：如胺碘酮、唑类抗真菌药、利托那韦，增加出血的风险 酶诱导剂：利福平、苯妥英、卡马西平等，可降低疗效
阿托伐他汀	唑类、大环内酯类、利托那韦等增加阿托伐他汀的疗效；利福平可降低阿托伐他汀的疗效
普罗布考	可明显降低环孢素浓度

表 81-4 华法林疗效影响因素

升高华法林疗效因素	降低华法林疗效因素
酶抑制剂：胺碘酮、唑类抗真菌药、大环内酯类、抗抑郁药等	酶诱导剂：利福平、苯妥英、卡马西平等
抗菌药物	抽烟
中断维生素 K 的再循环：对乙酰氨基酚	富含维生素 K 的饮食：绿茶、菠菜等
银杏叶、当归、甘菊、大蒜、木瓜、芒果、枸杞子、丹参等	圣约翰草

五 预防措施要记牢

卒中可防可治，重在预防，要提升以预防为主的健康意识，积极参与当地医疗机构、基层医疗单位开展的卒中高危人群筛查、干预等活动。预防措施主要有以下几点。

1. 预防卒中要以低盐低脂低糖合理膳食、戒烟限酒、适量运动、心理平衡的“健康四大基石”为主要内容。

2. 控制卒中的主要危险因素包括高血压、糖尿病、血脂异常、房颤等。

3. 需要进行药物预防的，要坚持规律服用药物，定期门诊随访。

参考文献

[1] 贾建平 , 苏川 . 神经病学 . 8 版 . 北京 : 人民卫生出版社 , 2022.

[2] 中华医学会神经病学分会 , 中华医学会神经病学分会脑血管病学组 . 中国脑血管病一级预防指南 (2019). 中华神经科杂志 , 2019, 52(9): 684-709.

[3] 中华医学会神经病学分会 , 中华医学会神经病学分会脑血管病学组 . 中国缺血性卒中和短暂性脑缺血发作二级预防指南 (2022). 中华神经科杂志 , 2022, 55(10): 1071-1110.

[4] 刘丽萍 , 周宏宇 , 段婉莹 , 等 . 中国脑血管病临床管理指南 (第 2 版)(节选)——第 4 章缺血性脑血管病临床管理推荐意见 . 中国卒中杂志 , 2023, 18(8): 910-933.

[5] 中华医学会糖尿病学分会 . 中国 2 型糖尿病防治指南 (2020 年版). 国际内分泌代谢杂志 , 2021, 41(5): 482-548.

82 世界银屑病日

一 世界银屑病日的由来

世界银屑病日（World Psoriasis Day，WPD）通常是每年的10月29日，由国际银屑病理事会设立，旨在提高公众对银屑病的认识，减少对患者的歧视，鼓励医学研究，推动创新的治疗方法，并提升全球卫生机构和组织对这一慢性皮肤病的关注。在每年的世界银屑病日，包括医院、社区在内的社会各界会组织各种活动，包括健康讲座、公共教育活动、社交媒体活动等，传播关于银屑病的信息，并为患者提供支持。

银屑病患者往往因疾病外在表现而面临来自社会的歧视和误解。世界银屑病日通过倡导平等和尊重的理念，努力消除公众对患者的偏见，提倡包容和关爱，让患者在社会中得到公平对待和尊重。除了身体上的不适外，银屑病患者还可能面临心理健康问题。这一节日的意义之一是提供心理支持，鼓励患者勇敢面对挑战，增强他们的自信心，保持积极心态，帮助他们更好地应对生活中的困难。

对于普通人来说，看到银屑病患者暴露出的红斑、银屑，下意识就会避而远之。银屑病究竟是什么样的疾病？在日常生活中健康人群会不会被传染？患者在治疗方面又需要注意哪些问题呢？

二 银屑病知多少

银屑病（psoriasis）是一种慢性、非传染性的自身免疫性皮肤病，也可伴随关节炎。银屑病可发生于任何年龄，约2/3的患者在40岁之前发病。这一疾病通常以红色斑块和覆盖有白色鳞屑为特征，影响皮肤、指甲和关节。银屑病的病理过程复杂，与免疫系统、遗传因素和环境因素存在相关性。

1. 银屑病有哪些症状表现?

银屑病的症状种类繁多，可合并心血管疾病、糖尿病、高血压、代谢综合征等多种疾病，但最为典型的表现是皮肤红色斑块和白色鳞屑。

（1）斑块和鳞屑：银屑病患者皮肤上的斑块呈现红色或粉红色，覆盖银白色的鳞屑。这些斑块通常出现在关节、膝盖、肘部、头皮等部位。鳞屑的脱落和再生速度明显加快，使得皮肤表面形成银色的覆盖物，这也是银屑病名称的由来。

（2）瘙痒和疼痛：患者常感到瘙痒，有时甚至可以引起疼痛。由于皮肤的干燥和炎症，患者可能会不自觉地搔抓患部，导致更严重的皮肤损伤。

（3）关节炎：约有 30% 的银屑病患者会伴随关节炎，称为银屑病关节炎。这种关节炎通常与皮肤病变同时出现，导致关节疼痛、肿胀和僵硬。

（4）指甲改变：银屑病还可引起指甲的异常，如凹陷、斑点、变厚和变形等。指甲的改变是银屑病患者的常见症状之一。

2. 银屑病发病原因有哪些?

（1）银屑病的发病机制与免疫系统的失调密切相关。正常情况下，免疫系统能够识别和攻击外来病原体，但在银屑病患者中，免疫系统错误地攻击正常皮肤细胞。这导致皮肤细胞的过度增殖和表皮层的异常角质化，形成典型的银白色鳞屑。

（2）外界环境在一定程度上对银屑病的发病和症状产生影响。寒冷和干燥的气候可能加重银屑病的症状，而温暖湿润的气候可能对一些患者有益。阳光照射也可以对皮肤产生一定的影响，阳光中的紫外线被认为对银屑病有一定的治疗作用。紧张、焦虑、抑郁等情绪状态以及吸烟和过量饮酒这类不良生活习惯也可能引发银屑病的发作或加重现有的病情。

（3）遗传因素也在银屑病的发病中扮演重要角色。有研究表明，患有银屑病的患者往往有家族史，即使家族中的其他成员并没有患银屑病，也可能存在相关的免疫系统异常。

3. 银屑病能治愈吗?

银屑病目前尚无法完全治愈，但有许多治疗方法可以有效控制症状和改善患者的生活质量。

（1）局部治疗：主要采用外用药物，如激素类药膏、维生素D类药物、角质调节剂等。这些药物可以减轻炎症，促进皮肤脱屑，有助于控制病情。

（2）光疗：利用紫外线B（UVB）或窄谱紫外线B（NB-UVB）照射患处，以减轻炎症和促进细胞分化。需要注意，光疗应该在专业医疗机构或医生的监督下进行。

（3）生物制剂：对于严重病情或对其他治疗无效的患者，单克隆抗体等生物制剂是一种有效的治疗选择。这些药物通过调节免疫系统的活性，减轻炎症反应，取得显著的疗效。

4. 银屑病会传染吗？

不会。银屑病是一种非传染性的疾病，不会通过日常直接的人际接触传播。这意味着与患有银屑病的人接触，分享物品或者在同一环境中生活，一般情况不会导致其他人患上银屑病。银屑病是一种自身免疫性疾病，主要与免疫系统的异常反应有关，而不是由细菌、病毒或其他微生物引起的感染所致。

需要强调的是，银屑病有遗传倾向，在一个家庭中可能存在多个亲属患病，但患病与接触无关。

尽管银屑病不具有传染性，患者仍需要关注个人卫生和健康，采取适当的护理措施，避免过度搔抓皮肤，保持皮肤清洁和湿润，以帮助控制症状和改善生活质量。

如果有任何疑虑或症状加重，建议及时咨询医生进行评估和治疗。

三 银屑病可控但不可疏忽

1. 关注易感因素 上文提到了银屑病的易感因素，因此针对性地避免是能够控制病情、减少共病、维持长期疗效、全面提高患者生活质量的关键。首先，银屑病患者的直系亲属可尽早进行相关基因检测并尽力避免其他危险因素。同时，银屑病的主要发病机制是免疫系统的异常活动，所以患有免疫系统疾病或免疫系统过度激活的人更容易患银屑病。此外，有可能患银屑病的高危人群应该保持皮肤温暖湿润，适度户外活动，戒烟限酒，改善不良生活习惯或生活方式。

综合考虑自身的遗传背景、免疫系统状况、生活方式以及暴露于环境因素的情况，如果有家族史或其他相关风险因素，建议密切关注任何潜在的症状，并及早咨询医生。定期体检和保持健康的生活方式也有助于减少患病的风险。如果已经患有银屑病，及早采取有效的治疗方法可以帮助控制症状。

2. 注意区分银屑病的不同临床亚型 不同的银屑病患者症状可能不尽相同，在临床根据患者不同类型的皮疹特点、好发部位、是否合并全身症状、发病与季节的关系等特点，共分为以下几种主要亚型。

（1）寻常型银屑病：根据皮损特点又可分为点滴状银屑病和斑块状银屑病。点滴状银屑病多发生于青少年。皮疹初发呈点状，向心性分布，多位于躯干和四肢近端，散在分布。也可能是斑块状银屑病患者的急性加重表现。点滴状银屑病多有自限性，部分患者可发展为斑块状银屑病。斑块状银屑病占所有银屑病病例的 80%~90%。皮疹好发于头皮、背部和四肢伸侧，表现为界限清楚的暗红色斑块，上附鳞屑，直径 1 至数厘米不等。斑块表面通常干燥，脱屑明显，轻刮表面鳞屑成层状，犹如蜡滴，称为蜡滴现象。

（2）脓疱型银屑病：脓疱型银屑病可分为急性和局限性两种。成人脓疱型银屑病患者发病前多数有寻常型银屑病的病史。脓疱型银屑病在临床少见但情况严重，部分伴发高热患者，若治疗不及时可继发感染、器官衰竭，危及生命。局限性脓疱型银屑病多发生于手掌脚掌、手指脚趾部，以红斑基础上周期性发生簇集性无菌性小脓疱并逐渐干涸、脱屑为特征。

（3）红皮病型银屑病：一种少见的重症银屑病，多见于中老年人，多由银屑病在急性期受某些因素刺激或治疗不当诱发，少数由银屑病急性加重演变而来。一般有寻常型或其他类型银屑病病史或家族史。临床表现为全身弥漫性红斑、浸润肿胀并伴有大量糠状鳞屑，皮损面积大于 90% 体表面积。因皮肤表面大量角蛋白脱失导致体温调节功能改变，患者有全身症状如发热、畏寒、乏力等不适，并伴表浅淋巴结肿大、足部或胫前水肿、低蛋白血症等，病程较长，易复发。

（4）银屑病关节炎：多数患者关节症状继发于皮损后，也有少数关节症状先于皮损或与皮损同时发生。常发生于手足小关节、四肢大关节，少数累及骶髂关节及脊柱。受累关节可表现为肿胀、疼痛、晨僵及关节活动受限等，严重者可出现关节畸形。病程迁延，易复发，晚期可出现关节强直，导致残疾。

不管何种程度的银屑病都应该及时就医，尽早接受专业对症治疗，以达到降低复发概率、减少共病、维持长期疗效、全面提高患者生活质量的目的。万万不可自我感觉症状不明显，不影响生活就不去在意，忽视疾病引起的心血管疾病、免疫系统疾病等共病（图 82-1）。

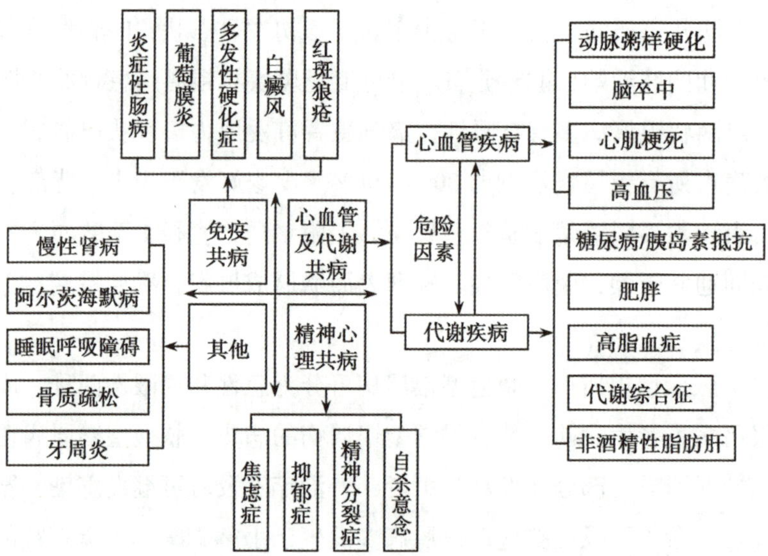

图 82-1　银屑病共病种类

四　银屑病用药学问多

银屑病的治疗方法取决于病情的严重程度、患者的整体健康状况以及个体差异。常见用于银屑病的药物治疗方法包括以下几种。

1. 局部治疗 是指局部涂抹软膏或者乳液类外用药。针对局限性斑块状银屑病使用外用糖皮质激素和润肤剂的效果良好。这些药物可以直接应用在患有银屑病的皮肤上，有助于减轻炎症和减缓细胞生长速度。如果非重度银屑病患者正确地坚持治疗，局部治疗 1 周就可带来显著改善，但可能需要数周才能发挥出最大疗效。常见的局部治疗药物见表 82-1。

表 82-1 银屑病局部治疗药物

药物类别	代表药物	作用与注意事项
糖皮质激素	倍他米松、地塞米松	部分患者一听到激素首先就会想到它的不良反应，比如体态改变，变成“满月脸”“水牛背”等。事实上选择外用途径，就已经降低了这些不良反应发生的可能性，局部涂抹可以发挥抗炎、抗增殖和免疫抑制作用
维生素衍生物	卡泊三醇、骨化三醇、他扎罗汀	可与糖皮质激素类乳膏联合使用，有助于抑制皮肤上的异常细胞增殖，市面上可以看到两者的复合制剂（如卡泊三醇 / 倍他米松、氯倍他索 / 他扎罗汀等），更加方便患者使用
钙调磷酸酶抑制剂	他克莫司、吡美莫司	在糖皮质激素治疗间隙使用，有助于避免或减少糖皮质激素软膏引起的皮肤变薄和萎缩、皮肤色素沉着等不良反应

2. 全身治疗 是指需要口服或者注射一些药物。对于受累体表面积超过 5%，或病变范围虽小但日常活动能力受到严重影响的患者，推荐采用全身治疗。对应的药物选择通常有两类，包括免疫调节药物（如甲氨蝶呤、环孢素、阿维 A 等）用于调节免疫系统，减缓异常细胞的增殖；生物制剂（如阿达木单抗、英夫利西单抗等），具体内容见表 82-2。

表 82-2　银屑病全身治疗药物

治疗药物	用法	注意事项
甲氨蝶呤	通常以低剂量间歇给药，一周1次，可以口服也可以静脉注射，每周7.5～25mg	肝肾功能异常患者不建议使用，并且需在调整剂量1周后监测血药浓度、肝肾功能。有明确的胎儿致畸性，因此孕妇、哺乳期妇女禁用。 不良反应包括胃肠道反应、肝肾功能损害、骨髓抑制等
环孢素	常用口服剂量范围3～5mg/(kg·d)，分成两次服用。通常4周内可观察到改善。症状得到控制后应逐渐减量避免病情反弹，连续使用最多不超过2年	肾功能异常、未控制的高血压、恶性肿瘤和对环孢素过敏患者禁用。需定期监测肾功能和血药浓度。常见不良反应包括肾功能不全、震颤、多毛症、高血压、腹泻、恶心和呕吐
阿维A	常用剂量范围是每两日25mg至每日50mg	起效相对较慢；阿维A的最大疗效可能在3～6个月内不明显；使用过程需注意高甘油三酯血症和肝毒性等不良反应。阿维A具有致畸性，停药后3年之内禁忌妊娠
生物制剂	具体药物具体用药方法参考说明书	使用时需要监测免疫系统功能、肝功能

已确诊的银屑病患者需要额外注意，出现以下问题说明疾病进展，需要尽快就医：①关节出现疼痛、肿胀；②体表大部出现干癣；③难以应对疾病，日常生活遭受严重影响；④治疗无效，干癣范围扩大。

外用糖皮质激素可减轻皮肤炎症引起的皮肤发红、肿胀和刺激。在涂抹乳膏或软膏时需要注意以下几点。

（1）首先仔细清洗皮损处，冲掉肥皂泡，再轻柔拍干，勿擦干。

（2）首次使用时，可能需使用药管盖的尖端戳破密封层。

（3）挤出可薄涂皮损处的少量药物。

（4）将乳膏或软膏均匀薄涂于皮损处。

（5）轻柔按摩至药物渗透。

通常情况糖皮质激素一日使用1次。除非医嘱要求，否则不得增加使用频率，不得在面部、生殖器、肛门或乳房下方使用。此外，也不宜在脱皮、皮肤破损处或间擦部位使用。勿用绷带或纱布等敷料覆盖。少量薄涂可防止药物过量吸收，降低发生不良反应的概率。

写在最后

银屑病患者病情反复甚至终身不愈，长时间严重损害患者形象，因此银屑病相关心理问题发生率高，世界银屑病日的意义正是让人们理智、科学地看待疾病。明确该病无传染性，无须隔离，消除对患者外表方面的歧视，争取给予患者在情感和生活上的支持、帮助和关爱。

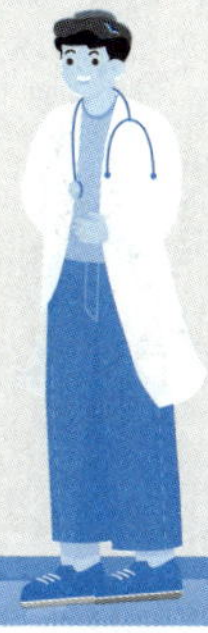

参考文献

[1] 中华医学会皮肤性病学分会银屑病专业委员会 . 中国银屑病诊疗指南 (2023 版). 中华皮肤科杂志 , 2023, 56(7): 573-625.

[2] FELDMAN S R. 成人银屑病的治疗 . 赵邑 , 译 . [2024-07-29].https://www.uptodate.com/contents/zh-Hans/treatment-of-psoriasis-in-adults.

11月

11/01—11/30

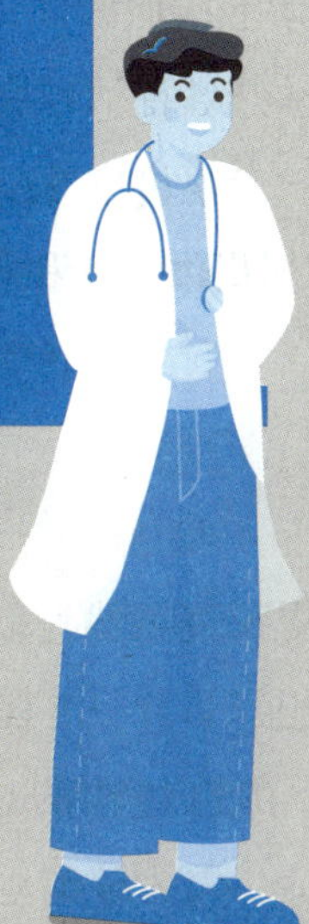

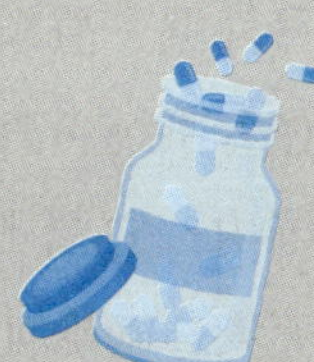

83 国际肢端肥大症认知日

一 国际肢端肥大症认知日的由来

每年 11 月 1 日是国际肢端肥大症认知日，这是一个由世界垂体组织联盟（WAPO）设立的节日，目的是让更多的人了解肢端肥大症，并加强对该疾病的理解和支持。在这一天，全球范围内会举办各种活动和倡议，比如宣传活动、社交媒体活动、患者故事分享、医学专家讲座等。这些活动旨在提高公众对肢端肥大症的认识，并为患者和家属提供支持和资源。

二 肢端肥大症是什么病

2001 年，动画电影《怪物史莱克》上映，史莱克虽然外形丑陋，但还是赢得了世界各地影迷的喜爱。史莱克的原型是莫里斯·提利特（Maurice Tillet），是一位 1903 年出生的法国男子摔跤手，在他 20 岁的时候，发现自己的手脚、头部肿胀，被医生诊断为肢端肥大症，因为他的垂体上长有良性肿瘤，导致骨骼过度生长和增厚。

肢端肥大症是一种慢性进展性内分泌疾病，通常由垂体产生过量的生长激素引起，超过 95% 的肢端肥大症患者是由分泌生长激素的垂体腺瘤所致，除了导致患者出现典型肢端肥大症症状和体征外（如鼻大唇厚、手足增大、皮肤增厚、多汗和皮脂腺分泌过多，晚期往往会出现头形变长、眉弓外突、前额斜长、下颌前突、牙齿稀疏等症状），还可引起呼吸系统、心血管系统、消化系统等多器官 / 系统并发症以及糖代谢紊乱等症状。全球范围内，肢端肥大症的年发病率为 0.2 ~ 1.1/10 万人，患病率为 2.8 ~ 13.7/10 万人，确诊时中位年龄为 40.5 ~ 47.0 岁，延迟诊断长达 4.5 ~ 9.0 年以上。

肢端肥大症的病因是多种多样的，包括：①遗传因素，肢端肥大症可以是遗传性的，它可能是由父母传递给孩子的基因突变导致的；②肿瘤，肢端肥大症最常见的原因是脑下垂体瘤，这是一种良性或恶性肿瘤，可以导致腺垂体分泌过多的生长激素；③其他因素，其他一些因素也可能导致肢端肥大症，例如头部创伤、感染、药物等。

三 肢端肥大症患者早期可能会出现什么症状

肢端肥大症通常会有特征性外貌，如鼻大唇厚、手足增大、皮肤增厚、多汗和皮脂腺分泌过多，晚期往往会出现头形变长、眉弓外突、前额斜长、下颌前突、牙齿稀疏等症状。

又因为95%以上肢端肥大症由分泌生长激素的垂体腺瘤引起。由于垂体瘤占位性效应可出现头痛、视觉功能障碍（常表现为双眼颞侧半盲、单眼颞侧半盲或全盲）、颅内压增高和腺垂体功能减退。

除此之外，患者还可出现高血压、高血糖、闭经、泌乳、不孕、男性性功能障碍、睡眠呼吸暂停等。

总之，肢端肥大症的病因比较复杂，需要进行全面的检查和评估才能确定具体的病因。如果出现了上述的一些症状，建议立即就医进行进一步的评估和诊断。

四 肢端肥大症如何治疗

肢端肥大症的治疗通常包括以下几个方面。

1. 手术切除肿瘤 对于肢端肥大症的患者，如果存在垂体腺瘤，手术切除肿瘤是常见的治疗方法。

2. 放射治疗 对于手术无法完全切除肿瘤或肿瘤复发的患者，放射治疗可以用来控制肿瘤的生长。放射治疗使用高能射线照射肿瘤，以减小肿瘤的体积和活性。

3. 药物治疗 药物治疗是肢端肥大症的常规治疗方法，旨在抑制生长激素的分泌或减少其作用。治疗肢端肥大症的药物包括生长抑素受体配体、多巴胺受体激动剂和生长激素受体拮抗剂三大类，主要用于术后缓解患者的症状。

4. 对症治疗 肢端肥大症患者可能会出现其他症状和并发症，如关节疼痛、心脏问题和呼吸困难。医生可能会采取相应的对症治疗措施，如疼痛管理、针对心脏症状使用药物和使用呼吸辅助设备。

治疗方案的选择取决于患者的具体情况，包括肿瘤的大小和位置、症状的严重程度以及患者的整体健康状况。治疗的目标是控制生长激素水平，减轻症状，防止并发症的发生，并提高患者的生活质量。患者应定期接受医生的随访和监测，以确保治疗的有效性和安全性。

五 肢端肥大症的药物治疗

对于患有肢端肥大症的患者，如果手术切除肿瘤后疾病仍然持续进展，或者患者不适合手术，则建议采用药物治疗。此外，对于不能耐受手术的患者（如因气道问题麻醉风险高，严重肢端肥大症并发症如心力衰竭、重度高血压和未控制的糖尿病等），或者拒绝手术的患者，药物治疗也是首选。治疗肢端肥大症的药物主要包括生长抑素受体配体、多巴胺受体激动剂和生长激素受体拮抗剂三大类（表 83-1）。

1. 生长抑素受体配体 生长抑素受体配体是治疗肢端肥大症的首选药物，通过与垂体生长抑素受体结合来抑制生长激素的分泌，可以显著改善患者的常见症状，如头痛、多汗和关节痛等。在治疗后，40% ~ 70% 的患者生长激素和胰岛素样生长因子 -1 水平达标，70% ~ 80% 的患者垂体腺瘤体积缩小 20% 以上。此外，生长抑素受体配体还可以显著改善肢端肥大症患者的高血糖、高血压、心功能不全等并发症。

第一代生长抑素受体配体包括奥曲肽和兰瑞肽；第二代生长抑素受体配体为帕瑞肽。

在使用生长抑素受体配体治疗期间，患者可能会出现一些不良反应，如胃肠道症状（腹泻、腹痛、腹胀、恶心和呕吐），注射部位疼痛不适、红斑、肿胀和瘙痒等，这些症状大多数较轻。但罕见情况下会出现严重的水样泻和电解质紊乱。长期用药的患者还可能出现胆囊胆汁淤积或泥沙样胆结石，通常没有典型的临床症状。如果出现上述症状，需要就医进行检查，必要时停药或进行相应的处理。

2. 多巴胺受体激动剂 多巴胺受体激动剂通过与垂体腺瘤细胞表面的多巴胺 D_2 受体结合，直接抑制生长激素的合成和分泌。常用的多巴胺受体激动剂有第一代的溴隐亭和第二代的卡麦角林。它们可以用于治疗生长激素和胰岛素样生长因子 -1 水平轻度升高的患者，或者作为第一代生长抑素受体配体治疗的补充。

多巴胺受体激动剂的不良反应包括胃肠道不适、鼻塞、乏力和直立性低血压等。卡麦角林的不良反应发生率和程度低于溴隐亭。从小剂量开始逐渐增加剂量，并在餐后或睡前服药可以提高患者对多巴胺受体激动剂的耐受性。少数患者可能会出现腹膜后纤维化和心脏瓣膜病变等罕见不良反应。

3. 生长激素受体拮抗剂 培维索孟是一种生长激素受体拮抗剂，可以与生长激素竞争结合到受体上，从而减少生长激素的作用，抑制胰岛素样生长因子 -1 合成水平。大多数患者可以很好地耐受这种药物，但少数患者可能会出现垂体腺瘤增长的问题，或者肝功能检测出现一些异常。

4. 药物联合治疗 有些患者在使用生长抑素受体配体后可能无法完全缓解症状。为了提高缓解率，可以考虑联合使用其他药物。例如，将生长抑素受体配体与多巴胺受体激动剂或生长激素受体拮抗剂联合使用。这些药物可以通过不同的机制来减少生长激素的分泌和作用，从而帮助患者更好地控制病情。

表 83-1 肢端肥大症治疗药物

药物类型		药物名称	剂量及用药方式	生化控制率	肿瘤缩小程度	主要不良反应
生长抑素受体配体(一线用药)	一代	注射用醋酸奥曲肽	10 ~ 40mg/月，肌内注射	30% ~ 40%	28.5%	胃肠道不良反应、注射部位不良反应
		醋酸兰瑞肽(预充式)	60、90、120mg/月，肌内注射	30% ~ 40%	34.9%	胃肠道不良反应、注射部位不良反应
	二代	帕瑞肽	40 ~ 60mg/月，皮下注射	35% ~ 54%	40%	高血糖、胃肠道不良反应、注射部位不良反应
多巴胺受体激动剂		溴隐亭	2.5 ~ 15.0mg/d，口服	10% ~ 20%	无数据	胃肠道不良反应、直立性低血压、鼻黏膜充血、头痛
		卡麦角林	1.5 ~ 3.5mg/周，口服	18% ~ 35%	无数据	胃肠道不良反应、直立性低血压、鼻黏膜充血、头痛
生长激素受体拮抗剂		培维索孟	10 ~ 40mg/d，皮下注射	60% ~ 70%	无数据	注射部位不良反应、转氨酶升高

六 肢端肥大症防治措施

肢端肥大症是一种慢性疾病，目前没有特定的预防方法可以完全防止其发生。但是，以下措施可以帮助控制病情和减少并发症的风险。

1. 及早诊断和治疗 及早发现肢端肥大症的症状并尽早就医非常重要，这可以帮助控制生长激素水平，减轻症状，并防止并发症的发生。

2. 定期随访和监测 定期接受医生的随访和监测是管理肢端肥大症的关键，主要包括定期检查生长激素水平、肿瘤大小和其他相关指标，以确保治疗的有效性和安全性。

3. 遵循医生的治疗方案 按照医生的建议和治疗方案进行药物治疗或其他治疗措施，遵循正确的用药剂量和用药时间，以确保药物的最佳效果。

4. 保持健康生活方式 保持健康的生活方式可以帮助控制肢端肥大症

的症状和减少并发症的风险，包括定期锻炼、保持健康的体重、均衡饮食、避免过度摄入糖和饱和脂肪，以及戒烟和限酒。

5. 寻求支持 肢端肥大症是一种慢性疾病，对患者和家属来说可能带来身体和心理的挑战，寻求支持和加入支持团体可以提供情感支持、信息交流和资源分享。

写在最后

早发现、早诊断是治疗肢端肥大症且保证预后良好的首要原则。如果鞋子的号码越来越大，如果颧骨突出、额头变宽，如果声音越来越低、手脚发胀肿大、手指变粗，如果皮肤越来越粗糙，如果出现“满月脸”“水牛背”，建议及时就医。患者在日常生活中要加强护理，保持心态平稳，不用过于担心疾病，乐观开朗的心态可以增强治疗效果。注意调整膳食结构，改善烹饪方式，多吃绿色无公害的食物。

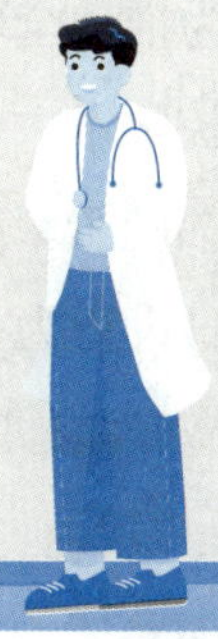

参考文献

[1] 中国垂体腺瘤协作组 . 中国肢端肥大症诊治共识 (2021 版). 中华医学杂志 , 2021, 101(27): 2115-2126.

[2] 盛志峰 . 肢端肥大症药物治疗进展 . 临床内科杂志 , 2022, 39(8): 515-516.

[3] 中华医学会内分泌学分会 . 肢端肥大症诊治中国专家共识 (2020 版). 中华内分泌代谢杂志 , 2020, 36(9): 751-760.

[4] GIUSTINA A, BARKHOUDARIAN G, BECKERS A, et al. Multidisciplinary management of acromegaly: a consensus. Rev Endocr Metab Disord, 2020, 21(4): 667-678.

84 世界流感日

一 世界流感日的由来

流行性感冒，简称流感，是一种急性病毒性呼吸系统疾病。它是一种常见的传染性疾病，是一位可怕的"杀手"。1918年发生了一次骇人听闻的致命流感——西班牙大流感，持续了1年多，造成全球约10亿人感染，至少2 500万人死亡，死亡人数远超第一次世界大战。

为推动全球共同加强流感的防控，2018年11月在我国深圳举办亚太流感防控学术大会暨1918大流感百年纪念会议，由中国疾病预防控制中心主任高福院士牵头，联合国内外知名专家、学者及相关机构，共同商议将11月1日设立为"世界流感日"。希望在流感高发时期，提高公众对流感的认知，做好流感的防治工作。

二 流感病毒知多少

流感是流行性感冒病毒（简称流感病毒）引起的急性呼吸道传染病，严重危害人类健康。流感病毒抗原易异变、传播迅速，可引起季节性流行。

1. 流感的常见病原体有哪些?

流感病毒根据病毒的核蛋白和基质蛋白可分为甲、乙、丙、丁4型。根据病毒表面特异性蛋白结构与基因特性可区分为多种亚型，如甲型流感病毒可根据表面血凝素和神经氨酸酶分为多种亚型。

2. 流感的疾病特点是什么?

传播方式：主要通过飞沫与气溶胶经呼吸道传播。病毒可通过患者打喷嚏、咳嗽或者接触被病毒污染的物品传播。

潜伏期：通常为1～4天，一般为2天。

季节性流行：流感活动模式与地域相关。我国流感通常发生在冬季（10月至次年3月），南方地区还可能出现夏季高发流行。少数情况下，温暖月份也会出现个别流感感染病例或暴发。

3. 流感的临床症状有哪些？

主要表现为发热、头痛、肌痛和全身不适。体温可达39～40℃，可有畏寒、寒战，多伴全身肌肉关节酸痛、乏力、食欲减退等全身症状。同时常伴有咽喉痛、干咳、鼻塞、流涕等。

大多数流感患者能在1～2周自行好转，出现以下症状请及时就医：

（1）呼吸困难或呼吸急促。

（2）胸部或腹部疼痛或有压迫感。

（3）忽然头晕，意识模糊。

（4）严重呕吐。

（5）流感症状缓解后再次出现发热或咳嗽。

4. 流感的高危人群是哪些？

由于流感病毒易变异，人群对流感病毒普遍易感。孕妇、婴幼儿、老年人感染流感后危害更为严重，且流感与其他呼吸道传染病共同感染可能加重疾病带来的影响。

下列人群患流感后易出现严重病情：

（1）老年人（＞65岁）。

（2）慢性基础疾病患者（如慢性阻塞性肺疾病）。

（3）孕妇。

（4）儿童。

（5）医务人员。

三 流感抗病毒早防早治

一旦确诊流感后需要尽早进行隔离治疗，充分休息，多饮水，营养饮食，以获得最佳的治疗效果。

1. 抗病毒治疗 在发病48小时内进行抗病毒治疗可有效减少并发症，

减少住院时间，降低死亡率。因此这48小时被称为流感抗病毒治疗的"黄金48小时"。同时，发病时间超过48小时的重症患者依然可以从抗病毒治疗中获益。因此，当出现了流感相关症状时，应及时就医，明确诊断，尽早开始抗病毒治疗。流感抗病毒治疗策略详见表84-1。

表84-1 流感抗病毒治疗策略

病程初期	第2～3天	第4～5天	5天之后
肌肉酸痛、头痛、疲惫、干咳、发热，此时传染性较强，建议居家隔离	若症状持续加重或无法控制，请及时就医	发热在第4天可能出现反复，鼻部症状有所缓解	疲惫、发热等症状逐渐消退。咳嗽可能会持续2～4周
此时服用抗病毒药效果最佳	发热：对乙酰氨基酚（>3月龄）；布洛芬（>6月龄）。 鼻塞、流涕：可予以生理盐水清洗鼻腔，湿化空气，饮用温水等		若症状没有减轻，甚至反复，需要注意是否继发了新的感染，请及时就医

目前我国常用的抗流感病毒药物为神经氨酸酶抑制剂、血凝素抑制剂、M2离子通道阻滞剂和病毒RNA聚合酶抑制剂（表84-2）。其中M2离子通道阻滞剂（金刚烷胺、金刚乙胺）目前对常见的流感毒株耐药，一般不用于抗病毒治疗。

表 84-2 抗病毒药物用法用量及注意事项

	奥司他韦	扎那米韦	帕拉米韦	阿比多尔	玛巴洛沙韦
剂型	口服制剂	吸入制剂	静脉注射剂	口服制剂	口服制剂
常用剂量	一日 2 次，每次 75mg，疗程 5 天；重症患者可适当增加剂量	一日 2 次，10mg/次，疗程 5 天；重症患者可适当延长疗程	一日 1 次，静脉滴注 15 ~ 30 分钟，300 ~ 600mg，疗程 5 天	一日 3 次，200mg/次，疗程为 5 天	按体重给药，体重 40 ~ 80kg，单次口服 40mg，大于 80kg，单次口服 80mg
儿童剂量	使用于 1 岁以上儿童。按体重给药：≤ 15kg，30mg，一日 2 次；15 ~ 23kg，45mg，一日 2 次；23 ~ 40kg，60mg，一日 2 次；> 40kg 用法同成人	7 岁以下儿童疗效与安全性未知；7 岁以上儿童可使用成人剂量	13 岁以上儿童用法同成人；6 个月 ~ 12 岁儿童，单次剂量 12mg/kg	可用于 3 岁以上儿童；3 ~ 6 岁，每天 4 次，每次 50mg；6 ~ 12 岁，一日 4 次，每次 100mg；12 岁以上可按成人剂量	适用于 12 岁以上儿童，按体重给药；小于 20kg 者单次剂量 2mg/kg
如何使用	食物不影响药物疗效，如果出现胃部不适，建议餐后服用	如需同时使用其他吸入性药物，请先使用其他药物，再用扎那米韦；为保证吸入药品完全，建议重复吸入	静脉滴注，15 ~ 30 分钟内滴注完成	食物不影响药物疗效，餐前餐后服用均可	避免与乳制品、钙强化饮料、含多价阳离子药物同时服用，会降低玛巴洛沙韦疗效
注意事项	注射流感减毒活疫苗后使用奥司他韦可能影响疫苗效果，建议接种减毒疫苗后 2 周内避免服用奥司他韦	用药后可能出现口咽部水肿、严重皮疹、支气管痉挛等症状，一旦出现，请立即停药就医	使用高剂量药物治疗时，请注意监护心电指标	老年人用药安全尚不清楚	用药后可能出现腹泻、支气管炎、恶心、鼻窦炎、头痛等不良反应

2. 对症治疗 治疗方法与肺炎的对症治疗类似，如对发热患者可进行物理降温，并应用解热药物；可给予咳嗽咳痰者止咳祛痰的药物；患者若处于呼吸受限，可采取适当的方式进行氧疗。

3. 中医中药治疗 中医学将包括季节性流感等在内的呼吸系统相关传染病统称为“瘟疫”，也称为“疫病”。中医学认为，流感属于外感类疾病，为六淫邪气侵入人体，导致疾病的发生。治疗中需以患者病情轻重程度为纲，进行辨证治疗。

临床研究显示，中成药、中药复方制剂以及中西药联合治疗流感效果显著，能缩短患者病程，减轻上呼吸道的感染程度、流感症状。治疗流感常用中成药详见表84-3。

表84-3 治疗流感常用中成药

名称	功能	主治	用法用量
金花清感颗粒	疏风宣肺，清热解毒，可用于单纯轻症流感治疗	属风热犯肺证者，症见发热，头痛，全身酸痛，咽痛，咳嗽，恶风，恶寒，鼻塞流涕等	温水冲服。每次1袋，一日3次，疗程3天
疏风解毒胶囊	疏风清热，解毒利咽	用于急性上呼吸道感染属风热证，症见恶风，发热，咽痛，头痛，鼻塞，流涕，咳嗽等	口服，一日4次，每次3粒
连花清瘟胶囊	清瘟解毒，宣肺泄热	用于治疗流行性感冒属热毒袭肺证，症见发热或高热，恶寒，肌肉酸痛，鼻塞流涕，咽干咽痛，头痛等	口服，一日4次，每次3粒
痰热清注射液	清热，解毒，化痰	用于风温肺热病属痰热阻肺证，症见发热，咳嗽，咳痰，咽喉肿痛等，可用于肺炎早期、急性支气管炎、慢性支气管炎急性发作及上呼吸道感染属上述证候者	一日1次，成人一般每次20ml，滴注速度应控制在60滴/min内
六神丸/胶囊	清凉解毒，消炎止痛	用于烂喉丹痧，咽喉肿痛，喉风喉痛，小儿热疖，无名肿痛等	温开水吞服，一日3次，六神丸每次10粒，六神胶囊每次1粒

治疗小贴士

（1）开始抗病毒治疗需谨慎。治疗前需充分评估风险与获益。

（2）流感患者一般不使用抗菌药物治疗，除非有明确的细菌感染指征。

（3）合理选用解热药，儿童忌用阿司匹林或含阿司匹林的制剂。

（4）使用中成药需辨证，具体治疗方案请咨询医生。

四 预防流感知多少

接种流感疫苗是预防流感的第一道防线，是降低流感相关重症及死亡负担的最为经济有效的手段。

1. 流感疫苗一定要每年接种吗？

不一定，但是每年接种流感疫苗能提供更有效的保护。

流感病毒为 RNA 病毒，非常容易发生变异。据世界卫生组织统计，不同年度的流感病毒毒株有所差异，因此世界卫生组织会基于当前全球流感监测结果提出下一个流行季节流感疫苗的推荐组分。

同时，流感疫苗接种的免疫力会随时间的推移逐渐减弱。通常来说接种疫苗后 2～4 周后抗体可达到保护性水平，保护时间可持续 5～6 个月。如需接种流感疫苗，建议在流感季到来前 1 个月（一般为 9 或 10 月）接种，以达到最佳的防护效果。

2. 使用奥司他韦可以预防流感吗？药物预防可以替代疫苗吗？

奥司他韦有预防流感的作用，但是不建议将其作为常规预防流感的手段。正常人可在与流感感染者密切接触 48 小时内服用奥司他韦进行预防，使用剂量减半，持续至少 10 天。但是一旦停药，奥司他韦的预防作用就不会再持续，药物的预防作用不可能持续整个流感高发期。同时，长期服用药物也可能会带来更多的用药安全风险。因此使用药物预防流感需要慎重，它更适合在一些特殊情况下应急使用。如免疫力低下同时患有多种慢性疾病的老年患者，家里人确诊了流感，此时为预防老年人感染流感，可考虑使用药物预防。

接种疫苗是预防流感最有效的手段，抗病毒药只是预防流感的辅助措施，不能替代疫苗。总的来说，不建议健康人常规自行使用药物预防流感。

3. 哪些人群建议接种流感疫苗？

（1）医务人员。

（2）人群聚集场所的脆弱人群。

（3）重点场所人群：如幼儿园、中小学校教师和学生等。

（4）流感高风险人群，如60岁以上的老年人、6月龄至5岁儿童、孕妇或准备在流感高发季节怀孕的女性、慢性疾病患者等。

药师提醒：大于等于6月龄的人都可以接种疫苗。

4. 目前市面上流感疫苗的种类很多，这些疫苗都有什么差异？

流感减毒活疫苗顾名思义为“活”疫苗，内含有完整的病原体，只不过降低了病原体的活性。目前只有三价，一般经鼻给药。因此对于3～17岁不愿意打针的人群来说，选用这种疫苗可能更加友好。但是由于该疫苗内含有活性病原体，因此免疫力低下或患有免疫缺陷疾病的人群不建议接种。

而“亚单位”和“裂解”疫苗都属于灭活疫苗，即“死”疫苗。两者都不含有完整的病原体，因此安全性更高，更适合有基础疾病或免疫力低下的人群接种。其中四价疫苗比三价疫苗可以多预防一种乙型流感病毒，保护范围更加广泛。流感疫苗种类及特点见表84-4。

表84-4 流感疫苗种类及特点

名称	用法用量	特点	特殊人群用药	种类
流感减毒活疫苗	经鼻给药：一次0.2ml，每侧0.1ml	本药为减毒毒株，为病毒类疫苗	3～17岁儿童可使用；孕妇禁用	三价

续表

名称	用法用量	特点	特殊人群用药	种类
流感病毒裂解疫苗	肌内注射：单次 0.5ml	灭活疫苗（含毒素）	6 个月 ~ 3 岁儿童，0.25ml 接种 2 剂，间隔 2 ~ 4 周	三价、四价
流感病毒亚单位灭活疫苗	肌内或皮下注射，单次 0.5ml	灭活疫苗（不含病原体）	3 岁以上儿童适用，用法同成人	三价、四价

5. 流感疫苗接种注意事项有哪些？

（1）鸡蛋蛋白过敏者不可接种疫苗。

（2）流感疫苗严禁静脉注射。

（3）患者处于发热或患有感染性疾病期间禁止注射流感疫苗，建议症状消退至少 2 周后再接种疫苗。

（4）接种流感疫苗时应避免空腹，接种后需要留下观察至少 30 分钟。

（5）接种流感疫苗后不建议饮酒，注射当天不建议洗澡。

药师提醒：接种后 12 ~ 24 小时内可能出现局部反应，如红肿、疼痛、发痒等。这些症状一般能自行消退，一般无须就医。若出现难以忍受的不良反应，请及时就医。

6. 除了接种疫苗，还有哪些预防流感的措施？

（1）勤洗手，尤其是进食前和外出游玩后一定要洗手，使用七步洗手法，减少传染病的传播机会。

（2）注意公共卫生，不要随地吐痰，咳嗽时避免对着人群，并要遮掩口鼻。与感染呼吸道疾病的患者要保持距离，并戴好口罩。

（3）在流感高发的季节，尽量避免去人员密集、空气不流通的封闭场所，同时注意保暖。中医也建议“虚邪贼风，避之有时”，即适时增减衣物，防寒保暖。尤其在外出锻炼时，应随时增减衣物，以免受凉。

（4）“饮食有节，起居有节”，即平日饮食要适时、适量，且不可暴饮暴食。同时生活作息要有规律，保证充足的睡眠时间。

（5）“精神内守，病安从来”“恐则气下，惊则气乱”。建议在生活中保持良好的心态，工作、学习压力过大的人需要学会自我调节，适当放松。

写在最后

流感病毒在全球范围内广泛传播，人群对流感病毒普遍易感，因此预防流感病毒，需要从我做起，共同行动。

1. 出现流感症状后应尽量居家休息，保持室内通风。咳嗽、打喷嚏用纸巾、毛巾遮住口鼻，并勤洗手。

2. 当家庭成员出现流感患者时，应尽量避免高危人群与其接触。

3. 流感患者应尽量避免出入公共场所，如需外出，请佩戴口罩。

4. 症状严重或难以控制，请及时就医。

5. 遵循医嘱，合理用药。

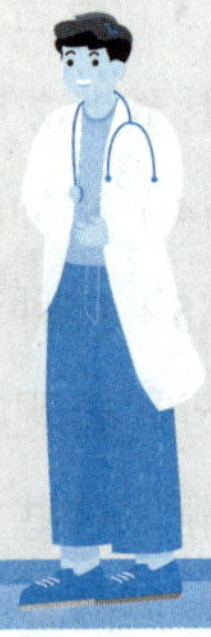

参考文献

[1] 成人流行性感冒抗病毒治疗共识专家组. 成人流行性感冒抗病毒治疗专家共识. 中华传染病杂志, 2022, 40(11): 641-649.

[2] 国家卫生健康委办公厅，国家中医药管理局办公室. 流行性感冒诊疗方案 (2020 年版).[2023-02-28]. http://www.nhc.gov.cn/yzygj/s7653p/202011/a943c67d55c74e589d23c81d65b5e221.shtml.

[3] 国家免疫规划技术工作组流感疫苗工作组. 中国流感疫苗预防接种技术指南 (2023—2024). 中华流行病学杂志, 2023, 44(10): 1507-1530.

[4] 上海市中医药学会肺系病分会. 季节性流行性感冒中医预防方案上海专家共识 (2022 年). 上海中医药杂志, 2022, 56(10): 13-15, 19.

[5] Committee on Infectious Diseases. Recommendations for prevention and control of influenza in children, 2022—2023. Pediatrics, 2022, 150(4):e2022059274.

[6] 中华中医药学会急诊分会 . 中医药治疗流感临床实践指南 (2021). 中医杂志 , 2022, 63(1): 85-98.

85 世界肺炎日

一 世界肺炎日的由来

肺炎，一个人们并不陌生的名词，却是儿童和老年人的“危险杀手”。据统计，肺炎每年造成约 100 万名 5 岁以下儿童死亡，约占 5 岁以下儿童死亡人数的 15%。

为消灭儿童肺炎，守护儿童健康，世界肺炎日（World Pneumonia Day）于 2009 年 11 月 2 日由全球近百个组织和机构组成的联盟——全球消灭儿童肺炎联盟发起，并确定每年的 11 月 12 日是世界肺炎日，借此呼吁各国加强对肺炎的重视和预防。

为预防肺炎的发生，守护家人和自身的健康，现在来谈一点“肺腑之言”。

二 揭秘肺炎：从病因到防治，守护呼吸健康

肺炎（pneumonia）即肺部炎症，包括终末气道、肺间质及肺泡的炎症，是临床中常见的疾病之一。

1. 肺炎都是由感染造成的吗？常见病原体都有哪些？

肺炎的常见病因包括病原微生物感染、理化因素、过敏及药物因素。感染性肺炎最为常见，常见感染源包括肺炎球菌、肺炎支原体及各类病毒

等。通常所说的肺炎不包括理化因素所致的肺炎。

（1）细菌性肺炎：包括肺炎球菌、金黄色葡萄球菌、肺炎克雷伯菌等所致的肺炎。

（2）病毒性肺炎：如冠状病毒、腺病毒、呼吸道合胞病毒、流行性感冒病毒等所致的肺炎。

（3）非典型病原体肺炎：肺炎支原体、肺炎衣原体、嗜肺军团菌、鹦鹉热衣原体及立克次体（"非典型"指该类病原体对β-内酰胺类抗生素有固有耐药性）所致的肺炎。

（4）真菌性肺炎：如念珠菌、曲霉、隐球菌等所致的肺炎。

2. 肺炎的常见临床症状都有哪些？

肺炎的临床表现差异很大，症状的严重程度与个体的局部和全身免疫应答的强度直接相关。同时根据感染源的不同，疾病症状表现也具有较大差异（表 85-1）。

（1）肺部症状：干咳或咳痰、呼吸困难、呼吸过速、胸痛。

（2）全身症状：发热、寒战、疲劳。

（3）消化系统症状：恶心、食欲减退、腹泻。

表 85-1　肺炎的常见临床症状

分类	潜伏期	临床症状
细菌性肺炎	较短，可短至 1 日	发热、干咳、呼吸过速或受累区域的呼吸音减弱
非典型病原体肺炎	较长，可长达 23 日	呈渐进性发病，通常有头痛、不适及低热的前驱期表现
病毒性肺炎	最长不超过暴露后 14 日，一般为 3 ～ 5 日	咳嗽、肌痛和头痛最为常见。发热、呼吸困难、腹泻、咽痛、嗅觉和味觉异常也可能出现

三 肺炎治疗小课堂

肺炎有时仅为轻度，有时可非常严重，但无论是何种肺炎，早期识别和治疗是治疗的重点。因此怀疑可能患有肺炎时，请及时就诊：①咳嗽持续加重；②开始在日常活动或休息时出现呼吸困难；③呼吸时胸痛；④感冒或流感好转后病情突然恶化；⑤患有严重肺部基础疾病；⑥年龄≥ 65 岁。

1. 抗感染治疗 抗感染治疗是肺炎治疗的关键环节，一般医生会根据患者自身具体情况制订治疗方案（表 85-2），尽早开始抗感染治疗，具体情况请遵医嘱。

表 85-2 抗感染初始治疗方案选择

类别	药物名称	成人常用剂量	儿童常用剂量
青霉素类	阿莫西林	一次 0.5g，每 8 小时 1 次	一次 20mg/kg，每 12 小时 1 次
	阿莫西林克拉维酸钾	阿莫西林克拉维酸钾口服制剂具有多种不同配比比例，请严格遵医嘱服药	
喹诺酮类	左氧氟沙星	每次 0.5g，一日 1 次	18 岁以下儿童禁用
	莫西沙星	每次 0.4g，一日 1 次	18 岁以下儿童禁用
大环内酯类	阿奇霉素	一次 0.5g，一日 1 次，连用 3 天	一次 10mg/kg，最大不超过 500mg，一日 1 次，连用 3 天
	克拉霉素	一次 250mg，每 12 小时 1 次	一次 7.5mg/kg，每 12 小时 1 次
四环素类	多西环素	第一天：一次 100mg，每 12 小时 1 次。 以后：根据感染情况一次 100 ~ 200mg，一日 1 次	8 岁以上儿童 第一天：一次 2.2mg/kg，每 12 小时 1 次 以后：一次 2.2mg/kg，一日 1 次
	米诺环素	首剂 200mg，维持剂量一次 100mg，一日 1 次	8 岁以上儿童：首剂 4mg/kg，随后一次 2mg/kg，每 12 小时 1 次

抗感染治疗疗程一般为5天。阿奇霉素由于其半衰期较长，通常治疗疗程为3天。由于每个人自身情况差异较大，具体使用请遵医嘱，切勿因病情好转，自行随意停药。

2. 对症治疗

（1）咳嗽、咳痰：如果以干咳为主，可酌情使用镇咳药，如右美沙芬等。痰量过多或有脓痰时，可能会发生咳痰不畅，需要促进痰液咳出，可给予祛痰药，以降低痰液黏稠程度，有利于排痰。

（2）发热：体温过高时可采用物理降温或使用解热药。

成人和儿童肺炎治疗常用药物见表85-3、表85-4。

表85-3　成人肺炎治疗常用药物

药物种类	用药指征	首选药物	备选药物
祛痰药	痰液分泌不正常及排痰功能不正常	氨溴索、乙酰半胱氨酸	羧甲司坦
镇咳药	干咳	右美沙芬	喷托维林
解热药	发热	对乙酰氨基酚	吲哚美辛

表85-4　儿童肺炎治疗常用药物

药物种类	用药指征	首选治疗措施	备选措施
平喘药	喘息	布地奈德	孟鲁司特钠
解热药	发热	对乙酰氨基酚(大于3个月)、布洛芬(大于6个月)	
祛痰药	痰液分泌不正常及排痰功能不正常	羧甲司坦	氨溴索
鼻喷制剂	鼻炎、鼻塞或鼻充血	盐水雾化	异丙托溴铵
镇咳药	儿童不推荐使用镇咳药治疗	可使用温热的流质(如茶、鸡汤)、蜂蜜等缓解呼吸道刺激	

除了对症使用治疗药物外，患者应注意休息，多喝水，注意通风。同时在治疗期间遵医嘱用药，按时复诊。

3. 肺炎治疗疗程一般为多久？有后遗症吗？

抗感染治疗 2 ~ 3 日，患者开始感觉好转，大多数能在开始治疗 1 周内恢复日常活动。但大多数人在治疗后仍存在疲倦或咳嗽等症状，且这些症状可能会持续很长一段时间。导致此类情况的原因很多，如肺部炎症未完全消退、长期咳嗽引起的气道敏感等。若觉得难以忍受，请及时就医。

4. 肺炎的预防措施有哪些？

（1）保持良好的卫生习惯，勤洗手，避免去人员密集的场所。

（2）保持良好的个人生活习惯，戒烟，避免酗酒，保证充足的营养，保持口腔健康。

（3）定期接种流感疫苗。

（4）有患肺炎风险的患者考虑接种肺炎链球菌疫苗。

肺炎链球菌疫苗是预防肺炎链球菌感染的最有效手段。肺炎链球菌疫苗诱导机体产生的血清型特异性抗体能够与细菌表面多糖结合，增强调理作用和吞噬作用，从而杀灭肺炎链球菌。

因此儿童、65 岁以上的老年人和或免疫低下的人群是推荐接种疫苗的。对于虽然不到 65 岁，但是患有肿瘤，接受过放化疗的患者，为了避免得肺炎，推荐接种疫苗进行预防。一般来说疫苗的有效保护率可达到 85% 以上，保护期为 5 年。

5. 特殊人群抗感染治疗

（1）新生儿：新生儿肝、肾均未发育成熟，肝药酶的分泌不足，肾清除功能较差，因此新生儿感染时应避免使用毒性较大的药物，同时应按日龄调整给药方案。因此新生儿感染切勿自行用药，请谨遵医嘱并及时复诊。

（2）老年人（≥ 65 岁）：老年人脏器功能减退，免疫功能也减退。在治疗时需注意合理使用抗感染药物，关注各脏器功能，避免发生不良反应。由于老年人肾脏排泄功能降低，可能导致药物的半衰期延长，医生会根据年龄和肌酐清除率等适当调整药物剂量。因此一定要遵医嘱服药，切勿擅自增减用药剂量。

（3）孕妇：孕妇使用抗生素需慎重，需考虑药物对母体和胎儿两方面的影响。如应用不当，可能产生很多不良反应，尤其是对胎儿可能产生多种不良影响，如畸形、早产等。

（4）哺乳期妇女：很多抗感染药物都能通过血 - 乳屏障转移至乳汁，所以婴儿会受到药物影响。

因此孕妇和哺乳期妇女如需使用抗感染药物请咨询医生。

四 肺炎治疗的常见误区有哪些？

✧ 误区一：抗生素就是万能药

抗感染药物仅在明确有病原体感染时才使用，滥用抗感染药物不仅容易诱导耐药细菌的产生，而且可能会产生皮疹、消化道不适等多种不良反应。在日常生活中，普通感冒症状与肺炎极其类似，主要表现均为流涕、咳嗽、咽痛、低热及头痛。但普通感冒是一种常见的上呼吸道感染，多由各种病毒引起，大多数属于良性的自限性疾病，没有特效药。多数人通过多喝水、多休息、清淡饮食及对症使用药物即可恢复。因此是否需要使用抗感染药物需要医生进行评估，切勿自行加用。

✧ 误区二：抗生素 = 消炎药

"炎症"不是病，而是人体的一种防御反应，是机体对抗各种病原体的正常防御机制中的重要环节。一般而言，消炎药能消除机体产生的炎症反应，但是不能消除炎症产生的根本原因，是典型的对症治疗药物，常见的种类包括阿司匹林、布洛芬等非甾体抗炎药或糖皮质激素。而抗生素主要作用是杀灭病原微生物。因此抗生素和消炎药是完全不同的两类药物。

✧ 误区三：只要吃够量了，不按时吃药对药物疗效影响不大

药物疗效与体内药物浓度有关，部分抗感染药物需保证体内药物浓度在一定时间范围内，都在某一特定值之上，才可发挥较好的疗效。如某种药医嘱为每 12 小时 1 次服用，常常会早晚服用，如果白天服药间隔时间过短，导致夜间体内药物浓度无法达到有效抑菌浓度。因此患者治疗期间需严格遵医嘱，按时间用药，包括用药剂量、用药频次，切勿随意更改。

写在最后

肺炎是生活中一种常见疾病，随着抗感染药物的广泛使用，已得到控制。但由于抗感染药物滥用等问题严重，微生物耐药已成为严重威胁人类健康的全球公共性卫生问题。因此在肺炎治疗过程中选择何种药物如何使用，都需谨慎对待。

1. 鉴别需谨慎 可能导致肺炎的病因较多，建议不要自行使用抗感染药物治疗，出现相关症状请及时就医。

2. 使用需谨慎 使用药物必须按时按量，遵医嘱服药，不可随意停药，也不可一次吃够一天的剂量。

3. 联用需谨慎 治疗期间切勿听信所谓的推荐，自行增加药物。需监测药物治疗效果与不良反应，并保持与医生的联系。

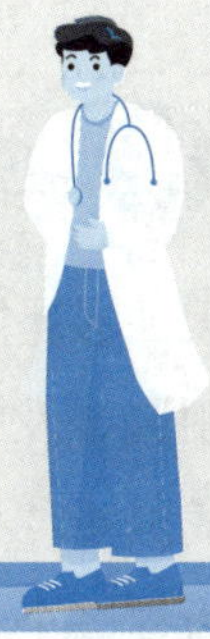

参考文献

[1] 中华医学会呼吸病学分会 . 中国成人社区获得性肺炎诊断和治疗指南 (2016 年版). 中华结核和呼吸杂志 , 2016, 39(4): 253-279.

[2] 国家呼吸系统疾病临床医学研究中心 , 国家儿童医学中心 , 中华医学会儿科学分会呼吸学组 , 等 . 中国儿童肺炎链球菌性疾病诊断、治疗和预防专家共识 . 中华实用儿科临床杂志 , 2020, 35(7): 485-505.

[3] 中华人民共和国国家卫生健康委员会 . 儿童肺炎支原体肺炎诊疗指南 (2023 年版). 中国合理用药探索 , 2023, 20(3): 16-24.

[4] 儿童社区获得性肺炎诊疗规范 (2019 年版) 编写审定专家组 . 儿童社区获得性肺炎诊疗规范 (2019 年版). 全科医学临床与教育 , 2019, 17(9): 771-777.

[5] 中华预防医学会 , 中华预防医学会疫苗与免疫分会 . 肺炎球菌性疾病免疫预防专家共识 (2020 版). 中国疫苗和免疫 , 2021, 27(1): 1-47.

[6] MERGENHAGEN K A, WATTENGEL B A, SKELLY M K, et al. Fact versus fiction: a review of the evidence behind alcohol and antibiotic interactions. Antimicrob Agents Chemother, 2020, 64(3):e02167-19.

86 世界慢性阻塞性肺疾病日

一 世界慢性阻塞性肺疾病日的由来

慢性阻塞性肺疾病（chronic obstructive pulmonary disease，COPD），简称慢阻肺，发病率高、病死率高、危害性大。2019 年的流行病调查结果提示，我国 40 岁以上的人群中，高达 8.2% 的人群患有慢性阻塞性肺疾病。

为提高全世界人民对慢性阻塞性肺疾病的认识，提高全世界范围内慢性阻塞性肺疾病的治疗水平，慢性阻塞性肺疾病全球倡议组织（GOLD）倡议设立世界慢性阻塞性肺疾病日，自 2002 年起，在每年 11 月第三个星期三举行世界慢性阻塞性肺疾病日纪念活动，世界卫生组织也把这一天设立为"世界慢性阻塞性肺疾病日"，首次世界慢性阻塞性肺疾病日的主题为"提高疾病知晓度"，并提出了"为生命呼吸"的口号。

慢性阻塞性肺疾病是常见的呼吸系统疾病，严重危害患者的身心健康。它的主要临床症状有哪些？如何防治呢？

二 慢性阻塞性肺疾病诊断需及时

慢性阻塞性肺疾病是以存在持续性呼吸系统症状和气流受限为主要特征的常见呼吸系统慢性疾病。通常与显著暴露于有害颗粒或气体引起的气道或肺泡异常有关。

1. 慢性阻塞性肺疾病的临床表现是什么?

慢性阻塞性肺疾病的主要临床表现为呼吸困难、慢性咳嗽和咳痰，最常见的早期症状是劳力性呼吸困难。

（1）慢性咳嗽：随病程发展可终身不愈。常晨间咳嗽明显，夜间有阵咳或排痰。急性发作期痰量增多，可有脓性痰。

（2）气短或呼吸困难：这是慢性阻塞性肺疾病的标志性症状。早期仅在剧烈运动时出现，后逐渐加重，最后在日常活动甚至休息时也感到呼吸不畅。

（3）喘息：重度患者或部分患者急性加重时会出现喘息。

（4）其他：晚期患者有体重下降、食欲减退等。

2. 发现疾病的蛛丝马迹，慢性阻塞性肺疾病的日常筛查

慢性阻塞性肺疾病的起病缓慢，病程较长，在病程早期常常不易察觉。当存在以下生活习惯或症状时，请警惕慢性阻塞性肺疾病，及时进行慢性阻塞性肺疾病的筛查。

（1）存在极端久坐的生活方式：一般来说，人的机体会寻找最舒服的生活方式，因此当可能存在劳力性呼吸困难时，机体会不自觉地通过改变活动期望来避免这种情况的发生。比如稍微运动后会有乏力的症状，但是人们一般不会认为自身的活动受限与慢性呼吸系统疾病相关。

（2）出现呼吸困难逐渐加重和慢性咳嗽症状：一般来说，对于轻症的慢性阻塞性肺疾病患者，呼吸困难的症状非常隐蔽，仅仅只在剧烈活动时出现。但不及时接受治疗，呼吸困难的症状会逐步加重，在日常生活中出现呼吸困难的频率和次数越来越多，甚至静息状态下也可出现。

（3）间歇性出现肺部症状和体征：平日几乎没症状，偶尔出现咳嗽、咳浓痰、喘息、乏力和呼吸困难等症状。最初这些症状可能在清晨出现，

逐步发展至整日咳痰，痰液通常为黏液。

总的来说，慢性阻塞性肺疾病的发生是一个慢性过程，早期症状不明显，许多人不在意，认为这是老了、身体不好的表现。但是随着症状的日益加剧，当明显察觉每次呼吸都异常困难时，肺功能已严重损害。因此，一定要警惕慢性阻塞性肺疾病的早期症状，高危人群做好慢性阻塞性肺疾病的筛查工作。

3. 慢性阻塞性肺疾病的危险因素有哪些？

（1）吸烟：主动吸烟与被动接触二手烟均为发生慢性阻塞性肺疾病的危险因素，同时吸烟量与持续时间是疾病严重程度的促进因素。

（2）长期暴露于灰尘、烟雾或化学品中。

（3）空气污染。

（4）哮喘病史或肺生长发育异常。

（5）年龄：慢性阻塞性肺疾病与年龄直接相关，年龄最大，患病率越高。

三 慢性阻塞性肺疾病的治疗目标

慢性阻塞性肺疾病是一种可治疗、可预防但不可治愈的疾病。慢性阻塞性肺疾病长期对肺部造成的损害是不可逆的，只能维持在最稳定的状态，尽量减少其他并发症。其治疗目标主要为改善症状，减少急性加重，改善功能和生存质量。

临床上一般将慢性阻塞性肺疾病分为稳定期和急性加重期。

稳定期：一般指患者咳嗽、咳痰、气短等症状较稳定或症状较轻的时期。

急性加重期：指慢性阻塞性肺疾病的症状突然加重的时期，一般存在诱因。

大多数慢性阻塞性肺疾病患者处于稳定期，此时患者的症状一般稳定且不明显，那么为什么会出现急性加重期呢？在日常生活中，常常有稳定期患者认为此时没有什么临床症状，不需要使用药物治疗，或稳定期治疗不规范。同时伴随季节交换、细菌感染、病毒感染等，最后导致严重后果。

坚持稳定期用药能有效改善咳嗽、咳痰等症状，同时能有效预防急性加重的发生，有效延缓慢性阻塞性肺疾病的进一步恶化。慢性阻塞性肺疾病的主要治疗方法如下。

（1）药物治疗：为主要治疗方法，大多数患者通过使用吸入剂帮助开放气道，减轻肺肿胀，缓解症状。

（2）氧疗：病情恶化时可能需要氧疗。

（3）肺康复：运动与呼吸调整可缓解症状，改善呼吸功能。

（4）手术治疗：少数重度慢性阻塞性肺疾病患者可通过切除肺部病变组织，减轻症状，但有时无效。

（5）改变生活方式。

四 慢性阻塞性肺疾病的药物治疗

1. 支气管扩张剂 这是现有控制症状的最主要的措施。主要通过松弛气道平滑肌扩张支气管，改善气流受限，从而减轻慢性阻塞性肺疾病的症状，缓解气促，增加运动耐力，改善肺功能并能降低加重风险。常用支气管扩张剂见表 86-1。

表 86-1 慢性阻塞性肺疾病常用支气管扩张剂

分类	细分	名称	起效时间/min	维持时间/h	剂型及使用方法
β_2受体激动剂	短效（SABA）	左沙丁胺醇	1 ~ 3	6 ~ 8	气雾剂；一次 0.63mg，一日 3 次
		沙丁胺醇	1 ~ 3	4 ~ 6	气雾剂；按需使用，起始剂量为一次 0.1mg，24 小时用量不超过 0.8mg
		特布他林	1 ~ 3	4 ~ 6	气雾剂；一次 0.25 ~ 0.5mg，每 4 ~ 6 小时 1 次，需多次吸入时，两次吸入间隔 2 ~ 3 分钟

续表

分类	细分	名称	起效时间/min	维持时间/h	剂型及使用方法
β_2受体激动剂	长效（LABA）	茚达特罗	< 5	24	干粉吸入剂；一日1次，每次1吸
		沙美特罗	< 30	12	气雾剂；一日2次，每次1～2揿
抗胆碱药	短效（SAMA）	异丙托溴铵	5	6～8	气雾剂；一次20～40μg，一日3～4次，一日总量不超过240μg
	长效（LAMA）	噻托溴铵	< 30	24	干粉吸入剂、软雾吸入剂；一日1次，一次1吸
		格隆溴铵	< 5	24	干粉吸入剂；一日2次，一次1吸

与短效支气管扩张剂相比，长效支气管扩张剂作用持续时间更长，通常可超过12小时，能更好地持续扩张小气道，缓解呼吸困难等症状并改善肺功能。而短效支气管扩张剂起效时间短，一般用于缓解阵发性呼吸困难和治疗早期急性加重。这两类药物无优劣之分，请按医嘱使用。

2. 糖皮质激素 在大众眼中，糖皮质激素犹如"洪水猛兽"，谈之色变。其实，糖皮质激素是一把"双刃剑"，错误使用可能会导致一系列不良反应，但是它也有着其他药物无法比拟的强大的抗炎、抗过敏能力。对于慢性阻塞性肺疾病晚期患者，在使用支气管扩张剂的同时加用糖皮质激素可有效降低未来不良事件的发生风险，有效改善患者的生存质量（表86-2）。因此不要惧怕糖皮质激素，但也不能随意自行使用。请谨遵医嘱，切勿滥用。

吸入性糖皮质激素（inhaled corticosteroids，ICS）具有强大的抗炎作用，能减轻患者肺部肿胀（即炎症），改善患者的气流受限。目前常用的药物包括氟替卡松、福莫特罗、布地奈德。

表 86-2　慢性阻塞性肺疾病患者吸入性糖皮质激素使用建议

推荐使用	考虑使用	不推荐使用
有急性加重住院史或≥2次/年中度急性加重	每年1次中度急性加重	反复发生肺炎
外周血嗜酸性粒细胞计数>300个/μl	外周血嗜酸性粒细胞计数100～300个/μl	外周血嗜酸性粒细胞计数<100个/μl
合并支气管哮喘或具备哮喘特征		合并分枝杆菌感染

注：在使用1～2种支气管扩张剂的基础上考虑联合糖皮质激素治疗。

药师小贴士

（1）请务必遵医嘱按疗程使用，即使无明显症状，或自觉身体情况良好。用药后4～7天可见到疗效，若用药1～2周后症状未改善，请及时就诊。

（2）使用糖皮质激素吸入剂后请用温水漱口或刷牙，以降低发生真菌性口炎的风险。

（3）如果不确定如何正确使用吸入剂，请及时求助医护人员或药师。

（4）如果使用吸入剂技术较差或吸气和吸药同步有困难（儿童或老年患者），可配合储雾罐使用。

（5）如果计划或已经怀孕，请告知医生。

3. 祛痰药　可用于痰不易咳出的患者，常用药物包括盐酸氨溴索、乙酰半胱氨酸及羧甲司坦（表86-3）。

表 86-3 常用祛痰药

种类	给药途径	常用剂量	注意事项
盐酸氨溴索	口服	一次 30 ~ 60mg，一日 3 次	食物不影响本药的吸收；用药期间请避免使用中枢性镇咳药，避免痰液堵塞气道
	雾化	对于成人及 12 岁以上儿童，一日 2 ~ 3 次，每次 15 ~ 30mg，具体剂量应根据医生建议调整	
乙酰半胱氨酸	口服	一次 200mg，一次 3 次或一次 600mg，一日 1 次	如果一日仅服用 1 次药物，建议晚上服用；药物打开可能存在硫磺气味，这是正常的，请放心使用
	雾化	一次 300mg，一日 1 ~ 2 次	
羧甲司坦	口服	一次 500mg，一日 3 次	建议在餐后服药，可减轻胃肠道刺激

4. 联合用药 据先前研究提示，不同作用机制的支气管扩张剂联合治疗效果优于单药治疗。如短效 β_2 受体激动剂联合短效抗胆碱药改善肺功能的效果明显优于单药治疗。同时长效药物联用能更好地改善患者的肺功能和症状，降低疾病进展风险。常见联合用药吸入剂见表 86-4。

表 86-4 常见联合用药吸入剂

分类	名称	起效时间 /min	持续时间 /h	使用方法
LABA + LAMA	福莫特罗 / 格隆溴铵	5	12	一日 2 次，一次 2 揿
	茚达特罗 / 格隆溴铵	5	24	一日 1 次，一次 1 揿
	维兰特罗 / 乌美溴铵	5 ~ 15	24	一日 1 次，一次 1 揿
LABA + ICS	沙美特罗 / 氟替卡松	15 ~ 30	12	一日 2 次，一次 1 ~ 2 揿
	布地奈德 / 福莫特罗	1 ~ 3	12	一日 2 次，一次 1 ~ 2 揿
	倍氯米松 / 福莫特罗	1 ~ 3	12	一日 2 次，一次 1 ~ 2 揿
	糠酸氟替卡松 / 维兰特罗	15	24	一日 1 次，一次 1 揿

续表

分类	名称	起效时间/min	持续时间/h	使用方法
ICS + LABA + LAMA	布地奈德 / 福莫特罗 / 格隆溴铵	5	12	一日 2 次，一次 2 揿

与口服用药相比，吸入药物能更快地到达肺部，产生局部作用，因此吸入制剂起效快，作用强，安全性高且不良反应小，更适合长期使用。因此慢性阻塞性肺疾病全球倡议组织（GOLD）一致推荐将吸入疗法作为慢性阻塞性肺疾病患者的一线治疗方案。

值得注意的是，患者使用吸入剂的技术与药效相关。建议患者需要定期评估自己使用吸入剂的技术。如果不确定如何正确使用吸入剂，请及时求助医护人员或药师。

五 慢性阻塞性肺疾病急性发作的预防

稳定期慢性阻塞性肺疾病患者除了遵从医嘱，坚持用药外，最重要的是改变生活方式，这也是预防慢性阻塞性肺疾病急性发作的重要措施。

1. 戒烟 这是重中之重，无论烟龄多长、吸烟量多大，戒烟都能有效改善肺部功能。如果戒烟有困难，可寻求医疗帮助。

2. 远离诱发因素 如烟气、污染、粉尘等，以免呼吸困难加重。

3. 预防感染 某些感染性疾病可对肺部造成严重影响，导致慢性阻塞性肺疾病症状发作，可通过接种疫苗预防，如流感疫苗、肺炎疫苗和新型冠状病毒疫苗等，还应勤洗手，远离感染者。

4. 改善生活方式 比如健康饮食、实施肺康复计划或保持锻炼。

写在最后

目前慢性阻塞性肺疾病有许多治疗方法，虽然其目前为不可治愈的疾病，但规律治疗可将疾病维持在最稳定的状态，并尽量减少其他并发症。因此尽早发现并坚持治疗，能显著减轻疾病的影响，预防危险并发症的发生，有效地改善疾病的预后。

保持肺部健康，需要做到以下几点：①保持运动；②戒烟；③坚持用药；④注重饮食健康；⑤定期复查；⑥参与呼吸康复训练；⑦减少暴露；⑧定期接种疫苗：慢性阻塞性肺疾病患者往往更容易出现感染，因此建议每年应当接种流感疫苗。

日常生活中要重视慢性阻塞性肺疾病的预防，对于确诊的患者，尽早采取综合治疗措施，坚持稳定期的药物治疗，同时戒烟，加强营养，适当锻炼，保持健康的生活习惯。慢性阻塞性肺疾病早防早治，始终不晚。

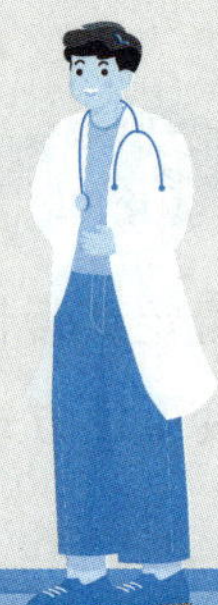

参考文献

[1] AGUSTÍ A, CELLI B R, CRINER G J, et al. Global initiative for chronic obstructive lung disease 2023 report: GOLD executive summary. Eur Respir J, 2023, 61(4): 2300239.

[2] STOLZ D, MKOROMBINDO T, SCHUMANN D M, et al. Towards the elimination of chronic obstructive pulmonary disease: a Lancet Commission. Lancet, 2022, 400(10356): 921-972.

[3] 许扬，张鹏俊，杨汀，等．我国基层慢性阻塞性肺疾病防治现状研究．中国全科医学，

2016, 19(34): 4153-4158.

[4] BOURBEAU J, BHUTANI M, HERNANDEZ P, et al. 2023 Canadian Thoracic Society Guideline on pharmacotherapy in patients with stable COPD. Chest, 2023, 164(5): 1159-1183.

[5] 慢性阻塞性肺疾病急性加重诊治专家组 . 慢性阻塞性肺疾病急性加重诊治中国专家共识 (2023 年修订版). 国际呼吸杂志 , 2023, 43(2): 132-149.

[6] 上海市医学会呼吸病学专科分会呼吸治疗与肺功能学组 . 患者药物吸入能力评估上海专家共识 . 上海医学 , 2023, 46(1): 1-7.

87 世界压疮预防日

一 世界压疮预防日的由来

压疮发病率的提升与人类老龄化加重密切相关，也为社会和家庭带来了沉重的负担。为了促进全球压疮预防水平的提高，提高人们对压疮预防的认识和重视程度，提高压疮治疗水平，欧洲压疮顾问委员会（EPUAP）于 2013 年起，将每年 11 月份的第三个星期四定为“世界压疮预防日（Stop Pressure Injury Day）”，每年都会设置一个主题，例如，2023 年 11 月 16 日作为第 11 个“世界压疮预防日”，主题是“皮肤安康，即刻守护”。

作为一种频发的健康问题，压疮受到了全球范围的广泛重视。最新研究报告表明，压疮在住院患者中的平均发病率为 6.3%。压疮是可预防的，正确权威的防治建议起到了极为重要的作用。

二 压疮知多少

压疮即人们常说的褥疮，是一种皮肤和 / 或皮下组织的局部损伤，由压力或压力联合剪切力导致。患者体重的压力或外部施加的力，如医疗器械或其他物体施加的力量都可能是压疮的压力来源。常发生于患者的骨隆突处部位，平卧时易发生在骶骨和足跟部，半卧位时易发生在坐骨结节和骶骨。这样的损伤可以表现为完整的皮肤或开放性溃疡，可能伴有疼痛。

1. 压疮的类型和表现是怎样的?

压疮因局部受压时间和或受压部位不同而表现不同，可分为1期压疮、2期压疮、3期压疮、4期压疮，以及不可分期和深部组织损伤六种。

1期压疮：皮肤完整，局部出现指压不变白的红斑，深色皮肤表现可能不同。此外，指压变白的红斑或者触觉、温度或硬度改变，这些变化可能早于皮肤可视性变化。应当注意，皮肤颜色变化不包括紫色或栗色改变。

2期压疮：部分皮层缺损伴真皮层外露，创面是有活性的、颜色为粉色或红色、湿润，也可表现为完整或破损的浆液性水疱，脂肪及深部组织没有外露，无肉芽组织、腐肉或焦痂。

3期压疮：皮肤全层缺损，脂肪组织外露，通常可见肉芽组织或创缘内卷，局部也可有腐肉和/或焦痂，组织损伤的深度因解剖部位而异，脂肪组织丰富的部位可能创面会更深，可出现潜行腔隙和/或窦道，无筋膜、肌肉、肌腱、韧带、软骨和/或骨的外露。

4期压疮：全层皮肤和组织缺损形成溃疡，伴有可见或可触及的筋膜、肌肉、肌腱、韧带、软骨或骨外露，局部也可有腐肉和/或焦痂，通常伴有创缘内卷、潜行腔隙和/或窦道。

不可分期压疮：虽然有全层皮肤和组织缺损，但是由于局部有腐肉和/或焦痂覆盖，缺损程度难以确定，如果去除了腐肉和/或焦痂，能明确是3期或是4期压疮。

深部组织损伤：呈深度不明的紫色、褐色或深红色或有血疱形成，与周围组织相比可有痛感、硬块、液体渗出，发热或发凉。在深肤色的患者身上，很难辨识出深层组织损伤。伤口可能演变为被薄痂覆盖，可迅速发展至多层组织暴露，清创后才能准确分期。

2. 哪些人群容易发生压疮?

易发生压疮的高危人群包括：①高龄（年龄>65岁）老年人；②瘫痪

患者、昏迷患者、大小便失禁患者；③脑卒中、脊髓损伤、肢体麻痹患者；④身体肥胖、虚弱、疼痛患者；⑤长期卧床者；⑥癌症晚期者；⑦转运途中的患者，在前往或往返于医疗机构（如在救护车上或在急诊室等待入院）的处于长时间不动的状态的患者。

三 压疮的预防与管理

1. 压疮如何预防？

远离压疮，重在预防。预防压疮关键在于去除诱因，做到“五勤、一加强”。一勤：勤翻身。对于卧床者勤翻身（至少 2 小时翻身 1 次）是最简单、最有效的压力解除法。二勤：勤擦洗。保持皮肤的清洁，要经常擦洗身体。三勤：勤锻炼。对于长期卧床无自主活动能力者，照护者每日应对其进行被动肢体锻炼，尽可能维持关节的活动性和肌肉张力，促进肢体和皮肤的血液循环，减少压疮的发生。四勤：勤更换。保持床单、被子及衣物清洁、干燥。五勤：勤观察。每日为卧床者擦洗身体、更换衣物时做到仔细观察，看皮肤有无压红、水疱、破溃等现象，发现问题及时咨询专业医护人员，尽早得到专业治疗护理。一加强：加强营养支持。对营养缺乏、消瘦、体弱者，应合理调整饮食结构，给予高蛋白、高热量、高纤维素、易消化的食物，多吃蔬菜、水果。

具体建议如下：

（1）长期卧床者需使用气垫床或其他减压床垫，每 2 小时翻身 1 次，床头抬高不要超过 30°，侧卧位时尽量选择 30° 侧卧位，在骨突表面可垫软枕或软垫，并充分抬高足跟，将枕头竖放在腓肠肌下使足跟离开床面悬空。

（2）坐椅子或轮椅者需使用减压坐垫，并限制坐轮椅时间。

（3）轻柔翻身，避免擦伤皮肤，协助进行体位变化和移动患者时，抬起患者身体避免拖、拉、拽。

（4）每天查看皮肤情况，内衣柔软、透气、清洁干燥，床单整洁平整、干燥、无皱褶、无碎屑。

（5）使用清水和温和的弱酸性清洗剂清洁皮肤，使用润肤剂增加皮肤含水量并软化皮肤，始终保持皮肤的清洁及湿润。

（6）及时清理大小便，使用尿片者需要保持尿片清洁、干燥，及时更换。使用便器时，选择无破损便器，不要强塞硬拉，必要时在便器边缘垫上软纸或布垫。

（7）身体受压部位可以使用敷料保护，如水胶体敷料、泡沫敷料等。

（8）补充高蛋白食物，如牛奶、鸡蛋、瘦肉、鱼肉等；高维生素膳食，如猕猴桃、橙子、西红柿等，不能经口进食者需给予肠内和肠外营养。

2. 发生压疮如何处理？

1 期压疮：该期的皮肤组织结构功能尚未受到破坏，处于可逆性改变，如能及时去除致病因素，可以阻止压疮恶化。其处理要点：充分减小各类压力，预防剪切力；发红和容易受到摩擦的部位可使用透明贴、溃疡贴或泡沫敷料外敷，更换间隔时间为 7 ~ 10 天。

2 期压疮：清洁创面可使用水胶体敷料，给创面提供微湿环境，促进创面愈合；有渗出液的创面可使用泡沫敷料，吸收渗液，同时促进表皮修复。小水疱（直径 < 5mm）：避免刺破，注意保护，可自行吸收；大水疱（直径≥ 5mm）：无菌注射器抽出疱内液体，挤出疱液，早期保留疱皮。换药间隔建议为 3 ~ 5 天。

3、4 期压疮：采用机械、外科及自溶性清创技术清理创面。用聚维酮碘消毒周围皮肤，再用生理盐水清洗创面，创面内尽量避免使用大量消毒液，以免影响创面愈合。无感染创面：可用水胶体敷料外敷。有感染创面：使用银离子类敷料外敷。渗出液较多的创面：可用泡沫敷料外敷。有窦道（潜行）创面：渗出液多，可用藻酸盐填充条与高吸收性敷料或纱布外敷；渗出液少则可用水胶体糊剂与吸收性敷料或纱布外敷。面积较大、渗出液较多及愈合困难的创面：行持续或间歇性负压封闭引流术，可充分引流，避免交叉感染，加快创面愈合，减轻患者换药痛苦，临床治疗效果更佳；创面感染已控制的情况下，可采用外科皮瓣、皮肤（替代物）移植等方法，缩小创面；采用红外线、红光等物理疗法促进创面愈合；纠正营养不良，积极治疗和控制并发症。

不可分期压疮：需去除足够多的腐肉或焦痂，暴露出伤口底部，准确评估压疮的真正深度，确定分期；足跟处稳定的焦痂可以保留；根据评估的具体分期进行清创、减压、控制感染。

深部组织损伤：需谨慎处理，不能被表象所迷惑。此类伤口恶化很快，即使给予积极的处理，病变的严重程度仍可能迅速进展，导致皮下组织坏死。建议由专业医护人员处理，不建议强烈和快速的清创。

3. 用于压疮伤口的敷料如何选择？

根据压疮的临床状况，水胶体敷料、水凝胶敷料、聚合物敷料可用于未感染的 2 期压疮。

对于未感染的 3、4 期且渗液量少的压疮，建议使用水凝胶敷料。对于有中度渗液量的 3、4 期压疮，建议使用藻酸钙敷料。

对于有中或重度渗液量的 2 期压疮和面积较大的压疮，建议使用泡沫（包括氢化聚合物）敷料。

四 压疮用药学问多

压疮的治疗方法很多，但是由于其病因错综复杂，许多治疗方法的疗效并不确定，仅以改善患者症状为主。目前，针对压疮局部处理方法主要包括使用生物敷料、基因治疗、细胞治疗、药物治疗等，其中药物治疗是一种重要的临床手段。

目前，临床中专用于压疮的药物很少。根据压疮发病机制的不同，治疗药物主要分为促进血管再生药物、缓解氧化应激损伤药物、抑制细菌繁殖药物和调控免疫反应药物 4 大类。

1. 促进血管再生药物 压疮中，急性缺血再灌注引起血管内皮细胞损伤及功能性毛细血管减少，导致局部组织氧气和营养物质供应不足，是推动病情发展、出现组织溃疡坏死的主要因素。他扎罗汀和神经生长因子具有促进血管再生和组织修复的功能，可以及时恢复局部组织血管微循环功能，促进血管内皮细胞增殖、迁移，延缓组织坏死，是治疗压疮的重要药物。

2. 缓解氧化应激损伤药物 氧化应激损伤也是压疮的主要成因之一，减少创面活性氧释放量是促进慢性创面愈合的关键步骤。其中肉毒杆菌素和姜黄素因较强的抗氧化作用受到研究者的广泛关注。

3. 抑制细菌繁殖药物 压疮创面为细菌敞开了门户，同时皮肤坏死及血浆渗出为细菌繁殖提供了良好环境。人体免疫功能正常时，进入血液中的细菌迅速被血液中单核细胞、中性粒细胞等清除，而对于因代谢紊乱、免疫功能降低的压疮患者，易引起败血症发生。因此，及时选用适当的抗菌药物是治疗压疮的关键。

4. 调控免疫反应药物 压疮的愈合是一个复杂过程，涉及角质细胞、树突状细胞、成纤维细胞、肥大细胞、神经细胞和T细胞等多种细胞参与。其中角质细胞、树突状细胞和T细胞是皮肤重要的免疫细胞，在压疮发生早期，活化的免疫细胞能释放细胞因子、趋化因子等维持皮肤免疫稳态。有效调控创面的免疫微环境的药物在治疗压疮中也发挥着重要作用。

五 远离压疮

压疮给患者带来的不仅是身体上的痛苦，精神上的幸福感也会大大降低。除此以外，昂贵的治疗费用也给患者及家庭带来了负担，因此急需科学、有效的预防与治疗，在此过程中注意避免以下误区。

1. 避免频繁、过度清洁皮肤，请勿过度使用乙醇等消毒剂擦拭皮肤。

2. 避免使用环形的气圈类用具，对于水肿和肥胖者，气垫圈使局部血液循环受阻，造成静脉充血与水肿，同时妨碍汗液蒸发而刺激皮肤，故不建议使用。

3. 避免对压红部位进行按摩，按摩可能使骨突出组织血流量下降，从而造成组织水肿、皮肤变形分离。

4. 避免使用烤灯 / 吹风机等使皮肤和伤口干燥，使用烤灯 / 吹风机等可能使皮肤受热、干燥甚至脱水，使伤口处于干性环境，不利于上皮细胞爬行。同时局部组织细胞代谢加强及需氧量增加，若不能同时满足细胞需求可能造成细胞缺血缺氧，伤口损伤程度加重，愈合缓慢。

正确识别、准确评估、重视预防、动态检测、防大于治，希望广大患者、家属、医务人员科学预防与处理压疮，远离压疮。

参考文献

[1] 陈丽娟, 孙林利, 刘丽红, 等. 2019 版《压疮 / 压力性损伤的预防和治疗 : 临床实践指南》解读. 护理学杂志, 2020, 35(13): 41-43, 51.

[2] 耿婕. 不同敷料预防压力性损伤的网状 Meta 分析与成本效果分析. 兰州 : 兰州大学, 2023.

[3] 刘盼盼, 韩晶, 王爱敏, 等. 压力性损伤治疗药物的研究进展. 现代药物与临床, 2018, 33(8): 2149-2153.

88 联合国糖尿病日

一 联合国糖尿病日的由来

每年11月14日是联合国糖尿病日，它的前身是“世界糖尿病日”（World diabetes day），由国际糖尿病联盟（IDF）与世界卫生组织在1991年首次确立。2006年底联合国决议将其更名为“联合国糖尿病日”，旨在促使各国政府和社会各界加强对糖尿病的控制，减少糖尿病的危害。联合国糖尿病日沿用了世界糖尿病日的标志，是一个蓝色的圆圈（图88-1）。蓝色，是联合国的色彩标签，是天空和大海的象征。这个蓝色圆圈是生命与希望的代表，是预防糖尿病、抵抗糖尿病的旗帜。

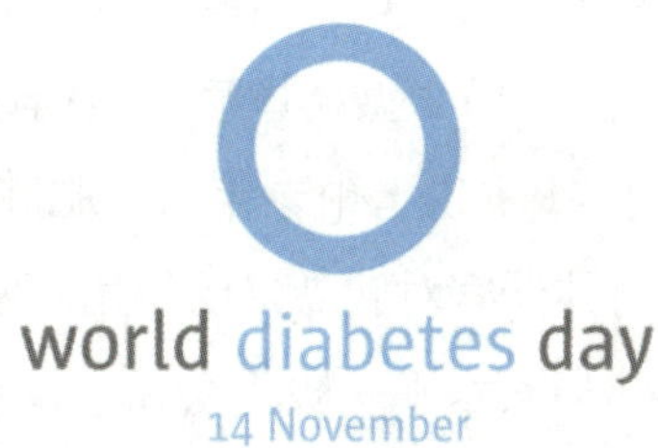

图 88-1 联合国糖尿病日的标志

糖尿病，被称为“甜蜜杀手”，已成为全球范围内严重的公共卫生问题。据统计，当前我国糖尿病患者有1.41亿，大约每8个成人里就有1人患糖尿病。《中国居民营养与慢性病状况报告（2020年）》显示，我国18岁及以上居民糖尿病患病率为11.9%，糖尿病前期检出率为35.2%，其中2

型糖尿病是主要类型，50 岁以上成人患病率更高。然而，糖尿病的知晓率、防治率及控制率却不足 50%。如今，糖尿病存在趋低龄化、病程长、并发症多、健康危害严重和医疗支出费用高等特点。长期高血糖还会导致眼、神经、肾脏和心血管等组织和器官的损害而出现一系列的并发症，严重危害人体健康。糖尿病究竟是什么样的疾病？在日常生活中需要注意哪些呢？在治疗方面又需要注意哪些问题呢？

二 糖尿病知多少

1. 糖尿病的分类 糖尿病是由胰岛素分泌绝对或相对不足或胰岛素利用障碍引起的碳水化合物、蛋白质、脂肪代谢紊乱性疾病，以高血糖为主要标志。主要分为 1 型糖尿病、2 型糖尿病、妊娠糖尿病和特殊类型糖尿病 4 种类型。

（1）1 型糖尿病：多见于青少年或者是儿童，起病突然，症状明显，是由于胰岛 β 细胞被破坏，导致胰岛素的绝对分泌不足。1 型糖尿病患者需要通过补充外源性的胰岛素治疗，否则容易出现糖尿病酮症酸中毒等并发症危及生命，所以也称为胰岛素依赖型糖尿病。虽然发病机制尚未明确，但目前认为是因为自身免疫反应导致胰岛 β 细胞的损伤和破坏。

（2）2 型糖尿病：是糖尿病确诊的主要类型，约占 90% 及以上。多见于 45 岁以上中老年人、肥胖人群。2 型糖尿病主要是遗传和环境因素导致身体器官对胰岛素的作用不敏感了，产生了胰岛素“抵抗”，其化验单上的胰岛素水平一般不会低，反而会出现偏高，所以 2 型糖尿病也称为非胰岛素依赖型糖尿病。

（3）妊娠糖尿病：怀孕之后才发生的糖尿病，是由于怀孕后母体产生大量的激素，阻断了母体的胰岛素作用，诱发糖尿病。大部分患者在分娩后血糖可恢复正常。需注意的是，如果是怀孕之前就有了糖尿病，这并不属于妊娠糖尿病的范畴，而是属于糖尿病合并妊娠。

（4）特殊类型糖尿病：指不属于以上三种类型的糖尿病。一般包括内分泌疾病、胰腺疾病、遗传疾病、服用某些药物后导致的血糖异常。

2. 糖尿病能治愈吗?

迄今为止，1 型糖尿病尚且无法根治。

随着对 2 型糖尿病发病机制、防治方法研究的不断深入，一些新的概念，如糖尿病缓解、逆转、治愈引起了医生和患者的广泛关注。“缓解”“逆转”“治愈”都意味着患者已经建立正常的糖代谢状态并可持久甚至永远维持，但三者究竟有何区别？见表 88-1。

表 88-1 糖尿病缓解、逆转、治愈的区别

状态	特点	健康小贴士
缓解	停用降血糖药的情况下糖化血红蛋白(HbA1c) < 6.5% 且持续至少 3 个月	重视 2 型糖尿病，做到早诊断、早治疗，规律服药以及采用健康的生活方式，使胰岛功能恢复，实现高血糖逆转目标，能使患者终身获益
逆转	患者 β 细胞功能和胰岛素敏感性逐步恢复，表现为在降血糖治疗强度下调后仍能在一段时间内持续维持血糖良好控制的状态	
治愈	彻底治愈糖尿病，不再需要用药或饮食、运动等生活方式干预，血糖依旧正常	

注：妊娠糖尿病是一种孕期疾病，是孕妇在妊娠期发生的血糖升高现象。绝大多数情况下，妊娠糖尿病在分娩后会自然治愈。

3. 糖尿病有哪些临床症状?

典型症状：为“三多一少”，即多饮、多食、多尿和体重减轻。

非典型症状：还可能有皮肤瘙痒、饥饿、视物模糊、疲倦、口干、乏力、出汗、反复牙龈炎、泌尿系感染、伤口迁延不愈等症状。

4. 医生如何判断开始对糖尿病患者进行治疗的时机?

在临床上，通常关注两个关键的血糖数值——空腹血糖和餐后血糖。空腹血糖是指在至少 8 小时没有进食的情况下测得的血糖值，正常范围是 3.9 ~ 6.1mmol/L。如果这个数值超过了 7.0mmol/L，那就要警惕糖尿病的可能性。

餐后血糖是指吃完饭后两小时测得的血糖值。正常范围是 4.4 ~

7.8mmol/L。如果这个数值超过了 11.1mmol/L，那就要高度怀疑糖尿病了。

糖尿病：空腹血糖≥ 7.0mmol/L、餐后血糖≥ 11.1mmol/L 是诊断糖尿病的两个关键要点。妊娠糖尿病：孕妇于妊娠 24 ~ 28 周时，口服 300ml 含 75g 葡萄糖的糖水，共静脉抽血 3 次，测空腹、服糖后 1 小时及 2 小时血糖，如果其中任何一项数值高于或等于标准值时（空腹≥ 5.1mmol/L，餐后 1 小时≥ 10.0mmol/L，餐后 2 小时≥ 8.5mmol/L），即可诊断妊娠糖尿病。

5. 哪些人属于 2 型糖尿病的高危人群?

在成人（ > 18 岁）中，具有下列任何一个及以上的糖尿病危险因素者属于 2 型糖尿病高危人群：

（1）年龄≥ 40 岁。

（2）有糖尿病前期史。

（3）超重（BMI ≥ 24kg/m^2）或肥胖（BMI ≥ 28kg/m^2）和 / 或中心型肥胖（男性腰围≥ 90cm，女性腰围≥ 85cm）。

（4）静坐生活方式。

（5）一级亲属中有 2 型糖尿病家族史。

（6）有妊娠糖尿病史的妇女。

（7）高血压（收缩压≥ 130mmHg 和 / 或舒张压≥ 80mmHg），或正在接受降血压治疗。

（8）血脂异常 [高密度脂蛋白胆固醇（HDL-C）≤ 0.91mmol/L 和 / 或甘油三酯（TG）≥ 2.22mmol/L]，或正在接受调血脂治疗。

（9）动脉粥样硬化患者。

（10）有一过性类固醇糖尿病病史者。

（11）多囊卵巢综合征患者或伴有与胰岛素抵抗相关的临床状态。

（12）长期接受抗精神病药和 / 或抗抑郁药治疗和他汀类药物治疗的患者。

三 糖尿病治疗的“五驾马车”

糖尿病治疗的“五驾马车”，即饮食控制、运动、血糖监测、健康教育和药物控制齐头并进。糖尿病患者在积极服用降血糖药治疗的同时，要注重生活的方方面面，采取综合性、全方位的血糖健康管理措施。

1. 饮食控制 糖尿病患者饮食控制的原则是：合理控制总热量，保证充足碳水化合物、膳食纤维以及适量优质蛋白质的摄入，控制脂肪、胆固醇摄入量，保持清淡饮食，少吃甜食、油腻食品，饮食选择既要达到治疗疾病的目的，又要满足人体的生理需要（图 88-2）。

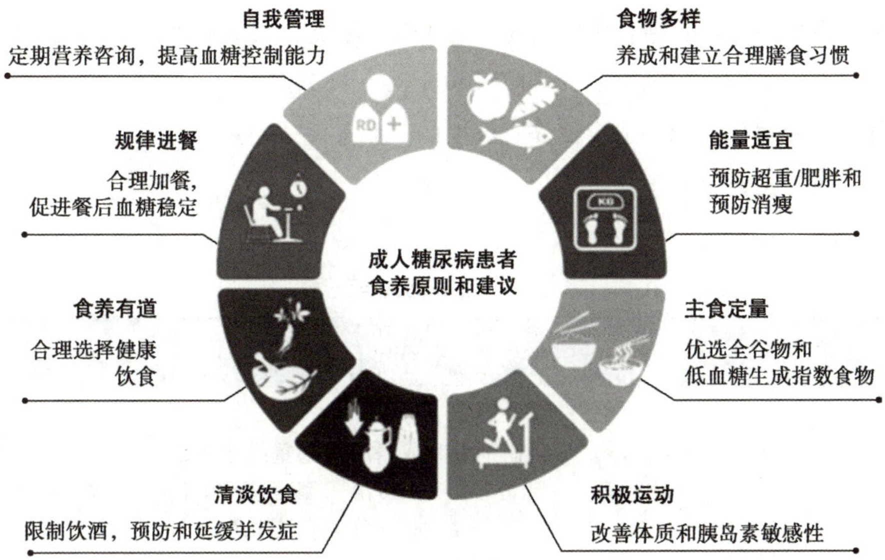
自我管理
定期营养咨询，提高血糖控制能力
食物多样
养成和建立合理膳食习惯
规律进餐
合理加餐，
促进餐后血糖稳定
能量适宜
预防超重/肥胖和
预防消瘦
成人糖尿病患者
食养原则和建议
食养有道
合理选择健康
饮食
主食定量
优选全谷物和
低血糖生成指数食物
清淡饮食
限制饮酒，预防和延缓并发症
积极运动
改善体质和胰岛素敏感性

图 88-2 成人糖尿病食养指南（2023 年版）

2. 运动 运动不仅可以减肥，还可以“降血糖”，起到“节约”胰岛素的作用。因此，如果糖尿病患者能长期坚持运动，对于血糖控制是有益的。建议在进食后 1～2 小时进行运动，每次以 30～60 分钟为宜，每周 3～5 次，推荐进行有氧运动，如快走、慢跑、骑自行车、爬山、游泳、跳舞、打球、打太极拳等。

3. 血糖监测 使用口服降血糖药者可每周监测 2～4 次空腹血糖或餐后血糖。使用胰岛素的患者应根据医生指导更加频繁地监测，当怀疑有低血糖时，应随时加测血糖。

4. 健康教育 糖尿病健康教育被喻为“治疗性教育”，是糖尿病现代综合治疗的基础。糖尿病健康教育能够帮助糖尿病患者控糖，也能帮助糖尿病患者正确了解低血糖发作前的症状和体征，增强低血糖识别能力和预防意识，减少对低血糖的担忧和恐惧，并能够预防再发。

5. 对不同的糖尿病患者，医生如何选择治疗药物?

（1）常用药物：包括口服降血糖药和胰岛素。

口服降血糖药，主要用于治疗 2 型糖尿病，可分为主要以促进胰岛素分泌为主要作用的药物和通过其他机制降血糖的药物。有双胍类、磺酰脲类、格列奈类、α- 糖苷酶抑制剂、噻唑烷二酮类、二肽基肽酶 -4（DPP-4）抑制剂、钠 - 葡萄糖耦联转运体 2（SGLT-2）抑制剂以及一些复方剂型。每种药物的服药时间和适应证是有区别的，而且每一类药物的不良反应也有所不同（表 88-2）。

表 88-2　口服降血糖药分类

分类	代表药	服用时间	适应证	主要不良反应
双胍类	二甲双胍	普通制剂、缓释制剂餐时或餐后立即服用；肠溶制剂餐前 30 分钟服用	超重或肥胖 2 型糖尿病患者首选用药	胃肠道反应
磺酰脲类促泌剂	格列本脲、格列喹酮、格列美脲	短效的餐前半小时使用，中长效的餐前或空腹使用	二甲双胍不耐受者或二甲双胍控制不佳时的联合用药	低血糖、体重增加、过敏反应
格列奈类促泌剂	瑞格列奈、那格列奈	餐前 15 ~ 30 分钟服用	餐后血糖升高为主的患者	低血糖、消化道反应（呕吐、腹泻、腹痛）、过敏反应
α- 糖苷酶抑制剂	阿卡波糖、伏格列波糖、米格列醇	餐前即刻吞服或与第一口饭同时嚼服	餐后血糖升高为主的患者	胃肠道反应（排气增多、腹泻）、肝功能异常、过敏反应

续表

分类	代表药	服用时间	适应证	主要不良反应
噻唑烷二酮类	吡格列酮、罗格列酮	清晨空腹服用	胰岛素抵抗为主的患者	水肿、肝功能受损
二肽基肽酶-4(DPP-4)抑制剂	西格列汀、沙格列汀、维格列汀、利格列汀、阿格列汀	清晨空腹，食物对药物吸收无影响，与或不与食物同服均可	适合老年患者	胃肠道反应
钠-葡萄糖耦联转运体2(SGLT-2)抑制剂	达格列净、卡格列净、恩格列净	每日首次正餐前	适合老年患者	胃肠道反应、泌尿系感染

胰岛素适用于1型糖尿病和2型糖尿病患者，糖尿病合并急性或者慢性并发症患者（如感染、糖尿病酮症酸中毒、糖尿病肾病、肝功能不全等），手术、妊娠和分娩的患者，新发病且与1型糖尿病鉴别困难的患者，以及某些特殊类型的糖尿病患者。

按照来源和结构、作用时间以及作用特点，胰岛素可以分为几个大类（图88-3）。

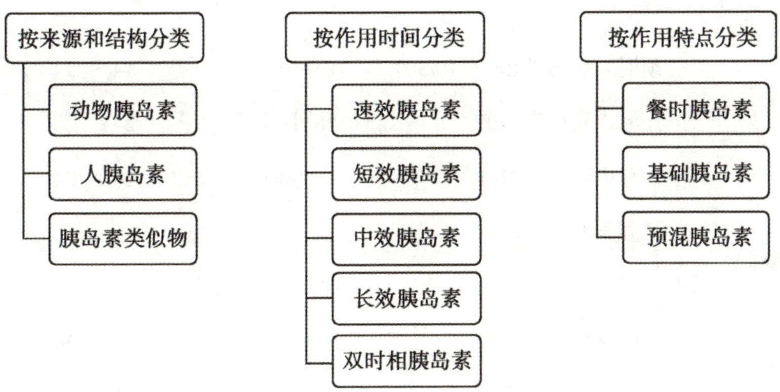

图88-3 胰岛素分类

不同作用特点的胰岛素，在使用上也有区别（表88-3），速效和短效胰岛素须在餐前半小时注射，中、长效胰岛素须在餐前40～60分钟注射。短效胰岛素 3 ~ 4 次 /d，中效胰岛素 2 次 /d，长效胰岛素 1 次 /d。

表 88-3　常用胰岛素作用特点

类别	胰岛素制剂	起效时间	作用持续时间 /h
餐时胰岛素	短效胰岛素	15 ~ 60 分钟	5 ~ 8
	速效胰岛素类似物		
	门冬胰岛素	10 ~ 15 分钟	4 ~ 6
	赖脯胰岛素	10 ~ 15 分钟	4 ~ 5
	谷赖胰岛素	10 ~ 15 分钟	4 ~ 6
基础胰岛素	中效人胰岛素	2.5 ~ 3.0 小时	13 ~ 16
	长效胰岛素	3 ~ 4 小时	20
	长效胰岛素类似物		
	甘精胰岛素 U100	2 ~ 3 小时	30
	地特胰岛素	3 ~ 4 小时	24
	超长效胰岛素类似物		
	德谷胰岛素	1 小时	42
	甘精胰岛素 U300	6 小时	36
预混胰岛素	预混人胰岛素（30R，70/30）	0.5 小时	14 ~ 24
	预混人胰岛素（40R）	0.5 小时	24
	预混人胰岛素（50R）	0.5 小时	10 ~ 24
	预混胰岛素类似物		
	预混门冬胰岛素 30	10 ~ 20 分钟	14 ~ 24
	预混赖脯胰岛素 25	15 分钟	16 ~ 24
	预混门冬胰岛素 50	15 分钟	16 ~ 24
	预混赖脯胰岛素 50	15 分钟	16 ~ 24
双胰岛素	**双胰岛素类似物**		
	德谷门冬双胰岛素	10 ~ 15 分钟	> 24

（2）降血糖药用药小贴士

1）警惕低血糖：不同患者发生低血糖时的感觉有所不同，所以当糖尿病患者感觉有任何不适时，都应该立即监测血糖。如果出现低血糖，需要迅速进食糖块、果汁、蜂蜜等单糖食品，因为这类食物可以很快被肠道吸收入血，从而迅速缓解低血糖症状。因此糖尿病患者身边要常备糖果、葡萄糖片等食品。

2）降血糖药应从小剂量开始使用：任何降血糖药的使用一定要从小剂量开始，第一次为“投石问路”，经过一段时间药物的积累作用达到最终稳定结果后，医生会根据血糖监测的情况进行剂量调整，直至把血糖控制到理想程度。

3）调整口服降血糖药的周期：服用口服降血糖药或调整口服降血糖药，第一周血糖变化不明显，第二周血糖会逐渐下降，第三周末血糖降到一定程度不再下降，可认为是该药量的最终结果，故调整口服降血糖药需每 3 ~ 4 周调 1 次。

4）调整药物治疗的依据是糖尿病患者的监测记录：糖尿病监测记录做得越详细就越能体现疾病的真实状况（包括吃饭的时间、摄入量、食物种类，进餐次数，运动的时间、方式、程度，降血糖药的种类，联合用药的搭配、药物剂量，近期的特殊情况），对调整药物治疗很有帮助。

5）使用胰岛素注意事项

选择注射部位：胰岛素采用皮下注射的方法，适合注射的部位依据吸收由快及慢的次序是：腹部、大腿外侧、上臂外侧和臀部外上侧。注射部位应遵循轮换规则，交替使用，同一部位注射最好间隔 1 个月以上。

注射前，要检查胰岛素是否变色，是否有结晶或絮状物；检查注射部位是否存在皮下脂肪增生、炎症、水肿、溃疡或感染；使用预混胰岛素时，应来回摇晃 10 次以上，直到出现均匀的白色混悬液为止。

注射时，如果使用注射器注射，应先重复向上排出空气直至有胰岛素液从针头溢出；如使用胰岛素注射笔，应在拔出针头前至少停留 10 秒，确保药物全部被注入体内；若单次注射剂量大于 40U，应分两次注射。

注射后，应将注射器或注射笔，放于加盖的硬壳容器中，或将针头盖帽，避免伤及他人。

四 糖尿病预防措施要记牢

心理健康和及时预防并发症很重要，做好以下几件事，远离糖尿病危害。

（1）合理膳食。建议糖尿病患者做到食物多样性，每天不重复的食物种类数达到12种以上，每周达到25种以上，每天谷薯、蔬果、肉蛋奶豆及坚果等各类食物均衡摄入，不偏食、不挑食，只有这样才能保证营养全面，维持体内环境和代谢的稳定。

（2）把运动变成日常习惯。生命在于运动，预防疾病要坚持运动。对糖尿病患者来说，运动是不可或缺的，规律运动让控糖事半功倍，还有助于预防和改善糖尿病相关的并发症。

（3）该用药就用药，学会趋利避害。药物不是洪水猛兽，很多人担心药物伤肝伤肾，不敢用药。其实，血糖控制不好，对机体的危害更大，平时要监测患者的肝功能和肾功能是因为药物代谢需要肝肾，如果这两个器官功能减退，需要调整用药剂量甚至方案。

（4）自我监测是治疗的指明灯。要定期做好血糖监测，不仅监测空腹血糖，还有餐后血糖、睡前血糖等多个时间点的血糖值都需要被关注。如果饮食习惯、运动习惯、生活习惯改变了，或者治疗方案有改变，这些时刻都需要监测血糖。

（5）及时排解压力，积极应对。有研究指出，缓解精神压力或调整负面情绪，可在一定程度上起到缓解疾病的作用。如果不幸患了糖尿病，要学会调节情绪，不要过于悲观沮丧，积极应对，只要把各项指标控制在正常范围内，就可以和健康人一样快乐生活。

写在最后

面对疾病，知己知彼才能更好地面对。总之，糖尿病可防可控！“五驾马车”并驾齐驱，良好的生活方式和规范的管理可以有效预防和控制糖尿病及其并发症。

控糖小儿歌：

食物要多样，控制总热量。
药物按时服，血糖需监测。
吃动要均衡，身材不走样。
蔬菜不减量，水果要适量。
奶豆助控糖，常吃精力旺。
吃肉选瘦肉，鱼禽蛋更强。
油盐不超量，戒烟限酒量。

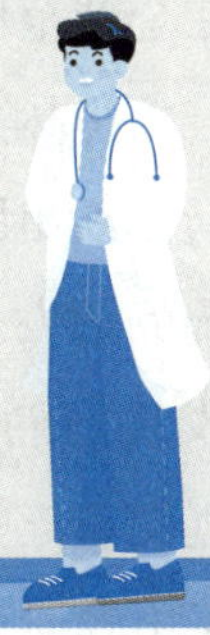

参考文献

[1] 中华医学会糖尿病学分会 . 中国 2 型糖尿病防治指南 (2020 年版). 中华糖尿病杂志 , 2021, 13(4): 315-409.

[2] 中华医学会妇产科学分会产科学组 , 中华医学会围产医学分会 , 中国妇幼保健协会妊娠合并糖尿病专业委员会 . 妊娠期高血糖诊治指南 (2022). 中华妇产科杂志 , 2022, 57(1): 3-12.

[3] 中华人民共和国国家卫生健康委员会 . 成人糖尿病食养指南 (2023 年版). 全科医学临床与教育 , 2023, 21(5): 388-391.

89 国际肺癌日

一 国际肺癌日的由来

世界肺癌联盟在2001年发起一项全球性倡议，将每年11月定为国际肺癌关注月，目的是呼吁世界各国政府重视肺癌的预防。这一呼吁得到了许多国家的响应，后把11月17日定为国际肺癌日。

在全球范围内，肺癌是男性癌症死亡的主要原因，也是女性癌症死亡的第二大原因，仅次于乳腺癌。根据全球癌症统计数据，每年有超过200万人新诊断出肺癌，其中大约50%的新发病例在亚洲。在过去的几年里，我国肺癌的发病率和死亡率仍然居高不下。肺癌的可怕之处在于，75%的患者发现患癌时已经是晚期，因为早期肺癌的症状相当隐蔽，与普通咳嗽、气喘、乏力相似，没有特殊的感觉，很容易被忽视，所以确诊时多数已到了中晚期，错过了手术机会。每年的11月17日，各大医疗机构和健康平台会组织各类以肺癌为主题的公益活动，如义诊、健康讲座、宣传展览等，以此向公众普及肺癌的早期症状、临床知识和用药注意事项。

二 肺癌知多少

肺癌是指原发于支气管、肺的恶性肿瘤，存在多种类型。各类型的肺癌临床特征、治疗方案、预后等都有所不同。因此，明确肺癌的类型是治疗前最重要的一个工作。类型的确定通常需要三个方面的信息：病理分型、肿瘤分期和分子分型。病理分型主要是判断肿瘤细胞具体属于哪一种类型，比如是鳞状细胞癌还是腺癌；分期则主要描述肿瘤在原发部位的大小和扩散程度；分子分型则从基因的角度描述肿瘤细胞的特定基因和蛋白质的表达情况。

1. 肺癌的病理分型 肺癌的病理类型可分为非小细胞肺癌和小细胞肺癌两大类型，其中非小细胞肺癌占 80% ~ 85%，包括鳞状细胞癌、腺癌以及大细胞癌等（表 89-1）。不同病理类型肺癌对药物的敏感性也大不一样，因此病理分型是治疗方案选择首先考虑的因素之一。

表 89-1 小细胞肺癌和非小细胞肺癌的异同点

项目	小细胞肺癌	非小细胞肺癌	
		鳞状细胞癌	腺癌
来源	黏膜神经内分泌细胞	鳞状上皮细胞	分泌黏液的上皮细胞(类似腺体)
好发部位	支气管黏膜、腺体	支气管以上部位	支气管以下部位
疾病特点	恶性程度高,增殖快,侵袭性强;容易复发	多发于肺中央(中央型);局部症状明显;肿瘤生长缓慢	多发生在细小支气管和中央气道(周围型);常伴有驱动基因突变
患者特征	长期吸烟患者	老年人群或男性吸烟患者	女性患者比例较大
药物治疗	对化疗敏感(可选化疗方案较少),常合并放疗、免疫治疗	化疗、免疫治疗	化疗、靶向治疗(驱动基因阳性患者首选)、免疫治疗

2. 肺癌的分期 非小细胞肺癌通常按 TNM 分期，T 分期代表肿瘤的大小，N 代表淋巴结转移，M 代表远处转移。综合肿瘤的大小、有无淋巴结转移和有没有远处转移，可将肺癌分为Ⅰ ~ Ⅳ期。Ⅰ期预后最好，治愈率最高，而Ⅳ期是通常说的晚期癌症，说明癌细胞已经转移到了其他组织或远处器官。小细胞肺癌一般按照两期分期方法，根据病变部位是否局限于一侧胸腔（能否纳入一个放射治疗野内）分为局限期和广泛期。

3. 肺癌的分子分型

（1）驱动基因：肺癌的分子分型是分子靶向治疗及靶向药物选择的最主要因素。分子靶向药物就像一把钥匙，只有匹配对应的锁（驱动基因突变）的患者才能起效，因此，首先要知道是什么类型的锁，才能选择匹配的钥匙。肺腺癌患者中表皮生长因子受体（EGFR）基因突变最常见，在我

国肺癌人群中 *EGFR* 突变阳性率为 46% ~ 58%。除 *EGFR* 以外，还有 *ALK*、*ROS1*、*HER2*、*MET*、*RET* 等驱动基因。靶向药物均具有明确的作用靶点，部分靶向药物用药前必须先进行基因检测，明确分子分型方可使用。目前肺癌靶向药物大部分针对非小细胞肺癌中的腺癌亚型，而在鳞状细胞癌亚型以及小细胞肺癌中靶向治疗药物较少。

（2）免疫标志物：多项研究表明，PD-L1 表达与免疫检查点抑制剂疗效呈正相关，因此免疫治疗开始前推荐患者检测 PD-L1 的表达水平，尤其是驱动基因阴性的非小细胞肺癌患者。此外，有研究表明肿瘤突变负荷可能预测肺癌患者使用免疫治疗的疗效，所以肿瘤突变负荷检测也是一种潜在可行的方法之一。

三 肺癌的临床用药

肺癌最佳的治疗模式是多学科综合治疗，对于早期患者，尽量争取手术机会；对于晚期患者的治疗旨在改善症状，稳定病情和提高生活质量。在 20 世纪 70 年代，肺癌治疗主要是以化疗为主。随着对肿瘤发病机制进一步认识，以肺癌驱动基因为靶点的靶向治疗药物和以免疫检查点抑制剂为主的免疫治疗药物纷纷上市。当下，肺癌药物呈现多样化，多种疗法齐头并进，主要包括化学药物治疗、靶向治疗、免疫治疗。

1. 肺癌药物治疗分类

（1）化学药物治疗：化学药物治疗简称化疗，是指用细胞毒性药物杀灭肿瘤细胞或抑制其生长。对于晚期肺癌，姑息性全身化疗是主要的治疗手段之一；对于肿瘤较大但仍有潜在手术机会的患者，可使用术前新辅助化疗，缩小肿瘤，方便手术切除，或使部分原本无法手术的患者再获得手术机会；对于已经手术切除的部分高危患者，可通过术后辅助化疗杀灭残余的肿瘤细胞，以达到预防癌症复发和转移的目的。化疗时，常使用不同作用机制药物的联合方案（即化疗方案），也可以使用单一化疗药物。化疗还可以与放疗、免疫治疗等其他疗法联合使用。小细胞肺癌最常用的化疗方案包括依托泊苷 + 顺铂或卡铂、伊立替康 + 顺铂或卡铂等，根据肿瘤分期及患者机体状况选择最适的方案，以及决定是否与放疗及免疫治疗联合。非小细胞肺癌常用方案为含铂双药方案，如长春瑞滨或紫杉醇或吉西他滨或多西他赛 + 顺铂或卡铂，可以和抗血管生成靶向药物或免疫治疗药物联合。非小细胞肺癌中腺癌和鳞状细胞癌的化疗方案有所差别，如含培美曲塞的方案只能用于腺癌患者治疗。

（2）靶向治疗：在肿瘤发生发展的过程中，一些特定的基因或蛋白质有助于肿瘤细胞生长和扩散，这些基因或蛋白质正是常说的肿瘤靶标，也称靶点。靶向药物就是专门针对某个靶点设计的药物，其进入体内会与特定靶点相结合后发挥作用，使肿瘤细胞特异性死亡，而很少伤及正常组织细胞，因此具有高效、低毒的特点。非小细胞肺癌治疗靶向药物可以说是百花齐放，最常见的是针对表皮生长因子受体（EGFR）和间变性淋巴瘤激酶（ALK）的药物，均已发展到第三代药物，近年来各种罕见靶点也一一被攻克，众多新型靶向药物研发上市。大多数的靶向药物都需要先进行基因检测明确靶点后才能使用，比如 EGFR 抑制剂只能用于特定的 *EGFR* 基因突变的患者（表 89-2）。但某些靶向药物则无须进行基因检测，如贝伐珠单抗可直接联合含铂化疗用于非鳞状细胞癌一线治疗，安罗替尼单药用于非小细胞肺癌三线及以上治疗。小细胞肺癌目前尚无明确靶点的靶向药物，仅安罗替尼批准用于三线及以上小细胞肺癌患者的治疗。

表 89-2 非小细胞肺癌需要进行基因检测的常用靶向治疗药物

靶点	具体药物	适应证
EGFR	第一代：吉非替尼、厄洛替尼、埃克替尼 第二代：阿法替尼、达可替尼 第三代：奥希替尼、阿美替尼、伏美替尼	Ⅳ期 *EGFR* 敏感突变一线治疗（*EGFR* 19 外显子缺失和 21 外显子 *L858R* 突变）
	莫博赛替尼	Ⅳ期 *EGFR* 罕见突变后线治疗（*EGFR* 20 外显子插入突变）
ALK	第一代：克唑替尼 第二代：阿来替尼、塞瑞替尼、布格替尼、恩沙替尼 第三代：洛拉替尼	Ⅳ期 *ALK* 融合突变一线治疗

续表

靶点	具体药物	适应证
ROS1	克唑替尼、恩曲替尼	Ⅳ期 *ROS1* 融合突变一线治疗
BRAF	达拉非尼 + 曲美替尼	Ⅳ期 *BRAF V600E* 突变一线治疗
NTRK	恩曲替尼、拉罗替尼	Ⅳ期 *NTRK* 融合突变的一线治疗
MET	卡马替尼、特泊替尼	Ⅳ期 *MET* 14 外显子跳跃突变的一线治疗
RET	塞普替尼、普拉替尼	Ⅳ期 *RET* 融合突变的一线治疗

问题 1：三代 EGFR 抑制剂的区别？

小分子激酶抑制剂不断迭代的主要原因在于耐药的问题，耐药原因主要有两种：①靶点蛋白发生了新的突变，即获得性耐药；②肿瘤通过其他途径继续生长和转移，即旁路激活。以 EGFR-TKI 为例，根据其对不同类型的 *EGFR* 突变的抑制能力和选择性，可以将其分为一代、二代和三代。一代 EGFR 抑制剂主要针对 *EGFR* 敏感突变（19 外显子缺失或 21 外显子 *L858R* 突变），但对于耐药突变（如 20 外显子 *T790M* 突变）无效。大部分接受一代 EGFR-TKI 的患者在 1～2 年内出现耐药，主要表现为中枢神经系统的进展或转移。二代 EGFR 抑制剂是对 *EGFR* 敏感突变、部分耐药突变以及一些罕见突变均有效的不可逆 EGFR 抑制剂，但仍不能克服 *T790M* 突变，加之其对正常细胞中的 EGFR 也有较强的抑制作用，导致不良反应增加。三代 EGFR 抑制剂有效抑制 *T790M* 突变，对 EGFR 的亲和力和选择性更高，从而提高了疗效和安全性。在控制脑转移方面，三代 EGFR 抑制剂入脑活性增强，较前两代具有更好控制脑转移的作用。

（3）免疫治疗：免疫治疗是通过增强免疫细胞对肿瘤细胞表面抗原的识别能力等方式来激活机体自身的免疫系统，从而实现对肿瘤细胞的杀伤和清除。目前免疫治疗药物主要指免疫检查点抑制剂，包括程序性死亡受体 1（PD-1）/ 程序性死亡受体配体 1（PD-L1）抑制剂和 CTLA-4 抗体。正常情况下，人体免疫系统会识别攻击并消灭肿瘤细胞。然而，肿瘤细胞为了逃避人体免疫 T 细胞的攻击，会表达 PD-L1 蛋白与免疫 T 细胞表面的 PD-1 蛋白结合，导致 T 细胞无法识别杀伤肿瘤细胞。PD-1/PD-L1 抑制剂切断肿瘤细胞 PD-L1 和 T 细胞 PD-1 的结合，让 T 细胞恢复识别、攻击、杀伤肿瘤细胞的功能。三种单抗的作用机制相似，但适用人群有所不同（表 89-3），因此需要综合多方面因素合理选择免疫检查点抑制剂。

表 89-3 免疫检查点抑制剂在肺癌中的应用

免疫检查点抑制剂类型	药物名称	非小细胞肺癌	小细胞肺癌
CTLA-4 单抗	伊匹木单抗	√	
PD-1 单抗	帕博利珠单抗	√	
	纳武利尤单抗	√	√
	卡瑞利珠单抗	√	
	信迪利单抗	√	
	替雷利珠单抗	√	
	派安普利单抗	√	
	斯鲁利单抗	√	√
PD-L1 单抗	阿替利珠单抗	√	√
	度伐利尤单抗	√	√
	舒格利单抗	√	
	阿得贝利单抗		√

问题 2：在免疫治疗前都需要检测 PD-L1 表达水平吗？

不同肿瘤的 PD-L1 表达有高有低，检测 PD-L1 水平有助于患者选择合适的免疫治疗，预测治疗效果和指导治疗方案的调整。从临床试验的总体人群上看，PD-L1 表达越高，患者使用免疫治疗的疗效可能会更好。但是，不同的临床试验尝试纳入了不同 PD-L1 表达的患者，结果显示不同的免疫治疗药物、不同的联合方案对 PD-L1 表达检测的要求不同。比如，非小细胞肺癌患者一线治疗选择帕博利珠单抗单药和阿替利珠单抗单药治疗时，需检测 PD-L1 表达；而选择免疫检查点抑制剂与含铂两药方案联用时，并不强制要求检测 PD-L1 水平。

2. 肺癌治疗药物常见不良反应 在肺癌药物治疗的过程中，不论是化疗、靶向治疗还是免疫治疗，患者都会出现不同程度的不良反应（表89-4）。患者一旦出现不良反应需要及时应对，严重的不良反应会影响整个治疗的推进，甚至威胁患者的生命。因此，在用药全过程，如何正确识别、处理这些不良反应逐渐成为医护人员及患者的关注焦点。

表89-4 肺癌治疗药物常见不良反应

药物类型	常见不良反应
化疗药物	恶心呕吐、骨髓抑制、脱发、口腔黏膜炎、腹泻、心脏毒性、周围神经毒性、肝肾毒性、过敏反应
EGFR 抑制剂	皮疹、腹泻、甲沟炎、口腔黏膜炎、肝损伤、间质性肺疾病
ALK 抑制剂	胃肠道紊乱、药物性肝损伤、心血管功能障碍、贫血、皮疹、高脂血症、中枢神经系统毒性、间质性肺炎、视觉障碍
抗血管生成药物	高血压、蛋白尿、出血、静脉血栓栓塞
CTLA-4 单抗	免疫相关性肠炎、免疫相关性垂体炎、免疫相关性皮肤毒性
PD-1/PD-L1 单抗	免疫相关性肺炎、肌肉 / 关节痛、免疫相关性内分泌毒性、免疫相关性皮肤毒性、免疫相关性肝脏毒性

问题1：化疗后手指、脚趾出现麻木怎么办？

患者在使用化疗药物后可出现手指、脚趾麻木和感觉异常现象，如紫杉醇可以引起周围神经病变，主要表现为麻木、刺痛和触觉改变。出现此症状后可以使用全身或局部的药物对症治疗，包括度洛西汀、普瑞巴林、加巴喷丁、非甾体抗炎药、阿片类药物和营养神经的药物，配合手足按摩、中药泡脚、针灸等治疗。在日常生活里注意保暖，尽量减少接触发凉物体，穿柔软衣物，饮食上选择容易消化、富含维生素 B_1 的食物。

问题2：为什么 EGFR 抑制剂容易发生皮肤毒性？如何处理？

EGFR 受体在皮肤角质细胞、毛囊外层及汗腺都有表达，尤其在角质细胞上表达最强，这种细胞主要分布在皮肤的基底层、基底上层以及外毛根鞘。因此，使用 EGFR 抑制剂后会导致角质细胞生长增殖、迁移分化以及黏附异常，破坏了皮肤屏障以及加剧皮肤炎症反应，最终引起皮肤毒性的发生。EGFR 抑制剂引起的皮肤毒性包括皮疹、甲沟炎及甲裂、皮肤瘙痒、面部色素沉着、毛发生长异常、黏膜炎等，其中最常报道的是痤疮样皮疹（发生率 25% ~ 75%）。痤疮样皮疹分布于皮脂溢出部位，如头皮、颜面部与胸背部，一般在开始治疗 1 周后出现，3 ~ 5 周达到高峰，停药后 8 周逐渐减轻与消失。EGFR 抑制剂引起的皮疹可以通过用药前的预防性措施降低发生率与严重程度，如保持皮肤洁净湿润，做好物理及化学防晒，避免使用刺激性强的洗漱用品。发生皮疹后，可以根据皮疹分级进行对症处理，配合外用抗菌药物或激素，症状严重可暂停或调整 EGFR 抑制剂的治疗剂量。

问题 3：为什么抗血管生成药物要警惕高血压、蛋白尿?

抗血管生成药物是一种能抑制血管内皮生长因子和其受体结合的靶向药物，代表药物为贝伐珠单抗、安罗替尼，常见的不良反应包括高血压和蛋白尿。不同 VEGF 抑制剂引起的高血压发生率不同，安罗替尼引起的高血压多在用药后 2 周内出现，表现为持续性，≥ 3 级高血压发生率为 10% ~ 13.6%；贝伐珠单抗引起的高血压一般发生在给药后 4 ~ 6 周，≥ 3 级高血压发生率为 5% ~ 9%，部分患者血压的升高与剂量呈正相关。VEGF 抑制剂也会导致肾功能受损，表现为肾性蛋白尿，其作用机制尚不明确。贝伐珠单抗和安罗替尼引起的≥ 3 级蛋白尿的发生率分别为 < 4% 和 < 2.4%。因此，所有患者在用药前都需要监测基线血压和检测蛋白尿水平。用药中需动态监测患者血压值，如发生高血压或血压值较基线明显升高，则推荐开始使用抗高血压药；若患者 24 小时蛋白尿水平 > 2g，应暂停用药直至 24 小时蛋白尿水平 < 2g。

问题 4：几种免疫检查点抑制剂引起的不良反应是否有差别?

免疫检查点抑制剂在发挥抗肿瘤作用的同时，也会引起免疫相关的不良反应，不良反应的发生机制特别复杂，可能与人体免疫稳态被破坏有关。免疫检查点抑制剂的毒性可以影响身体的任何器官系统，包括皮肤毒性、内分泌毒性（甲减、甲亢、垂体炎）、肝脏毒性、胃肠道毒性（腹泻 / 结肠炎）、肺毒性和胰腺毒性。免疫相关的不良反应的分布、严重程度和频率与所使用的免疫检查点抑制剂类别有关。在大多数情况下，CTLA-4 单抗比 PD-1/PD-L1 单抗导致更严重和更频繁的毒性。CTLA-4 单抗更易导致肠炎和垂体炎，PD-1 单抗更易出现内分泌毒性（甲亢、甲减、甲状腺炎）和心肌炎，PD-L1 单抗更易发生肺炎和肝炎，PD-1 单抗联合 CTLA-4 单抗导致自身免疫性糖尿病的发生率明显升高。

3. 肺癌治疗药物的相互作用 口服靶向药物在人体内会经历吸收、分布、代谢、排泄的过程。当某种药物影响口服靶向药物的处置过程时，会影响口服靶向药物在体内的血药浓度，即产生药物相互作用。酪氨酸激酶抑制剂需要在胃酸的作用下才能达到最佳吸收，因此需要注意肺癌口服靶向药物与抑制胃酸的药物合用的潜在风险（表 89-5）。多数靶向药物需要通过肝脏中的 CYP450 酶进行代谢，也有药物不通过 CYP 酶代谢，如阿法替尼。抑制 CYP 酶活性的药物将减缓靶向药物的消除，使其半衰期延长，血药浓度增加，导致药物在体内蓄积，引发严重不良反应事件；而诱导 CYP 酶活性将会使靶向药物的治疗浓度偏低，达不到有效的治疗剂量，最终导致临床治疗失败。因此在服用靶向药物期间，应尽量避免同服影响 CYP 酶活性的药物。若确实需要用药，一定要提前告知并咨询医生，遵循医生的指导。

表 89-5 肺癌口服靶向药物与影响胃酸药物同时使用的建议

药物	H_2 受体拮抗剂（如西咪替丁）	质子泵抑制剂（如奥美拉唑）
吉非替尼	间隔 6 小时	间隔 12 小时
厄洛替尼	服用厄洛替尼 2 小时前或 10 小时后	禁止同时使用
达可替尼	服用达可替尼 6 小时前或 10 小时后	禁止同时使用
塞普替尼	服用塞普替尼 2 小时前或 10 小时后	禁止同时使用

4. 服用口服靶向药物的饮食有讲究

（1）口服靶向药物与一日三餐：进食建议应遵循最佳疗效和最低毒性相结合的原则。从疗效角度考虑，当食物大大减小口服靶向药物的暴露时，患者应空腹服用。从不良反应角度考虑，食物可以减轻口服靶向药物引起的胃肠道反应，如空腹服用塞瑞替尼容易出现胃肠道反应，因此建议与食物同服。还有一些靶向药物，食物对其吸收的影响不明显，胃肠道毒性不明显，所以不受进食时间限制。目前常见的小分子靶向药物与食物同服的建议总结如表 89-6 所示。

表 89-6　肺癌靶向药物的饮食建议

空腹服用 *	与 / 不与食物同服均可	与食物同服 #
厄洛替尼 阿法替尼 伏美替尼 安罗替尼 普拉替尼 曲美替尼	吉非替尼 埃克替尼（高热量食物可能明显增加药物的吸收） 达可替尼 奥希替尼 阿美替尼 克唑替尼 恩沙替尼 布格替尼 洛拉替尼 恩曲替尼 拉罗替尼 莫博赛替尼 塞普替尼	阿来替尼 塞瑞替尼 赛沃替尼

注：* 空腹服用，餐前 1 小时或餐后 2 小时；# 与食物同服，餐后半小时。

（2）与小分子靶向药物存在相互作用的食物：小分子靶向药物在经胃肠道吸收后，大部分要经肠道和肝脏的 CYP450 酶代谢。而有一些食物可能影响其中部分代谢酶的活性，由此可见，不但药物之间可能存在相互作用，某些食物与药物之间也可能存在相互作用。西柚、西柚汁是肠道和肝脏 CYP3A4 酶的抑制剂，所以建议通过 CYP3A4 酶代谢的口服靶向药物在服药期间避免食用。绿茶或绿茶提取物会降低厄洛替尼在体内的暴露量，避免同时服用。食用含咖啡因的食物、吸烟会通过 CYP1A2 影响药物代谢，因此在厄洛替尼和奥希替尼用药期间应避免上述行为。

5. 靶向药物忘记吃怎么办？

靶向药物漏服是否会影响整体治疗效果，是大多数患者及家属十分关心的问题。靶向药服用周期长，偶尔漏服一两次影响不大。由于不同靶向药物用法不一样，漏服的处理的方法也不同。有些药物漏服后不用补服；有些则需要根据下次服药的时间考虑是否补服。漏服建议如表 89-7 所示。

表 89-7　肺癌口服靶向药物漏服建议

具体情况	肺癌口服靶向药物
漏服后不需要补服	达可替尼、布格替尼
漏服后应在当天补服	普拉替尼
距离下次给药时间≥ 4 小时可补服	洛拉替尼
距离下次给药时间≥ 6 小时可补服	克唑替尼、阿来替尼、达拉非尼、拉罗替尼
距离下次给药时间≥ 8 小时可补服	阿法替尼
距离下次给药时间≥ 12 小时可补服	吉非替尼、奥希替尼、阿美替尼、伏美替尼、塞瑞替尼、恩沙替尼、安罗替尼、恩曲替尼

写在最后

随着医学的发展和进步，不断涌现的新药给肺癌患者带来了曙光。患者的治疗疗效较以前明显提高，肺癌治疗进入慢病化阶段，各种新型肺癌治疗药物知识的普及是保障肿瘤患者用药安全、提高患者健康素养的重要内容。为提高公众对肺癌治疗的认识，宣传“国际肺癌日”的理念，笔者基于肺癌的疾病和药物特点，围绕患者关心的肺癌药物治疗问题，为病患家属、社会公众传播实用有效的肺癌用药知识。

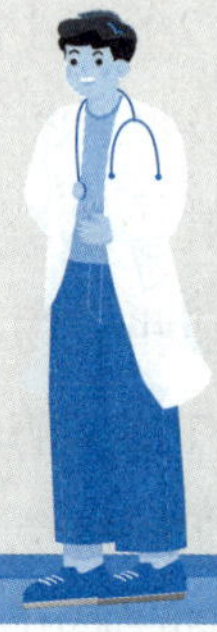

参考文献

[1] SUNG H, FERLAY J, SIEGEL R L, et al. Global cancer statistics 2020: GLOBOCAN estimates of incidence and mortality worldwide for 36 cancers in 185 countries. CA Cancer J Clin, 2021, 71(3): 209-249.

[2] CHEN P, LIU Y, WEN Y, et al. Non-small cell lung cancer in China. Cancer Commun

(Lond), 2022, 42(10): 937-970.

[3] 中华医学会呼吸病学分会 . 早期肺癌诊断中国专家共识 (2023 年版). 中华结核和呼吸杂志 , 2023, 46(1): 1-18.

[4] AN W, FAN W, ZHONG F, et al. Development and validation of a concise prediction scoring system for Asian lung cancer patients with EGFR mutation before treatment. Technol Cancer Res Treat, 2022, 21:15330338221078732.

[5] 中国抗癌协会肿瘤病理专业委员会 , 中国临床肿瘤学会肿瘤病理专家委员会 , 中国临床肿瘤学会非小细胞肺癌专家委员会 . 中国非小细胞肺癌 PD-L1 表达检测临床病理专家共识 . 中华肿瘤杂志 , 2020, 42(7): 513-521.

[6] 李鑫 , 汪品嘉 . EGFR 抑制剂相关皮肤不良反应研究进展 . 肿瘤预防与治疗 , 2017, 30(6): 459-464.

[7] 中国抗癌协会肺癌专业委员会 . EGFR-TKI 不良反应管理专家共识 . 中国肺癌杂志 , 2019, 22(2): 57-81.

[8] NEVES K B, MONTEZANO A C, LANG N N, et al. Vascular toxicity associated with anti-angiogenic drugs. Clin Sci (Lond), 2020, 134(18): 2503-2520.

[9] 薛崇祥 , 鲁星妤 , 董慧静 , 等 . 分子靶向抗血管生成药物在晚期肺癌治疗中的心脏和血管风险 . 现代肿瘤医学 , 2022, 30(7): 1322-1327.

[10] 中国临床肿瘤学会血管靶向治疗专家委员会 , 中国临床肿瘤学会非小细胞肺癌专家委员会 , 中国临床肿瘤学会非小细胞肺癌抗血管生成药物治疗专家组 . 晚期非小细胞肺癌抗血管生成药物治疗中国专家共识 (2020 版). 中华肿瘤杂志 , 2020, 42(12): 1063-1077.

[11] BAI X, LIN X, ZHENG K, et al. Mapping endocrine toxicity spectrum of immune checkpoint inhibitors: a disproportionality analysis using the WHO adverse drug reaction database, VigiBase. Endocrine, 2020, 69(3): 670-681.

[12] YAN Y D, ZHAO Y, ZHANG C, et al. Toxicity spectrum of immunotherapy in advanced lung cancer: a safety analysis from clinical trials and a pharmacovigilance system. E Clinical Medicine, 2022, 50:101535.

[13] LOHR L K, BLAKE K T, CHAN C M, et al. Managing drug interactions with oral anticancer treatments. J Adv Pract Oncol, 2023, 14(5): 419-438.

90 世界胰腺癌日

一 世界胰腺癌日的由来

世界胰腺癌日（World Pancreatic Cancer Day）是每年11月的第三个星期四，其设立源于对胰腺癌患者和家庭所面临的挑战和困境的关注，由国际胰腺癌联盟发起并主导。根据GLOBOCAN 2020数据，胰腺癌的全球新发病例约50万人次，占所有新发癌症病例的2.6%，位居第14名，但胰腺癌的新发死亡病例却高达46.6万人次，位居全球癌症死亡病例第7名。胰腺癌症状隐匿，早期诊断困难，恶性程度高，治疗难度大，5年生存率仅约5%，因此素有"癌中之王"的称号。相比于结直肠癌、胃癌等常见消化道肿瘤，公众对胰腺癌的认识和了解相对较少。因此，世界胰腺癌日也成为一个宣传教育的关键平台，通过各种活动向公众传递胰腺癌相关信息，提高大家的认知水平。世界胰腺癌日蕴含着丰富的内涵和重要的意义。首先是关注患者，通过举办座谈会、康复支持活动等，世界胰腺癌日为胰腺癌患者提供了一个交流和分享经验的平台，帮助他们更好地面对疾病和康复过程；其次，通过举办科普讲座、宣传活动等方式，向公众传递胰腺癌的相关知识，提高公众对该疾病的认识和了解；此外，也促进了科研合作，各国的医学研究机构和科研人员通过合作研究项目和学术交流，共同致力于胰腺癌的治疗和研究。

二 胰腺癌知多少

1. 什么是胰腺癌?

通常所说的胰腺癌是指来源于胰腺导管上皮的恶性肿瘤。胰腺在腹腔内的解剖位置深，位于腹膜后，毗邻胃、十二指肠、脾脏、肝脏、肝外胆管等重要器官，这使得胰腺癌的症状几乎没有特异性，如食欲减退、腹部隐痛等表现也常常出现在其他消化系统慢性疾病中，所以很难在早期被发现。而且胰腺周围大血管多，为手术带来了难度。因此，胰腺癌的诊断和治疗都很困难。

2. 胰腺癌的相关发病危险因素有哪些?

长期吸烟、过量饮酒、过量饮用咖啡、肥胖、高脂肪和高蛋白饮食、糖尿病、慢性胰腺炎、胆囊切除史、环境污染等都可能增加罹患胰腺癌的风险。另外，胰腺癌的患病风险随着年龄的增加而增加，多数胰腺癌患者年龄在 45 岁以上，70% 的胰腺癌患者确诊时大于 65 岁。男性的胰腺癌发病率高于女性，并且胰腺癌家族史也与其发病具有一定关系。

因此，可以采取戒烟、适度饮酒、避免高热量饮食、进行有氧运动避免过度肥胖等方式来降低胰腺癌的患病风险。对胰腺癌高危人群，尤其是有家族史者和已有胰腺病变者，可考虑进行筛查：抽血查 CA199、CA125、CEA 等肿瘤标志物，并结合腹部 CT、MRI。

3. 胰腺癌有哪些临床症状?

胰腺癌在早期通常没有明显的症状，这也是导致其难以及时诊断的原因之一。随着肿瘤的生长和扩散，患者可能出现以下临床症状。

（1）消化系统症状：当胰腺功能出现异常时，会影响到消化功能，导致消化系统的异常，症状包括长期的上腹部疼痛、腹泻、腹胀、消化不良、食欲减退、腹部不适等类似胃病的症状，也可能出现上消化道出血，如呕血、黑便等，很容易被当成胃肠道疾病，从而导致误诊或延误最佳治疗时期。

（2）黄疸：黄疸是胰腺癌最常见并且最重要的症状之一，它通常表现为皮肤和眼睛发黄，皮肤瘙痒，尿液颜色变深如深茶色，粪便颜色变浅，严重的更有可能出现灰白色像陶土样的粪便等。

（3）血糖异常：没有糖尿病史的人出现突发的糖尿病，尤其是中老年人群的血糖升高；或血糖控制良好的糖尿病患者突然的血糖紊乱，都需要注意是否为胰腺病变引起。

（4）腰背酸痛：当肿瘤累及神经节时，可能会出现较为明显的腰背部、肩部疼痛。若夜间仰卧时腰疼，侧卧也无法缓解疼痛时，需警惕是否为胰腺发病所引起的疼痛。

三 胰腺癌的药物治疗

1. 化学治疗 大部分胰腺癌患者确诊时已为晚期，以化疗为基础的全身性治疗是局部晚期和转移性癌症的主要治疗方法。所有胰腺癌一线化疗方案都包含一种抗代谢药物，包括氟尿嘧啶类药物（如氟尿嘧啶、卡培他滨）和吉西他滨。体能状态较好的患者可首选抗代谢药物与其他类别药物的联合化疗，如抗代谢药物联合铂类（如顺铂、奥沙利铂），或联合紫杉烷类（多西他赛和白蛋白结合型紫杉醇）。体能状态较差的患者可选择吉西他滨或替吉奥单药。

2. 靶向药物治疗 胰腺癌患者推荐行 *BRCA1/2*、*KRAS*、*NTRK*、*BRAF* 及 *EGFR* 等基因检测。*KRAS* 野生型患者可以在化疗中联合使用尼妥珠单抗，*BRAF V600E* 突变可选用达拉非尼联合曲美替尼，*NTRK* 基因融合阳性者可选择拉罗替尼或恩曲替尼治疗，*EGFR* 突变患者则可选吉西他滨联合厄洛替尼方案。此外，对于具有 *BRCA1/2* 胚系突变的患者，在一线含铂方案化疗后，使用 PARP 抑制剂奥拉帕利进行维持治疗，可以显著延长患者的生存期。

3. 免疫治疗 免疫治疗在胰腺癌中的证据较少，帕博利珠单抗、恩沃利单抗和替雷利珠单抗可用于微卫星高度不稳定、错配修复基因缺陷或高肿瘤突变负荷人群。

4. 维持治疗 化疗 4 ~ 6 个月后缓解或疾病稳定的患者可以接受维持治疗，目的是延缓癌症恶化的时间。维持治疗方案需根据一线治疗方案及患者的情况进行选择。如一线接受含铂化疗方案，若存在 *BRCA1/2* 基因突变，可首选奥拉帕利进行维持治疗；一线化疗方案为吉西他滨联合白蛋白结合型紫杉醇，可使用吉西他滨单药或吉西他滨联合白蛋白结合型紫杉醇改良方案维持；如一线治疗方案为 FOLFIRINOX（氟尿嘧啶 + 亚叶酸钙 + 伊立替康 + 奥沙利铂），则推荐使用卡培他滨进行维持。

四 胰腺癌治疗药物常见不良反应及处理

胰腺癌的治疗以吉西他滨、氟尿嘧啶类药物为基础的化疗方案为主，可联合铂类、紫杉烷类药物。吉西他滨的常见不良反应主要包括胃肠道反应（恶心、呕吐、腹泻）和骨髓抑制（白细胞 / 中性粒细胞减少、血小板减少、贫血）、皮疹等。氟尿嘧啶类药物最常见不良反应为骨髓抑制和皮肤毒性，比如卡培他滨相关手足综合征、色素沉着等。

1. 骨髓抑制 化疗药物通过血液循环可以到达全身绝大部分器官和组织，因此在杀伤肿瘤细胞的同时也会对其他增殖活跃的细胞造成一定的伤害。比如骨髓中的造血细胞，造血细胞受损后会导致骨髓抑制，最常见的是白细胞 / 中性粒细胞减少、血红蛋白减少和血小板计数降低。

（1）骨髓抑制的表现

1）白细胞 / 中性粒细胞减少：轻度患者多没有明显的症状，部分可能伴有乏力、困倦等劳累症状，严重者容易产生感染发热、肌肉酸痛、食欲减退。

2）血红蛋白减少：血液中血红蛋白减少会出现贫血相关症状，严重情况下可导致体内脏器缺乏氧气供应，出现口唇及面色苍白、头晕黑矇、心慌胸闷等症状。

3）血小板计数降低：血小板的主要功能是凝血，因此一旦血小板减少可能会导致体内凝血功能障碍，皮肤容易出现瘀斑，刷牙时牙齿出血，其他如鼻出血、咳血、血便等情况。

（2）发生骨髓抑制后的生活注意事项

1）白细胞 / 中性粒细胞减少：勤洗手，多通风，注意保暖，保持个人和生活环境卫生；不去人群聚集的地方，避免接触感冒、肺炎等呼吸系统感染者；注意饮食卫生，拒绝生冷、刺激性饮食。

2）血红蛋白减少：进食富含铁的食物，如菠菜、红枣、猪肝等；避免大幅度动作，特别是刚起床或久坐后，需确认没有头晕才能缓慢起身。

3）血小板计数降低：为避免磕碰，必要时可卧床休息；刷牙时出血的患者可以直接选择温和漱口水，饮食尽量选择软烂食物，防止口腔和胃肠道黏膜损伤；减少接触锋利物品，如修剪指甲、剃须、采耳、挖鼻孔等行为。

2. 恶心呕吐 恶心呕吐是化疗最常见的不良反应之一，严重影响患者饮食和情绪健康。化疗前医生会根据化疗方案的致吐风险等级给予预防性止吐药，但是出院后有部分患者仍然会出现恶心呕吐，这种情况可以从以下两方面来对症处理。

（1）药物处理：止吐药种类有很多，比如 5-HT_3 受体拮抗剂（昂丹司琼、托烷司琼、帕洛诺司琼）、地塞米松、NK_1- 受体拮抗剂（阿瑞匹坦、福沙匹坦）和其他类（奥氮平、甲氧氯普胺等）。在预防性使用某一种或几种药物止吐药后仍有呕吐情况的，属于暴发性呕吐，可以在医生指导下使用其他作用机制的止吐药解救。如果加用其他止吐药后呕吐改善不明显，影响日常生活，需及时联系医生调整治疗方案。

（2）生活调理

1）饮食：少量多餐，包括喝水也一样少量多次。避免食用有强烈刺激性气味和难以消化的食物，选择高蛋白、易消化、富含维生素的流质或半流质，比如菜汤、水蒸蛋、面条、稀饭等。

2）运动：可适当进行慢跑、快走等力所能及的运动，适量的运动有助于提高食欲，促进消化，改善恶心呕吐症状。

3）情绪：恐慌也是化疗患者出现恶心呕吐的诱因之一，合适的放松训练可以缓解情绪，放松心态。

3. 腹泻 不论是化疗药物，还是小分子靶向药物、免疫治疗，甚至是胰腺癌疾病本身都有可能导致肠液分泌异常，发生腹泻。腹泻不仅会导致水电解质紊乱、脱水，严重情况下还会导致休克、死亡。在胰腺癌治疗过程中，化疗和靶向药物相关的腹泻都可以在使用合适的止泻药情况下得到较好的救治，因此患者发生腹泻后需要先确认诱发因素才能选择对症药物治疗，特别是排除不干净食物的影响。腹泻的治疗按照分级可进行对症治疗。

（1）1 级腹泻（排便次数增加 < 4 次 /d）：不伴有腹痛、便血、发热等危险情况下，可以先继续观察，多喝水补充身体流失的水分，避免使用可能引起腹痛腹泻的食物，如纯牛奶、酒、咖啡、辣椒、高纤维食物（玉米、

番薯等），少量多餐。

（2）≥ 2 级腹泻（排便次数增加≥ 4 次 /d）：有口服腹泻相关抗肿瘤药（卡培他滨、厄洛替尼、替吉奥等）的情况下，需先停药，同时给予止泻药治疗，如蒙脱石散、洛哌丁胺、益生菌制剂及小檗碱。腹泻同时伴发热、便血等危险因素的患者需要及时联系医生住院治疗。

如果是伊立替康治疗后出现的腹泻，首选洛哌丁胺，具体用法：当出现腹泻时给予洛哌丁胺 4mg，随后每隔 4 小时给 2mg，直到腹泻停止后 12 小时；因为长期使用有肠麻痹的风险，所以连续服用洛哌丁胺不超过 48 小时。

4. 手足综合征 手足综合征是一种以手脚皮肤感觉异常，可发展为皮肤发红、肿胀或刺痛为特征的疾病，严重者可出现水疱、溃烂、出血并伴有中重度疼痛。化疗药物中卡培他滨手足综合征发生率最高，达 50% ~ 60%，其次为氟尿嘧啶 6% ~ 34%，多西他赛 6% ~ 58%。

对于化疗相关手足综合征，尚未有很好的治疗措施，因此患者开始化疗前需注重防护。

（1）预防：避免手脚皮肤刺激，穿着柔软袜子、鞋子，活动时戴手套，减少皮肤摩擦；洗手选择无乙醇等刺激性成分的洗手液；使用 10% 尿素乳膏保持皮肤湿润。此外，对于卡培他滨相关的手足综合征预防性使用塞来昔布 200mg/ 次，一日 2 次，也可起到一定的预防作用。

（2）治疗：手脚皮肤变化不影响拿筷子、扣纽扣、走路等日常生活，可以选择继续观察，不能耐受手脚皮肤疼痛或病变加重出现破溃等现象时需暂停抗肿瘤药，在医生指导下使用激素软膏缓解皮肤红肿症状。

总的来说，早期胰腺癌无明显临床症状，现有的诊断技术不敏感，特异性差，导致早期诊断率低下。此外，胰腺癌有效治疗手段少，手术完全切除难度高，而放疗和化疗通常疗效不佳，晚期患者容易合并营养不良、血糖异常、疼痛等症状。因此胰腺癌的治疗是一个复杂而多样化的过程，需要多学科团队的共同努力。根据患者的疾病特点和个体化需求，外科治疗、放射治疗、药物治疗等不同治疗手段可以综合应用，以期达到最佳的治疗效果和生存质量。

参考文献

[1] SUNG H, FERLAY J, SIEGEL R L, et al. Global cancer statistics 2020: GLOBOCAN estimates of incidence and mortality worldwide for 36 cancers in 185 countries. CA Cancer J Clin, 2021, 71(3): 209-249.

[2] International Pancreatic Cancer Alliance. World pancreatic cancer day. [2024-7-29]. https://www.worldpancreaticcancercoalition.org.

[3] HIDALGO M. Pancreatic cancer. N Engl J Med, 2010, 362(17): 1605-1617.

[4] American Cancer Society. Pancreatic cancer.[2024-7-29].https://www.cancer.org/cancer/latest-news.html.

[5] POVEDA A, LOPEZ-REIG R, OAKNIN A, et al. Phase 2 trial (POLA study) of lurbinectedin plus olaparib in patients with advanced solid tumors: results of efficacy, tolerability, and the translational study. Cancers (Basel), 2022, 14(4): 915.

[6] LACOUTURE M E, SIBAUD V, GERBER P A, et al. Prevention and management of dermatological toxicities related to anticancer agents: ESMO Clinical Practice Guidelines. Ann Oncol, 2021, 32(2): 157-170.

91 世界早产日

一 世界早产日的由来

“十月怀胎，一朝分娩”，新生命的诞生充满希望与喜悦。在这之前，婴儿要经历足够的时间发育，但有一些婴儿在器官功能还没发育成熟时，便“迫不及待”地来到世上，这群婴儿在医学上被称为早产儿。

与足月儿相比，早产儿从出生起就会遇到各种健康问题，需要得到更多的关注。世界早产日（World Prematurity Day）起源于 2008 年，由欧洲新生儿关爱基金和欧洲家长组织发起，其目的是帮助解决早产问题，改善早产儿及其家庭的状况。2011 年，世界卫生组织将每年的 11 月 17 日设为世界早产日，呼吁对早产儿这一特殊的群体给予关注，加强研究，采取行动，减少早产相关的健康问题和死亡。

世界早产日的宣传图是一根晾着 10 双小袜子的晾衣绳，其中有一双特别小的紫色袜子，象征着每 10 个人中有 1 个是早产儿，紫色则代表了早产儿群体的敏感性和特殊性（图 91-1）。

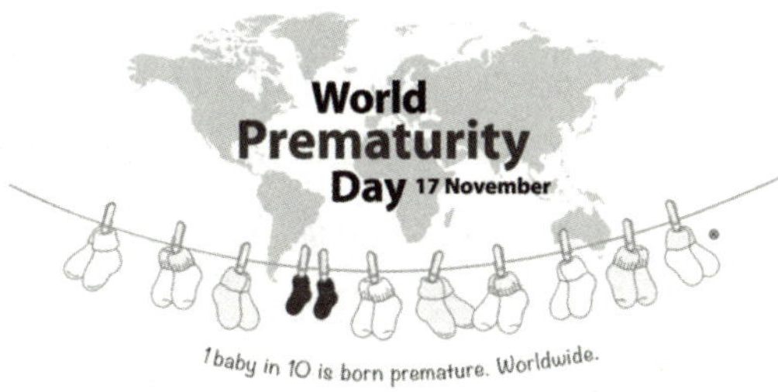

图 91-1 世界早产日的官方宣传图

二 早产知多少

1. 早产有多早？发生率又有多少？

早产儿是指在完成 37 周妊娠之前出生的活婴儿。根据胎龄，早产可分为：①中晚期早产（32～37 周）；②极早产（28～32 周）；③超早产（不足 28 周）。

早产儿可按照出生体重分类：①低出生体重儿，出生体重＜ 2 500g；②极低出生体重儿，出生体重＜ 1 500g；③超低出生体重儿，出生体重＜ 1 000g。

全球早产发生率为 9%～12%，超早产率为 0.2%～0.5%。2020 年有 1 340 万早产儿，占新生儿总数十分之一以上。2019 年，全球大约有 90 万名儿童死于早产并发症。我国早产儿发生率呈逐年上升趋势，目前为 7%～10%。

2. 什么因素会导致早产？

大多数早产为自然早产，导致自然早产的因素尚不明确。

还有些早产则出于医学原因，这些情况下需要早期引产或剖宫产，如胎膜早破、子宫异常、多胎妊娠、感染、子宫颈功能不全、早产史、胎儿或胎盘异常、慢性疾病（如糖尿病、高血压）、遗传因素……

3. 早产儿的并发症及成长的挑战

早产儿刚离开母亲子宫的保护，对外界的适应和调节能力较差。近年来，随着医学、护理等各方面技术水平的进步，早产儿的存活率大大提升，但极早产儿和超早产儿仍会在生长发育的各阶段遇到各种困难。

（1）早期挑战：并发症。早产儿的器官及系统的功能不成熟，新生儿时，比足月儿更脆弱。伴随早产可能的并发症有：①代谢性问题，血糖异常、黄疸；②心，动脉导管未闭；③肺，新生儿呼吸窘迫综合征、早产儿呼吸暂停、支气管肺发育不良；④脑，脑室内出血、脑梗死；⑤感染，败血症、脑膜炎、坏死性小肠结肠炎；⑥其他，贫血、早产儿视网膜病、听力障碍、佝偻病、发育迟缓等。

（2）成长路上，更需呵护：当早产儿脱离新生儿期的危险后，也有比较高的风险出现生长迟缓、感染性疾病和发育落后，因此需要定期检查，加强呵护。

早产儿可能存在身体协调与运动控制方面的障碍。及早进行专业的康复干预，可预防和减轻伤残的发生，提高其发育水平。

早产儿在成长过程中还可能面临学习、社交等方面的挑战。超早产儿在某些领域的学习成绩可能落后于其同龄足月儿。超早产儿在儿童期出现注意力缺陷/多动症、焦虑、抑郁甚至自闭症的风险更高。但是，部分超早产儿成年后能克服儿童期的心理健康问题，这提示良好的成长环境对早产儿的长期发展起着关键作用，而良好的成长环境需要家庭的关爱和耐心、身边人的关心和引导、社会的支持共同构建。

三 早产的预防

预防早产和早产并发症等一系列问题，首先要从健康妊娠做起。

1. 孕前

（1）父母保持总体健康。父母双方都应戒烟并进行适量的运动。

（2）母亲健康饮食，保持充足的营养（例如叶酸、铁、钙等），控制体重，减少乙醇和咖啡因的摄入，禁止吸毒。

（3）加强母亲的健康管理，完善疾病史、家族史、社会史和全面的受孕前体格检查，需特别关注高血压、糖尿病、甲状腺疾病、细菌性阴道病等疾病。

2. 孕期 定期产检，有助于发现早产的高危因素。遵从医嘱进行必要的治疗或干预。

（1）妊娠早期进行中段尿培养，并治疗尿路感染。即使是无症状的尿路感染，也可能增加早产的风险。

（2）有血栓风险的孕妇，在妊娠 16 周前开始服用小剂量阿司匹林，可减少相关早产的风险。

四 早产的治疗与早产儿喂养

1. 出生前 当孕妇感到不舒服时，最重要的是卧床休息，最好能转运到能提供护理的三级医院。在医院中，医务人员会根据孕妇以及胎儿的发育情况使用一些药物进行治疗。

2. 出生后 大多数早产儿一出生就需要送到新生儿重症监护治疗病房（NICU）进行抢救或观察。在 NICU 中，医护人员会对每个小生命进行个体化评估，并在必要时予以处理。例如给予呼吸支持，防止重要器官的缺氧缺血，纠正低血糖，管理低血压，必要时进行抗感染治疗等。早产儿在 NICU 的治疗的时长，短则几天，长则数月甚至半年以上。

此外，早产儿妈妈相较一般新生儿妈妈，有着更重的照顾负担、心理压力。因此对早产儿妈妈和家庭给予心理健康方面的支持也十分必要。

3. 合适喂养很重要 适当补充营养需求可以帮助早产儿更好地战胜疾病，追赶生长。

（1）肠外营养：当早产儿，如低出生体重儿或肠道手术后，不能通过口腔和胃肠道接受母乳或者配方乳时，需要静脉营养（肠外营养）供给必要的营养，从而满足机体代谢及生长发育的需要。肠外营养需要慢慢过渡到全肠内营养。

（2）首选母乳：母乳喂养有助于提高孩子的免疫力，初乳还能促进早产儿胃肠功能成熟。在出生后的 24～48 小时内，即可在医务人员指导下开始适量喂养，通过刺激肠道促进其运动和成熟，并促进肠道激素的释放，让早产儿的肠道做好消化的准备。适合的喂奶间隔为1～3小时。母乳喂养时，要注意控制奶的流量，防止早产儿呛咳。如果早产儿的吸吮能力差，可以用滴管或小匙慢慢地喂。

（3）母乳强化剂：如果早产儿妈妈的母乳中的营养不能完全满足早产儿的生长需求，可以在医生指导下，在母乳中添加母乳强化剂。

（4）特殊奶粉：在某些情况下，早产儿可能需要一些特殊的配方奶粉。

1）早产儿配方乳：热量比普通婴儿配方乳高，通常供早产儿在住院期间使用。

2）早产儿过渡配方乳：营养介于早产儿配方乳和普通婴儿配方乳之间的过渡配方乳。

3）水解蛋白配方：将蛋白质大分子"切"成早产儿胃肠道更容易消化吸收的形式，可以降低牛奶蛋白过敏的风险。

五 早产儿常用哪些药物或营养补充剂？

早产儿出生后1周内几乎没有胃酸分泌，口服后药物吸收程度可能与足月儿不同；早产儿肌肉组织少，肌内注射的药物可能会进入皮下，易造成局部硬结或脓肿；因此最适合早产儿的给药途径是静脉给药，由于输液体积小，常使用微量泵输注。

那么，有哪些是早产儿可能会用到的药物呢？

1. 肺表面活性物质 早产儿刚出生时，最常遇到的困难之一就是呼吸，可能需要在出生后立刻使用呼吸支持（由呼吸机帮助呼吸）。当婴儿刚出生，自身不能分泌足够的肺表面活性物质，需要气管滴入肺表面活性物质，比如牛肺表面活性剂、猪肺磷脂注射液等，使肺泡顺利开合，不至塌陷。出生几天后，大多数婴儿可以自己分泌肺表面活性物质，然后逐步摆脱对呼吸支持的依赖，直到自己进行正常呼吸。

2. 布洛芬、对乙酰氨基酚 这是两种常见的解热镇痛药，并不是给早产儿退热的。许多早产儿心脏也会遇到麻烦。一般情况下，胎儿的心脏动脉导管在出生后数小时到数周内闭合。早产儿因动脉导管壁发育尚未成熟，出生后未能及时关闭，这就是动脉导管未闭，需由临床经验丰富的医生进行干预，药物治疗通常选择对乙酰氨基酚或布洛芬，在住院环境监护下使用。这两种药物可以促进动脉导管关闭，帮助早产儿恢复正常的心脏血液流动，更好地为自己提供新鲜的氧气和营养物质。

3. 特殊营养补充需求 对早产儿使用任何药物或营养补充剂，都需要非常谨慎。

（1）维生素A、维生素D：早产儿需要额外口服补充维生素D与维生素A。建议早产儿出生后能口服药物时尽早开始补充，选用滴剂。

（2）钙、磷：为降低早产儿低代谢性骨病及低磷血症发生风险，需要钙、磷的补充。补钙常选择碳酸钙、醋酸钙、葡萄糖酸钙等。口服补磷药包括果糖二磷酸钠口服液、磷酸盐合剂等。

（3）铁：早产儿补铁非常重要，低出生体重儿出生2周内可以开始补铁，预防贫血；铁缺乏还可能影响生长，引起神经发育障碍。补铁并非越多越好，适量很关键。母乳喂养儿和配方奶喂养儿每日需要补充的元素铁的量不同。早产儿补铁应选用对胃肠道刺激较小的制剂。

（4）钠、钾：有些早产儿需要额外口服或者静脉输注钠、钾来维持体内正常的需求量。

（5）锌：早产儿锌缺乏可能会出现迟发性的生长停滞、易激惹、食欲减退、脱发、腹泻，手足皮肤水疱、丘疹，口周、面部和会阴部特征性的皮炎等。

写在最后

早产儿从出生起，到长大成人，面对诸多挑战。让早产儿获得更好的生活质量和健康成长，涉及治疗、护理、喂养、用药、社会环境支持等方面。早产儿用药需要慎之又慎。让我们一起呵护好“紫袜小天使”成长的每一步！

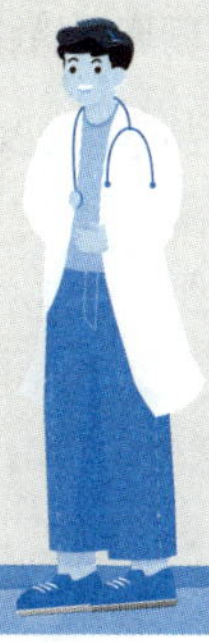

参考文献

[1] MORGAN A S, MENDONÇA M, THIELE N, et al. Management and outcomes of extreme preterm birth. BMJ, 2022, 376: e055924.

[2] OHUMA E O, MOLLER A B, BRADLEY E, et al. National, regional, and worldwide estimates of preterm birth in 2020, with trends from 2010: a systematic analysis. Lancet, 2023, 402(10409): 1261-1271.

[3] 张沂洁，朱燕，陈超．早产儿发生率及变化趋势．中华新生儿科杂志，2021, 36(4): 74-77.

[4] WHO. WHO recommendations for care of the preterm or low-birth-weight infant. [2024-7-29].https://www.who.int/publications/i/item/9789240058262.

[5] DEMPSEY E M, BARRINGTON K J. Treating hypotension in the preterm infant: when and with what: a critical and systematic review. J Perinatol, 2007, 27(8): 469-478.

[6] 中华医学会儿科学分会新生儿学组，中华儿科杂志编辑委员会．中国新生儿肺表面活性物质临床应用专家共识 (2021 版). 中华儿科杂志，2021, 59(8):627-632.

[7] 中华预防医学会儿童保健分会．中国儿童维生素 A、维生素 D 临床应用专家共识．中国儿童保健杂志，2021, 29(1): 110-116.

[8] 中华预防医学会儿童保健分会．中国儿童钙营养专家共识 (2019 年版). 中国妇幼健康研究，2019, 30(3): 262-267.

[9] 李智平，翟晓文．儿科常见疾病药物治疗的药学监护．北京：人民卫生出版社，2020.

[10] 侯林涛，陈月云，王隆阁，等．早产儿喂养不耐受早期小剂量补钾安全性探究．中国优生与遗传杂志，2021, 29(7): 1011-1013.

[11] 吴丹青，程锐．早产儿贫血及其防治的研究进展．现代医学，2022, 50(7): 924-927.

[12] 张珊珊，胡婕伦，彭小雨，等，含部分水解蛋白婴儿配方奶粉的体外消化特性．中国食品学报，2023, 23(4): 87-95.

92 世界提高抗微生物药物认识周

一 世界提高抗微生物药物认识周的由来

2015 年 5 月第六十八届世界卫生大会批准了一项全球行动计划，以解决日益严重的抗微生物药物耐药性问题。该计划的主要目标之一是通过有效的沟通、教育和培训，提高对抗微生物药物耐药性的认识和了解。世界卫生组织从 2015 年起将每年 11 月 18 日至 24 日确定为“世界提高抗微生物药物认识周”。它的设立旨在提高对抗微生物药物耐药性的认识和了解，并鼓励公众、卫生系统工作者和政策制定方采取最佳的措施，以减少抗微生物药物耐药性的进一步出现和传播。每一年世界卫生组织都会确定一个活动主题以提高大众对抗微生物药物的认识，2015—2023 年的主题可见表 92-1。

表 92-1 2015—2023 年世界提高抗微生物药物认识周主题

年份	主题
2015	慎重对待抗生素
2016	慎重对待抗菌药物:每个人都扮演重要角色
2017	服用抗生素前要咨询医务人员
2018	急需作出改变,我们很快就没有可用的抗生素了
2019	抗生素的未来取决于我们所有人
2020	团结起来保护抗微生物药物
2021	扩大认知,遏制耐药
2022	共同预防抗菌药物耐药性
2023	合理使用抗菌药物,保护未来健康

微生物发生耐药对日常生活会产生什么影响呢？使用抗微生物药物时应注意什么呢？

二 抗微生物药物知多少

微生物是指一切肉眼看不到或看不清楚，因而需要借助显微镜观察的微小生物。它的成员包括细菌（微生物的主要类群之一，直径大小在0.5～5μm）、病毒（多数病毒直径在100nm，较大的病毒直径为300～450nm，较小的病毒直径仅为18～22nm）、真菌（菌丝直径一般为2～30μm，最大可达100μm）、放线菌（是一个原核生物类群，主要以孢子繁殖，其次是断裂生殖，种类多样，大小无统一数据）、立克次体（长0.3～0.8μm，宽0.3～0.5μm）、支原体（大小为0.2～0.3μm）以及衣原体（直径为0.3～0.5μm）、螺旋体（直径一般为0.1～0.3μm）。

微生物广泛存在于生活的各个角落，如双手、手机等。然而并非所有微生物都对健康构成危害，例如肠道中的有益菌群。

抗微生物药物是预防、控制和治疗人类、动物和植物传染病的药物，指能杀灭或抑制病原微生物（细菌、真菌、病毒、寄生虫等）生长或繁殖，用于预防和治疗由病原微生物引起的感染性疾病的一类药物。

1. 抗微生物药物耐药是怎么回事?

当细菌、病毒、真菌和寄生虫随着时间的推移发生变化，不再对药物产生反应，就会出现抗微生物药物耐药性。抗微生物药物耐药性持续威胁着其治疗常见感染性疾病的能力。滥用或过度使用抗微生物药物是引起微生物产生耐药性的重要因素之一，甚至可能出现“超级细菌”（多重耐药菌和泛耐药菌），造成可用于临床治疗的抗微生物药物选择范围越来越小，以至于可能陷入“无药可用”的境地。

2. 抗微生物药物耐药的危害有多大?

抗微生物药物耐药会对人类、动物、植物和环境造成威胁，如果无法得到有效缓解，预计到2050年，全球每年将有1 000万人死于耐药菌感染，造成的直接经济损失将超10万亿美元。目前，新型抗微生物药物的研发仍较缓慢。2019 年，为了治疗世界卫生组织重点病原微生物清单中的病原微生物，世界卫生组织确定有 32 种抗微生物药物在临床开发中，但其中只有 6 种属于创新药物。另外，抗微生物药物耐药性不仅威胁到人民的生命健康，同时为国家经济及卫生系统带来巨大负担。因此，遏制耐药，刻不容缓。

三 合理使用抗微生物药物

在日常生活中，使用抗微生物药物不可避免，只有合理使用，才能保证抗感染治疗的安全有效。

1. 常见抗微生物药物分类 见表 92-2。

表 92-2 抗微生物药物分类

药物类型	代表药物及速记方法
抗菌药	名字带“西林”“霉素”“头孢”“沙星”的药物，如阿莫西林、青霉素、红霉素、头孢呋辛、头孢克洛、左氧氟沙星等
抗真菌药	名字带“康唑”“芬净”的药物，如酮康唑、氟康唑、米卡芬净、卡泊芬净等
抗病毒药	名字带“韦”的药物，如阿昔洛韦、更昔洛韦、奥司他韦等
抗寄生虫药	如阿苯达唑（驱虫药）、氯喹（抗疟药）等

2. 抗微生物药物用药误区解析

✧ 误区一：抗微生物药物 = 消炎药

很多细菌感染会引起红、肿、热、痛等炎症症状，但是炎症并非都由细菌感染引起。抗微生物药物不直接针对炎症发挥作用，而是针对引起炎症的微生物起作用。如关节炎为无菌性炎症，不是由致病菌引起的就不需要用抗微生物药物治疗，而应用非甾体抗炎药，如布洛芬等来治疗。因此，抗微生物药物≠消炎药。

✧ 误区二：用抗菌药治疗感冒

一般情况下，感冒多是由病毒感染引起，是一种常见的急性上呼吸道病毒感染性疾病，所以使用抗菌药是没有作用的，随意使用抗菌药反而导致耐药。因此，原则上普通感冒不应使用抗菌药，只有在出现细菌感染症状才可使用，如咳脓痰或流脓涕、白细胞增加等。临床研究也表明，使用抗菌药并不能有效预防呼吸道感染，反而会引起不良反应及细菌耐药等情况。

✧ 误区三：抗微生物药物越贵越好、越高级越好

药品并不是"便宜没好货，好货不便宜"的普通商品，只要用之得当，便宜的药物也可以达到药到病除的疗效。因此，抗微生物药物只有合不合适之分，无好坏之分。

✧ 误区四：病情好转马上停药

遵照医嘱合理规范地使用抗微生物药物并不会产生耐药。患者服用几次抗微生物药物后，病情有明显缓解便停药，这种做法是不正确的。因为疾病症状减轻时，细菌一般尚未彻底清除，易死灰复燃。抗微生物药物疗程因感染不同而异，一般宜用至体温正常、症状消退后 72 ~ 96 小时。因此，患者应当遵医嘱服药，按疗程服用。

✧ 误区五：联合应用药物品种越多越有效

药物发挥作用是需要时间的，原则上单一药物可有效治疗的感染不需联合用药，联合用药可能会增加药物不良反应或者导致细菌耐药性。只有在有明确指征以及医生评估有需要的情况下才能联合用药，联合用药时剂量可适当减少。

3. 常见抗微生物药物使用的注意事项

（1）多种药物如头孢菌素类药物服用期间不宜饮酒。头孢菌素类药物与乙醇同服可能会导致双硫仑样反应，其中以头孢哌酮报告最多、最敏感。在使用后吃酒心巧克力、服用藿香正气水，甚至仅用乙醇处理皮肤也会发生双硫仑样反应。含有咪唑基团的药物（包括甲硝唑、奥硝唑、替硝唑、呋喃唑酮）、氯霉素、甲苯磺丁脲、格列本脲、苯乙双胍均可抑制乙醇的代谢，服药后饮酒可能出现腹痛、呕吐、头痛等症状。因此，服药期间

和服药前后 5 ~ 7 天内要禁止饮酒，或服用含有乙醇的食物。

（2）注意西柚汁的食物药物相互作用。有一些日常生活中吃的食物也会和药物发生相互作用，轻则影响药物的疗效，重则会影响生命健康，西柚汁就是一个很典型的例子。西柚汁内含有呋喃香豆素的成分，可以通过抑制药物代谢酶，使药物在体内蓄积，增加不良反应的发生风险。抗微生物药物中的伊曲康唑、氟康唑、红霉素和莫西沙星都与西柚汁有相互作用，因此服用这些抗微生物药物时，需要避免饮用西柚汁。

（3）选择合适的服药时间。不同的抗微生物药物服药时间不同，需要选择合适的时间以保证药物的安全有效。空腹一般指餐前 1 小时或餐后 2 小时。宜空腹服用的抗微生物药物有诺氟沙星、头孢克洛、罗红霉素、阿奇霉素、林可霉素、利福平等。餐前服用一般指餐前 30 分钟服用，宜餐前服用的抗微生物药物有克拉霉素、乙胺丁醇、阿莫西林、左氧氟沙星等。部分抗微生物药物，如脂溶性药物，与食物同服时可以促进吸收，有利于提高药效。也有部分抗微生物药物对胃肠道刺激性较大，于餐中服用可减少对胃肠道刺激。适宜餐中服用的药物有呋喃妥因、司帕沙星、克林霉素、伊曲康唑、特比萘芬、头孢呋辛酯等。餐后服用一般指餐后 15 ~ 30 分钟服用。宜餐后服用的抗微生物药物有磺胺类、奥硝唑、甲硝唑、替硝唑等。

（4）接纳药物引起的正常不良反应。俗话说，“是药三分毒”，规范使用抗微生物药物也会出现一些不良反应，大多是轻微的，随着用药时间的延长，可以逐渐适应。左氧氟沙星片服药后可能会引起昏昏欲睡、警觉性降低及头晕等不良反应，因此为了安全起见，应避免开车、操作危险机械及从事需要集中注意力的工作。莫西沙星片可能会增加眼睛及皮肤对阳光的敏感性，需要服用时，可戴太阳镜，并避免长时间暴晒，做好防晒措施。利福平可能会使体液（如尿液、唾液、汗、眼泪）及粪便变成橘红色，此为正常现象，可安心服用。甲硝唑服药后可能会出现恶心呕吐、口中有金属味的现象，按疗程规律服用一般可耐受，并且其代谢产物可使尿液呈深红色，如果不伴有其他症状，则属于正常现象，不用担心。但是，需要强调的是，如果服用抗微生物药物出现了较为严重的不良反应或不良反应不可耐受，需要及时就医治疗。

4. 不同人群的抗感染治疗 老年人、儿童、孕妇、哺乳期妇女等人群需在医生或药师指导下接受抗微生物药物治疗。

（1）老年人：老年人肾功能呈生理性减退，按一般常用量接受主要经肾排出的抗微生物药物时，由于药物自肾排出减少，可导致药物在体内蓄积，血药浓度增高，易发生药物不良反应。因此，老年患者服用主要经肾排泄的抗微生物药物时，应适当减量。同时宜选用毒性低并具有杀菌作用的抗微生物药物，无用药禁忌者可首选青霉素类、头孢菌素类等β-内酰胺类抗微生物药物。

（2）儿童：儿童处在生长发育时期，神经系统、内分泌系统及许多脏器发育尚不完善，肝、肾的解毒和排毒功能以及血脑屏障的作用也都不健全。所以，用药一定要在医生或药师的指导下进行。链霉素、阿米卡星、庆大霉素等氨基糖苷类药物有可能损害儿童的听神经，引起耳聋及肾损害；多黏菌素等能引起儿童的肾脏损伤；四环素、诺氟沙星、左氧氟沙星等药物能影响幼儿牙齿、骨骼的发育，应当避免使用。

（3）孕妇：妊娠期能安全使用的常见抗微生物药物有青霉素、头孢菌素类、克林霉素、阿奇霉素、红霉素等。而链霉素、庆大霉素、左氧氟沙星、四环素等应禁用。同时，利巴韦林安全性也较低，应在使用后半年再怀孕。

（4）哺乳期妇女：哺乳期妇女并非完全不能用抗微生物药物，而是应该选择相对安全、毒副作用小、乳汁中分泌较少、消除速度较快的药物，通过调整哺乳及用药的时间间隔，可以减少婴儿从乳汁中摄入的药物量，降低药物对婴儿的影响。建议哺乳期妇女在用药前先哺乳，用药3个小时后再恢复哺乳。要避免使用一些毒性较大的药物如氯霉素，其可自乳汁中分泌，对早产儿和新生儿均能引起不良反应，出现“灰婴综合征”。

四 预防耐药，我们在行动

抗微生物药物耐药威胁着每一个人，因此积极预防耐药是全社会的责任。正确认识和使用抗微生物药物，是遏制细菌耐药发生的重要途径。

1. 服用抗菌药、抗病毒药、抗真菌药和抗寄生虫药等抗微生物药物时，务必向医务人员寻求建议。

2. 不随意购买抗微生物药物，不盲目选择抗微生物药物，当医生告知不需要使用抗微生物药物时不主动要求使用。抗菌药是用于治疗细菌性感染的，对于病毒性感染或者非感染性炎症，抗菌药是没有作用的。患者应相信临床医生专业诊断，避免盲目用药。应尽快到医院就诊查明感染病原，通过专业医生开具处方，在医生或者药师的指导下服用抗微生物药物。

3. 为了保证药物在体内发挥最大的效果，应该严格按照药品说明书服药，遵医嘱服药，不得擅自调整给药次数及剂量或者停药。

4. 即使病情好转，也要遵循医生交代的用药疗程，坚持完成整个治疗。

5. 养成良好的个人卫生习惯，勤洗手、戴口罩、分餐等，减少自身和他人的感染。

6. 不与他人分享或使用剩余的抗微生物药物。

7. 不将抗微生物药物随意丢弃，随意丢弃此类药物可能会带来环境危害。

8. 不随意对宠物、家畜使用抗微生物药物，更不将抗微生物药物作为饲料添加剂或促生长剂在养殖业中使用，这样做将会严重危害人类健康。

9. 加强锻炼，提高感染预防能力，从源头上减少抗微生物药物的使用。

总之，对于抗微生物药物耐药，要在生活中提高警惕，避免药物滥用，积极预防耐药，合理用药。抗微生物药物新药研发需要漫长的时间、众多科研人员不懈的努力和高昂的费用，随着耐药微生物的队伍不断扩大，需要每个人身体力行地努力，齐心协力，预防抗微生物药物耐药是我们的责任和义务。

参考文献

谢建平，黄煜，宋洁．抗生素耐药机制与新抗感染措施研发．四川师范大学学报（自然科学版），2023, 46(6): 719-730.

12月

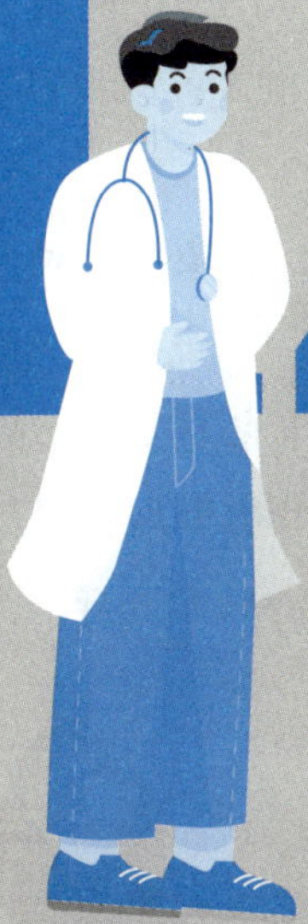

12/01—12/31

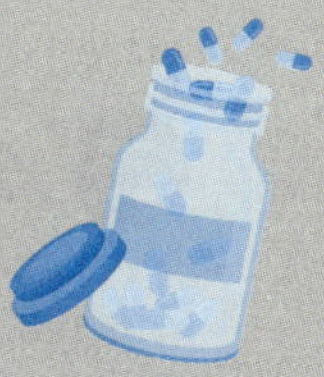

93 世界艾滋病日

一 世界艾滋病日的由来

世界艾滋病日（World AIDS Day）是在每年的 12 月 1 日，为了增进人们对艾滋病（AIDS）的关注、了解和支持而设立的一个疾病日。它起始于 1988 年，由世界卫生组织（WHO）发起，号召世界各国和国际组织在这一天举办相关活动，宣传普及预防艾滋病的知识。

世界艾滋病日的标志是“红丝带”（图 93-1），象征着对人类免疫缺陷病毒（HIV）感染者和艾滋病患者的关心与支持；象征着人类对生命的热爱和对平等的渴望；同时，还象征着要用“心”来参与艾滋病的防治工作。30 多年来，尽管世界各国在艾滋病的预防和治疗方面取得了巨大进展，但联合国艾滋病规划署调查发现，在 2021 年的艾滋病大流行中，平均每分钟就有 1 人死亡，全球有 65 万人死于艾滋病相关疾病，约有 150 万人 IIIV 新发感染——比全球目标控制量多出了 100 万。

很多人谈“艾”生变，对艾滋病患者更是避而远之。艾滋病究竟是什么样的疾病？在日常生活中有哪些预防措施？在治疗方面需要注意哪些问题呢？

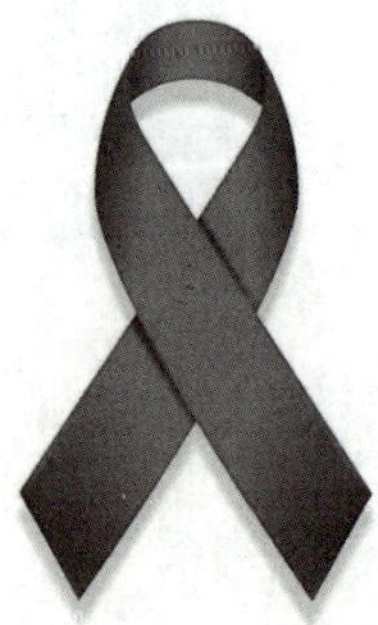

图 93-1 世界艾滋日的标志“红丝带”

二 艾滋病知多少

艾滋病的全称——获得性免疫缺陷综合征（AIDS），是人类免疫缺陷病毒（HIV），侵入人体后发生的一种病死率极高的传染病。HIV 会攻击人体免疫系统，致使人在遭受感染时得不到保护。HIV 的感染潜伏期长，早期感染无症状；在疾病晚期，很容易并发各种严重感染和恶性肿瘤。同时它由于传染性，造成了在社会上的传播，危害很大。那么，艾滋病究竟有什么样的特点呢？我们来为大家一一解答。

1. 艾滋病能治愈吗？

目前，艾滋病无法治愈，也无有效预防感染的疫苗，但可通过药物抗病毒治疗控制病情发展，患者坚持服药，艾滋病患者也可以维持正常生活，提高生存年限。

2. 感染 HIV 有哪些临床症状呢？

感染了 HIV 不会立即死亡。进入发病期前，HIV 携带者能和正常人一样生活、工作。

根据感染后的临床表现，HIV 感染的全过程可分三个阶段，即急性期、无症状期和发病期。在不同的阶段下，所表现出的症状也由轻到重：从急性期的发热、恶心呕吐等类似感冒的症状，到出现各种严重感染、肿瘤的发病期；其中还有持续 4 ~ 8 年左右时间的无症状期。

3. 艾滋病主要传播途径是什么？

性行为传播：为主要传播途径。一般由于在性行为过程中，性伴侣为 HIV 携带者，且过程中未采取安全的保护措施导致。性伴侣越多，感染危险性越高。

血液传播：为最危险的传播途径。公用注射器，输入被污染的血液或血液制品，使用未经严格消毒的手术、针灸、拔牙、穿耳、文眉等侵入人体的器械均可能引起 HIV 的传播。

母婴传播：感染了艾滋病的妇女，在怀孕、分娩和哺乳时，可以把病毒传染给婴儿。

4. 与艾滋病患者日常接触会被感染吗？

艾滋病需要有足量的病毒进入体内，才可能发生感染。因此 HIV 不会通过接触、眼泪、汗液或唾液传播，因为在这些途径中，病毒含量极低，不足以致病。所以，与艾滋病患者呼吸同样的空气、在艾滋病患者之后接触马桶或门把手，与他们拥抱、接吻或握手、共用餐具与健身器材都不会导致感染。

三 艾滋病预防治疗要及时

1. 艾滋病的暴露预防及用药

艾滋病的暴露是感染艾滋病中很重要的一个环节，针对艾滋病的暴露，通常会有暴露前预防和暴露后预防两种手段来进行预防性的治疗（表 93-1）。

暴露前预防（PrEP）：处于较高 HIV 感染风险人群，通过服用抗病毒药物来预防 HIV 感染的一种新型有效的预防方法（图 93-2）。

暴露后预防（PEP）：是尚未感染 HIV 的人员，在暴露于高感染风险后（如与 HIV 感染者或感染状态不明者发生体液交换行为），服用艾滋病阻断药降低 HIV 感染风险的方法。

表 93-1 两种预防方式中所用药物及注意事项

分类	推荐用药	用药要求	用法用量	适用人群
前预防	替诺福韦 / 恩曲他滨	HIV 阴性方可用药	每日一次，一次 1 片	持续发生高风险行为者
	替诺福韦 / 拉米夫定			
后预防	首选药物：替诺福韦 / 恩曲他滨 + 拉替拉韦（或多替拉韦）	HIV 阴性，但或许已有 HIV 暴露时服用	2 小时内用药效果最佳，最好在 24 小时内，但不超过 72 小时（阻断成功率降低），连续服用 28 日	单次或偶有发生高感染风险行为者
	利托那韦 / 达芦那韦			

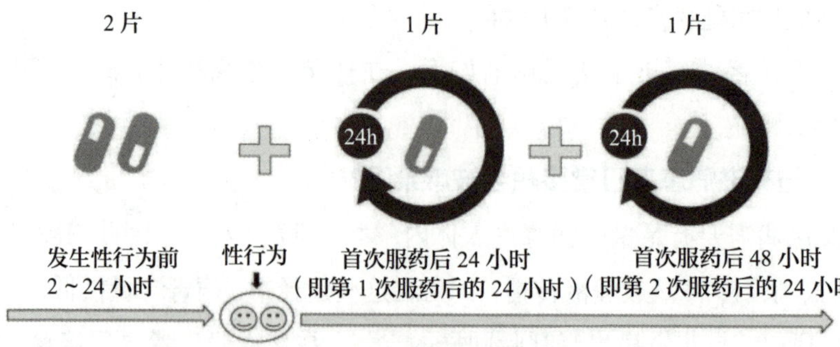

图 93-2 暴露前预防按需服药

2. 怀疑自己感染 HIV 后应如何处理?

由于感染艾滋病后存在窗口期，无法立刻检测出来，因此发生高风险暴露后，服用阻断药及时预防十分关键。如果有暴露于高感染风险的情况发生，应尽快前往定点医疗机构进行相关检测和评估，并遵医嘱服用阻断药。如果确认感染，应立即开始抗病毒治疗，同时建议对暴露源进行检测；如暴露源病毒检测阴性，则可以终止服药。此外还需进行其他相关疾病的筛查，如乙型肝炎病毒、丙型肝炎病毒、性暴露者还需进行性传播疾病筛查（如梅毒、淋病、衣原体等），暴露后采取的措施见图 93-3。

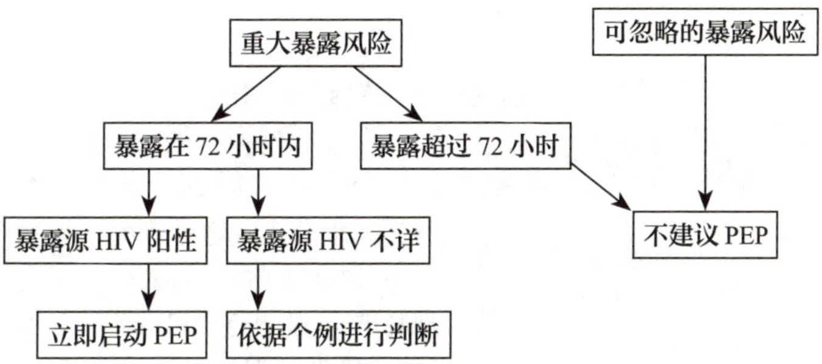

图 93-3 暴露后采取的措施

这里的“重大暴露风险”和“可忽略的暴露风险”在医学上都有着严格的定义，在治疗过程中，医生会根据具体情况来进行判定，并采取相应的措施进行治疗。

3. 艾滋病患者怎样使用阻断药进行治疗?

阻断药可到当地疾控中心、传染病医院或定点医院的感染科或皮肤科找医生开具处方，然后到指定药店购买。部分地区的艾滋病公益组织也可提供阻断药，也有网络购药平台可供购买。其中最简单的方式是致电当地的疾控中心查询，或者拨打 HIV 紧急阻断 24 小时热线 400-101-4032，他们会快速提供确切又可靠的信息和帮助。

阻断药可能会使患者出现皮疹、失眠、腹泻等不良反应，所以在临床应用时，应尽量规避这些副作用，在阻断之前，会进行一系列检查，以便在选择药物时，避免不良因素，降低副作用。

四 艾滋病治疗用药学问多

虽然艾滋病尚无法治愈，但针对艾滋病治疗的疗法——抗逆转录病毒治疗（ART）已经取得了显著的进展。抗逆转录病毒药物是用于治疗艾滋病的主要药物，其中国内常用药物可参考表93-2。它们的作用主要是减缓病毒的复制，控制病毒感染。在实际治疗中，根据患者的具体情况，医生会选择合适的抗逆转录病毒药物组合方案。抗病毒治疗是一个漫长的过程，由于抗病毒药物通常存在一系列的不良反应，因此在用药前一定要遵医嘱正确用药，也要记得仔细阅读药品说明书！

表93-2 国内常见抗逆转录病毒药物

药物名称	适应证	药物相互作用	食物影响
拉米夫定	与其他抗逆转录病毒药物联合使用，可用于治疗HIV-1	与其他主要通过肾排泄的药物（如甲氧苄啶）合用，会抑制排泄，影响药效和不良反应的发生情况	空腹与进食后服药吸收无明显区别，进食前后均可服用
齐多夫定	与其他抗逆转录病毒药物联合使用，用于治疗HIV感染的成人和儿童。可用于HIV阳性孕妇及其新生儿	与具有骨髓抑制作用或细胞毒性药物（如更昔洛韦、干扰素α、利巴韦林）合用可增加本药的血液学毒性	不受食物影响
阿兹夫定	适用于HIV-1感染	联合富马酸替诺福韦二吡呋酯片或依非韦伦片时，均会提高阿兹夫定体内暴露程度，但不影响临床疗效	与食物同服增加不良反应的发生。推荐临睡前空腹服用
依非韦仑	适用于HIV-1感染的成人、青少年和儿童的抗病毒联合治疗	与抗惊厥药同服时，降低抗惊厥药血药浓度	与食物同服增加不良反应的发生。推荐临睡前空腹服用
富马酸丙酚替诺福韦	与其他逆转录病毒联合用于治疗HIV-1感染	不应与含丙酚替诺福韦、富马酸替诺福韦酯或阿德福韦酯的药品合用	需随食物服用，利于吸收

续表

药物名称	适应证	药物相互作用	食物影响
富马酸替诺福韦二吡呋酯	与其他抗逆转录病毒药物联合使用，用于治疗HIV-1感染	与非甾体抗炎药同服可能引起急性肾衰竭	不受食物影响
拉替拉韦	与其他抗逆转录病毒药物联合使用，用于治疗HIV-1感染	与铝镁抗酸剂同服会导致拉替拉韦的血药水平降低，降低药物疗效	不受食物影响

（一）抗病毒治疗用药注意事项

1. 必须按时按量服药，不可随意停药，避免漏服误服。若发生漏服，病毒会快速复制，反复多次可能产生耐药，难以恢复到稳定水平。

2. 注意饮食健康，避免过度饮酒和吸烟。

3. 需要定期监测药物剂量、疗效和不良反应，及时调整用药方案。

4. 用药期间应遵守防控措施，如正确使用安全套等，以减少病毒传播的风险。

（二）特殊人群的抗病毒治疗

儿童：应尽早开始抗病毒治疗，如治疗不及时，会导致艾滋病相关病死率显著升高。

孕妇：尽早终身接受抗病毒治疗。HIV感染母亲所生婴儿应在出生后尽早（6小时内）预防性服用抗病毒药物，具体服药方案根据暴露风险，由医生来确定。

哺乳期妇女：母乳喂养具有传播艾滋病的风险，感染艾滋病的母亲应尽可能避免母乳喂养，尤其是体内仍可以检测到病毒时。如果坚持母乳喂养，则整个哺乳期应继续抗病毒治疗，方案与妊娠期一致，且在新生儿6月龄之后停止母乳喂养。

五 预防措施要记牢

艾滋病威胁着每一个人和每一个家庭，因此积极预防艾滋病是全社会的责任。

1. 洁身自爱，采取安全性行为，避免使用不合格的安全套，避免与高危人群发生性接触。

2. 避免共用针头、注射器等，严禁吸毒。

3. 避免使用未经检测的血液及血制品。

4. 避免不安全的血液暴露，进行美容、文身、修脚等日常活动时选择正规商家，确保器材经过严格消毒。

5. 避免共用生活物品，避免与高危人群共用牙刷、剃须刀等生活用品，女性经期注意卫生。

6. 注意母婴阻断，在怀孕和哺乳过程中，应确保服用抗病毒药物、选择剖宫产和避免母乳喂养。

7. 避免直接与艾滋病患者的血液、精液、乳汁接触，切断传播途径。

8. 注意外伤防护，若有外伤引起流血，应妥善处理伤口。

9. 提高公众对艾滋病的认识，加强预防意识。

总之，对于 HIV 和艾滋病，我们要在生活中提高警惕，避免高危行为，了解传播规律和应对方法，做到科学预防、合理用药。同时，也应该平等、理性地看待身边的艾滋病患者，给他们多一些关爱和支持，少一些歧视与污名化。终止艾滋病流行，需要每个人身体力行的努力！

参考文献

[1] 王芳，张福杰. 人类免疫缺陷病毒 (HIV) 的暴露后预防. 新发传染病电子杂志，2019, 4(2): 121-124.

[2] 徐俊杰，黄晓婕，刘昕超，等. 中国 HIV 暴露前预防用药专家共识. 中国艾滋病性病，2020, 26(11): 1265-1271.

[3] 中华医学会感染病学分会艾滋病学组，中国疾病预防控制中心. 中国艾滋病诊疗指南 (2024 版). 协和医学杂志，2024, 15(6): 1261-1288.

94 世界吞咽日

一 世界吞咽日的由来

吃东西时容易被呛到，进食时间拉长或吃东西时很累，这些情况都属于吞咽困难，出现这些情况是由于吞咽功能的不完善或退化。吞咽困难多发生在儿童和老年人，脑卒中、脑损伤、消化系统疾病等多种疾病可能并发吞咽困难，而吞咽困难也可引起吸入性肺炎、脱水、营养不良等并发症，导致患者产生焦虑、厌食等心理，影响患者的生活质量，甚至导致死亡。据统计，世界上有 8% 的人口患有吞咽困难，其中老年人的患病率随年龄呈增长趋势。

为了使人们增加对吞咽问题的关注，欧洲吞咽困难协会从 2011 年开始着手建立世界吞咽日，将每年的 12 月 12 日定为世界吞咽日，旨在为医务人员和广大群众普及吞咽困难的相关知识、早发现早诊断早干预的重要性、治疗方式等。吞咽困难究竟是什么样的疾病？如何判断是否可能患有吞咽困难？吞咽困难该如何治疗？在用药方面又需要注意哪些问题呢？

二 吞咽困难知多少

1. 什么是吞咽困难?

正常吞咽：一个复杂的神经肌肉活动，包括食物经口摄入后经咽腔、食管传输到胃的过程。

吞咽困难：指由于下颌、双唇、舌、软腭、咽喉、食管等器官结构和 / 或功能受损，不能安全有效地把食物输送到胃的过程；广义的吞咽困难概念应包含认知和精神心理等方面的问题导致的吞咽和进食问题。正常吞咽与吞咽困难示意图见图 94-1。

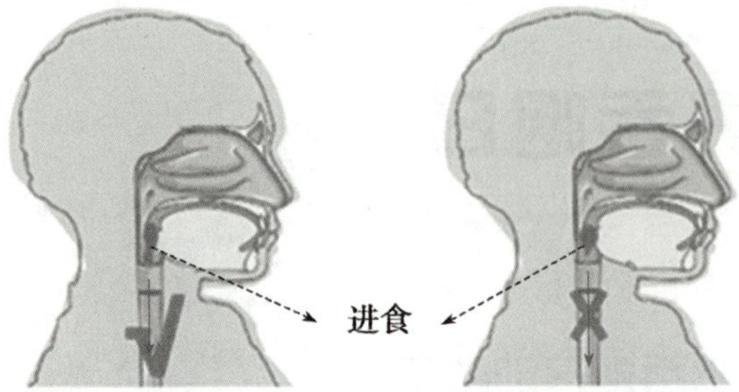

图 94-1　正常吞咽与吞咽困难示意图

2. 如何判断可能有吞咽困难?

（1）是否经常存在以下症状：①进食或喝水时会发生咳嗽或呛咳；②流口水或食物从口中流出；③长时间将食物留在口腔中不吞咽；④液体或食物从鼻腔中流出；⑤进食时间延长，食物需要分多次咽下；⑥口腔或喉部粘连食物；⑦不能进食某些食物；⑧进食时需要额外的水或其他液体；⑨咀嚼或吞咽时困难、疼痛；⑩反复肺炎发作；⑪体重明显减轻；⑫不明原因的发热。

如果存在上述症状，则有可能发生了吞咽困难，请及时就医明确诊断。

（2）自测试验——洼田饮水试验：端坐后喝下 30ml 温开水，记录饮水时间及呛咳情况，并依照表 94-1 判断。

表 94-1　吞咽困难分级

分级	吞咽情况	呛咳情况	是否正常
1 级(优)	1 次喝完	没有呛咳	5 秒内完成,正常 5 秒以上完成,可疑
2 级(良)	2 次以上喝完	没有呛咳	可疑
3 级(中)	1 次喝完	有呛咳	异常
4 级(可)	2 次以上喝完	有呛咳	异常
5 级(差)	不能咽下	频繁呛咳	异常

自测方法受主观感受的影响，若感到不适或自测结果异常，请及时就医，由专业医护人员进行筛查、吞咽功能评估（床旁评估、仪器评估）。

3. 吞咽困难的病因有哪些?

（1）人群因素：婴幼儿和老年人易发生吞咽困难。

（2）疾病因素

1）引起口咽部吞咽困难的疾病：脑卒中、脑外伤、帕金森病、重症肌无力、咽喉头颈部深部感染等感染性疾病、口腔及头颈部恶性肿瘤或赘生物、先天性唇裂、抑郁症、癔症、牙齿不齐或缺齿、口腔溃疡或干燥等。

2）引起食管性吞咽困难的疾病：贲门失弛缓症、胃食管反流病、缺铁性吞咽困难、良恶性食管肿瘤、药物性食管炎、肺癌、淋巴瘤、心耳扩张等。

4. 吞咽困难的并发症有哪些?

吞咽困难不仅影响摄食 - 吞咽过程，还会引发误吸、肺炎、脱水等并发症（图 94-2）。

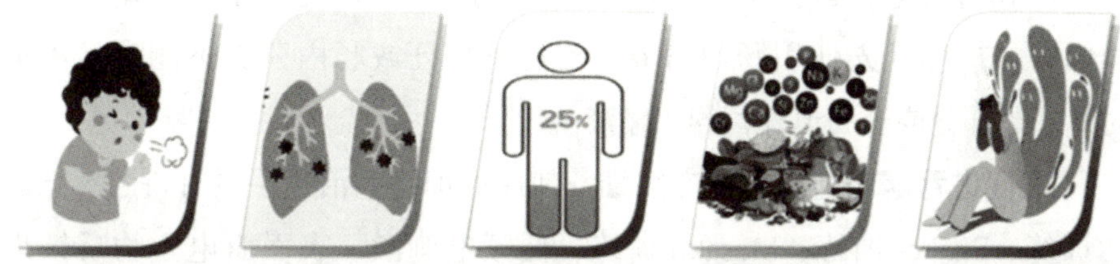

图 94-2　吞咽困难的并发症

三 吞咽困难的治疗

吞咽困难的评估与治疗需要一支由多名专业人员组成、能够密切合作的团队，吞咽困难的治疗流程如图 94-3 所示。

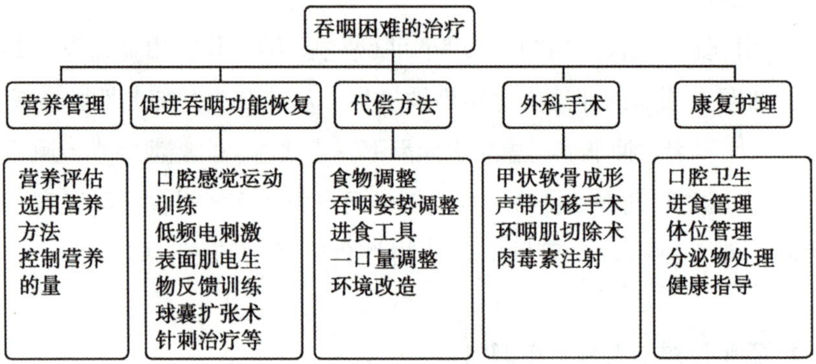

图 94-3　吞咽困难的治疗

1. 营养管理　营养管理十分重要，对于吞咽困难患者首先要解决其营养问题。推荐优先使用肠内营养，若有禁忌证或肠内营养不能满足需求时，选择部分或全肠道外营养（输液）。

2. 促进吞咽功能恢复　专家推荐使用的训练和治疗手段有口腔感觉运动训练、Shaker 训练、Masako 训练、低频电刺激、表面肌电生物反馈训练、球囊扩张术、针刺治疗等。

3. 代偿方法　代偿方法是吞咽康复的重要组成部分，通过调整食物、吞咽姿势、进食工具及环境改造来代偿性辅助进食。

（1）食物的调整：单纯饮水呛咳的患者可以在液体中加入凝固粉增稠，减少误吸和呛咳；食物质地选择软食、切碎的食物、爽滑的浓流质、稀流质；进食一口量推荐 5 ~ 20ml。

（2）吞咽姿势调整：调整头颈等姿势，改变吞咽器官及通道，可以避免误吸和残留。可以参考表 94-2 选择合适的吞咽姿势。

表 94-2　不同患者可选择的吞咽姿势及预期效果

代表性姿势	咽期障碍	姿势调节的预期效果	适应对象
头颈部伸展	咽食团输送障碍	利用重力促进食团向咽移动，但会增加误吸的危险	舌运动障碍患者
			摄食吞咽困难患者
头颈部屈曲	吞咽反射延迟，喉闭锁延迟	减少误吸的风险	神经功能障碍导致的摄食吞咽困难患者
	吞咽反射延迟，喉闭锁延迟	喉入口处狭小化等形态变化	各种原因造成的摄食吞咽困难患者
	咽食团通过延迟	减少吞咽后咽残留 喉入口处狭小化，强化喉头闭锁，增强舌根部的驱出力等	摄食吞咽困难患者
	喉闭锁延迟	喉闭锁功能的代偿（减少误吸的危险）	
	吞咽时咽通过时间变化	缩短食团通过咽的时间	
	吞咽时压舌的变化	不局限躯干后倾角度，通过颈部前屈固定舌压	
颈部旋转（障碍侧）	咽食团通过障碍	使食团通过非障碍一侧，促进食团的移动	延髓背外侧梗死患者
			头颈部手术患者
	吞咽后梨状窦残留	通过颈部旋转使旋转对侧的梨状窦开放	吞咽后咽腔残留患者
头颈部侧屈（非障碍侧）	咽食团通过障碍	使食团通过非障碍侧，促进食团的移动	摄食吞咽困难患者
半卧位	喉闭锁延迟	减少误吸的危险	神经功能障碍导致的摄食吞咽困难患者
			外伤性脑损伤
			脑损伤性麻痹导致的摄食吞咽困难患者
	球麻痹	减少误吸量	脑干出血延髓麻痹患者

续表

代表性姿势	咽期障碍	姿势调节的预期效果	适应对象
半卧位	假性延髓麻痹、口腔期输送障碍	利用重力将食团输送到咽	多发性脑血管障碍患者
躯干垂直体位	无	减少误吸的危险	摄食吞咽困难患者
躯干侧倾	显著的吞咽后咽残留	促进食团通过咽，减少吞咽后咽残留	摄食吞咽困难患者

（3）进食工具：应充分考虑进食工具的安全性、方便实用性。

（4）环境改造：安静、明亮、整洁、舒适的环境。

4. 外科手术 适用于康复治疗无效或代偿方法无效的严重吞咽困难患者，术前应充分权衡利弊。手术包括改善误吸的重建气道保护手术、改善吞咽的手术和其他手术。

5. 康复护理 保持口腔卫生是降低误吸所致吸入性肺炎的重要方法，常用的口腔护理的方法有含漱法、传统特殊口腔护理、负压冲洗式刷牙法、冷热口腔刷洗（建议康复护理专业人员优先推广使用）。

四 吞咽困难用药学问多

吞咽困难患者应针对病因进行相应的药物治疗，但吞咽困难患者往往服药时存在困难，为了方便服药，患者通常会将药碾碎后服用，有时还会将几种药碾碎混合一起服用，然而这样服药方式会影响治疗效果和患者安全。那么吞咽困难患者该如何服药呢？

1. 给药方法的选择 意识清楚且具有吞咽能力的患者可以进行口服给药。对于昏迷、有认知功能障碍、严重吞咽困难不能经口摄食的患者可以选择管饲喂养。

2. 药物剂型的选择 选择合适的剂型十分重要，将改变口服药物剂型作为最后的手段，当必须破坏药物时要选择不影响药物疗效和患者安全的药物。常见药物剂型的使用要求见图 94-4。

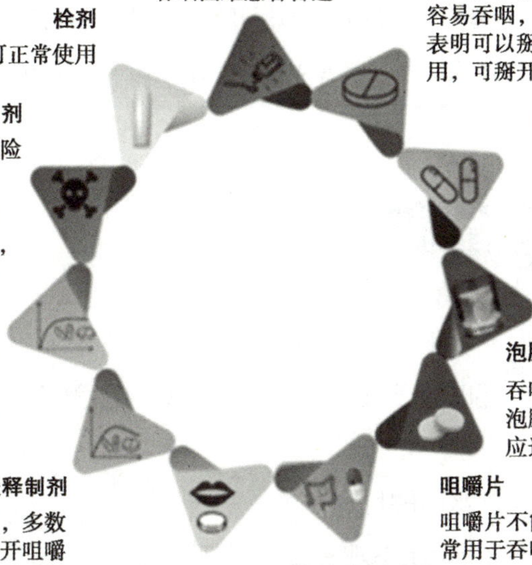
液体制剂
吞咽困难患者首选
普通片剂
长圆形、椭圆形的片剂更容易吞咽，如果说明书中表明可以掰开或者碾碎服用，可掰开或碾碎服用
胶囊
缓释胶囊不建议拆开服用，缓释胶囊碾碎会破坏结构不能达到缓释的目的，若内容物为缓释颗粒可以用水或软食服用
泡腾片、分散片
吞咽困难患者首选，泡腾片和分散片理应选用水为载体
咀嚼片
咀嚼片不能碾碎，可正常用于吞咽困难患者
肠溶片/胶囊
不能掰开或碾碎，药物被破坏后可能对胃产生刺激、使药效下降
口含片、舌下片
可以正常使用
缓释制剂
除表面有划痕的以外，多数应整片吞服，不可掰开咀嚼或碾碎后服用，若掰开或碾碎后，可能使药物浓度骤然升高，引起药物中毒
控释制剂
除表面有划痕的以外，多数应整片吞服，不可掰开咀嚼或碾碎后服用，若掰开或碾碎后，可能会破坏控释片的结构，使药物不再均匀释放，造成血药浓度剧烈变化
细胞毒性片剂
不能碾碎，有安全风险
栓剂
可正常使用

图 94-4 常见药物剂型的使用要求

在一些特殊情况下患者需要掰开或碾碎药品进行服药。药品是否可以掰开或碾碎后服用不应一概而论，应以药品说明书为准。表 94-3 展示了部分可以掰开、碾碎或溶解的药品。

表 94-3 部分可以掰开、碾碎或溶解的药品

通用名	剂型	能否掰开、碾碎或咀嚼服用
托特罗定	缓释片	整片吞服，勿嚼碎，也可沿片面中线掰半片服用
美托洛尔	缓释片	可掰开服用，但不能咀嚼或压碎
单硝酸异山梨酯	缓释片	可沿刻槽掰半，不可咀嚼或碾碎服用
丙戊酸钠	缓释片	整片吞服，可对半掰开，不可研碎或咀嚼
奥昔布宁	缓释片	整体吞服，不能嚼碎或压碎，但可根据中线掰半片服用
硝苯地平	缓释片	须吞服，勿嚼碎，也可沿片面中线掰半片服用

续表

通用名	剂型	能否掰开、碾碎或咀嚼服用
美沙拉秦	缓释片	勿嚼碎，可掰开服用或置入水（橘汁）中成悬浮液饮用
卡左双多巴	控释片	可整片或半片服用，不能咀嚼或碾碎药片

药师小贴士

（1）谨遵医嘱，不可随意更改给药方法、途径。

（2）碾碎药品时不要在塑料容器中碾磨，因为药物可能会黏附在容器壁上。

（3）不要用沸水溶解片剂。

（4）药片或胶囊可用凝胶包裹后送服。

（5）含山梨醇的制剂大剂量给药时可引起腹泻。

（6）高渗液体可引起恶心、腹胀、腹泻，可以用水稀释后给药。

（7）中枢神经镇静剂对吞咽反射和保护性咳嗽具有抑制作用。

吞咽困难是一种需要社会关注、了解的健康问题，疾病的痛苦和漫长的康复治疗过程往往使患者身心受到折磨。吞咽困难发病因素有很多，症状本身暂无较好的预防措施。应该加强患者、患者家属、照顾者对吞咽困难病因、日常照顾方法、合理用药等相关知识的普及，让更多人了解吞咽困难，关注吞咽困难患者，消除对吞咽困难的误解，减少因护理不当导致的并发症发生，为吞咽困难患者的生活带来更多的关爱和希望，让人们不再谈“食”色变，饱受难“咽”之隐！

参考文献

[1] YANG S, PARK J W, MIN K, et al. Clinical practice guidelines for oropharyngeal dysphagia. Ann Rehabil Med, 2023, 47(Suppl 1):S1-S26.

[2] 中国吞咽障碍康复评估与治疗专家共识组 . 中国吞咽障碍评估与治疗专家共识 (2017 年版) 第一部分 : 评估篇 . 中华物理医学与康复杂志 , 2017, 39(12): 881-892.

[3] 中国吞咽障碍康复评估与治疗专家共识组 . 中国吞咽障碍评估与治疗专家共识 (2017 年版) 第二部分 : 治疗与康复管理篇 . 中华物理医学与康复杂志 , 2018, 40(1): 1-10.

[4] SMYTH J. The NEWT guidelines for administration of medication to patients with enteral feeding tubes or swallowing difficulties: general guidelines for administration of medications to patients with swallowing difficulties.[2023-11-07]. https://www.newtguidelines.com/SwallowingDifficulties.html.

[5] 蒙龙 , 陈永飞 , 方芸 . 临床常见不宜磨碎和掰开的药品 . 医药导报 , 2013, 32(2): 260-263.

[6] 中国吞咽障碍康复评估与治疗专家共识组 . 中国吞咽障碍康复评估与治疗专家共识 (2013 年版). 中华物理医学与康复杂志 , 2013, 35(12): 916-929.

[7] SMYTH J. The NEWT guidelines for administration of medication to patients with enteral feeding tubes or swallowing difficulties: general guidelines for administration of medications through enteral feeding tubes.[2023-11-07]. https://www.newtguidelines.com/AdminEnteralFeedingTubes.html.